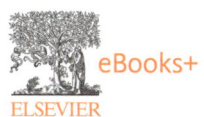

Any screen.
Any time.
Anywhere.

原著（英語版）のeBook版を
無料でご利用いただけます

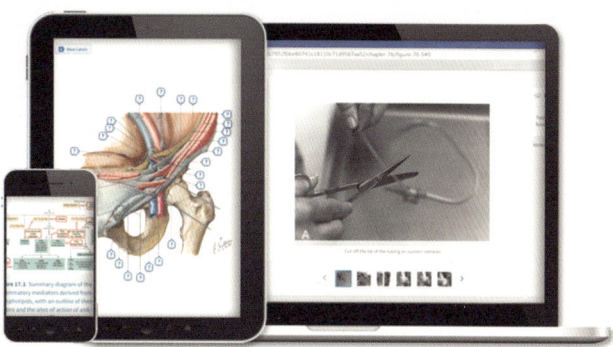

Elsevier eBooks+では，コンテンツの閲覧，検索，ノートやハイライトの作成，コンテンツの音声読み上げが可能です．

eBookのご利用方法

1. http://ebooks.health.elsevier.com/ にアクセスします．
2. Log in（すでにアカウントをお持ちの方）もしくはSign upします（初めて利用される方）．
3. 左ページのスクラッチを削り，コードを入手します．
4. "Redeem Access Code" にeBook用のコードを入力します．
5. "REDEEM" ボタンをクリックします．

テクニカル・サポート（英語対応のみ）：
https://service.elsevier.com/app/home/supporthub/elsevierebooksplus/
call 1-800-281-6881（inside the US）
call +44-1-865-844-640（outside the US）

・本書の電子版（eBook）の使用は，http://ebooks.health.elsevier.com/で許諾された譲渡不可の限定ライセンスの条件に従うものとします．eBookへのアクセスは，本書の表紙裏側にあるPINコードで最初にeBookの利用登録をした個人に限られます．eBookへのアクセスは，転売，貸与，その他の手段によって第三者に譲渡することはできません．
・事前予告なくサービスを終了することがあります．

ネッター
頭頸部・口腔顎顔面の
Netter's Head and Neck Anatomy for Dentistry 3rd Edition
臨床解剖学アトラス

Neil S. Norton 著

原著第3版

前田健康 監訳

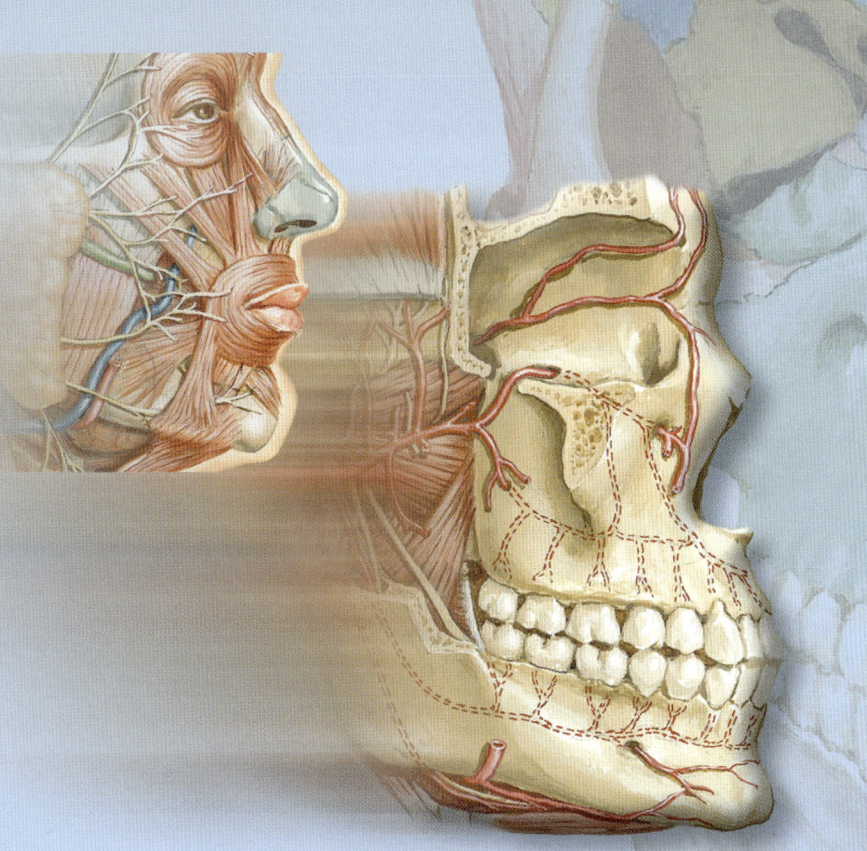

医歯薬出版株式会社

訳者一覧

監訳（敬称略）

前田健康　新潟大学大学院医歯学総合研究科教授

訳（敬称略，五十音順）

阿部伸一	東京歯科大学教授（CHAPTER 8）
天野　修	明海大学歯学部教授（CHAPTER 1）
市川博之	東北大学名誉教授（CHAPTER 20）
井上佳世子	元新潟大学准教授（CHAPTER 9）
井出吉信	東京歯科大学理事長（CHAPTER 8）
植村正憲	鹿児島大学名誉教授（CHAPTER 3）
影山幾男	日本歯科大学新潟生命歯学部教授（CHAPTER 15）
北村清一郎	徳島大学名誉教授／森ノ宮医療大学保健医療学部教授（CHAPTER 7）
城戸瑞穂	佐賀大学医学部教授（CHAPTER 13）
後藤哲哉	鹿児島大学大学院医歯学総合研究科教授（CHAPTER 13）
坂倉康則	北海道医療大学客員教授（CHAPTER 2）
佐竹　隆	大妻女子大学人間生活文化研究所特別研究員（CHAPTER 4）
佐藤　巌	日本歯科大学名誉教授／東京医科大学客員教授（CHAPTER 12）
佐藤哲二	鶴見大学名誉教授（CHAPTER 6）
里田隆博	広島国際大学教授（CHAPTER 19）
沢　禎彦	岡山大学大学院医歯薬学総合研究科教授（CHAPTER 14）
柴田俊一	東京医科歯科大学名誉教授／北海道医療大学客員教授（CHAPTER 17）
島田和幸	鹿児島大学名誉教授／東京医科大学客員教授（CHAPTER 5）
杉本朋貞	岡山大学名誉教授／朝日医療大学校学校長顧問（CHAPTER 3）
諏訪文彦	大阪歯科大学名誉教授（CHAPTER 16）
髙橋常男	神奈川歯科大学特任教授（CHAPTER 11）
田松裕一	鹿児島大学大学院医歯学総合研究科教授（CHAPTER 5）
土門卓文	北海道大学名誉教授（CHAPTER 4）
中村雅典	昭和大学客員教授（CHAPTER 2）
平田あずみ	大阪医科薬科大学医学部准教授（CHAPTER 11）
前田健康	新潟大学大学院医歯学総合研究科教授（CHAPTER 10, 18, 22, 付録）
宮本貴成	Creighton University, Professor of Periodontists（CHAPTER 21）
山田友里恵	新潟大学大学院医歯学総合研究科助教（付録）
脇坂　聡	関西女子短期大学教授（CHAPTER 3）

NEIL S. NORTON

NETTER'S HEAD AND NECK ANATOMY FOR DENTISTRY

3RD EDITION

NEIL S. NORTON, PhD
Associate Dean for Admissions
Professor of Oral Biology
School of Dentistry
Creighton University
Omaha, Nebraska

Illustrations by Frank H. Netter, MD

Contributing Illustrators
Carlos A.G. Machado, MD
Kip Carter, MS, CMI
Andrew E. B. Swift, MS, CMI
William M. Winn, MS, FAMI
Tiffany S. DaVanzo, MA, CMI
James A. Perkins, MS, MFA
John A. Craig, MD

ELSEVIER

ELSEVIER

Higashi-Azabu 1-chome Bldg. 3F

1-9-15, Higashi-Azabu,

Minato-ku, Tokyo 106-0044, Japan

NETTER'S HEAD AND NECK ANATOMY FOR DENTISTRY

Copyright © 2017 by Elsevier, Inc. All rights reserved.

ISBN：978-0-323-39228-0

This translation of *Netter's Head and Neck Anatomy for Dentistry, 3rd edition* by Neil S. Norton was undertaken by Ishiyaku Publishers, Inc. and is published by arrangement with Elsevier, Inc.

本書，**Neil S. Norton** 著：*Netter's Head and Neck Anatomy for Dentistry, 3rd edition* は，Elsevier Inc. との契約によって出版されている．

ネッター頭頸部・口腔顎顔面の臨床解剖学アトラス 原著第 3 版 by Neil S. Norton

Copyright © 2018 Elsevier Japan KK. Ishiyaku Publishers, Inc. Reprinted 2021, 2024.

ISBN：978-4-263-45826-6

All rights reserved. No part of this publication may be reproduced or transmitted in any form or by any means, electronic or mechanical, including photocopying, recording, or any information storage and retrieval system, without permission in writing from the publisher. Details on how to seek permission, further information about the Publisher's permissions policies and our arrangements with organizations such as the Copyright Clearance Center and the Copyright Licensing Agency, can be found at our website：www.elsevier.com/permissions.

This book and the individual contributions contained in it are protected under copyright by the Publisher (other than as may be noted herein).

注　意

本翻訳は，医歯薬出版株式会社がその責任において請け負ったものである．医療従事者と研究者は，ここで述べられている情報，方法，化合物，実験の評価や使用において，常に自身の経験や知識を基盤とする必要がある．医学は急速に進歩しているため，特に，診断と薬物投与量については独自に検証を行うものとする．法律のおよぶ限り，Elsevier，出版社，著者，編集者，監訳者，翻訳者は，製造物責任，または過失の有無に関係なく人または財産に対する被害および／または損害に関する責任，もしくは本資料に含まれる方法，製品，説明，意見の使用または実施における一切の責任を負わない．

第3版 監訳者の序

　Netter博士による『*Netter's Head and Neck Anatomy for Dentistry*』は，わが国の歯科大学・歯学部の解剖学教育に携わる諸先生方の協力を得て，『ネッター頭頸部・口腔顎顔面の臨床解剖学アトラス』として，第1版，第2版と翻訳出版しました．この翻訳本はNetter博士の力強いタッチによる図が，写真だけでは理解できない構造の視覚化による頭頸部の構造の詳細な描出，また詳細かつ完結にまとめられた説明文による読者の頭頸部解剖学への理解を深める試みにより，歯学のみならず，医学，コメディカルなど大変多岐にわたる分野の方々から好評を博しました．このたび，4年ぶりに大幅な改訂が行われ，昨年（2017年），『*Netter's Head and Neck Anatomy for Dentistry, 3rd edition*』が出版されました．これまでご協力をいただいた訳者の方々の翻訳へのご理解をいただき，『ネッター頭頸部・口腔顎顔面の臨床解剖学アトラス　第3版』を短期間で発行することができました．

　本書では頭頸部の複雑かつ精緻な解剖構造の理解のために，『*Atlas of Human Anatomy*』から脈々と続くNetter博士の精密な解剖図に，新たに書き下ろした図，放射線画像が追加されるとともに，大幅な説明文の記載がなされました．また，本書の特徴でもありますが，臨床と密接に関連する臨床的関連事項でも大幅な加筆がなされ，臨床をより強く意識した編纂となっています．頭頸部解剖学の臨床的意義を提示することにより，基礎医学の中の頭頸部解剖学から，臨床への橋渡しとなる頭頸部解剖学へと深化・編纂され，読者の知的好奇心を喚起する内容となっています．さらに，読者の理解を助けるために第2版で巻末に100題の問題が収載されていましたが，第3版では新たに50題の問題が作成され，読者の学修の理解度の向上が図られています．

　解剖学を教育する者にとって，複雑かつ精緻な構造である頭頸部の構造を学生に理解させることは容易ではありません．講義では平面的に書かれた図によって三次元的に複雑に配列している頭頸部の構造を学生に理解させるように努めますが，立体的配置を理解させるには，系統解剖学実習が重要であることはいうまでもありません．しかしながら，頭頸部のような狭い領域で微細な構造を正確に剖出し，理解していくことは学生にとって甚だ容易ではなく，本書のような頭頸部を図解した解剖学図譜を参考にすることで，勉学の能率が高まると考えています．頭頸部の形態形成の原則を理解するには全身の解剖学の知識が不可欠です．本書では，第2版から加えられた全身解剖学の章（第22章）に新たに「骨盤の内容物」が追加されるとともに，読み進めていくと，訳者自身があたかも系統解剖学実習を行っている錯覚に陥るような巧妙な図が掲載されています．

　第1版，第2版にも記しましたように，翻訳にあたり，用語については日本解剖学会解剖学用語委員会編集の『解剖学用語』第13版を参照しましたが，本用語集に収載されていない英語名も多く，特に本書で充実化されたリンパ系（附録A）では，用語集に未収載の用語や臨床を意識した用語も多く用いられており，このような用語は説明文を元に適切と思われる解剖学用語を採用しました．また，著者の考えを十分に意識して翻訳を進めましたが，本邦での考え方の異なる部分や明らかに誤りと思われるところは，訳注を記してあります．さらに，あまり解剖学の分野で用いられない人名を付した用語も多く掲載されています．

本書が歯学をはじめとする医療を目指す幅広い分野の学生から教育・研究者，さらには臨床に従事する人々の頭頸部解剖学の理解に役立ち，歯科や医学の研究および医療の向上・進歩に貢献することを願っております．また，稿を終えるにあたり，本書の出版における意義を十二分に理解され，翻訳の機会を与えていただき，また膨大な編集作業にあたられた医歯薬出版ならびに編集部の関係者に感謝を申し上げます．

2018年9月

新潟大学大学院医歯学総合研究科
前田健康

第2版 監訳者の序

　Netter 博士による『Netter's Head and Neck Anatomy for Dentistry』をわが国の歯科大学・歯学部の解剖学教育に携わる諸先生方のご協力により，『ネッター頭頸部・口腔顎顔面の臨床解剖学アトラス』として翻訳出版したのはちょうど一昨年（2012 年）の2月のことでした．第1版では『Atlas of Human Anatomy』から脈々と続く Netter 博士の精密な解剖図に新たな図が追加され，理解を助けるための説明文が加わり，頭頸部の複雑かつ精緻な解剖構造をより理解しやすいように配慮されていました．また，本書は，もう1つの特徴として，各章の終わりに臨床との関連が解説されており，基礎から臨床への橋渡しとなる頭頸部解剖学として編纂されていました．そのため，翻訳第1版は発行以来，歯学のみならず，医学，コメディカルなど大変多岐にわたる分野の方々から好評を博しました．

　膨大な原著第1版の翻訳を完了し，出版したものの，早くも原著第2版が出版されました．この第2版では，図の配置換えや新たな図を追加するとともに，表の整理も行われていますが，このほか今回の大きく改訂された点の1つは，頭頸部解剖学に加え，CHAPTER 22 として『上肢，背部，胸部，腹部の概説』が追加されたことです．これは，精巧かつ複雑な人体の構造をトータルに見渡す意味では意義深いものと考えています．また，解剖図に加え，CT 写真などのX線写真も追加し，より臨床に配慮された内容になっており，複雑な頭頸部の構造を容易に理解できるように構成されています．さらに，この改訂では読者の学習に役立つよう，各章の内容に基づいた多肢選択問題が新たに追加されています．ただし，この多肢選択問題の翻訳にあたっては，わが国の国家試験や CBT と比較すると，日本語と英語のコンテクストが異なることによる設問様式の違いがあるため，原文の意味を損なわないよう十分配慮しながら，わが国で頻用されている形式に修正してあります．また，本多肢選択問題を解いたり，利用したりする際には，誤答肢を選ばせることが多くなっている点に，ご留意いただきたいと思います．

　翻訳にあたり，用語については日本解剖学会解剖学用語委員会編集の『解剖学用語 改訂13版』を用いましたが，第1版同様，解剖学用語集に収録されていない英語名も多く，また臨床を意識した用語，人名を付した用語も多く掲載されています．本書を利用する際には，この点についてもご理解をいただきたいと思います．

　著者の解剖学教育への熱意のこもった本書が，さまざまな職種の方々の頭頸部解剖学の理解に役立つことを願っております．最後に，今回改訂版の出版にあたり，その意義を十二分に理解され，翻訳の機会を与えていただき，また短期間で困難かつ膨大な編集作業にあたられた医歯薬出版歯科編集部の方々に感謝を申し上げます．

2014 年 3 月

新潟大学大学院医歯学総合研究科
前田健康

第1版 監訳者の序

　Netter博士による『Atlas of Human Anatomy』は図解医学書として，長年にわたり，日本を含め世界各国で医学生から教員，研究者まで広く愛用されてきています．頭頸部の複雑かつ精緻な解剖構造をより理解させるために，Netter博士の解剖図を補足する新たな図がつくられ，『Netter's Head and Neck Anatomy for Dentistry』として出版されました．本書でも『Atlas of Human Anatomy』から脈々と続くNetter博士の力強いタッチによる作画，写真だけでは理解できない構造の視覚化により，複雑かつ繊細な頭頸部の構造が見事なほどまでに描出されています．全身解剖向けの『Atlas of Human Anatomy』では図譜としての価値が非常に高いのですが，本書では図に加え，詳細だが簡潔にまとめられた説明文を加えることにより，読者の頭頸部解剖学への理解を深める試みがなされています．また，臨床を強く意識した内容となっており，各章の終わりには臨床との関連が述べられ，基礎医学のなかの頭頸部解剖学から，臨床への橋渡しとなる頭頸部解剖学として編纂されています．

　解剖学を教育する者にとって，平面的に描かれた図によって三次元的に複雑に配列している頭頸部の構造を学生に理解させることは困難を伴い，系統解剖学実習で立体的配置を理解させる必要があります．しかしながら，頭頸部のような狭い領域で微細な構造を正確に剖出し，理解していくことは学生にとって甚だ容易ではなく，本書のような頭頸部図解解剖学書の出版が待ち望まれていました．

　本書を訳すにあたり，全国歯科大学・歯学部で解剖学を担当している第一線でご活躍の先生方に翻訳を打診したところ，きわめて好意的な承諾が得られ，短期間で翻訳を完了することができたことからも，本書に対する期待は非常に大きいと考えられます．

　翻訳にあたり，用語については日本解剖学会解剖学用語委員会編集の『解剖学用語』第13版を参照しましたが，本用語集に収録されていない英語名も多く，このような用語は説明文を元に，適切と思われる解剖学用語を採用しました．また臨床を意識した用語も多く用いられており，解剖学用語に統一することが難しい場合もあることをご理解いただきたいと思います．特に，あまり解剖学の分野では用いられない，人名を付した用語も多く掲載されています．

　本書が医療を目指す幅広い分野の学生から教育・研究者，さらには臨床に従事する人々の頭頸部解剖学の理解に役立ち，歯科や医科の研究および医療の向上・進歩に貢献することを願っております．また，稿を終えるにあたり，本書の出版における意義を十二分に理解され，翻訳の機会を与えていただき，また困難かつ膨大な編集作業にあたられた医歯薬出版ならびに編集部の関係者に感謝を申し上げます．

2012年1月

新潟大学大学院医歯学総合研究科
前田健康

この本を，私の人生に大きな影響を与えてくれた以下の人たちに捧げる．
生涯にわたりすべてをなげうって精力的に働いてくれた私の母 Chari へ．
彼女の献身なくしては子供たちの現在はなかったといっても過言ではない．
私をより望ましい人にしてくれた Elizabeth へ．あなたが私のためにしてくれた
すべてのことに対して恩義を感じている．
母とともに私の世話をしてくれた兄，John へ．
そして，他者への奉仕の尊さをわかりやすく示してくれた亡き父 John G. Holbrook へ．
父は私に一人ひとりの全人格を大切にする精神（*cura personalis*）で
献身的に他者と接する術を教えてくれた．
私は毎日これらの言葉を胸に生きている．

原著者について

　Neil S. Norton 博士は1996年Creighton大学に勤務し，現在，歯学部の入試担当副学部長であり，口腔生物学教授です．彼はRandolpf-Maconカレッジを優秀な成績で卒業後（生物学士），Nebraska大学メディカルセンターで解剖学に関するPhDのトレーニングを受けました．Norton博士は新入生のクラスからOutstanding Instructor of The Year Awards，シニアクラスからは真摯かつ明晰な基礎科学教員を表して贈られるDr.Theodore J Urban Pre-clinical Awardsなど，25を超える教育賞を授与されています．2007年にはNorton博士はアメリカ歯科医学教育学会（ADEA）の最高の教育賞であるGlaxoSmithKline Sensodyne Teaching Awardを受賞しています．また歯学部の教員の正式メンバーのかたわら，会員が歯科医師と定められているOmicron Kappa Upsilon（国立歯科栄誉協会）の名誉会員に選出されました．博士は頭頸部解剖学，一般解剖学，神経科学，ペインコントロールの教育に従事しています．Norton博士は大学学長を4年間務め，大学のRank and Tenure委員会やAcademic Freedom and Responsibility委員会等，数多くの委員会の委員長として活躍しました．最近では，BIG EAST会議のCreighton大学の体育会代表を務めています．Norton博士は管理業務に加え，多岐にわたる解剖学のトピックを活発に出版を続けています．またアメリカ臨床解剖学会（AACA）の正会員として活躍しており，会計担当理事を7年間，また2015〜2017年の間は理事長の職に就いていました．

メディカルイラストレーターについて

Frank H. Netter 医学博士

　Frank H. Netter は1906年ニューヨーク市で生まれました．Art Student's League と National Academy of Design で芸術を学んだ後，ニューヨーク大学医学部に入学し，1931年に医学博士を取得しました．Netter 博士の学生当時のスケッチブックは医学部の教員や他の医師の注目を集め，彼は論文や教科書の図を書くことにより収入を得ることができました．1933年，外科医になった後も副業としてイラストを描き続けましたが，結局，芸術に専念することにして外科医を辞めることを決心しました．第二次大戦中，米陸軍に従事した後，Netter 博士は CIBA Pharmaceutical Company（現 Novartis Pharmaceuticals）との長い共同作業を開始することになりました．この45年間に及ぶ協力関係が，世界中の医師や他の医療従事者によく知られた驚くべき医学芸術作品をうみだすこととなったのです．

　2005年，Elsevier 社は Netter コレクションとすべての出版物を Icon Learning Systems から購入しました．Elsevier 社を通して入手できる Netter 博士の芸術的な出版物は今や50を超えています（米国：www.us.elsevierhealth.com/Netter and，米国外：www.elsevierhealth.com）．

　Netter 博士の業績は，医学の概念を教えるにあたりイラストを用いるという見事な実例を示したことにあります．13分冊の『Netter Collection of Medical Illustrations』には Netter 博士が描いた20,000を超えるイラストのほとんどが含まれており，今でもこれまで出版された最も著名な医学出版物の1つとなっています．1989年初版の『The Netter Atlas of Human Anatomy』には，Netter コレクションからの解剖図が収載されています．本書は今や16カ国語に翻訳され，世界中の医学や保健医療従事者や学生の間で広く用いられている解剖図譜となっています．

　Netter 博士のイラストが評価されているのは，美的感覚に優れるのみならず，学問的な内容を含んでいるからであり，そちらの方が重視されています．1949年 Netter 博士は「描かれる対象物を明確に解明することが，イラストの究極の目的である．いかに美しく，繊細にそして巧妙に描かれていたとしても，医学的に重要な点が明らかにされていなかったとしたら，そのメディカルイラストにはほとんど価値がない」と記しています．Netter 博士の意図，構想力，視点，アプローチ方法が，彼のイラストから読み取れるからこそ，これらの学問的価値を高めているのです．

　医師であり，芸術家であった Frank H. Netter 博士は1991年に亡くなりました．

　その業績は www.netterimages.com/artist/netter.htm にある Netter reference コレクションで学ぶことができます．

Carlos Machado 医学博士

　Carlos Machado 博士は Novartis 社によって Netter 博士の後継者に選ばれました．彼は Netter Collection of Medical Illustrations の中心的なイラストレーターです．

　メディカルイラストを独学し，心臓医でもある Carlos Machado 博士は Netter 博士の原図を綿密かつ最新なものにするとともに，Netter Collection の延長として，Netter 博士のスタイルで彼独自のイラストを描きました．Machado 博士のフォトリアスティックな専門知識及び医師-患者の関係に対する鋭い洞察力により，鮮明で忘れがたい視覚的なスタイルとなっています．自分が描く題材や対象を徹底的に探求するその姿勢により，彼は現在活躍しているイラストレーターの第一人者の地位を獲得しています．

　彼の経歴と芸術作品は www.netterimages.com/artist/machado.htm で学ぶことができます．

謝辞

『Netter's Head & Neck Anatomy for Dentistry』の種がまかれてから10年以上経ったとは信じがたいものです．以前の版同様，この第3版も長時間にわたり仕事をした結果であり，多くの才能ある人々の献身的な支援なくして，このようなすばらしい仕事は成し遂げることができなかったでしょう．

私は1996年からCreighton大学歯学部に在籍していますが，学部と大学の両方で多くの友情に恵まれてきました．20年後にもその友情はあるでしょう．このような素晴らしい教育機関に身をおき，学生教育に携わる日々を送ることができ，毎日，感謝しています．私の仲間の支援，協力は各章の作成に計り知れないものでした．各章の校閲，助言や提案，さらには惜しみない素材の提供などのご協力をいただいた（過去および現在の）Creighton大学歯学部の以下の先生方に心より御礼申し上げます．すなわち，David Blaha博士，W. Thomas Cavel博士，Paul Edwards博士，James Howard博士，Terry Lanphier博士，John McCabe博士，Kirstin McCarville博士，Timothy McVaney博士，Takanari Miyamoto博士，Barbara O'Kane博士，Cyndi Russell博士，そしてTarjit Saini博士です．さらに前歯学部長のWayne W. Barkmeier博士に格段の感謝の意を表したいと思います．彼は若い解剖学者にCreighton大学で働く機会を与えてくれ，私のキャリアがあるのはBarkmeier博士のおかげです．私を後押しし，学部長の職を提示してくれたのは彼とFrank J. Ayersでありました．いつも感謝しております．第2版の出版以来，私は現学部長のMark A. Latta博士のサポートなしではこの本をさらによりよいものにすることはできなかったでしょう．

また，発生の章の作成にご尽力いただき，他の多くの章にもさまざまな助言を与えてくれたLaura C Barritt博士に感謝いたします．さらに，口腔生物学講座の主任であるMargaret A. Jergenson博士にも大変お世話になりました．1996年以来，Jergenson博士と私は歯学部新入生に一般解剖学と頭頸部解剖学を教えてきました．彼女の歯科医師としての経歴は歯科の観点から頭頸部解剖学を理解することに非常に役立ちました．Barbara O'Kane博士と私はともに歯学部の解剖学チームとして楽しく仕事をしてきました．私は解剖学を教えるのに，これ以上よい同僚を見つけることはできなかったでしょう．

Creighton大学の同僚にも感謝の意を表したいと思います．Creighton大学はファミリーであり，このような素晴らしい大学でキャリアを積むことができたのは私にとって大変幸せでした．何年にもわたり，私を親身に手伝ってくれた方々がおります．特に，Richard Hauser S. J神父，Tomas Shanahan S. J. 神父に格段の感謝の意を表します．友人で同僚であり，原稿や図の作成中に適切なコメントと激励の言葉をいただいたThomas Quinn博士にも感謝の意を捧げたいと思います．

第1版の各章を精読し，有意義なフィードバックをしてくれた校閲者の皆様にも感謝いたします．すなわち，Robert Spears博士，Kathleen M.Klueber博士，Brian R MacPherson博士，それにCindy Evans教授の各位です．私の友人かつ同僚で，本書の発生の章に有意義なコメントをいただいたVidhya Persaud (Vid) 博士にも格別の感謝の意を表したいと思います．

『Netter's Head and Neck Anatomy for Dentistry』を学生により親しみやすい本にするため，何年にもわたり，私が担当する歯学部学生にも協力を仰ぎました．また多大なご尽力を賜った

Joseph Opack 博士，Ryan Dobbs 博士，Steve Midstokke 博士，Paul Mendes 博士，Kyle D. Smith 博士，Thomas Spellman 博士にも特に感謝いたします．

　Elsevier 社の非常に優れたメディカルイラストレーターによって描かれた新たな美しいイラストなしでは，本書は成り立ちませんでした．この図譜に新しい作品を作ってくれた Carlos Machado 医学博士に格段の感謝の意を表します．Machado 博士は私の生涯で最も偉大なメディカルイラストレーターの１人であり，彼と一緒に仕事ができたことは大変光栄なことであり，誇りに感じています．第２版と第３版で新たな図の製作に携わってくれた Tiffany DaVanzo 氏にも感謝いたします．Kip Carter 氏，William Winn 氏，Andrew Swift 氏の第１版での仕事にも感謝いたします．これらのすべてのイラストレーターたちによって，私が考えていたことはわかりやすく視覚化されました．彼らの芸術的な理解には非常にすばらしいものがあります．

　私は Elsevier 社のチームに十分な感謝の意を表すことは難しいと考えています！特に２人の方にいつも手助けしてもらいました．すなわち，Elyse O'Grady 氏と Marybeth Thiel 氏の２人です．Elyse 氏はこれまでのすべての版を常にサポートし，素晴らしいアイデアを出してくれました．Marybeth 氏は私が第１版の第１章を投稿して以来，いつも私のそばにいてくれました．この２人がいなかったら，本書を出版することはできなかったでしょう．Elsevier 社のチームとの仕事は本当に楽しいものです！特に，本書の細部にまで注意を払い，また何事にも時間厳守であたってくれたプロジェクトマネージャーの Stephanie Turza 氏に私は感謝の意を捧げたいと思います．また，本書の第１版の完成を助けてくれた Jennifer Surich 氏，Carolyn Kruse 氏，Jonathan Dimes 氏にも御礼申し上げます．

　最高の謝意を Paul Kelly 氏に捧げたいと思います．過去約 20 年間，Paul 氏と知己を結んだことは大変光栄なことであり，誇りに感じています．Paul 氏は私に歯科医学のための解剖学的プロジェクトをまとめるよう勧めてくれ，私は本書の初版となるテキスト/アトラスの概要と内容の見本を彼に見せたのでした．

　最後に，私は自分の生涯で指導した学生諸君すべてに感謝の意を表したいと思います．あなた方はいつも私に優れたインスピレーションを与えてくれました．あなた方の教育の一部を担ったことは私の誇りであり，貴重な財産です．『Netter's Head and Neck Anatomy for Dentistry』はあなた方のための本です．

Neil S. Norton

原著者序

『Netter's Head and Neck Anatomy for Dentistry』(邦題：ネッター頭頸部・口腔顔面の臨床解剖学アトラス) は歯学部の学生や専門家が頭頸部の解剖学を学び，また確認するためのテキストです．本書は初年次の歯学生が理解できるように書かれていますが，歯科衛生士学校の学生に対する解剖学教育にも有用であり，さらには開業医の復習や検討にも役立つと考えています．頭頸部の構造を理解することは歯科解剖学の基盤です．多数の小さな構造物が複雑に関連し合っているので観察が難しく，頭頸部解剖学は学生にとって学修するのが非常に難しい学問となっています．

この第3版は少々改装しました．Elsevier社は本の外観のデザインを直し，私はそれに満足しているのですが，読者の皆様も私のように満足してくださることを願っています．この版では多くの図の追加と改訂を行っています．第一に，附録のリンパ系では，頭頸部のリンパ系に重点を置きました．第二に，30以上の放射線画像を追加しました．解剖図を補足するために，これまでの画像集に多くの放射線画像を追加しました．放射線学はどの学年でも重要な教育科目であり，放射線画像の追加はどの解剖学の教科書にも通常行われることです．第三に，学生に現実感を提供するために，臨床的関連事項を多数追加しました．第四に，先版の多くの読者による指摘に従って，多くの表と図を修正しました．この第3版では，全章に関する50の新たな問題をつくりました．Elsevier社はStudent Consultに問題のバンクをつくりました．したがって，学生は以前の版のすべての問題やStudent Consultの復習問題にアクセスすることができます．また別な特典として，Student Consultに第3版の画像を用いた解剖学の短いビデオクリップを掲載しました．

解剖学を理解すれば，その臨床的意義はおのずと明らかになるはずです．それゆえに，歯科に密接に関連する臨床的事項を各章の終わりにまとめて掲載してあります．特に頭頸部に関する解剖学的なトピックは多岐にわたり，本書においてもそれを十分にフォローしています．顎関節については1つの章を充てました．口腔の章では歯列に関するトピックなどのより詳細な情報を提供しています．頭頸部の発生および基礎神経科学を扱った章では，複数の解剖学的領域をそれぞれ関連付けて考えることができるように配慮されています．口腔内麻酔の章を設けたことで，看過しがちな事項を再確認するのに役立ちます．これらの章では，頭頸部解剖学に関連する重要な概念を簡潔にまとめて読者に提示することが意図されています．

優れたメディカルイラストレーターのチームにより新たな図が追加され，Frank H. Netter博士の解剖図を補足することで，より完全な教材となりました．特に，Carlos Machado博士が描いた新しい図は，彼がなぜ彼の分野の卓越したメディカルイラストレーターであり続けるのかを示しています．Machado博士の新たな6つの図により，顎関節の章は特色のあるものとなっており，皆様も私が思ったようにそれらが壮大なものであると思うでしょう．Netterの作品と関連する不可欠な情報は表と短い文章にまとめてあり，これにより，読者皆様方の頭頸部解剖学の知識をさらに高めることに役立つと考えています．

『Netter's Head and Neck Anatomy for Dentistry』はあらゆる歯科関係者のために書かれた教科書です．読者が頭頸部の複雑な解剖学を学び，理解する助けとなるべく，本書が重要な情報源として活用されることを願ってやみません．

Neil S. Norton

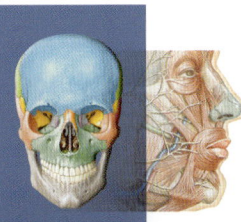

ネッター 頭頸部・口腔顎顔面の臨床解剖学アトラス 原著第3版

Contents

CHAPTER		
1	頭頸部の発生	1
2	骨学	25
3	神経解剖学の基礎と脳神経	65
4	頸部	107
5	頭皮と表情筋	151
6	耳下腺隙と耳下腺	185
7	側頭窩および側頭下窩	205
8	咀嚼筋群	227
9	顎関節	239
10	翼口蓋窩	255
11	鼻および鼻腔	273
12	副鼻腔	309
13	口腔	339
14	舌	397
15	咽頭	423
16	喉頭	443
17	頸筋膜	463
18	耳	481
19	眼と眼窩	507
20	頭頸部の自律神経	541
21	口腔内麻酔	565
22	上肢，背部，胸部，腹部の概説	587

付録A	リンパ系	653
付録B	問題と解答（Q&A）	659
	索引	669

CHAPTER 1
頭頸部の発生

概観	2
鰓弓	4
鰓嚢（咽頭嚢），鰓膜（咽頭膜），鰓裂（咽頭裂）	7
頭蓋	10
顔面	13
口蓋	15
舌	17
甲状腺	18
臨床との関連	19

1 概観

一般的知識

3つの胚葉が胎生期初期の基本構造を形成する：

- 外胚葉
- 中胚葉
- 内胚葉

中胚葉は次のように分かれる：

- 沿軸中胚葉
- 中間中胚葉
- 側板中胚葉

外胚葉から新たに3つの区分が生じる：

- 神経外胚葉
- 神経堤
- 表皮

頭頸部は次の要素からつくられる：

- 沿軸中胚葉
- 側板中胚葉
- 神経堤
- 外胚葉の肥厚（プラコード）

頭頸部のほとんどは胚子の鰓弓からできる．

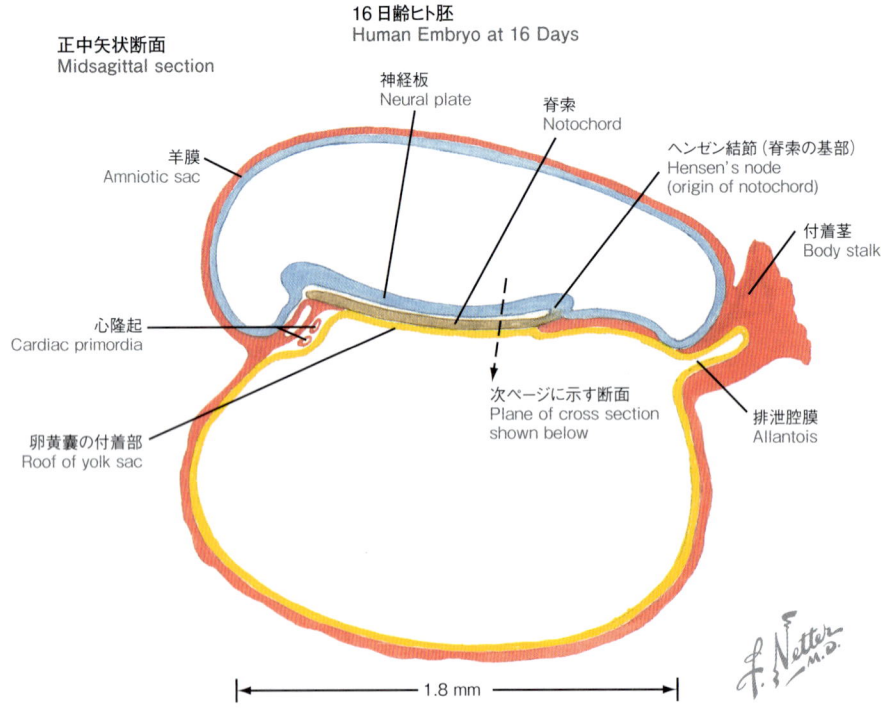

概観

一般的知識（つづき）

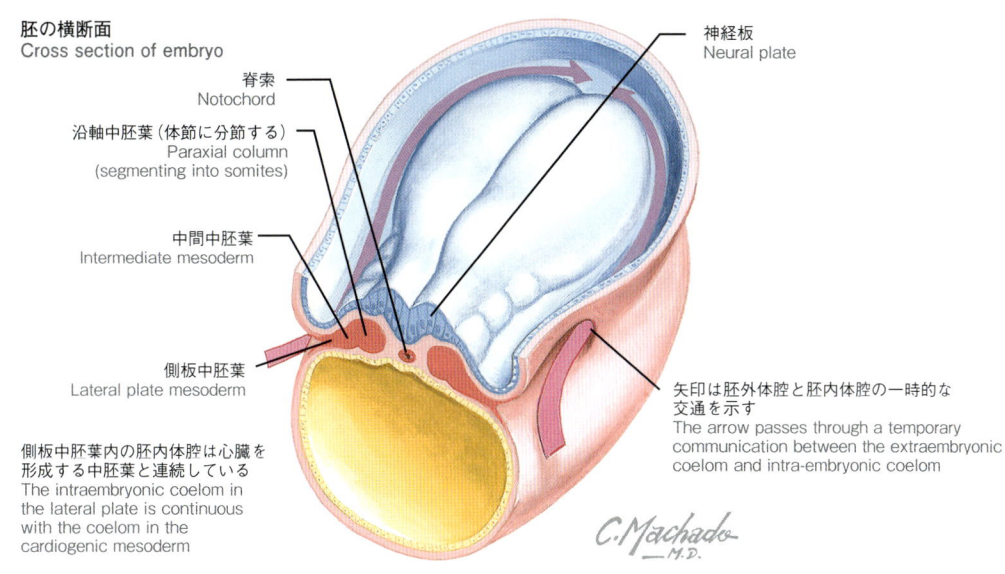

頭頸部の発生／DEVELOPMENT OF THE HEAD AND NECK

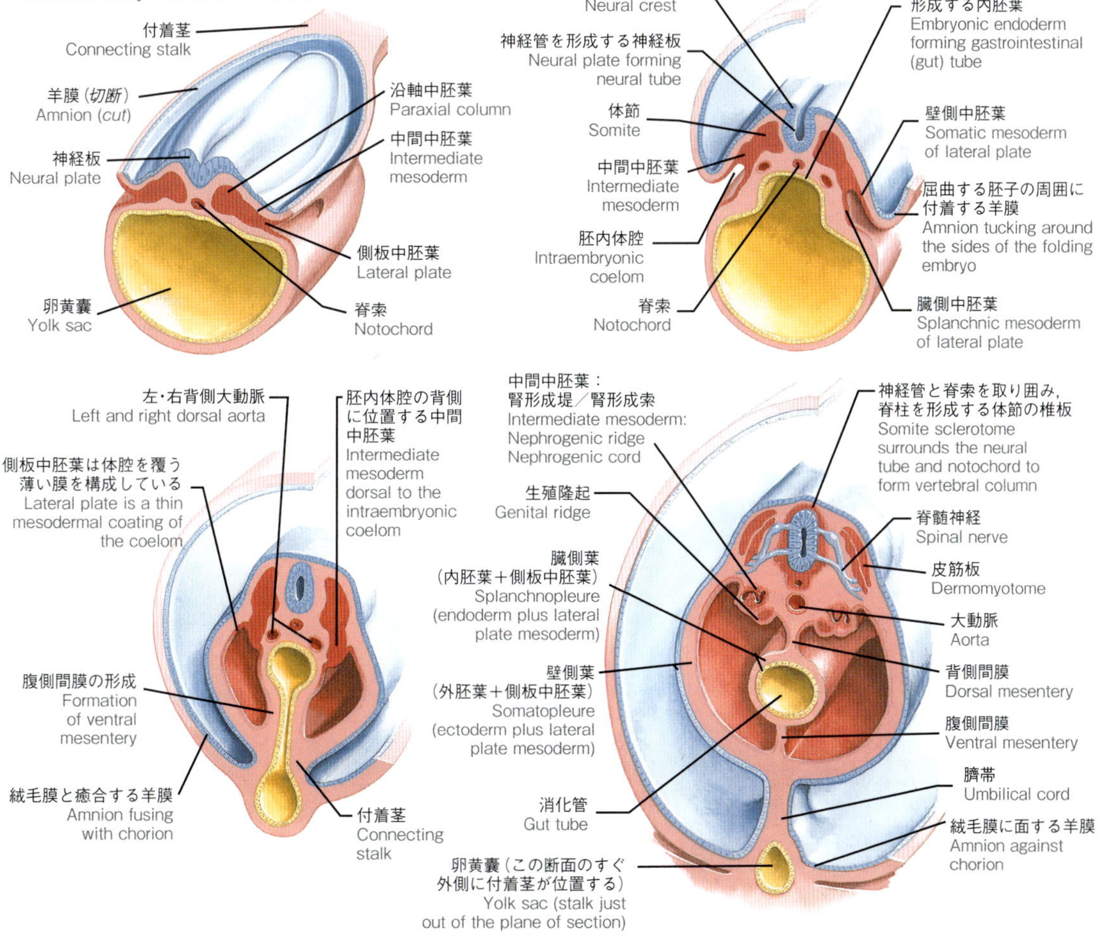

1 鰓弓

一般的知識

発生第4週から形成が始まる.

鰓裂によって隔てられた組織塊として発生する（外胚葉からつくられる）.

最初は6対の鰓弓が発生するが，第五鰓弓は退化する.

内胚葉から生じる部分は鰓囊とよばれ，鰓弓の膜によって分けられる鰓裂に向かって陥入する.

顔面の5つの隆起中，4つの形成に関与する（間葉性隆起）：

- 2つの下顎突起（第一鰓弓）
- 2つの上顎突起（第一鰓弓）
- 1つの前頭隆起

構成要素：

- 外側の表面…外胚葉
- 内側の表面…内胚葉
- 中心部…側板中胚葉，沿軸中胚葉，神経堤

骨と結合組織は神経堤細胞から生じる.

筋系は中胚葉から生じる.

各鰓弓には筋とともに移動する脳神経が分布する.

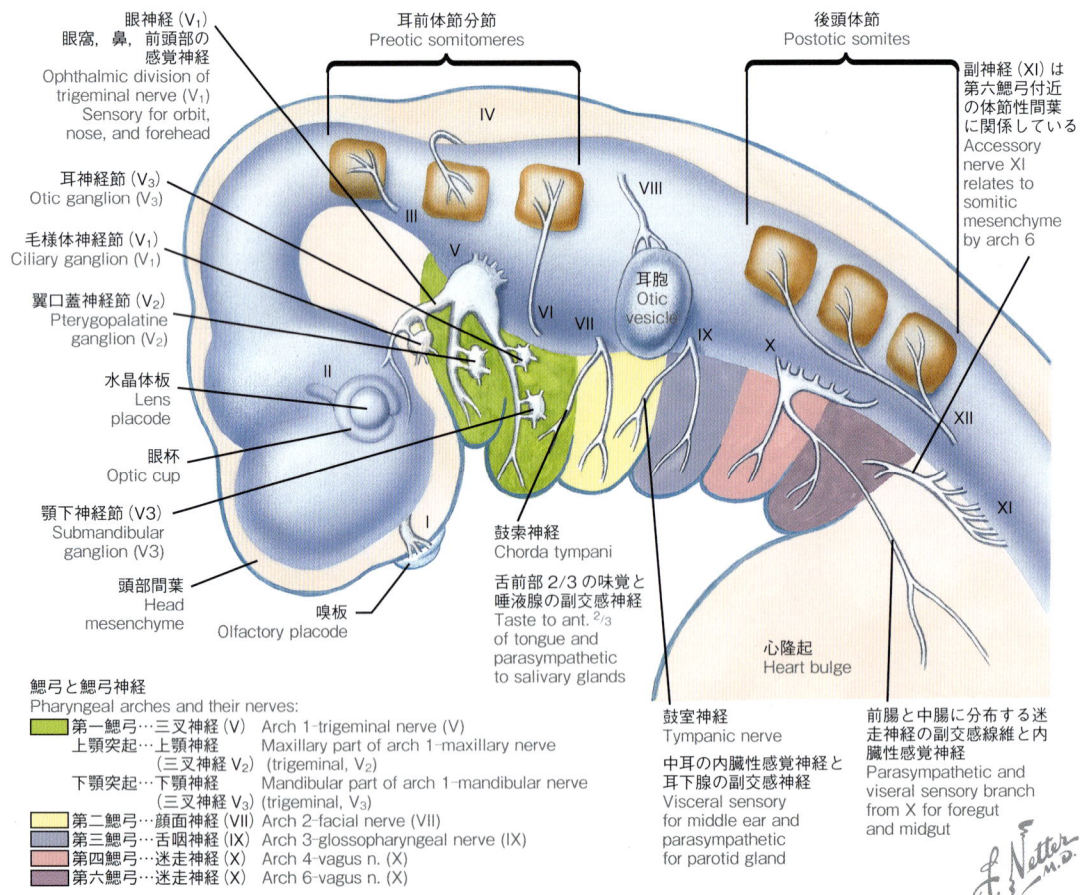

鰓弓

鰓弓由来の構造物

鰓弓	中胚葉由来の筋	神経堤由来の軟骨	中胚葉由来の軟骨	神経堤由来の結合組織	神経
第一鰓弓(顎骨弓ともよばれる) • 上顎突起 • 下顎突起	咬筋 側頭筋 外側翼突筋 内側翼突筋 顎舌骨筋 顎二腹筋前腹 鼓膜張筋 口蓋帆張筋	ツチ骨, キヌタ骨〔ともに成人では退縮するMeckel(メッケル)軟骨由来〕		蝶下顎靱帯 ツチ骨前靱帯〔ともに成人では退縮するMeckel(メッケル)軟骨由来〕	三叉神経
第二鰓弓(舌骨弓ともよばれる)	表情筋 顎二腹筋後腹 茎突舌骨筋 アブミ骨筋	舌骨小角 舌骨体上部 茎状突起 アブミ骨〔すべてReichert(ライヘルト)軟骨由来〕		茎突舌骨靱帯 扁桃の結合組織	顔面神経
第三鰓弓	茎突咽頭筋	舌骨大角 舌骨体下部		胸腺と下上皮小体の結合組織	舌咽神経
第四鰓弓	口蓋垂筋 口蓋帆挙筋 口蓋咽頭筋 口蓋舌筋 上咽頭収縮筋 中咽頭収縮筋 下咽頭収縮筋 耳管咽頭筋 輪状甲状筋		喉頭蓋軟骨 甲状軟骨(ともに側板中胚葉由来)	上上皮小体と甲状腺の結合組織	迷走神経
第六鰓弓	甲状披裂筋 声帯筋 外側輪状披裂筋 斜披裂筋 横披裂筋 後輪状披裂筋 披裂喉頭蓋筋 甲状喉頭蓋筋		披裂軟骨 輪状軟骨 楔状軟骨 小角軟骨(すべて側板中胚葉由来)		迷走神経

1 鰓弓

鰓弓由来の構造物（つづき）

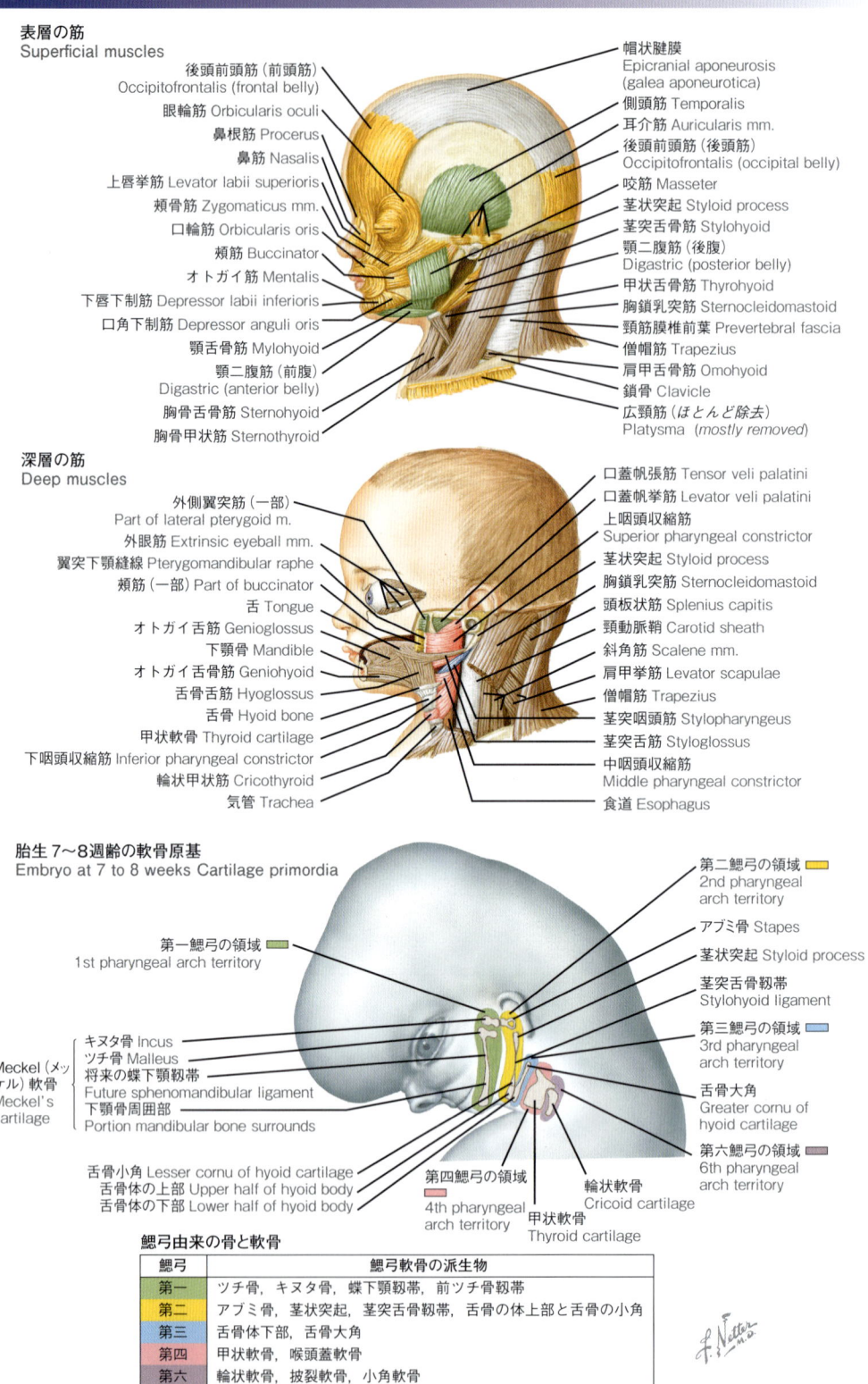

鰓嚢（咽頭嚢），鰓膜（咽頭膜），鰓裂（咽頭裂）

一般的知識

鰓嚢…4つの鰓嚢が内胚葉から生じる．
鰓裂…鰓裂は内胚葉から生じた溝である．
鰓膜…鰓嚢と鰓裂の間隙に存在する組織で，外面は体表外胚葉，内部は中胚葉および神経堤細胞，内面は内胚葉で構成される．

鰓嚢（咽頭嚢）

鰓嚢	位置	胎生期の構造物	成体の構造物
第一鰓嚢	第一鰓裂の反対側 第一鰓膜で隔離	耳管鼓室陥凹	耳管の上皮 鼓室
第二鰓嚢	第二鰓裂の反対側 第二鰓膜で隔離	原始口蓋扁桃	扁桃窩 口蓋扁桃の上皮
第三鰓嚢	第三鰓裂の反対側 第三鰓膜で隔離	腹側と背側に分離 背側部は下方の胸部に向かって移動	下上皮小体（背側部由来） 胸腺（腹側部由来）
第四鰓嚢	第四鰓裂の反対側 第四鰓膜で隔離	腹側と背側に分離 腹側部は神経堤細胞に侵食され，濾胞傍細胞（C細胞）を形成	上上皮小体（背側部由来） 鰓後体（腹側部由来）

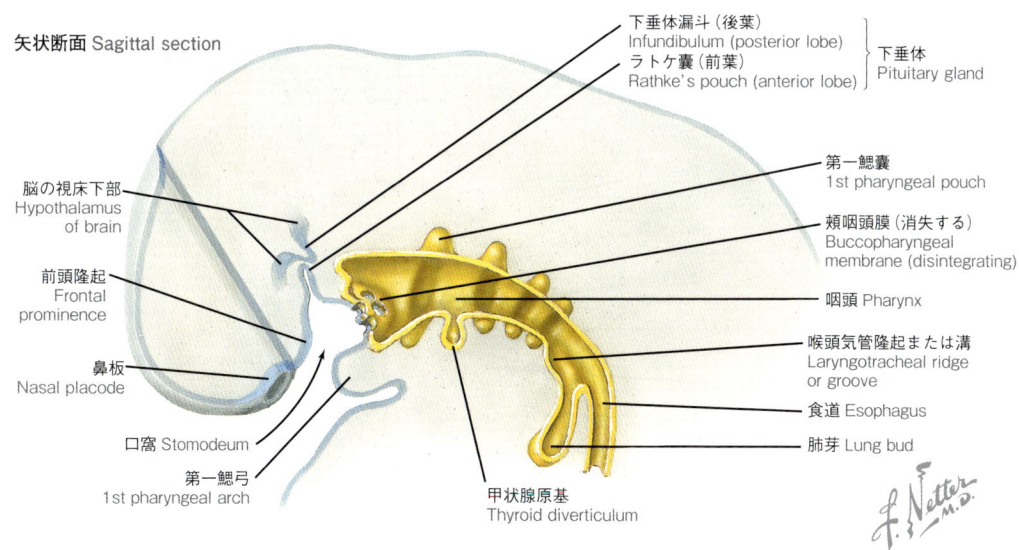

1 鰓嚢（咽頭嚢），鰓膜（咽頭膜），鰓裂（咽頭裂）

鰓嚢（咽頭嚢）（つづき）

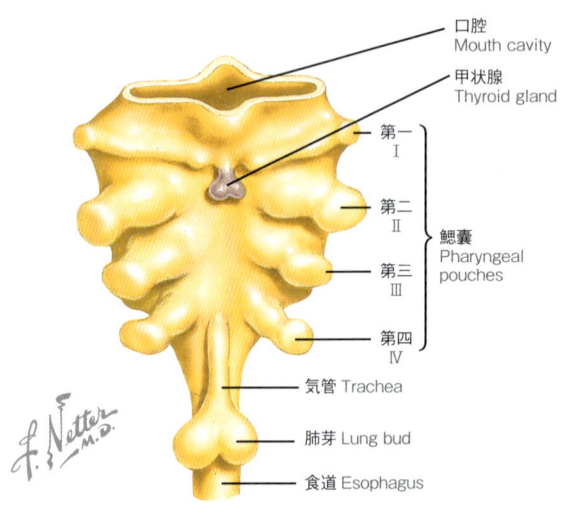

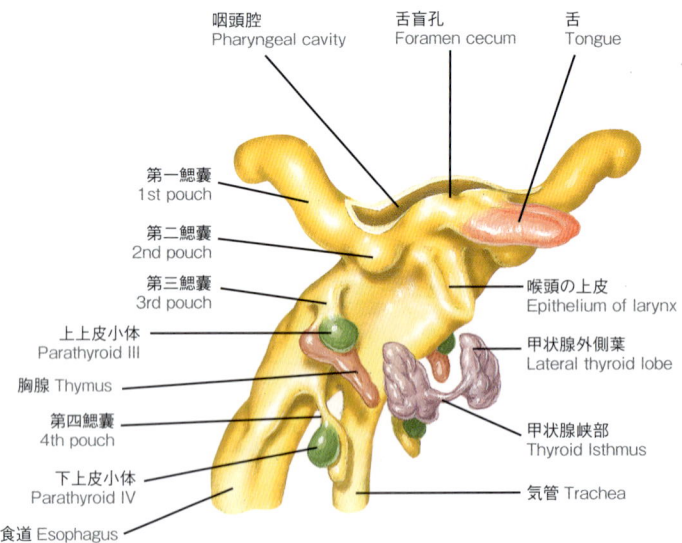

鰓嚢（咽頭嚢），鰓膜（咽頭膜），鰓裂（咽頭裂）

鰓膜（咽頭膜）

鰓膜	位置	成体の構造物
第一鰓膜	第一鰓嚢と第一鰓裂の間	鼓膜
第二鰓膜	第二鰓嚢と第二鰓裂の間	
第三鰓膜	第三鰓嚢と第三鰓裂の間	
第四鰓膜	第四鰓嚢と第四鰓裂の間	

鰓裂（咽頭裂）

鰓裂	位置	成体の構造物
第一鰓裂	第一・第二鰓弓の間の溝	外耳道
第二鰓裂	第二・第三鰓弓の間の溝	第二鰓弓の痕跡的な頸洞で，鰓裂を越えて成長したもの
第三鰓裂	第二・第四鰓弓の間の溝	
第四鰓裂	第四・第六鰓弓の間の溝	

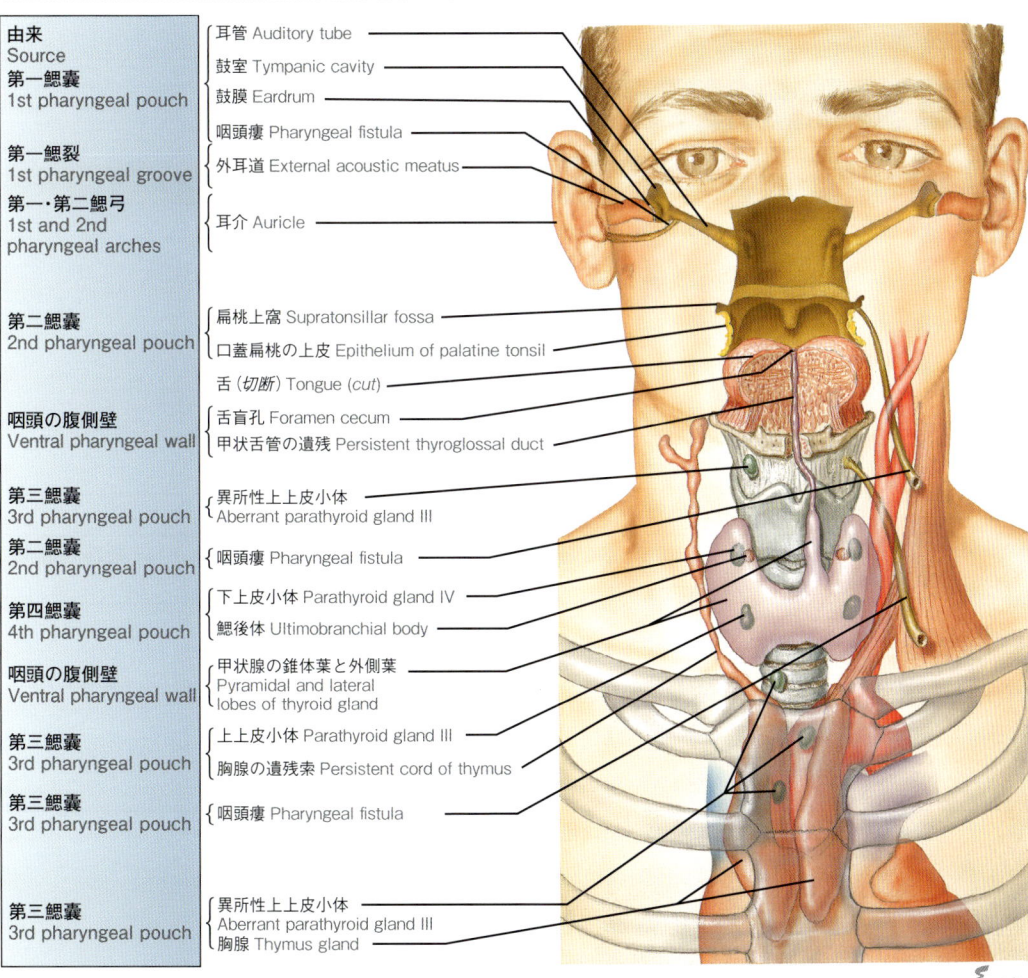

1 頭蓋

一般的知識

頭蓋は次の要素から形成される：
- 側板中胚葉（頸部）
- 沿軸中胚葉
- 神経堤

頭蓋の発生は2部で異なる：
- 内臓頭蓋は（鰓弓から）顔面骨からできている．
- また完全に神経堤からつくられる．
- 神経頭蓋は頭蓋底，頭蓋冠骨の骨からできており，脳や特殊感覚器（嗅覚，視覚，聴覚，平衡覚）を保護し，取り囲む．神経頭蓋は以下に分けられる．
  - 膜内骨化でできる神経頭蓋は神経堤と沿軸中胚葉に由来する．
  - 軟骨内骨化でできる神経頭蓋は神経堤と沿軸中胚葉に由来する．

頭蓋の発生は2つに区分できる：
- 内臓頭蓋…顔面骨を形成する．
- 神経頭蓋…頭蓋底と頭蓋冠の骨を形成し，膜性神経頭蓋と軟骨性神経頭蓋に分類される．

内臓頭蓋

胚葉	起源	成体の構造物	骨化様式
神経堤	第一鰓弓 上顎突起	上顎骨	膜内骨化
		側頭骨	
		頬骨	
		口蓋骨	
		涙骨	
		鋤骨	
		鼻骨	
		下鼻甲介	軟骨内骨化
	第一鰓弓 下顎突起	下顎骨	膜内骨化（下顎体）と軟骨内骨化（筋突起と関節突起）
		ツチ骨	軟骨内骨化
		キヌタ骨	
	第二鰓弓	茎状突起	軟骨内骨化
		アブミ骨	
		舌骨	

頭蓋

内臓頭蓋（つづき）

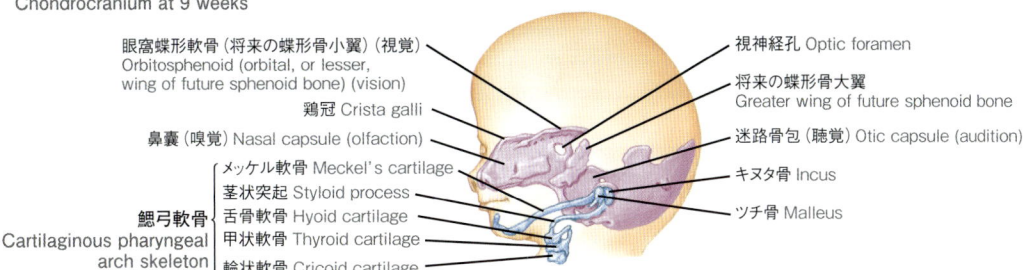

9週齢の軟骨頭蓋
Chondrocranium at 9 weeks

9週齢の膜性骨
Membrane bones at 9 weeks

12週齢の膜性骨
Membrane bones at 12 weeks

頭蓋泉門

泉門	閉鎖時期
大泉門（ブレグマ）	4～26か月
小泉門（ラムダ）	1～2か月
前側頭泉門（プテリオン）	2～3か月
後側頭泉門（アステリオン）	12～18か月

頭頸部の発生／DEVELOPMENT OF THE HEAD AND NECK　11

1 頭蓋

膜性神経頭蓋

胚葉	神経頭蓋の部位	成体の構造物	骨化様式
神経堤	頭蓋冠の天蓋と側面の主要部	前頭骨 側頭骨鱗部	膜内骨化
沿軸中胚葉		頭頂骨 後頭骨（頭頂間部）	

軟骨性神経頭蓋

胚葉	神経頭蓋の部位	成体の構造物	骨化様式
神経堤	脊索前 鶏冠より前方	篩骨 蝶形骨	軟骨内骨化
沿軸中胚葉	脊索 鶏冠より後方	側頭骨岩様部 側頭骨乳様突起 後頭骨	

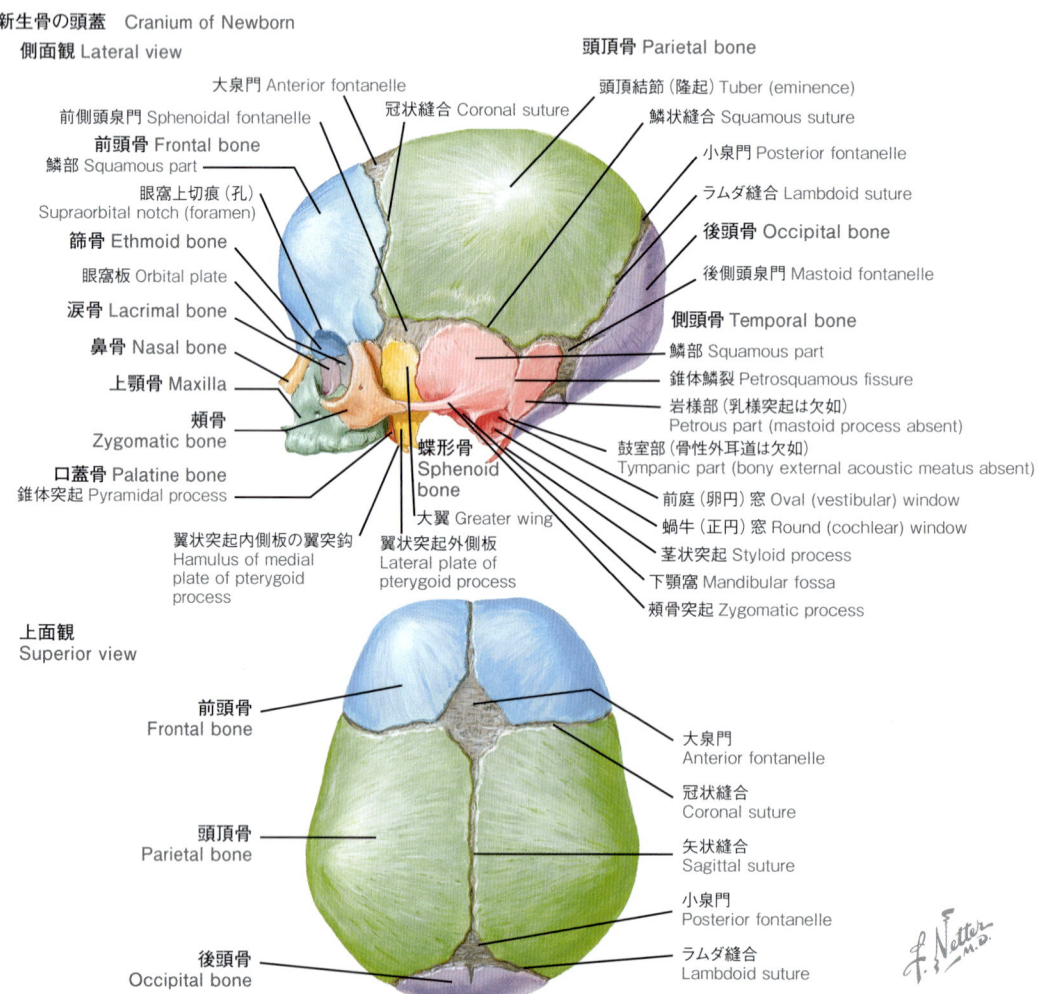

新生骨の頭蓋　Cranium of Newborn

顔面

一般的知識

顔面は主に，口窩を取り囲む3つの隆起をつくる神経堤細胞によって形成される：
- 前頭隆起
- 上顎突起（第一鰓弓由来）
- 下顎突起（第一鰓弓由来）

前頭隆起よりも外側で，外胚葉由来の2つの新たな領域が鼻板を形成し，中心部が陥凹して鼻窩をつくり，鼻窩の両側の組織の隆起を形成する：
- 外側鼻突起
- 内側鼻突起

正中線上で内側鼻突起どうしが癒合することで，顎間部が形成される．

成体の構造物	
構造物	由来
額	前頭鼻突起
上唇	上顎突起（上唇の外側部） 内側鼻突起（上唇の中間部）
下唇	下顎突起
涙嚢 鼻涙管	外側鼻突起と上顎突起を隔てる鼻涙溝
鼻	前頭隆起（鼻背） 内側鼻突起（鼻と人中の接合部） 外側鼻突起（鼻翼）
頬	上顎突起
人中	内側鼻突起
一次口蓋 中・側切歯を含む上顎部	顎間部（内側鼻突起の癒合）

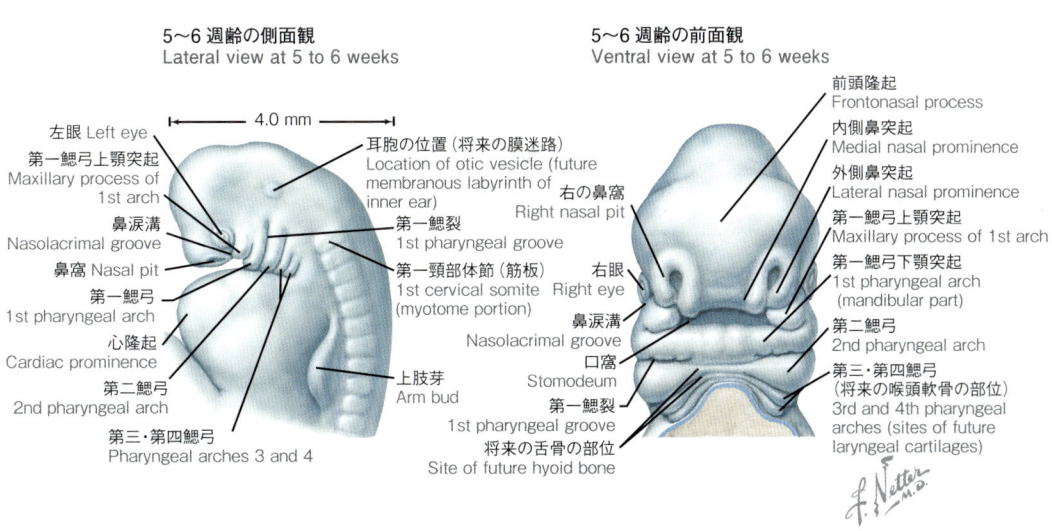

頭頸部の発生／DEVELOPMENT OF THE HEAD AND NECK

1 顔面

一般的知識（つづき）

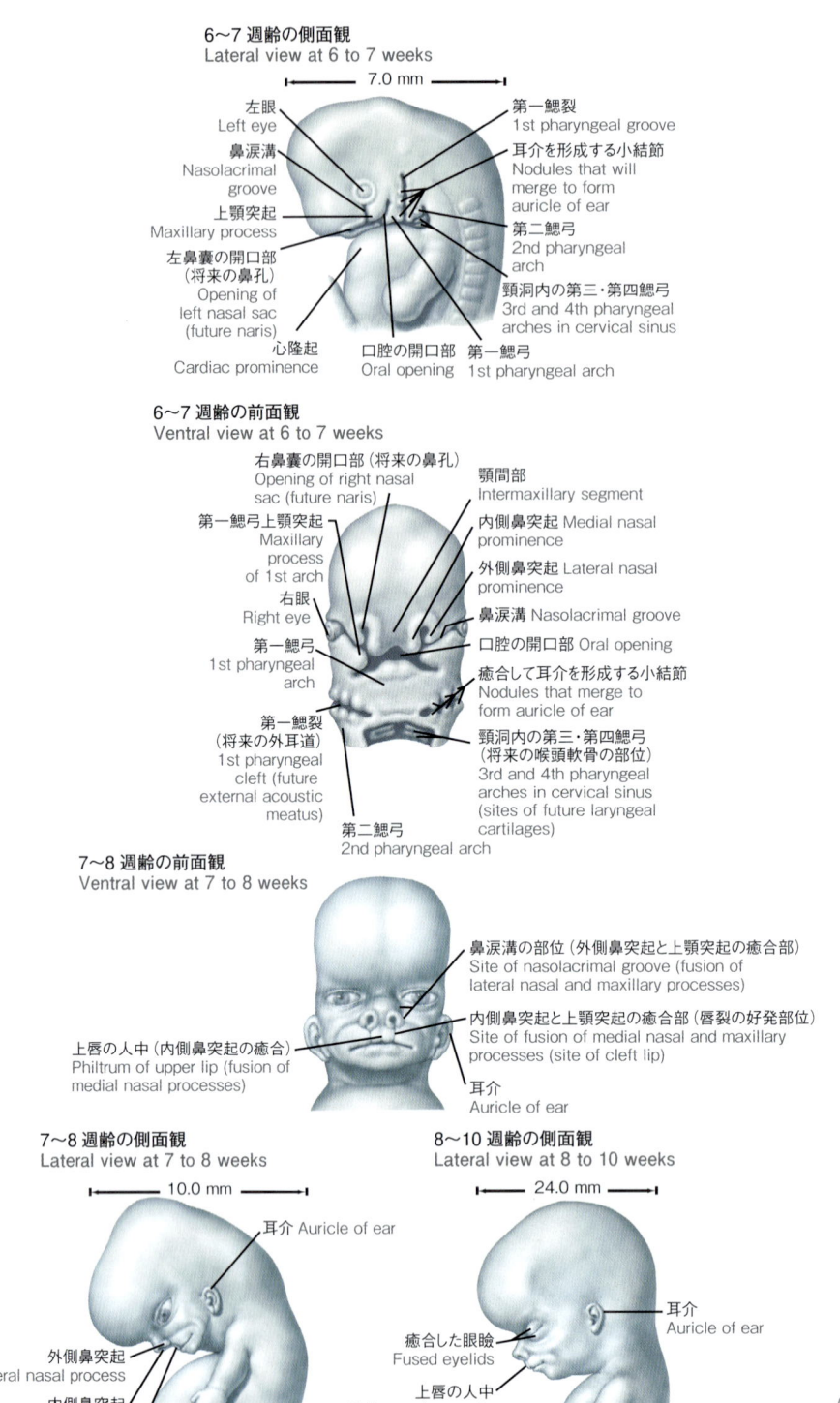

口蓋

一般的知識

口蓋は以下の要素から形成される：
- 一次口蓋（顎間部）
- 二次口蓋（上顎突起からの突出）

顎間部：口蓋発生で最初に形成される部位で，中・側切歯を含む．

上顎突起から内側に突出する棚状の突起（外側口蓋突起）で，舌によって隔てられている．

舌が口蓋突起の間に介在しなくなったら，これらの外側口蓋は互いに癒合して二次口蓋を形成する．

一次口蓋と二次口蓋は切歯孔で接合する．

一次・二次口蓋と鼻中隔は癒合して最終的な口蓋を形成する．

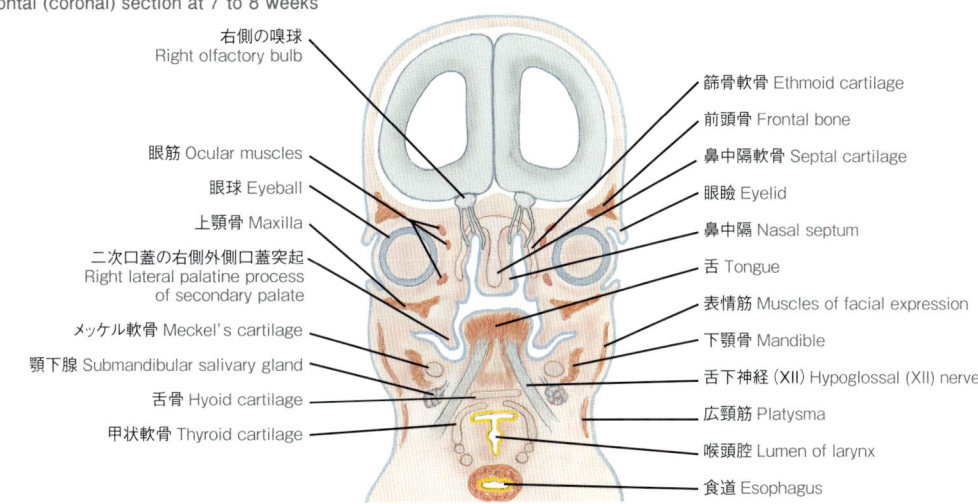

7～8 週齢の前頭断
Frontal (coronal) section at 7 to 8 weeks

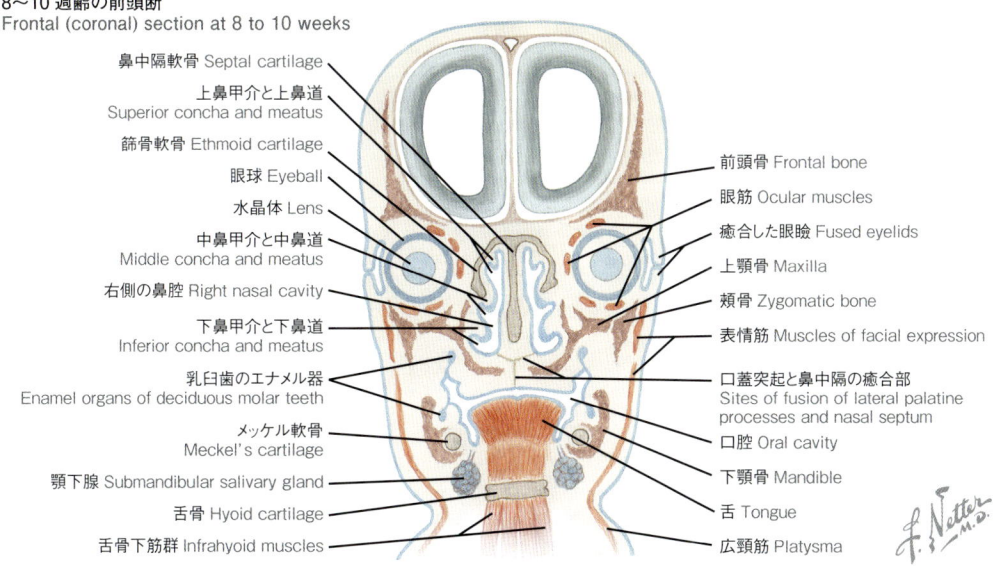

8～10 週齢の前頭断
Frontal (coronal) section at 8 to 10 weeks

1 口蓋

一般的知識（つづき）

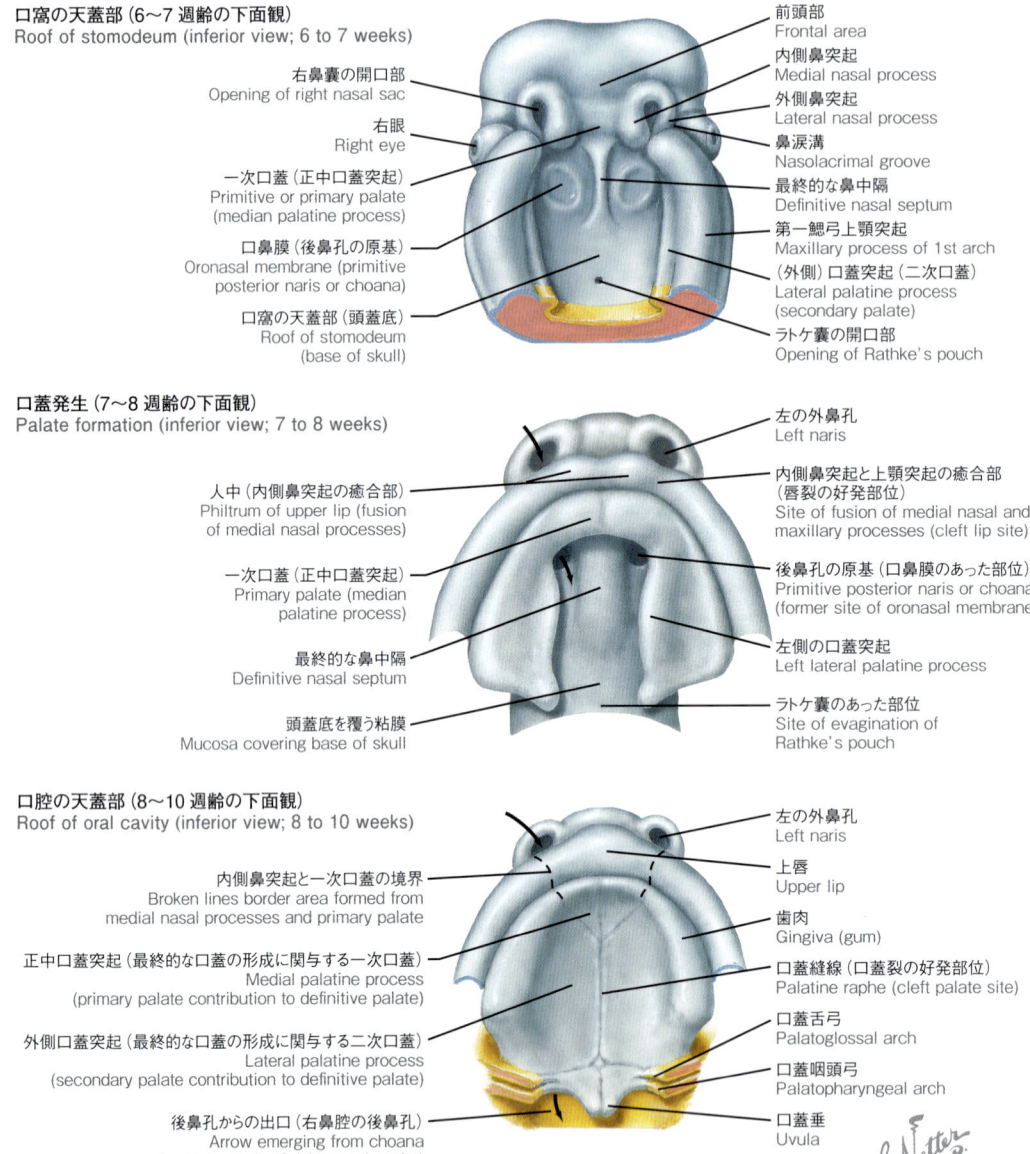

舌

一般的知識

舌上皮に分布するGSA（一般体性求心性）線維は舌が鰓弓（第一，三，四鰓弓）から発生することを反映している．

第二鰓弓は舌の発生に関わらないが，味覚を伝えるSVA（特殊内臓求心性）線維は鼓索神経（顔面神経の枝）が舌の前2/3に分布する．鼓索神経は側頭下窩で舌神経に合流し，舌の前2/3に分布する．

鰓弓	胎生期の構造物	成体の構造物	神経支配
第一鰓弓	外側舌隆起 無対舌結節	舌の前部2/3	GSA：下顎神経（V₃）からの舌神経
第二鰓弓	第三鰓弓の成長によって覆われ，最終的な舌の形成には関与しない 鰓下隆起の形成にわずかに関与する	成体の舌には関与しない	
第三鰓弓	鰓下隆起	舌の後部1/3	GSA：舌咽神経 SVA：舌咽神経
第四鰓弓	鰓下隆起 喉頭蓋隆起 披裂隆起 喉頭気管溝	舌根	GSA：迷走神経の上喉頭神経内枝 SVA：迷走神経の上喉頭神経内枝

筋

後頭体節に由来する中胚葉が舌下神経とともに前方に移動し，口蓋舌筋を除く外舌筋と内舌筋を形成する．口蓋舌筋は第四鰓弓の中胚葉に由来する（そのため，この筋は迷走神経の支配を受ける）．

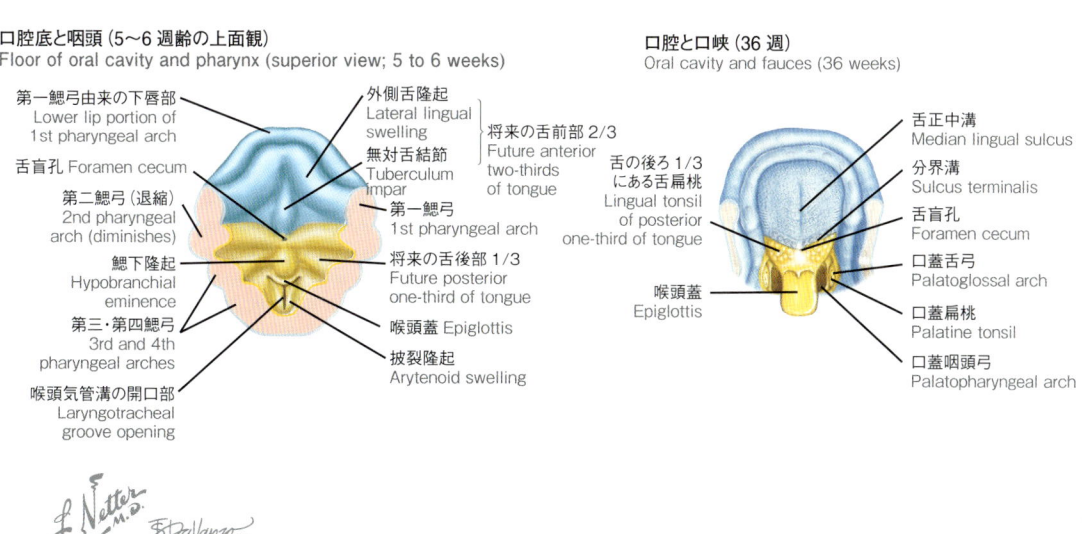

頭頸部の発生／DEVELOPMENT OF THE HEAD AND NECK

1 甲状腺

一般的知識

舌盲孔の陥入として咽頭底から発生する．

喉頭に沿って最終的な場所まで下降する．

甲状舌管によって舌盲孔と連続している場合がある（甲状舌管は通常萎縮し，消失する；異残物があると嚢胞をつくることがある）．

峡部でつながった2つの外側葉に分かれる．峡部から錐体葉が形成されることがある．

濾胞上皮細胞は内胚葉から分化する．濾胞傍細胞は鰓後体に由来する．

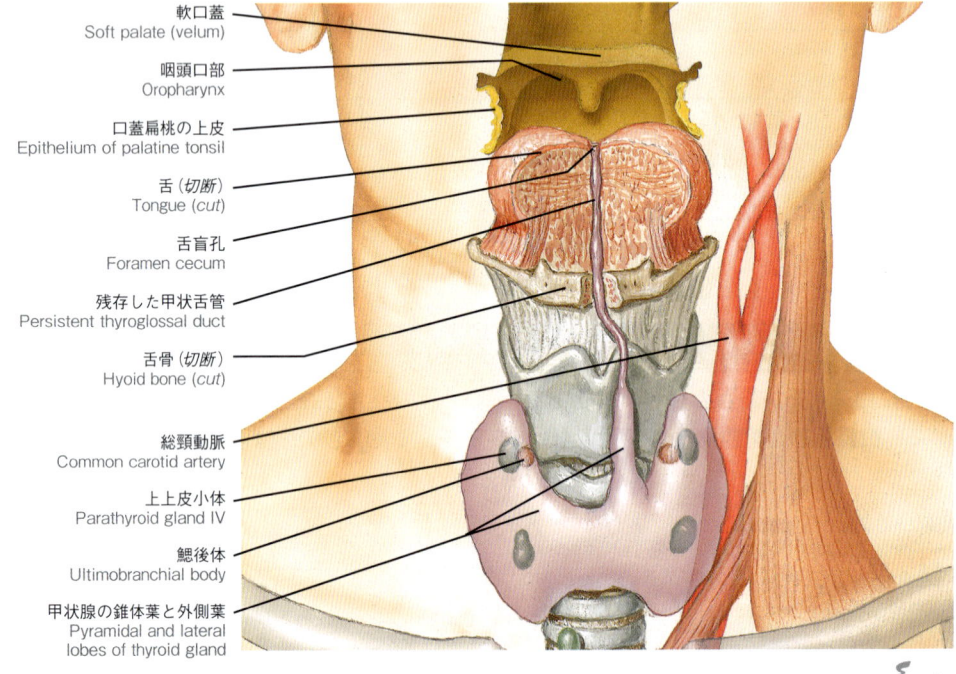

臨床との関連

鰓嚢の異常

異所性甲状腺

異所性の甲状腺組織．
多くの場合，患者には甲状腺組織だけが認められる．
正常な甲状腺組織と同じように甲状腺疾患に罹患する．
舌盲孔から甲状腺が移動する経路のどこにでも発生しうる．
舌根部に多く認められる（舌甲状腺）．

好発部位：
- 舌根部
- 舌下部
- 甲状舌管遺残
- 縦隔前部
- 喉頭前部
- 舌内部
- 気管内部

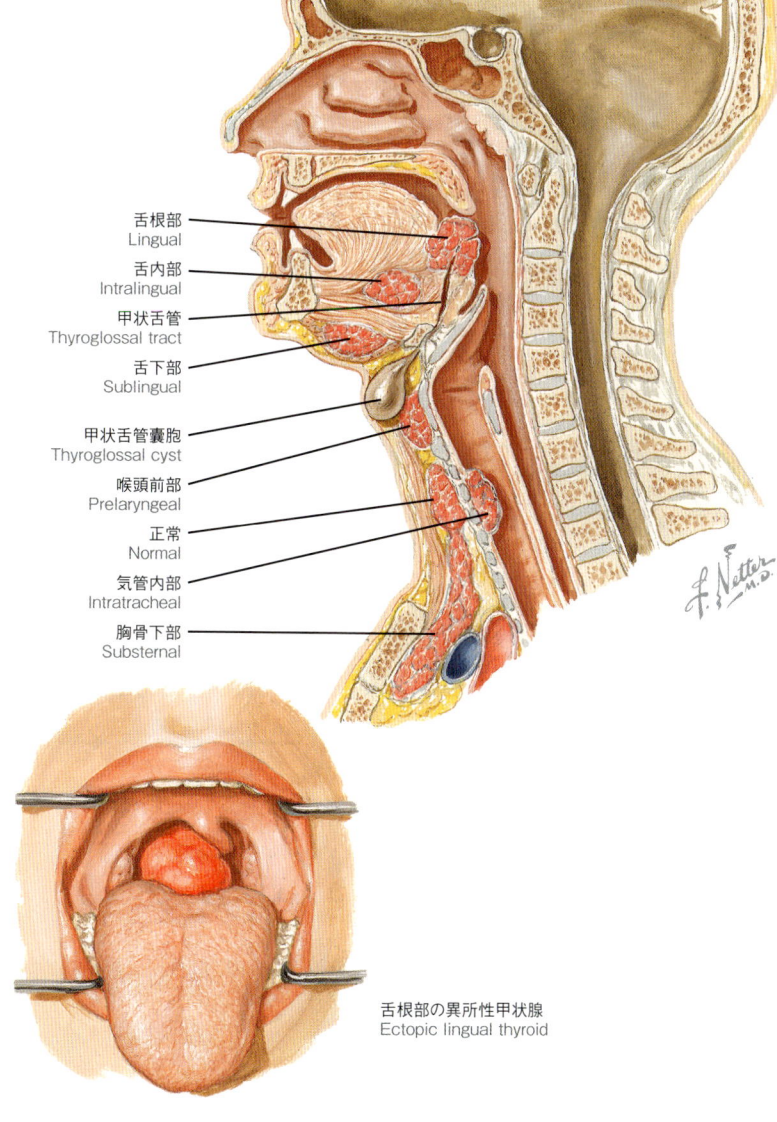

舌根部の異所性甲状腺
Ectopic lingual thyroid

頭頸部の発生／DEVELOPMENT OF THE HEAD AND NECK

1 臨床との関連

鰓弓の異常

Pierre Robin（ピエール-ロバン）症候群

小下顎症，口蓋裂と舌下垂を主徴とする疾患として最初に報告される．
現在では1つの形成異常によって引き起こされる一連の異常な状態を含む．
この小下顎症では，下顎の歯列弓は上顎より後方に位置している．
裂は軟口蓋と硬口蓋に及ぶ．
舌下垂（舌の後方変位）は気道閉塞または無呼吸を引き起こすことがある．
下顎骨は小児期には急速に正常に近い程度まで成長する．
口蓋裂と言語障害の治療のために，小児期において複数回の外科的処置が必要となる．

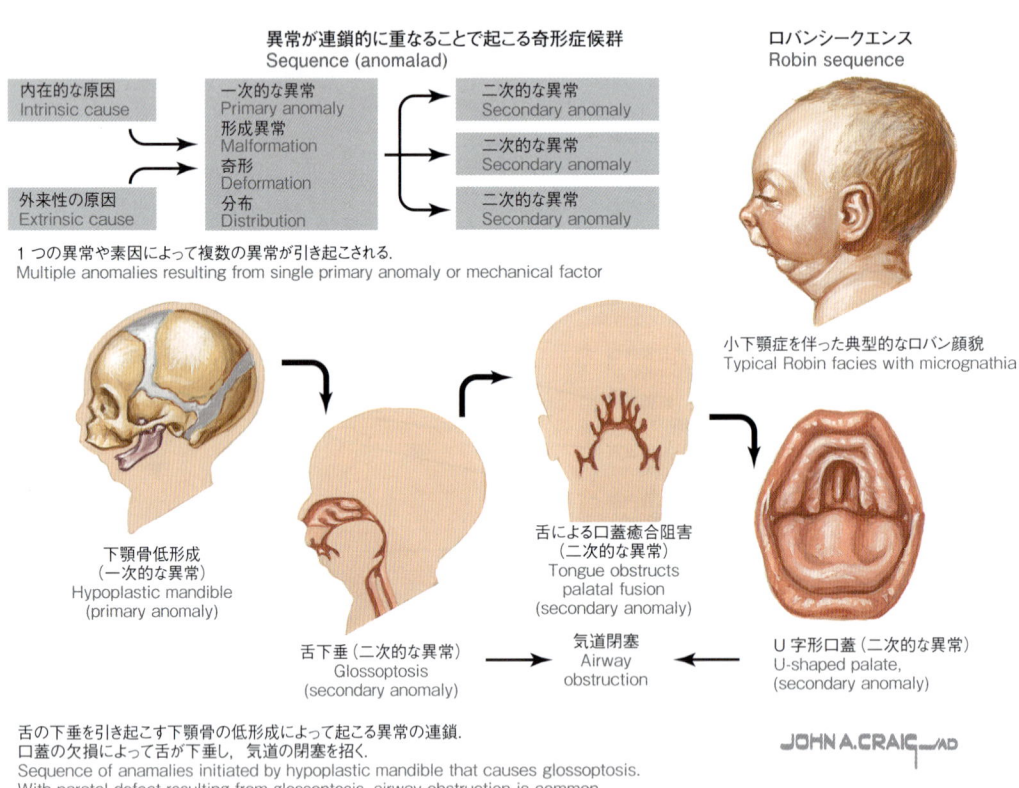

臨床との関連

鰓弓の異常（つづき）

Treacher Collins（トリーチャー-コリンズ）症候群

頭頸部に異常を生じる遺伝性疾患．

公式にはTreacle Ribosome Biogenesis Factor 1として知られるTCOF1（Treacher Collins-Franceschetti syndrome 1）遺伝子のハプロ不全によって起こる．

遺伝子産物はtreacleタンパクで，これは顔面の軟骨と骨の発生に関与する．

子供に遺伝する確率は50％である．

以下の臨床症状を示す：
- 眼瞼の下外方傾斜
- 眼窩の異常
- 下眼瞼のV字形陥凹
- 下顎骨の低形成
- 頬骨の低形成（頬骨の発育不全）
- 耳介やもみあげ部の形成不全あるいは奇形が顕著

一般的にみられる関連症状：
- 難聴
- 摂食・呼吸困難
- 口蓋裂

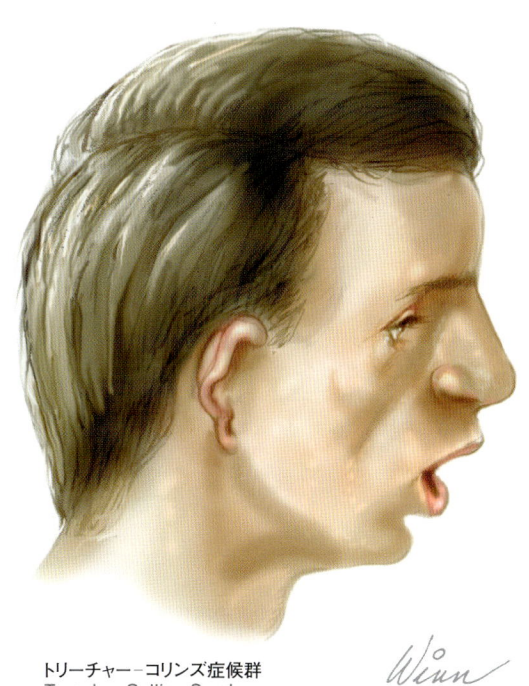

トリーチャー-コリンズ症候群
Treacher Collins Syndrome

1 臨床との関連

鰓弓の異常（つづき）

DiGeorge（ディジョージ）症候群

第22染色体の欠失により生じるまれな疾患で，幅広い臨床症状が特徴．

考えられる原因：神経堤細胞が鰓嚢へ正しく移動しないために，正常な発達が阻害される．
この症候群は第三・第四鰓嚢の発生異常と考えられているが，他の鰓嚢の異常も認められる．
その結果，胸腺や上皮小体（副甲状腺）が欠如したまま生まれる．

生じうる関連症状：

- 先天性の心臓異常〔Fallot（ファロー）四徴，右側の漏斗部狭窄症，総動脈管症，異所性の左鎖骨下動脈，心室中隔欠損など〕
- 顔面の異常（口蓋裂，小下顎症，眼瞼の下外方傾斜，低位耳介，両眼隔離など）
- 易感染性（胸腺の欠失または低形成に伴うTリンパ球の減少によって生じる免疫系の異常による）

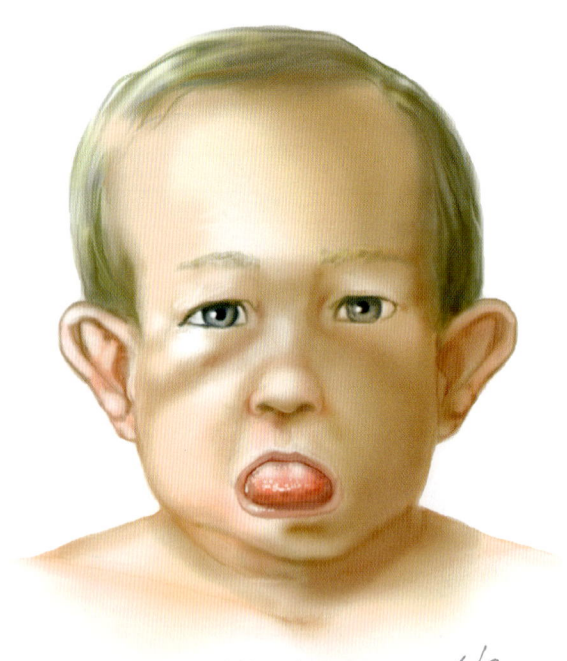

ディジョージ症候群
DiGeorge Syndrome

臨床との関連

口唇・口蓋裂

口唇裂：上唇の間隙的な欠損
口蓋裂：口蓋の間隙的な欠損

発生学的な欠損による分類は，切歯孔を基準としている：

- 一次口蓋裂
- 二次口蓋裂
- 複合口蓋裂

口唇裂および口蓋裂はともに摂食困難を引き起こし，やがては発語困難も生じる．
いずれにおいても通常，手術療法を行う．

一次口蓋裂

切歯孔より前方に生じ，外側口蓋突起（上顎突起から生じる）の間葉組織と顎間部（一次口蓋，これは左右の内側鼻突起の癒合によりつくられる）との癒合障害によって生じる．

一般的症状：

- 片側性口唇裂
- 片側性歯槽裂
- 片側性口唇一次口蓋裂
- 両側性口唇一次口蓋裂

二次口蓋裂

切歯孔より後方に生じ，両側の外側口蓋突起（上顎突起から生じる）の癒合障害によって生じる．

一般的症状：

- 軟口蓋裂
- 不完全軟・硬口蓋裂
- 完全軟・硬口蓋裂

複合口蓋裂

裂が口唇，一次口蓋および二次口蓋に及んだもので，両側の外側口蓋突起（上顎突起から生じる）の癒合障害および鼻中隔と（顎間部に由来する）一次口蓋の癒合障害によって生じる．

一般的症状：

- 片側性口唇・口蓋裂
- 両側性口唇・口蓋裂

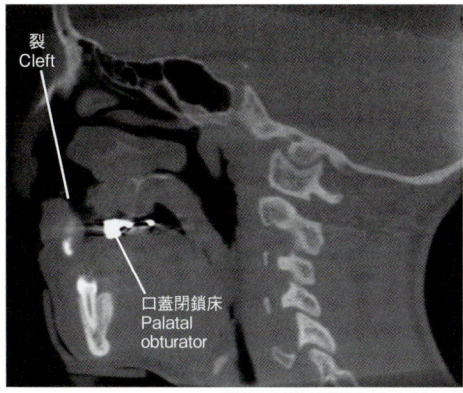
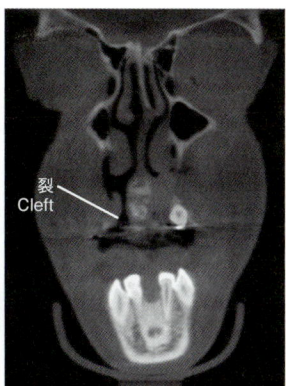

鼻腔と口腔が連続していることに注意せよ
Note the communication between nasal cavity and oral cavity.

1 臨床との関連

口唇・口蓋裂（つづき）

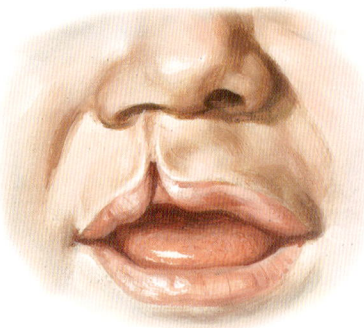

片側性不完全口唇裂
Unilateral cleft lip—partial

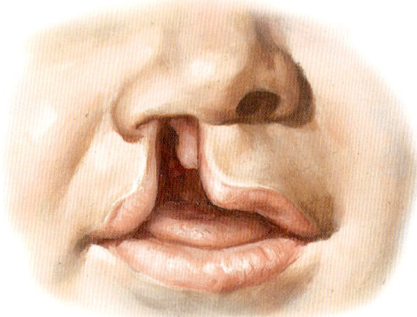

片側性一次口蓋裂（口唇と歯槽堤の完全裂）
Unilateral cleft of primary palate—
complete, involving lip and alveolar ridge

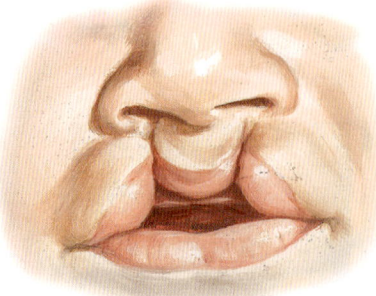

両側性口唇裂
Bilateral cleft lip

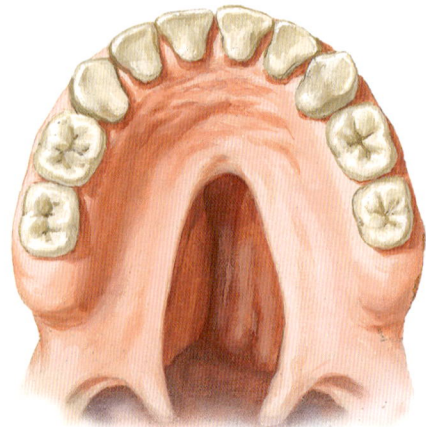

不完全口蓋裂
Partial cleft of palate

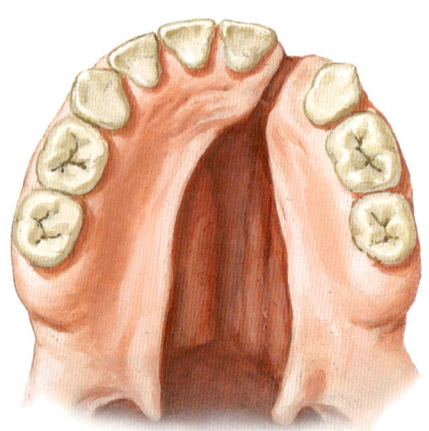

片側性一次口蓋裂を伴う完全二次口蓋裂
Complete cleft of secondary palate
and unilateral cleft of primary palate

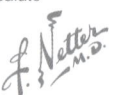

24　NETTER'S HEAD AND NECK ANATOMY FOR DENTISTRY

CHAPTER 2
骨学

概観	26
頭蓋骨	28
観察方向と縫合	46
主な孔と裂	50
頸椎	56
臨床との関連	61

2 概観

一般的知識

頭部の骨は人体で最も複雑な構造を示す.
頭部を構成する骨（下顎骨を含む）は28個の骨からなる：
- 11種は有対
- 6種は無対

ウォーム骨すなわち縫合骨は，縫合部ができるときにみられる不規則な形の小さな骨である.

機能

最も重要な機能は脳の保護であり，また，以下の5つの特殊感覚器を保護する：
- 嗅覚
- 視覚
- 味覚
- 平衡覚
- 聴覚

分類

頭部の骨の主要な分類方法：
- 領域による分類
- 発生学的分類

領域により，頭部の骨は下顎骨と頭蓋骨に区別される.
頭蓋骨はさらに以下のように分類される：
- 頭蓋冠…頭蓋の上方部分
- 頭蓋底…頭蓋の下方部分
- 頭蓋腔…頭蓋の内腔
- 顔面骨…顔面を構成する骨
- 聴覚骨…耳小骨

発生学的に，頭蓋骨は以下のように分類される：
- 内臓頭蓋…消化器系や呼吸器系に関連する部位の骨
- 神経頭蓋…脳と5つの特殊感覚器を保護する部位の骨

頭蓋腔は以下に分類される：
- 前頭蓋窩…脳の前頭葉を容れる部位
- 中頭蓋窩…脳の側頭葉を容れる部位
- 後頭蓋窩…小脳を容れる部位

頭蓋を観察するときの5つの方向：
- 頭蓋顔面…前面観
- 頭蓋側頭面…側面観
- 頭蓋後頭面…後面観
- 頭蓋下面…下面観（外頭蓋底）
- 頭蓋上面…上面観

概観

縫合/接合

骨	無対	有対	縫合/接合する骨
前頭骨	○		頭頂骨, 蝶形骨, 頬骨, 上顎骨, 篩骨, 鼻骨, 涙骨
頭頂骨		○	前頭骨, 頭頂骨（対側）, 側頭骨, 後頭骨, 蝶形骨
側頭骨		○	頭頂骨, 後頭骨, 蝶形骨, 頬骨, 下顎骨
後頭骨	○		頭頂骨, 側頭骨, 蝶形骨, 環椎（第一頸椎）
蝶形骨	○		前頭骨, 頭頂骨, 側頭骨, 後頭骨, 頬骨, 上顎骨, 篩骨, 口蓋骨, 鋤骨
頬骨		○	前頭骨, 側頭骨, 上顎骨
上顎骨		○	前頭骨, 蝶形骨, 頬骨, 上顎骨（対側）, 篩骨, 口蓋骨, 鋤骨, 鼻骨, 涙骨, 下鼻甲介
篩骨	○		前頭骨, 蝶形骨, 上顎骨, 口蓋骨, 鋤骨, 鼻骨, 涙骨, 下鼻甲介
口蓋骨		○	蝶形骨, 上顎骨, 篩骨, 口蓋骨（対側）, 鋤骨, 下鼻甲介
鋤骨	○		蝶形骨, 上顎骨, 篩骨, 口蓋骨
鼻骨		○	前頭骨, 上顎骨, 鼻骨（対側）
涙骨		○	前頭骨, 上顎骨, 篩骨, 下鼻甲介
下鼻甲介		○	上顎骨, 篩骨, 口蓋骨, 涙骨
下顎骨	○		側頭骨

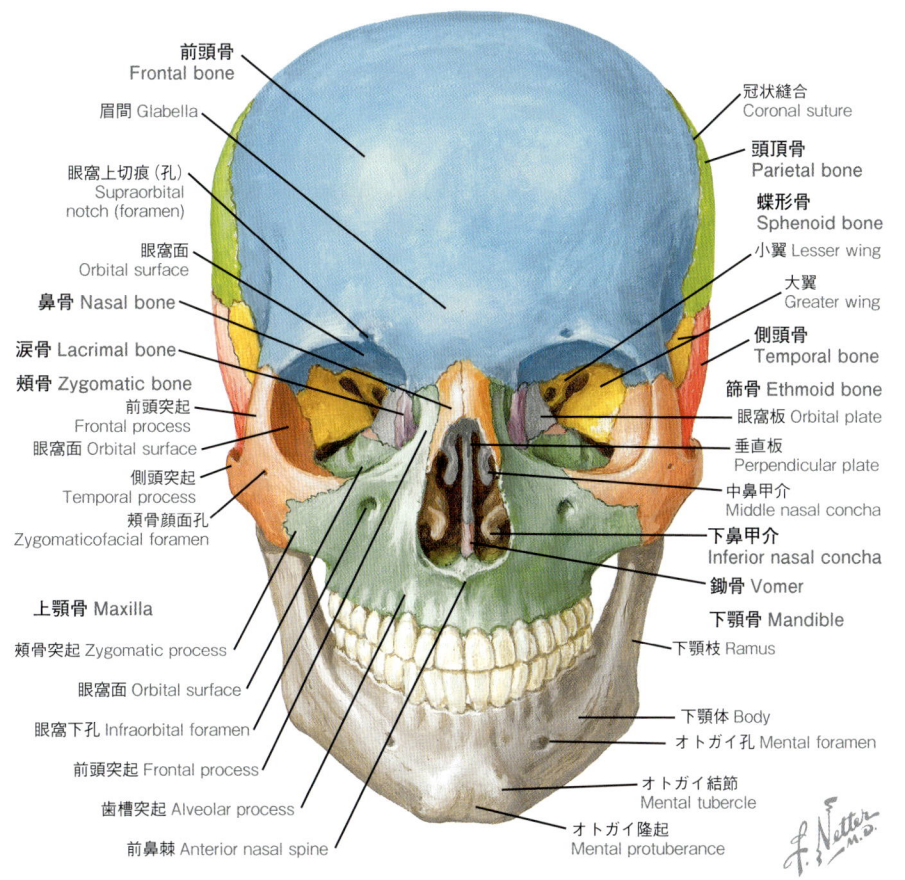

骨学／OSTEOLOGY

2 頭蓋骨

前頭骨

特徴	部位	骨化様式	解説
副鼻腔（前頭洞）がある 前頭縫合に沿って2つの骨化中心がある（2歳時） 盲孔（上矢状静脈洞とつながる導出静脈の出口）の形成に関与する 無対の骨	前頭鱗	膜内骨化（3部とも）	前頭骨の最大部位 前頭部の大部分を構成 眼窩上縁と眉弓を形成 前頭骨の頬骨突起は眼窩上縁部の後方から起こる クモ膜顆粒小窩…脳硬膜のクモ膜顆粒の陥入により内頭蓋面の骨が吸収されて生じた多数の小窩
	眼窩部		眼窩天蓋と前頭蓋窩の床を形成
	鼻部		眼窩の滑車が眼窩部と接合する 鼻骨と上顎骨前頭突起が接合し，鼻根を形成する

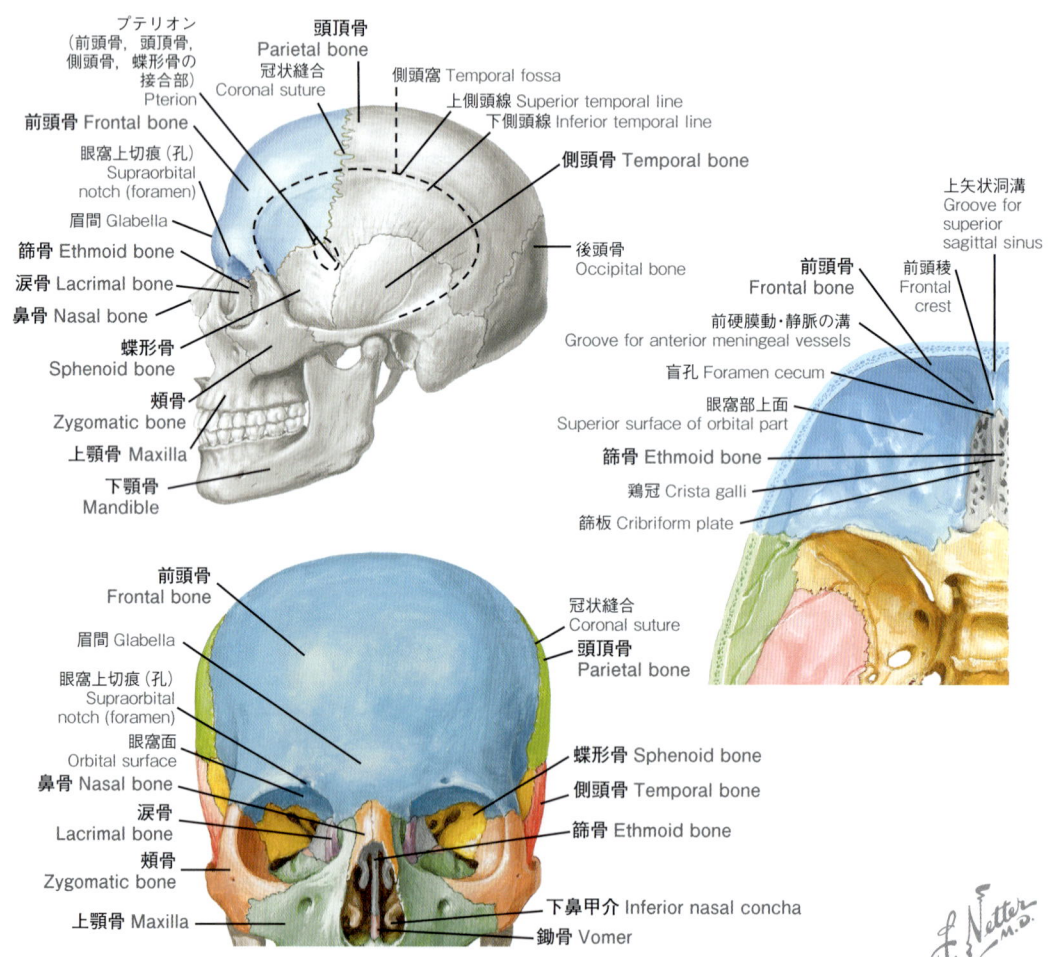

頭蓋骨

頭頂骨

特徴	部位	骨化様式	解説
頭蓋冠の大部分を構成する 側頭筋の付着部位となる 頭頂骨の4隅は出生時骨化していなく，頭蓋泉門となっている 有対の骨	4つの角をもつ： ・前頭角…ブレグマ ・蝶形骨角…プテリオン ・後頭角…ラムダ ・乳突角…アステリオン	膜内骨化	ほぼ四角形で，頭蓋腔の天蓋と側壁を形成する 内頭蓋面は中硬膜動脈の分枝による溝が多数みられる S状洞溝は横静脈洞の起始部で形成され，乳突角に位置する

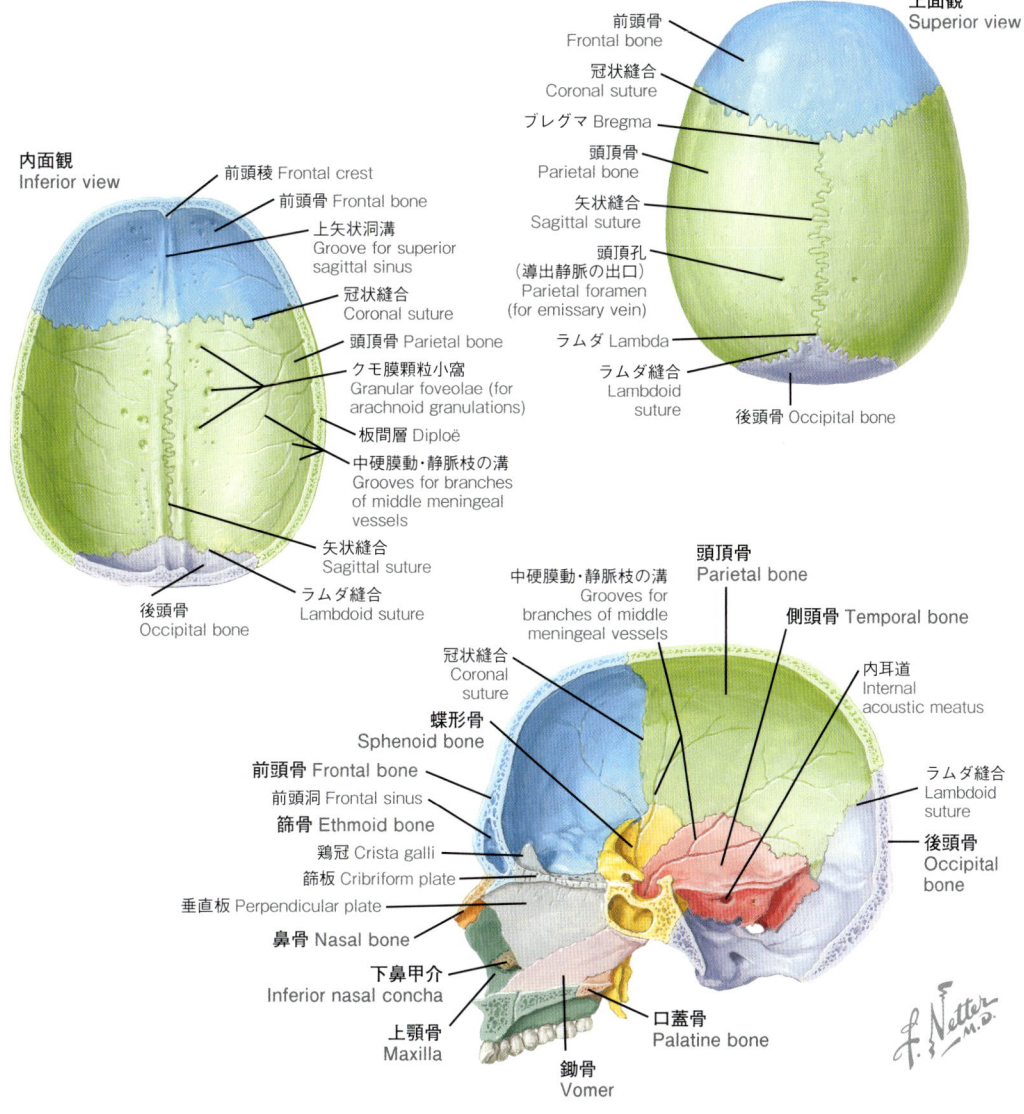

2 頭蓋骨

後頭骨

特徴	部位	骨化様式	解説
頭蓋冠の後方部位をなす 環椎と関節をなす 後頭鱗と外側部は通常生後4年までに骨化して結合する 底部は生後6年で上部と結合する 無対の骨	後頭鱗	膜内骨化	側頭骨、頭頂骨と縫合する 後頭骨の大部分を占める 大後頭孔の後上方に位置する 外後頭隆起がある（男性でより顕著） 上項線、下項線がある 内面に3つの静脈洞（上矢状静脈洞と左右の横静脈洞）の溝があり、それらの静脈洞は静脈洞交会で合流する 横静脈洞の上部のくぼみには後頭葉が位置する 横静脈洞の下部のくぼみには小脳が位置する
	外側部	軟骨内骨化	側頭骨と縫合する 大後頭孔の外側に位置する 環椎と関節する後頭顆がある 舌下神経管がある 頸静脈孔を形成する
	底部	軟骨内骨化	側頭骨岩様部および蝶形骨と縫合する 大後頭孔の直前に位置する 底部の咽頭結節に上咽頭収縮筋が付着する 底部の内面は斜台とよばれ、脳幹の一部がその上に位置する

頭蓋骨

後頭骨（つづき）

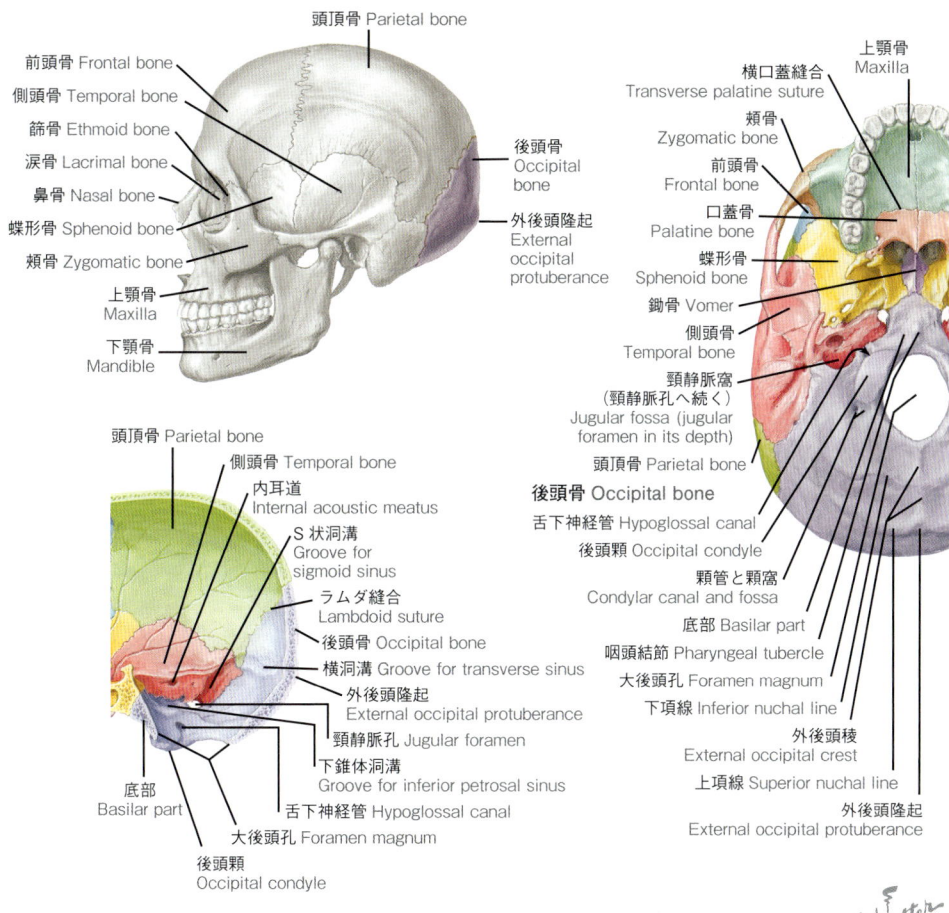

2 頭蓋骨

側頭骨

特徴	部位	骨化様式	解説
側頭部にある有対の骨 頭蓋の底部と側壁を形成する 聴覚器と平衡器を容れる 乳突蜂巣を含む 8個の骨化中心があり，生まれるまでに3個の骨となる 側頭骨は2個ある	鱗部	膜内骨化 軟骨内骨化	側頭骨で最も大きい部位 3つの部位に分けられる： • 側頭面 • 頬骨突起 • 下顎窩 側頭面は鱗部の薄く大きな領域 内面には中硬膜動脈溝がある 頬骨突起は鱗部から外前方に伸びる；頬骨の側頭突起と縫合し，頬骨弓を形成する 下顎窩は頬骨突起の下内側に位置する；下顎骨の下顎頭と関節をなし，顎関節を形成する
	岩様部		骨の立体的な部位を形成する 聴覚器と平衡器が岩様部内に位置する 脳の側頭葉と後頭葉を分ける部位にあたる 前内方に伸びる 内側部は蝶形骨と縫合し，破裂孔を形成する 内耳道が岩様部内側にみられる 頸動脈管は岩様部下面に位置する 錐体鼓室裂は側頭骨岩様部と鼓室部の間にある 岩様部内側に上・下錐体洞溝がある 岩様部の後下面に頸静脈窩がある 頸静脈窩と頸動脈管の間に鼓室神経小管がある 乳様突起が後方に伸び，内部に大きな乳突蜂巣がある
	鼓室部	膜内骨化	外耳道の前後と底部を形成する 前部は下顎窩の後部を形成する
	茎状突起	軟骨内骨化	側頭骨から伸びる突起 後方に茎乳突孔がある

頭蓋骨

側頭骨（つづき）

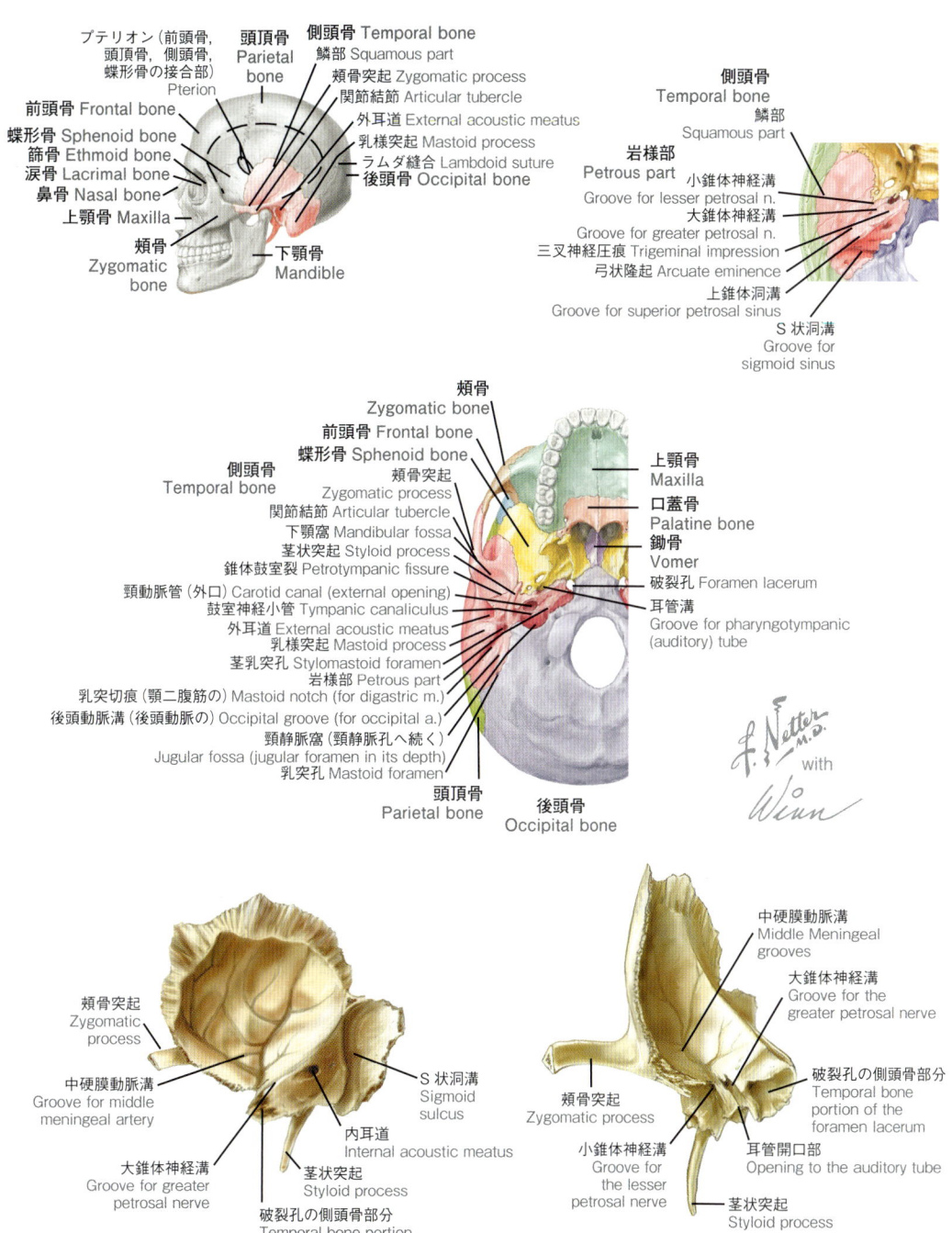

骨学／OSTEOLOGY

2 頭蓋骨

蝶形骨

特徴	部位	骨化様式	解説
頭蓋底中央部の大部分を構成する 中頭蓋窩の大部分を占める 蝶形骨洞がある 無対の骨	体	軟骨内骨化	蝶形骨の中央部 体の前方部は鼻腔形成に関与する 体上方のトルコ鞍は鞍状の形をしており，前後に床突起を伸ばす トルコ鞍深部の下垂体窩に下垂体が位置する トルコ鞍の後方に四角い形状の鞍背がある 斜台は体の後方に斜めに下る部位である 体の内部に蝶形骨洞が存在する 体の側方部は海綿静脈洞で覆われる 視神経管が体にみられる
	大翼	軟骨内および膜内骨化	蝶形骨体の後部から前外方に伸びる 内面は中頭蓋窩の大部分を構成する 外側部は側頭下面となる 前方部は眼窩を形成する 3つの孔がある： • 棘孔 • 正円孔 • 卵円孔
	小翼	軟骨内骨化	体の上部から前外方に伸びる 上眼窩裂で大翼と隔てられる
	翼状突起	膜内骨化	体の下面から起こる 左右2つの突起がある それぞれ： • 外側板 • 内側板 　を有する 翼突鈎が内側板から伸びる 2つの管が翼状突起にみられる： • 翼突管 • 口蓋骨鞘突管*

＊ 訳注：原文ではPharyngeal canalとなっているが，わが国では口蓋骨鞘突管（Palatovaginal canal）という．

頭蓋骨

蝶形骨（つづき）

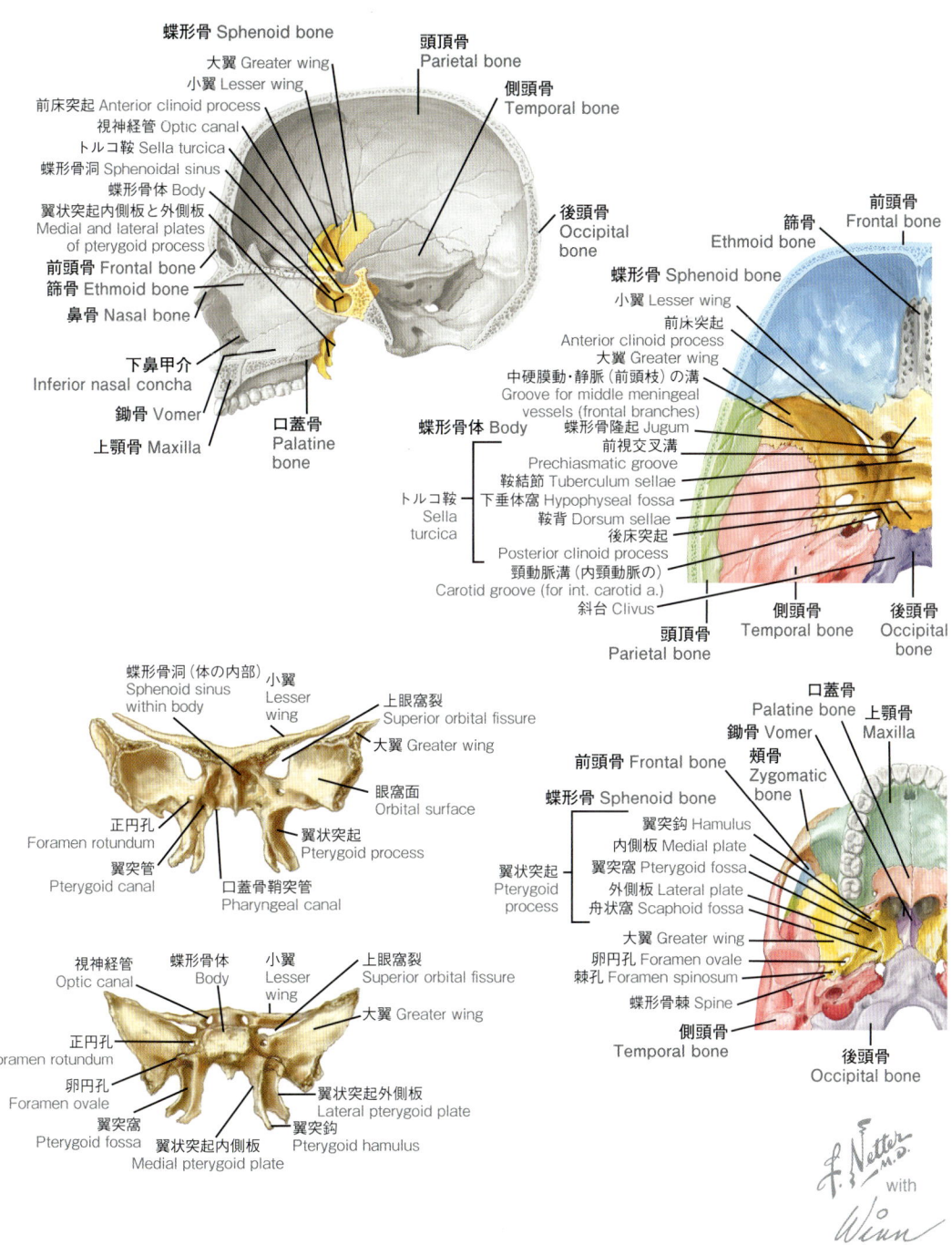

2 頭蓋骨

涙骨

特徴	部位	骨化様式	解説
涙骨は小さく，長方形の形状をなす非常に薄くもろい骨である 有対の骨		膜内骨化	眼窩内側壁の狭い領域を構成する 上顎骨前頭突起，篩骨眼窩板，前頭骨，下鼻甲介と縫合する 上顎骨前頭突起との縫合部は，涙嚢が位置する涙嚢窩を形成する 下部は鼻腔側壁の一部となる

鼻骨

特徴	部位	骨化様式	解説
下部は鼻孔の上縁を形成する 鼻梁を形成する 有対の骨		膜内骨化	反対側の鼻骨，前頭骨の鼻部，上顎骨前頭突起，篩骨垂直板と縫合する 鼻骨下部は外側鼻軟骨，鼻中隔軟骨と接する

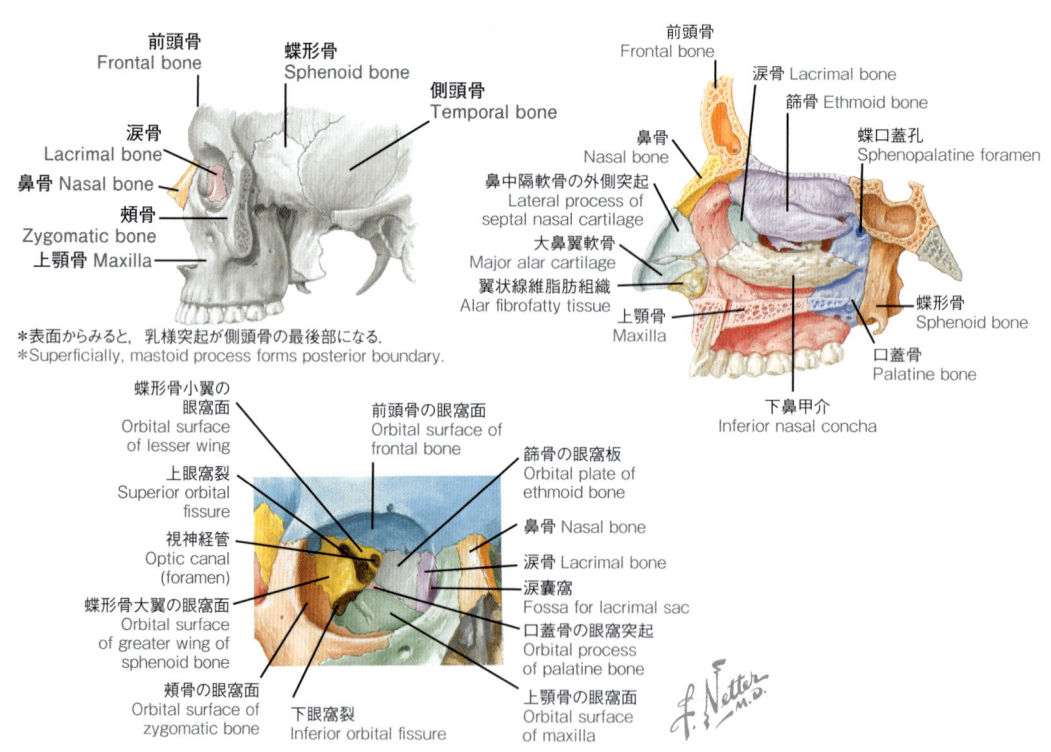

頭蓋骨

頬骨

特徴	部位	骨化様式	解説
頬部の骨格の主体をなす	前頭突起	膜内骨化	前頭骨と縫合し，眼窩を形成する
咬筋が付着する	側頭突起		側頭骨頬骨突起と縫合し，頬骨弓を形成する
3つの孔がある：	上顎突起		上顎骨頬骨突起と縫合し，眼窩を形成する
・頬骨眼窩孔			
・頬骨顔面孔			
・頬骨側頭孔			
有対の骨			

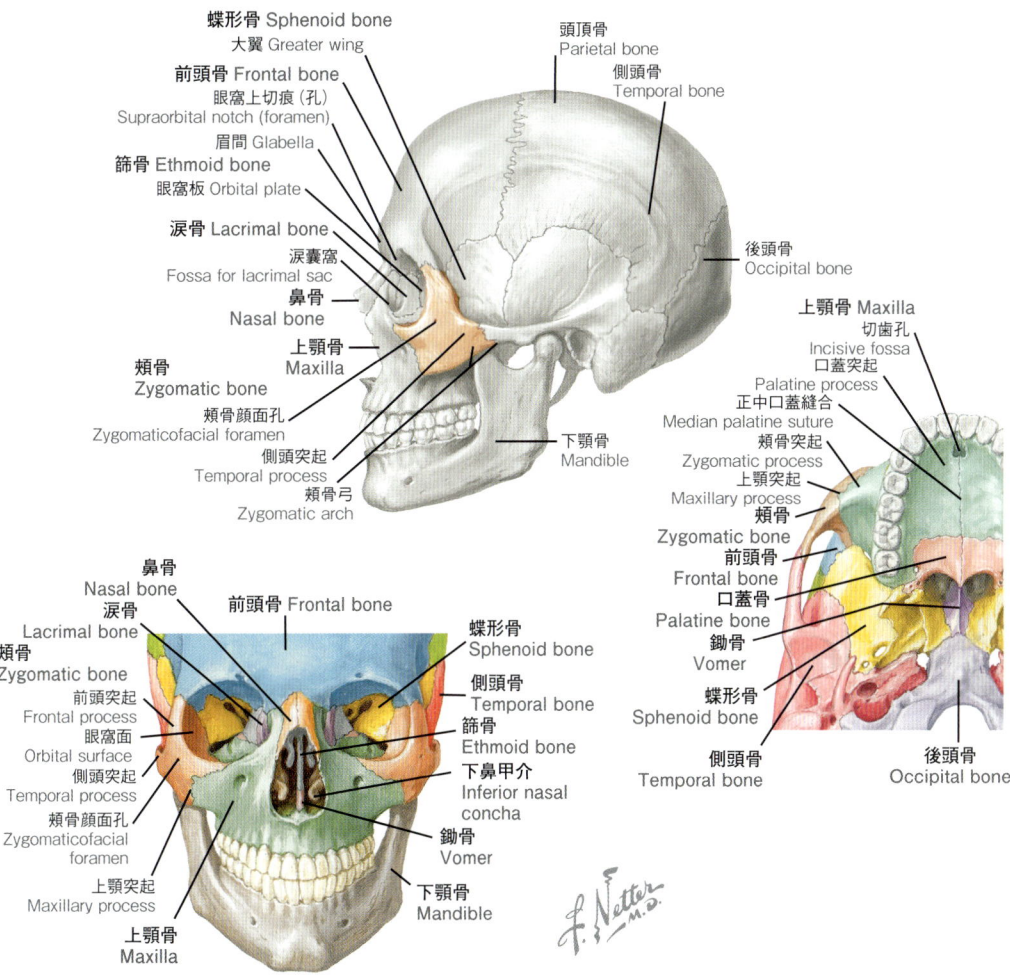

骨学／OSTEOLOGY

2 頭蓋骨

篩骨

特徴	部位	骨化様式	解説
左右眼窩間の顔面中央部の大部分を構成する多孔性骨 眼窩，鼻腔，鼻中隔，前頭蓋窩の形成に関与する 無対の骨	垂直板	軟骨内骨化	篩板から下方に伸びる平坦な板で，鼻中隔の一部を構成する 下面で鋤骨と縫合する
	篩板		篩骨の上面を形成する水平な骨 嗅神経の通る多数の孔がある 鶏冠は上方に垂直に突出する板で，髄膜の大脳鎌が付着する 小さな盲孔を形成する
	篩骨迷路		篩骨の最大部位 篩板から下方に伸びる 篩骨洞が存在する 篩骨迷路は鼻腔内で2つの主要な構造物を形成する： • 上鼻甲介 • 中鼻甲介 篩骨胞は中篩骨洞がある部位の骨の隆起した部位である 鉤状突起は骨の彎曲部である 鉤状突起と篩骨胞の間に半月裂孔がある

頭蓋骨

篩骨（つづき）

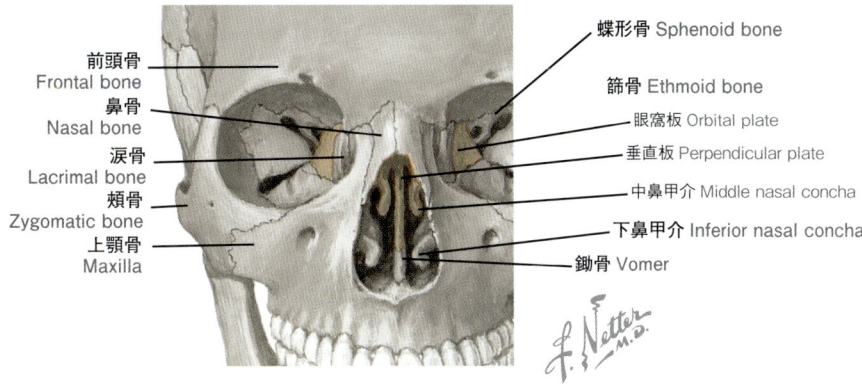

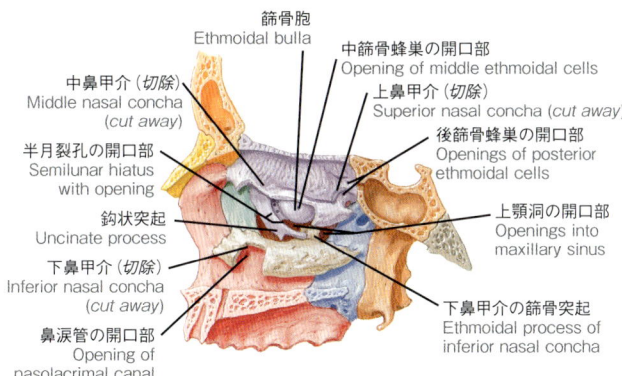

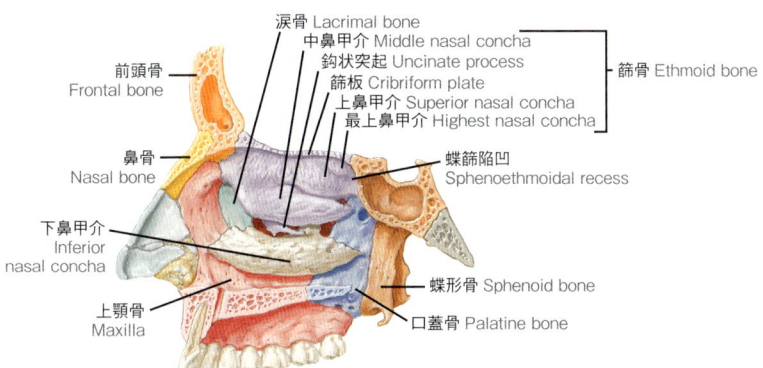

骨学／OSTEOLOGY

2 頭蓋骨

鋤骨

特徴	部位	骨化様式	解説
鋤状の形態 鼻中隔の後下部を構成する 無対の骨		膜内骨化	篩骨垂直板，上顎骨，口蓋骨，蝶形骨，鼻中隔軟骨と結合する 後縁は自由縁となる

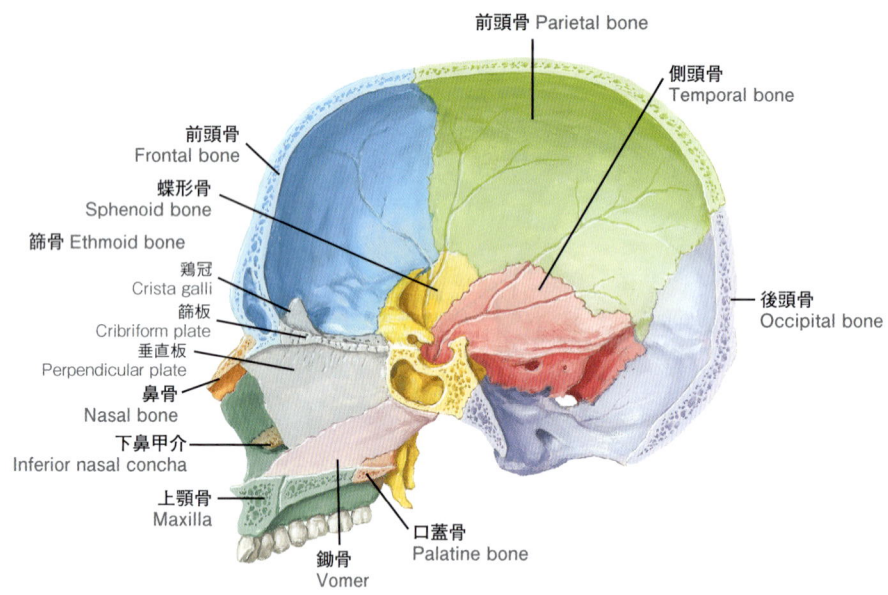

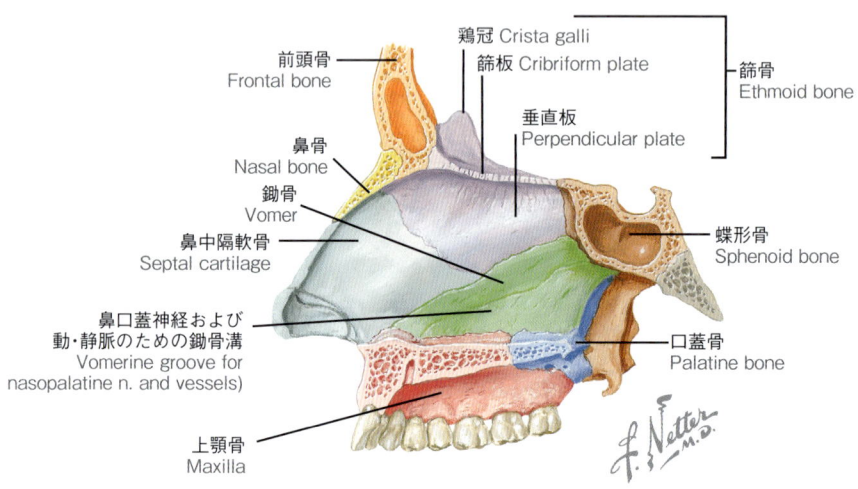

頭蓋骨

下鼻甲介

特徴	部位	骨化様式	解説
鼻腔側壁の一部を構成する彎曲した骨 有対の骨		軟骨内骨化	鼻腔側壁の彎曲部に位置する 上顎骨，口蓋骨垂直板，涙骨，篩骨と結合する

口蓋骨

特徴	部位	骨化様式	解説
鼻腔と硬口蓋の一部を構成するL字形の骨 有対の骨	垂直板	膜内骨化	直立した四角形を呈する 上縁に蝶形骨と結合するくぼみがあり，蝶口蓋孔を形成する 小さな眼窩突起は眼窩形成に関与する 翼口蓋窩と鼻腔側壁の一部を構成する 外壁は上顎骨と接合し，口蓋管を形成する
	水平板		硬口蓋の後部を形成する 水平板の上部は鼻腔である 両側の水平板が正中部で縫合し，後鼻棘を形成する 大口蓋孔がある
	錐体突起		垂直板と水平板の接合部から後下方に伸びる 小口蓋孔がある

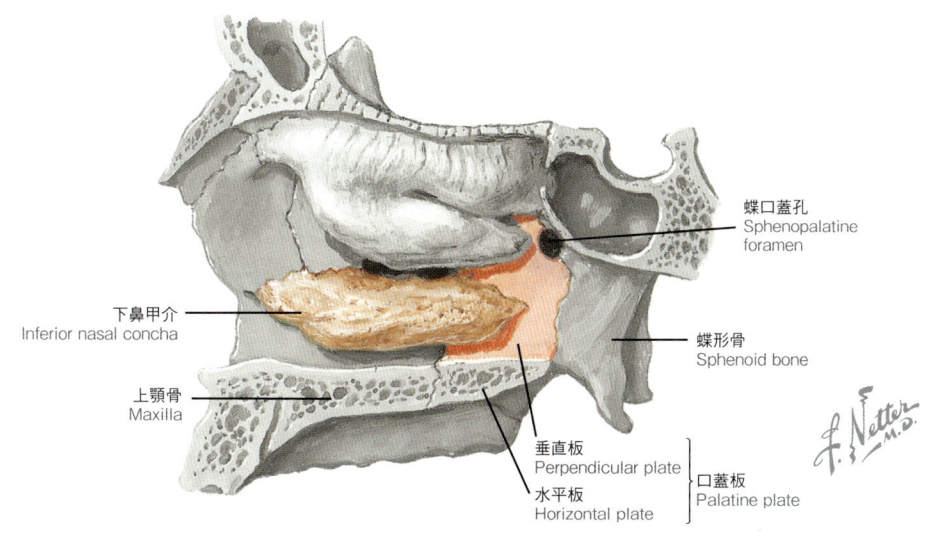

2 頭蓋骨

上顎骨

特徴	部位	骨化様式	解説
顔面部，上顎の主要部位を構成する 内部に上顎洞がある 反対側の上顎骨，前頭骨，蝶形骨，鼻骨，鋤骨，篩骨，下鼻甲介，口蓋骨，涙骨，頬骨，鼻中隔軟骨，鼻軟骨と結合する 有対の骨	上顎体	膜内骨化	上顎骨の主要部位 ピラミッド状の形態 上顎洞がある 4領域に区別される： • 眼窩面 • 鼻腔面 • 側頭下面 • 前面 眼窩下管・孔は眼窩面から前面に至る
	前頭突起		上方に伸び，鼻骨，前頭骨，篩骨，涙骨と接合する 涙嚢窩の後縁を形成する
	頬骨突起		外側に伸び，頬骨上顎突起と接合する
	口蓋突起		内側に伸び，硬口蓋の主要部位を構成する 反対側の上顎骨口蓋突起，口蓋骨水平板と接合する 切歯孔が前方部に位置する
	歯槽突起		上顎の歯を支持する領域 上顎体から下方に伸びる 両側各々乳歯は5本，永久歯は8本植立する 歯の喪失に伴い，歯槽突起は吸収される

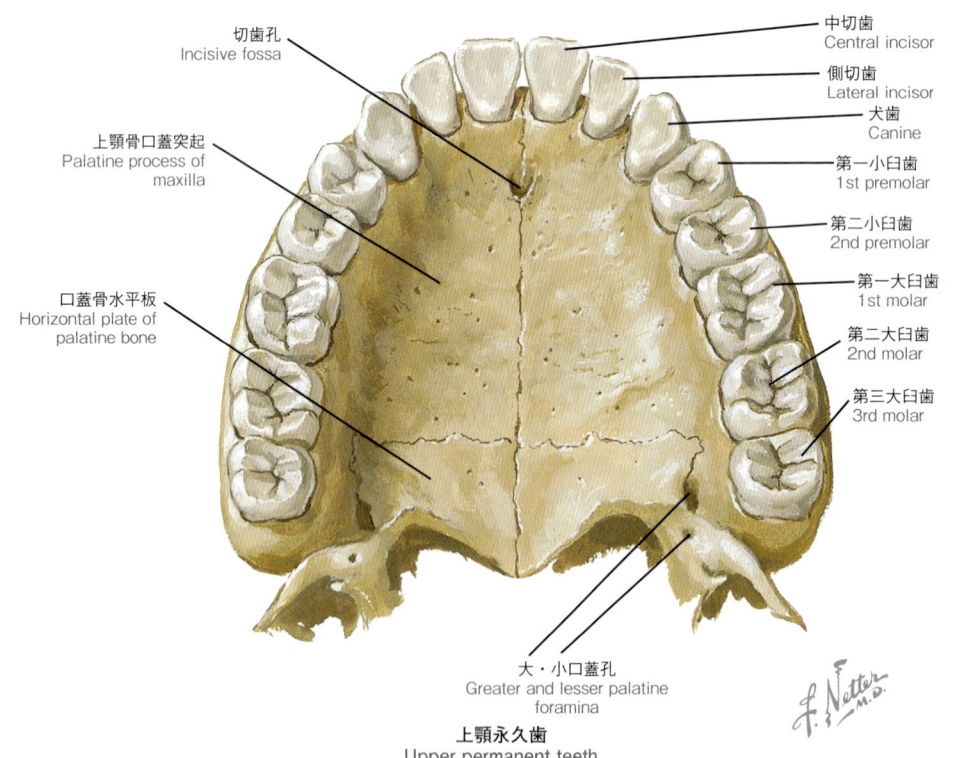

上顎永久歯
Upper permanent teeth

頭蓋骨

上顎骨（つづき）

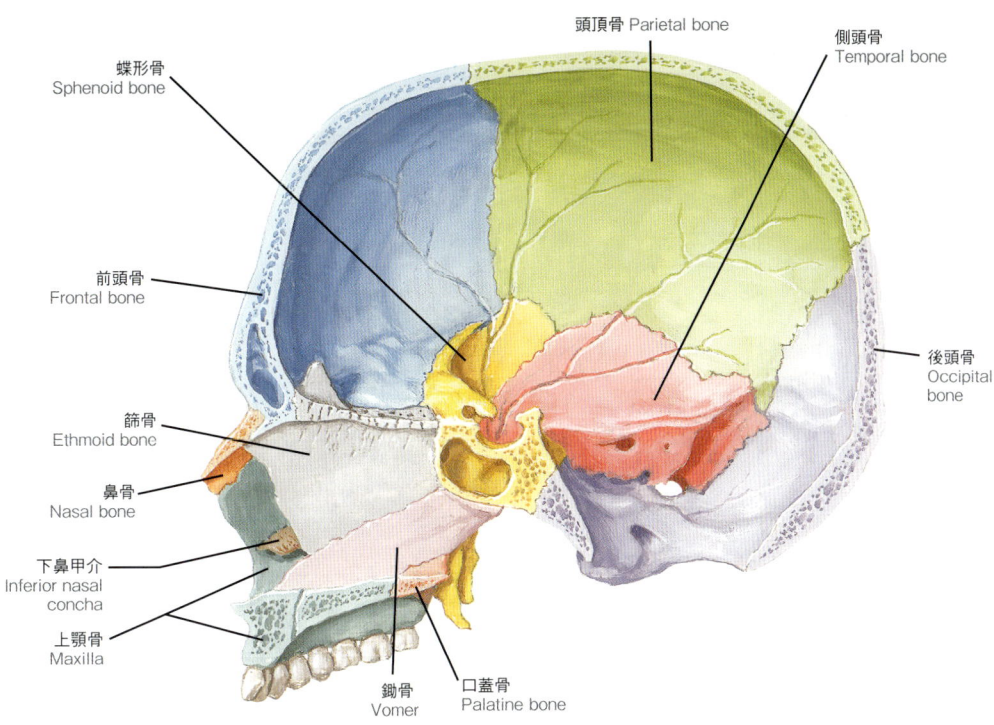

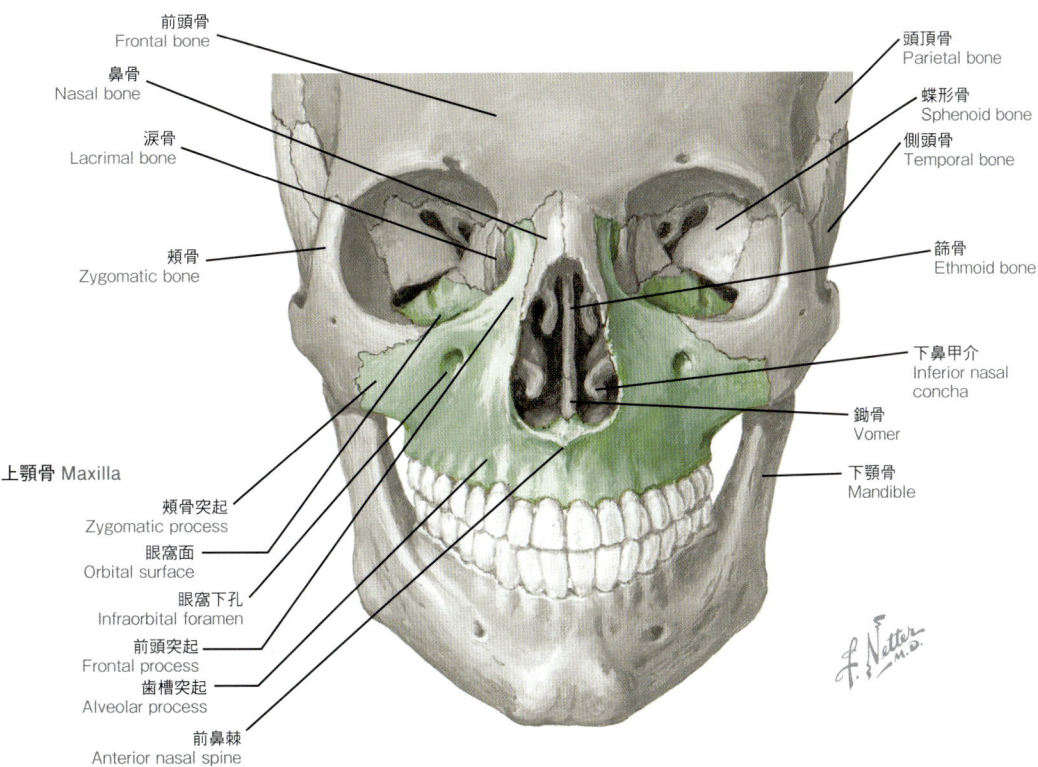

2 頭蓋骨

下顎骨

特徴	部位	骨化様式	解説
下顎を形成する 蹄鉄状の形態 すべての咀嚼筋が付着する 無対の骨	下顎体	膜内骨化〔Meckel（メッケル）軟骨周囲に骨化する〕	オトガイ孔は下顎体外側壁の前方部にある 外斜線が下顎体の外側壁にみられる 内側壁に顎舌骨筋線がある 顎舌骨筋線は舌下腺窩と顎下腺窩を分ける 顎舌骨筋線の後縁は翼突下顎縫線の付着部位となる 内側正中部に上下のオトガイ棘と二腹筋窩がある 小さな舌側小孔がオトガイ棘のそばにある
	下顎枝		両側の下顎角部で下顎体と結合する 咬筋は外側壁に付着する 内側翼突筋と蝶下顎靱帯が内側面に付着する 下顎孔が内側面にある 上部は前方の筋突起と後方の関節突起に分かれる．2つの突起の間が下顎切痕である
	筋突起		下顎枝前方部上端の突起 側頭筋が付着する
	関節突起		側頭骨と顎関節を形成する 関節突起の基部が下顎頸である 外側翼突筋が下顎頸部の翼突筋窩に付着する
	歯槽部		下顎体から上方に伸びる 厚い頬側と薄い舌側の骨で形成される 下顎の歯を支持する 両側各々乳歯は5本，永久歯は8本植立する 歯の喪失に伴い，吸収される

* 訳注：原文ではgenial tuberclesであるが，意味から判断するとgenial spinesの誤りと思われる．また，舌側孔の名称は解剖学用語集にはない．

頭蓋骨

下顎骨（つづき）

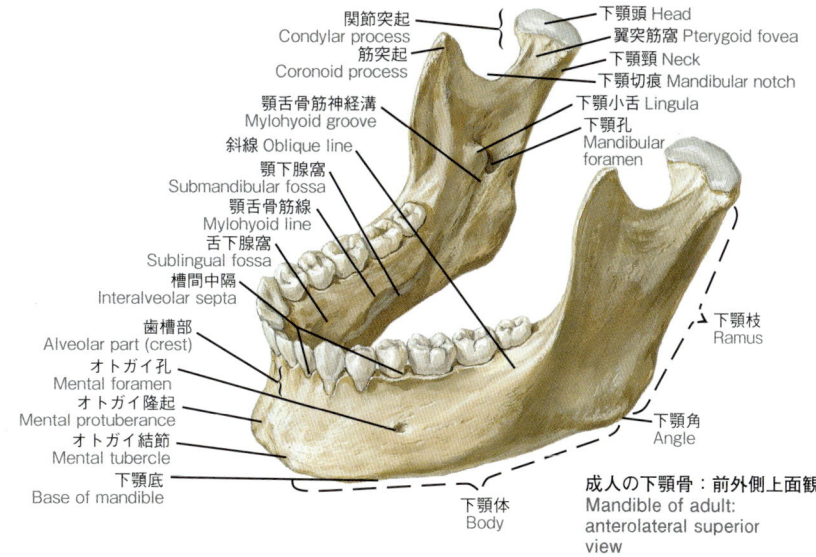

成人の下顎骨：前外側上面観
Mandible of adult: anterolateral superior view

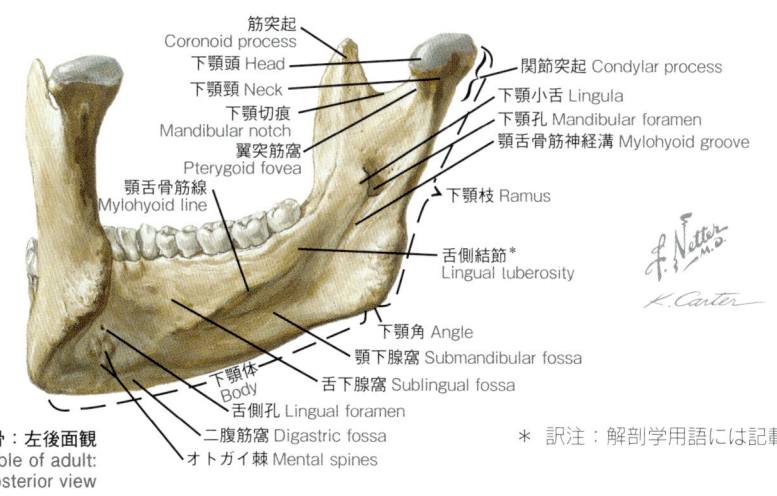

成人の下顎骨：左後面観
Mandible of adult: left posterior view

＊訳注：解剖学用語には記載されていない．

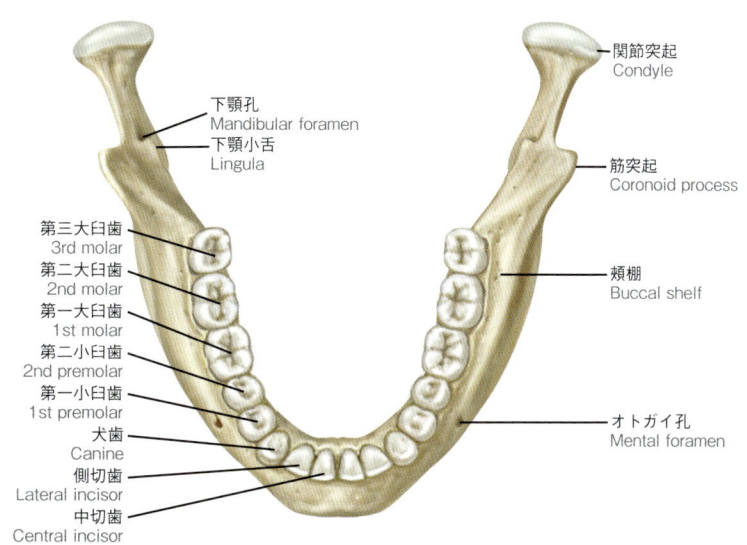

骨学／OSTEOLOGY　45

2 観察方向と縫合

前面観

骨	縫合
前頭骨 鼻骨 上顎骨 頬骨 下顎骨 鋤骨 篩骨 蝶形骨 口蓋骨 涙骨	前頭鼻骨縫合 前頭頬骨縫合 頬骨上顎縫合 前頭縫合

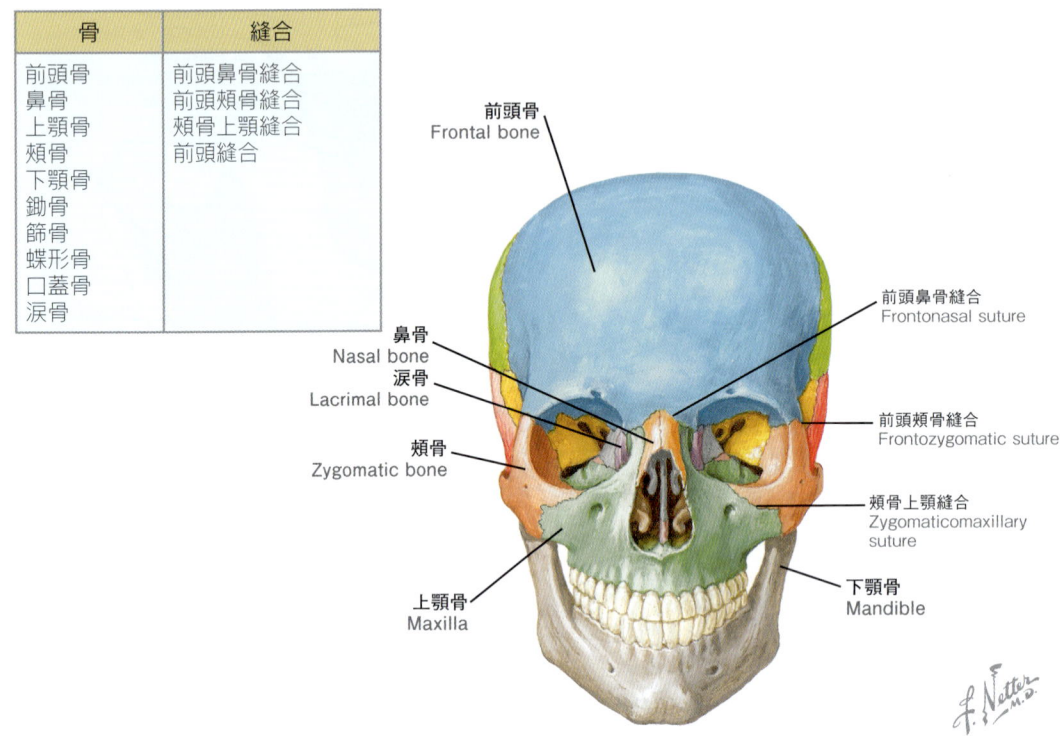

後面観

骨	縫合
頭頂骨 後頭骨 側頭骨	矢状縫合 ラムダ縫合

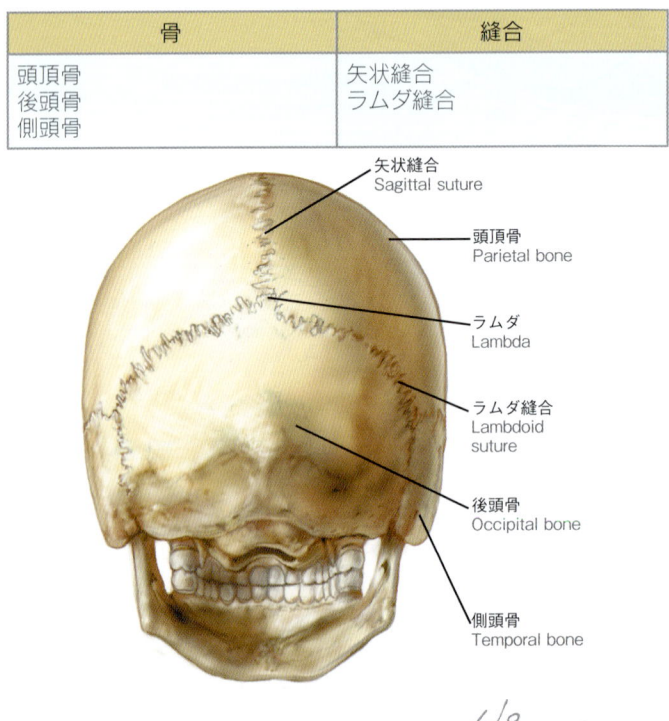

46　NETTER'S HEAD AND NECK ANATOMY FOR DENTISTRY

観察方向と縫合

上面観

骨	縫合
前頭骨	冠状縫合
頭頂骨	矢状縫合
後頭骨	ラムダ縫合

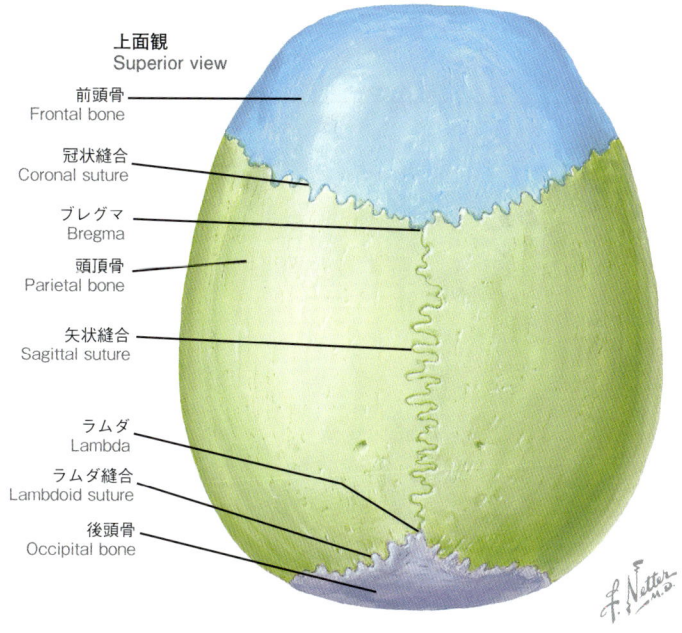

上面観
Superior view

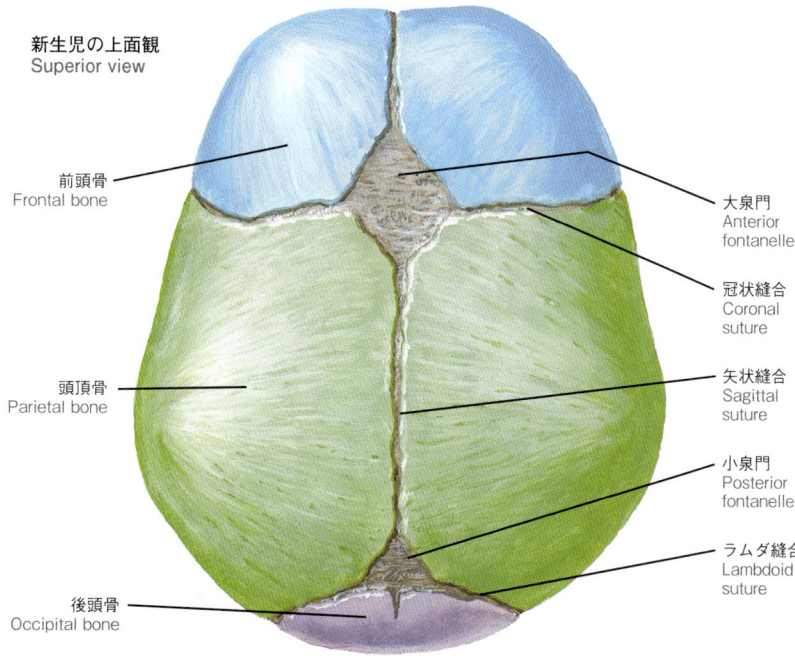

新生児の上面観
Superior view

骨学／OSTEOLOGY

2 観察方向と縫合

側面観

骨	縫合
前頭骨 頭頂骨 側頭骨 頬骨 上顎骨 鼻骨 後頭骨 蝶形骨大翼 下顎骨	冠状縫合 鱗状縫合 蝶前頭縫合 蝶頭頂縫合 ラムダ縫合 後頭乳突縫合 側頭頬骨縫合 前頭頬骨縫合

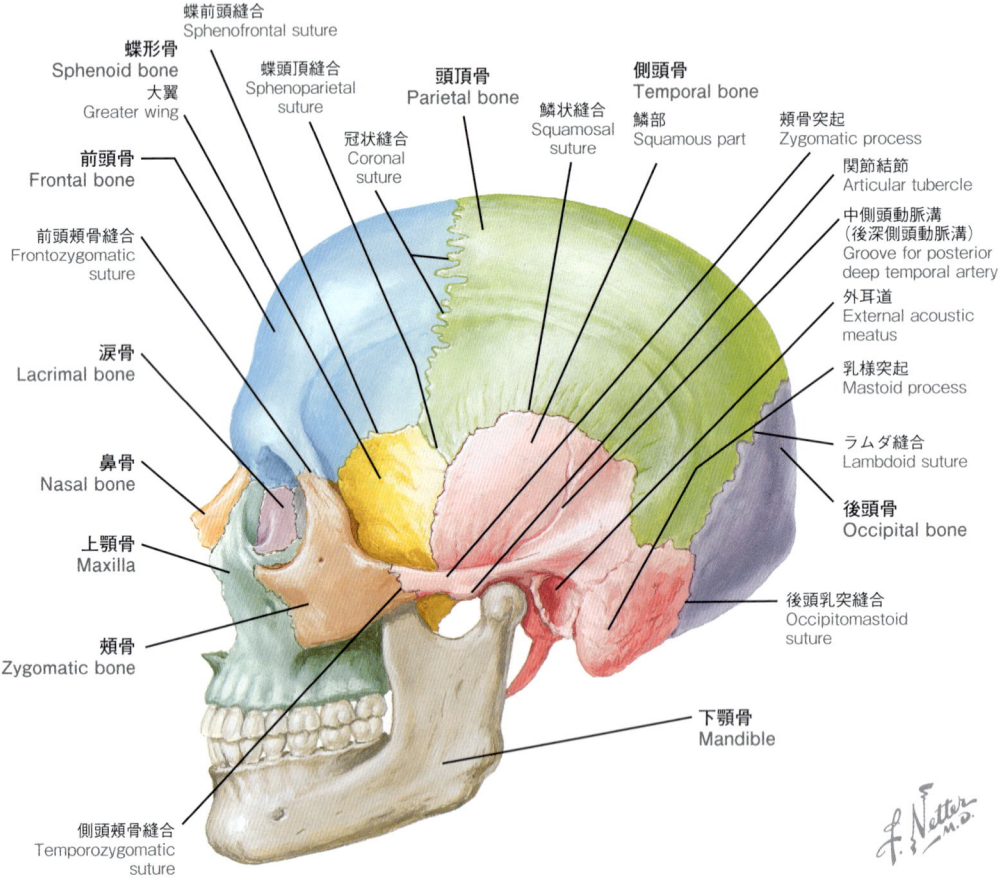

48　NETTER'S HEAD AND NECK ANATOMY FOR DENTISTRY

観察方向と縫合

外頭蓋底

骨	縫合，軟骨結合，裂
上顎骨（口蓋突起） 後頭骨 側頭骨 口蓋骨（水平板） 鋤骨 頬骨 蝶形骨： 　大翼 　翼状突起の内側板 　翼状突起の外側板	正中口蓋縫合 横口蓋縫合 錐体後頭軟骨結合 蝶後頭軟骨結合 錐体鱗裂 錐体鼓室裂 鼓室鱗裂

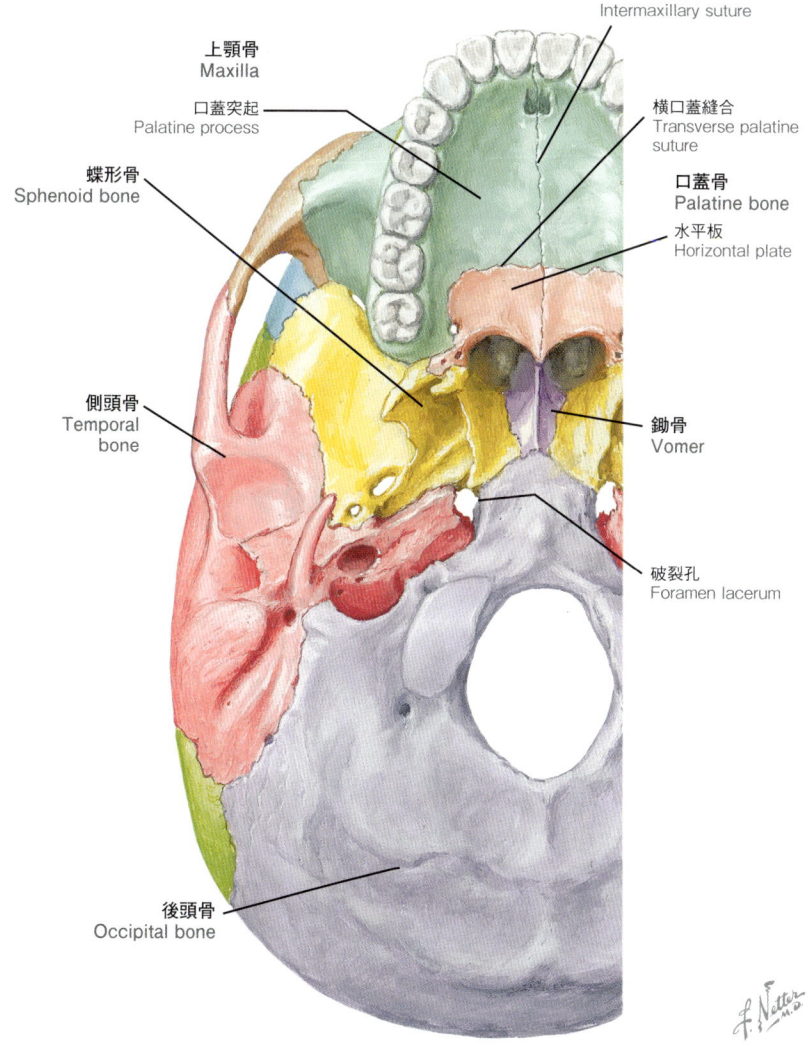

骨学／OSTEOLOGY

2　主な孔と裂

前面観

孔，裂，開口部	部位，構成	通る血管	通る神経
眼窩上孔	前頭骨	眼窩上動静脈	眼窩上神経
視神経管	蝶形骨	眼動脈	視神経
上眼窩裂	蝶形骨大翼と小翼の間	上眼静脈 下眼静脈	眼神経（三叉神経）の分枝（鼻毛様体神経，前頭神経，涙腺神経） 動眼神経 滑車神経 外転神経
下眼窩裂	蝶形骨大翼と上顎骨，口蓋骨眼窩	眼窩下動静脈 下眼静脈（翼突筋静脈叢との交通枝）	眼窩下神経 頬骨神経
前篩骨孔	前頭骨と篩骨の間	前篩骨動静脈	前篩骨神経
後篩骨孔		後篩骨動静脈	後篩骨神経
頬骨顔面孔	頬骨	頬骨顔面動静脈	頬骨神経の頬骨顔面枝
眼窩下孔	上顎骨	眼窩下動静脈	眼窩下神経
オトガイ孔	下顎骨	オトガイ動静脈	オトガイ神経

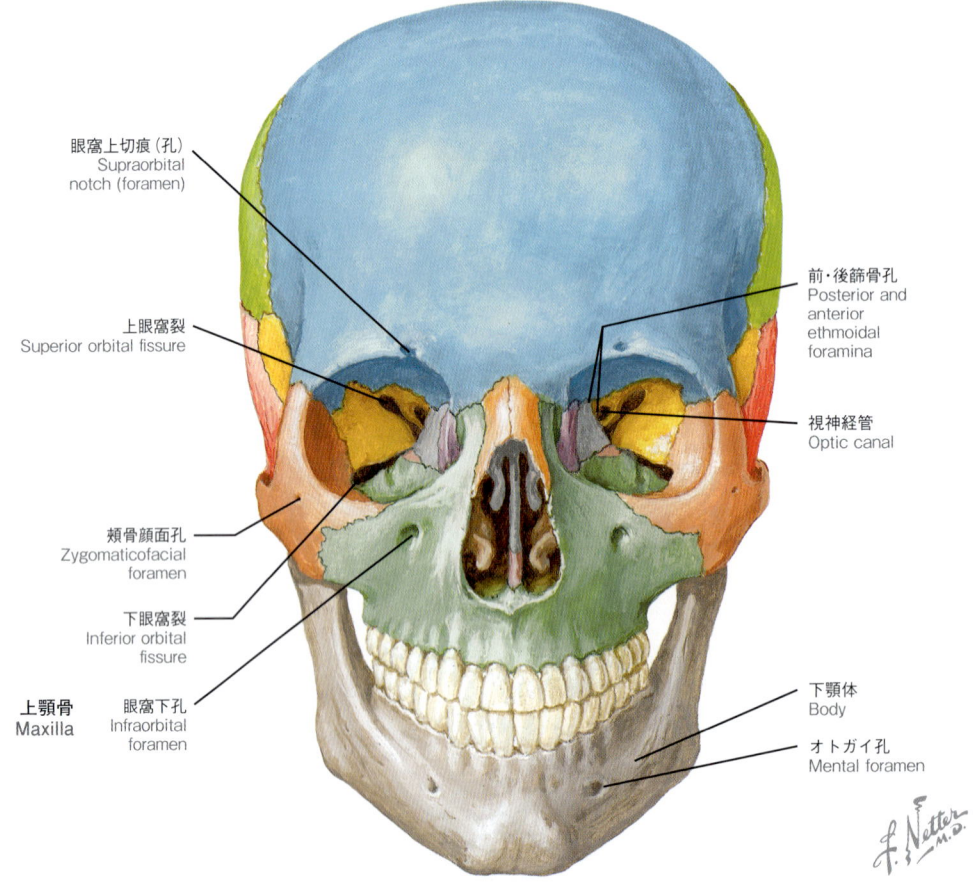

主な孔と裂

下顎骨

孔，裂，開口部	部位，構成	通る血管	通る神経
下顎孔	下顎骨	下歯槽動静脈	下歯槽神経
オトガイ孔		オトガイ動静脈	オトガイ神経
舌側孔		舌下動脈の吻合部からの枝	顎舌骨筋神経が時折，この孔に入るのが観察されている

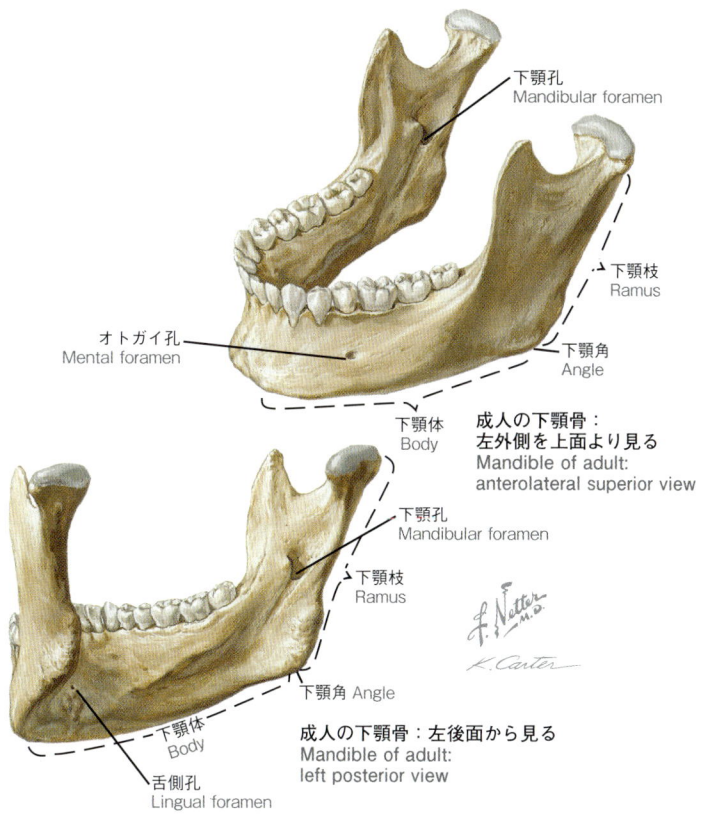

成人の下顎骨：左外側を上面より見る
Mandible of adult: anterolateral superior view

成人の下顎骨：左後面から見る
Mandible of adult: left posterior view

内頭蓋底

孔，裂，開口部	部位，構成	通る血管	通る神経
篩板孔	篩骨		嗅球からの嗅神経
盲孔	前頭骨と篩骨の間	鼻腔から上矢状静脈洞に向かう導出静脈	
前篩骨孔		前篩骨動静脈	前篩骨神経
後篩骨孔		後篩骨動静脈	後篩骨神経

骨学／OSTEOLOGY

2　主な孔と裂

内頭蓋底

孔，裂，開口部	部位，構成	通る血管	通る神経
視神経管	蝶形骨	眼動脈	視神経
上眼窩裂	蝶形骨の大翼と小翼の間	上眼静脈 下眼静脈	鼻毛様体神経，前頭神経，眼神経（三叉神経）の涙腺神経 動眼神経 滑車神経 外転神経
正円孔	蝶形骨		三叉神経の上顎神経
卵円孔		中硬膜動脈の副硬膜枝 導出静脈	三叉神経の下顎神経 小錐体神経
棘孔		中硬膜動静脈	下顎神経（三叉神経）の硬膜枝
静脈孔		導出静脈	
破裂孔	蝶形骨（大翼と体），側頭骨（錐体），後頭骨（底部）の連結部		＊何も通過しない．しかし，破裂孔内で大錐体神経は深錐体神経と合する （破裂孔の前壁に翼突管が開口し，後壁に頸動脈管が開口するが）生涯，線維軟骨で塞がれる
頸動脈管	側頭骨（錐体）	内頸動脈	内頸動脈神経叢（交感性）
小錐体神経管裂孔			小錐体神経
大錐体神経管裂孔			大錐体神経
内耳孔		迷路動脈	顔面神経 内耳神経
前庭水管外口		＊（内リンパ管と交通する血管，神経はない）	
乳突孔	側頭骨（乳突部）	乳突導出静脈 後頭動脈の枝の後硬膜動脈	
頸静脈孔	側頭骨（錐体）と後頭骨	下錐体静脈洞 S状静脈洞 後硬膜動脈	舌咽神経 迷走神経 副神経
顆管	後頭骨	導出静脈 上咽頭動脈の硬膜枝（後硬膜動脈）	
舌下神経管			舌下神経
大後頭孔		椎骨動脈 静脈叢	延髄 副神経（脊髄根）

主な孔と裂

内頭蓋底（つづき）

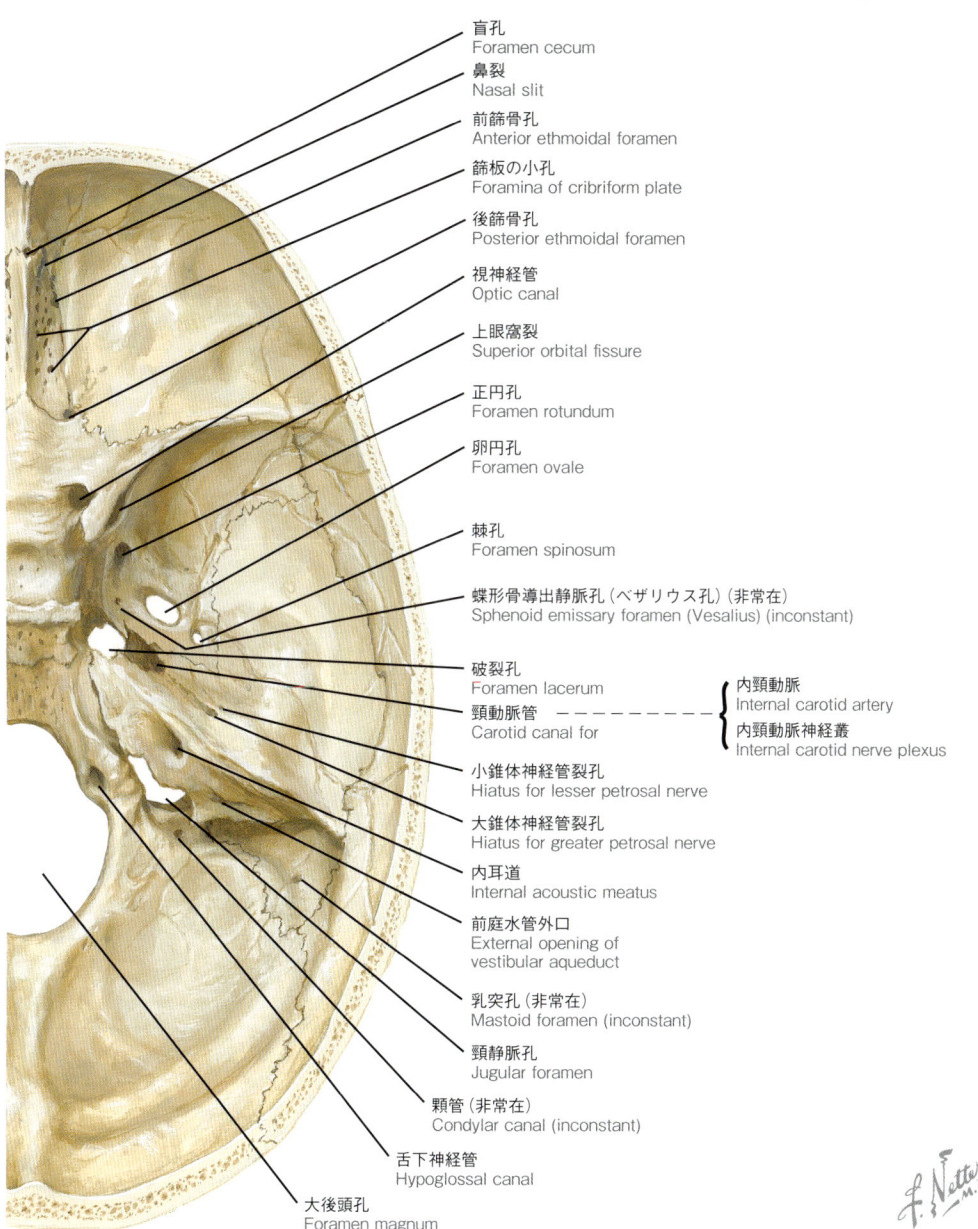

2 主な孔と裂

外頭蓋底

孔，裂，開口部	部位，構成	通る血管	通る神経
切歯孔	上顎骨（口蓋突起）	蝶口蓋動静脈	鼻口蓋神経
大口蓋孔	口蓋骨	大口蓋動静脈	大口蓋神経
小口蓋孔	口蓋骨	小口蓋動静脈	小口蓋神経
卵円孔	蝶形骨	中硬膜動脈の副硬膜枝 導出静脈	三叉神経の下顎神経 小錐体神経
棘孔	蝶形骨	中硬膜動静脈	下顎神経（三叉神経）の硬膜枝
破裂孔	蝶形骨（大翼と体），側頭骨（錐体），後頭骨（底部）の連結部		＊何も通過しない，しかし，破裂孔内で大錐体神経は深錐体神経と合する （破裂孔の前壁に翼突管が開口し，後壁に頸動脈管が開口するが）生涯，線維軟骨で塞がれる
耳管の開口部	側頭骨と蝶形骨	＊（耳管軟骨部を通る神経，血管はない）	
頸動脈管	側頭骨（錐体）	内頸動脈	内頸動脈神経叢（交感性）
鼓索神経小管	側頭骨		舌咽神経の鼓室神経
頸静脈孔	側頭骨（錐体）と後頭骨	下錐体静脈洞 S状静脈洞 後硬膜動脈	舌咽神経 迷走神経 副神経
乳突小管	側頭骨（頸静脈窩内）		迷走神経の耳介枝
錐体鼓室裂	側頭骨	前鼓室動脈	鼓索神経
茎乳突孔		茎乳突孔動脈	顔面神経
乳突孔		乳突導出静脈 後頭動脈の枝の後硬膜動脈	
舌下神経管	後頭骨		舌下神経
顆管		導出静脈 上咽頭動脈の硬膜枝（後硬膜動脈）	
大後頭孔		椎骨動脈 静脈叢	延髄 副神経（脊髄根）

主な孔と裂

外頭蓋底（つづき）

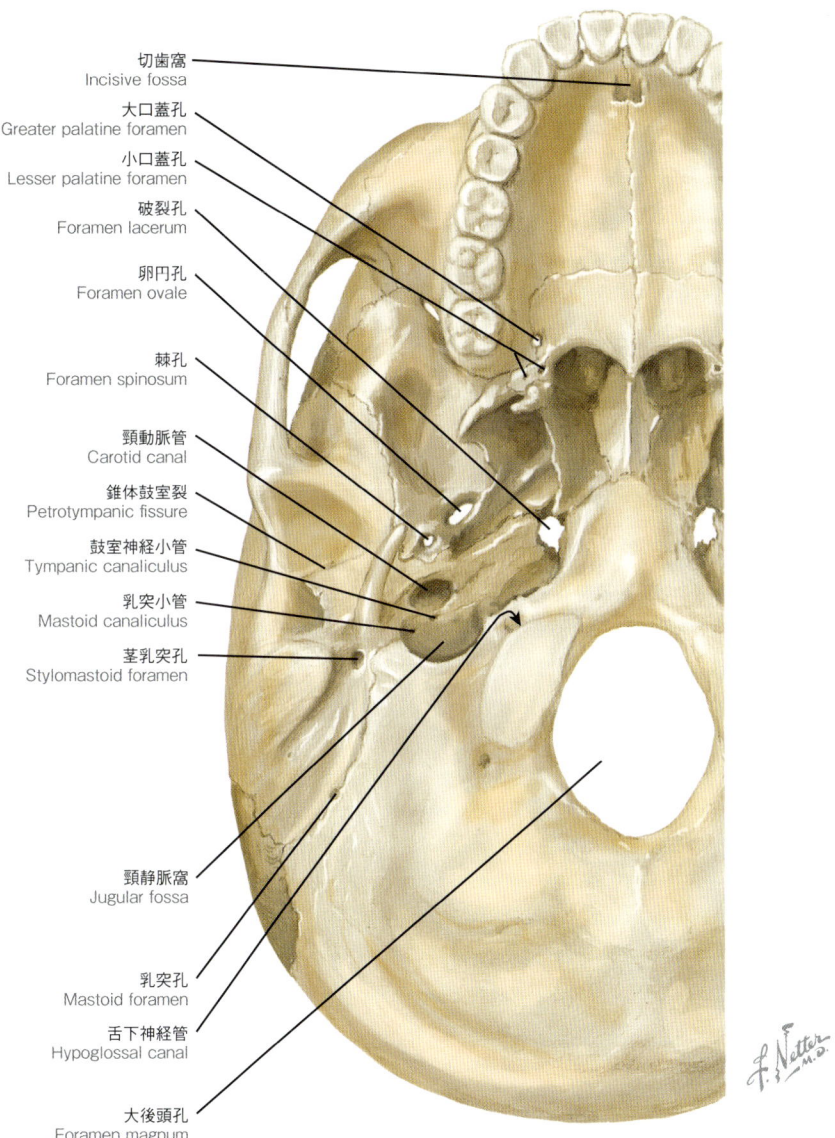

2 頸椎

一般的知識

7つの頸椎（第一〜第七頸椎）．

椎骨のなかでは最も小さい．

第一・第二・第七頸椎はそれぞれ特異な形状で，第三〜第六頸椎の形状は類似している．

椎骨	特徴
環椎 （第一頸椎）	頭蓋を支持する 椎体と棘突起が欠如している 前弓と後弓をもつ 大きな外側塊は上方で頭蓋の後頭顆を支持し，下方では軸椎と関節をなす 横突孔は大きな横突起に位置する
軸椎 （第二頸椎）	歯突起は椎体の上面に位置する 横突孔は小さな横突起にある 棘突起は大きく，尖端は二分する
第三〜第六 頸椎	頸椎は小さな椎体をもつ 椎弓根は後側方に突出する 横突起は短く，尖端は二分する 椎孔は大きく，三角形を呈する 各横突孔は横突起にある 椎骨動脈は第六頸椎の横突孔から入る 各横突起は前結節と後結節をもつ
第七頸椎	長い棘突起を皮下に触れることができることから，"隆椎"ともいわれる 長い棘突起の尖端は二分しない 横突孔は大きな横突起にある 通常，椎骨動・静脈は第七頸椎の横突孔を通過しない（静脈が通過する頻度は動脈より高い）

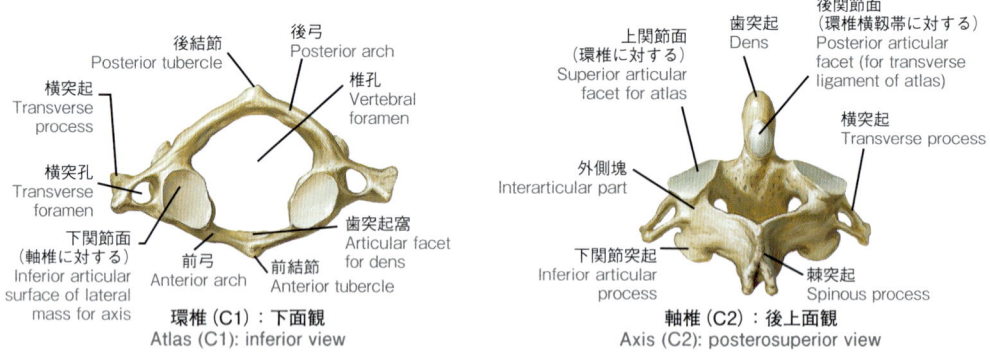

環椎（C1）：下面観
Atlas (C1): inferior view

軸椎（C2）：後上面観
Axis (C2): posterosuperior view

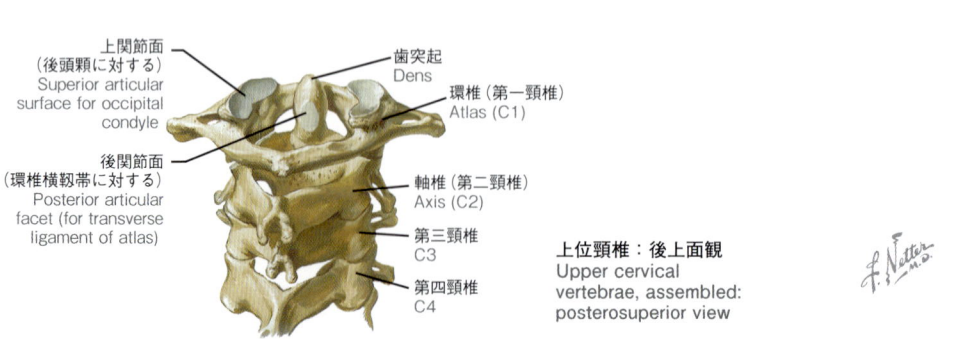

上位頸椎：後上面観
Upper cervical vertebrae, assembled: posterosuperior view

頸椎

一般的知識（つづき）

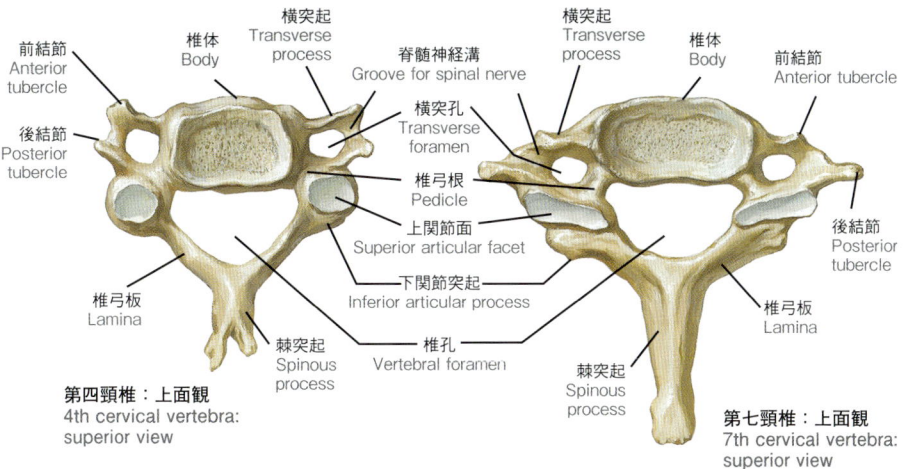

第四頸椎：上面観
4th cervical vertebra: superior view

第七頸椎：上面観
7th cervical vertebra: superior view

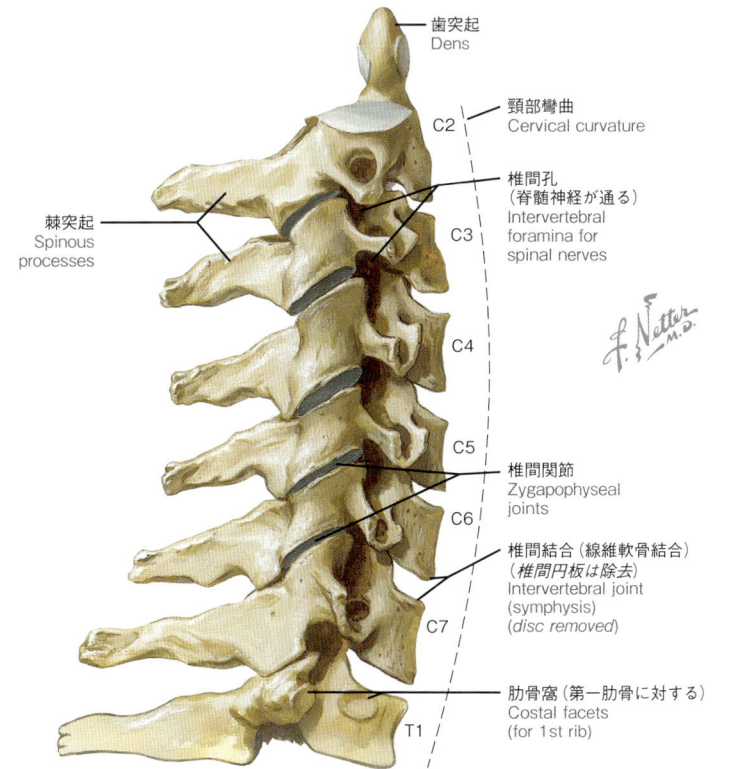

第二頸椎〜第一胸椎：右側面観
2nd cervical to 1st thoracic vertebrae: right lateral view

骨学／OSTEOLOGY

2 頸椎

外側に位置する主な靭帯

靭帯/膜	解説
前縦靭帯	椎体の前面に付着し，後頭骨底部から仙骨まで伸びている 軸椎より上方では，前環軸膜に連続している
黄色靭帯	軸椎から第一仙椎にかけて椎弓板の上縁と下縁に付着している
項靭帯	外後頭隆起から第七頸椎棘突起に広がる 環椎の後結節に付着し，軸椎と第三～第六頸椎の棘突起に付着する
前環椎後頭膜	大後頭孔の前縁から環椎の前弓に広がる 外側では，環椎後頭関節の関節包に続く
後環椎後頭膜	大後頭孔の後縁から環椎の後弓に広がる 外側縁を椎骨動脈が通過する

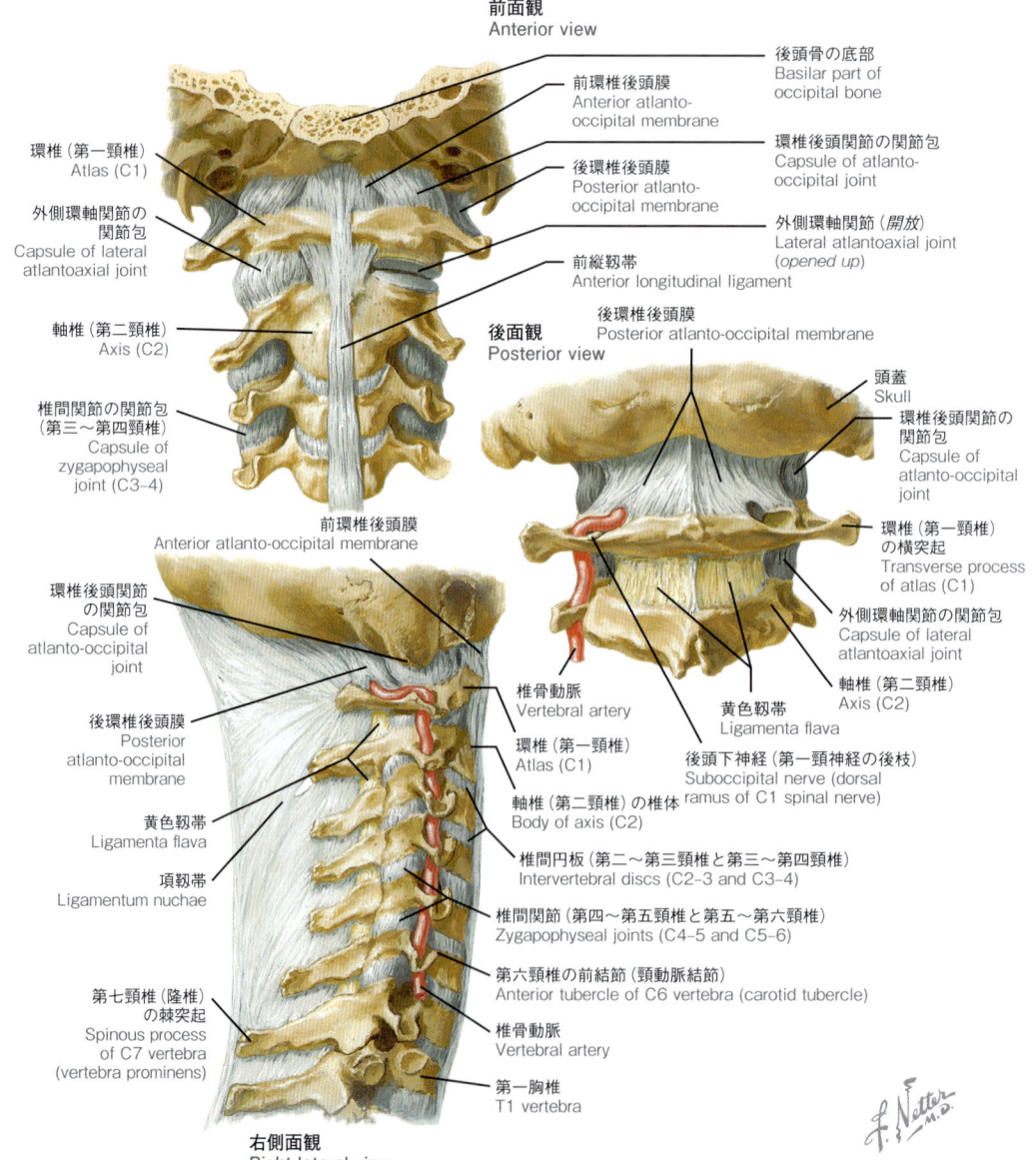

58　NETTER'S HEAD AND NECK ANATOMY FOR DENTISTRY

頸椎

内側に位置する主な靱帯

靱帯/膜	解説
深部の靱帯/膜	
翼状靱帯	歯突起から後頭顆中央部へ付く 頭蓋の回旋を制限することから，歯突起の回旋"抑制靱帯"としても知られている
歯尖靱帯	歯突起から大後頭孔の前縁へ付く
環椎十字靱帯	
上縦束	上方の後頭骨底部へ付く環椎横靱帯の一部
環椎横靱帯	環椎前弓の左右方向に張る厚い靱帯で，環椎前弓に接して歯突起を保持する
下縦束	下方の軸椎椎体に付く環椎横靱帯の一部
浅部の靱帯/膜	
蓋膜	脳硬膜とともに付着する後頭骨底部から軸椎椎体の後面へ付く 後縦靱帯が下方へ続く
後縦靱帯	椎骨椎体の後面に付着し，軸椎から仙骨の脊柱管前壁を縦走する 軸椎より上方では，蓋膜へ続く

2 頸椎

内側に位置する主な靭帯（つづき）

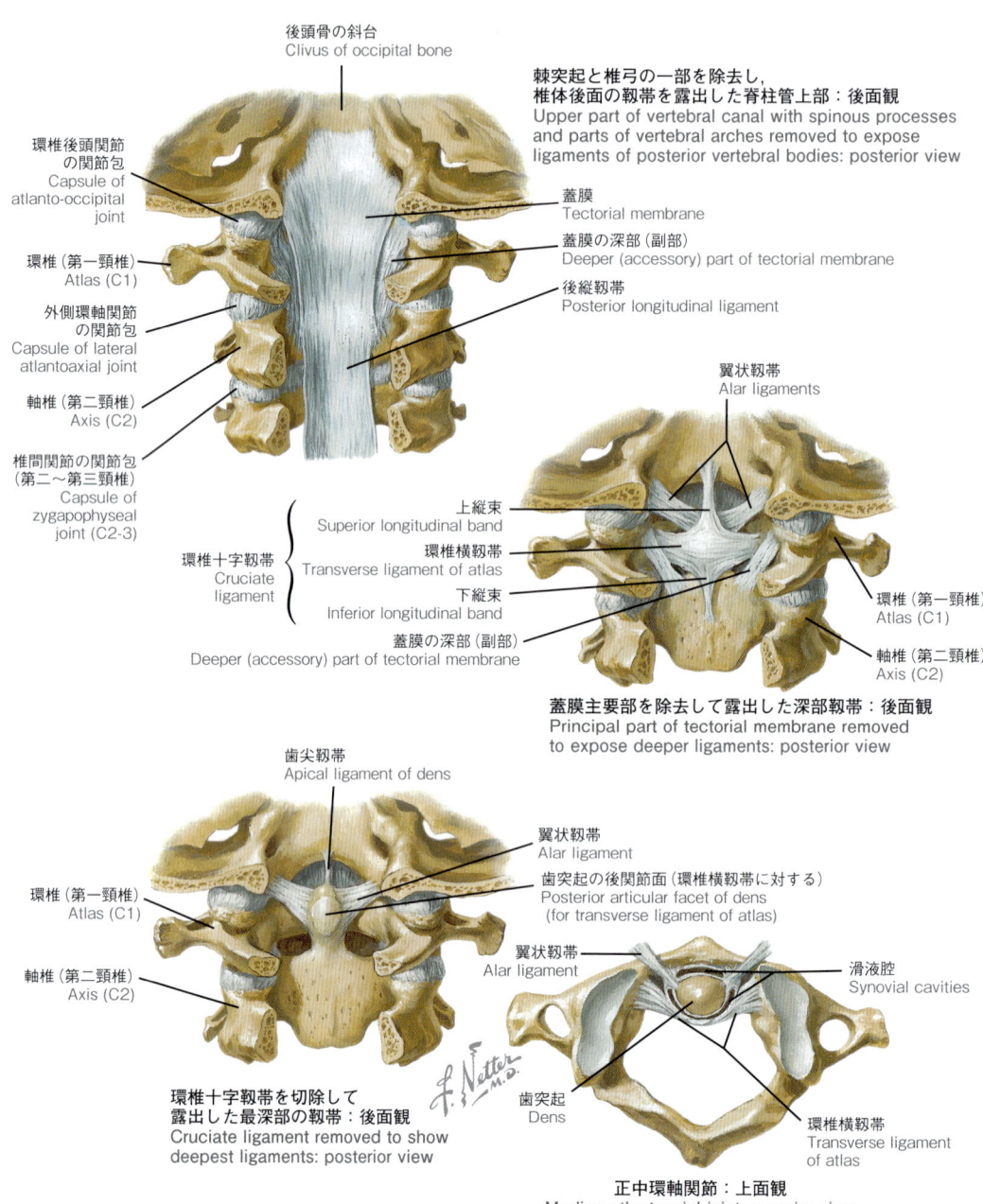

臨床との関連

頬骨骨折

頬骨は鼻骨に次いで最も骨折しやすい顔面骨である．
一般に握りこぶしでの顔面殴打や自動車の衝突による外傷により，骨折しやすい．
握りこぶしでの殴打による骨折の場合，左側頬骨は右側より骨折する頻度が高い．
ほとんどの頬骨骨折は片側性である．
骨折した頬骨は縫合に沿って変位するか，あるいは後方，内側，下方への顕著な変位が生じる．
一般的な臨床症状：

- 疼痛
- 腫脹
- 複視
- 知覚異常
- 頬部の陥凹

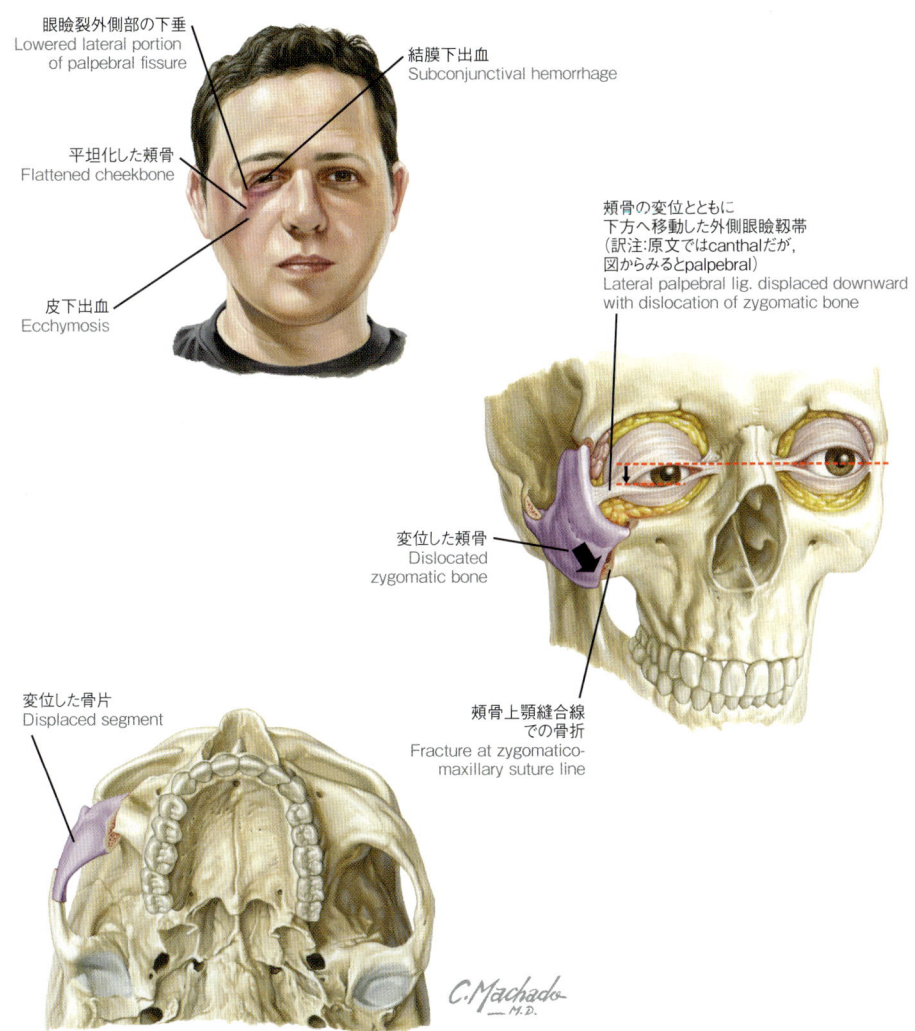

2 臨床との関連

Le Fort型骨折

中顔面への外傷は通常3つの骨折型に分類される：

- Le Fort I型
- Le Fort II型
- Le Fort III型

Le Fort I型

骨折線が梨状口外側縁から歯根尖の直上を通り蝶形骨翼状突起に及ぶ水平骨折．
他の顎顔面骨に対して上顎骨の遊離が生じる．

Le Fort II型

前頭鼻骨縫合部の鼻背または上顎骨から，眼窩下孔付近の眼窩下壁を下外側方へ通り，さらに上顎洞前壁を通って蝶形骨翼状突起に及ぶピラミッド状骨折．

Le Fort III型

前頭鼻骨縫合と前頭上顎縫合から，涙嚢窩と篩骨を通って眼窩内側壁を後方へ進み，下眼窩裂を経て眼窩外側壁に至り，前頭頬骨縫合に及ぶ横断的骨折．
鼻腔内では，骨折は篩骨垂直板，鋤骨と蝶形骨翼状突起にまで及ぶ．
Le Fort III型では，顔面骨は頭蓋底から遊離する．

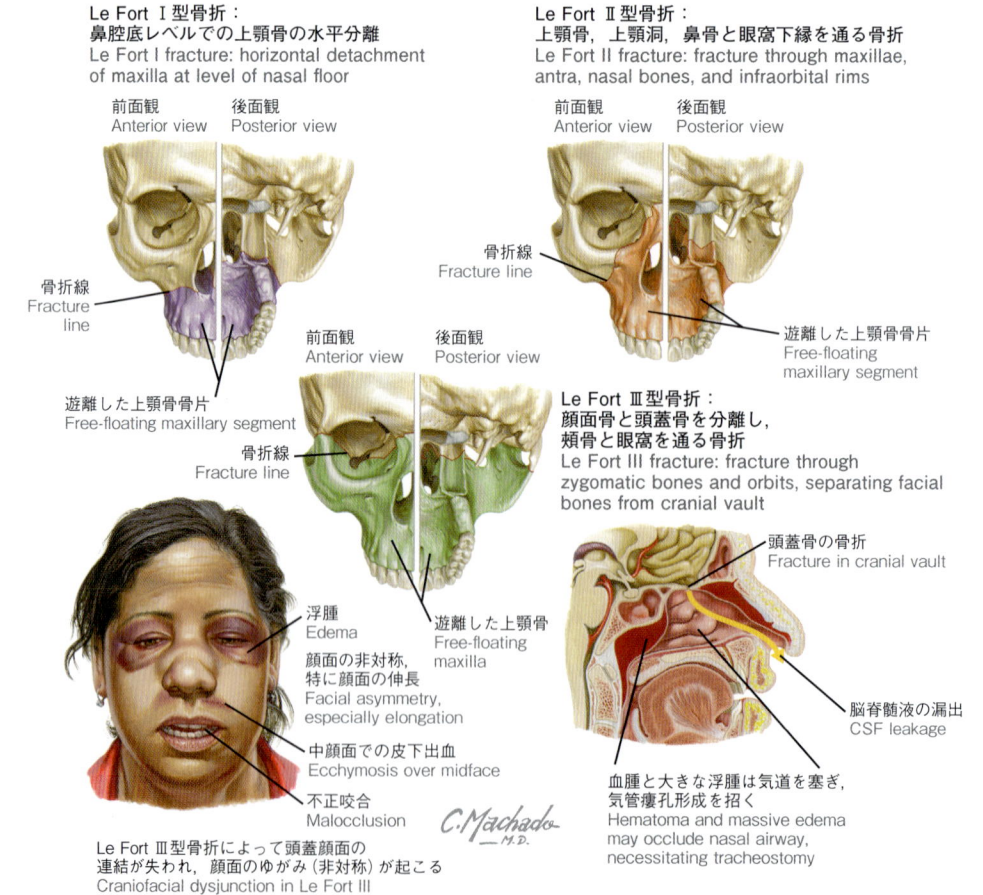

臨床との関連

下顎骨骨折

下顎骨骨折の頻度は高い．

骨折は握りこぶしでの殴打や自動車の衝突による外傷から生じる．

一般的な骨折部位（頻度の高い順）：

- 下顎頭
- 下顎角
- 下顎体
- 下顎結合
- 下顎枝
- 歯槽部
- 筋突起

2か所の骨折を伴う場合には，第2の骨折部位は通常反対側にある．

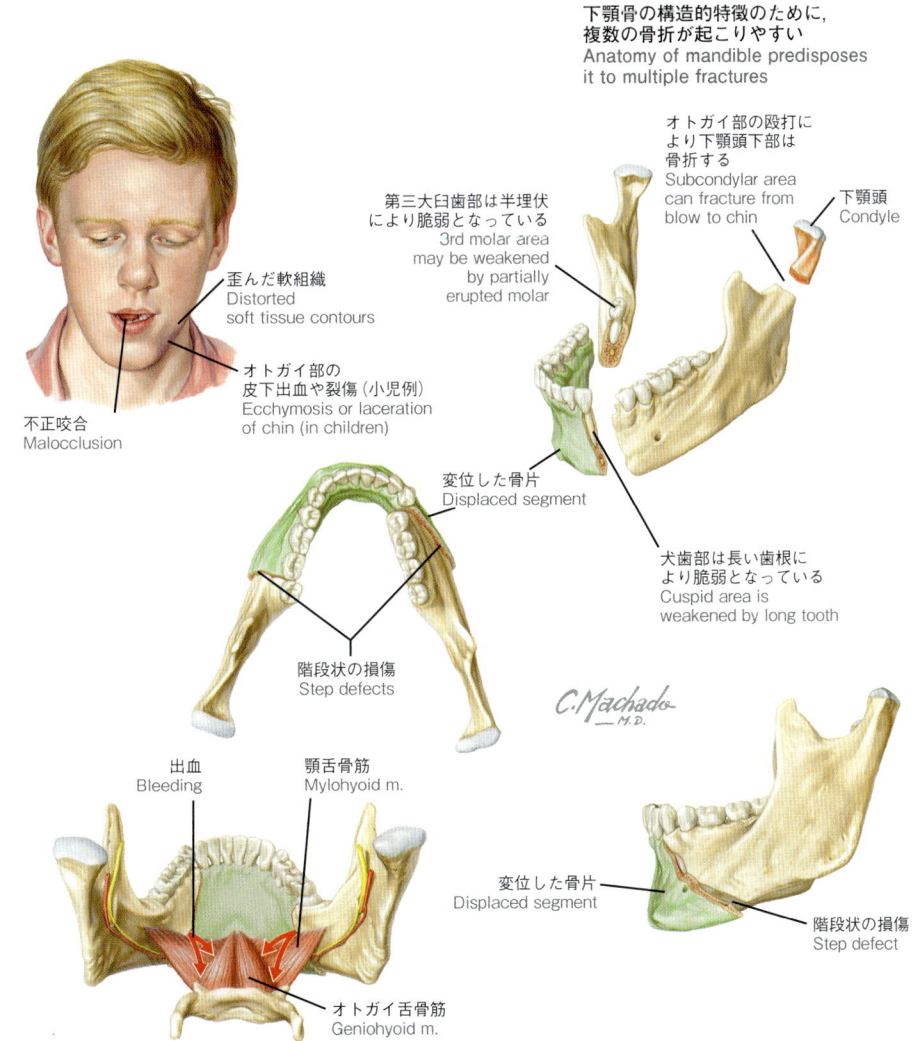

骨学／OSTEOLOGY

2 臨床との関連

頸椎骨折

一般的な2つの頸椎骨折：
- Jefferson（ジェファーソン）骨折（環椎）
- Hangman（ハングマン）の骨折（軸椎）

Jefferson（ジェファーソン）骨折；環椎に生じる骨折

垂直荷重による頭蓋圧迫でもたらされ，環椎破裂骨折を引き起こす．

たいていの患者は神経学的には健常であるが，顕著な頸部痛を伴う．

椎骨動脈は損傷することがある．

環椎横靱帯が健常であるかどうかによって，安定型骨折と不安定型骨折に分けられる：
- 安定型骨折の治療には，ソフトカラー（軟性装具）のような整形器具が使用される．
- 不安定型骨折の治療はより困難で，頸椎固定術とともに，ハローベストでの頭部牽引を必要とする．

Hangman（ハングマン）の骨折；軸椎の椎弓（上・下関節面の間）に生じる骨折

外傷性椎骨前転位は軸椎圧迫を伴う頸部伸展で生じ，交通事故でみられることが多い．

絞首刑者の骨折は頸部の過伸展牽引で生じる．

歯突起骨折；軸椎に生じる骨折
3つのタイプに分類される：
- タイプ1…歯突起尖での骨折
- タイプ2…歯突起の基部あるいは頸部での骨折
- タイプ3…軸椎の椎体に及ぶ骨折

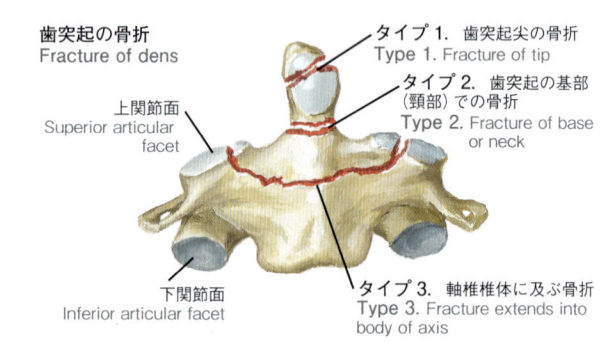

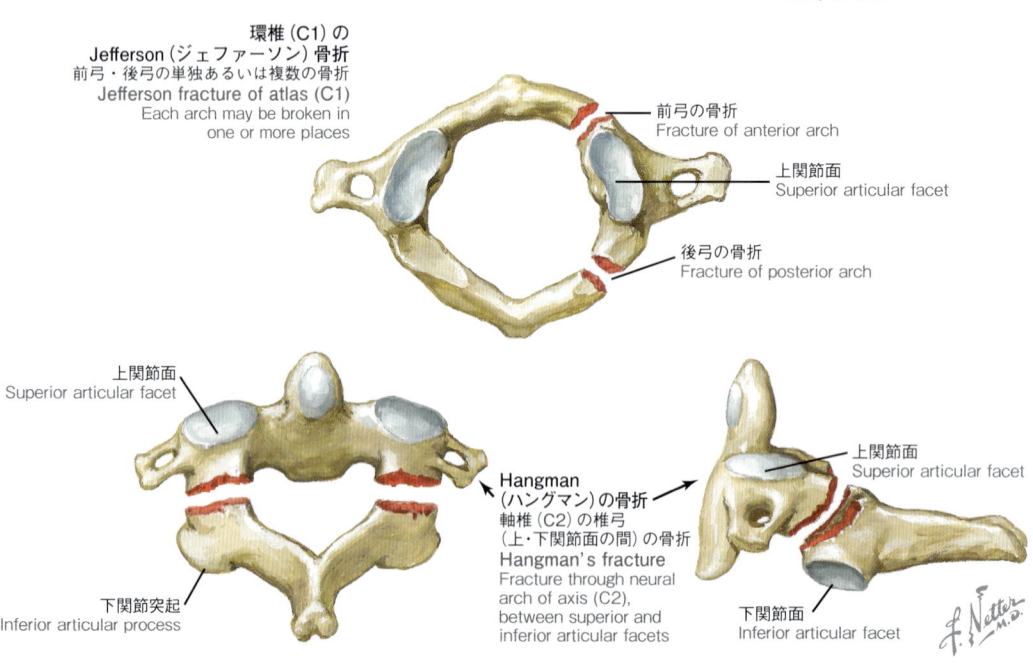

CHAPTER 3
神経解剖学の基礎と脳神経

神経組織	66
中枢神経系	68
末梢神経系	72
脳神経	74
臨床との関連	104

3　神経組織

一般的知識

神経組織はニューロンとグリア細胞の2種類の細胞タイプに大別される．

ニューロン

ニューロンは神経系における基本構造であり，その機能を担う細胞である．すなわち神経刺激に応答し，細胞の長軸方向に刺激を伝導する．

ニューロンの細胞体（cell bodyあるいはsoma）は周核体（perikaryon）ともよばれる．

細胞体はその局在部位によって神経節と神経核に分類される：

- 神経節…末梢神経系の細胞体の集団であり，例として後根神経節，三叉神経節，毛様体神経節などがあげられる．
- 神経核…中枢神経系での細胞体の集団であり，動眼神経副核，三叉神経主感覚核，顔面神経核などが例としてあげられる．

ニューロンの細胞体には一般的に以下の細胞内小器官が含まれる：

- ミトコンドリア
- 粗面小胞体（ニッスル小体）
- 核
- 神経微小管
- 核小体
- ゴルジ装置
- リボソーム
- ライソソーム

ニューロンは樹状突起と軸索の2つの突起を伸ばしている：

- 樹状突起…神経刺激を細胞体へ向けて伝えるものであり，ニューロンは多数の樹状突起をもつことがある．
- 軸索…神経刺激を細胞体から離れる方向へ伝えるものであり，その数は1本である．

ニューロンは突起の数により3つのタイプに大別される：

- 単極性…突起を1本しかもたないもの（感覚ニューロン）
- 双極性…細胞体から2本の突起が出る．1本の樹状突起と1本の軸索（感覚ニューロン；網膜の神経細胞，嗅上皮，蝸牛神経節，前庭神経節）
- 多極性…3本以上の突起をもつもの．1本の軸索と2本以上の樹状突起（運動ニューロン，介在ニューロン）

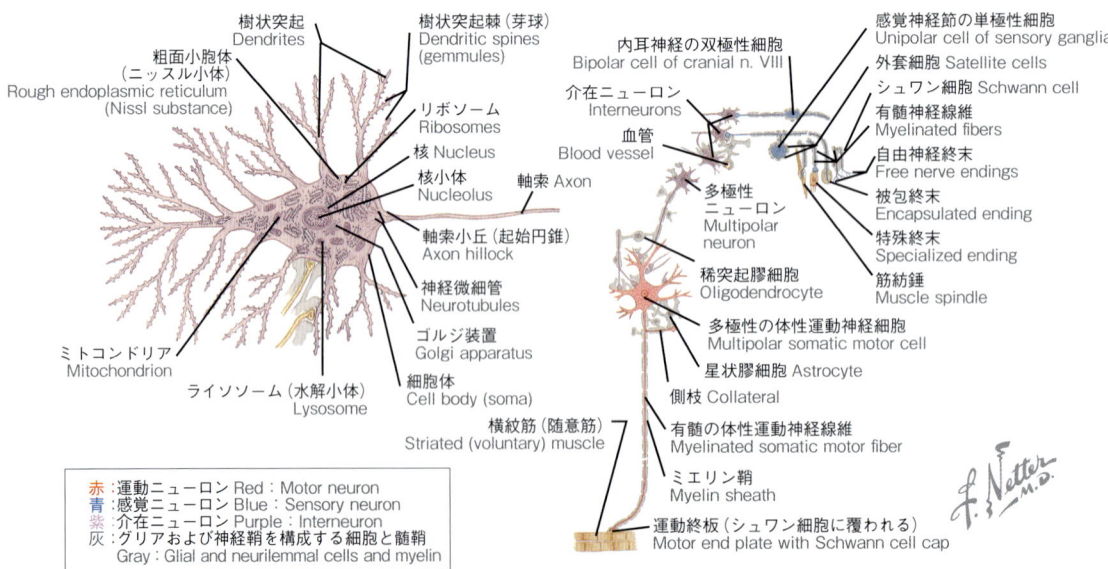

神経組織

グリア細胞

グリア細胞は神経組織であるニューロンを支持するとともに神経機能に関して補助的な働きをする．グリア細胞は1種類のみ突起をもつ．

グリア細胞の分類：

- アストロサイト（星状膠細胞）…中枢神経系のグリア．ニューロンの位置を保持し，栄養供給に携わる．また細胞外基質の制御を行い，脳血液関門の一部を形成する．
- オリゴデンドロサイト（稀突起膠細胞）…中枢神経系のグリア．中枢神経系における髄鞘形成に関与する．
- ミクログリア（小膠細胞）…中枢神経系のグリア．老廃物の貪食作用がある．
- シュワン細胞…末梢神経系のグリア．末梢神経系における髄鞘形成に関与する．
- 外套細胞…末梢神経系のグリア．神経節において神経の細胞体を取り囲む．

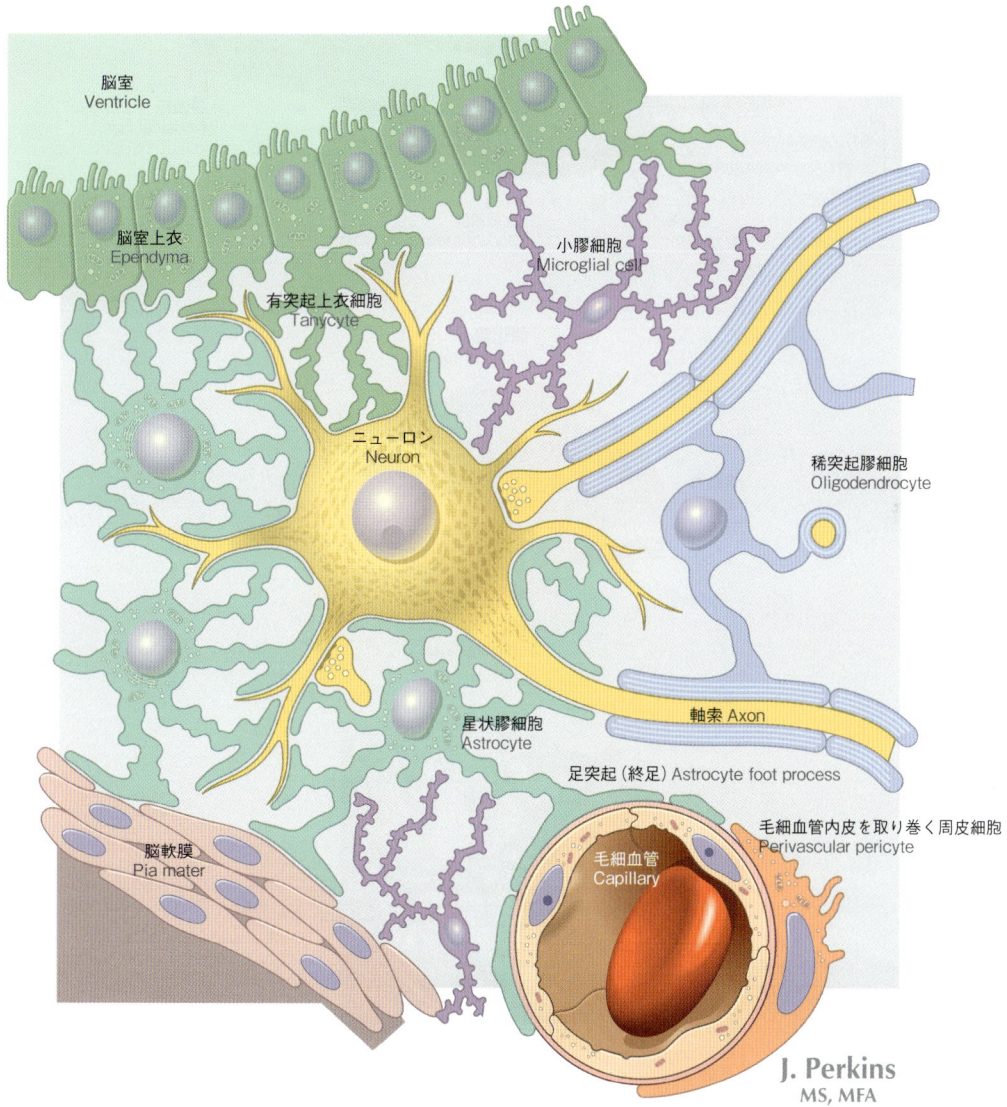

3 中枢神経系

一般的知識

中枢神経系は脳と脊髄によって構成される．

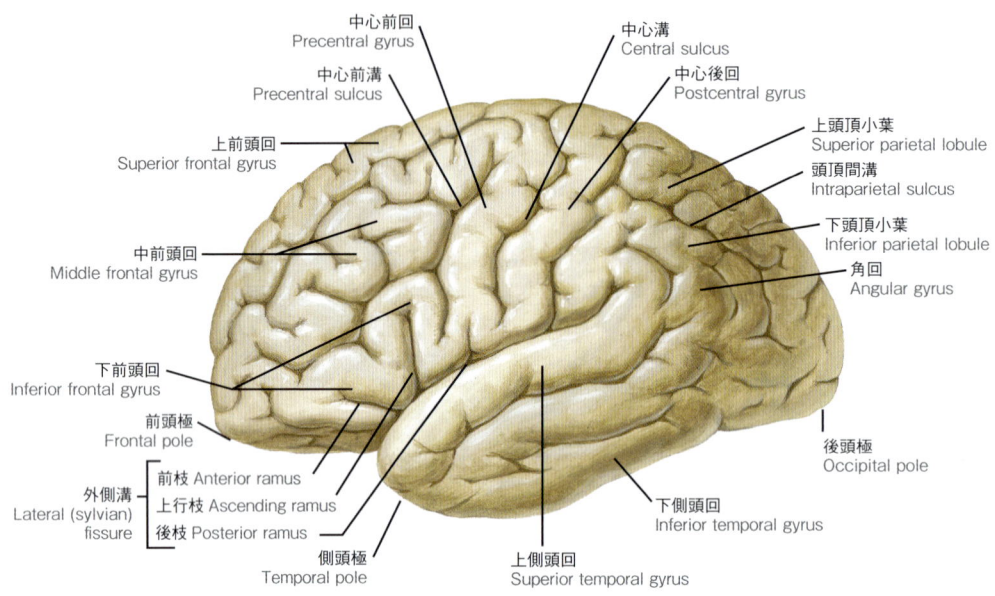

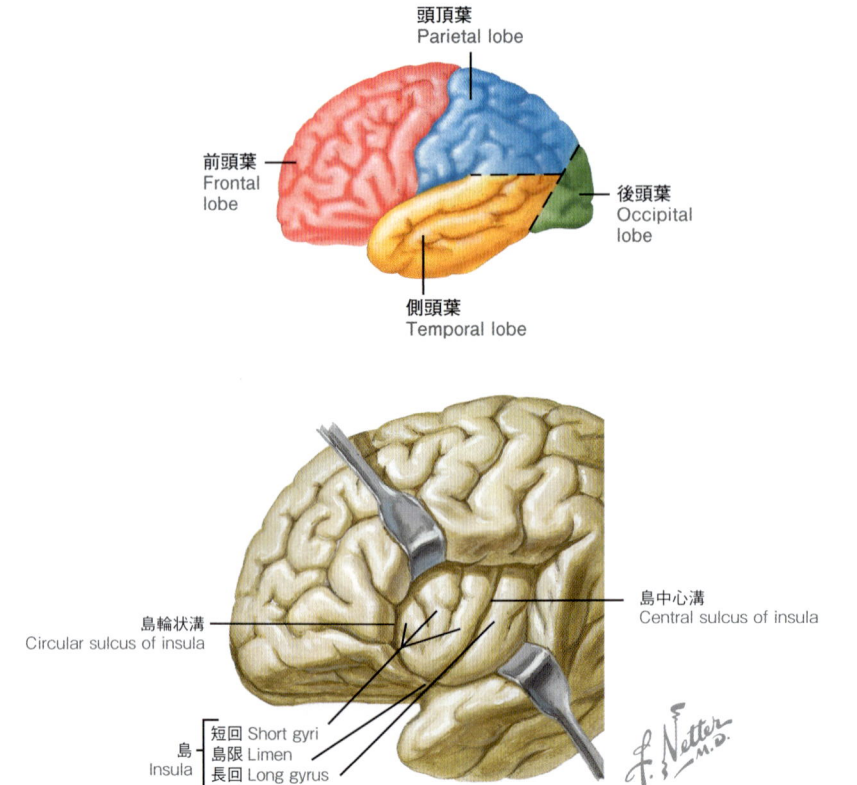

中枢神経系

脳

大脳
大脳皮質の表面は，回と溝によって区分される：
- 回…表面の隆起した部分
- 溝…回と回の間に存在する裂溝

大脳半球を4分する3つの大きな溝がある：
- 中心溝〔Roland（ローランド）溝〕…前頭葉と頭頂葉を分ける．
- 外側溝〔Sylvius（シルビウス）溝〕…前頭葉と頭頂葉を側頭葉から分ける．
- 頭頂後頭溝…頭頂葉と後頭葉を分ける．

脳は5つの葉に分けられる：
- 前頭葉…運動中枢，運動性言語中枢〔Broca（ブローカ）中枢〕，理論構成，情緒，パーソナリティー，問題解決
- 頭頂葉…痛覚，温度感覚，触圧覚に関する感覚受容，空間の認識と受容，感覚性言語中枢〔Wernicke（ウェルニッケ）中枢〕
- 側頭葉…聴覚，学習，記憶
- 後頭葉…視覚
- 島…味覚を含む内臓性の機能に関与

間脳
4つの部分から構成される：
- 視床…一般体性感覚系や一部の運動系の中継地である．
- 視床下部…自律神経系や内分泌系の制御をする．
- 視床上部…松果体（概日リズムを形成）と手綱が主たる構造物である．
- 腹側視床…運動系の錐体外路系で，この核の病変は反対側の片側バリズム（訳注：上下肢の激しい運動が体の半側に出現すること）を引き起こす．

脳幹
中脳，橋，延髄の3つからなる．

小脳
運動系の一部であり，深部小脳核で使われるすべての感覚入力を受け取る．平衡感覚，姿勢，軸性筋の緊張，歩行に関わる．

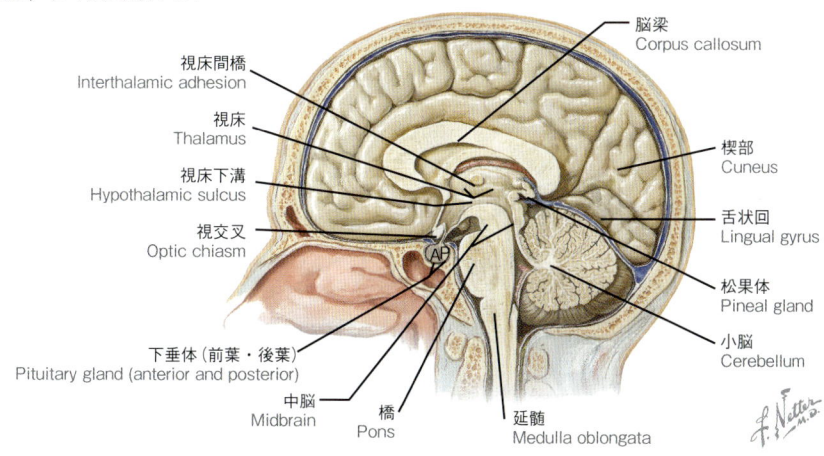

3 中枢神経系

脊髄

中枢神経系の尾方へ伸びる部分であり，延髄の尾側端から始まり第一〜第二腰椎レベルで終わり，さらに脊髄円錐に向けて細くなる．

脊髄は四肢を支配する2か所の膨大部をもつ：
- 頸膨大…上肢を支配し，第四頸椎から第一胸椎のレベルにある．
- 腰膨大…下肢を支配し，第一腰椎から第二仙椎のレベルにある．

脊髄は灰白質と白質からなる：
- 灰白質…神経細胞体と神経グリアが存在する．
- 白質…軸索と神経グリアが存在する．

脊髄はそのレベルにより5つに分けられる：
- 頸椎…8つの脊髄神経
- 胸椎…12の脊髄神経
- 腰椎…5つの脊髄神経
- 仙椎…5つの脊髄神経
- 尾椎…1つの脊髄神経

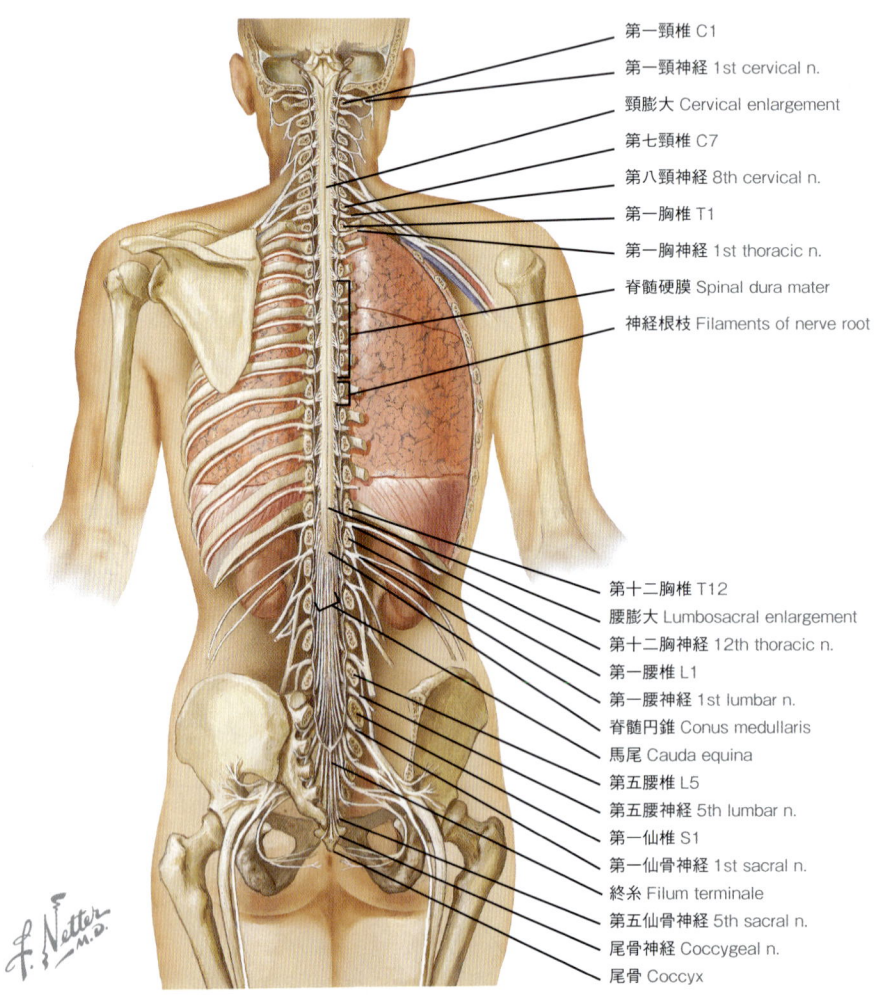

中枢神経系

脊髄（つづき）

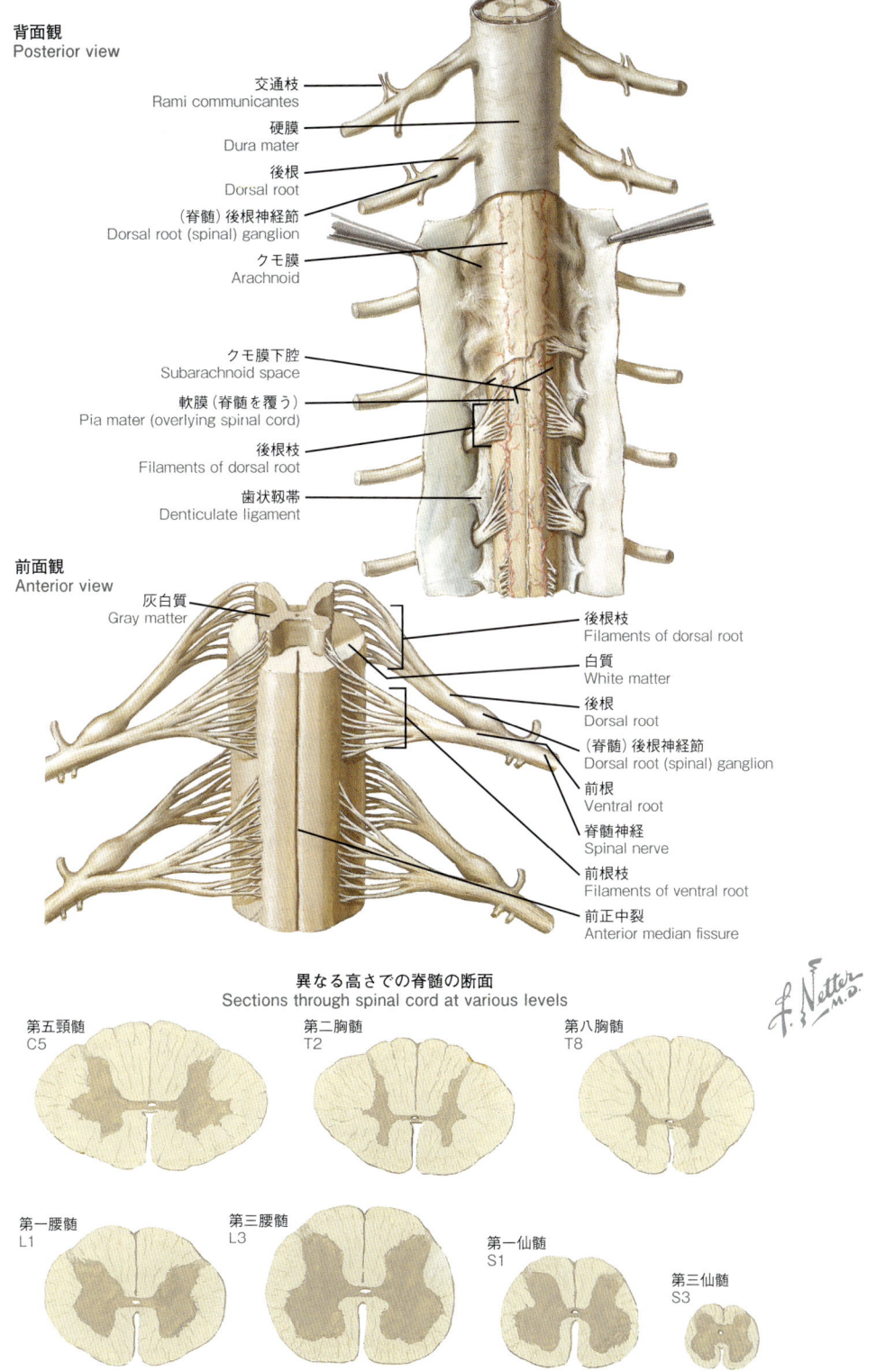

神経解剖学の基礎と脳神経／BASIC NEUROANATOMY AND CRANIAL NERVES

3 末梢神経系

一般的知識

末梢神経系は中枢神経系より外部に位置する神経系の部分である．
12対の脳神経と31対の脊髄神経からなる．
さらに体性神経系と自律神経系とに分けられる：
- 体性神経系…求心性（感覚性）線維と遠心性（運動性）線維からなる随意システム
- 自律神経系…身体の恒常性に関わる不随意システム

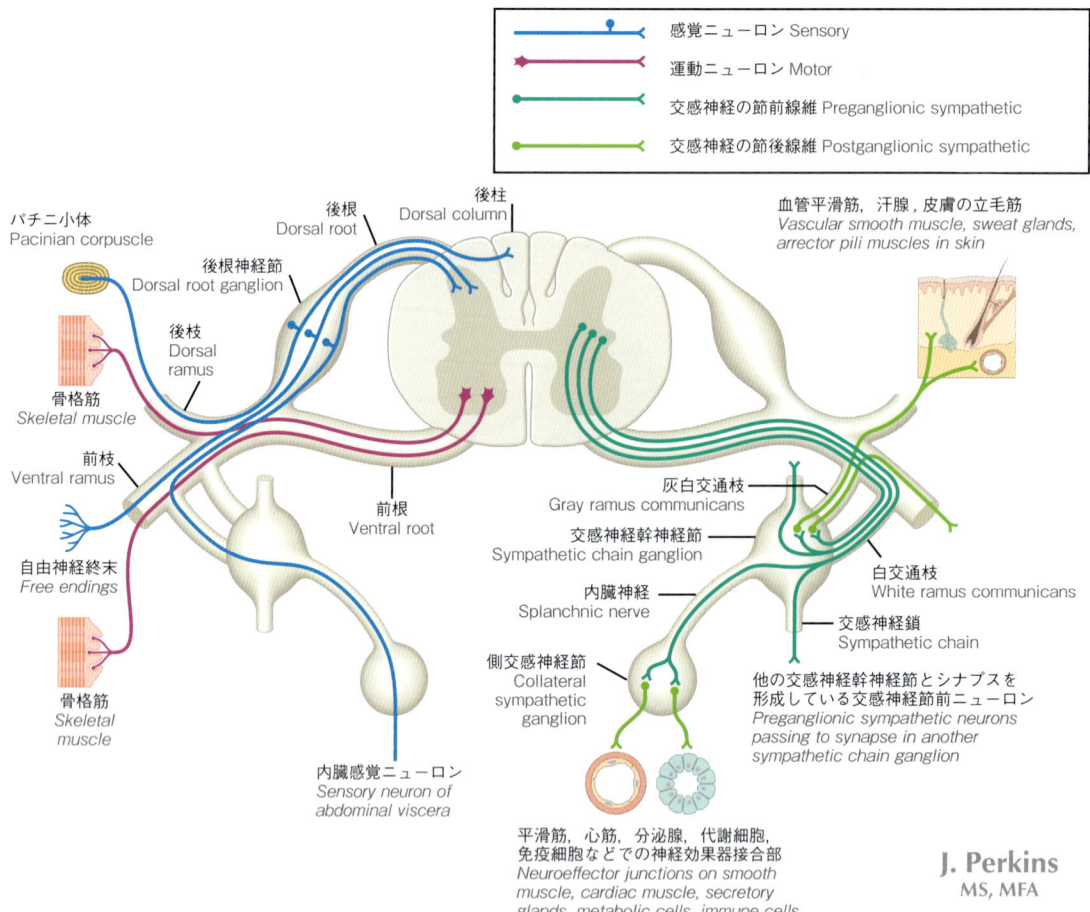

末梢神経系

脊髄神経と脳神経

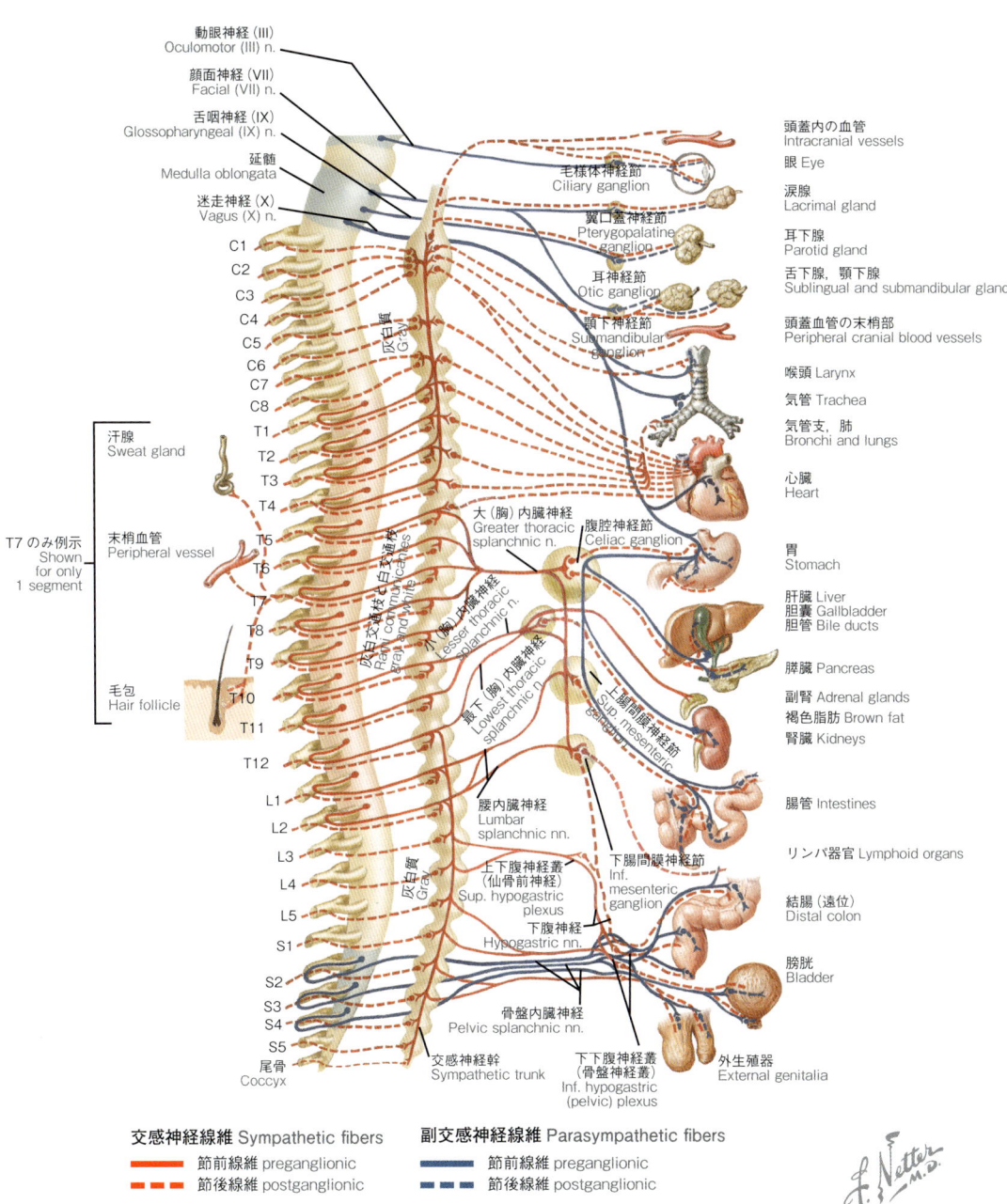

3 脳神経

一般的知識

脳または脳幹から出る末梢神経を脳神経とよぶ．

脳神経は通常12対に分類される：

Ⅰ：嗅神経	Ⅶ：顔面神経
Ⅱ：視神経	Ⅷ：内耳神経
Ⅲ：動眼神経	Ⅸ：舌咽神経
Ⅳ：滑車神経	Ⅹ：迷走神経
Ⅴ：三叉神経	Ⅺ：副神経
Ⅵ：外転神経	Ⅻ：舌下神経

ヒトでは脳が高度に分化しているため，脳神経は脊髄神経と比べて構造と機能がより複雑である．

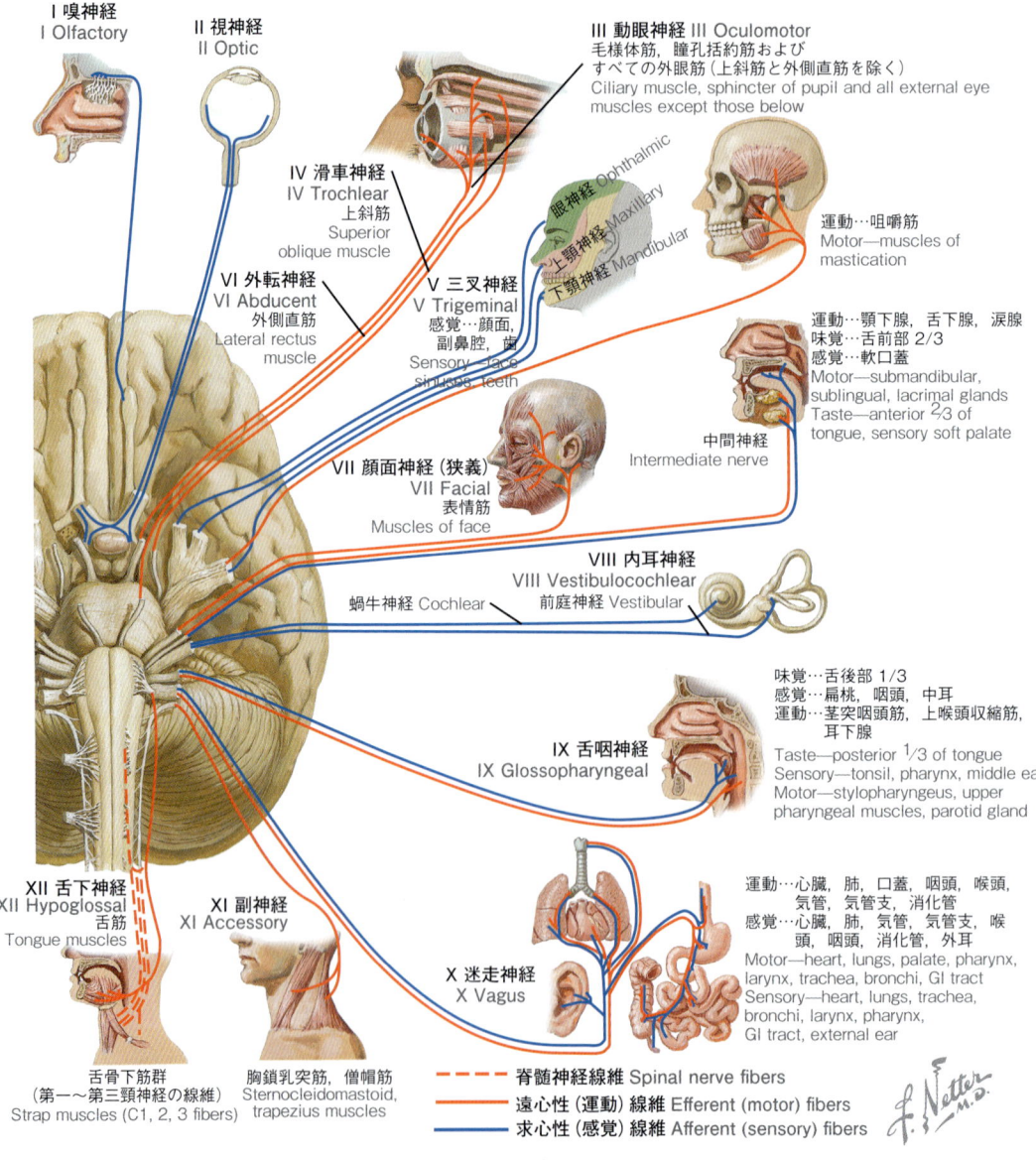

74　NETTER'S HEAD AND NECK ANATOMY FOR DENTISTRY

脳神経

機能的細胞柱

脳神経には機能別に7種類の成分（機能的細胞柱）が認められる．

- 機能的細胞柱は脊髄神経の研究から導かれた概念である…脊髄では，柱状に配置された神経細胞群がそれぞれ異なる機能をもち，機能的細胞柱を形成する．

1つの脳神経は1～5種類の機能的細胞柱を含む．

機能的細胞柱は一般と特殊に分類される：

- 一般…脊髄神経と同様の機能
- 特殊…脳神経に特有の機能

一般および特殊の機能的細胞柱は，それぞれがさらに2種類の方法で分類される：

- 求心性（感覚性）と遠心性（運動性）
- 体性と内臓性

機能的分類*

GSA：外部受容器と固有感覚受容器（例：痛覚，触覚や温度感覚の受容器，腱や関節に含まれる感覚受容器など）（脊髄神経と共通）

SSA：眼と耳の特殊感覚（視覚，聴覚と平衡覚）

GVA：内臓の感覚（例：腸）

SVA：嗅覚と味覚

GVE：自律神経系（心筋，平滑筋，腺を支配）（脊髄神経と共通）

GSE：体性（体節由来）の骨格筋（脊髄神経と共通）

SVE：鰓弓（咽頭弓）由来の骨格筋（GSEと相同）

*各項目中，Gはgeneral（一般），Sはspecial（特殊）；Sはsomatic（体性），Vはvisceral（内臓性）；Aはafferent（求心性），Eはefferent（遠心性）を意味する．

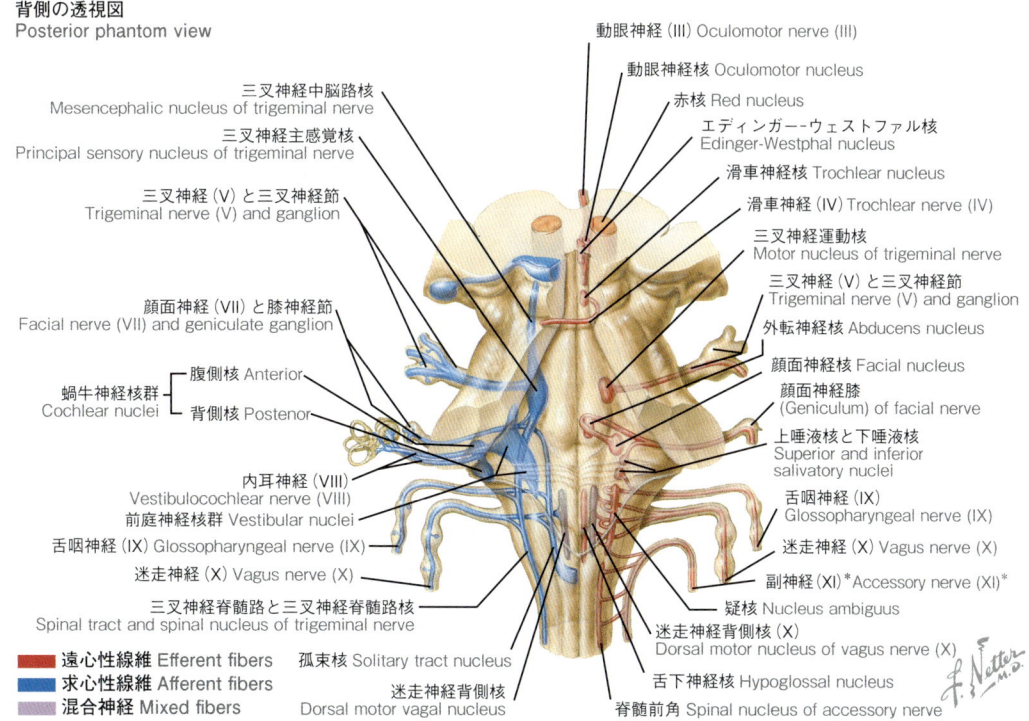

*最近の研究では，副神経は延髄根を欠いており，迷走神経と連絡しないことが示唆されている．この見解が正しいかどうかは今後の研究にゆだねられている．

神経解剖学の基礎と脳神経／BASIC NEUROANATOMY AND CRANIAL NERVES

3 脳神経

第I脳神経：嗅神経

細胞柱の機能	起始	投射	概要	備考
SVA	線維は嗅上皮の嗅細胞（感覚上皮）から起こる 一次求心性線維（双極性ニューロン）は篩板の小孔を通り，嗅球内のニューロンにシナプス結合する 嗅球のニューロンの軸索は嗅索をつくり，嗅皮質に投射する	二次求心性線維は鼻粘膜の嗅部でシナプスをつくり，以下に投射する． ・外側嗅条* ・前嗅核 ・中間嗅条* ・内側嗅条 ・扁桃体 ・嗅内皮質 ・梨状皮質	SVA線維は嗅覚に関与する	嗅球，嗅索，嗅三角を合わせて嗅葉とよぶ．これらの部分の腫瘍により，嗅覚の異常が起こる 嗅神経は篩板を通るので，頭部の外傷により一次ニューロンの線維が引きちぎられることがある

＊訳注：原著ではareaとなっているが，Striaの間違いと思われる．

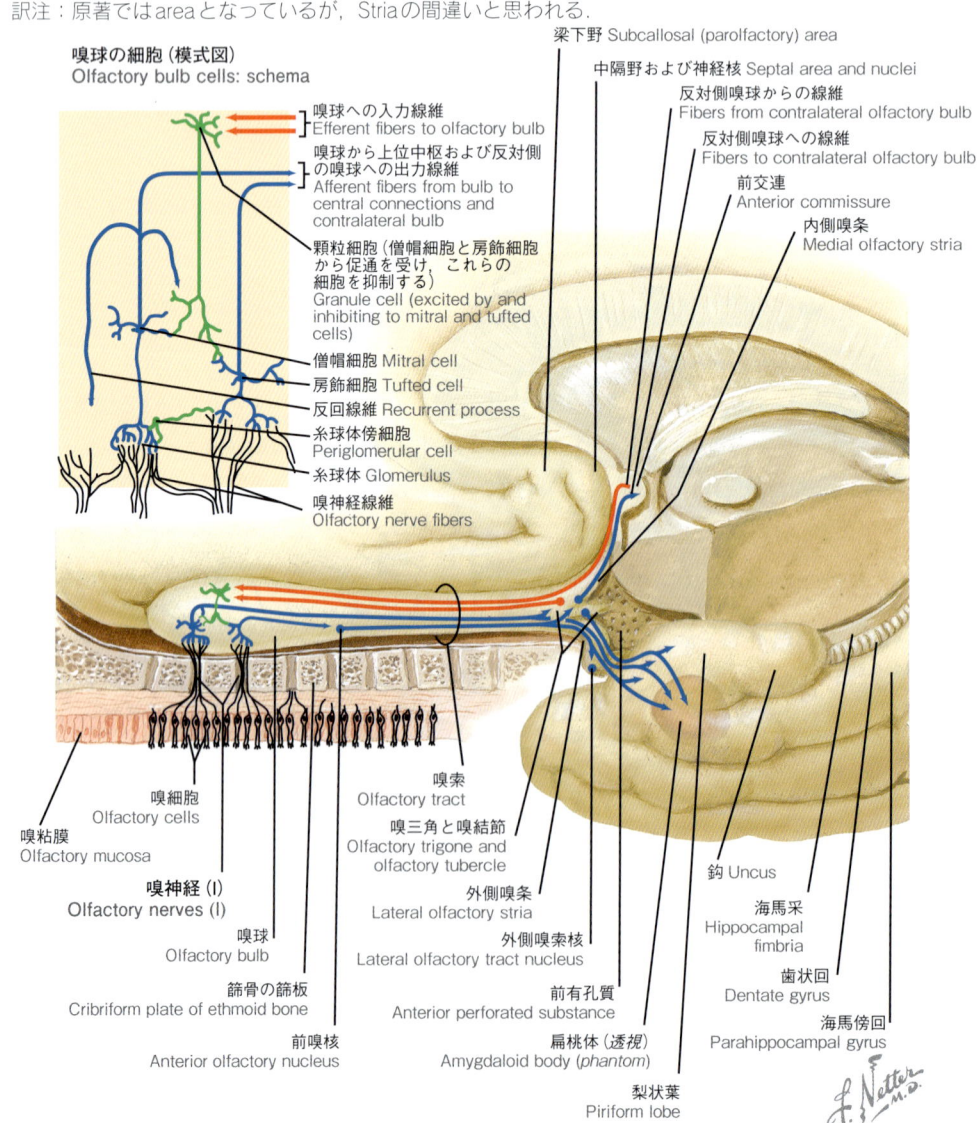

脳神経

第I脳神経：嗅神経（つづき）

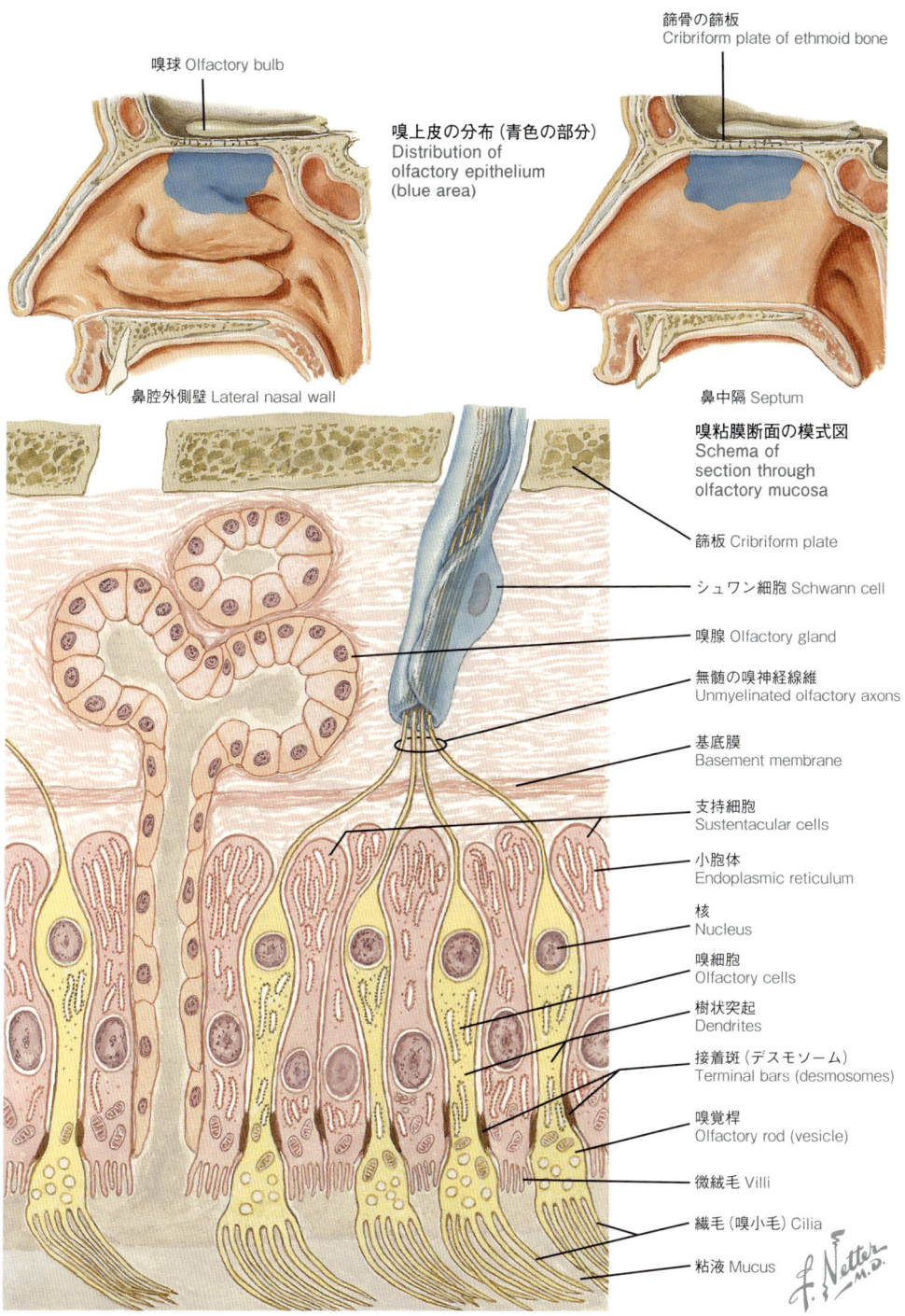

3 脳神経

第II脳神経：視神経

細胞柱の機能	起始	投射	概要	備考
SSA：特殊体性求心性	網膜外顆粒層に細胞体をもつ視細胞（杆状体細胞と錐状体細胞）が受容器である．視細胞の線維は内顆粒層に細胞体をもつ双極細胞にシナプス結合し，その軸索は神経節細胞にシナプス結合する	神経節細胞の軸索は視神経をつくり，視交叉でその半数が反対側に交叉する： ・網膜鼻側半からの線維は反対側に進む ・耳側半からの線維は交叉せず，同側に進む これらの線維は視索をつくり，外側膝状体へ投射する 外側膝状体の三次ニューロンは後頭葉の一次視覚中枢に投射する	SSA線維は視覚に関与する	視神経の損傷では同側眼の盲が起こる 視交叉の損傷では両耳側性半盲が起こる 視索の損傷では同名半盲が起こる

＊訳注：視神経線維の約10%は上丘と上丘腕に投射し，文章を読む時の自動的走査機能や対光瞳孔反射などの反射機能に関わる．

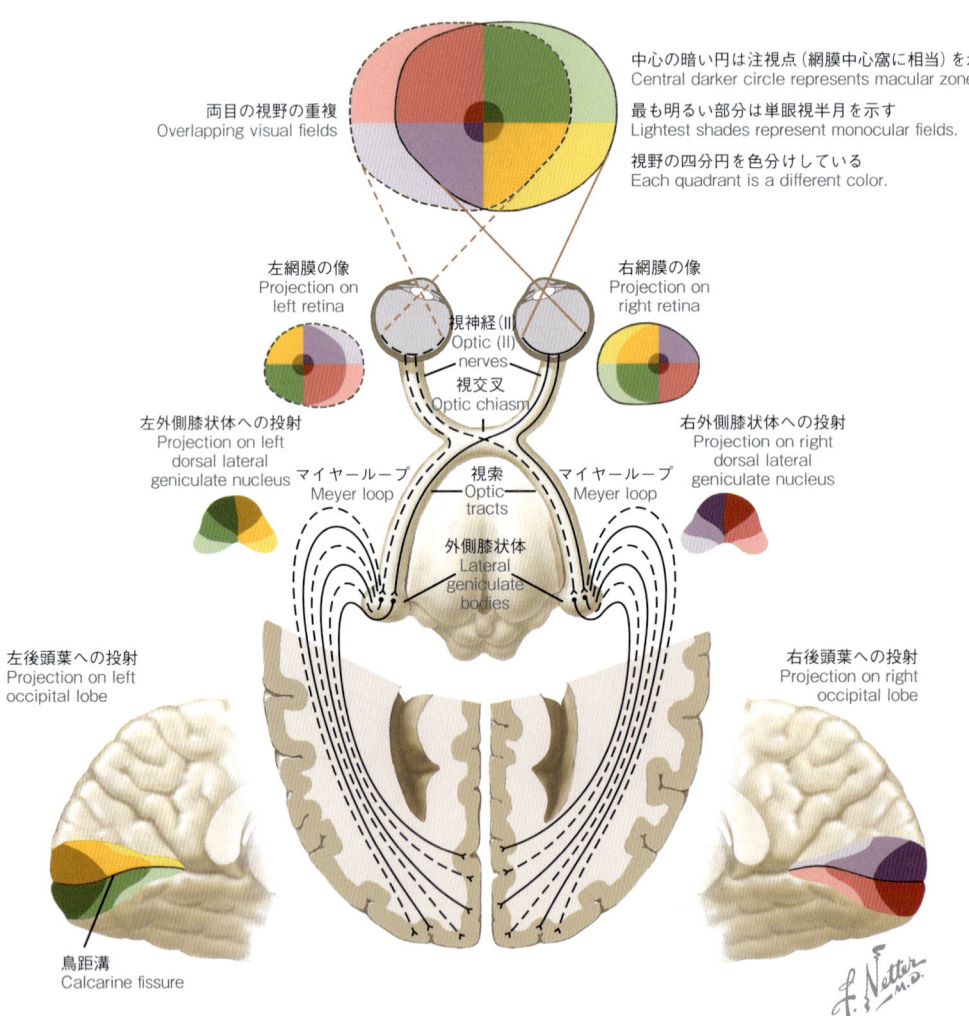

脳神経

第Ⅱ脳神経：視神経（つづき）

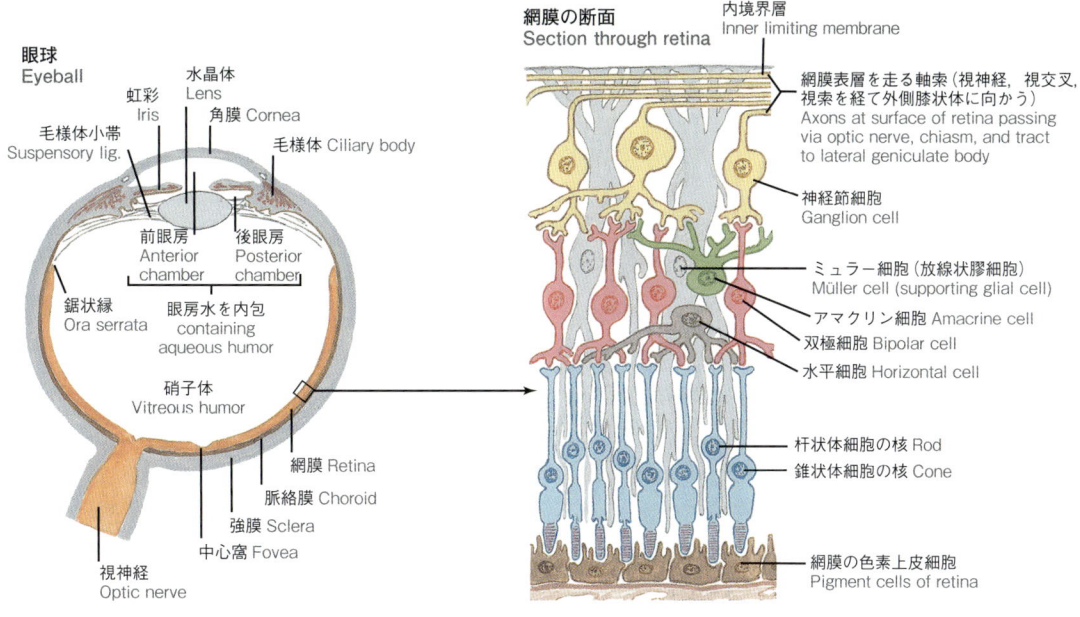

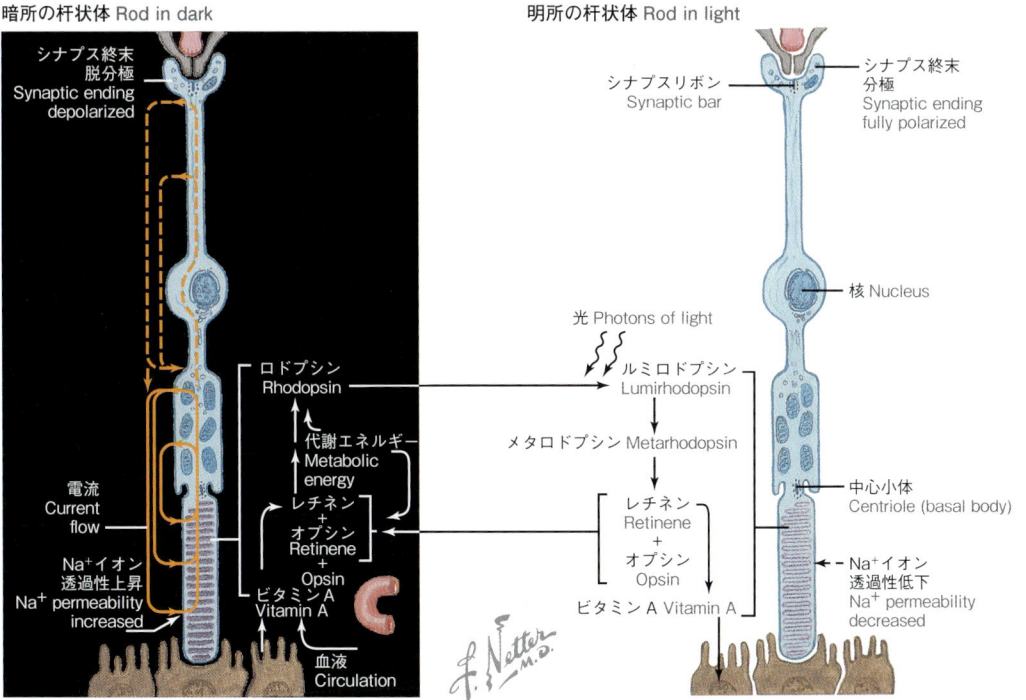

3 脳神経

第Ⅲ・第Ⅳ・第Ⅵ脳神経：動眼神経，滑車神経，外転神経

細胞柱の機能	起始	分布	概要	備考
動眼神経				
GSE	（中脳の）動眼神経核から起こる	上眼窩裂から眼窩に入り，以下に分かれる • 上直筋と上眼瞼挙筋に分布する上枝 • 下直筋，内側直筋，下斜筋に分布する下枝	GSE線維は外眼筋の大部分を支配する	動眼神経の損傷では複視（GSE），外斜視（GSE），眼瞼下垂（GVE），散瞳（GVE）が起こる
GVE	副交感神経節前線維は（中脳の）エディンガー－ウェストファル核から起こる	副交感性の節前線維は毛様体神経節で副交感性神経節後線維とシナプスをつくる 節後線維は短毛様体神経となり，瞳孔括約筋と毛様体筋に分布する	GVE線維は内眼筋（毛様体筋，瞳孔括約筋）を副交感性に支配する	GVE成分は1つの神経節をもつ： • 毛様体神経節
滑車神経				
GSE	（中脳の）滑車神経核から起こる	上眼窩裂から眼窩に入り，上斜筋に分布する	GSE線維は外眼筋の1つ，上斜筋を支配する	滑車神経は脳幹の背側から出る 滑車神経の損傷では，複視が起こる 滑車神経の損傷では，眼球が内転し，上方に回転する
外転神経				
GSE	（橋の）外転神経核から起こる	上眼窩裂から眼窩に入り，外側直筋に分布する	GSE線維は外眼筋の1つ，外側直筋を支配する	外転神経の損傷では，複視と内斜視が起こる

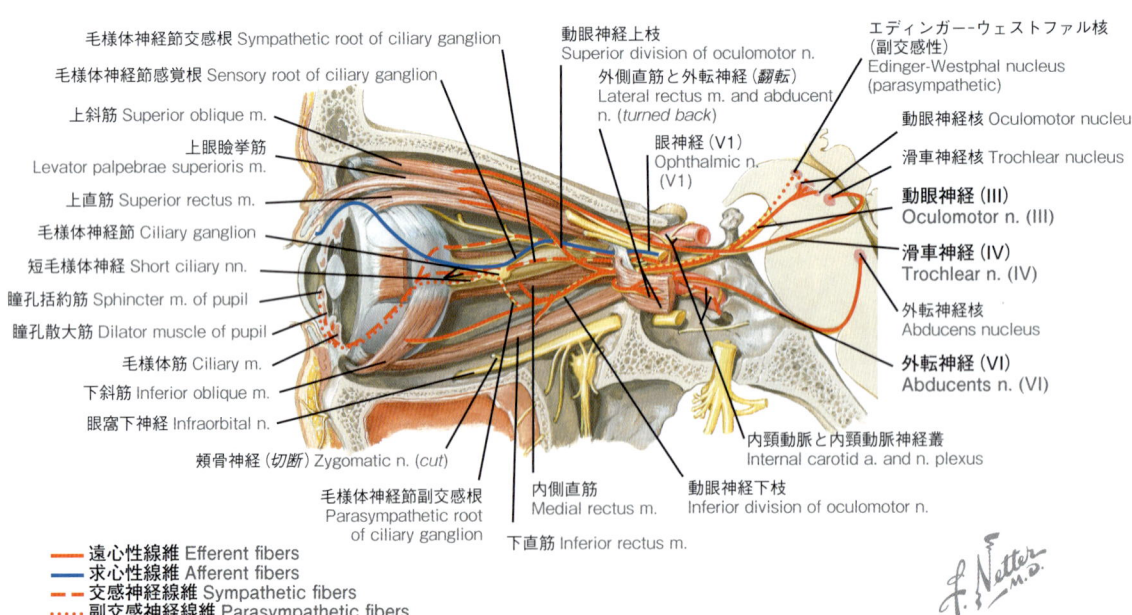

80　NETTER'S HEAD AND NECK ANATOMY FOR DENTISTRY

脳神経

第Ⅲ・第Ⅳ・第Ⅵ脳神経：動眼神経，滑車神経，外転神経（つづき）

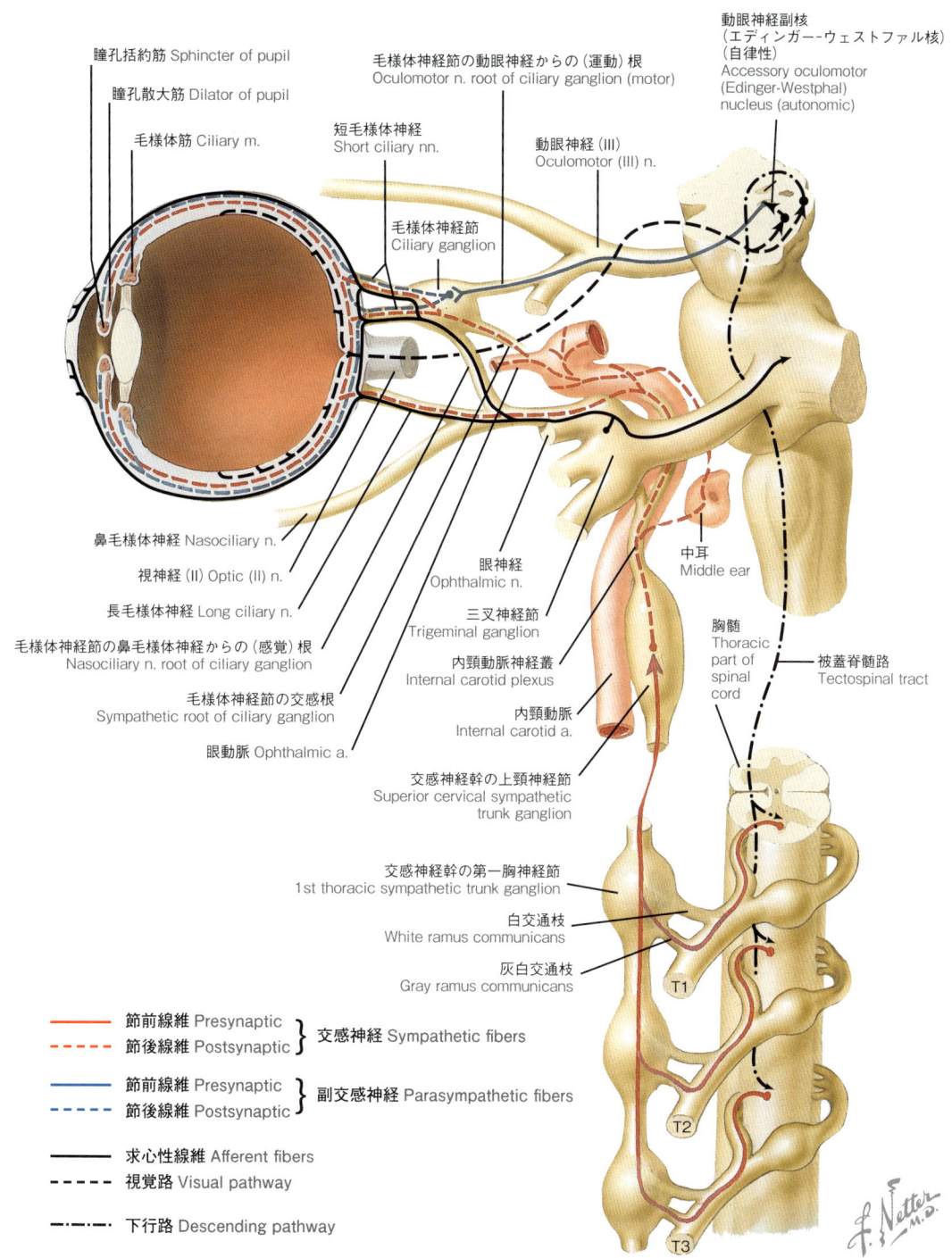

3 脳神経

第V脳神経：三叉神経

概説

大部（感覚根）と小部（運動根）からなり，これらは卵円孔付近で合し，下顎神経となる．
感覚根は中頭蓋窩にある三叉神経節で3枝に分かれる．
- 三叉神経の眼神経は上眼窩裂を通る（眼窩に進入する）．
- 三叉神経の上顎神経は正円孔を通る（翼口蓋窩に進入する）．
- 三叉神経の下顎神経は卵円孔を通る（側頭下窩に進入する）．

各枝の一次ニューロンは以下の感覚を伝える．
- 痛覚と温覚（一次ニューロンの細胞体は三叉神経節に存在）．
- 識別性触覚（一次ニューロンの細胞体は三叉神経節に存在）．
- 固有感覚（一次ニューロンの細胞体は三叉神経中脳路核に存在）．

副交感性成分は三叉神経のすべての枝の中を通り，頭頸部に分布する．

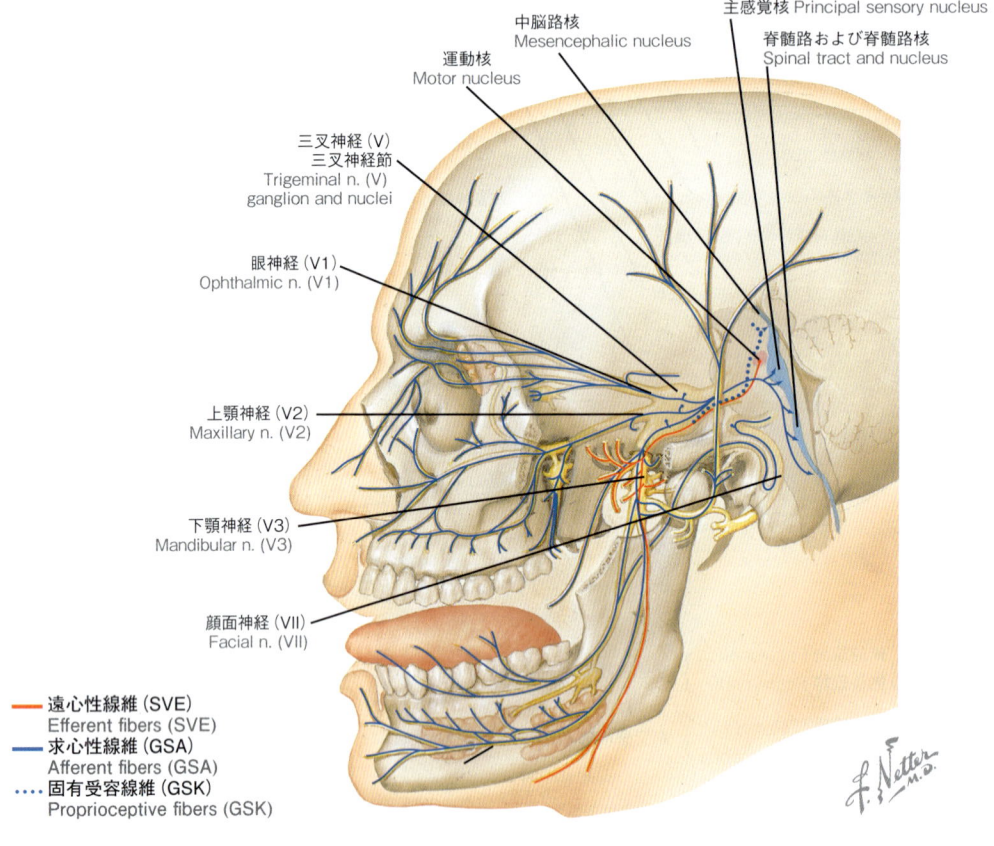

脳神経

第Ⅴ脳神経：三叉神経（つづき）

細胞柱の機能	起始	投射	概要	備考
GSA	求心性線維は頭部の皮膚および深部組織の各種感覚受容器（侵害受容器，機械受容器，固有感覚受容器など）から始まる	痛覚，温度感覚，識別力のない触覚を伝える線維は三叉神経脊髄路核に投射する　識別力のある触覚と圧覚を伝える線維は三叉神経主感覚核に投射する	GSA線維は頭部の大部分の感覚を支配する　GSA線維からの情報は三叉神経毛帯（三叉神経視床路）を経て意識にのぼる	主要な3枝に分かれて末梢に分布する： • 眼神経 • 上顎神経 • 下顎神経 痛覚，温覚，触覚をつかさどる一次ニューロンは三叉神経節に細胞体をもつ　外受容性の一次ニューロンは三叉神経節に，固有感覚受容器の一次ニューロンは三叉神経中脳路核に細胞体をもつ
SVE	三叉神経運動核（橋に存在）から始まる	咀嚼筋に分布する： • 咬筋 • 側頭筋 • 内側翼突筋 • 外側翼突筋 咀嚼筋以外では以下の筋に分布する： • 顎舌骨筋 • 顎二腹筋前腹 • 鼓膜張筋 • 口蓋帆張筋	SVE線維は第一鰓弓由来の筋の運動を支配する	

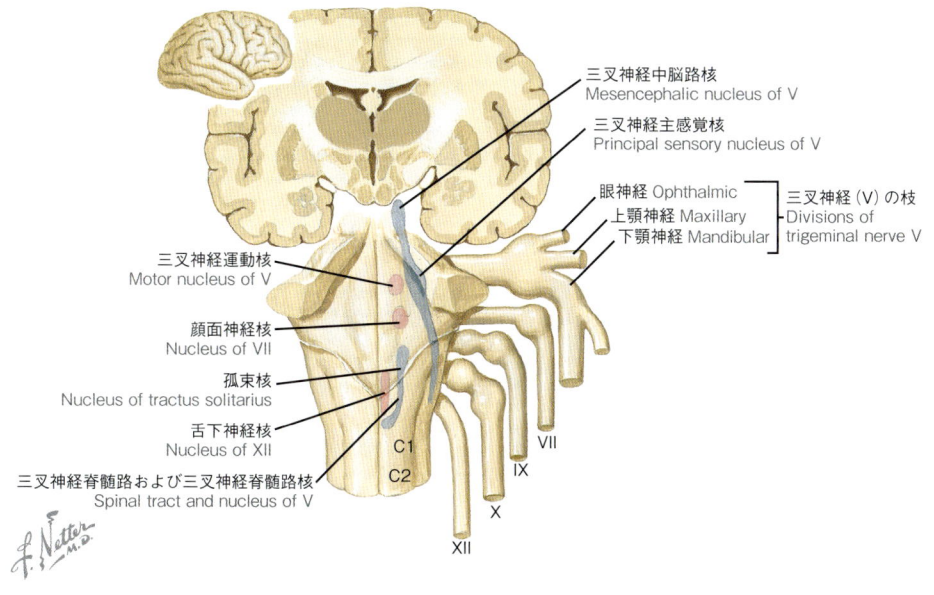

3 脳神経

第Ⅴ脳神経：三叉神経（つづき）

眼神経（V₁）
三叉神経の第1枝である眼神経（V₁）は機能的には感覚性である 本幹は中頭蓋窩から始まる 海綿静脈洞の外側壁に沿って，動眼神経および滑車神経の直下，上顎神経の上側を前進する 眼窩に入る前に細いテント枝を出す 上眼窩裂を通って眼窩に進入する直前に主要な3枝に分かれる： • 涙腺神経 • 前頭神経 • 鼻毛様体神経

中頭蓋窩内の枝		
神経	由来	走行
テント枝（硬膜枝）	三叉神経の眼神経	反回して，後方に走り，脳硬膜の一部に分布する • 小脳鎌 • 小脳テント
涙腺神経	眼神経（V₁）の主要3枝の1つである	眼神経の主要3枝中最小 前進して上眼窩裂から眼窩に進入する 眼窩中では涙腺動脈とともに外側直筋の上縁を外側に走る 涙腺の手前で，交通枝により，上顎神経（V₂）の枝である頬骨神経から自律神経線維を受ける 涙腺に入って同部を支配するとともに，結膜に分布し，さらに眼窩隔膜を貫いて上眼瞼の皮膚を支配する
前頭神経	眼神経（V₁）の主要3枝の1つ	眼神経の主要3枝中最大 前進して上眼窩裂から眼窩に進入する 眼窩中では眼窩骨膜と上眼瞼挙筋の間を前進する 眼窩の前後的中央部で，眼窩上神経と滑車上神経の2終枝に分かれる
眼窩上神経	前頭神経	前頭神経の眼窩内における2終枝の1つ 上眼瞼挙筋と眼窩骨膜の間を前進する 前進して眼窩上孔（切痕）に達する 眼窩上縁で前頭洞，皮膚，上眼瞼の結膜に枝を送る 頭皮に沿って上行する 内側枝と外側枝に分かれ，頭頂の頭皮に達する
滑車上神経		前頭神経の眼窩内における2終枝の1つ 眼窩内で滑車上動脈と並走し，滑車に向かって前進する 滑車の付近で前頭切痕から出る 頭皮内の表情筋の深層を上行し，筋を貫いて皮膚に分布する

脳神経

第V脳神経：三叉神経（つづき）

神経	由来	走行
鼻毛様体神経	眼神経（V₁）の主要3枝の1つ	前進して上眼窩裂から眼窩に進入する 視神経の外側で眼窩に進入する 視神経を越えて前内側に出た後，内側直筋と上斜筋の間を眼窩内側壁に沿って進む 上記経過中に，毛様体神経節への感覚根，長毛様体神経，後篩骨神経を出し，前篩骨孔付近で前篩骨神経と滑車下神経に分かれて終わる
毛様体神経節の感覚根	鼻毛様体神経	視神経の外側を前進し，毛様体神経節に入る 短毛様体神経に進むGSA線維を運ぶ
短毛様体神経	毛様体神経節	毛様体神経節から起こり，眼球後面に向かう 眼球への感覚線維と，瞳孔括約筋および毛様体筋への副交感性節後線維を運ぶ
長毛様体神経	鼻毛様体神経	2〜4本あり，前進して眼球強膜の後部に入る 瞳孔散大筋に向かう交感性の節後線維が長毛様体神経に合流し，眼球に向かう
後篩骨神経		上斜筋の下を通って後篩骨孔に入る 蝶形骨洞と後篩骨洞に分布する
前篩骨神経		眼窩内側壁で起こる 前篩骨孔に入り，小管を通って前頭蓋窩に入る 前・中篩骨洞に枝を送り，内鼻枝（内側鼻枝と外側鼻枝）を経て鼻腔に入って分布する 外鼻枝として鼻背の皮膚に終わる
外鼻枝	前篩骨神経の終枝	外側鼻軟骨と鼻骨下縁の間から皮下に出る 外鼻孔周囲の鼻翼，鼻尖の皮膚に分布する
内鼻枝		鼻腔に入ると，内側鼻枝（中隔枝）と外側鼻枝に分かれ，鼻前庭内面の皮膚に分布する
滑車下神経	鼻毛様体神経	眼神経の枝である鼻毛様体神経の終枝の1つ 内側直筋の上縁に沿って前進する 滑車の下を内眼角に向かう 眼瞼および鼻根の皮膚，結膜，すべての涙器に分布する

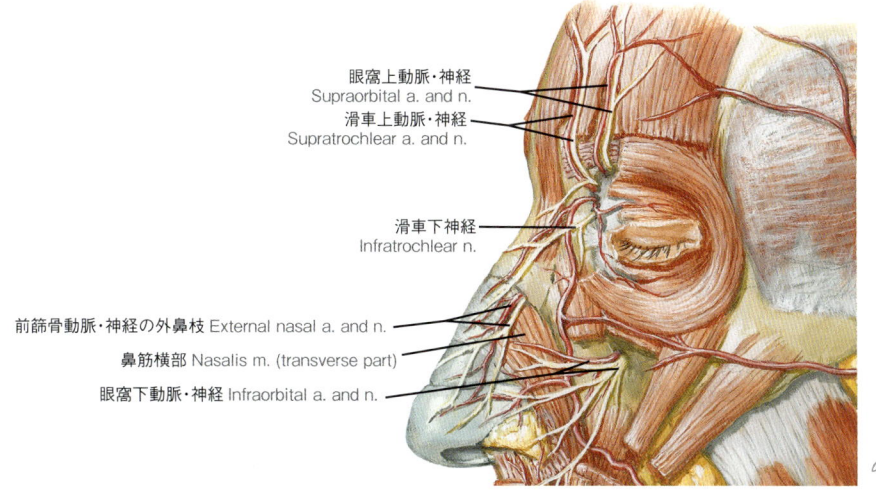

神経解剖学の基礎と脳神経／BASIC NEUROANATOMY AND CRANIAL NERVES

3 脳神経

第Ⅴ脳神経：三叉神経（つづき）

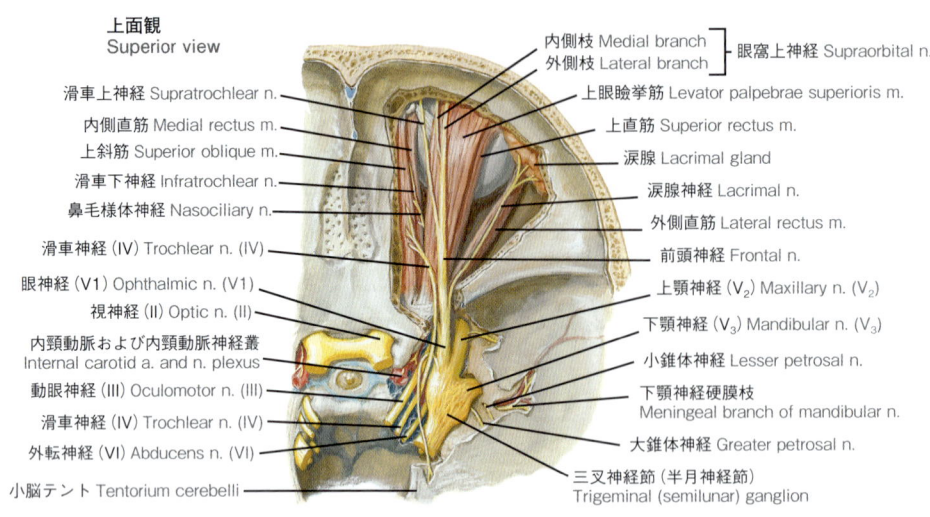

上面観
Superior view

- 滑車上神経 Supratrochlear n.
- 内側直筋 Medial rectus m.
- 上斜筋 Superior oblique m.
- 滑車下神経 Infratrochlear n.
- 鼻毛様体神経 Nasociliary n.
- 滑車神経 (Ⅳ) Trochlear n. (IV)
- 眼神経 (V₁) Ophthalmic n. (V1)
- 視神経 (Ⅱ) Optic n. (II)
- 内頸動脈および内頸動脈神経叢 Internal carotid a. and n. plexus
- 動眼神経 (Ⅲ) Oculomotor n. (III)
- 滑車神経 (Ⅳ) Trochlear n. (IV)
- 外転神経 (Ⅵ) Abducens n. (VI)
- 小脳テント Tentorium cerebelli
- 内側枝 Medial branch / 外側枝 Lateral branch — 眼窩上神経 Supraorbital n.
- 上眼瞼挙筋 Levator palpebrae superioris m.
- 上直筋 Superior rectus m.
- 涙腺 Lacrimal gland
- 涙腺神経 Lacrimal n.
- 外側直筋 Lateral rectus m.
- 前頭神経 Frontal n.
- 上顎神経 (V₂) Maxillary n. (V₂)
- 下顎神経 (V₃) Mandibular n. (V₃)
- 小錐体神経 Lesser petrosal n.
- 下顎神経硬膜枝 Meningeal branch of mandibular n.
- 大錐体神経 Greater petrosal n.
- 三叉神経節（半月神経節）Trigeminal (semilunar) ganglion

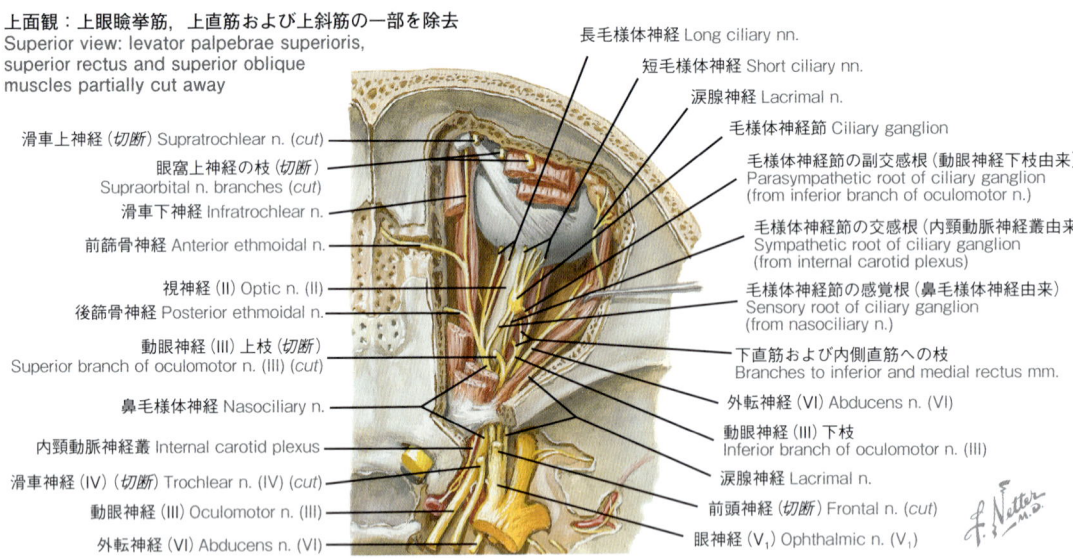

上面観：上眼瞼挙筋，上直筋および上斜筋の一部を除去
Superior view: levator palpebrae superioris, superior rectus and superior oblique muscles partially cut away

- 滑車上神経（切断）Supratrochlear n. (cut)
- 眼窩上神経の枝（切断）Supraorbital n. branches (cut)
- 滑車下神経 Infratrochlear n.
- 前篩骨神経 Anterior ethmoidal n.
- 視神経 (Ⅱ) Optic n. (II)
- 後篩骨神経 Posterior ethmoidal n.
- 動眼神経 (Ⅲ) 上枝（切断）Superior branch of oculomotor n. (III) (cut)
- 鼻毛様体神経 Nasociliary n.
- 内頸動脈神経叢 Internal carotid plexus
- 滑車神経 (Ⅳ)（切断）Trochlear n. (IV) (cut)
- 動眼神経 (Ⅲ) Oculomotor n. (III)
- 外転神経 (Ⅵ) Abducens n. (VI)
- 長毛様体神経 Long ciliary nn.
- 短毛様体神経 Short ciliary nn.
- 涙腺神経 Lacrimal n.
- 毛様体神経節 Ciliary ganglion
- 毛様体神経節の副交感根（動眼神経下枝由来）Parasympathetic root of ciliary ganglion (from inferior branch of oculomotor n.)
- 毛様体神経節の交感根（内頸動脈神経叢由来）Sympathetic root of ciliary ganglion (from internal carotid plexus)
- 毛様体神経節の感覚根（鼻毛様体神経由来）Sensory root of ciliary ganglion (from nasociliary n.)
- 下直筋および内側直筋への枝 Branches to inferior and medial rectus mm.
- 外転神経 (Ⅵ) Abducens n. (VI)
- 動眼神経 (Ⅲ) 下枝 Inferior branch of oculomotor n. (III)
- 涙腺神経 Lacrimal n.
- 前頭神経（切断）Frontal n. (cut)
- 眼神経 (V₁) Ophthalmic n. (V₁)

脳神経

第V脳神経：三叉神経（つづき）

上顎神経（V₂）	
三叉神経の第2枝である上顎神経（V₂）は機能的には感覚性である 三叉神経から分かれ，海綿静脈洞の外側壁に沿って前進する 中頭蓋窩から正円孔を通って翼口蓋窩に進む 翼口蓋窩中で4枝に分かれる これら4枝のうち，眼窩下神経は上顎神経の本幹の続きとみなされる	
神経	走行
中頭蓋窩での枝	
硬膜枝	中頭蓋窩で細い硬膜枝を出し，脳硬膜を支配する
翼口蓋窩での枝	
後上歯槽枝	翼上顎裂を通って側頭下窩に進む 側頭下窩で，上顎骨後面に沿って上顎結節に向かう 上顎大臼歯部に歯肉枝を出す 上顎骨後面に進入し，上顎洞と上顎大臼歯および同歯の歯肉と周囲の粘膜に分布するが，上顎第一大臼歯の近心頬側根には分布しない場合がある
頬骨神経	下眼窩裂を通って眼窩に進む 眼窩外側壁で頬骨側頭枝（側頭部の皮膚に分布）と頬骨顔面枝（頬の皮膚に分布）に分かれる 頬骨神経からの交通枝が眼神経（V₁）の枝である涙腺神経と交通し，涙腺への自律神経線維を運ぶ
翼口蓋神経	通常1ないし2本の翼口蓋神経が分かれ，上顎神経と翼口蓋神経節の間を連絡する GSA線維を含む．GSA線維は翼口蓋神経節でシナプスをつくらず，神経節から末梢に向かう枝に進む 翼口蓋神経節から涙腺に向かう自律性節後線維を含む〔翼口蓋神経節では，翼突管神経［Vidian（ビディアン）神経］からの副交感性節前線維と節後線維がシナプスを形成する〕
眼窩下神経	上顎神経本幹の続きである 下眼窩裂を通って眼窩に進む 眼窩下溝から眼窩下管を通って前進し，眼窩下孔から顔面に出る 眼窩下管内で前上歯槽枝と中上歯槽枝の2枝を出す
翼口蓋神経節からの枝	
咽頭枝	口蓋骨鞘突管を通って咽頭鼻部に分布する
眼窩枝	下眼窩裂を通り眼窩に入る細い神経 眼窩骨膜に感覚枝を出し，蝶形骨洞に分布する枝を送る
上後鼻枝	上顎神経（V₂）の枝 翼口蓋窩中で翼口蓋神経節から起こる 蝶口蓋孔を通って鼻腔に入り，内側上後鼻枝と外側上後鼻枝に分かれる
外側上後鼻枝	上後鼻枝の枝で，鼻腔後上部の上鼻甲介，中鼻甲介および後篩骨蜂巣付近の外側壁に分布する
内側上後鼻枝	上顎神経（V₂）の枝である上後鼻枝から起こる 鼻中隔の後部および鼻腔底に分布する

3 脳神経

第V脳神経：三叉神経（つづき）

翼口蓋神経節からの枝（つづき）	
大口蓋神経	大口蓋管を通って下行し，大口蓋孔から硬口蓋に出る 小臼歯部から硬口蓋後縁にかけての口蓋側歯肉と正中までの口蓋粘膜に分布する
大口蓋神経の下後鼻枝	大口蓋神経は大口蓋管内を下行中に下後鼻枝を出す 鼻腔後部の中鼻道付近の外側壁に分布する
小口蓋神経	大口蓋管を通って下行し，小口蓋孔から出て軟口蓋に分布する
鼻口蓋神経	翼口蓋窩中で翼口蓋神経節から起こる 蝶口蓋孔を通って鼻腔に入る 鼻腔の上部を通って鼻中隔に達し，鼻中隔に沿って前下方に進みながら同部を支配し，切歯管に至る 切歯管を通過して，中切歯から犬歯にかけての歯肉と口蓋粘膜に分布する
眼窩下管中の枝	
中上歯槽枝	不定枝，30%の割合で存在 存在する場合は，眼窩下管中で眼窩下神経から分かれる 下行して上歯神経叢に加わり，上顎洞の一部，小臼歯，第一大臼歯の近心頬側根およびこれらの歯の歯肉と周囲の粘膜に分布する
前上歯槽枝	眼窩下神経から分かれ，眼窩下管中で小枝を出して下鼻道とそれに対応する鼻中隔，さらに上顎洞を支配する 下行して上歯神経叢に加わり，上顎洞の一部，上顎中切歯・側切歯・犬歯およびこれらの歯の歯肉と周囲の粘膜に分布する
眼窩下孔を出た後の枝	
眼窩下神経の上唇枝	上唇に分布する
眼窩下神経の鼻枝	鼻翼の皮膚に分布する
眼窩下神経の下眼瞼枝	下眼瞼の皮膚に分布する

脳神経

第Ⅴ脳神経：三叉神経（つづき）

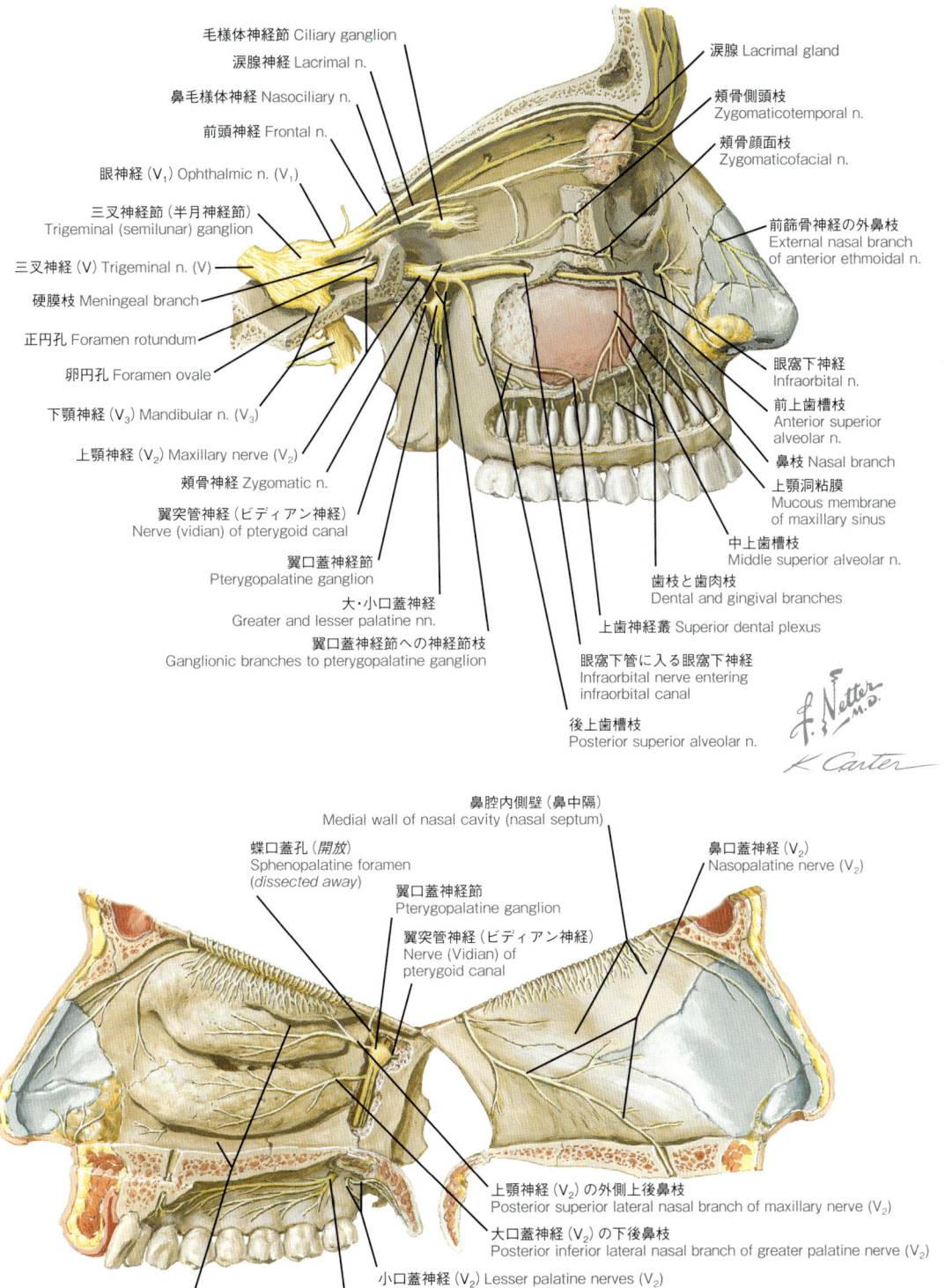

神経解剖学の基礎と脳神経／BASIC NEUROANATOMY AND CRANIAL NERVES

3 脳神経

第Ⅴ脳神経：三叉神経（つづき）

下顎神経（V₃）				
概要	由来	走行	分枝	
			前枝	後枝
下顎神経（V₃）は三叉神経の3枝中最大である　感覚と運動の機能をもつ	感覚根（大部）と運動根（小部）からなり，両者は下顎神経が卵円孔から側頭下窩へ出た直後に合流する	最初に硬膜枝と内側翼突筋神経を出し，その後，前枝と後枝に分枝する	細く，主として運動性（頬神経のみ感覚性）： ・咬筋神経 ・前・後深側頭神経 ・外側翼突筋神経 ・頬神経	太く，主として感覚性（顎舌骨筋神経のみ運動性）： ・耳介側頭神経 ・舌神経 ・下歯槽神経 ・顎舌骨筋神経
下顎神経の本幹からの枝				
硬膜枝	卵円孔を通ると，下顎神経の本幹は口蓋帆張筋と外側翼突筋の間を走る その後，硬膜枝とよばれる外側枝を出す 棘孔を通り，中頭蓋窩に出て，脳硬膜に分布する			
内側翼突筋神経	卵円孔を通ると，下顎神経の本幹は口蓋帆張筋と外側翼突筋の間を走る その後，内側翼突筋神経とよばれる内側枝を出す 口蓋帆張筋と鼓膜張筋も支配する			
下顎神経の前枝				
枝	走行			
咬筋神経	外側翼突筋の上を外側方に進む 顎関節の前方，側頭筋の停止腱の後方に位置する 咬筋動脈とともに下顎切痕を越え，咬筋に分布する 顎関節にも小枝を送る			
前・後深側頭神経	外側翼突筋の上方で，頭蓋骨と側頭筋の間を上方に進み，側頭筋の深側から同筋に分布する 顎関節に小枝を送る			
外側翼突筋神経	深側から外側翼突筋に進入する しばしば頬神経から起こる			
頬神経	外側翼突筋の上頭と下頭の間を通る 側頭筋下部に沿って下行し，咬筋前縁の深層から現われる 頬筋を被う皮膚に枝を送った後，頬筋を貫いて，頬筋内面を被う粘膜と下顎大臼歯部の歯肉に分布する			
下顎神経の後枝				
枝	走行			
耳介側頭神経	通常，中硬膜動脈を挟む2根から始まる 外側翼突筋の直下を後方に向かい，下顎頭の内側に進む 次いで耳下腺の深部，耳介と下顎頭の間で，浅側頭動・静脈に沿って上方に向きを変える 耳下腺の上縁から頬骨弓を越えて上行し，多数の浅側頭枝に分かれる			
舌神経	外側翼突筋と内側翼突筋の間で，下歯槽神経の前内方を走行する 後方から鼓索神経が合流する 内側翼突筋と下顎枝の間を前下方に進み，上咽頭収縮筋および内側翼突筋と下顎骨の間を通って口腔に入る 舌前部2/3の粘膜と下顎歯舌側の歯肉に分布する			
下歯槽神経	下顎神経最大の枝である 下歯槽動脈とともに下行し，蝶下顎靱帯と下顎枝の間を通って下顎孔に入る 下顎孔に入ると，下顎管内を走り，第二小臼歯部でオトガイ神経と切歯枝として終わる すべての下顎歯（下歯槽神経と切歯枝による），歯根膜（下歯槽神経と切歯枝による）と正中から小臼歯部までの歯肉（オトガイ神経による）に分布する			
顎舌骨筋神経	下歯槽神経が下顎孔に入る直前に出す枝 下顎枝内面の溝を下行し，顎舌骨筋の表層に達する 顎舌骨筋と顎二腹筋前腹に分布する			

脳神経

第Ⅴ脳神経：三叉神経（つづき）

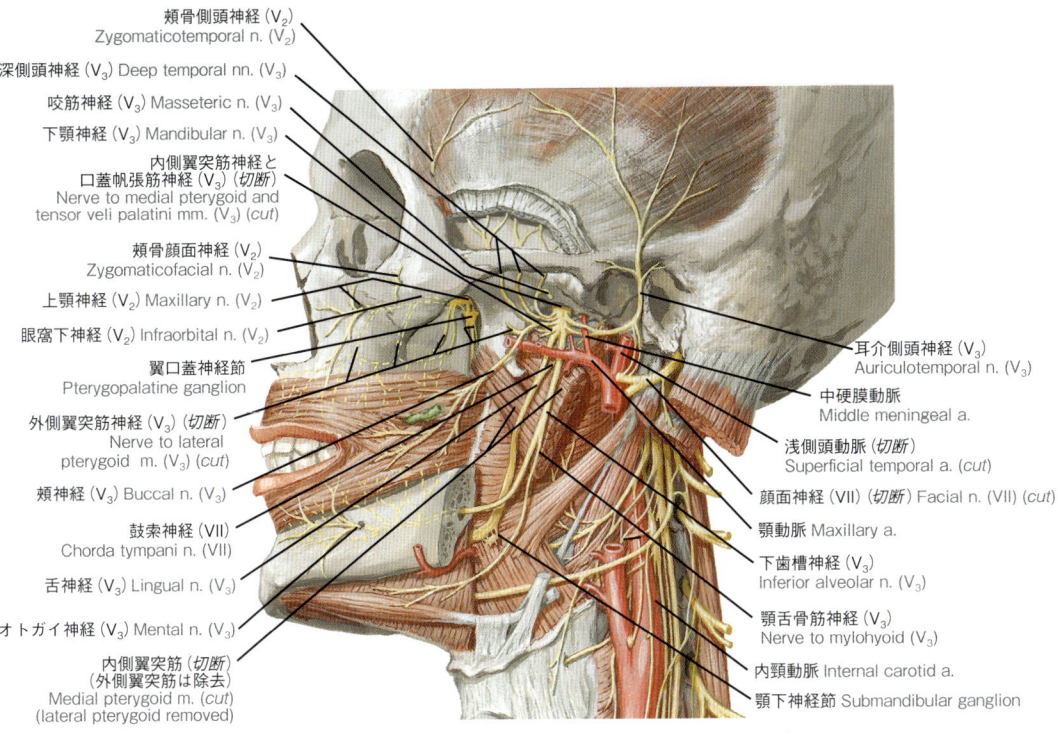

三叉神経の伝導路

三叉神経の伝導路によって以下の感覚が意識にのぼる：
- 痛覚と温度感覚
- 識別力のない触覚
- 識別力のある触覚
- 圧覚

感覚性の伝導路は3つのニューロンからなる：
- 一次ニューロン
- 二次ニューロン
- 三次ニューロン

反対側の腹側三叉神経視床路を通る
識別力のある触覚と圧覚を伝える線維の一部は同側の背側三叉神経視床路を通るが，少量である
固有感覚受容一次ニューロンは，中枢神経系内（三叉神経中脳路核）に細胞体をもつ．このような一次ニューロンは三叉神経の他には類をみない

感覚の種類	三叉神経感覚核	上行性伝導路
痛覚，温度感覚，識別力のない触覚	三叉神経脊髄路核	腹側三叉神経視床路
識別力のある触覚，圧覚	三叉神経主（上）感覚核	腹側三叉神経視床路（一部は背側三叉神経視床路）
固有感覚	中脳路核	三叉神経運動核に投射し，下顎反射と咬合力を調節する

3 脳神経

第V脳神経：三叉神経（つづき）

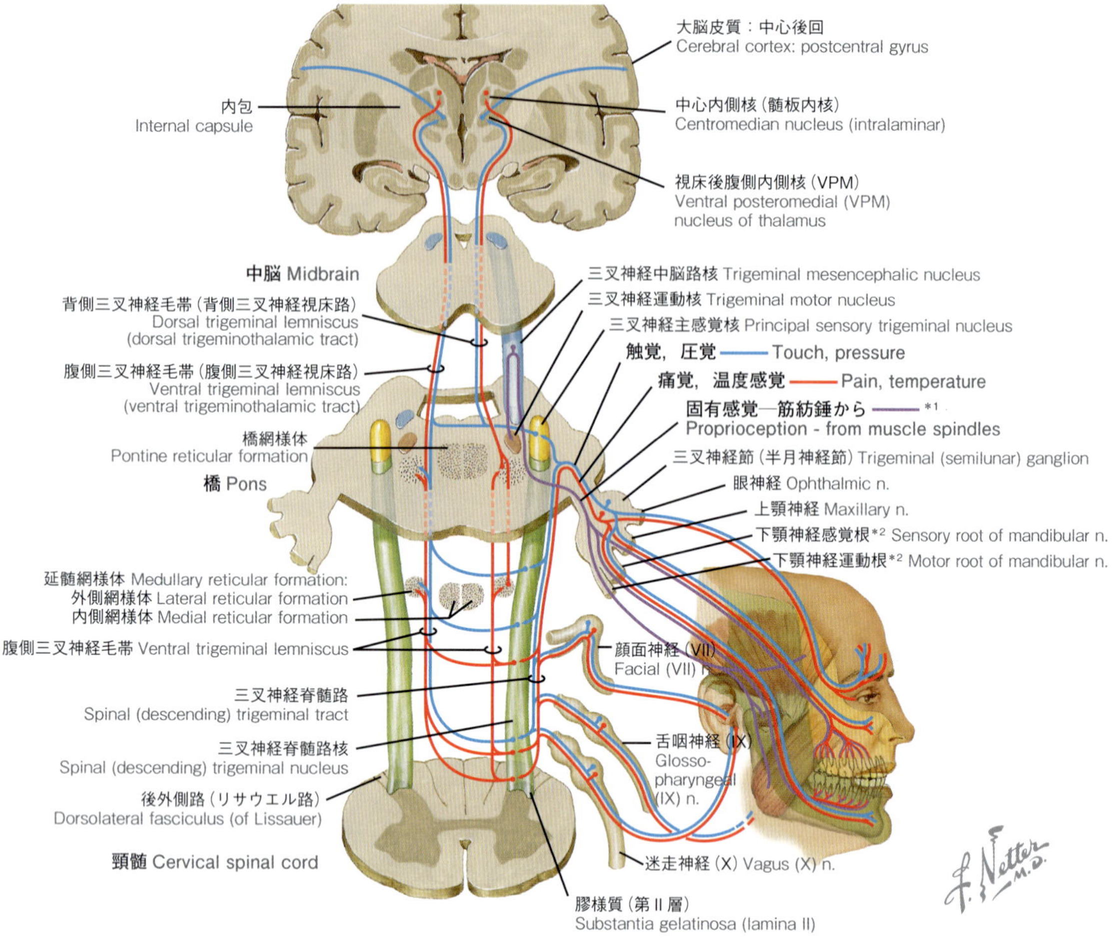

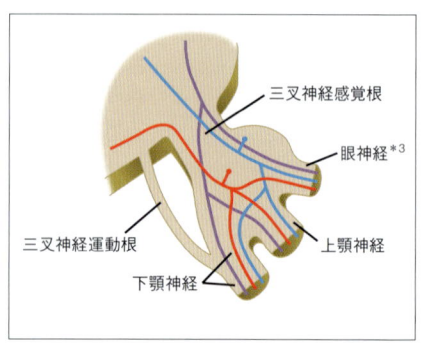

*1訳注：紫色の神経線維のうち，運動根として描かれているものは，下顎神経の中を通って筋肉内に入るように描かれるべきである．

*2訳注：三叉神経節から分かれた下顎神経を下顎神経感覚根とよび，三叉神経運動根を下顎神経運動根とよぶ場合がある．しかし，三叉神経運動根は三叉神経感覚根および三叉神経節の下を外側に進んで卵円孔付近で下顎神経に合流するもので，三叉神経節から末梢に向けて分かれる枝は眼神経，上顎神経，下顎神経の3つだけである（右図参照）．

*3訳注：一般に，眼神経は中脳路核の固有感覚受容一次ニューロンの軸索を含むと考えられているが，ヒトでは確実な証明がなされていない．

脳神経

第V脳神経：三叉神経（つづき）

三叉神経の主要な上行性伝導路			
ニューロンの種類	痛覚と温度感覚の伝導路	識別力のない触覚の伝導路	識別力のある触覚と圧覚の伝導路
一次ニューロン	軸索（AδまたはC）は三叉神経の枝である眼神経，上顎神経，下顎神経の受容器から始まる 一次ニューロンは三叉神経節に細胞体をもつ 軸索は橋に進入する 軸索は，橋から頸髄上部にかけて存在する脊髄路を下行する 軸索は二次ニューロンの細胞体にシナプス結合する	軸索（Aβ）は三叉神経の枝である眼神経，上顎神経，下顎神経の受容器から始まる 一次ニューロンは三叉神経節に細胞体をもつ 軸索は橋に進入する 軸索は次のいずれかの経路をたどる： • 橋から頸髄上部にかけて存在する脊髄路を下行する • 上行して二次ニューロンの細胞体にシナプス結合する 軸索は二次ニューロンの細胞体にシナプス結合する	軸索（Aβ）は三叉神経の枝である眼神経，上顎神経，下顎神経の受容器から始まる 一次ニューロンは三叉神経節に細胞体をもつ 軸索は橋に進入する 軸索は上行して二次ニューロンの細胞体にシナプス結合する
二次ニューロン	二次ニューロンの軸索は，橋から頸髄上部にかけて存在する脊髄路核（尾側亜核）の細胞体から始まる 軸索は交叉し，腹側三叉神経視床路（腹側三叉神経毛帯）を視床まで上行する 軸索は三次ニューロンの細胞体にシナプス結合する	二次ニューロンの軸索は次のいずれかの経路で視床に投射する： • 脊髄路核（中位亜核または吻側亜核）から始まり，交叉し，腹側三叉神経視床路（腹側三叉神経毛帯）を視床まで上行する • 主（上）感覚核から始まり，交叉し，腹側三叉神経視床路（腹側三叉神経毛帯）を視床まで上行する（注：一部の軸索は同側の背側三叉神経視床路を上行する） 軸索は三次ニューロンの細胞体にシナプス結合する	二次ニューロンの軸索は，橋の主感覚核の細胞体から始まる 軸索は交叉し，腹側三叉神経視床路（腹側三叉神経毛帯）を視床まで上行する（一部の線維は同側の背側三叉神経視床路を上行する） 軸索は三次ニューロンの細胞体とシナプス結合する
三次ニューロン	三次ニューロンの軸索は視床後腹側内側核（VPM）の細胞体から始まる 軸索は，内包後脚を通って上行し，中心後回に投射する	三次ニューロンの軸索はVPMの細胞体から始まる 軸索は，内包後脚を通って上行し，中心後回に投射する	三次ニューロンの軸索はVPMの細胞体から始まる 軸索は，内包後脚を通って上行し，中心後回に投射する
三叉神経の固有感覚			
感覚線維は下顎神経の支配領域の筋紡錘からの感覚情報を伝える 感覚ニューロンの細胞体は中脳内の中脳路核に位置する 軸索は，咀嚼筋を支配する三叉神経運動核に投射し，下顎反射と咬合力を調節する			

3 脳神経

第VII脳神経：顔面神経

細胞柱の機能	起始	投射	概要	備考
GSA	求心性線維は，外耳の皮膚および鼓膜の各種感覚受容器（侵害受容器，機械受容器）から始まる	痛覚と温度感覚を伝える線維は，三叉神経脊髄路核に投射する	GSA線維は顔面神経のうち，中間神経を通る GSA線維は外耳と鼓膜の一部の感覚を支配する 顔面神経のGSA線維は三叉神経視床路（三叉神経毛帯）に接続し，感覚が意識にのぼる	顔面神経のGSA成分の受容野は大変狭い 一次ニューロンは膝神経節に細胞体をもつ
SVA	求心性線維は，舌前部2/3の味覚受容器から始まる	一次求心性線維は，孤束を通り，孤束核に投射する	SVA線維は顔面神経のうち，中間神経を通る SVA線維は舌前部2/3の味蕾からの味覚を伝える	一次ニューロンは膝神経節に細胞体をもつ
GVA*	求心性線維は，咽頭鼻部の粘膜の各種感覚受容器（侵害受容器など）から始まる	一次求心性線維は，孤束を通り，孤束核に投射する	GVA線維は顔面神経のうち，中間神経を通る GVA線維はSVA線維と同様の経路をたどる	一次ニューロンは膝神経節に細胞体をもつ
GVE	副交感性節前線維は上唾液核から起こる	副交感性節後線維は涙腺，鼻腺，顎下腺，舌下腺に分布する	GVE線維は顔面神経のうち，中間神経を通る	GVE成分は2つの神経節をもつ： • 翼口蓋神経節 • 顎下神経節
SVE	顔面神経核から起こる	顔面表情筋，茎突舌骨筋，顎二腹筋後腹，アブミ骨筋に分布する	SVE線維は顔面神経運動根を通る SVE線維は第二鰓弓由来の筋に分布する	Bell（ベル）麻痺では，初期症状としてSVE線維の支配を受ける筋に麻痺がみられる

* 訳注：GVA線維は大錐体神経を経て，GVEの節後線維とともに鼻粘膜に分布する可能性が考えられるが，詳細は知られていない．

脳神経

第VII脳神経：顔面神経（つづき）

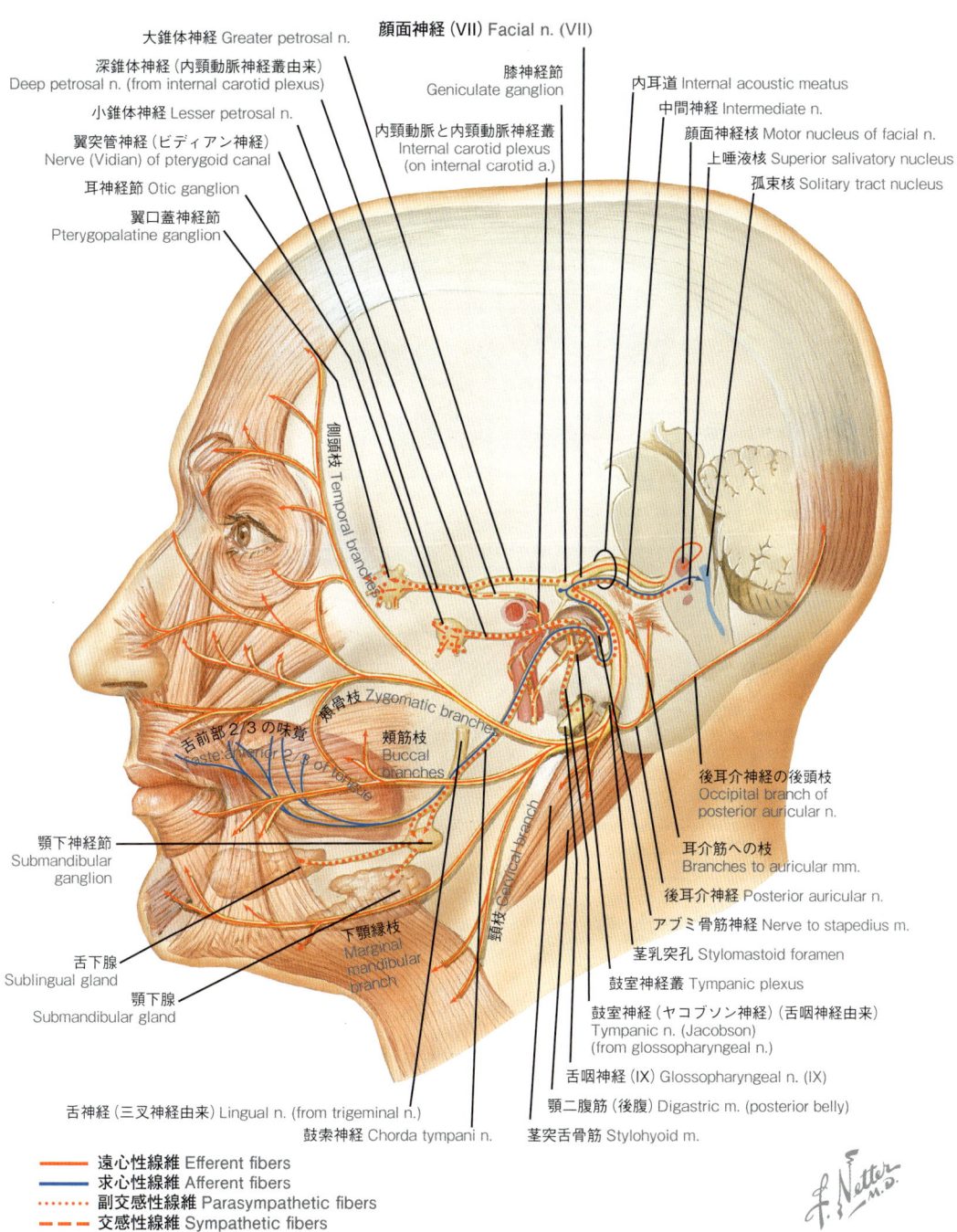

3 脳神経

第VIII脳神経：内耳神経

細胞柱の機能	起始	投射	概要	備考
SSA	蝸牛〔Corti（コルチ）器〕半規管の膨大部稜卵形嚢と球形嚢の平衡斑	蝸牛神経核と前庭神経核に投射する	SSAの線維は前庭蝸牛の多くの受容器から脳幹の各々の核へ至る	内耳神経と顔面神経の両方は内耳道に入る。またこれらの神経は内耳道の腫瘍により障害されることがある

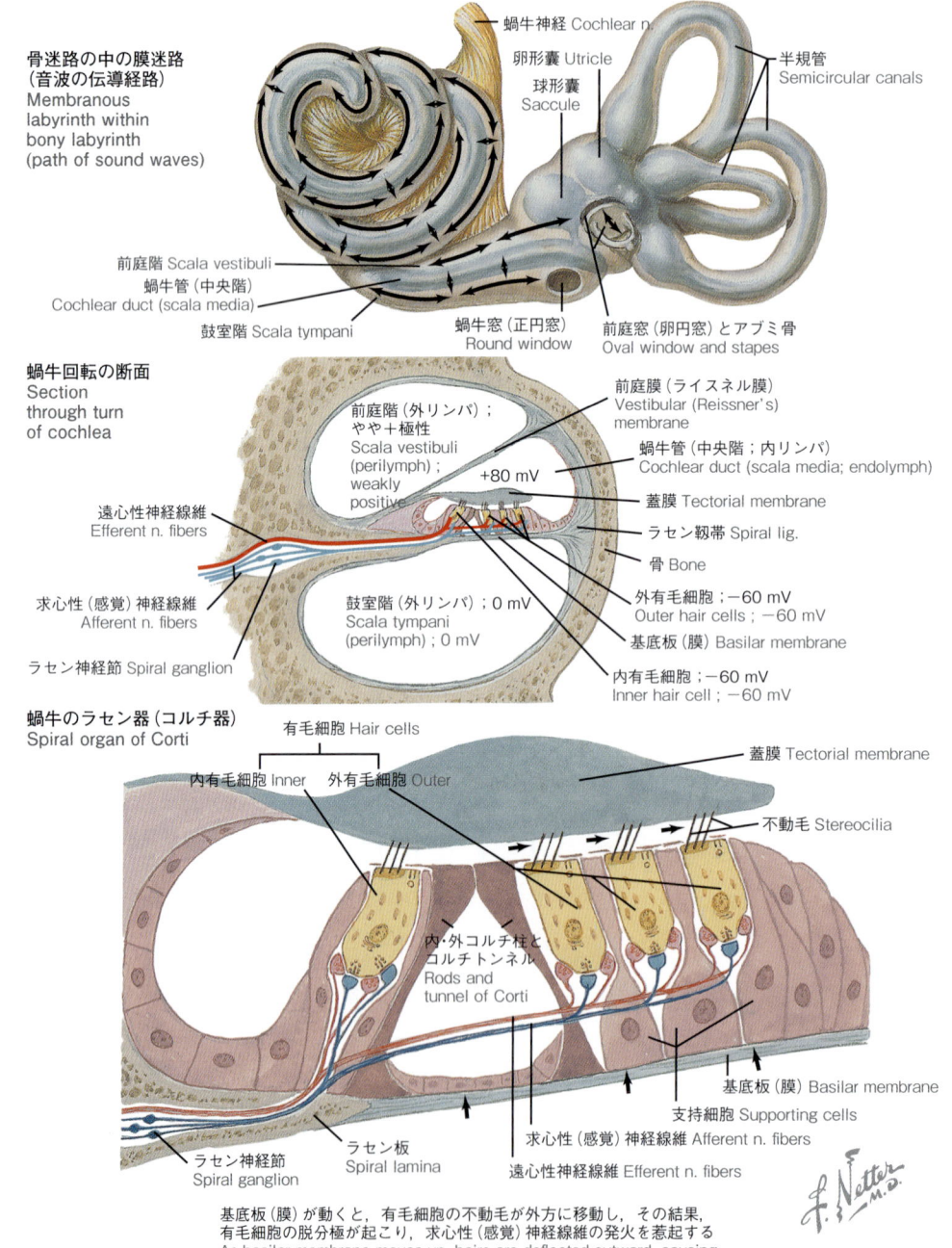

基底板（膜）が動くと，有毛細胞の不動毛が外方に移動し，その結果，有毛細胞の脱分極が起こり，求心性（感覚）神経線維の発火を惹起する
As basilar membrane moves up, hairs are deflected outward, causing depolarization of hair cells and increased firing of afferent nerve fibers

脳神経

第VIII脳神経：内耳神経（つづき）

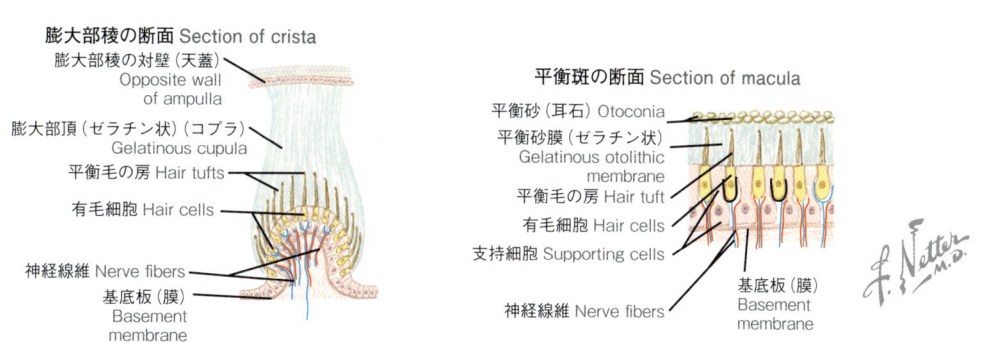

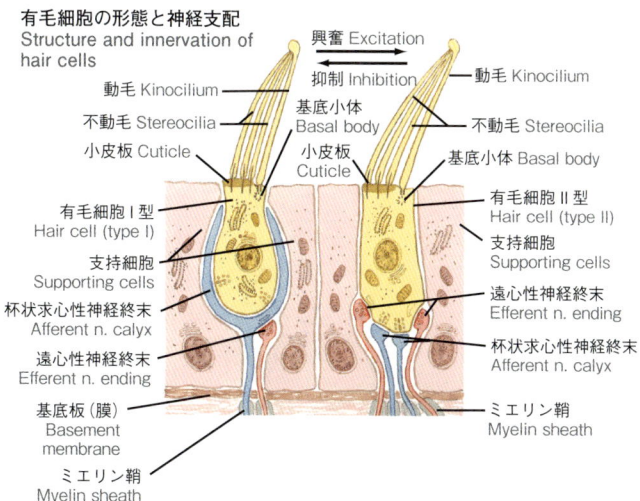

神経解剖学の基礎と脳神経／BASIC NEUROANATOMY AND CRANIAL NERVES

3 脳神経

第IX脳神経：舌咽神経

細胞柱の機能	起始	投射	概要	備考
GSA	求心性線維は外耳の皮膚と舌後部1/3の種々の受容器から始まる	痛覚と温度覚の線維は三叉神経脊髄路核に投射する	GSAの神経線維は外耳の皮膚と舌後部1/3の小領域の感覚を支配する 舌咽神経のGSA神経線維は三叉神経視床路（三叉神経毛帯）に接続し，感覚が意識にのぼる	一次ニューロンの神経細胞体は舌咽神経の上神経節に存在する
SVA	求心性線維は舌後部1/3の味覚受容器から始まる	一次求心性線維は孤束を通り，孤束核に投射する	SVAの神経線維は有郭乳頭と舌後部1/3の味蕾からの味覚を支配する	一次ニューロンの神経細胞体は舌咽神経の下神経節に存在する
GVA	求心性線維は咽頭鼻部，咽頭口部，中耳，頸動脈小体，および頸動脈洞の粘膜の種々の受容器から始まる	一次求心性線維は孤束を通り，孤束核に投射する	GVAの神経線維はSVAと同じ経路を通る	一次ニューロンの神経細胞体は舌咽神経の下神経節に存在する GVAの神経線維は主に咽頭神経叢の感覚部である
GVE	副交感神経節前線維は下唾液核から始まる	副交感神経節後線維は耳下腺を支配する	GVEの神経線維は耳下腺を支配する	GVEの神経線維には神経節が1つある： • 耳神経節
SVE	疑核から始まる	茎突咽頭筋を支配する	SVEの神経線維は第三鰓弓由来の筋を支配する	茎突咽頭筋は舌咽神経が支配する唯一の筋である

脳神経

第IX脳神経：舌咽神経（つづき）

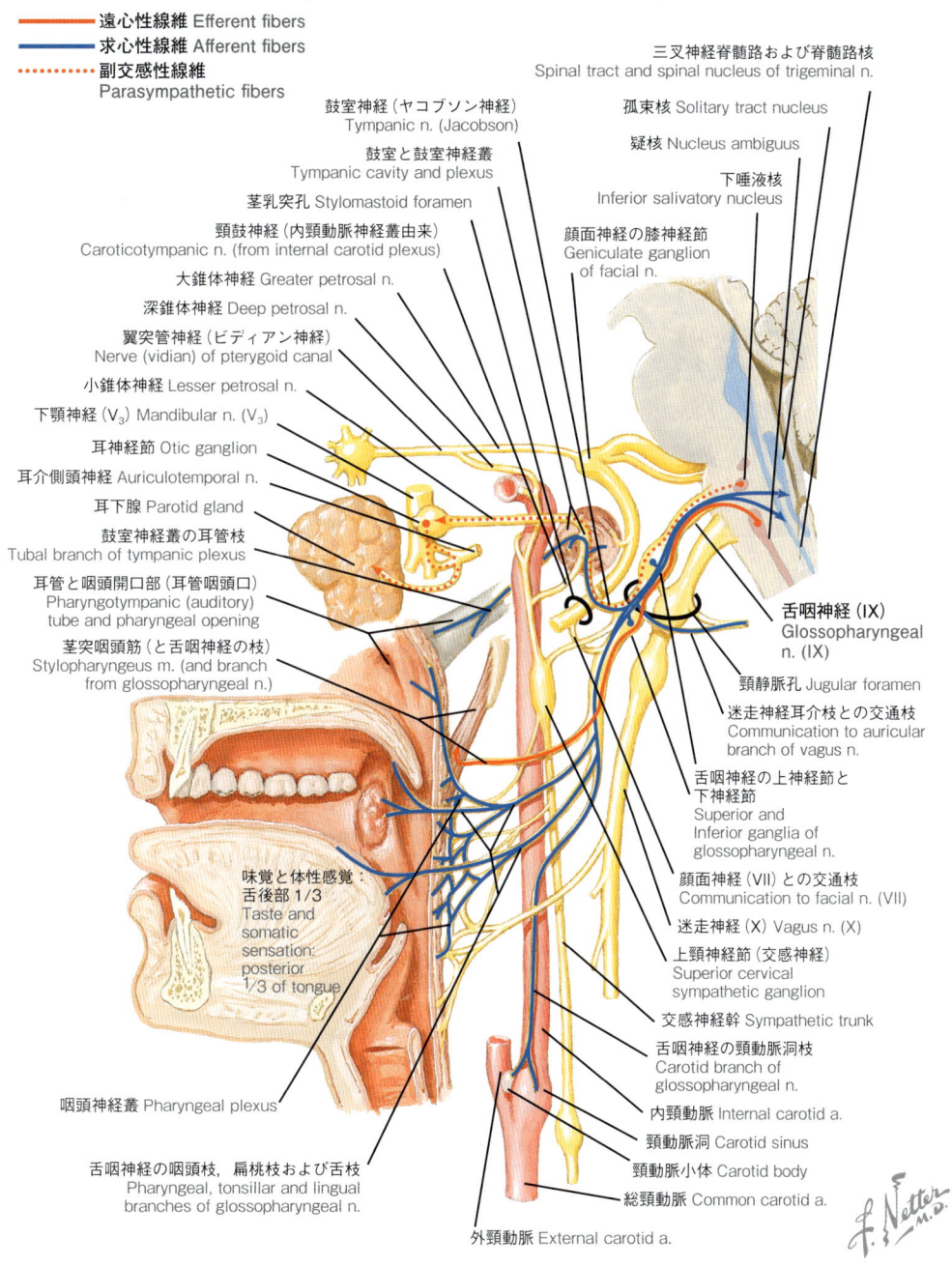

3 脳神経

第Ⅹ脳神経：迷走神経

細胞柱の機能	起始	投射	概要	備考
GSA	求心性線維は外耳の皮膚の種々の受容器から始まる	痛覚と温度覚の線維は三叉神経脊髄路核に投射する	GSAの神経線維は外耳の皮膚のきわめて狭い領域の感覚を支配する GSAの神経線維は三叉神経視床路に接続し，感覚が意識にのぼる	一次ニューロンの神経細胞体は迷走神経の上神経節に存在する
SVA	求心性線維は喉頭蓋部の味覚受容器に始まり，口蓋に分布する	一次求心性線維は孤束を通り，孤束核に投射する	SVAの神経線維は喉頭蓋部の味蕾からの味覚の線維を支配する．また口蓋にも分布する	一次ニューロンの神経細胞体は迷走神経の下神経節に存在する
GVA	求心性線維は咽頭喉頭部，喉頭，胸部および腹部の粘膜の種々の受容器から始まる	一次求心性線維は孤束を通り，孤束核に投射する	GVAの神経線維はSVAと同じ経路を通る	一次ニューロンの神経細胞体は迷走神経の下神経節に存在する
GVE	副交感神経節前線維は迷走神経背側運動核から始まる	副交感神経節後線維は胸部内臓と腹部内臓を支配する	GVEの神経線維は胸部内臓と腹部内臓を支配する	GVEの神経線維には壁内神経節がある
SVE*	疑核から始まる	咽頭筋（咽頭神経叢経由）と喉頭筋を支配する	SVEの神経線維は第四および第六鰓弓由来の筋を支配する	SVEの神経線維は咽頭神経叢（咽頭筋群）と喉頭の筋へ分布する運動要素である 迷走神経が損傷すると，損傷側の喉頭筋が麻痺する

＊ 訳注：SVEの神経線維は主として副神経に由来する．すなわち副神経の延髄根が迷走神経に合流し，第四および第六鰓弓に由来する咽頭筋と喉頭筋に至る．

脳神経

第Ⅹ脳神経：迷走神経（つづき）

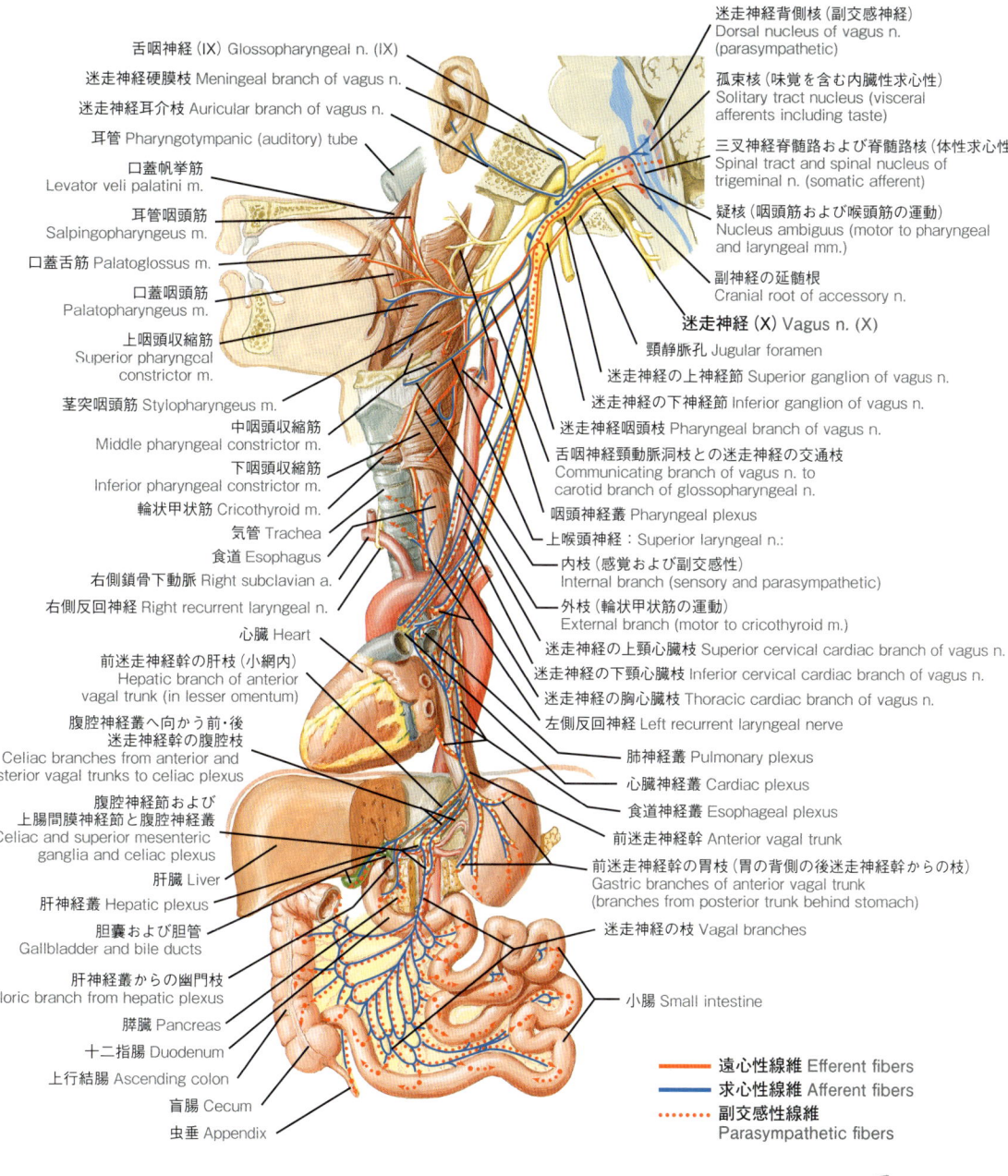

神経解剖学の基礎と脳神経／BASIC NEUROANATOMY AND CRANIAL NERVES

3 脳神経

第XI脳神経：副神経

概観

副神経については文献により記載が異なっている．
これまで延髄根と脊髄根をもつと記載されている．
副神経ではなく，迷走神経の一部であるとの考え方がある．

細胞柱の機能	起始	投射	概要	備考
SVE*/GSE	延髄根*：疑核から始まる 脊髄根：上部頸髄から始まる	延髄根：咽頭筋群を支配する（咽頭神経叢経由） 脊髄根：僧帽筋および胸鎖乳突筋を支配する	延髄根の線維は迷走神経とともに走る 脊髄根は頸髄から起こり，大後頭孔を通って頭蓋内に入る 頭蓋内に入ると，副神経は舌咽神経と迷走神経とともに頸静脈孔から頭蓋を出る	延髄根は迷走神経とともに走り，脊髄根は胸鎖乳突筋を支配して，後頸三角を通り，僧帽筋に達すると記述される

* 訳注：延髄根は迷走神経の運動根に相当する．SVE神経線維は迷走神経に合流し，迷走神経の枝（咽頭枝，上喉頭神経，反回神経）に分かれて第四および第六鰓弓由来の筋を支配する．

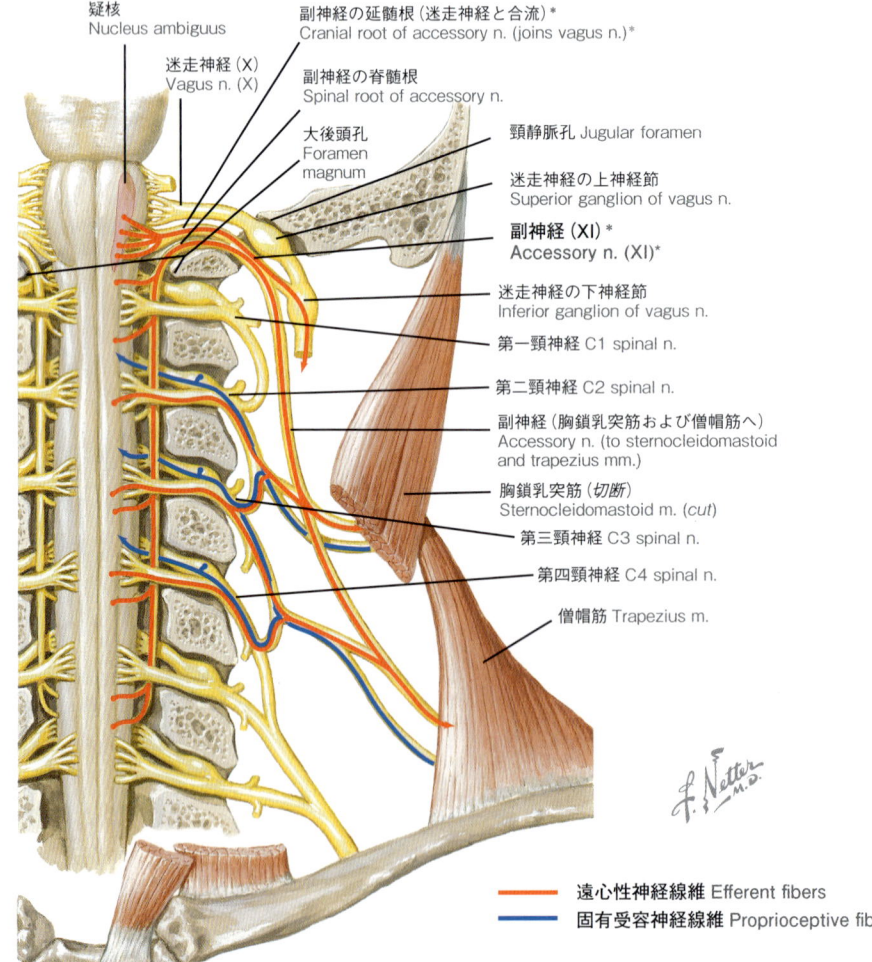

脳神経

第XII脳神経：舌下神経

細胞柱の機能	起始	投射	概要	備考
GSE	舌下神経核から始まる	オトガイ舌筋，舌骨舌筋，茎突舌筋および内舌筋群を支配する	GSE神経線維は舌筋のほとんどを支配する	舌下神経が損傷すると，舌突出時に損傷側へ舌が変位する

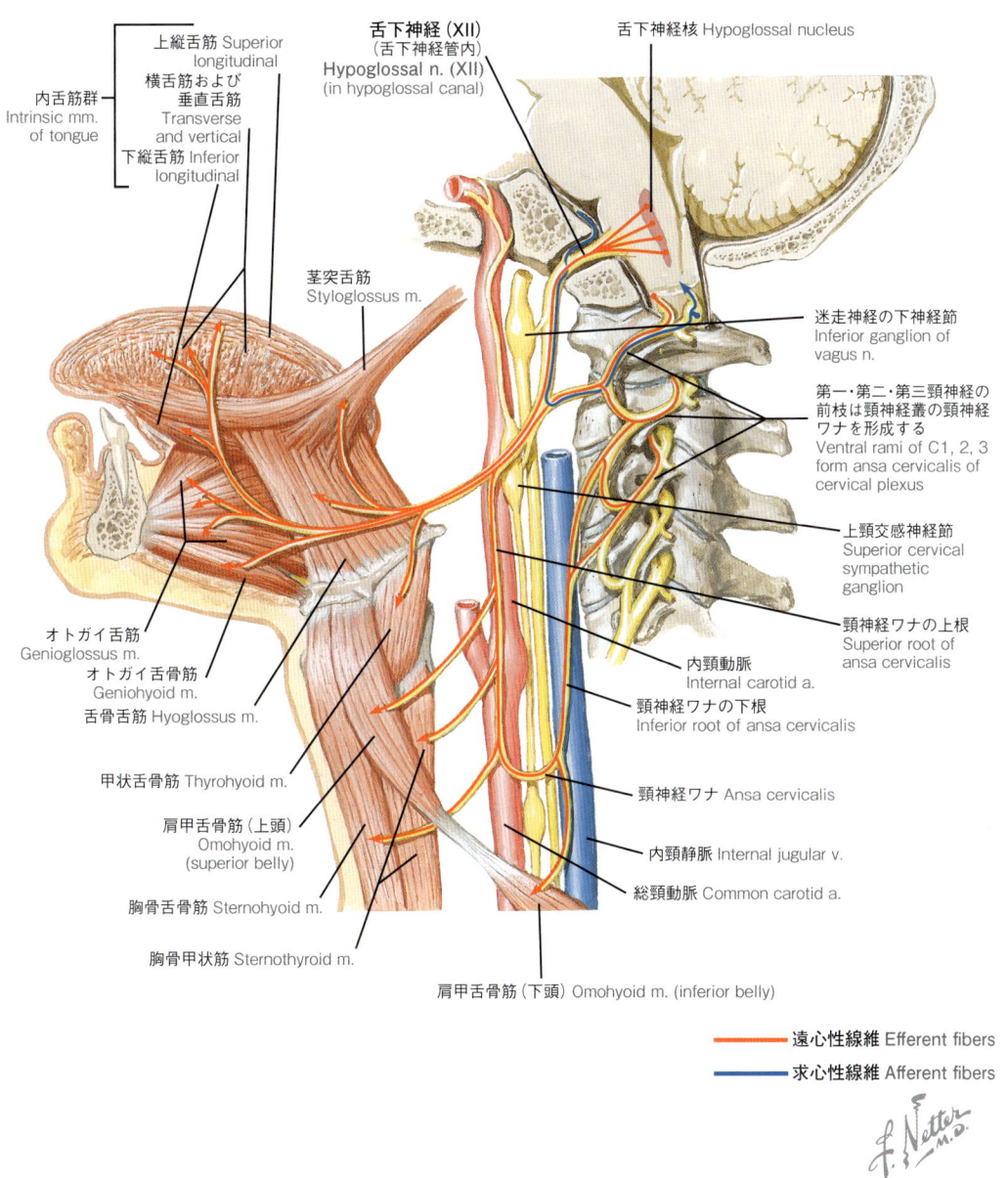

3 臨床との関連

副神経の損傷

副神経は胸鎖乳突筋と僧帽筋の運動を支配する．
副神経は浅頸リンパ節の近くを走行する．
- このため副神経は後頸三角での生検や頸部郭清により損傷を受けやすい．
- 頸動脈血管内膜切除術によっても副神経は損傷される可能性がある．

後頸三角における損傷では，胸鎖乳突筋は影響を受けないが，僧帽筋は神経支配を失う．
- 軽度の翼状肩甲骨を伴う肩の下垂がみられる．
- 水平面以上の腕の外転も困難になる．

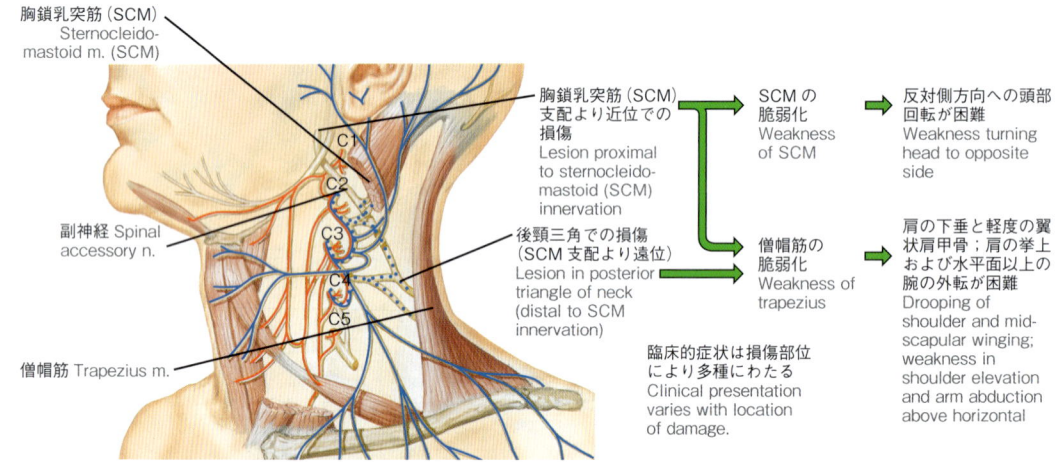

副神経および長胸神経の損傷での臨床所見の比較
Comparison of clinical findings in CN-XI and long thoracic nerve damage

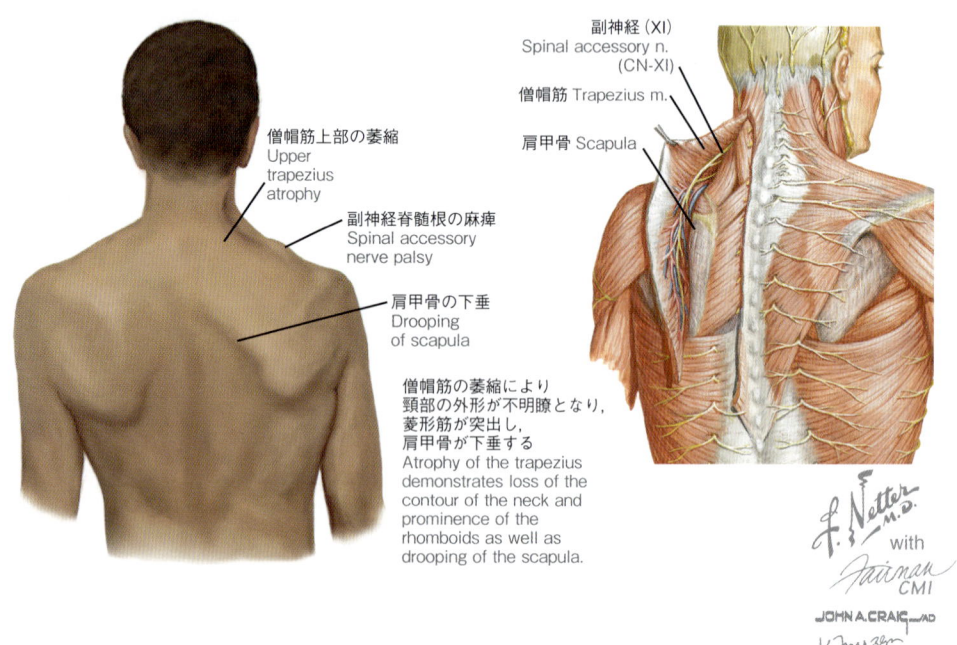

臨床との関連

舌下神経の損傷

舌下神経は下記の筋を含むほとんどの舌筋の運動を支配する：

- オトガイ舌筋
- 舌骨舌筋
- 茎突舌筋

舌突出はオトガイ舌筋の両側性活動によって果たされる．

オトガイ舌筋が麻痺すると，突出した舌は麻痺側へ変位する．

舌下神経麻痺の原因：

- 腫瘍
- 頸部外傷
- 放射線治療

麻痺側とは反対側にある上位運動ニューロンに影響する脳卒中によっても同様の麻痺が起こりうる．それは上位運動ニューロンの神経線維が交叉しているためである．

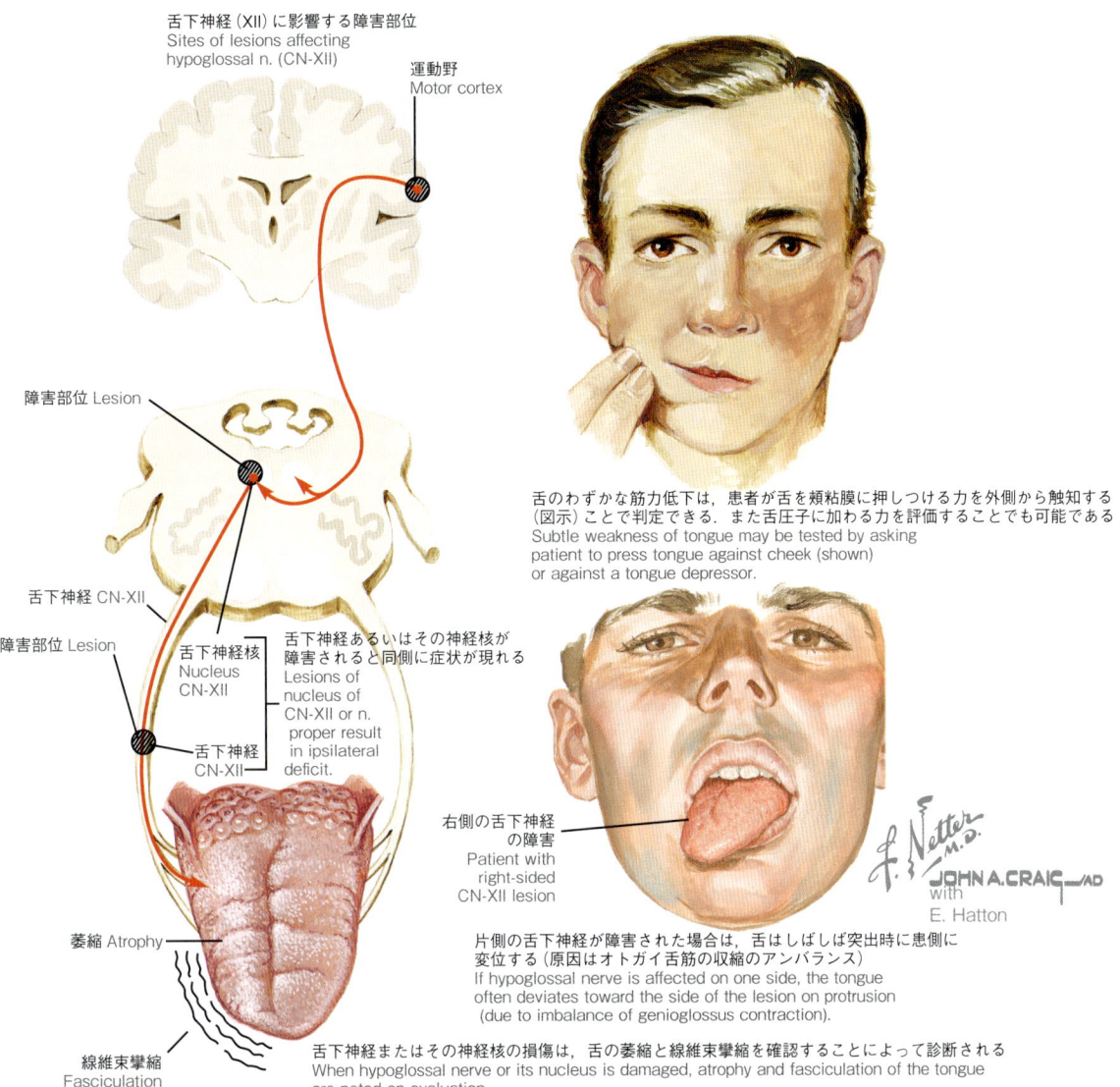

舌下神経（XII）に影響する障害部位
Sites of lesions affecting hypoglossal n. (CN-XII)

運動野
Motor cortex

障害部位 Lesion

舌下神経 CN-XII

障害部位 Lesion

舌下神経核 Nucleus CN-XII

舌下神経 CN-XII

舌下神経あるいはその神経核が障害されると同側に症状が現れる
Lesions of nucleus of CN-XII or n. proper result in ipsilateral deficit.

萎縮 Atrophy

線維束攣縮 Fasciculation

舌のわずかな筋力低下は，患者が舌を頬粘膜に押しつける力を外側から触知する（図示）ことで判定できる．また舌圧子に加わる力を評価することでも可能である
Subtle weakness of tongue may be tested by asking patient to press tongue against cheek (shown) or against a tongue depressor.

右側の舌下神経の障害
Patient with right-sided CN-XII lesion

片側の舌下神経が障害された場合は，舌はしばしば突出時に患側に変位する（原因はオトガイ舌筋の収縮のアンバランス）
If hypoglossal nerve is affected on one side, the tongue often deviates toward the side of the lesion on protrusion (due to imbalance of genioglossus contraction).

舌下神経またはその神経核の損傷は，舌の萎縮と線維束攣縮を確認することによって診断される
When hypoglossal nerve or its nucleus is damaged, atrophy and fasciculation of the tongue are noted on evaluation.

CHAPTER 4
頸部

概観と局所解剖	108
頸部の三角	111
前頸三角	113
後頸三角	120
後頭下三角	122
内臓	123
頸の基部	125
筋	126
頸部の血液供給	130
頸部の神経支配	137
臨床との関連	146

4 概観と局所解剖

一般的知識

頸は頭蓋骨底および下顎骨の下縁と胸郭上口の間の領域である．
頭と胸郭の間の頸の前部には重要な内臓構造がある：

- 咽頭
- 喉頭
- 気管
- 食道
- 甲状腺と上皮小体

頸は便宜的に2つの三角に分類される：

- 前頸三角
- 後頸三角

皮膚は頸を覆う最表層構造である．

筋膜

頸は2つの主要な頸筋膜に囲まれ，それらはさらに細分化されている：

- 浅頸筋膜
- 深頸筋膜
  - 深頸筋膜の浅葉（被包葉ともいう）
  - 深頸筋膜の中間葉（気管前葉のように筋と内臓を含む）
  - 深頸筋膜の深葉（椎前葉や翼状靱帯を含む）
  - 頸動脈鞘（深頸筋膜の他の層でつくられる）

浅頸筋膜の内容物は部位によって異なるが，以下のものを含む：
広頸筋とその筋を支配する顔面神経の頸枝．
頸神経叢の皮枝．

- 小後頭神経
- 大耳介神経
- 頸横神経（最も太い感覚枝）
- 鎖骨上神経

浅頸筋膜の深部には深頸筋膜の浅葉がある．
深頸筋膜の浅葉は背部の正中線に沿って始まり，頸全体を包みながら前方へ進む．
深頸筋膜の浅葉は以下の筋を囲んでいる：

- 僧帽筋
- 胸鎖乳突筋

概観と局所解剖

一般的知識（つづき）

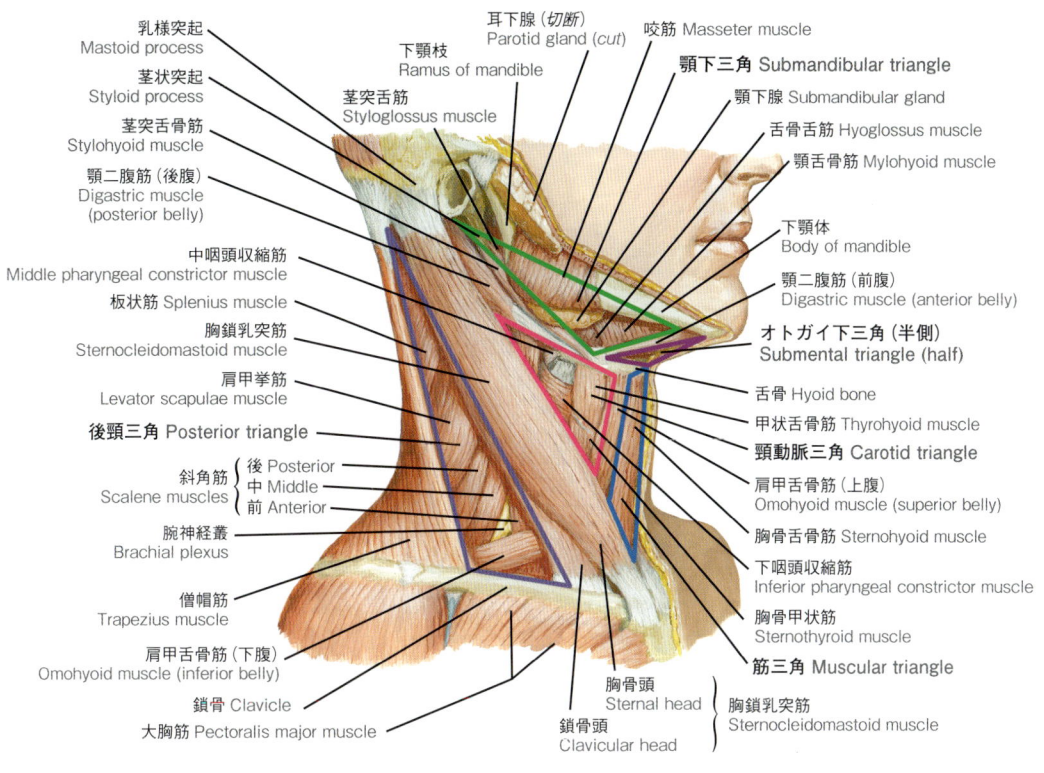

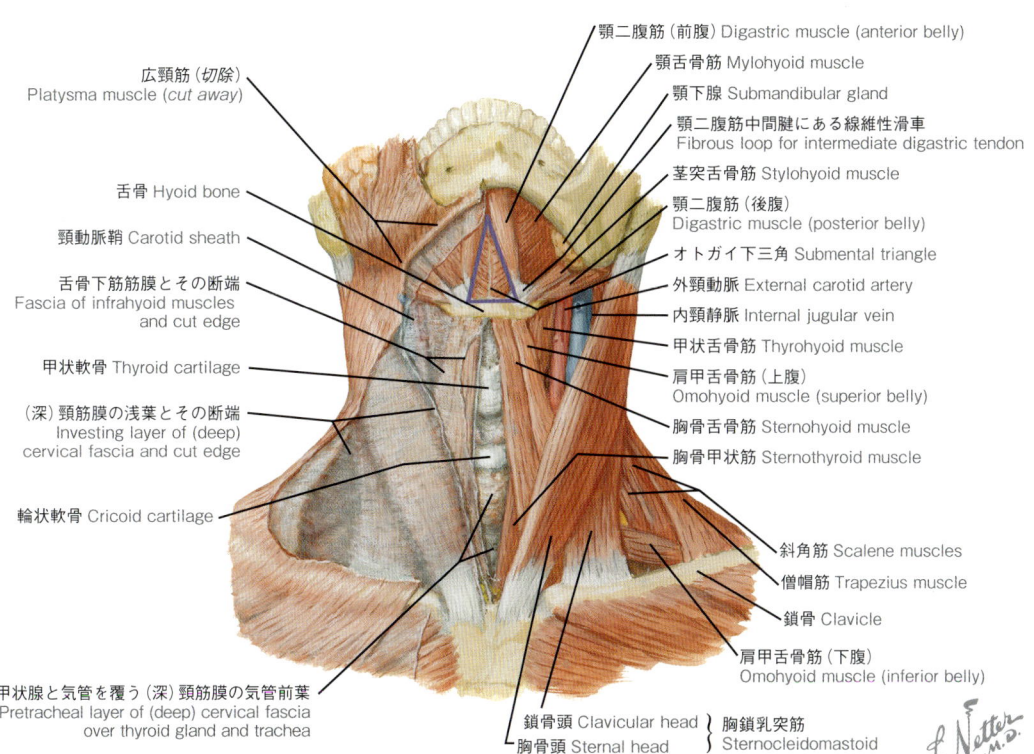

頸部／THE NECK 109

4 概観と局所解剖

一般的知識（つづき）

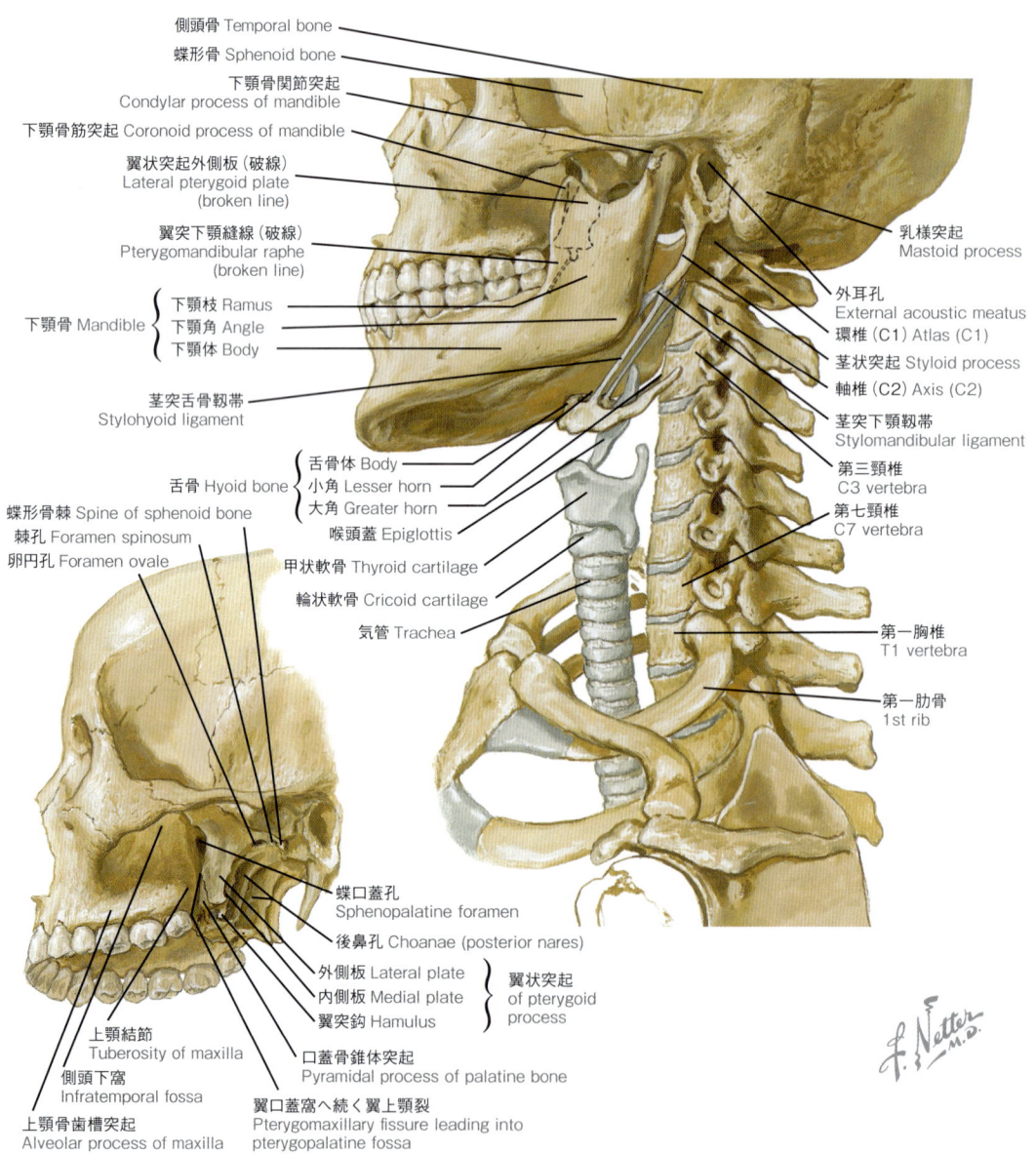

頸部の三角

前頸三角

前頸三角の境界：
- 胸鎖乳突筋の前縁
- 下顎骨の下縁（下顎角から乳様突起を結ぶ線も含む）
- 頸の正中線（下顎骨から頸切痕を結ぶ）

舌骨をかなめとして，肩甲舌骨筋と顎二腹筋が前頸三角をさらに小区分する：
- オトガイ下三角
- 顎下三角
- 頸動脈三角
- 筋三角

頸の右側と左側に及ぶオトガイ下三角を除いて，前頸三角にあるすべての三角は対になっている．

舌骨は前頸三角を舌骨上部と舌骨下部に区分する．

舌骨上部には4つの筋がある：
- 顎舌骨筋
- 顎二腹筋
- 茎突舌骨筋
- オトガイ舌骨筋

舌骨下部には一般的に舌骨下筋群とよばれる4つの筋がある：
- 肩甲舌骨筋
- 胸骨舌骨筋
- 胸骨甲状筋
- 甲状舌骨筋

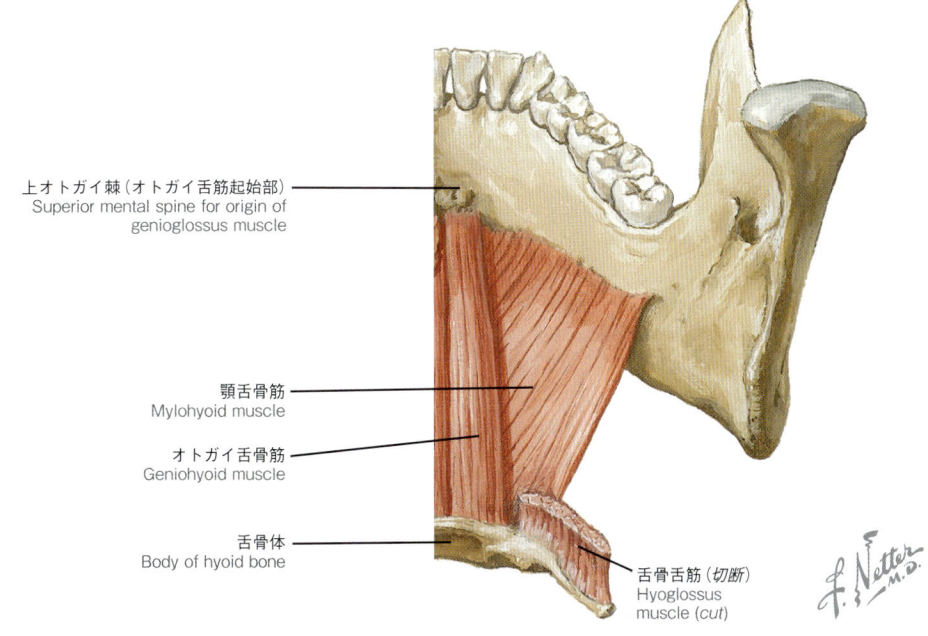

4 頸部の三角

前頸三角（つづき）

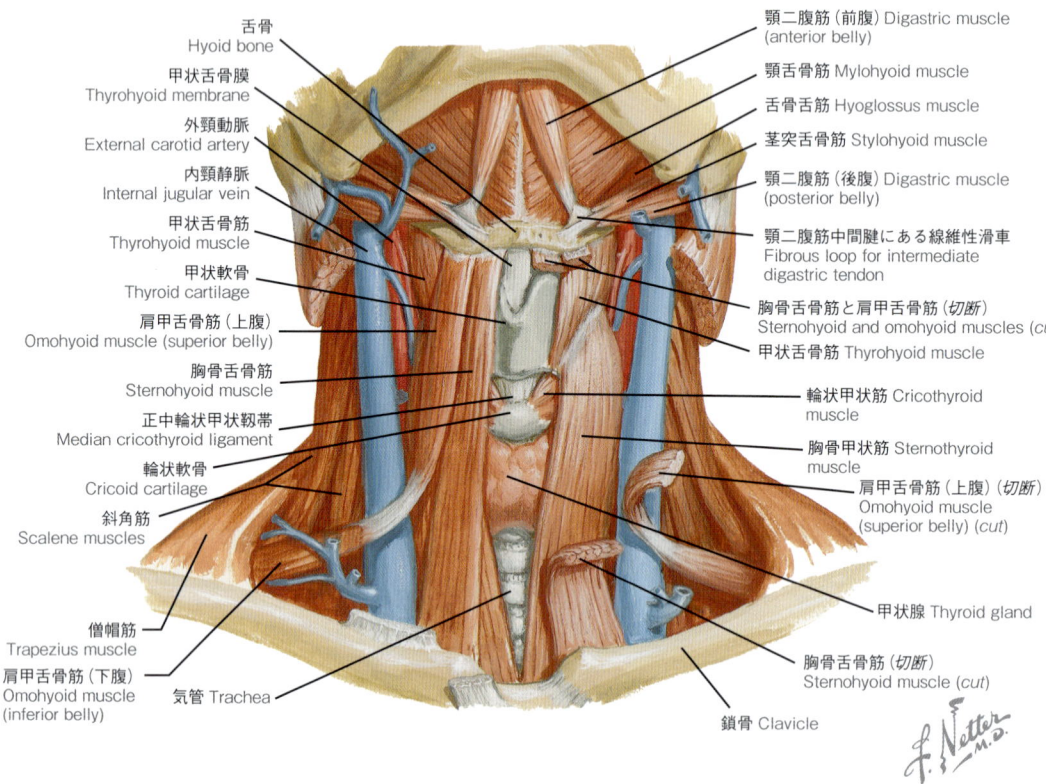

前頸三角

オトガイ下三角

オトガイ下三角の境界：
- 舌骨体
- 右側の顎二腹筋前腹
- 左側の顎二腹筋前腹

三角の底部の構成：
- 顎舌骨筋

三角の天蓋の構成：
- 皮膚
- 広頸筋を含む浅頸筋膜
- 深頸筋膜

オトガイ下三角は対をなさない．

オトガイ下三角の主な内容物			
動脈	静脈	神経	構造物
	前頸静脈		オトガイ下リンパ節

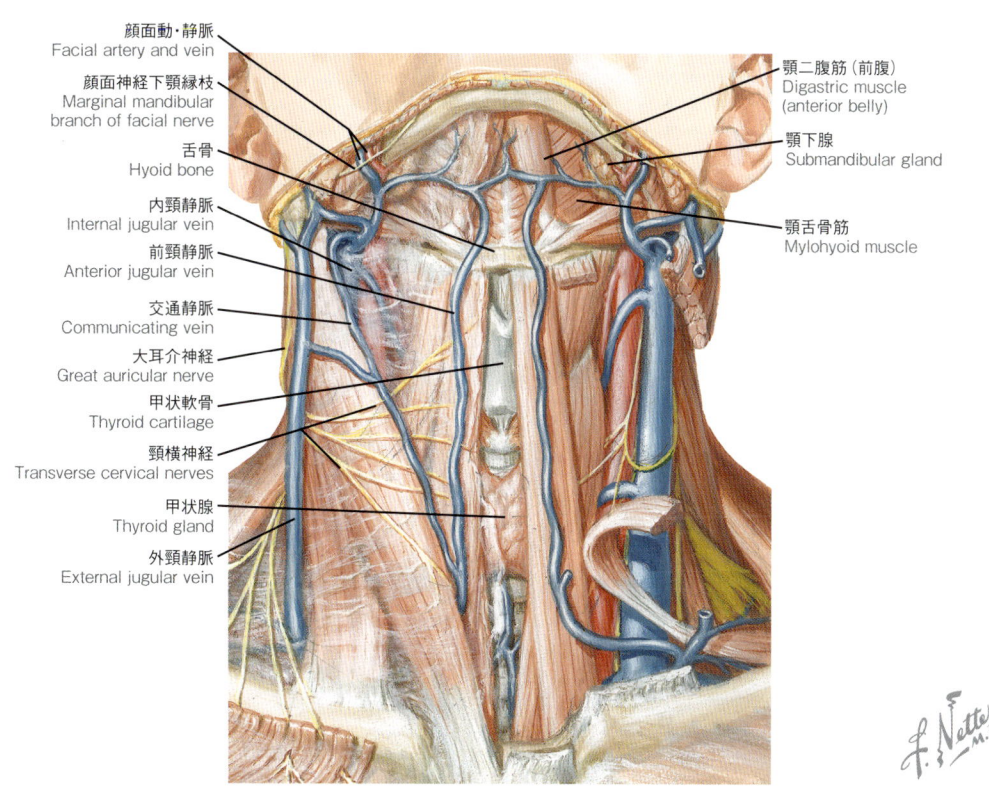

4 前頸三角

顎下三角

しばしば二腹筋三角とよばれる.
顎下三角の境界：
- （下顎角から乳様突起を結ぶ線を含む）下顎の下縁
- 顎二腹筋後腹
- 顎二腹筋前腹

三角の底部の構成：
- 舌骨舌筋
- 顎舌骨筋
- 中咽頭収縮筋

三角の天蓋の構成：
- 皮膚
- 広頸筋を含む浅頸筋膜
- 深頸筋膜

顎下三角は1対である.
顎下三角内に臨床的に重要な3つの三角がある.
- Lesser（レッサー）三角
- Pirogov（ピロゴッフ）三角
- Beclard（ベクラール）三角

これら3つの三角は顎下三角の小区分であり，舌下神経（舌骨舌筋の表層にある）と舌動脈（舌骨舌筋の深部にある）を同定するのに役立ち，外科手術や止血のための動脈結紮時に重要となる.

Lesser（レッサー）三角

Lesser（レッサー）三角の境界：
- 舌下神経
- 顎二腹筋前腹
- 顎二腹筋後腹

Pirogov（ピロゴッフ）三角

Pirogov（ピロゴッフ）三角の境界：
- 舌下神経
- 顎二腹筋の中間腱
- 顎舌骨筋の後縁

Beclard（ベクラール）三角

Beclard（ベクラール）三角の境界：
- 舌骨の大角
- 顎二腹筋後腹
- 舌骨舌筋の後縁

前頸三角

顎下三角（つづき）

顎下三角の主な内容物			
動脈	静脈	神経	構造物
顔面動脈	顔面静脈	顎舌骨筋神経	顎下腺
オトガイ下動脈	オトガイ下静脈	舌下神経	顎下リンパ節
舌動脈	舌静脈	舌神経（顎下腺深部の深いところで見えなくなる） 顔面神経（顔面神経の下顎縁枝と頸枝）	耳下腺下部

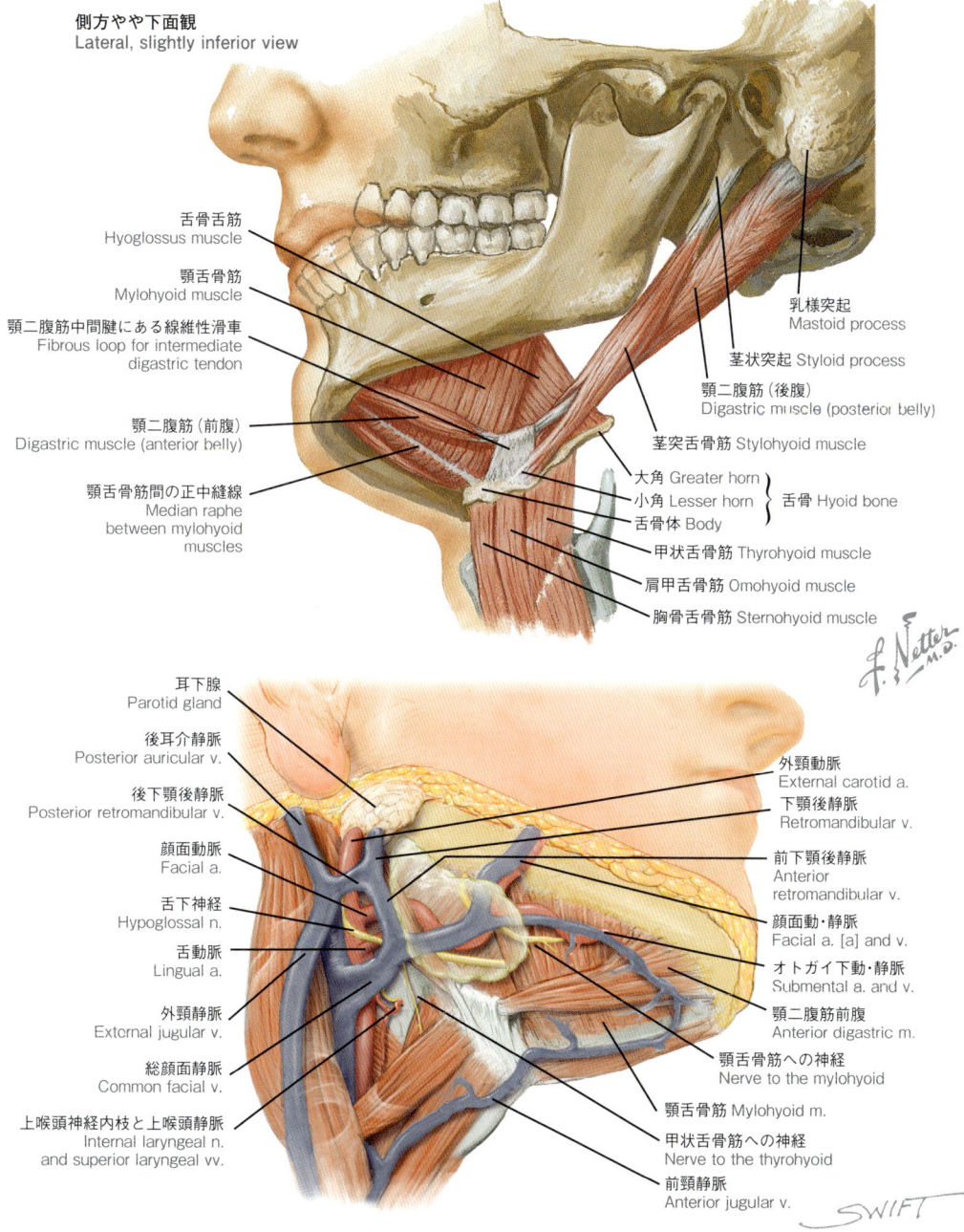

4 前頸三角

頸動脈三角

3つの頸動脈すべてがその中に位置していることから命名された．

頸動脈三角の境界：
- 胸鎖乳突筋の前縁
- 顎二腹筋後腹
- 肩甲舌骨筋上腹

三角の底部の構成：
- 舌骨舌筋
- 甲状舌骨筋
- 中咽頭収縮筋
- 下咽頭収縮筋

三角の天蓋の構成：
- 皮膚
- 広頸筋を含む浅頸筋膜
- 深頸筋膜

頸動脈三角は1対である．

頸動脈三角の主な内容物			
動脈	静脈	神経	構造物
総頸動脈（頸動脈小体を含む） • 内頸動脈（頸動脈洞を含む） • 外頸動脈 　• 上甲状腺動脈（上喉頭動脈を含む） 　• 舌動脈 　• 顔面動脈 　• 上行咽頭動脈 　• 後頭動脈	内頸静脈 総顔面静脈 舌静脈 上甲状腺静脈 中甲状腺静脈	迷走神経 • 上喉頭神経外枝 • 上喉頭神経内枝 副神経（小部分） 舌下神経 頸神経ワナ（上根） 交感神経幹	喉頭（小部分） 甲状腺（小部分） リンパ節

前頸三角

頸動脈三角（つづき）

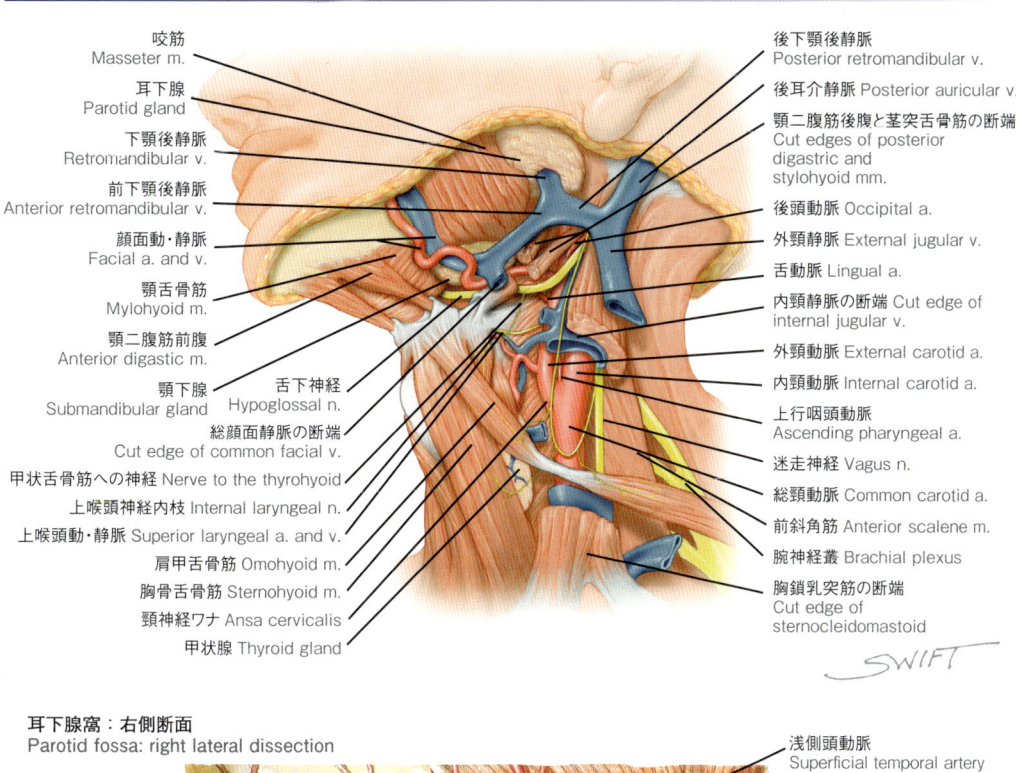

耳下腺窩：右側断面
Parotid fossa: right lateral dissection

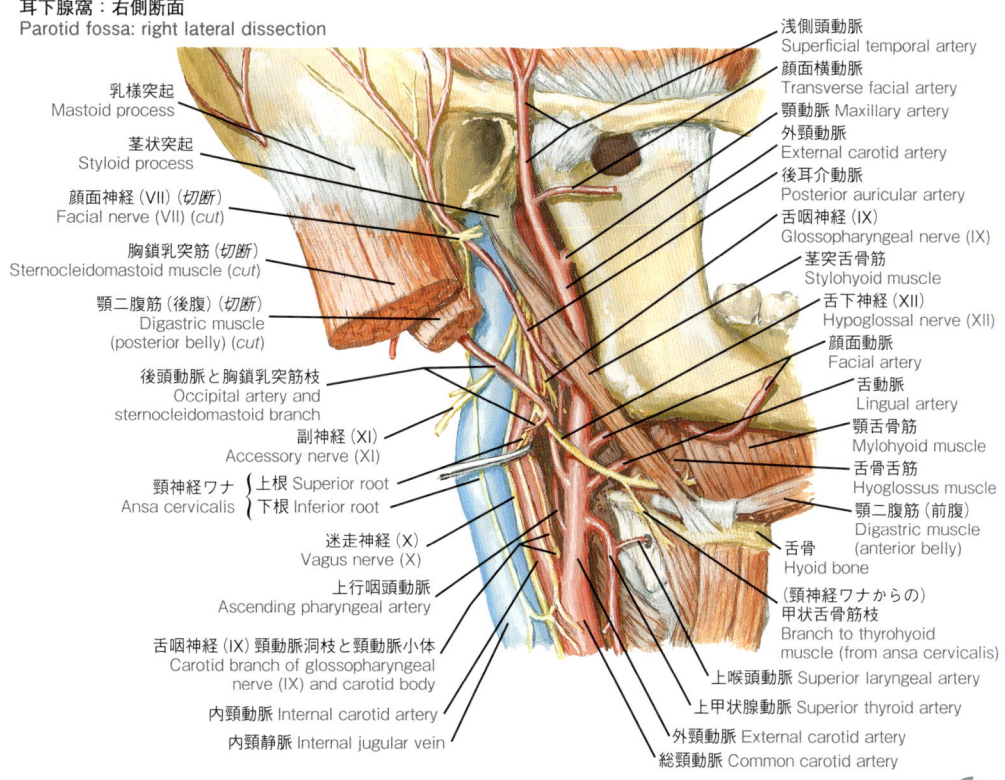

4 前頸三角

筋三角

筋三角の境界：
- 胸鎖乳突筋の前縁
- 肩甲舌骨筋上腹
- 正中線

三角の底部の構成：
- 胸骨舌骨筋
- 胸骨甲状筋

三角の天蓋の構成：
- 皮膚
- 広頸筋を含む浅頸筋膜
- 深頸筋膜

筋三角は1対である．

筋三角の主な内容物			
動脈	静脈	神経	構造物
上甲状腺動脈	上甲状腺静脈 下甲状腺静脈 前頸静脈	頸神経ワナ	舌骨下筋群 • 胸骨甲状筋 • 胸骨舌骨筋 • 甲状舌骨筋 上皮小体（副甲状腺） 喉頭 気管 食道 リンパ節

前頸三角

筋三角(つづき)

舌骨
Hyoid bone
甲状舌骨膜
Thyrohyoid membrane
甲状舌骨筋
Thyrohyoid muscle
甲状軟骨
Thyroid cartilage
肩甲舌骨筋(上腹)
Omohyoid muscle (superior belly)
胸骨舌骨筋
Sternohyoid muscle
正中輪状甲状靱帯
Median cricothyroid ligament
輪状軟骨
Cricoid cartilage
胸骨舌骨筋と肩甲舌骨筋(切断)
Sternohyoid and omohyoid muscles (cut)
甲状舌骨筋
Thyrohyoid muscle
甲状軟骨の斜線
Oblique line of thyroid cartilage
輪状甲状筋
Cricothyroid muscle
胸骨甲状筋
Sternothyroid muscle
肩甲舌骨筋(上腹)(切断)
Omohyoid muscle (superior belly) (cut)
甲状腺
Thyroid gland
胸骨舌骨筋(切断)
Sternohyoid muscle (cut)

甲状舌骨膜
Thyrohyoid membrane
頸神経ワナ
Ansa cervicalis
上根 Superior root
下根 Inferior root
総頸動脈
Common carotid artery
内頸静脈
Internal jugular vein
中甲状腺静脈
Middle thyroid vein
下甲状腺静脈
Inferior thyroid veins
下甲状腺動脈
Inferior thyroid artery
甲状頸動脈
Thyrocervical trunk
鎖骨下動・静脈
Subclavian artery and vein
迷走神経(X)
Vagus nerve (X)
右側反回神経
Right recurrent laryngeal nerve
舌骨
Hyoid bone
上喉頭神経
Superior laryngeal nerve
内枝 Internal branch
外枝 External branch
甲状軟骨(板)
Thyroid cartilage (lamina)
正中輪状甲状靱帯
Median cricothyroid ligament
輪状甲状筋
Cricothyroid muscles
輪状軟骨
Cricoid cartilage
錐体葉(しばしば欠如または小さい)
Pyramidal lobe (often absent or small)
左葉 Left lobe
右葉 Right lobe
峡部 Isthmus
甲状腺
Thyroid gland
気管前リンパ節
Pretracheal lymph nodes
迷走神経(X)
Vagus nerve (X)
第一肋骨(切断)
1st rib (cut)
左側反回神経
Left recurrent laryngeal nerve
F. Netter M.D.

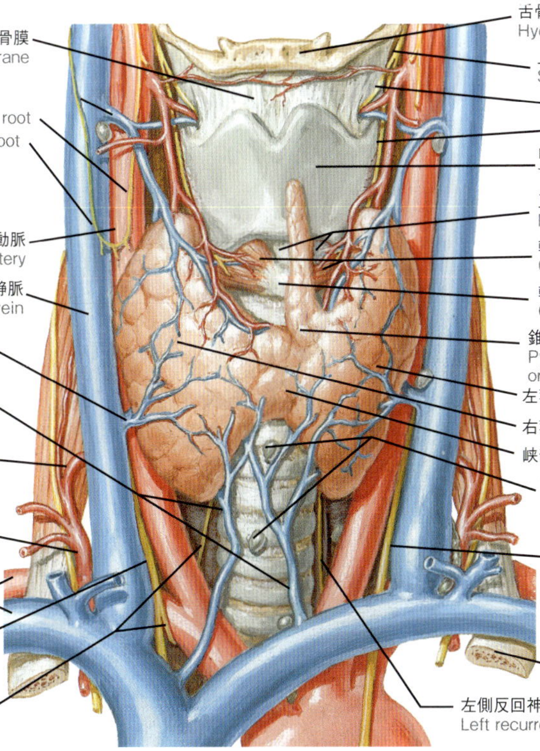

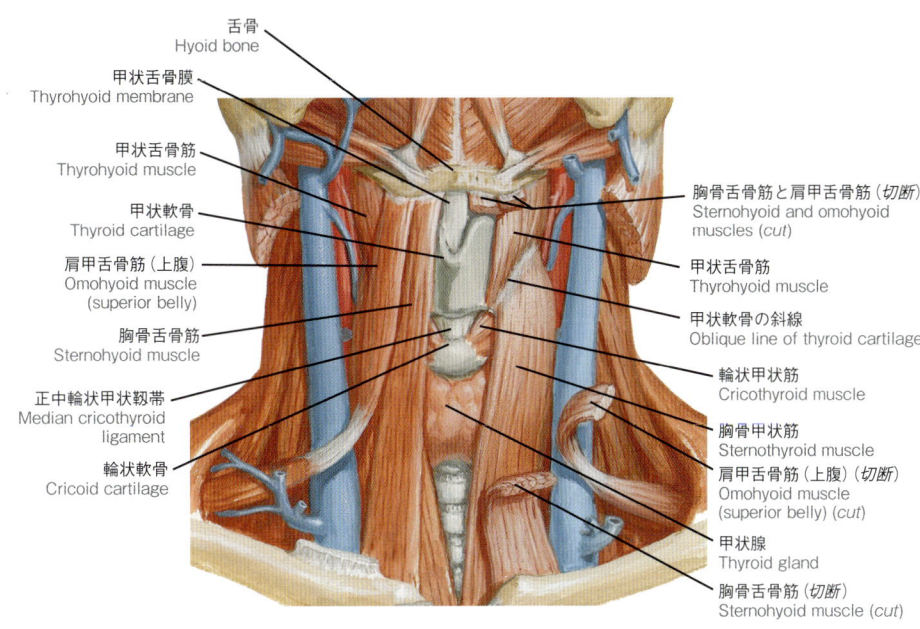

4 後頸三角

一般的知識

後頸三角の境界：
- 胸鎖乳突筋後縁
- 鎖骨の中央1/3
- 僧帽筋前縁

頸の側方に位置し，頸をらせん状に囲む．

肩甲舌骨筋により次の2つの三角に細分化される：
- 肩甲鎖骨三角（鎖骨上三角ともよぶ）
- 後頭三角

三角の天蓋の構成：
- 皮膚
- 浅頸筋膜
- 深頸筋膜の浅葉

三角の底部の構成＊：
- 頭半棘筋
- 頭板状筋
- 肩甲挙筋
- 後斜角筋
- 中斜角筋
- 前斜角筋

後頸三角は1対である．

＊これらの筋は深頸筋膜の椎前葉に包まれている．

後頸三角の主な内容物			
動脈	静脈	神経	構造物
鎖骨下動脈の第3区 後頭動脈（時折） 肩甲上動脈 頸横動脈 肩甲背動脈（通常あり）	外頸静脈（末端部） 後頭静脈（時折） 肩甲上静脈 頸横静脈	頸神経叢（感覚枝） ・小後頭神経 ・頸横神経 ・大耳介神経 ・鎖骨上神経 副神経 腕神経叢の枝と神経幹 ・肩甲背神経 ・長胸神経 ・肩甲上神経 横隔神経	リンパ節

後頸三角

一般的知識（つづき）

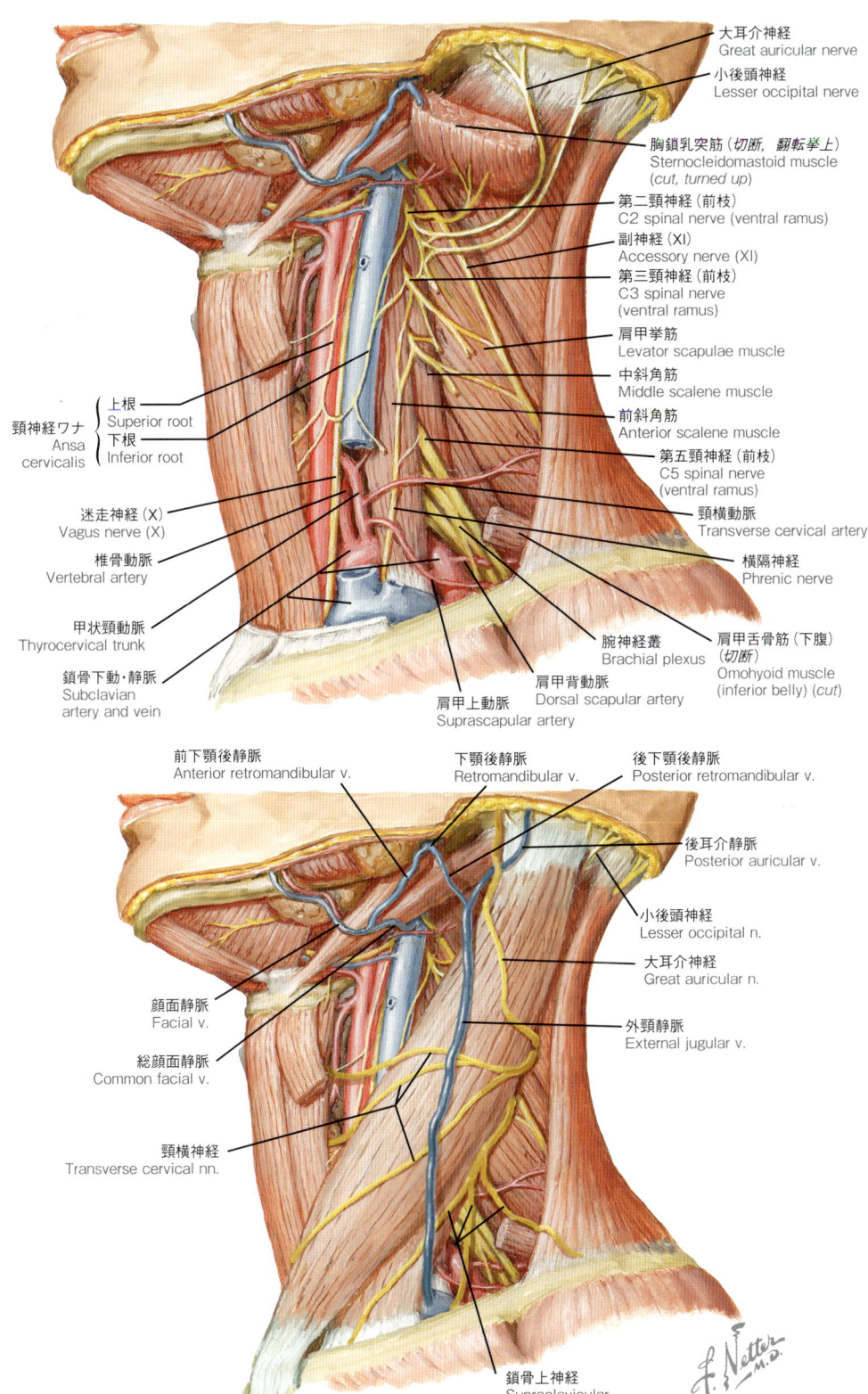

4 後頭下三角

一般的知識

後頭下三角の境界：
- 上頭斜筋
- 下頭斜筋
- 大後頭直筋

三角の天蓋の構成：
- 密性結合組織

三角の底部の構成：
- 後環椎後頭膜
- 環椎後弓

後頭下三角は1対である．

椎骨動脈

これらの血管は第六頸椎の横突孔から入り，第一頸椎上面に現れて後頭下三角に入る．

血管は内方に曲がり，環椎後弓の椎骨動脈溝を通る．

後環椎後頭膜を貫き，脊柱管に入る．

後頭下三角の主な内容物			
動脈	静脈	神経	構造物
椎骨動脈	椎骨静脈（内椎骨静脈叢の枝でつくられる） 後頭下静脈叢	大後頭神経 後頭下神経	筋： ・大後頭直筋 ・小後頭直筋 ・上頭斜筋 ・下頭斜筋

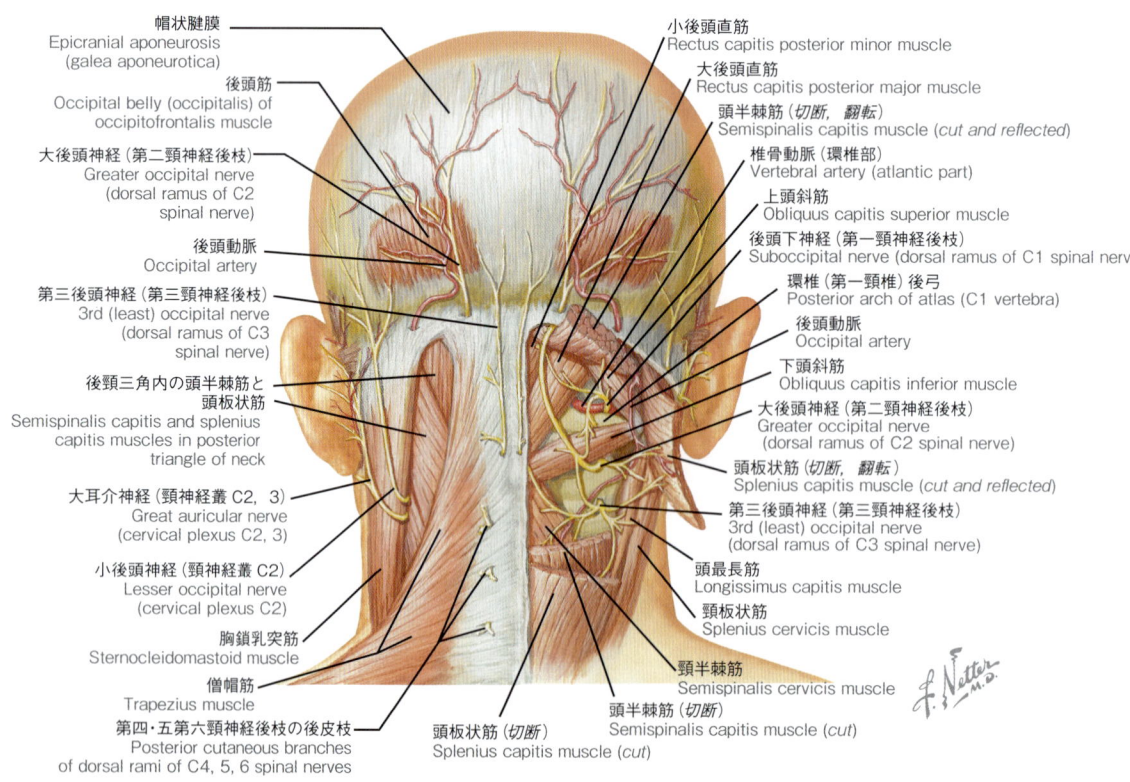

122 NETTER'S HEAD AND NECK ANATOMY FOR DENTISTRY

内臓

甲状腺

頸の前側方表面にある高度に血管に富む器官．
左葉と右葉からなり，正中で峡部によりつながる．
おおよそ第五頸椎から第一胸椎の間にある．
峡部は第二・第三気管軟骨を横切る．
峡部から錐体葉が起こることがあり，上方に伸びる．
上・下甲状腺動脈によって栄養供給されるが，大部分は上甲状腺動脈による．
最下甲状腺動脈は腕頭動脈の枝あるいは大動脈からの直接の枝として起こり，甲状腺に血液を供給する．
甲状腺の表面には静脈叢があり，上・中・下甲状腺静脈へと流入する．
甲状腺の細胞学的組成：
- 濾胞上皮細胞（サイロキシン，トリヨードサイロニンを分泌する）
- 濾胞傍細胞（C細胞，カルシトニンを分泌し，第四鰓嚢から発生する）

上皮小体

上皮小体は通常甲状腺の左・右葉の後面に存在する4つの小さな内分泌腺である．
主な機能は生体のカルシウム濃度の調節である．
上上皮小体は上甲状腺動脈の供給を受け，下上皮小体は下甲状腺動脈の供給を受ける．
上皮小体の細胞は索状構造をなし，上皮小体ホルモンを分泌する．
上皮小体の主な細胞として2種類ある：
- 主細胞〔上皮小体ホルモン（PTH）を分泌する〕
- 酸好性細胞

第三鰓嚢（下上皮小体と）第四鰓嚢（上上皮小体）から発生し，それぞれが遊走して最終的な位置を変える．

喉頭（喉頭の詳細な情報はChapter 16を参照）

咽頭と気管の間にある．
異物が気道に侵入するのを防止する．
構音（発音）のための構造を備える．
女性と小児では短い．
9個の軟骨〔3対の軟骨（6個）と無対の3個の軟骨〕から構成される．
第三～第六頸椎の高さの正中線上に位置する．

甲状腺，上皮小体，喉頭

外頸動脈
External carotid artery
内頸動脈
Internal carotid artery
上甲状腺動・静脈
Superior thyroid artery and vein
上喉頭動脈
Superior laryngeal artery
頸神経ワナ
Ansa cervicalis
上根 Superior root
下根 Inferior root
総頸動脈
Common carotid artery
内頸静脈
Internal jugular vein
中甲状腺静脈
Middle thyroid vein
下甲状腺静脈
Inferior thyroid veins
下甲状腺動脈
Inferior thyroid artery
頸横動脈
Transverse cervical artery
肩甲上動脈
Suprascapular artery
甲状頸動脈
Thyrocervical trunk
鎖骨下動・静脈
Subclavian artery and vein
錐体葉
（しばしば欠如
または小さい）
Pyramidal lobe
(often absent
or small)
右葉 Right lobe
左葉 Left lobe
峡部 Isthmus
甲状腺
Thyroid gland
横隔神経
Phrenic nerve
前斜角筋
Anterior scalene muscle
迷走神経（X）
Vagus nerve (X)

右側面観
Right lateral view
外頸動脈
External carotid artery
上喉頭動脈
Superior laryngeal artery
上甲状腺動脈（*切断*）
Superior thyroid artery (*cut*)
下咽頭収縮筋
Inferior pharyngeal constrictor muscle
総頸動脈
Common carotid artery
内頸静脈
Internal jugular vein
下甲状腺動脈
Inferior thyroid artery
反回神経
Recurrent laryngeal nerve
食道
Esophagus
上喉頭神経内枝
Internal branch of superior laryngeal nerve
上喉頭神経外枝
External branch of superior laryngeal nerve
上上皮小体
Superior parathyroid gland
甲状腺（右葉）（*前方へ牽引*）
Thyroid gland (right lobe)
(*retracted anteriorly*)
下上皮小体
Inferior parathyroid gland
F. Netter M.D.

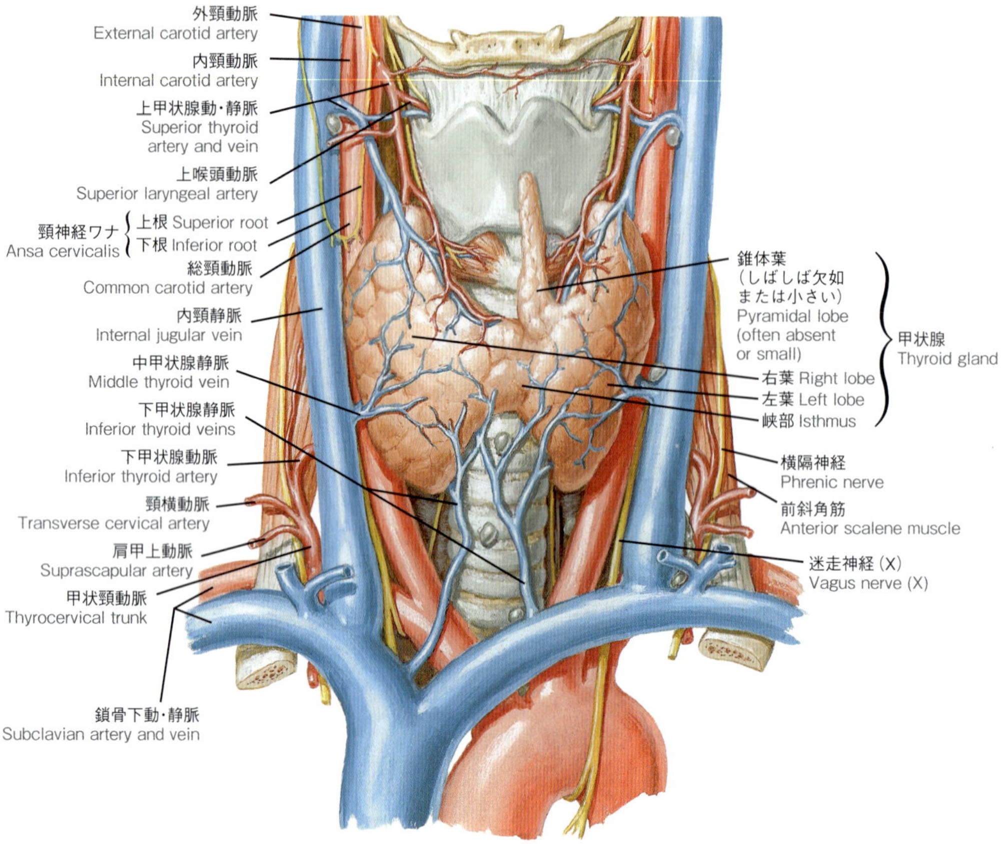

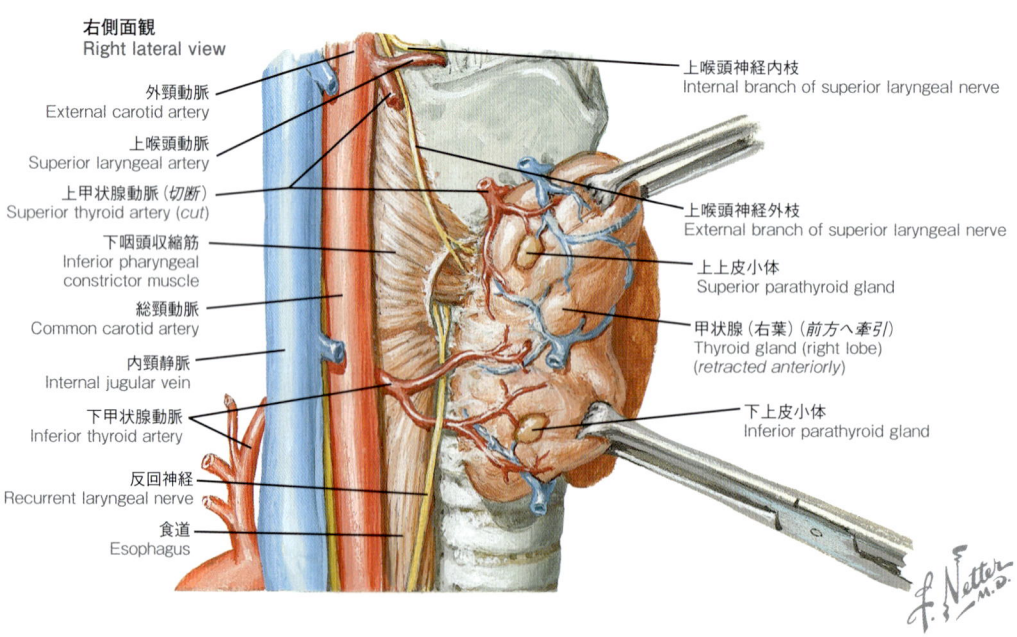

頸の基部

一般的知識

頸の基部は，頸部の構造物と胸腔を連結する．

胸郭上口の構成：

- 胸骨柄
- 第一肋骨と肋軟骨
- 第一胸椎

左右の肺尖は胸郭上口外側の頸の基部に至る．

頸の基部の主な内容物			
動脈	静脈	神経	構造物
総頸動脈 鎖骨下動脈 椎骨動脈 甲状腺動脈 ・下甲状腺動脈 ・頸横動脈 ・肩甲上動脈 ・上行頸動脈	内頸静脈 鎖骨下静脈 腕頭静脈 下甲状腺静脈 椎骨静脈	迷走神経 反回神経 横隔神経 交感神経幹 腕神経叢	気管 食道 胸管 右リンパ本幹 リンパ節

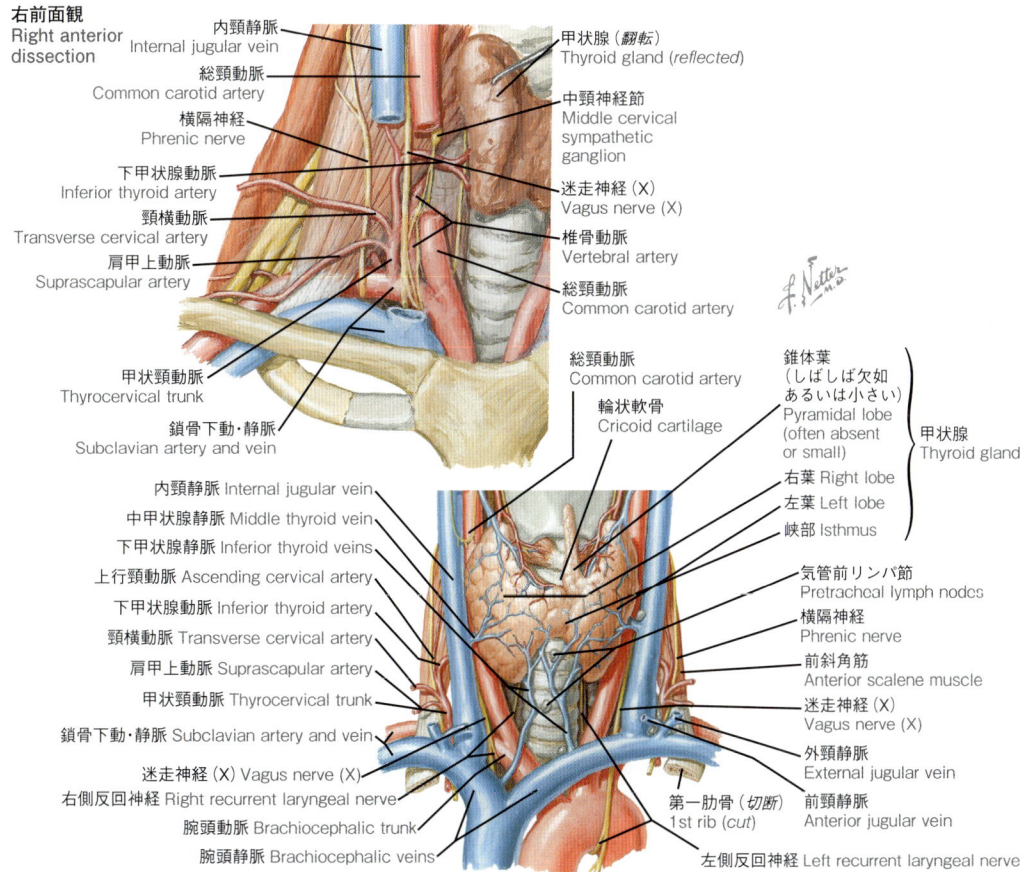

4 筋

頸部の諸三角の主要な境界

筋	起始	停止	作用	神経支配
僧帽筋	外後頭隆起 上項線 項靱帯 第七頸椎の棘突起 第一～第十二胸椎の棘突起	肩甲棘 肩峰 鎖骨の外側1/3	肩甲骨の挙上 肩甲骨の内転 肩甲骨の下制	副神経と第二・第四頸神経から運動性と固有受容性線維
胸鎖乳突筋	胸骨柄 鎖骨の内側1/3	側頭骨の乳様突起 上項線	片側機能時： ・顔を収縮側とは反対側に向ける ・頭を収縮側に傾ける 両側機能時： ・頭の前方屈曲	副神経

頸部の諸三角を分ける筋

筋	起始	停止	作用	神経支配
顎二腹筋 （後腹と前腹は中間腱で連結し，その部は舌骨に付着）	乳様突起	下顎骨の二腹筋窩	舌骨の挙上 下顎骨の下制と後退を助ける	顔面神経（後腹），三叉神経（前腹）
肩甲舌骨筋 （上腹と下腹は中間腱で連結する）	肩甲骨の上縁	舌骨体	舌骨の下制 喉頭の下制を助ける	頸神経ワナ

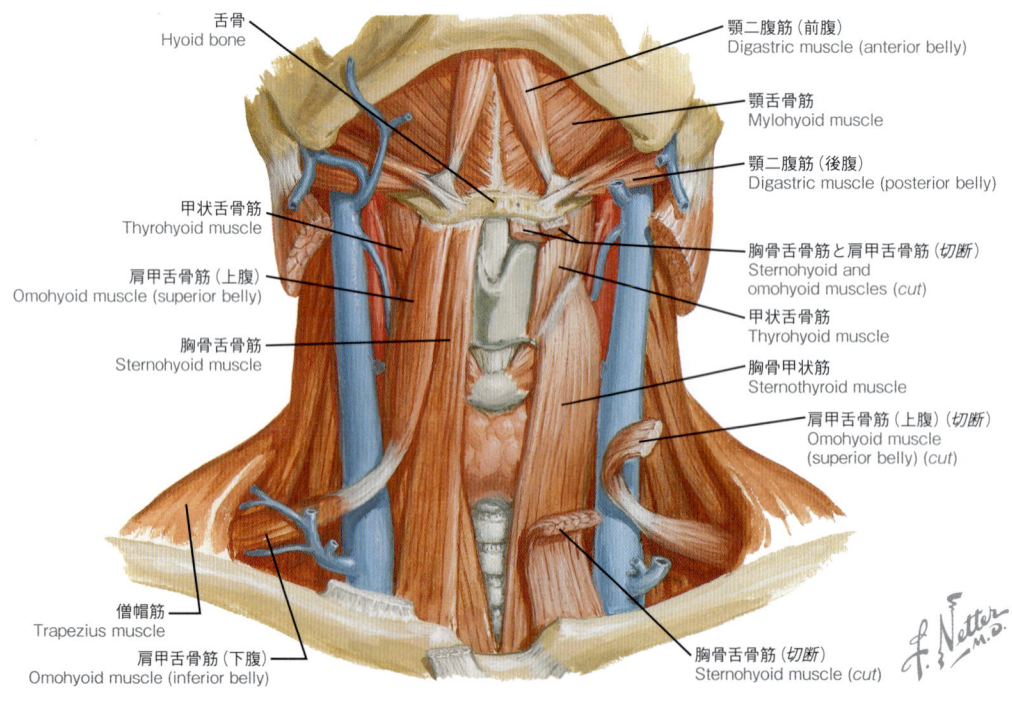

筋

舌骨上筋群

筋	起始	停止	作用	神経支配
茎突舌骨筋	茎状突起	舌骨体	舌骨の挙上 舌骨の後退	顔面神経
顎舌骨筋	下顎骨の顎舌骨筋線	顎舌骨筋縫線 舌骨体	舌骨の挙上 口腔底の挙上	三叉神経（下顎神経）
顎二腹筋（後腹と前腹は中間腱で連結し，その部は舌骨に付着）	乳様突起	下顎骨の二腹筋窩	舌骨の挙上 下顎骨の下制と後退を助ける	顔面神経（後腹） 三叉神経（下顎神経）（前腹）
オトガイ舌骨筋	オトガイ棘下部	舌骨体	舌骨と舌の前方移動を助ける	第一頸神経（舌下神経に伴行する前枝）

舌骨下筋群

筋	起始	停止	作用	神経支配
肩甲舌骨筋（上腹と下腹は中間腱により連結）	肩甲骨の上縁	舌骨体	舌骨の下制	頸神経ワナ
胸骨舌骨筋	胸骨柄	舌骨体	舌骨の下制	
胸骨甲状筋	胸骨柄	甲状軟骨の斜線	喉頭の下制	
甲状舌骨筋	甲状軟骨の斜線	舌骨の大角	舌骨の下制	第一頸神経（舌下神経に伴行する前枝）

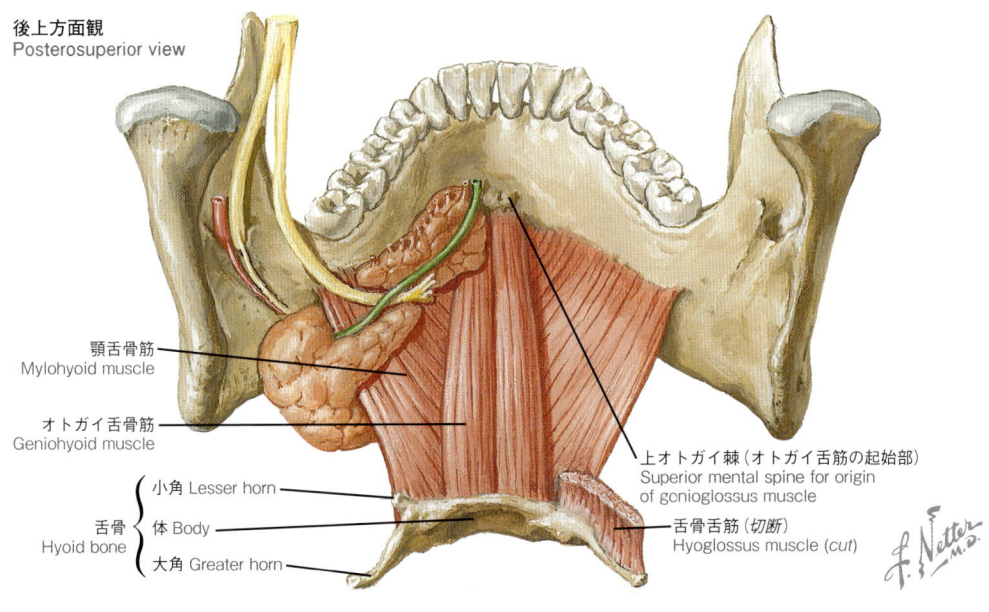

後上方面観
Posterosuperior view

4 筋

椎前筋

筋		起始	停止	作用	神経支配
頸長筋				両側： • 頸部の前方屈曲 片側： • 収縮側へ頭の回旋 • 収縮側へ頭を傾ける	第二〜第八頸神経の前枝
	上斜筋	第三〜第五頸椎の横突起	環椎の前弓		
	下斜筋	第一〜第三胸椎の椎体	第五〜第六頸椎の横突起		
	垂直部（頸長筋）	第五〜第七頸椎および第一〜第三胸椎の椎体	第二〜第四頸椎の椎体		
頭長筋		第三〜第六頸椎の横突起	後頭骨底部	両側： • 頭の前方屈曲 片側： • 収縮側へ頭の回旋 • 収縮側へ頭を傾ける	第一〜第三頸神経の前枝
前頭直筋		環椎の外側塊 環椎の横突起			第一・第二頸神経の前枝
外側頭直筋		環椎の横突起	後頭骨の頸静脈突起	頭の側方屈曲	
前斜角筋		第三〜第六頸椎の横突起（前結節）	第一肋骨の斜角筋結節	第一肋骨の挙上 頸部の側方屈曲	第四〜第六頸神経の前枝
中斜角筋		第二〜第七頸椎の横突起（後結節）	第一肋骨	頸部の側方屈曲	第五〜第八頸神経の前枝
後斜角筋		第五〜第七頸椎の横突起（後結節）	第二肋骨		第六〜第八頸神経の前枝

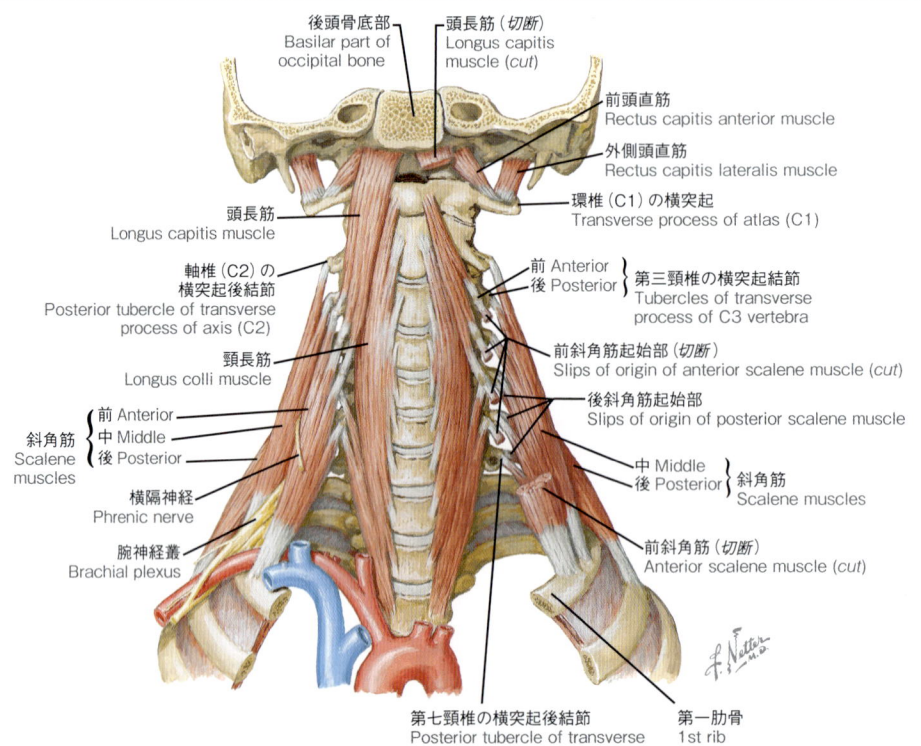

筋

後頭下三角を構成する筋

筋	起始	停止	作用	神経支配
上頭斜筋	環椎の横突起	後頭骨	両側： • 頭の直立 片側： • 収縮側への頭の側方屈曲	後頭下神経（第一頸神経の後枝）
下頭斜筋	軸椎の棘突起	環椎の横突起	頭を収縮側に回旋	
大後頭直筋		後頭骨の下項線の外側部	両側： • 頭の直立 片側： • 収縮側への頭の回旋	
小後頭直筋	環椎の後弓	後頭骨の下項線の内側部	頭の直立	

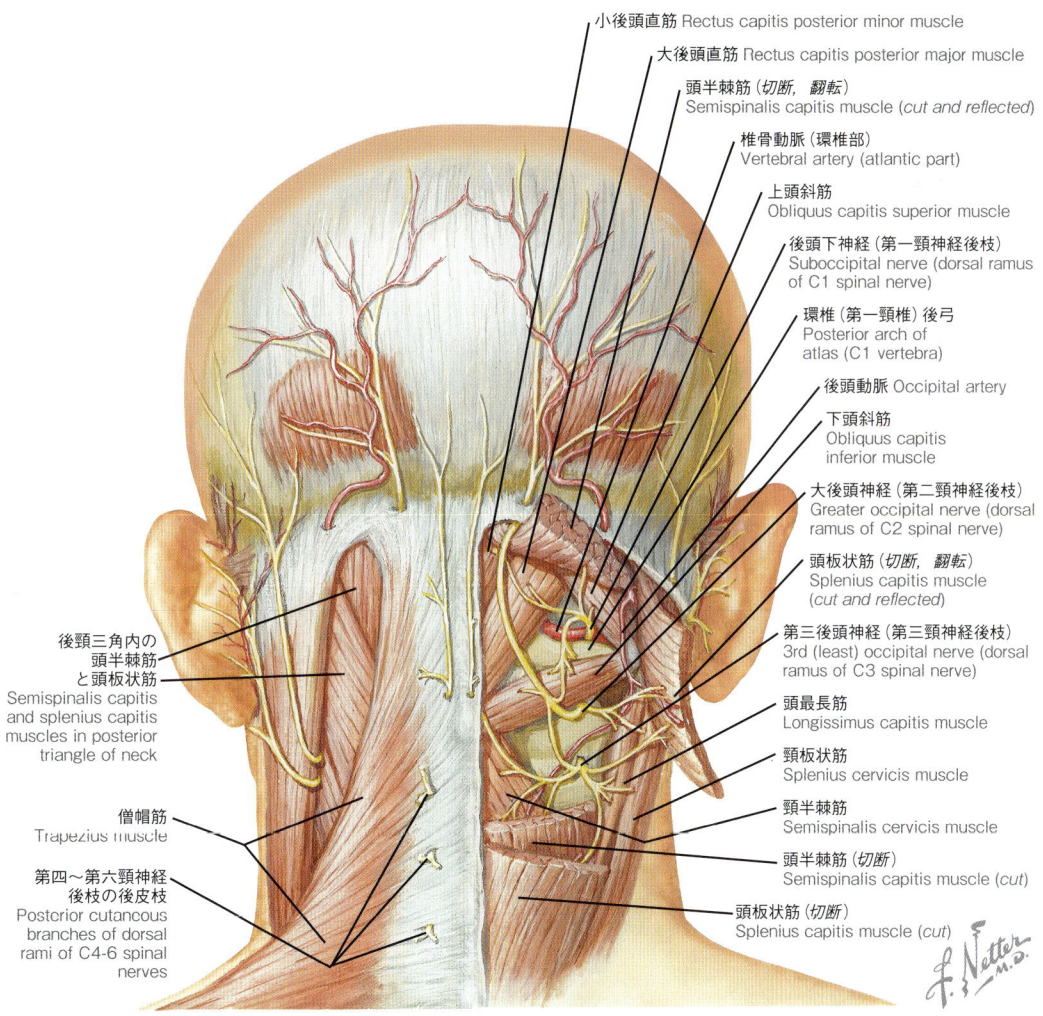

頸部／THE NECK

4 頸部の血液供給

動脈供給

頸部の主要な動脈は総頸動脈と鎖骨下動脈である．

鎖骨下動脈
甲状頸動脈
肋頸動脈
椎骨動脈
肩甲背動脈
（内胸動脈は胸腔に位置する）

総頸動脈
内頸動脈
外頸動脈
- 上甲状腺動脈
- 舌動脈
- 顔面動脈
- 上行咽頭動脈
- 後頭動脈

（後耳介動脈，顎動脈，浅側頭動脈は頭部に位置する）

頸部の鎖骨下動脈		
動脈	由来	解説
鎖骨下動脈	右鎖骨下動脈は腕頭動脈の枝，左鎖骨下動脈は大動脈弓の枝	左右の鎖骨下動脈は気管の外側を通り，前斜角筋と中斜角筋の間を抜けて頸の基部に至る 前斜角筋との位置関連で三区に分けられる： • 第1区…鎖骨下動脈の起始部から前斜角筋の内側縁まで．しばしば第2区で分岐する左肋頸動脈を除き，すべての枝は第1区から分岐 • 第2区…前斜角筋の深層 • 第3区…前斜角筋の外側縁から第一肋骨の外側縁まで．それ以降は腋窩動脈
甲状頸動脈	鎖骨下動脈の第1区の枝，前斜角筋の内側に沿って走る	すぐ3つの枝に分岐する： • 下甲状腺動脈…前斜角筋の内側縁に沿い，頸動脈鞘の後方，椎骨動脈の前方を通り甲状腺に至る；反回神経と伴行している間，下喉頭動脈を分枝して喉頭を栄養し，上行頸動脈を分枝して走行領域の筋の栄養補給を補助し，椎骨動脈に枝を送る • 肩甲上動脈…胸鎖乳突筋の深層，前斜角筋と横隔神経の下方を外側方に走り，後頸三角を横切り肩甲横靱帯上を通過し肩甲骨に至る • 頸横動脈…後頸三角を横走し僧帽筋の前縁に至る
肋頸動脈	右鎖骨下動脈では第1区の枝，左鎖骨下動脈では第2区の枝	2つの枝に分岐する： • 深頸動脈…頸部後面を上行し，主に筋に分布する • 最上肋間動脈…第一・第二肋骨間を走り，肋間隙に分布する
椎骨動脈	鎖骨下動脈の第1区の枝	第六頸椎の横突孔に入り上行する 環椎の後内側に曲がり大後頭孔を経て頭蓋腔に入り，左右の椎骨動脈は橋の前面で吻合し脳底動脈になる
肩甲背動脈	鎖骨下動脈の第2区・第3区の枝	70～75％のヒトは鎖骨下動脈から起こり，残りの25～30％のヒトは頸横動脈から起こる 鎖骨下動脈から起こる場合，腕神経叢の神経幹の間を後方に向かい後頸三角を横切り僧帽筋の前縁に至る

頸部の血液供給

動脈供給（つづき）

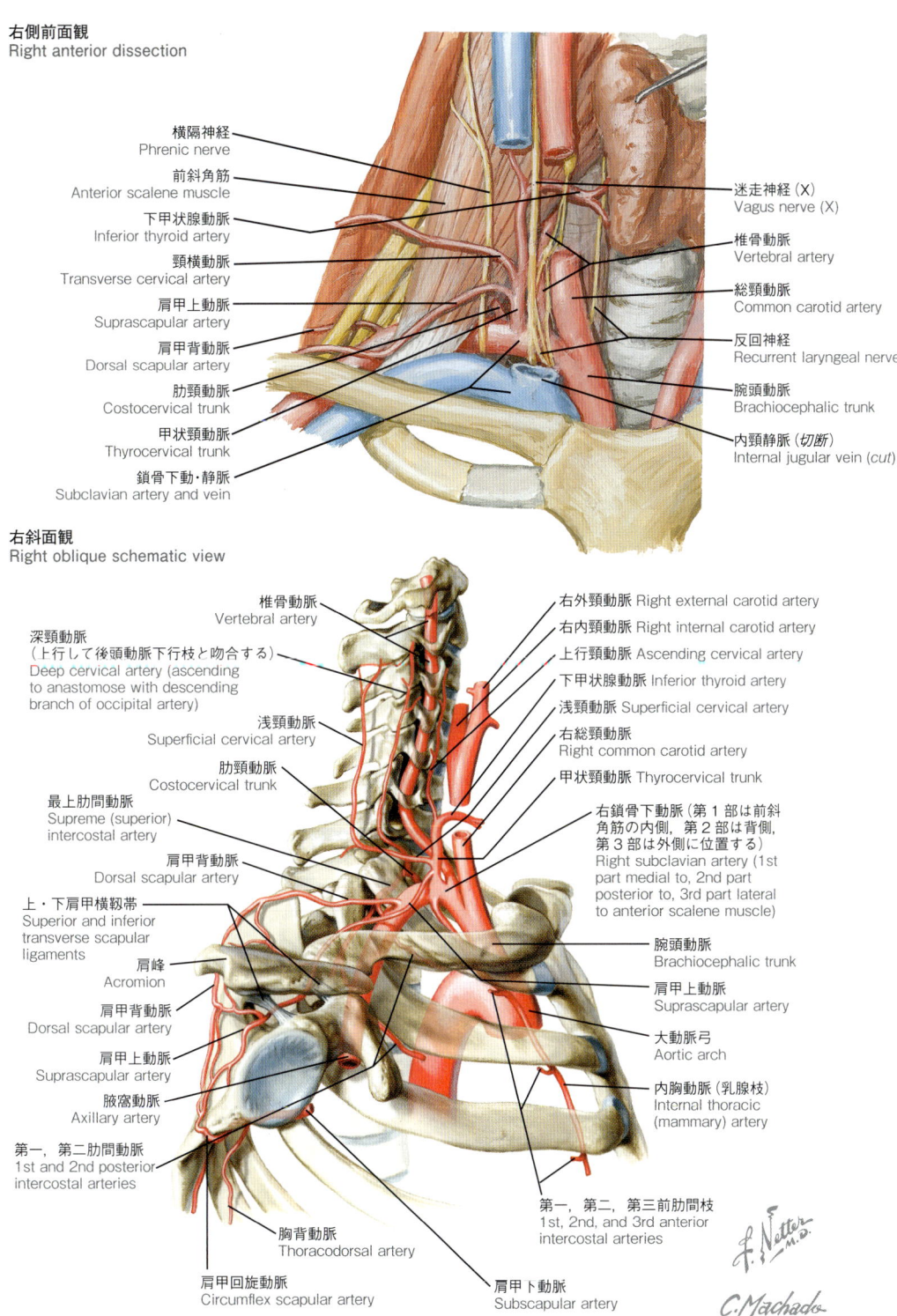

右側前面観
Right anterior dissection

右斜面観
Right oblique schematic view

4 頸部の血液供給

動脈供給（つづき）

頸部の総頸動脈		
動脈	由来	解説
総頸動脈	右総頸動脈は腕頭動脈の枝；左総頸動脈は大動脈の直接の枝	両側の総頸動脈は胸鎖関節の後方を上行し頸部に至り，第三頸椎（甲状軟骨上縁）の高さで分岐する： ・外頸動脈 ・内頸動脈 頸部の総頸動脈に枝はない 頸動脈小体： 総頸動脈に沿って化学受容器がある 通常感覚刺激は舌咽神経の頸動脈洞枝で受容する
内頸動脈	総頸動脈の2つの枝；第三頸椎（甲状軟骨上縁）の高さで起こる	頸部の内頸動脈に枝はない 上部頸椎の横突起の前方を内頸静脈および迷走神経とともに頸動脈鞘の中を上行する 頸動脈洞： 血圧受容器は内頸動脈の起始部の膨隆部に存在する 通常感覚刺激は舌咽神経の頸動脈洞枝で受容する
外頸動脈		頸部へ多くの枝を分岐する 頸動脈鞘の外に位置し，下顎骨後方・顎二腹筋後腹と茎突舌骨筋の深層を前上方に走り耳下腺に至る
・上甲状腺動脈	外頸動脈の最初の枝；頸動脈三角内で起こる	下咽頭収縮筋に沿って下行し甲状腺に至る 上喉頭動脈は上甲状腺動脈から分岐し，甲状舌骨膜を貫き喉頭に至る
・舌動脈	外頸動脈の枝；頸動脈三角内で起こる	上内方に斜めに走行して舌骨の大角へ向かい，中咽頭収縮筋上を通過しながら前下方に向かうループをつくる ループを形成する間，舌下神経は舌動脈の上を通る 舌動脈は顎二腹筋後腹・茎突舌骨筋の深層を通り前走する この領域で舌骨枝を分岐し，舌骨の上面を走行してその領域の筋に分布する 舌骨舌筋の深層を通り，舌骨舌筋とオトガイ舌筋の間を前走し舌に至る
・顔面動脈	外頸動脈の枝；頸動脈三角内で起こる	顎二腹筋後腹と茎突舌骨筋の深層を上行する 顎下腺に沿って走り，オトガイ下動脈を顎下腺に分布する 蛇行しながら咬筋付着部の下顎体を越え，顔面部に至る
・上行咽頭動脈	外頸動脈の枝；総頸動脈からの分岐部近くの後面から起こる	外頸動脈の最も小さい枝 咽頭の外側と内頸動脈の間を上行する 一連の枝がある： 　3〜4本の咽頭枝が，上・中咽頭収縮筋に分布する 　最も上位の枝は上咽頭収縮筋の上の間隙を通過する 　下鼓室動脈は，中耳腔に分布する 　後硬膜動脈は，後頭蓋窩の骨および硬膜に分布する
・後頭動脈	外頸動脈の枝；頸動脈三角内で起こる	顎二腹筋後腹と茎突舌骨筋の下縁に沿う枝 舌下神経は後頭動脈の後方から前方へ回りこむ 乳様突起に沿って後方に走り，骨に溝をつくる 僧帽筋の付着部と胸鎖乳突筋を包む筋膜を貫通する 頭皮の結合組織中を上行し，多くの枝に分岐する 後耳介動脈および浅側頭動脈と吻合する 終末部は大後頭神経が伴行する

頸部の血液供給

動脈供給（つづき）

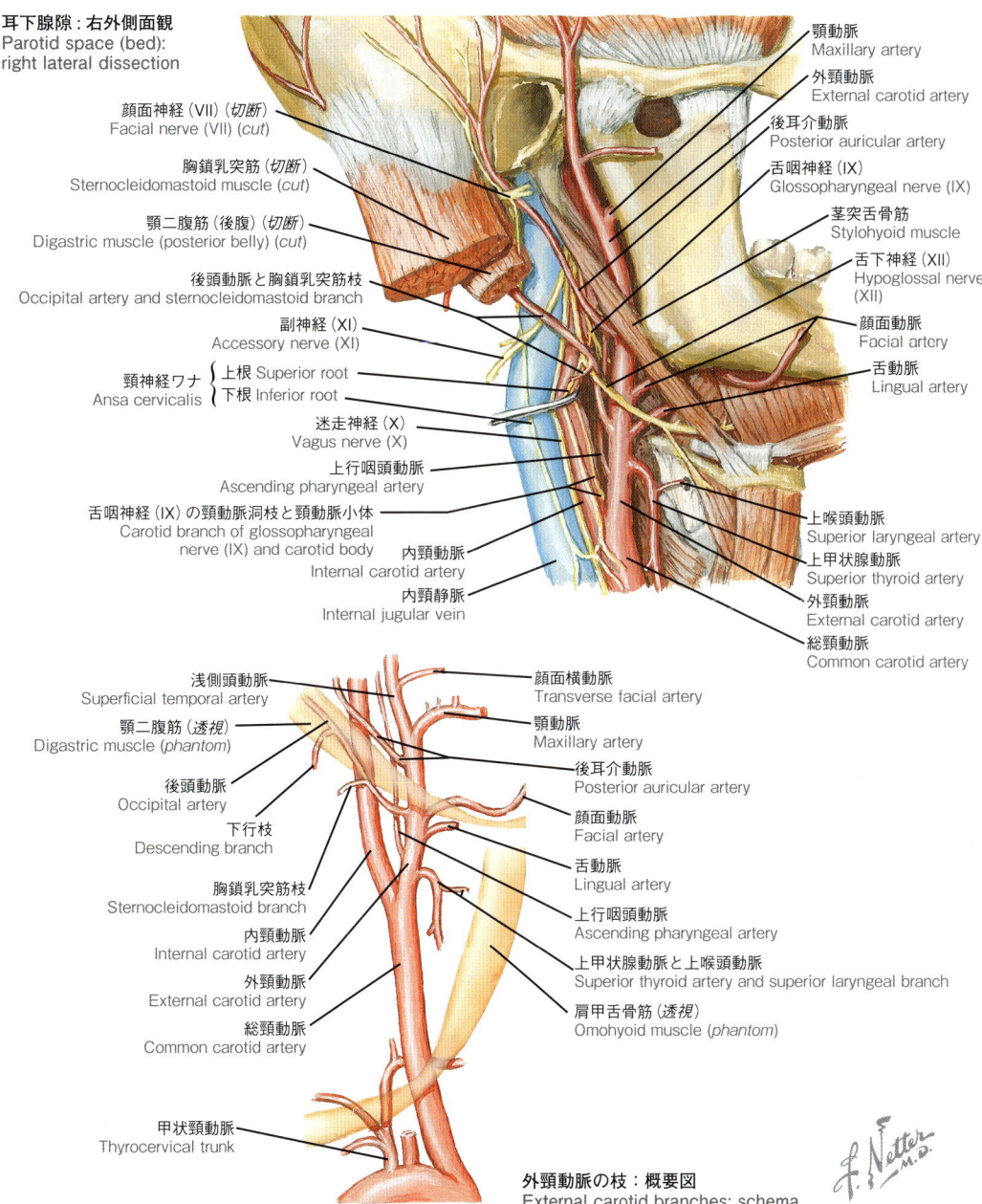

4 頸部の血液供給

静脈排出路

静脈の分布は変異に富む．

頸部の主な静脈

内頸静脈
- 後頭静脈
- 総顔面静脈
  - 顔面静脈
- 舌静脈
- 咽頭静脈
- 上甲状腺静脈
- 中甲状腺静脈

鎖骨下静脈
- 椎骨静脈
- 外頸静脈
  - 頸横静脈
  - 肩甲上静脈
  - 前頸静脈

腕頭静脈
- 下甲状腺静脈

頸部の頸静脈	
静脈	解説
内頸静脈	頭蓋腔内のS状静脈洞から続く 頭蓋底の頸静脈上球とよばれる拡張部から始まる 下行開始部は内頸動脈，舌咽神経，迷走神経，副神経の後方に位置する 頸動脈鞘内を通って内頸動脈の外側を走行し，内頸動脈後方にある迷走神経とともに下行する 頸の基部で鎖骨下静脈と吻合し腕頭静脈になる 多くの枝を受ける
後頭静脈	頭頂部の後部頭皮から始まる 胸鎖乳突筋の付着部表面を貫き深部に至る 横静脈洞と吻合する乳突導出静脈がある 終末は変異に富むが，通常下行して内頸静脈と吻合する
総顔面静脈	顎下三角で顔面静脈は下顎後静脈の前枝と吻合し，総顔面静脈をつくる 総顔面静脈は内頸静脈に注ぐ
・顔面静脈	逆流を防ぐ弁がない 眼角静脈として始まる 鼻外側静脈を受け，鼻の両側を下行する 上・下唇静脈を受け，口角から頬へと後下方に走る 下顎へ走行中，翼突筋静脈叢と連絡する深顔面静脈が顔面静脈と吻合する 顎下三角内で，顔面静脈は下顎後静脈の前枝と吻合し総顔面静脈になる
舌静脈	舌骨舌筋の深層を舌動脈と伴行し，内頸静脈に終わる 舌下神経伴行静脈は舌尖で始まり，舌静脈と吻合するか，あるいは舌下神経に伴行して総顔面静脈に注ぎ内頸静脈に至る
咽頭静脈	咽頭静脈は咽頭後部の咽頭静脈叢から始まる 内頸静脈に注ぐ
上甲状腺静脈	中・下甲状腺静脈とともに甲状腺表層に静脈叢をつくり，内頸静脈に注ぐ
中甲状腺静脈	上・下甲状腺静脈とともに甲状腺表層に静脈叢をつくり，内頸静脈に注ぐ
外頸静脈	下顎後静脈の後枝，耳下腺内の後耳介静脈からなる 広頸筋の深層にあり，胸鎖乳突筋の表層を垂直に下行する 後頸三角の中を下行し，前斜角筋のすぐ外側の鎖骨下静脈に注ぐ
頸横静脈	僧帽筋の前縁から後頸三角を通り，外頸静脈に注ぐ
肩甲上静脈	肩甲横靭帯上の肩甲骨から起こり，後頸三角を通り外頸静脈に注ぐ
前頸静脈	オトガイ下部の浅静脈が吻合して始まる 胸鎖乳突筋の前を下行し，胸鎖乳突筋の深層を通り外頸静脈あるいは鎖骨下静脈に吻合する

頸部の血液供給

静脈排出路（つづき）

静脈	解説
腕頭静脈	左右の胸鎖関節の後方で，内頸静脈と鎖骨下静脈が吻合して左右の腕頭静脈がつくられる 左右の腕頭静脈は合流して上大静脈をつくる
下甲状腺静脈	上甲状腺静脈と中甲状腺静脈とともに甲状腺上で静脈叢をつくる 一般的に左右の下甲状腺静脈は左右の腕頭静脈に注ぐ
鎖骨下静脈	腋窩静脈の続き 第一肋骨の外側縁に沿って走行し，内頸静脈に吻合する 前斜角筋の表層を通る
椎骨静脈	後頭下三角内の静脈叢から起こり，すべての頸椎の横突孔を下行し，鎖骨下静脈と吻合するが，腕頭静脈に注ぐことのほうが多い

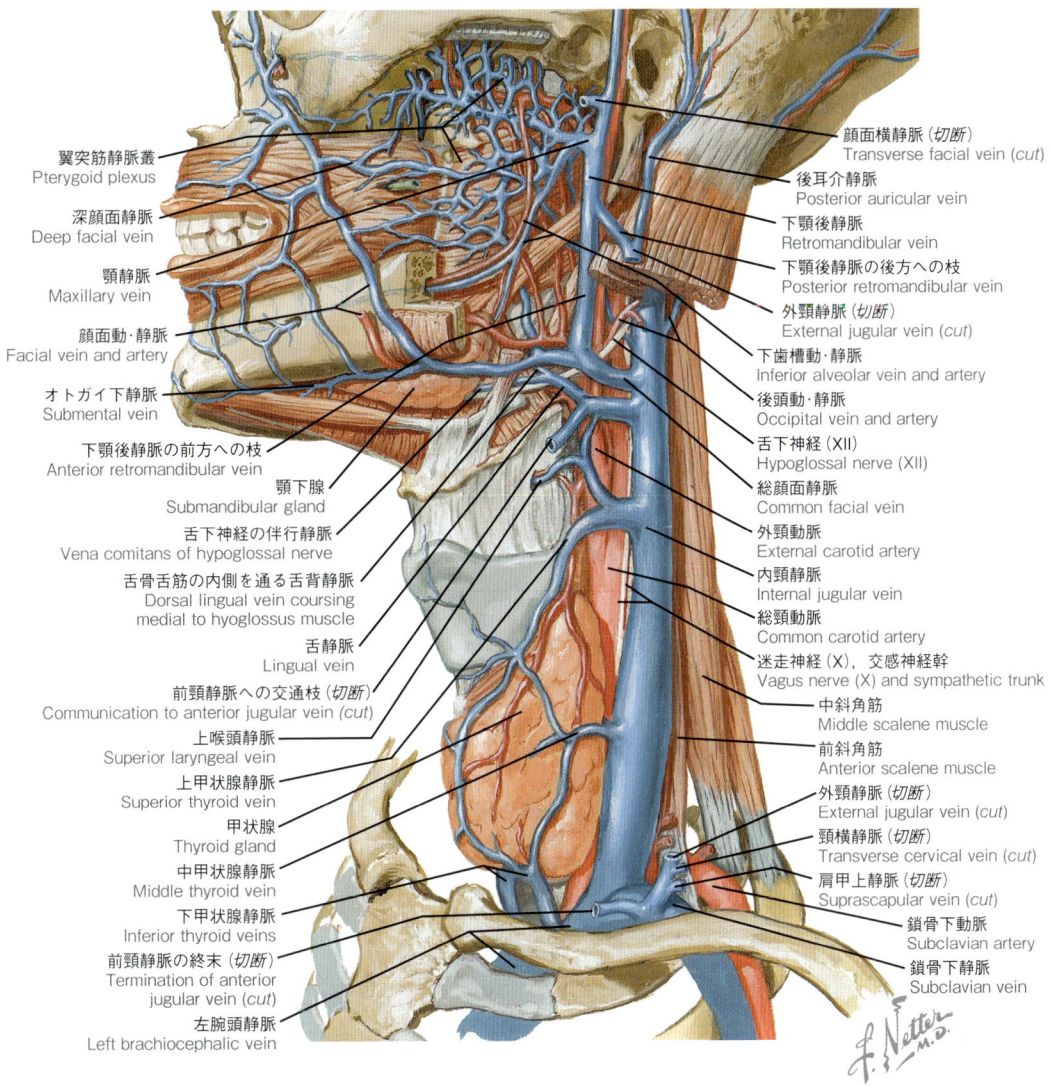

頸部／THE NECK

4 頸部の血液供給

静脈排出路（つづき）

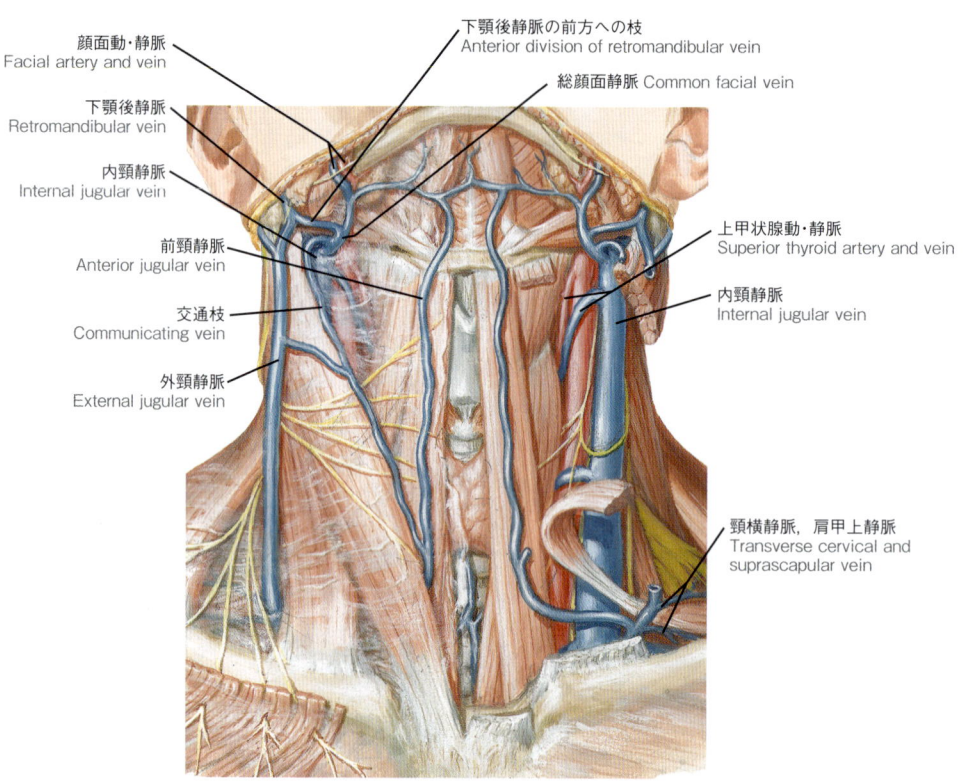

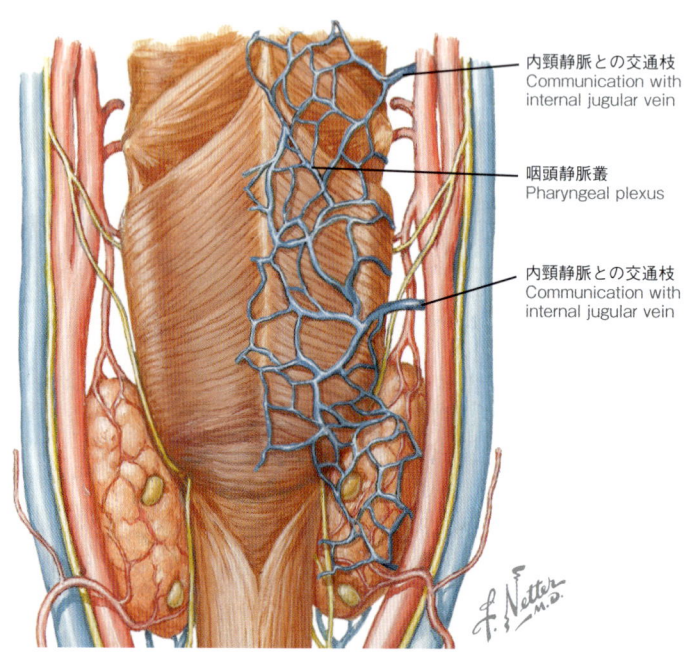

頸部の神経支配

一般的知識

頸部への神経支配は広範囲にわたり，次のものから構成される：

- 脳神経
  - 舌咽神経
  - 迷走神経
  - 副神経
  - 舌下神経
- 頸神経叢
- 腕神経叢
  - 肩甲背神経
  - 長胸神経
  - 肩甲上神経
- 横隔神経
- 他の頸神経の前枝

頸部の脳神経

舌咽神経
第Ⅸ脳神経として知られる
延髄からの枝で，頸静脈孔を迷走神経，副神経とともに通過する
頸静脈孔を出てすぐ鼓室神経が分岐する
舌咽神経は頸静脈孔を出るとすぐ，内頸動脈と内頸静脈との間を下行する
頸動脈洞枝が起こり，内頸動脈と外頸動脈の間を通り，頸動脈小体と頸動脈洞に至る
舌咽神経は下行し感覚性の咽頭枝を咽頭神経叢に分岐し，それは咽頭筋群を貫通し粘膜（主に咽頭口部）に分布する
さらに下行は続き，茎突咽頭筋の後方を通りその筋を支配する
茎突咽頭筋とともに前走し，上・中咽頭収縮筋の間を通り口蓋扁桃に分布する
そこから起こる小さな舌枝は，口峡と舌後部1/3の粘膜に一般体性求心性線維（GSA），味蕾に特殊内臓性求心性線維（SVA）を分岐する

迷走神経
第Ⅹ脳神経として知られる
延髄からの枝で，舌咽神経，副神経とともに頸静脈孔を通る
頸静脈孔を通過した迷走神経は，内頸動脈と内頸静脈の間を通る
頭蓋底から頸部の間の迷走神経の枝：耳介枝，咽頭枝，上喉頭神経，反回神経，心臓枝

耳介枝
上神経節から起こり，内頸静脈の後方を通り，側頭骨に沿って乳突小管に入り，耳介後部・外耳道後部の皮膚に分布する

咽頭枝
迷走神経の下神経節上部から起こり，咽頭神経叢の運動性の線維として働く

上喉頭神経
内頸動脈の後方，咽頭の両側を下行し，2枝に分かれる： • 内枝…上喉頭動・静脈とともに甲状舌骨筋膜を貫いて下行し喉頭に至り，喉頭蓋部の舌根そして仮声帯上方までの喉頭粘膜に一般体性求心性線維（GSA）を，その領域の味蕾に特殊内臓性求心性線維（SVA）を分布する • 外枝…下咽頭収縮筋に沿って下行し，輪状甲状筋，下咽頭収縮筋の下部に分布する

4 頸部の神経支配

頸部の脳神経（つづき）

反回神経
左右の反回神経は異なる部位で迷走神経から分岐する 右反回神経は右鎖骨下動脈の下を後方に回り上行し，左反回神経は大動脈後方の動脈管索の下を後方に回り上行する 気管の外側を咽頭まで上行し，下咽頭収縮筋の深層を通り喉頭に至る．仮声帯から下の粘膜とすべての内喉頭筋（輪状甲状筋を除く）を支配する
心臓枝
下行し，心臓神経叢の副交感性の部分を担う
副神経
第XI脳神経として知られる 古典的には延髄根と脊髄根の2つの部分からなると記載される
延髄根
迷走神経の根のすぐ下の髄質疑核からの4～5枝として起こり，外側に走り頸静脈孔に入り，副神経の頸髄側索からの枝と合流する 合流してすぐに，さらに迷走神経の下神経節と1～2枝で連結する 頸静脈孔を出て，脊髄根と分かれ迷走神経の下神経節表面を越え，主に迷走神経の咽頭枝に分布し咽頭神経叢の運動性の部分を形成し，咽頭の筋肉，軟口蓋，舌筋の1つを支配する
脊髄根
上部の頸髄から起こり延髄根と分かれた後，胸鎖乳突筋に分布し，後頸三角を斜めに走り僧帽筋に分布する
舌下神経
第XII脳神経として知られる 延髄からの一連の根糸として始まり，舌下神経管を通過する 下行し，内頸動脈と内頸静脈の間に位置する 顎二腹筋後腹下方の後頭動脈を回りこむように前走する 前方では外頸動脈と舌動脈の彎曲部の表層を通る 顎二腹筋後腹，茎突舌骨筋の深層を通り，舌下神経伴行静脈とともに舌骨舌筋の表層に位置する 顎舌骨筋の深層を前走し，オトガイ舌筋に枝を送る すべての内舌筋と舌骨舌筋，オトガイ舌筋，茎突舌筋に筋枝を送る

頸部の神経支配

頸部の脳神経（つづき）

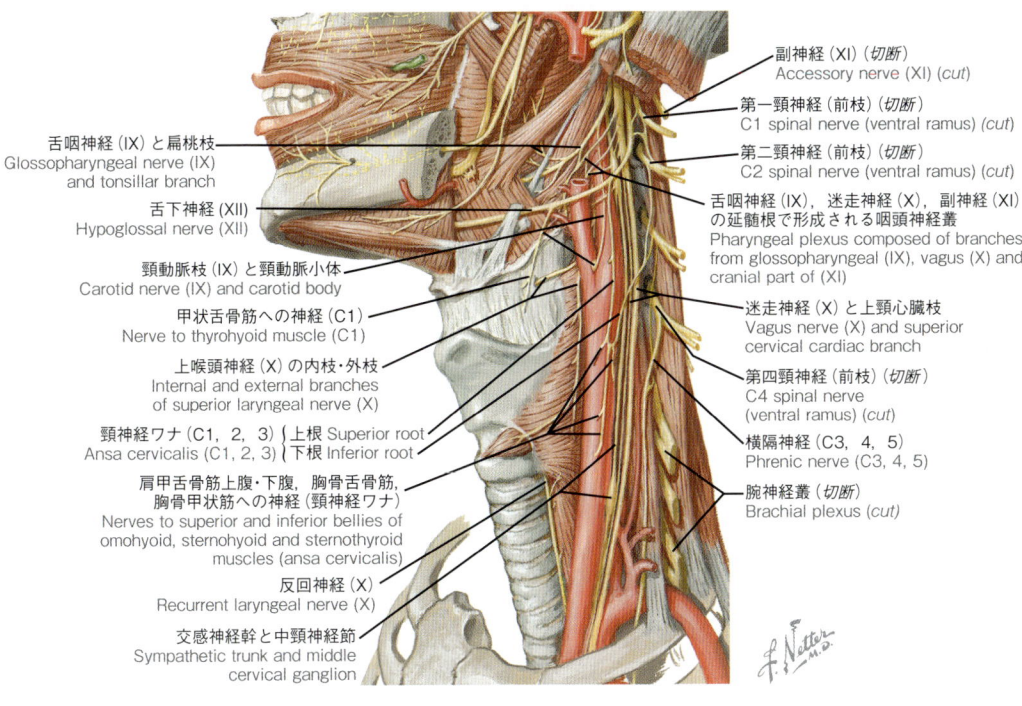

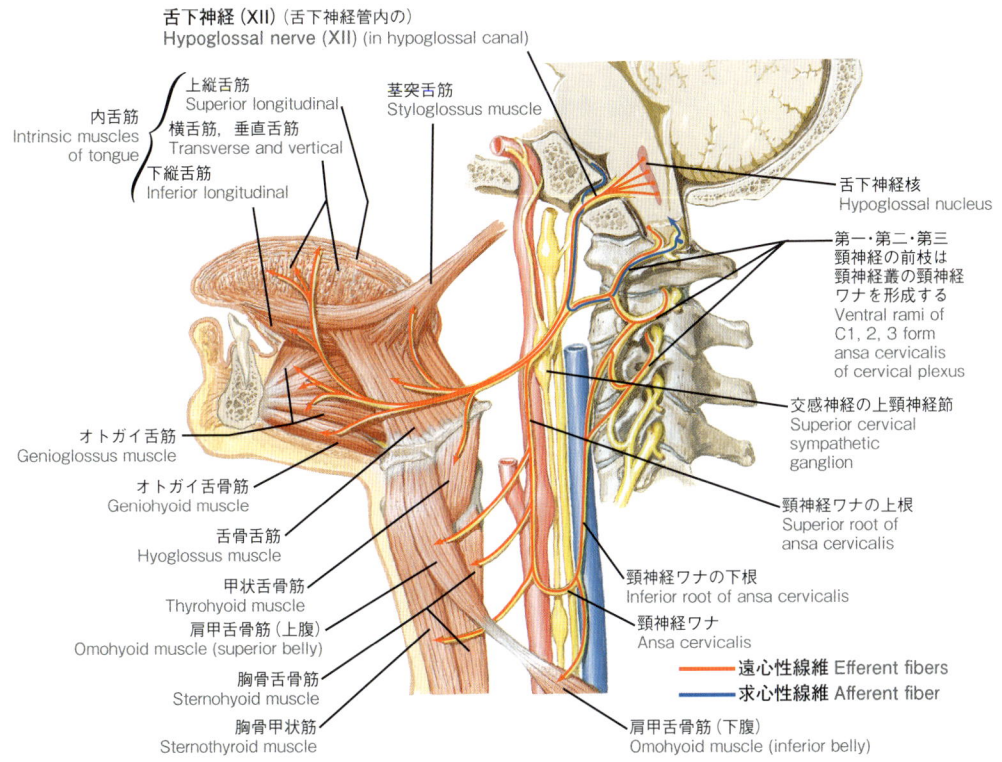

4 頸部の神経支配

頸部の感覚神経

頸部の皮膚は脊髄神経後枝・前枝から感覚神経を受ける．
第一頸神経の後枝は感覚神経線維を欠き，頸部の感覚神経の分布に関与しない．
第六～第八頸神経の後枝は感覚神経線維を欠き，頸部の感覚神経の分布に関与しない．
前枝は頸神経叢の感覚枝を通して，頸部のほとんどの感覚を支配する．

頸神経叢
第一～第四頸神経の前枝で形成される．
胸鎖乳突筋の深層から起こる．
感覚枝は胸鎖乳突筋の後縁の中間点（神経点）からそれぞれの分布域に向かう．

前枝		
神経	由来	解説
小後頭神経	第二頸神経前枝による頸神経叢	胸鎖乳突筋後縁の中間点を通る 胸鎖乳突筋後方から後頭部へ上行する 耳介後方の頭部へと続き，その領域の皮膚に分布する
大耳介神経	第二・第三頸神経前枝による頸神経叢	胸鎖乳突筋後縁の中間点を通る 胸鎖乳突筋に沿って上行し，前枝と後枝に分かれる： • 前枝は耳下腺を覆う顔面皮膚に分布する • 後枝は乳様突起，耳介の後部，耳甲介，耳垂を覆う皮膚に分布する
頸横神経		胸鎖乳突筋後縁の中間点を通る 前走して胸鎖乳突筋を横断し，上枝と下枝に分岐する 上枝と下枝は広頸筋を貫き，下顎骨と胸骨柄の間の頸部皮膚に分布する
鎖骨上神経	第三・第四頸神経前枝による頸神経叢	胸鎖乳突筋後縁の中間点を通る 後頸三角を斜めに下行する 主要な3枝に分岐する： • 内側鎖骨上神経…正中までの皮膚に分布 • 中間鎖骨上神経…大胸筋，三角筋を覆う皮膚に分布 • 外側鎖骨上神経…三角筋，僧帽筋前部を覆う皮膚に分布

後枝		
神経	由来	解説
大後頭神経	第二頸神経後枝	後頭下三角から出て，下頭斜筋と頭半棘筋の間を斜めに上行する 僧帽筋を貫いて上行し，後頭部から頭頂までの頭皮に分布する
第三後頭神経	僧帽筋深層の第三頸神経後枝の枝	僧帽筋を貫いて上行し，正中に近い後頭部下部の皮膚に分布する
第四頸神経後枝	僧帽筋深層の第四頸神経後枝	僧帽筋を貫いて上行し，正中に近い後頭部下部の皮膚に分布する
第五頸神経後枝	僧帽筋深層の第五頸神経後枝	僧帽筋を貫いて上行し，正中に近い後頭部下部の皮膚に分布する

頸部の神経支配

頸部の感覚神経（つづき）

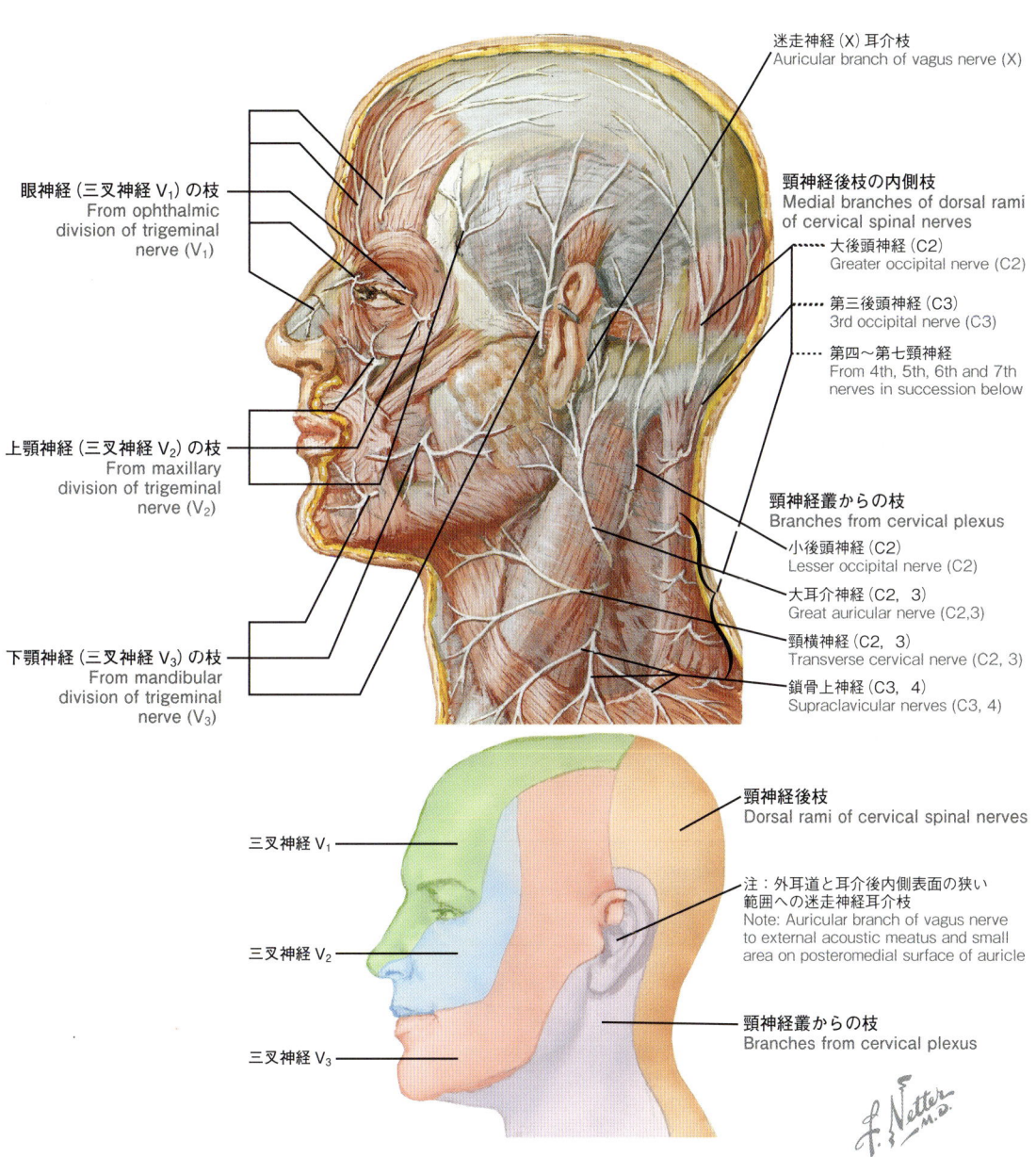

4 頸部の神経支配

頸部の頸神経叢

第一〜第四頸神経の前枝から起こる．
2つの部分に分かれる：
- 頸神経ワナ（運動性）
- 皮枝（感覚性）
  - 小後頭神経
  - 頸横神経
  - 大耳介神経
  - 鎖骨上神経

頸神経ワナ	
由来	解説
第一〜第三頸神経の前枝	頸神経叢の運動性神経支配： • 肩甲舌骨筋 • 胸骨舌骨筋 • 胸骨甲状筋 分枝： 上根（舌下神経下行枝） 　第一頸神経の前枝から起こり前行し，舌下神経と線維が混合することなく伴行する 　　舌下神経は舌の方へ前行し，第一頸神経のいくつかの線維は下行し頸神経ワナの上根を形成する 　上根は頸動脈鞘の外側縁で下根と結合する 　第一頸神経のいくつかの線維は舌下神経に伴行し，オトガイ舌骨筋*，甲状舌骨筋に分布する 下根（頸神経下行枝） 　第二・第三頸神経の前枝から起こる 　これらの枝は下根を形成し，頸動脈鞘の外側縁で上根と結合する

皮枝		
神経	由来	解説
小後頭神経	第二頸神経前枝による頸神経叢	胸鎖乳突筋後縁の中間点を通る 胸鎖乳突筋後方から後頭部へ上行する 耳介後方の頭部へと続き，その領域の皮膚に分布する
大耳介神経	第二・第三頸神経前枝による頸神経叢	胸鎖乳突筋後縁の中間点を通る 胸鎖乳突筋に沿って上行し，前枝と後枝に分かれる： • 前枝は耳下腺を覆う顔面皮膚に分布する • 後枝は乳様突起，耳介の後部，耳甲介，耳垂を覆う皮膚に分布する
頸横神経		胸鎖乳突筋後縁の中間点を通る 前走して胸鎖乳突筋を横断し，上枝と下枝に分岐する 上枝と下枝は広頸筋を貫き，下顎骨と胸骨柄の間の頸部皮膚に分布する
鎖骨上神経	第三・第四頸神経前枝による頸神経叢	胸鎖乳突筋後縁の中間点を通る 後頸三角を斜めに下行する 主要な3枝に分岐する： • 内側鎖骨上神経…正中までの皮膚に分布 • 中間鎖骨上神経…大胸筋，三角筋を覆う皮膚に分布 • 外側鎖骨上神経…三角筋，僧帽筋前部を覆う皮膚に分布

＊ 訳注：近年の研究では，舌下神経支配とする考え方もある．

頸部の神経支配

頸部の頸神経叢（つづき）

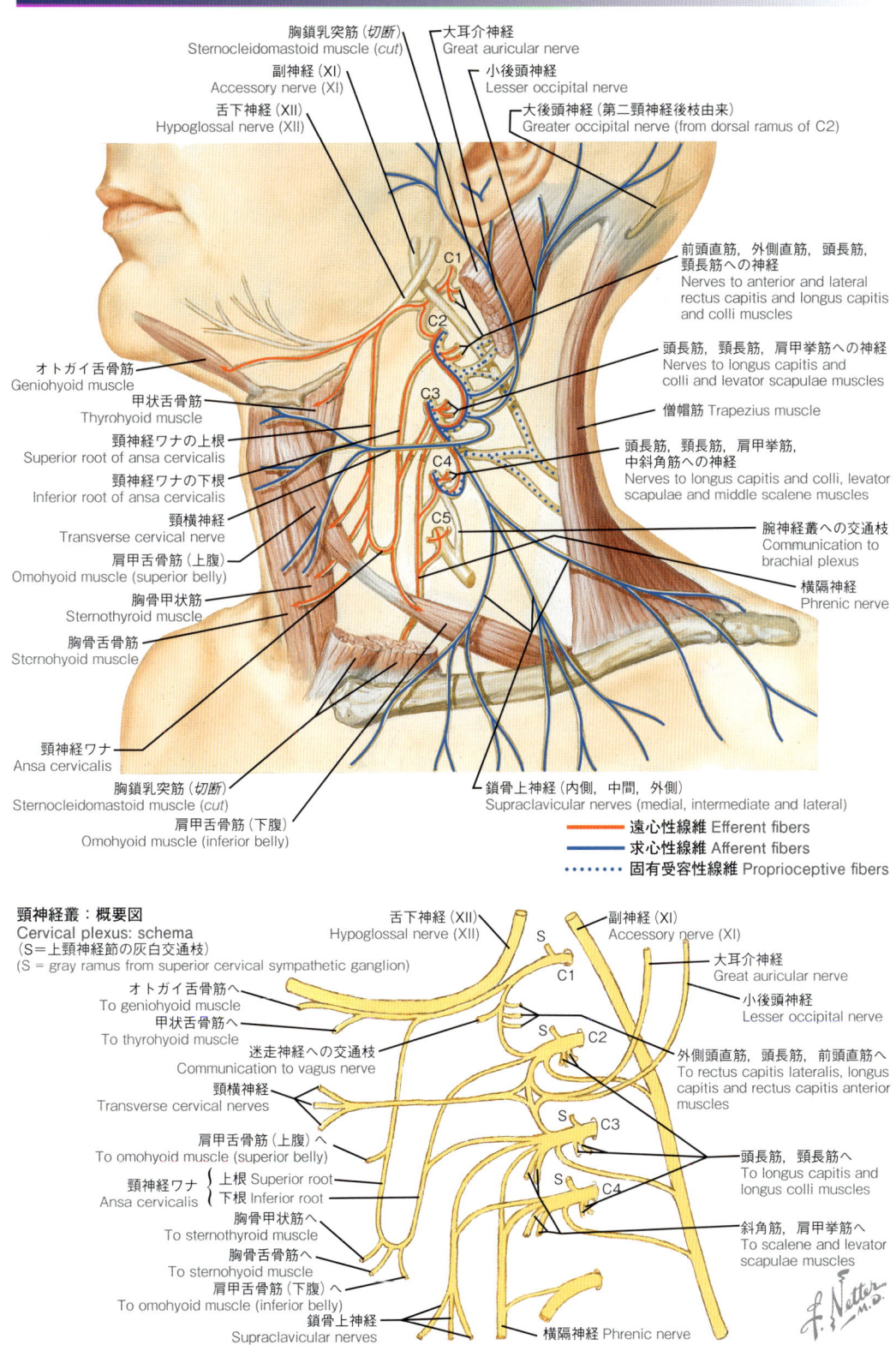

4 頸部の神経支配

頸神経の前枝

神経	由来	解説
横隔神経	第三〜第五頸神経の前枝から起こる	前斜角筋前面を下行する 最終的に胸郭を下行し，横隔膜を支配する
腕神経叢	第五〜第八頸神経および第一胸神経の前枝が腕神経叢を形成し，上肢の運動性・感覚性線維を供給する	これらの枝は前斜角筋と中斜角筋の間を通過する 第五・第六頸神経の前枝は上神経幹を形成する 第七頸神経の前枝は中神経幹となる 第八頸神経と第一胸神経の前枝は下神経幹を形成する これらの神経幹は腕神経叢を形成し，分岐し腋窩に続く 腕神経叢の3枝は後頸三角の中に存在する： • 肩甲背神経…第五頸神経から起こり，中斜角筋を貫いて斜めに走り肩甲挙筋に至り，大・小菱形筋に沿って分布 • 長胸神経…第五〜第七頸神経前枝から起こり，中斜角筋を貫いて下行し前鋸筋に分布 • 肩甲上神経…上神経幹から起こり，後頸三角を通り，肩甲横靱帯の下を通過し棘上筋，棘下筋に至る

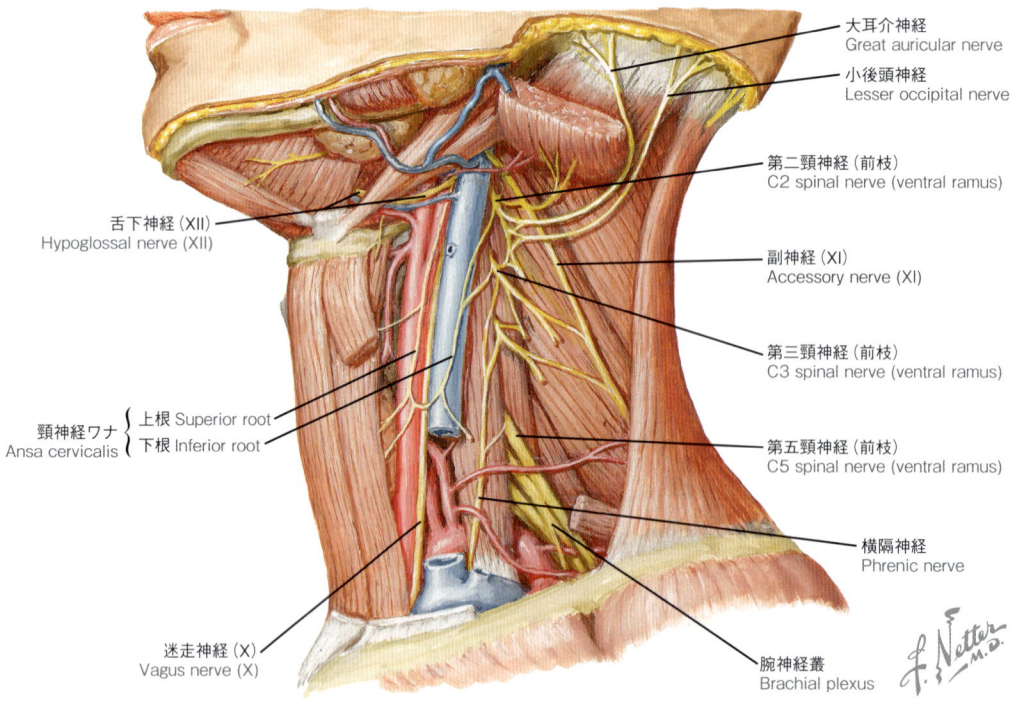

頸部の神経支配

頸部の交感神経

交感神経幹は胸郭から伸びて頸部へ至る．

頸部の交感神経幹には一般的に3つの神経節がある：

- 上頸神経節…頭蓋底にある．
- 中頸神経節…第六頸椎の高さにある．
- 下頸神経節…椎骨動脈起始部のすぐ後方にある．

下頸神経節はしばしば第一胸神経節と融合し，星状神経節を形成する．

頭頸部の交感神経は第一～第四胸髄の中間質外側柱から起こる．

これらの節前線維は交感神経幹を上行し，頸神経節で節後線維とシナプスを形成する．

節後線維は次の2経路のいずれかをとる：

- 灰白交通枝を経て脊髄神経に行く．
- 頭部の効果器への動脈に伴行する．

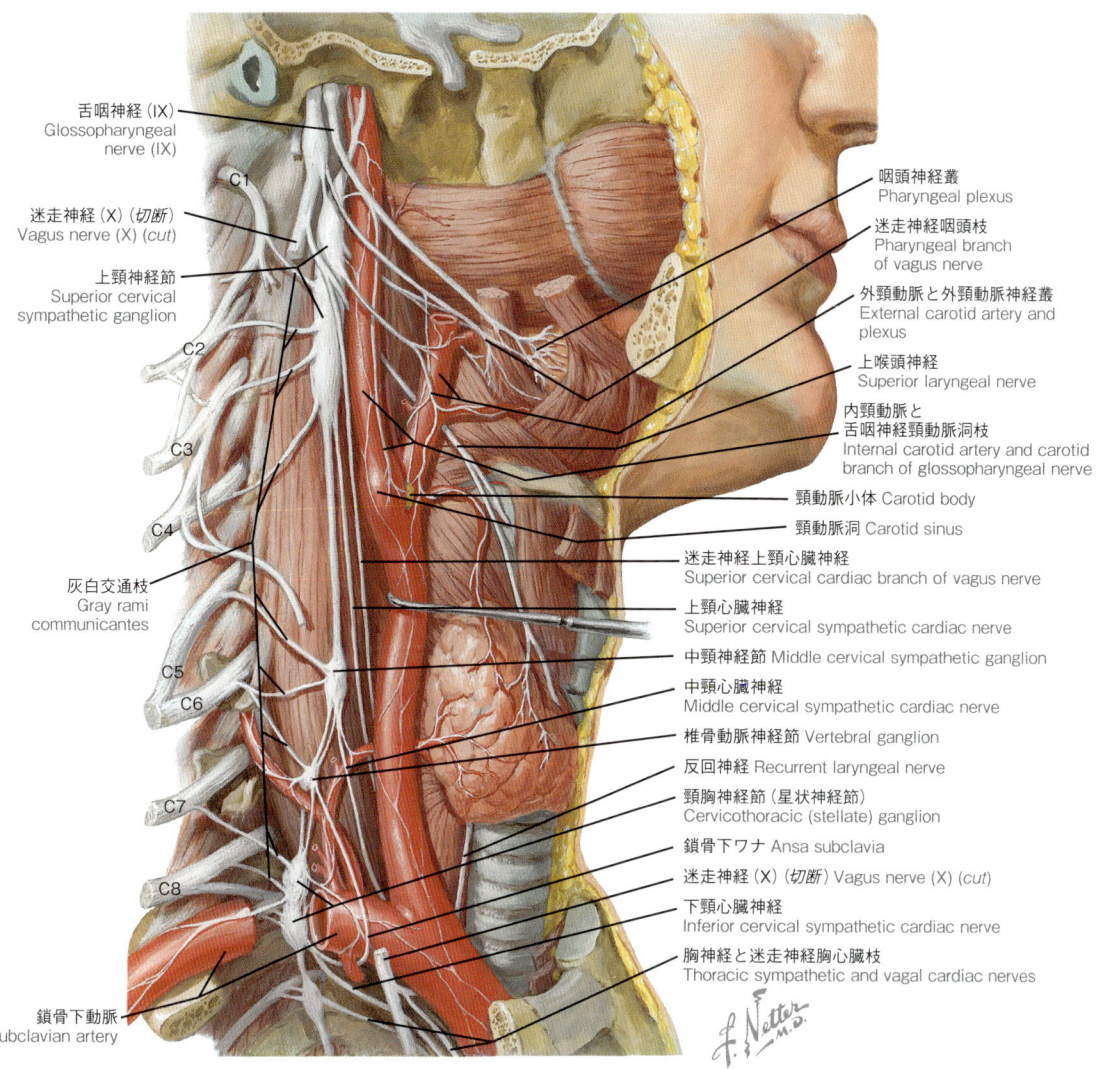

4 臨床との関連

斜頸

斜頸は，頸部の筋の屈曲，伸展，ねじれなどの異常による障害である．
胸鎖乳突筋の異常により発現することが多い．
一般的に頸部一方にねじ曲がり，頭部の動きや位置の異常をもたらす．
先天的筋性斜頸の頭の曲がりは片側の胸鎖乳突筋の拘縮により起こる．
早期治療は永久的な変形を防止するうえで重要である．
神経弛緩薬のような薬剤は，頸部，背中，体幹で不随意な筋の収縮を起こすジストニー（筋緊張異常症）を引き起こす．

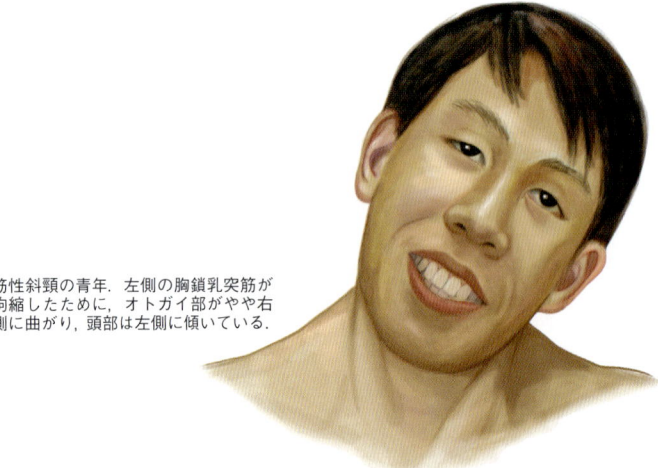

筋性斜頸の青年．左側の胸鎖乳突筋が拘縮したために，オトガイ部がやや右側に曲がり，頭部は左側に傾いている．

Young man with muscular torticollis. Head tilted to left with chin turned slightly to right because of contracture of left sternocleidomastoid muscle.

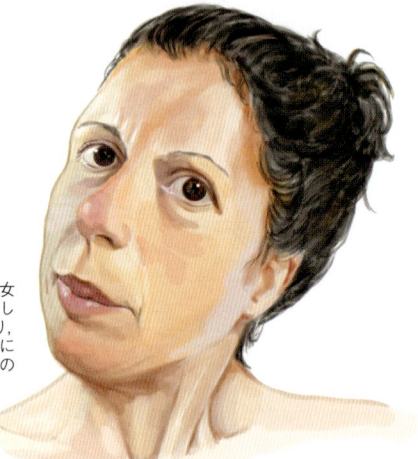

筋性斜頸を治療していない中年女性．胸鎖乳突筋は変性し，肥厚し線維化した腱様帯状構造となり，頭部を鎖骨に固定しているようにみえる．左の胸鎖乳突筋の2つの筋頭が突出している．

Untreated torticollis in middle-aged woman. Thick, fibrotic, tendon-like bands have replaced sternocleidomastoid muscle, making head appear tethered to clavicle. 2 heads of left sternocleidomastoid muscle are prominent.

臨床との関連

斜頸（つづき）

筋性でない斜頸
Nonmuscular Causes of Torticollis

環軸関節の回旋による亜脱臼と固着（Fielding と Hawkins 以後）
Atlantoaxial rotatory subluxation and fixation (after Fielding and Hawkins)

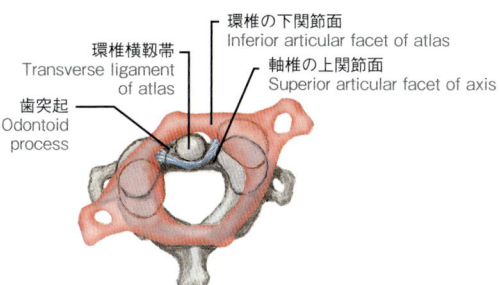

タイプ I
歯突起を軸にした環椎の回旋による亜脱臼．
環椎横靱帯は健全で，前方変位はない

Type I
Rotatory subluxation of atlas about dens but transverse ligament intact. No anterior displacement

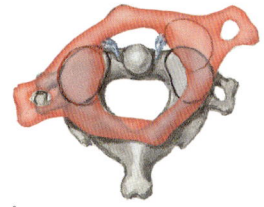

タイプ II
一方の関節が亜脱臼．環椎横靱帯は損傷し，他方の関節が回転軸となり3～5mmの前方変位

Type II
1 articular facet subluxated, other acts as pivot; transverse ligament defective. Anterior displacement of 3–5 mm

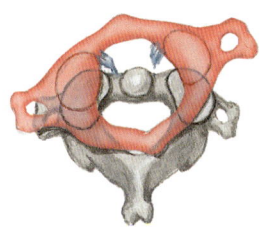

タイプ III
両関節の亜脱臼．環椎横靱帯は損傷し，5mm以上の前方変位

Type III
Both articular facets subluxated, transverse ligament defective. Anterior displacement of >5 mm

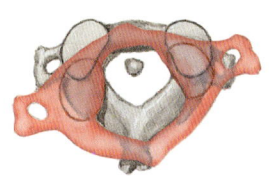

タイプ IV
後方回旋亜脱臼（まれ）．歯突起骨あるいは歯突起欠損または歯突起形成不全

Type IV
Posterior rotatory subluxation (rare). Os odontoideum or absent or defective dens

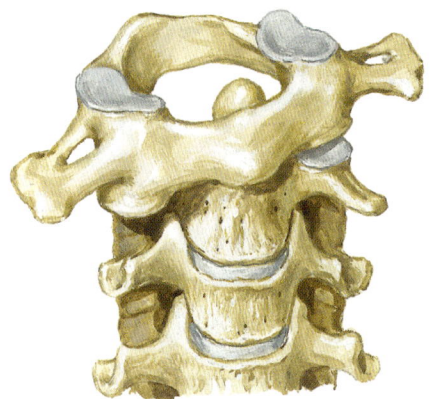

タイプ I 回旋による亜脱臼
Type I rotatory subluxation

4 臨床との関連

甲状腺機能低下症

甲状腺機能低下症：甲状腺は十分な甲状腺ホルモンを産生しない．
下垂体が甲状腺ホルモン（サイロキシン，トリヨードサイロニン）の正常な産生を制御する．
ホルモンの産生低下は，精神・身体活動の全般的な停滞を起こす．
先天性甲状腺機能低下症はクレチン症として知られる．

原因
甲状腺腫（橋本病）…免疫系が甲状腺を攻撃する．
甲状腺のX線被曝
甲状腺の外科的摘出
先天的異常

危険因子
肥満
年齢50歳以上
女性

臨床的症状
疲労
虚弱
徐脈
顔面浮腫
寒気
乾燥皮膚
嗄声

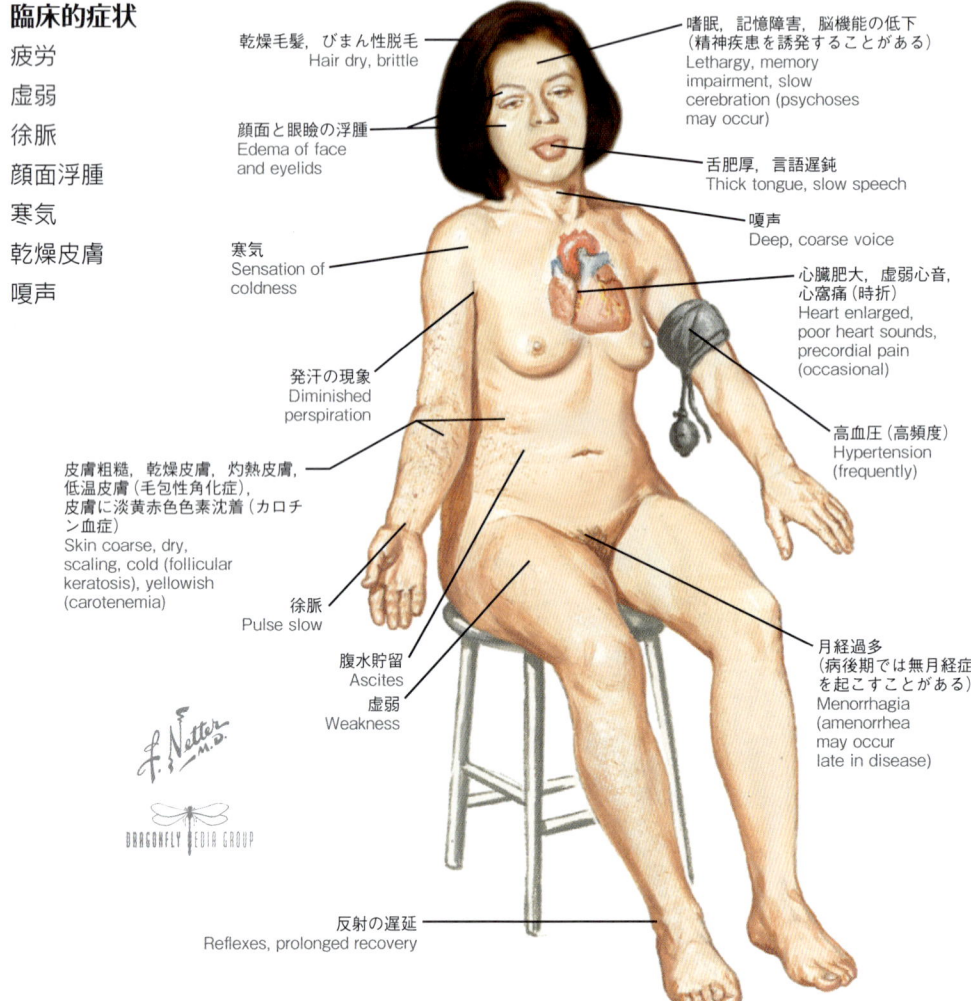

臨床との関連

甲状腺機能亢進症

甲状腺機能亢進症：代謝亢進，甲状腺ホルモンレベルの上昇を主徴とする．
病因のいかんに関わらず，甲状腺ホルモン過剰による中毒状態（甲状腺中毒症）をきたす．

原因
Basedow（バセドウ）病＊…最も一般的な病因（甲状腺機能亢進症の80％以上），甲状腺ホルモンの過剰な産生を促す抗体がつくられる．
甲状腺あるいは下垂体の良性腫瘍，甲状腺炎，ヨウ素の過剰摂取，性腺の腫瘍．

臨床的症状
体重減少，情動不安，神経質，食欲亢進，倦怠感，甲状腺腫．

治療
放射性ヨウ素療法…過度に行うと甲状腺機能低下症をきたす．
外科的手術療法…薬物療法（抗甲状腺薬の使用）．

＊ 訳注：原文では Grave's disease（グレーブス病）であるが，わが国で頻用されているバセドウ病を用いた．

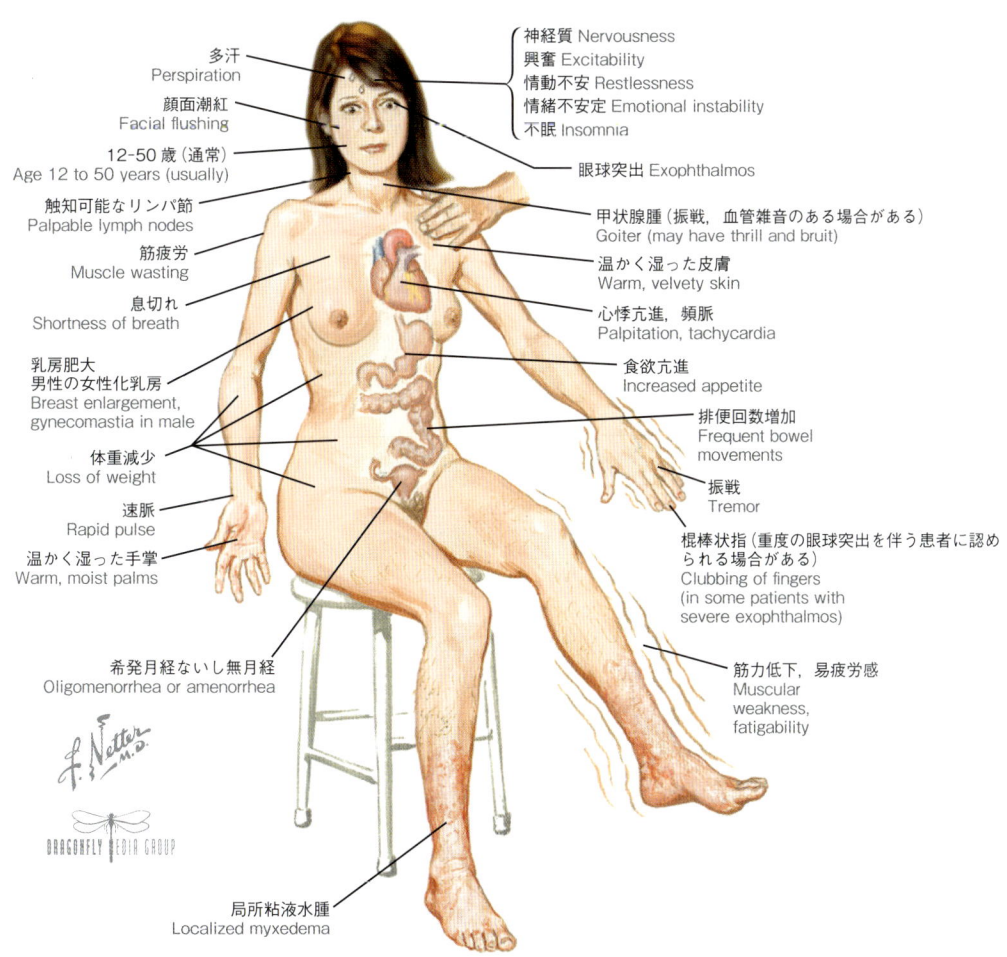

CHAPTER 5
頭皮と表情筋

概観と局所解剖	152
頭皮の概説	154
頭皮の血液供給	155
頭皮の神経支配	157
表情筋の概説	159
顔面の血液供給	168
顔面の神経支配	175
臨床との関連	181

5 概観と局所解剖

一般的知識

頭皮

前頭部，頭蓋上部，上項線のすぐ上の後頭部に区分される領域である．

下方は頬骨弓にまで広がるので，頭皮の外側は側頭部に含まれる．

頭皮にはしばしば外傷が起こるので，解剖学は重要である．

顔

髪の毛の生え際，耳介の前縁，下顎下縁で囲まれた領域である．

主要な構成物：目，鼻，口，表情筋，咀嚼筋，耳下腺，三叉神経，顔面神経

顔面には深筋膜がない．

顔面の浅筋膜は種々の量の脂肪組織を含む．

SMAS（superficial muscular aponeurotic system；表情筋と連続した表在性筋膜）は浅筋膜の深部にあり，顔面手術の際，手術の基準面となる．

皮膚，浅筋膜，SMASの解剖学的構造は頭皮と似ている．

皮膚は顔面の定位置にある保持靱帯によって骨に付着している．

顔面手術において期待される審美的な結果を得るには，保持靱帯をゆるめることが重要である．

骨

顔面骨：
- 前頭骨
- 頬骨
- 上顎骨
- 口蓋骨
- 鼻骨
- 下顎骨

鼻骨の両側にある顔面骨で最も骨折を起こしやすいのは頬骨である．（訳注：鼻骨と頬骨の間には上顎骨が介在する．）

表情筋

表情筋は顔面筋ともよばれる．

顔面神経に支配される．

第二鰓弓から発生する．

骨または筋膜から起こり，皮膚に停止する．

SMASは表情筋に解剖学的な基準面を提供し，しわ取り術（フェースリフト）の際には適宜処置される．

概観と局所解剖

一般的知識（つづき）

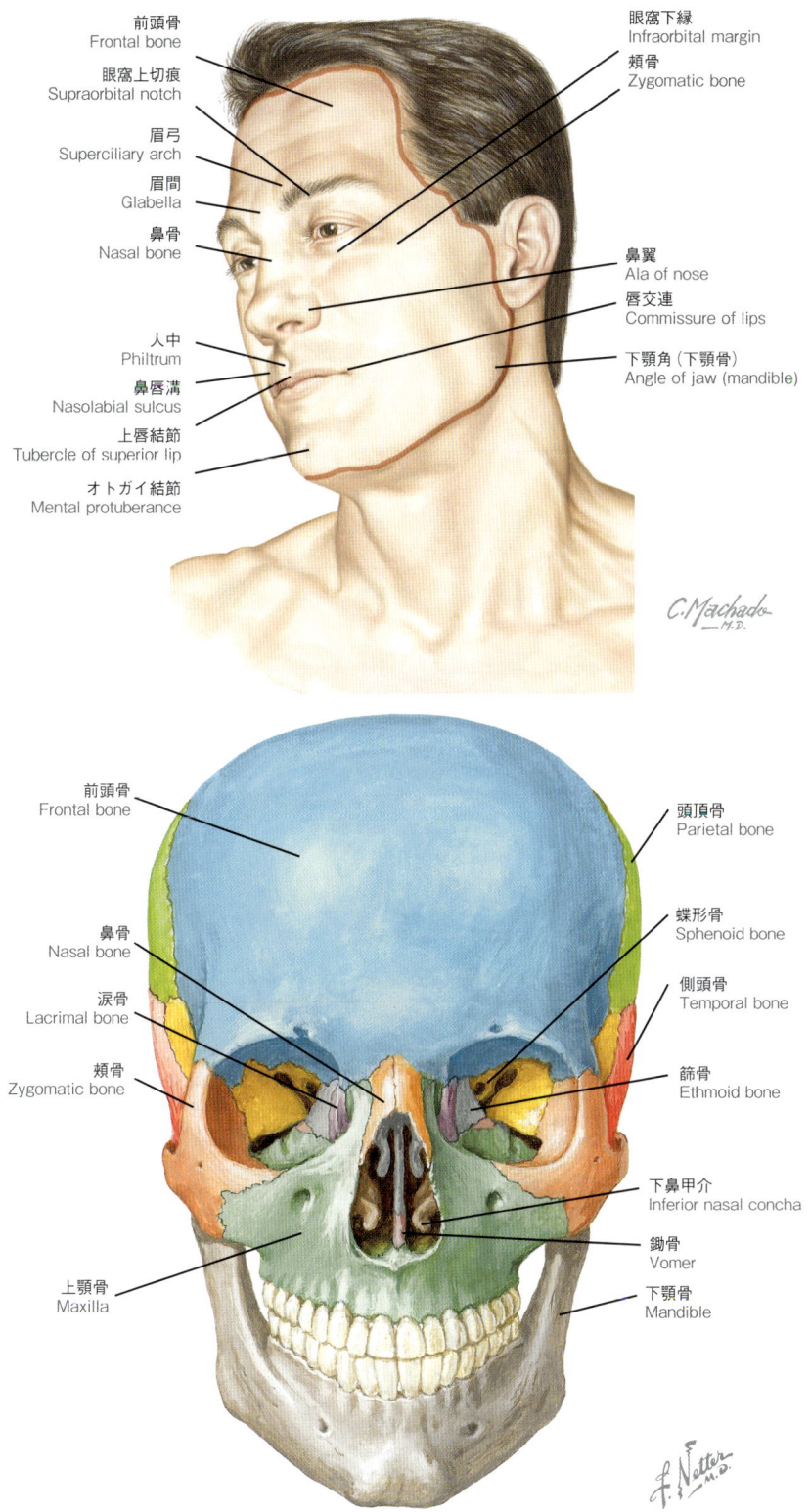

頭皮と表情筋／SCALP AND MUSCLES OF FACIAL EXPRESION

5 頭皮の概説

一般的知識

層	解説
皮膚	頭皮の最も厚い層 毛包を含む
結合組織	血管が豊富である 頭皮の動脈，静脈，神経はここを通る 導出静脈によって硬膜静脈洞と交通するため，炎症の波及路になる 皮膚を貫通して結合組織層に至る頭部の外傷では多量の出血をきたす 後頸部の浅筋膜と連続する
腱膜	帽状腱膜ともよばれる 後頭前頭筋（前方は前頭筋，後方は後頭筋）と連続する 外側は側頭筋膜に入り込む 美容外科においては腱膜の外科的な処置が重要である 皮膚，結合組織，腱膜層を貫通する頭部の外傷では，後頭前頭筋の2つの筋腹に引っ張られて傷が大きく開き出血をきたす 皮膚，結合組織，腱膜の層はまとめて，しばしば"固有頭皮"とよばれる
疎性結合組織	薄くて可動性がある 眉毛から上項線と外後頭隆起に広がる腱膜下層を形成する 細菌や血液などの物質が自由に移動できる 頭皮剥離はこの層で分離される
骨膜	頭蓋骨の外表面を覆う

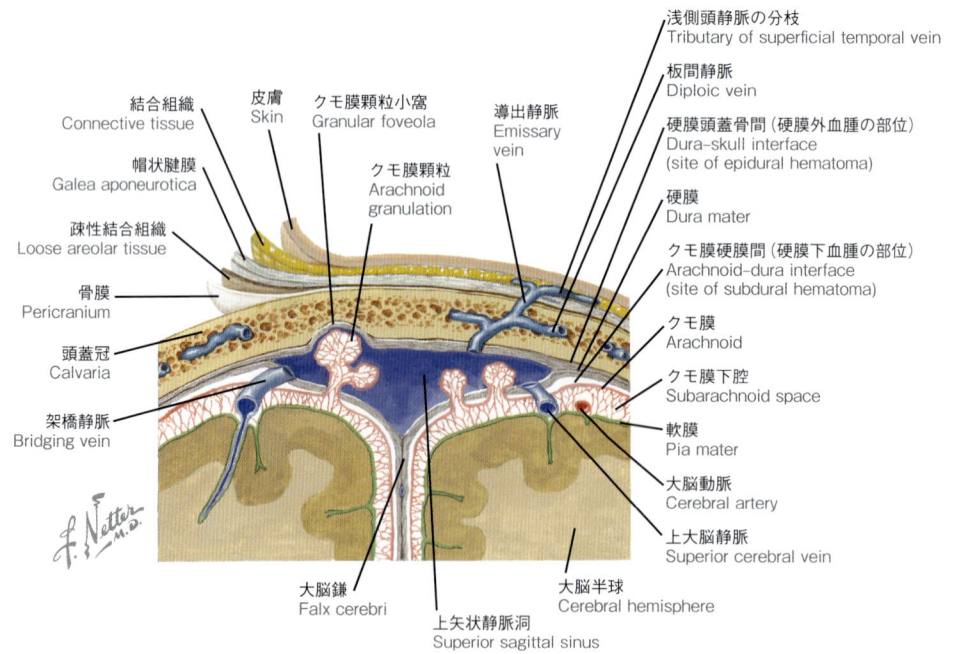

頭皮の血液供給

一般的知識

豊富な血管；血管は頭皮内で自由に交通する．
動脈は外頸動脈と内頸動脈から起こる．
神経血管は頭皮の前方，外側，後方から分布してくる．

動脈供給

動脈	由来	走行
滑車上動脈	内頸動脈由来の眼動脈	滑車上神経とともに内眼角で眼窩を出る 前頭切痕から頭皮を上行する 反対側の眼窩上動脈および滑車上動脈と交通する
眼窩上動脈		視神経を横切るとき眼動脈から起こる 上眼瞼挙筋と上直筋の内側を通り，眼窩上神経に伴行する 眼窩上孔（切痕）を通り，頭皮に沿って上行する 滑車上動脈および浅側頭動脈と交通する
浅側頭動脈	外頸動脈	下顎頸の後方に始まり，外頸動脈の続きとして上行する 後耳介神経と伴行する 頭皮に分布する他の主な枝と交通する
後耳介動脈		耳下腺内で起こる 乳様突起と耳介軟骨の間を上行する 浅側頭動脈および後頭動脈と交通する
後頭動脈		顎二腹筋後腹と茎突舌骨筋の下縁に沿って分岐する 血管の後部から舌下神経に取り囲まれ前走する 乳様突起の骨溝に沿って後方に進む 僧帽筋および胸鎖乳突筋の付着部の筋膜を貫通する 頭皮の結合組織内を上行し，多くの枝に分かれる 終末部分は大後頭神経と伴行する 後耳介動脈および浅側頭動脈と交通する

静脈排出路

静脈	走行
滑車上静脈	浅側頭静脈と交通して前頭部から起こる 反対側の静脈と平行に前頭部を下行する 内眼角で眼窩上静脈および眼角静脈と交通する
眼窩上静脈	浅側頭静脈と交通して前頭部から起こる 前頭筋の浅層を下行し，内眼角で滑車上静脈および眼角静脈と交通する
浅側頭静脈	耳介側頭神経に沿って側頭骨の頬骨突起基部の後方を下行し，耳下腺に入る 顎静脈と合流して下顎後静脈となる
後耳介静脈	耳介後部の頭皮から始まる 下行して下顎後静脈の後枝と合流し外頸静脈となる
後頭静脈	頭頂部で頭皮の後方部から始まる 胸鎖乳突筋の頭蓋骨との付着部を浅部から深部に貫通する 乳突導出静脈で横静脈洞につながる 静脈の終末は変異に富むが，多くは下行して内頸静脈に注ぐ

5 頭皮の血液供給

頭皮の動・静脈

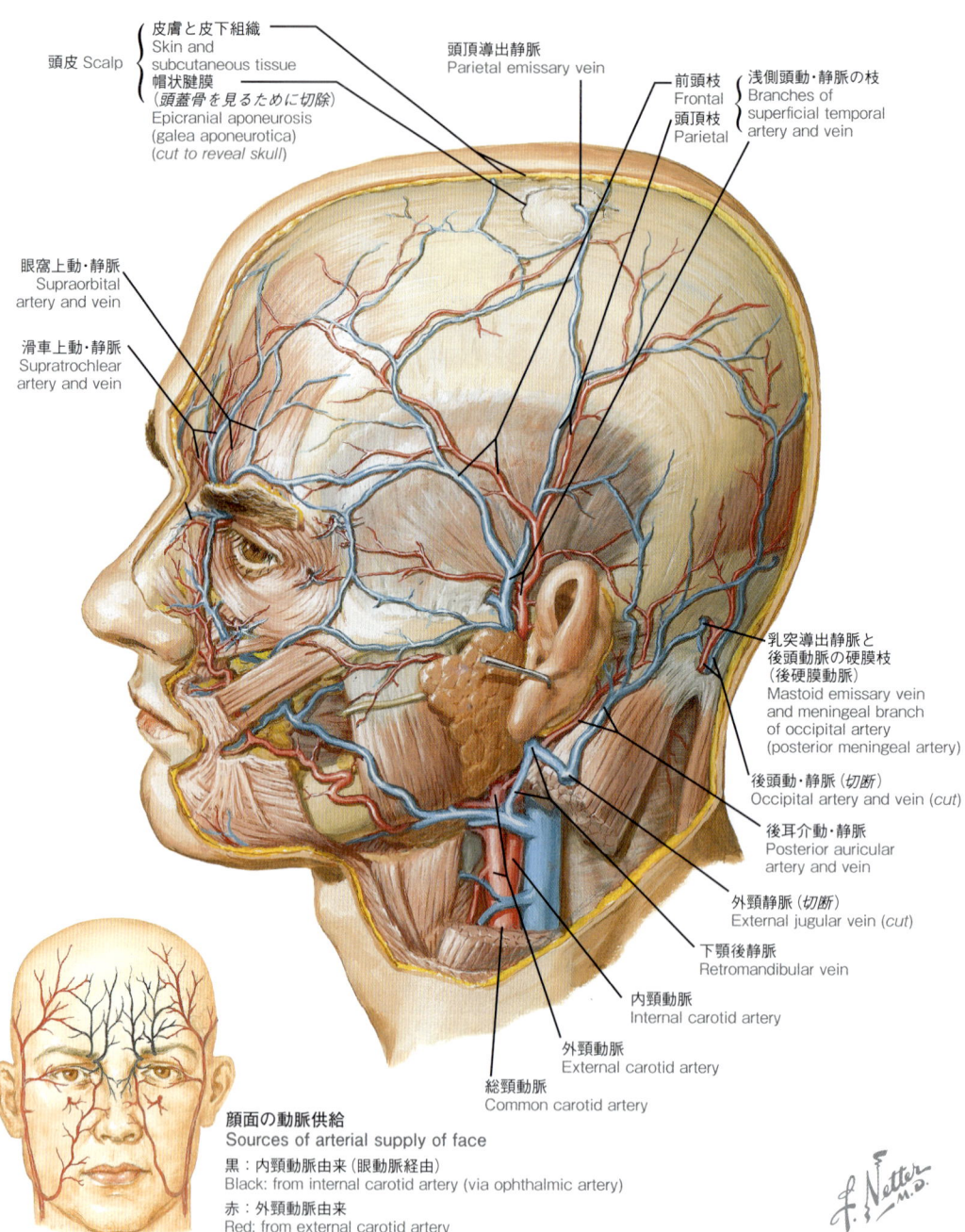

頭皮の神経支配

感覚神経の分布

感覚は三叉神経の3本の枝のすべて，頸神経叢の枝，上位頸神経の後枝からなる．
これらの神経は頭皮の結合組織中を走行する．

頭皮の感覚神経		
神経	由来	走行
滑車上神経	三叉神経の眼神経	前頭神経は三叉神経の眼神経から分枝した後，眼窩内を前方に走る 前頭神経は滑車上神経と眼窩上神経に分かれる 滑車上神経は滑車に向かって前方に進み，眼窩内では滑車上動脈が伴行する 滑車部では前頭切痕から眼窩を出る 頭皮に沿って，始めは筋より深部を上行し，それから筋を貫いて頭皮に皮枝として分布する
眼窩上神経		眼窩内の前頭神経の2終枝の1つである 上眼瞼挙筋と眼窩骨膜との間を進む 眼窩上孔（切痕）に向かって前走する 眼窩上縁で前頭洞，皮膚，上眼瞼の結膜に枝を送る 頭皮に沿って上行する 内側枝と外側枝に分かれ，頭皮の頭頂部に向けて走る
頰骨側頭枝	上顎神経（V_2）	翼口蓋窩で頰骨神経から起こり，下眼窩裂を通って眼窩の外側壁に入り，頰骨側頭枝と頰骨顔面枝に分かれる 頰骨内の眼窩外壁の溝を通り，孔を出て側頭窩に至る 側頭窩では側頭骨と側頭筋の間を上行し，頰骨弓の上部で側頭筋膜を貫通する 側頭部の頭皮に沿って分布する
耳介側頭神経	下顎神経（V_3）後枝	通常2根で起こり，それらの間を中硬膜動脈が通る 外側翼突筋の直下を後方に向かい，下顎頸の内側に続く 下顎骨後方を走る際，顎関節に感覚神経を出す 耳下腺の深側で耳介と下顎頭の間を浅側頭動静脈とともに上方に曲がる 耳下腺を出て頰骨弓を越えて上行し，浅側頭枝に分かれる
小後頭神経	頸神経叢（第二頸神経の前枝）から起こる	胸鎖乳突筋の後縁に沿って上行する 頭蓋では深頸筋膜浅葉を貫き，耳介の後方を上行し，その付近の皮膚に分布する
大後頭神経	第二頸神経の後枝	後頭下三角で下頭斜筋と頭半棘筋との間を上行する 頭半棘筋と僧帽筋の骨への付着部の付近でこれらの筋を貫通する 後頭動脈とともに頭部の後面を上行して皮膚に分布し，さらに前走して頭頂部に至る
第三後頭神経	第三頸神経の後枝	僧帽筋の深部から起こってこれを貫通し，正中に近い後頭部表面下方の皮膚を上行する

5 頭皮の神経支配

感覚神経の分布（つづき）

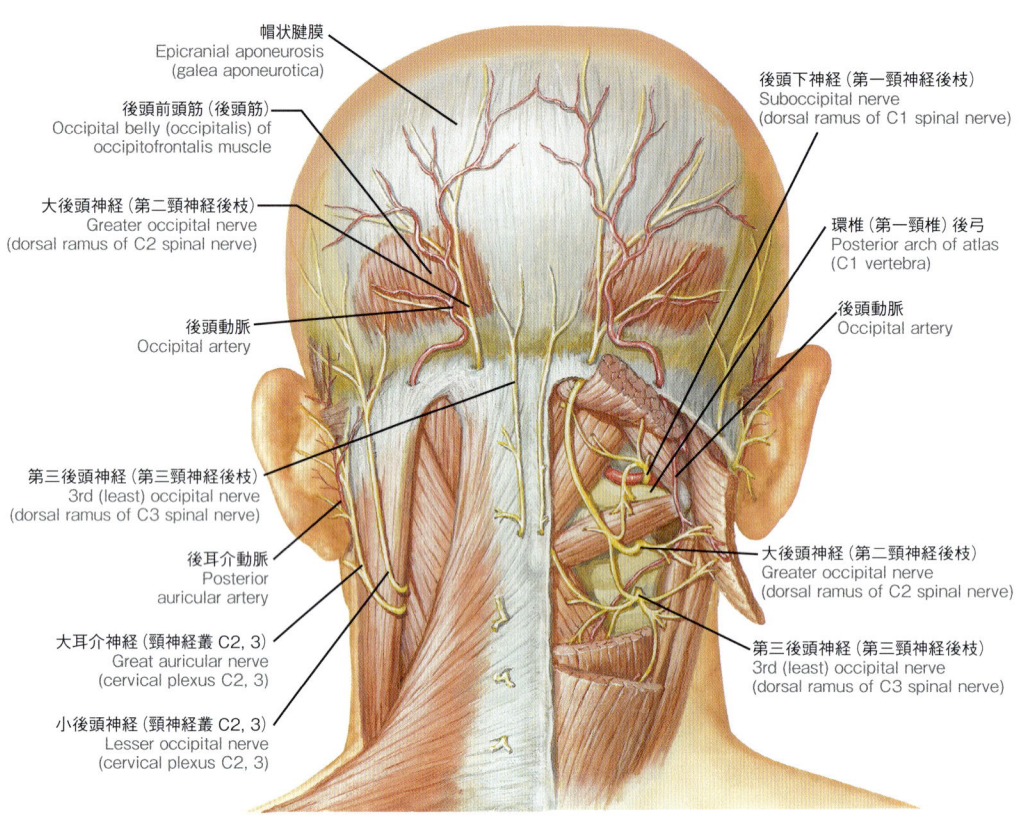

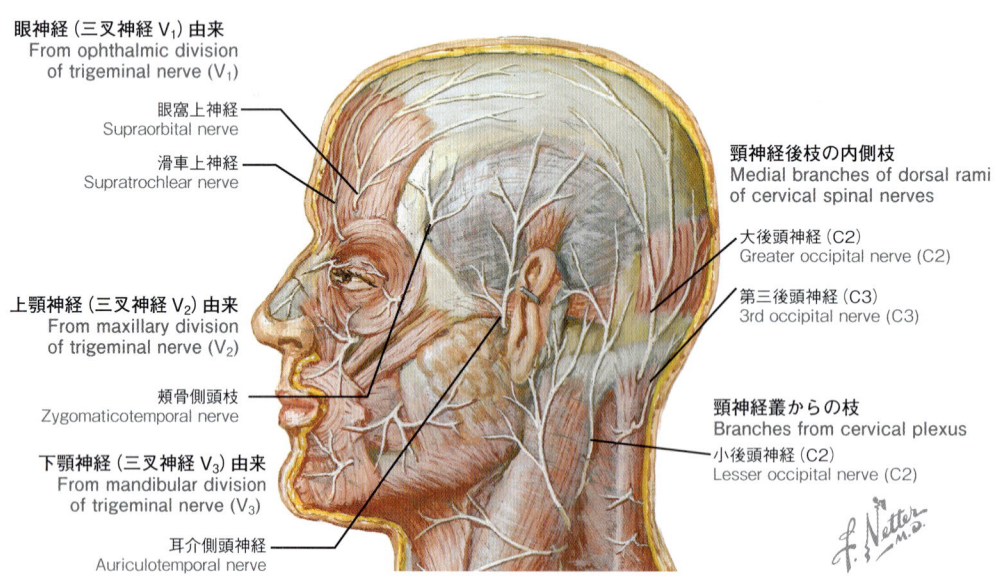

表情筋の概説

一般的知識

顔面神経に支配される．
第二鰓弓から発生する．
皮膚に停止して動きを起こす．
ほとんどの表情筋は顔面の開口部の周囲にある．
顔面には深筋膜は存在しない．

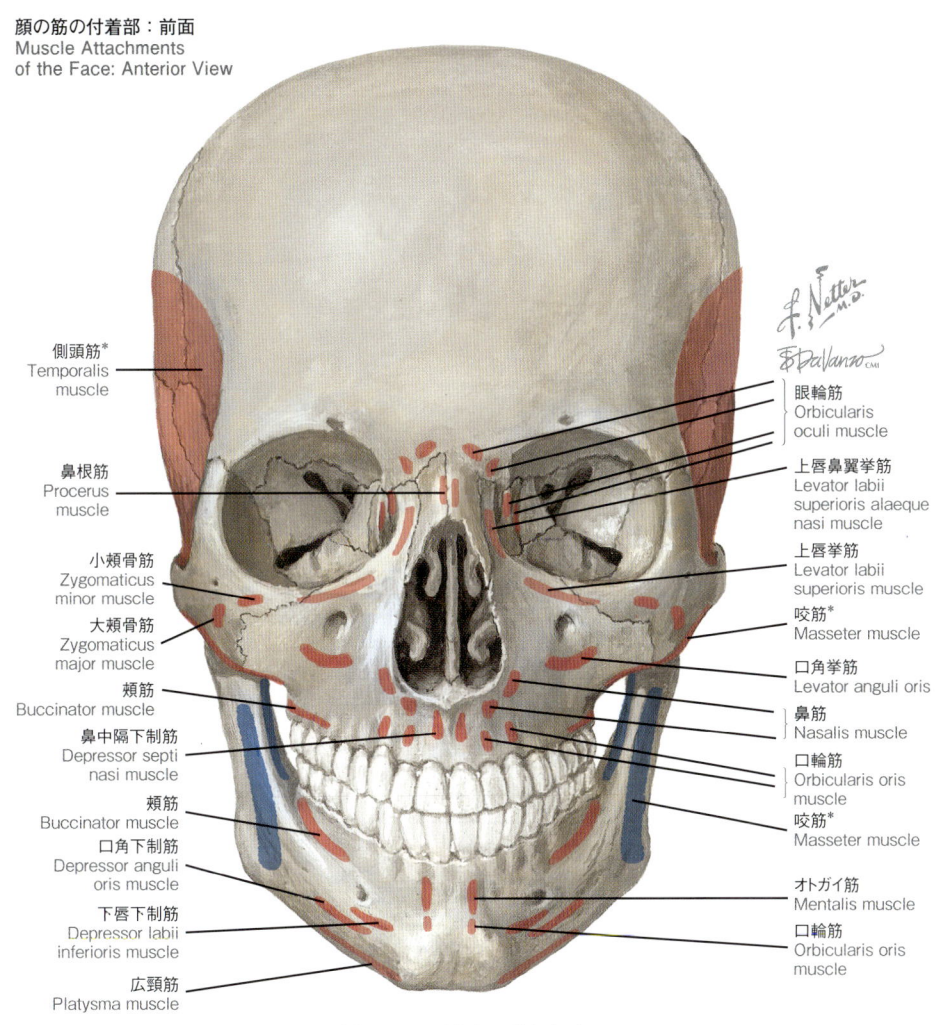

顔の筋の付着部：前面
Muscle Attachments of the Face: Anterior View

＊訳注：表情筋ではなく咀嚼筋（三叉神経支配）である．

頭皮と表情筋／SCALP AND MUSCLES OF FACIAL EXPRESION

5 表情筋の概説

一般的知識（つづき）

顔の筋の付着部：側面と下面
Muscle Attachments of the Face:
Lateral View and Inferior View

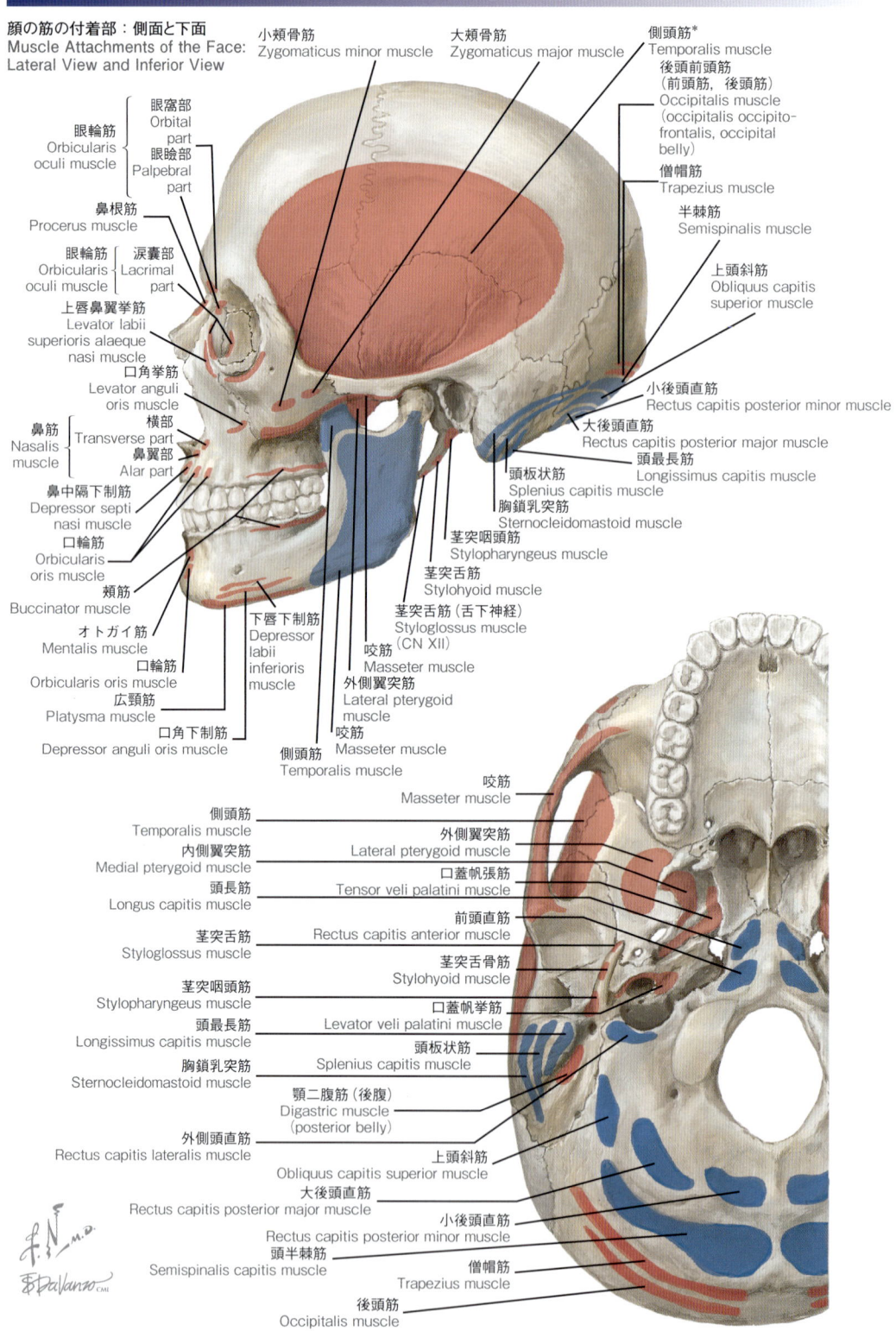

*頸部，後頭部の筋群を含む．

表情筋の概説

口の周囲の筋

筋	起始	停止	機能	神経	備考
口輪筋	骨：上顎骨および下顎骨の正中部前面 筋：口角挙筋，口角下制筋，大頬骨筋，笑筋が合流する口角部	口裂周囲の皮膚	唇を閉じる 唇を突き出す 唇をすぼめる	顔面神経 （頬筋枝と下顎縁枝）	口裂括約筋である 筋線維が口裂を取り巻く
口角下制筋	外斜線付近の下顎骨	口角 一部の筋線維は合流して口輪筋の一部になる 筋線維は下唇下制筋の筋層と重なる	口角を下方側に動かす	顔面神経 （頬筋枝と下顎縁枝）	口角挙筋の拮抗筋
口角挙筋	上顎骨の犬歯窩（眼窩下孔の下方）	口角 一部の筋線維は合流して口輪筋の一部になる	口角を挙上する （ほほえむ） 鼻唇溝をはっきりさせる	顔面神経 （頬骨枝と頬筋枝）	眼窩下部への注射で，針は口角挙筋と上唇挙筋の間に刺入される
大頬骨筋	頬骨（頬骨側頭縫合の前方）		口角を上外側に動かす （ほほえむ，笑う）		えくぼは通常この筋の変形（2分裂など）によってできるその動きから一般に"笑いの筋"とよばれる
小頬骨筋	頬骨（大頬骨筋の前方）	上唇外側 大頬骨筋の付着部のすぐ内側	上唇の挙上を補助する		上唇挙筋と大頬骨筋の間に停止する

5 表情筋の概説

口の周囲の筋（つづき）

筋	起始	停止	機能	神経	備考
上唇挙筋	上顎骨（眼窩下縁に沿って眼窩下孔の上方）	上唇外側 一部の筋線維は口輪筋に合流する	上唇を挙上する	顔面神経（頬骨枝と頬筋枝）	眼窩下部への注射で，針は口角挙筋と上唇挙筋の間に刺入される
上唇鼻翼挙筋	上顎骨（鼻背の近く）	鼻翼軟骨 上唇外側（口輪筋と上唇挙筋に合流する）	上唇を挙上する 鼻孔を広げる		上唇挙筋の口角部ともいわれる
笑筋	耳下腺筋膜	口角	口角を外側に動かす（例：歯をみせて笑う，ほほえむ，笑う）	顔面神経（頬筋枝）	一般に"ニヤニヤする筋"とよばれる
下唇下制筋	下顎骨（オトガイ孔の下方）	下唇 筋線維は口輪筋の起始部に合流する	下唇を下制する（例：口をとがらせる）	顔面神経（下顎縁枝）	口角下制筋の筋線維は下唇下制筋に重なる
オトガイ筋	下顎骨の切歯窩	オトガイの皮膚	下唇の挙上 下唇を突き出す（例：飲水時）		"口を突き出す"のに使う
頬筋	翼突下顎縫線 上顎骨と下顎骨の歯槽縁	一部の筋線維は口輪筋の起始部に合流する また一部の筋線維は上唇および下唇に入る	咬合面上に食塊を保ち咀嚼を助ける 勢いよく息を吹いたり吸ったりする動きを補助する	顔面神経（頬筋枝）	頬部の裏打ち構造となる

表情筋の概説

口の周囲の筋（つづき）

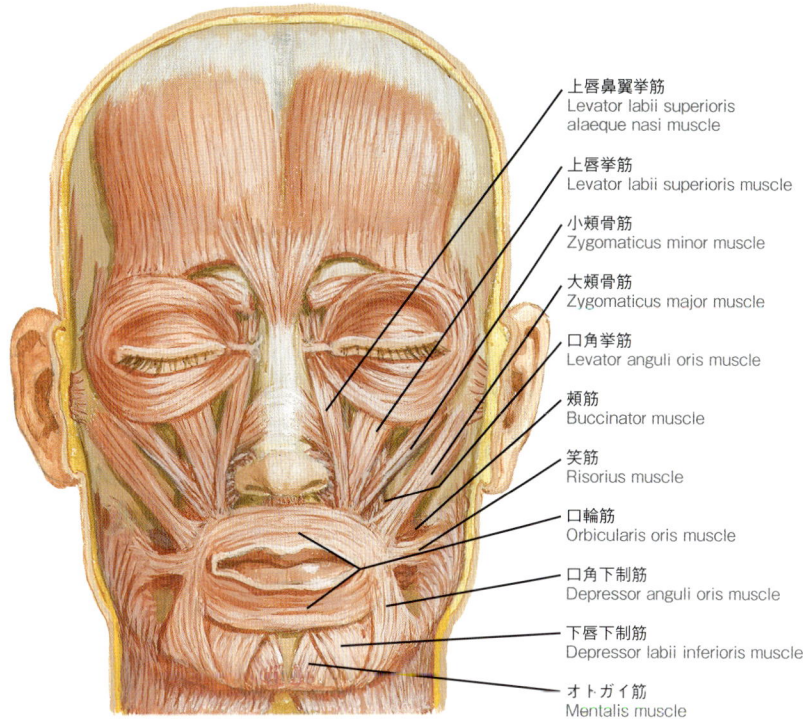

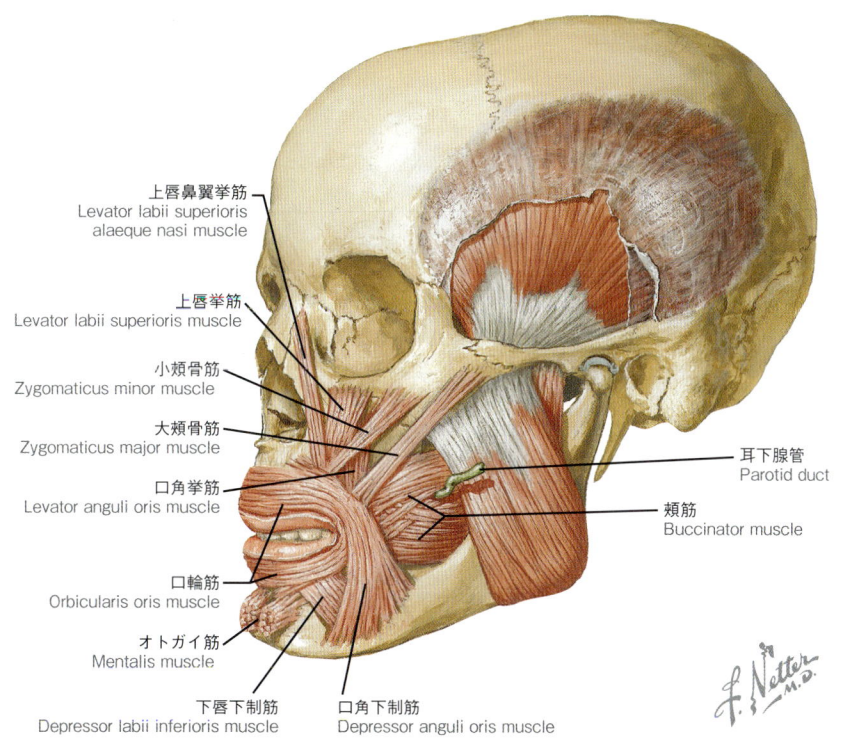

5 表情筋の概説

鼻の周囲の筋

筋		起始	停止	機能	神経	備考
鼻筋	狭小筋（横部）	上顎骨	反対側の鼻筋横部	鼻孔を狭める	顔面神経（頬筋枝）	開大筋と拮抗する
	開大筋（鼻翼部）		鼻軟骨	鼻孔を広げる		鼻孔を拡げる
鼻中隔下制筋			鼻中隔	鼻中隔と鼻尖部を前方に引く		変異に富み時に欠如する
鼻根筋		鼻骨（下部）外側鼻軟骨	眼の間の額の皮膚	皮膚を寄せて鼻背の横シワをつくる（例：顔をしかめる時）	顔面神経（側頭枝と頬骨枝）	美容整形で部分的に切除される（シワ取り術）ボトックス注射にも用いられる部位

目の周囲の筋

筋		起始	停止	機能	神経	備考
眼輪筋	眼窩部	上顎骨の前頭突起 前頭骨の鼻部 内側眼瞼靱帯	眼窩周囲	自発的に目を閉じる（目を細める時のように）	顔面神経（側頭枝と頬骨枝）	加齢により目の周りに付いた脂肪は外科的に切除されることがある（眼瞼形成術）眼輪筋が目の周りの皮膚を動かすので，付着状態はきわめて重要である
	涙嚢部	涙骨	涙小管周囲の筋膜	涙乳頭と眼瞼を内側に引く．これにより涙の流れを補助する		
	眼瞼部	内側眼瞼靱帯	外側眼瞼縫線	静かに目を閉じる（まばたきや眠る時のように）		
皺眉筋		前頭骨（眉弓の内側端）	眉毛の中央部	眉毛を内下方に引く（目を細くしてみる時のように）	顔面神経（側頭枝）	筋線維は眼輪筋の深部にある

表情筋の概説

鼻と目の周囲の筋

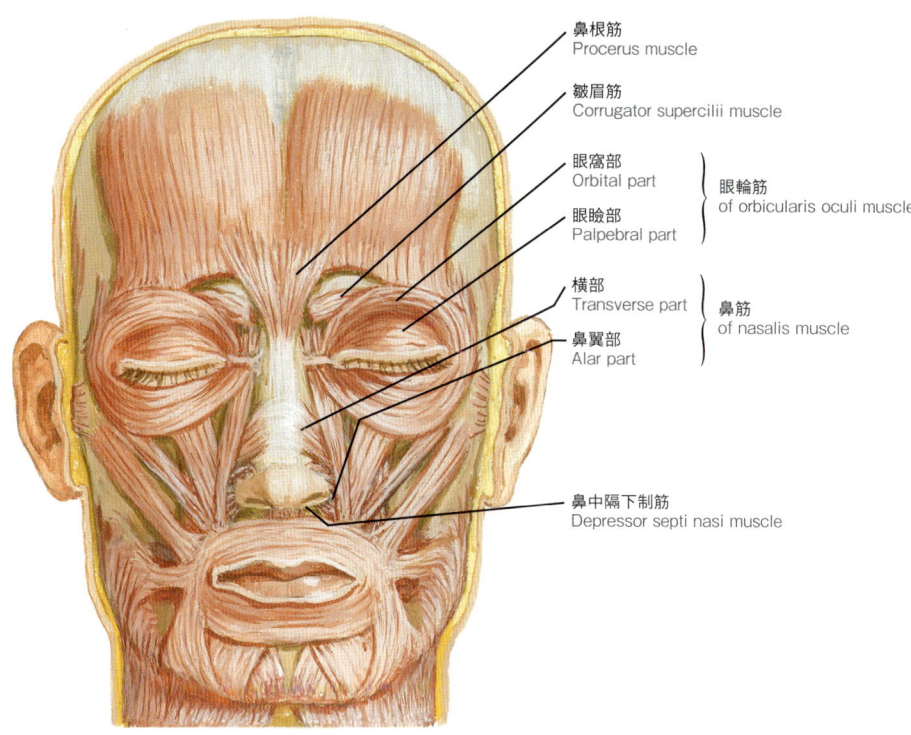

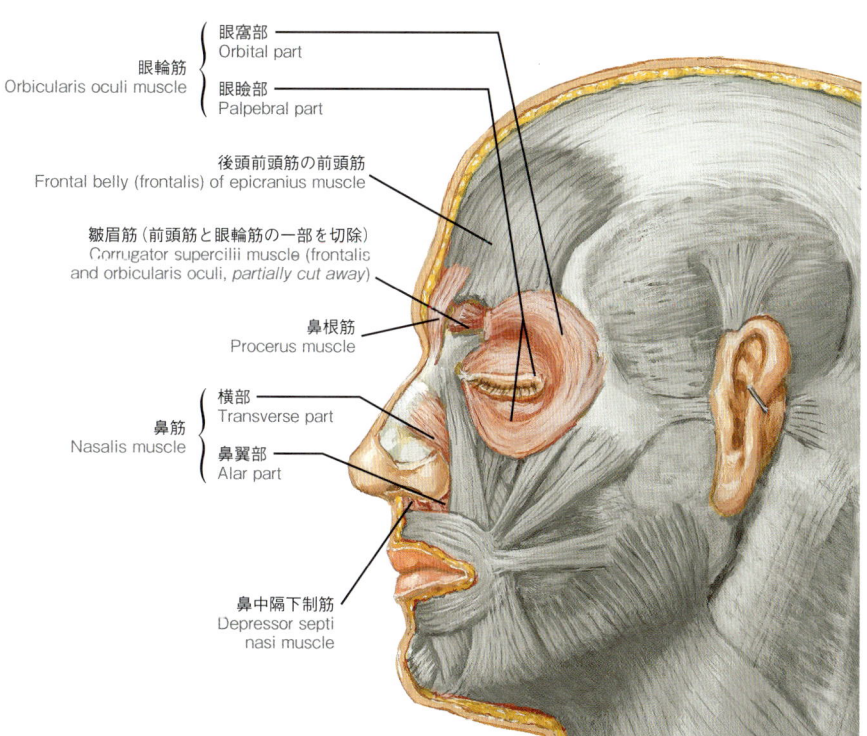

頭皮と表情筋／SCALP AND MUSCLES OF FACIAL EXPRESION

5 表情筋の概説

耳介の筋

筋		起始	停止	機能	神経	備考
耳介筋	前耳介筋	帽状腱膜	耳輪	耳介を前方に引く	顔面神経（側頭枝）	これらの筋はほとんど動かず，意識的に動かすことは困難である
	上耳介筋		耳介上部	耳介を上方に引く		
	後耳介筋	乳様突起	耳介後部	耳介を後方に引く	顔面神経（後耳介枝）	

頭皮の筋（後頭前頭筋）

筋	起始	停止	機能	神経	備考
前頭筋	眉毛に沿った皮膚，浅筋膜と周囲の顔面の筋（皺眉筋，眼輪筋，鼻根筋）	帽状腱膜	眉毛を挙上する額のシワをつくる	顔面神経（側頭枝）	骨には付着しない美容外科の外科的処置においては重要な意味をもつ
後頭筋	上項線 乳様突起		後頭部のシワをつくる	顔面神経（後耳介枝）	

頸部の筋

筋	起始	停止	機能	神経	備考
広頸筋	大胸筋上部および三角筋の筋膜	下顎下縁 一部の筋線維は頸部と下顔面の皮膚に付く	頸部の皮膚を緊張させる（すなわち頸部の皮膚にシワをつくる）下顔面の皮膚を引き下げる	顔面神経（頸枝）	外頸静脈は広頸筋の深部にある

表情筋の概説

耳介・頭皮・頸部の筋

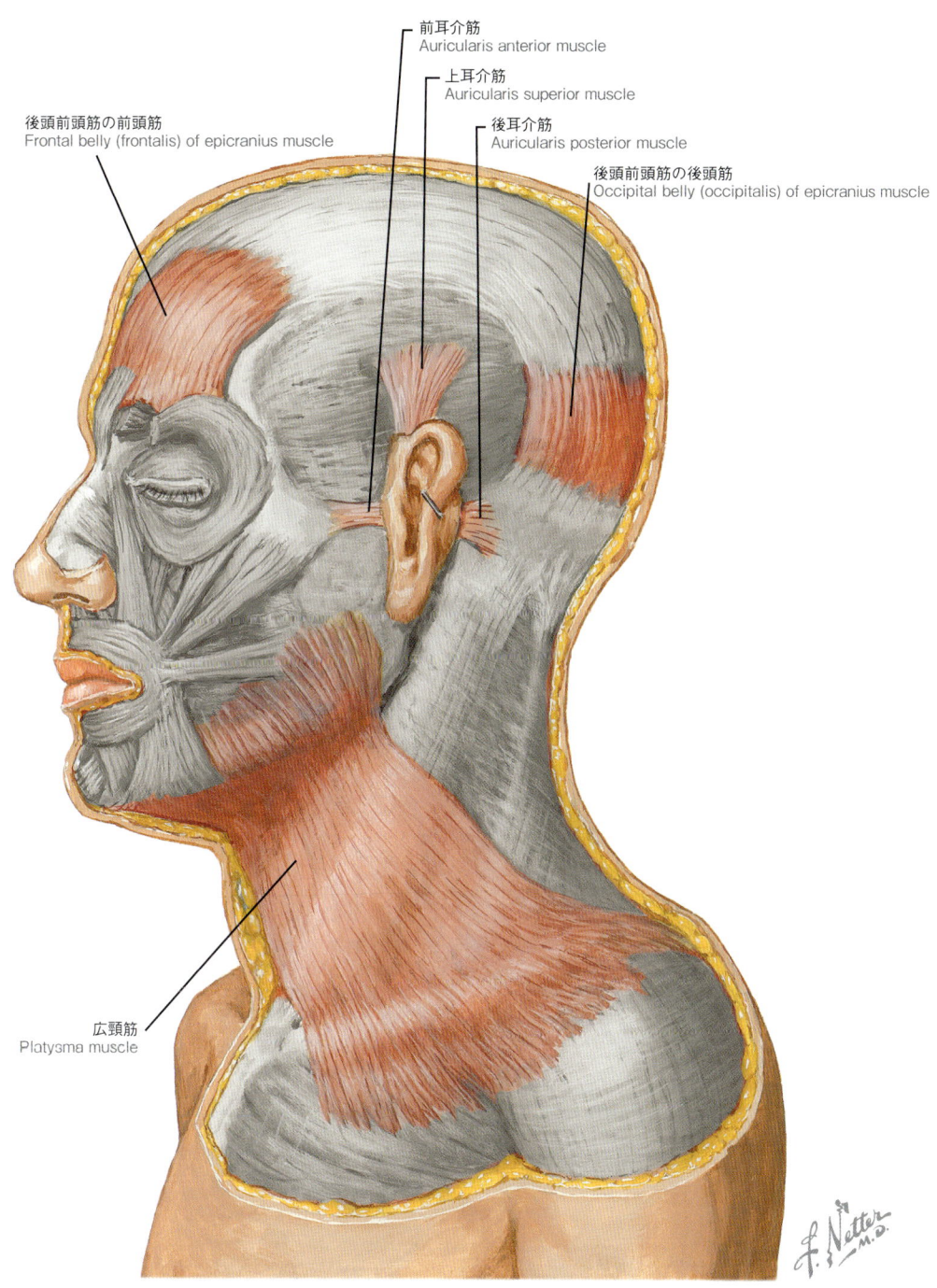

頭皮と表情筋／SCALP AND MUSCLES OF FACIAL EXPRESION

5 顔面の血液供給

一般的知識

顔面のほとんどの動脈は浅側頭動脈と顔面動脈から起こる.
顎動脈は浅側頭動脈と顔面動脈が分布していない領域に分布する.
内頚動脈は眼動脈の枝を経由して前頭部と鼻背に分布する.
顔面の動脈は自由に交通する.

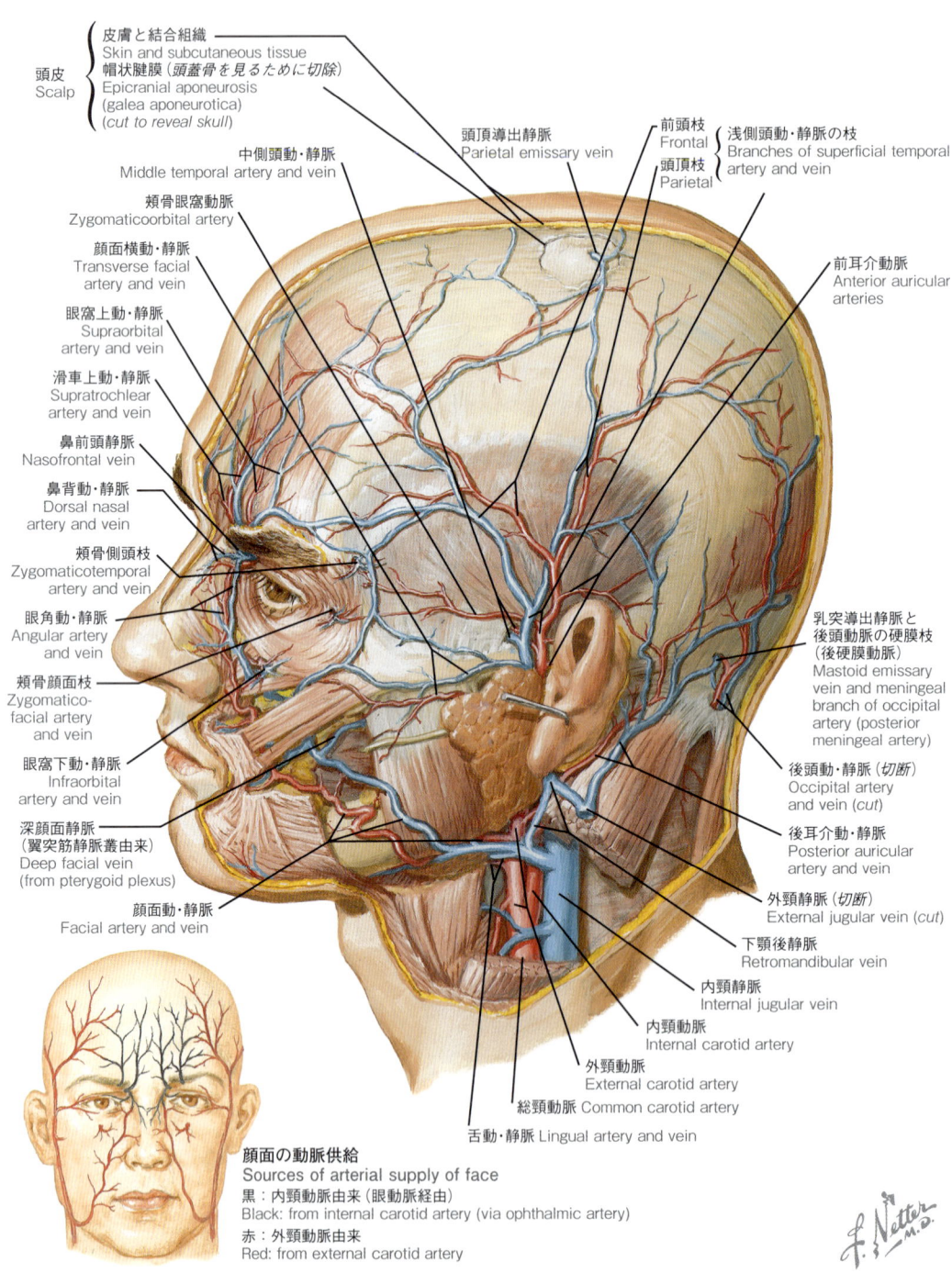

顔面の動脈供給
Sources of arterial supply of face
黒：内頚動脈由来（眼動脈経由）
Black: from internal carotid artery (via ophthalmic artery)
赤：外頚動脈由来
Red: from external carotid artery

顔面の血液供給

動脈供給

外頸動脈と顔面における分枝		
動脈	由来	走行
顔面動脈	外頸動脈	頸動脈三角から起こる 顎二腹筋後腹と茎突舌骨筋の深層直下を上行する 顎下腺に沿って走行し、顎下腺にオトガイ下動脈を出す 咬筋部で上行して下顎体を越える さらに前上方に進んで頰部を横切って口角に向かい、上唇動脈および下唇動脈を出す 外鼻の横を上行し、鼻外側枝を出す 続いて眼角動脈として外鼻の横を走り、目の内側に沿って終わる 蛇行しながら走行する
上唇動脈	顔面動脈	上唇に分布する 鼻中隔に分布する中隔枝を出す
下唇動脈		下唇に分布する
鼻外側枝		鼻翼と鼻尖に分布する
眼角動脈		顔面動脈の終枝である 上行して内眼角に終わる
浅側頭動脈	外頸動脈	外頸動脈の2終枝の1つである 下顎頭の後方で起こり、外頸動脈の続きとして上行する 耳介側頭神経と伴行する
顔面横動脈	浅側頭動脈	横走して耳下腺を出る 耳下腺管の直上を進み、咬筋と顔面を横切る
顎動脈	外頸動脈	外頸動脈の2終枝の1つである 多くの枝を分岐するが、顔面に分布するのは、眼窩下動脈、頰動脈、オトガイ動脈の3本だけである
眼窩下動脈	顎動脈	顎動脈の第3区から起こる 眼窩下神経、眼窩下静脈と伴行する 眼窩下溝を前走し眼窩下管を通って眼窩下孔を出る 上唇挙筋と口角挙筋の間で眼窩下孔を出て、以下の神経の分枝に沿う： 　下眼瞼枝（下眼瞼に分布） 　鼻枝（鼻の側面に分布） 　上唇枝（上唇に分布）
頰動脈		顎動脈の第2区の分枝である 細い動脈が内側翼突筋と側頭筋の停止部の間を前方に斜走し、頰筋の外表層に至り、頰筋と顔面に分布する
オトガイ動脈		下歯槽動脈の終枝で、顎動脈の第1区から起こる オトガイ孔を出てオトガイ部に分布する

5 顔面の血液供給

動脈供給（つづき）

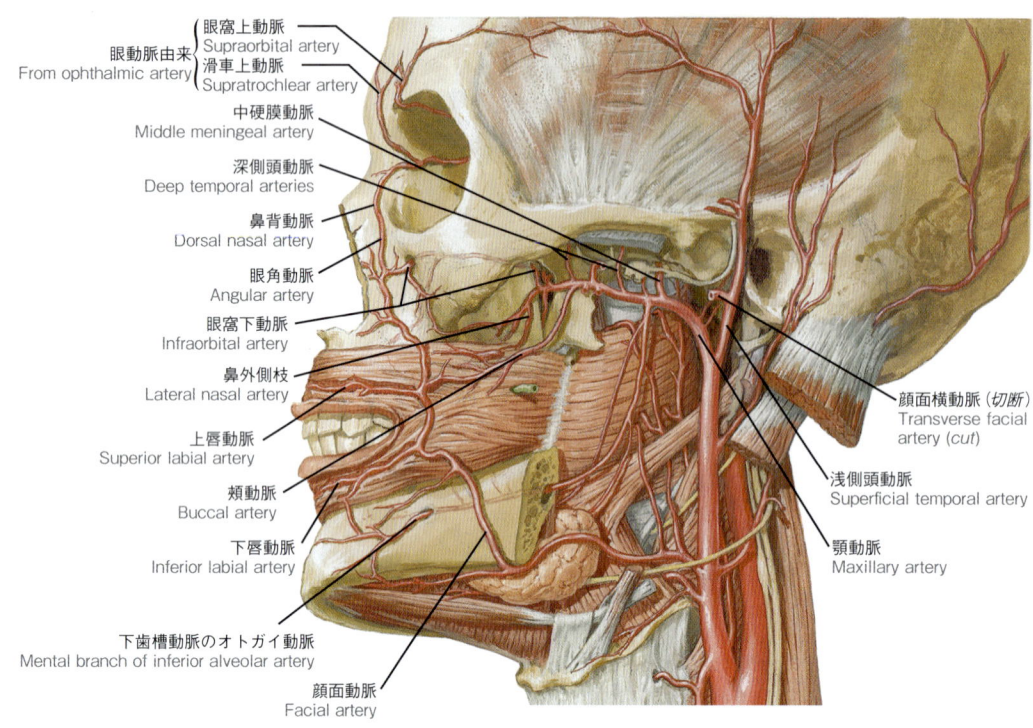

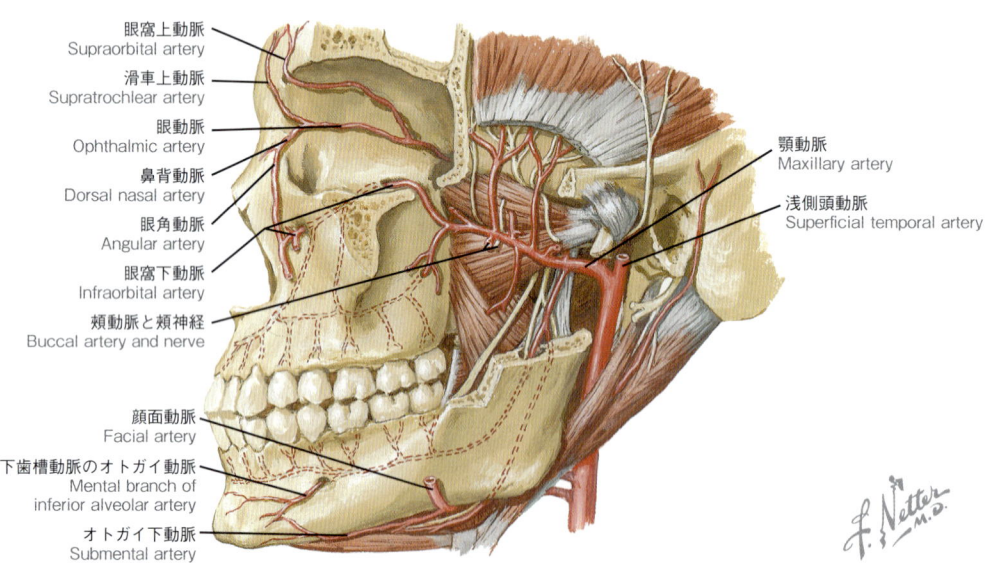

顔面の血液供給

動脈供給(つづき)

眼動脈とその分枝	
動脈	走行
眼動脈	内頸動脈の枝である 視神経のすぐ外下方で視神経管を通って眼窩に入る 視神経を横切って眼窩内側に達する 眼窩内では眼窩に分布する枝の他に,(直接あるいは間接的に)顔面に分布する5つの主な枝がある: • 滑車上動脈 • 眼窩上動脈 • 涙腺動脈 • 前篩骨動脈(外鼻枝が起こる) • 鼻背動脈
滑車上動脈	滑車上神経とともに内眼角で眼窩を出る 頭皮を上行し,反対側からくる眼窩上動脈および滑車上動脈と交通する
眼窩上動脈	眼動脈が視神経を横切るときに分岐する 上眼瞼挙筋と上直筋の内側を通り,眼窩上神経と伴行する 眼窩上孔(切痕)を通り,頭皮に沿って上行する 滑車上動脈および浅側頭動脈と交通する
涙腺動脈	視神経管近くで起こる 眼動脈の最も大きな枝の1つである 外側直筋の上縁に沿って涙腺神経に伴行し,涙腺に達する 眼瞼と結膜に分布する多数の終末枝を出す 頰骨枝は頰骨側頭枝と頰骨顔面枝に分かれ,それぞれ顔面に分布する
外鼻枝*	前篩骨動脈の終枝である 鼻骨と外側鼻軟骨の境界付近の外鼻に分布する
鼻背動脈	眼動脈の終枝の1つである 滑車下神経とともに眼窩上内側縁に沿って眼窩を出る 鼻背に沿って分布する

* 訳注:解剖学用語に記載されていない(529ページ参照).

5 顔面の血液供給

動脈供給（つづき）

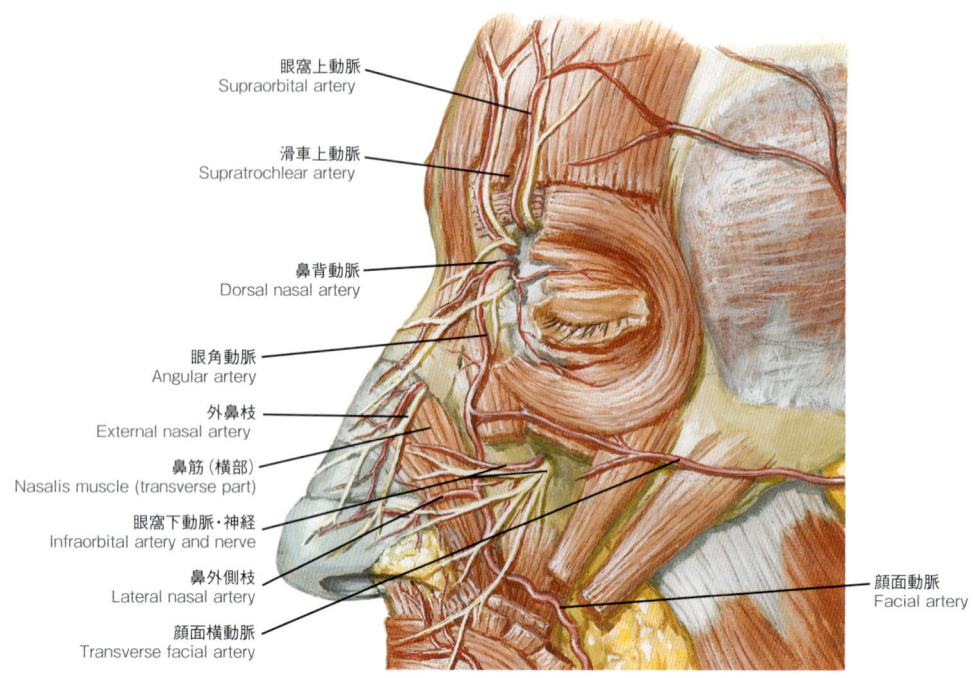

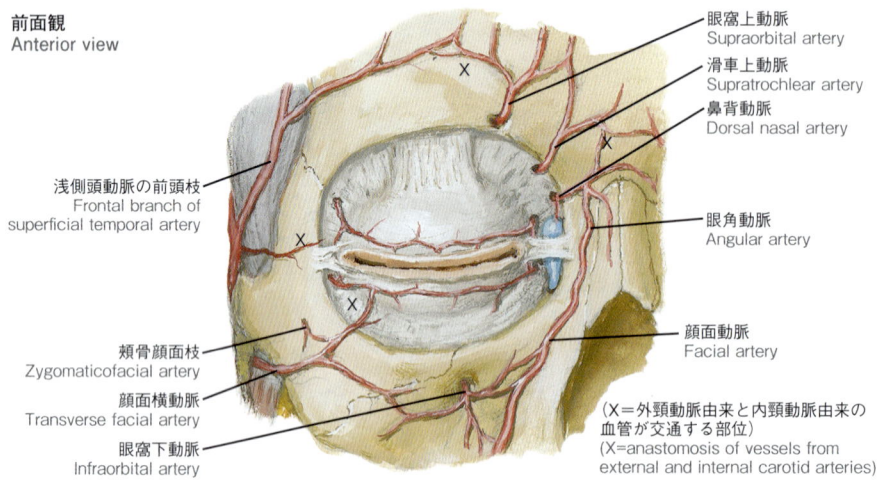

顔面の血液供給

静脈排出路

顔面の静脈は動脈とほぼ同様の分布形態を示す．
変異に富む．
4つの主な静脈は鼻，頬，上唇の浅静脈と連絡し，深静脈（翼突筋静脈叢，海綿静脈洞）と交通し，顔面の危険三角をつくる．これは海綿静脈洞に感染が拡がる経路となる（海綿静脈血栓症）．

皮静脈	
静脈	走行
顔面静脈	眼角静脈として始まる 外鼻の側面に沿って下行し，外鼻静脈を受ける 後下方に進んで口角を横切って頬に向かい，上唇静脈および下唇静脈を受ける 下顎骨に向かって進む間に深顔面静脈によって翼突筋静脈叢と交通する 顎下三角で下顎後静脈の前枝と合流し，顔面静脈の本幹となる 弁をもたないので血液の逆流が起こりうる
上唇静脈	上唇から流れ顔面静脈に合流する
下唇静脈	下唇から流れ顔面静脈に合流する
外鼻静脈	鼻翼および鼻尖から流れ顔面静脈に合流する
眼角静脈	目の内側で眼窩上静脈と滑車上静脈が合流して始まる 鼻部の外側に沿って進み顔面静脈となる
眼窩上静脈	浅側頭静脈と交通する前頭部から始まる 前頭筋の表面を下方に進み，内眼角で滑車上静脈と合流し眼角静脈となる
滑車上静脈	前頭部から始まり，浅側頭静脈と交通する 反対側の静脈と平行に前頭部を下行する 内眼角で眼窩上静脈と合流し眼角静脈となる
浅側頭静脈	耳介側頭神経とともに側頭骨頬骨突起の基部の後方を下行し耳下腺に入る 顎静脈と合流して下顎後静脈となる
顔面横静脈	後方に進んで耳下腺に入り浅側頭静脈と合流する
頬静脈	頬部から流れ翼突筋静脈叢に合流する
オトガイ静脈	オトガイ部から流れ翼突筋静脈叢に合流する

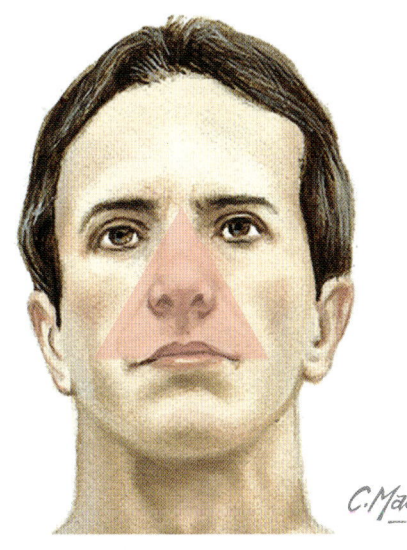

5 顔面の血液供給

静脈排出路（つづき）

交通静脈	
静脈	走行
上眼静脈	眼窩上壁および頭皮から血液を受ける 後方に進み翼突筋静脈叢および海綿静脈洞と交通する
下眼静脈	眼窩底から血液を受ける 眼窩下静脈とともに後方に進んで下眼窩裂を通り，翼突筋静脈叢および海綿静脈洞と交通する
眼窩下静脈	下眼瞼，鼻の外側，上唇などの中顔面から血液を受ける 最終的に翼突筋静脈叢と交通する
深顔面静脈	顔面静脈と交通し翼突筋静脈叢へ流れる

深静脈	
静脈	走行
海綿静脈洞	蝶形骨体の外側にある網目状の静脈構造 後方に流れ上錐体静脈洞および下錐体静脈洞に入る 上眼静脈および下眼静脈から血液を受ける 動眼神経，滑車神経，三叉神経の枝である眼神経と上顎神経が静脈洞の外側壁に沿う 外転神経および内頸動脈が静脈洞の中にある
翼突筋静脈叢	顎動脈の第2区と第3区に対応して広がる大きな静脈網である 顎動脈の枝に対応する部位から血液を受ける 翼突筋静脈叢の支流の枝は最終的に合流して短い顎静脈となる 海綿静脈洞，咽頭静脈叢，顔面静脈（深顔面静脈を介して），および眼静脈と交通する

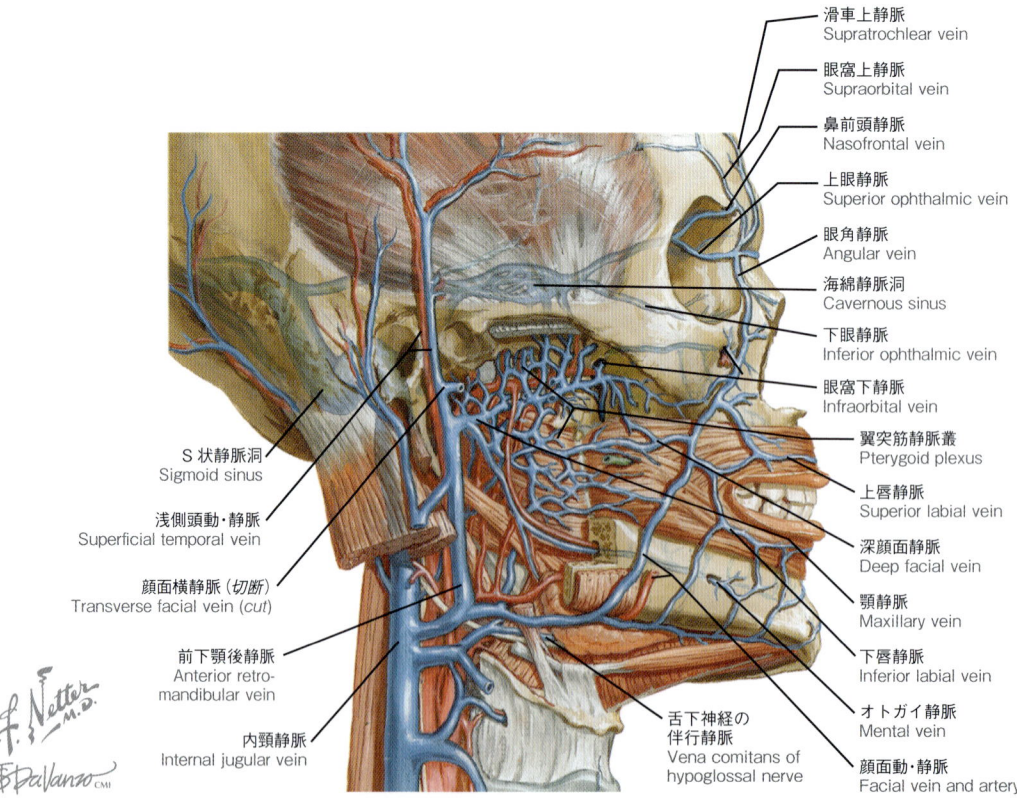

顔面の神経支配

一般的知識

多くの運動神経と感覚神経が顔面に分布する.
すべての運動神経は顔面神経由来であり,表情筋に分布する.
顔面の感覚神経は主に三叉神経の3本の枝(V_1, V_2, V_3)から分岐する.
一部の感覚神経は頸神経叢由来である.

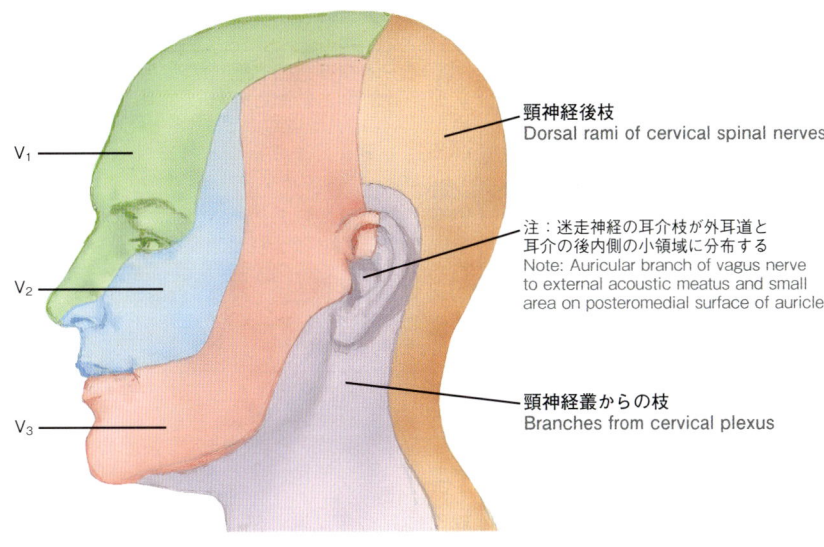

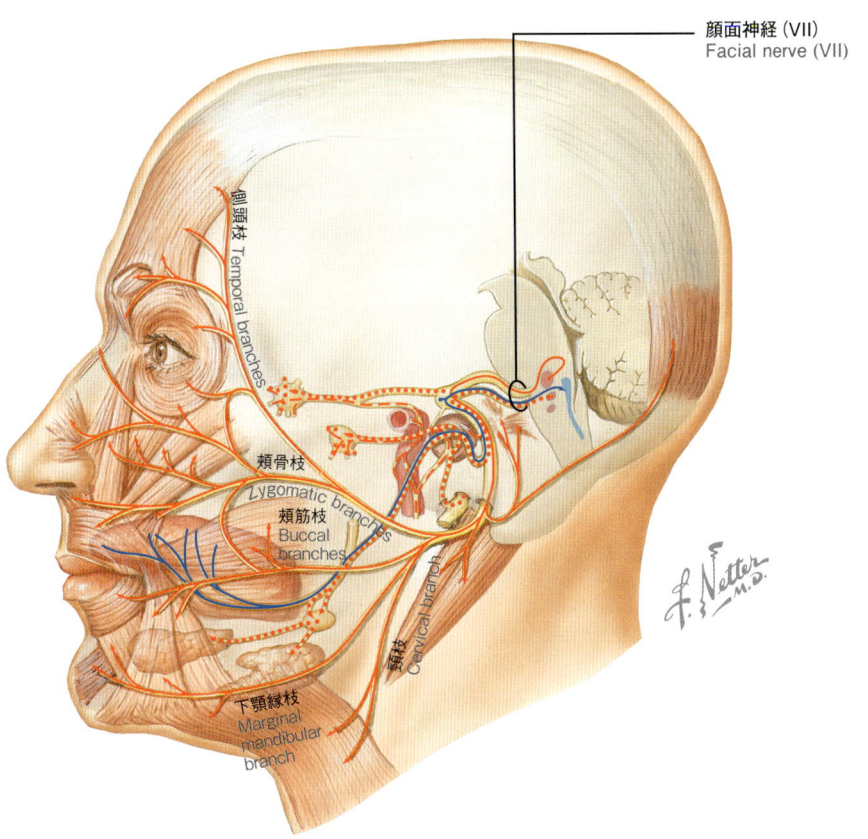

5 顔面の神経支配

感覚神経

三叉神経：眼神経		
神経	由来	走行
眼神経	中頭蓋窩の三叉神経	海綿静脈洞の外側壁で，動眼神経および滑車神経の直下かつ上顎神経の上を前走する 上眼窩裂を通って眼窩に入る直前に3本の主な枝，すなわち涙腺神経，前頭神経，鼻毛様体神経に分かれる
滑車上神経	眼神経の枝；前頭神経の眼窩内の2終枝	眼窩内の前頭神経の2終枝のうちの1つである 眼窩内で滑車上動脈と伴行し，滑車*に向かい前方に走る 滑車部では前頭切痕から眼窩を出る 頭皮に沿って，始めは筋より深部を上行し，それから筋を貫いて頭皮に皮枝として分布させる
眼窩上神経		眼窩内の前頭神経の2終枝のうちの1つである 上眼瞼挙筋と眼窩骨膜との間を通る さらに前走して眼窩上孔（切痕）に至る 眼窩上縁では前頭洞，皮膚，上眼瞼の結膜に枝を出す 頭皮に沿って上行する 内側枝と外側枝に分かれ頭頂部まで上行する
涙腺神経	眼神経の最も細い枝	三叉神経の眼神経の主な枝の中で最も細い 前走して上眼窩裂を通って眼窩に入る 眼窩内で涙腺動脈とともに外側直筋の上縁を上外側に進む 涙腺に達する前に，上顎神経の頬骨枝と交通し，自律神経線維を受ける 涙腺に入って涙腺と結膜に分布し，眼窩隔壁を貫通して上眼瞼の皮膚に分布する
滑車下神経	鼻毛様体神経の終枝の1つ	内側直筋の上縁を前走する 滑車の下方を通り内眼角に向かう 眼瞼の皮膚，鼻背，結膜，すべての涙器に分布する
外鼻枝	前篩骨神経（鼻毛様体神経由来）から起こる	前篩骨神経の終枝である 外側鼻軟骨と鼻骨下縁との間から出る 鼻孔周囲で鼻翼，鼻尖の皮膚に分布する
三叉神経：上顎神経		
神経	由来	走行
上顎神経	中頭蓋窩の三叉神経	海綿静脈洞の外側壁に沿って走る 中頭蓋窩を出る前に，硬膜に分布する硬膜枝を出す 正円孔を通って中頭蓋窩から翼口蓋窩へ出る 翼口蓋窩内で後上歯槽枝，頬骨神経，神経節枝，眼窩下神経の4本の枝を出す
頬骨側頭枝	上顎神経の頬骨神経	翼口蓋窩で頬骨神経から起こり，下眼窩裂を通って眼窩に入り，頬骨側頭枝と頬骨顔面枝に分かれる 眼窩外側壁にある頬骨の頬骨溝を通り，頬骨孔を通って側頭窩に入る 側頭窩では側頭骨と側頭筋の間を上行し，頬骨弓の上方で側頭筋膜を貫く さらに側頭部の頭皮に沿って分布する

* 訳注：原著は滑車神経となっているが，滑車の誤りと思われる．

顔面の神経支配

感覚神経（つづき）

三叉神経：上顎神経		
神経	由来	走行
頬骨顔面枝	上顎神経の枝である頬骨神経	眼窩外側壁を通り，頬骨の頬骨顔面孔を通って顔面に出る 頬部の隆起部の皮膚に分布する
眼窩下神経	三叉神経の上顎神経（V_2）の続き	下眼窩裂を通って眼窩に入り，眼窩下溝，眼窩下管を前走し，眼窩下孔から顔面に出る 眼窩下管の中で前上歯槽枝および中上歯槽枝を分岐させる 顔面に出て3本の終枝に分かれる： ・下眼瞼枝（下眼瞼の皮膚に分布） ・鼻枝（鼻翼に分布） ・上唇枝（上唇の皮膚に分布）

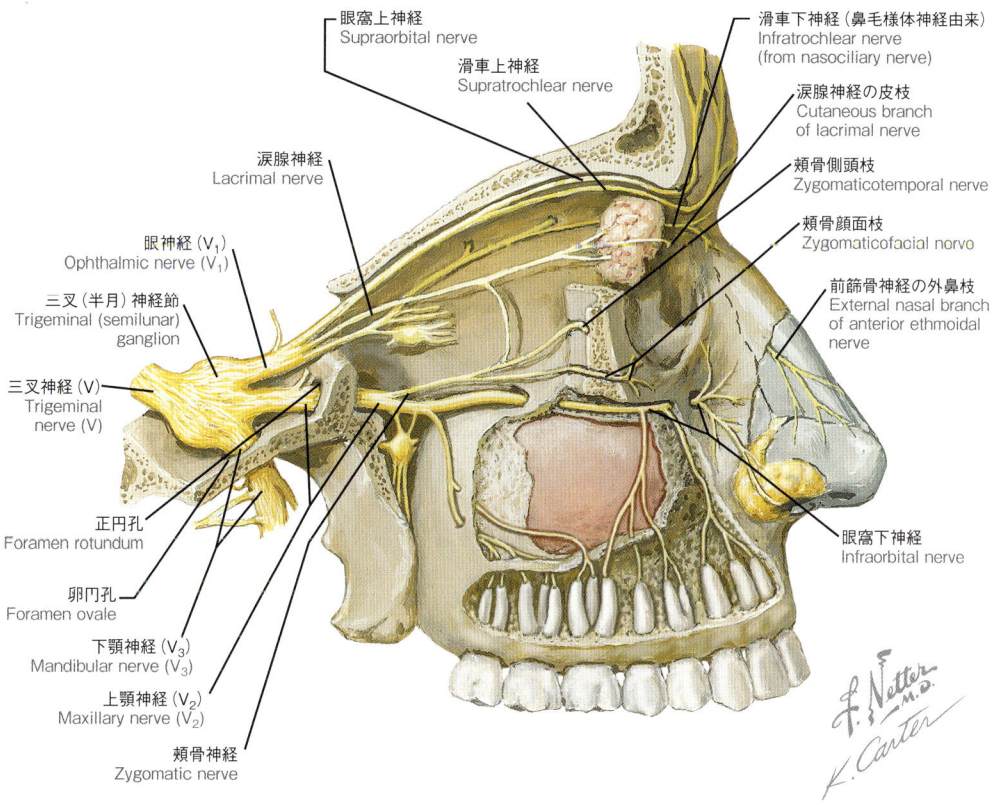

5 顔面の神経支配

感覚神経（つづき）

三叉神経：下顎神経		
神経	由来	走行
下顎神経	中頭蓋窩の三叉神経	三叉神経の3つの枝のなかで最も太い 太い感覚根と細い運動根からなるが，卵円孔を通って側頭下窩に入る直前に一体となる 前枝と後枝に分かれる時に，すぐに硬膜枝，内側翼突筋神経を出す ・前枝…細くて主に運動性であるが，1本のみ感覚枝（頬神経）をもつ ・後枝…太くて主に感覚性であるが，1本のみ運動枝（顎舌骨筋神経）をもつ
耳介側頭神経	三叉神経の下顎神経の後枝	通常，2根で起こり，その間を中硬膜動脈が通る 外側翼突筋の直下を後走して下顎頸の内側に至る 下顎骨の後方を走る間に，顎関節に感覚神経を送る 耳下腺の深側で耳介と下顎頭の間を浅側頭動・静脈とともに上方に曲がる 耳下腺を出て頬骨弓を越えて上行し，浅側頭枝に分かれる
頬神経	三叉神経の下顎神経の前枝	外側翼突筋の上頭と下頭の間を前走する 側頭筋の下部に沿って下行し，咬筋前縁の深部に出る 頬筋を覆う皮膚に分布した後，頬粘膜の表面と下顎大臼歯の歯肉に分布する
オトガイ神経	下歯槽神経の2終枝の1つ	第二小臼歯の位置で下顎骨のオトガイ孔を出る 下唇，オトガイ部，下顎第二小臼歯より後方の頬側歯肉に分布する

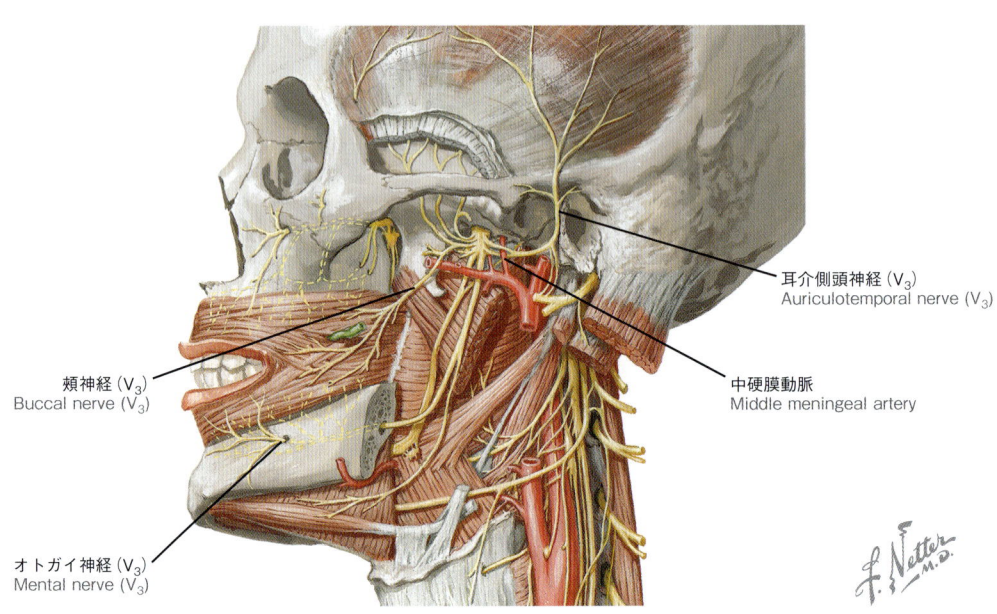

顔面の神経支配

感覚神経（つづき）

頚神経叢		
神経	由来	走行
大耳介神経	第二・第三頚神経後枝由来の頚神経叢から起こる	胸鎖乳突筋後縁の中央を通る 胸鎖乳突筋に沿って上行しながら、前枝と後枝に分かれる 前枝は耳下腺下部の表面に沿って続く 耳下腺の表層と下部に分布する
頚横神経		胸鎖乳突筋後縁の中央を通る 胸鎖乳突筋を横切り頚部に向かって前走する 深頚筋膜浅層を貫き，広頚筋の深部で上行枝と下行枝に分かれる 頚部の前外側部と下顎周囲の下顔面の皮膚に分布する

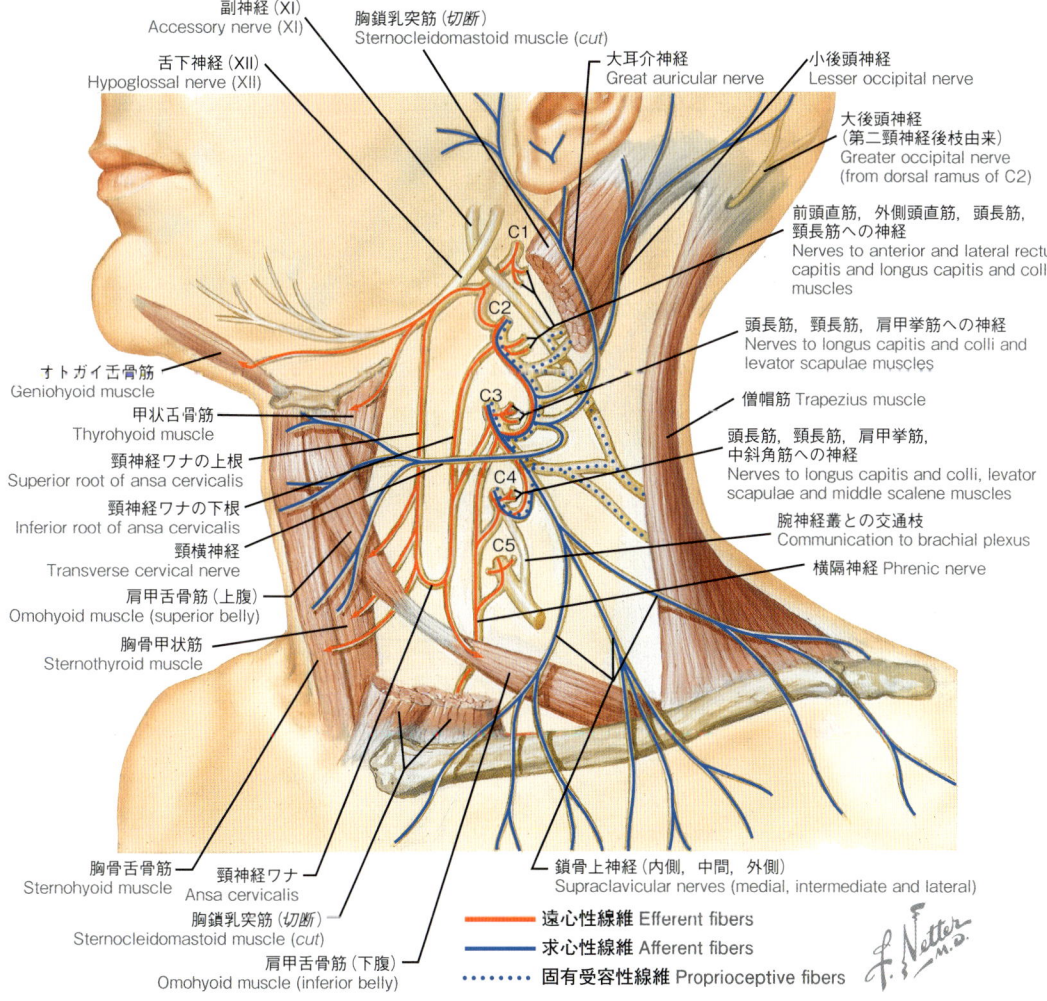

頭皮と表情筋／SCALP AND MUSCLES OF FACIAL EXPRESION

5 顔面の神経支配

運動神経

神経	走行
顔面神経	茎乳突孔から出て後耳介神経を分岐する 茎突舌骨筋と顎二腹筋後腹の間を通って下顎後窩に入る 細い枝が茎突舌骨筋，顎二腹筋後腹，耳介筋群に分布する 下顎後窩では耳下腺を浅葉と深葉に分け，それらは峡部でつながる 耳下腺の中で側頭顔面枝と頸顔面枝に分かれる これらの枝は耳下腺の前方の耳下腺管の浅部でループをつくる．そこから側頭枝，頬骨枝，頬筋枝，下顎縁枝，頸枝の主な5枝が分かれて耳下腺を出る
側頭枝	耳下腺の上方で側頭顔面枝から出る 側頭窩に沿って頬骨弓を横切り前頭部に分布する
頬骨枝	側頭顔面枝から分かれた頬骨枝は頬骨を横切って外眼角へ向かい，その領域の筋に分布する
頬筋枝	側頭顔面枝および頸顔面枝の両方から起こる 頬部の筋に分布する
下顎縁枝	頸顔面枝から起こって前走する 下唇とオトガイ部の筋に分布する
頸枝	頸顔面枝から起こって前下方に進み，広頸筋に分布する

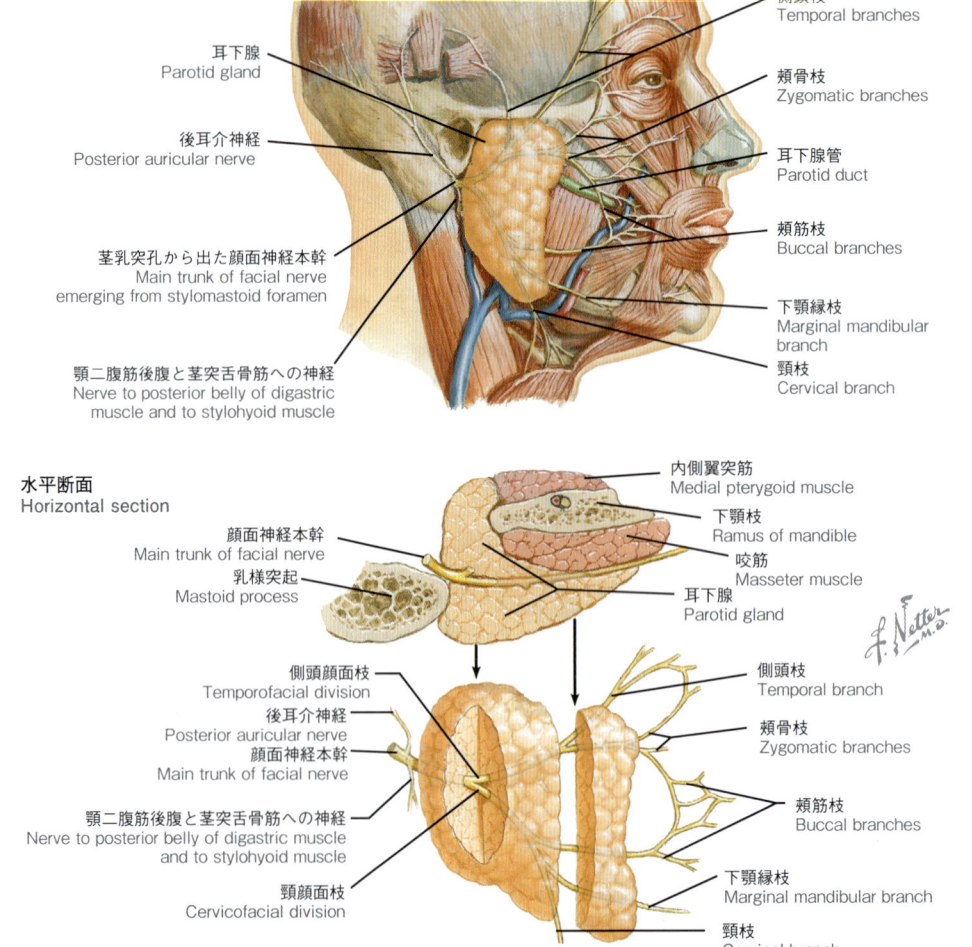

臨床との関連

三叉神経痛

疼痛性チック (tic douloureux：TD) ともよばれる．
通常，罹患部位は三叉神経の枝である上顎神経 (V_2) または下顎神経 (V_3) が多く，まれに眼神経 (V_1) に起こる．
両側性の発症では多発性側索硬化症のような他の要因が示唆される．
50〜60歳代の人に多発する．
原因は不明であり，神経刺激，血管異常，腫瘍による神経圧迫，神経損傷などの説がある．

臨床症状
三叉神経のいずれかの枝に沿った発作性の痛みが1〜2分続く．
通常片側に起こる．
痛みは普通，軽い接触（化粧，洗顔，ひげそり，そよ風），咀嚼，歯磨きなどの特定の感覚刺激によって起こる．

処置
通常，三叉神経痛にはカルバマゼピン（テグレトール）のような抗痙攣薬が処方される．
薬物療法が奏効しない場合，経皮的高周波神経根切断術，三叉神経節へのグリセリンの注射，神経減圧術などの外科的処置が必要となる．
代替的および補足的な治療として鍼灸や瞑想術などがある．

5 臨床との関連

三叉神経痛（つづき）

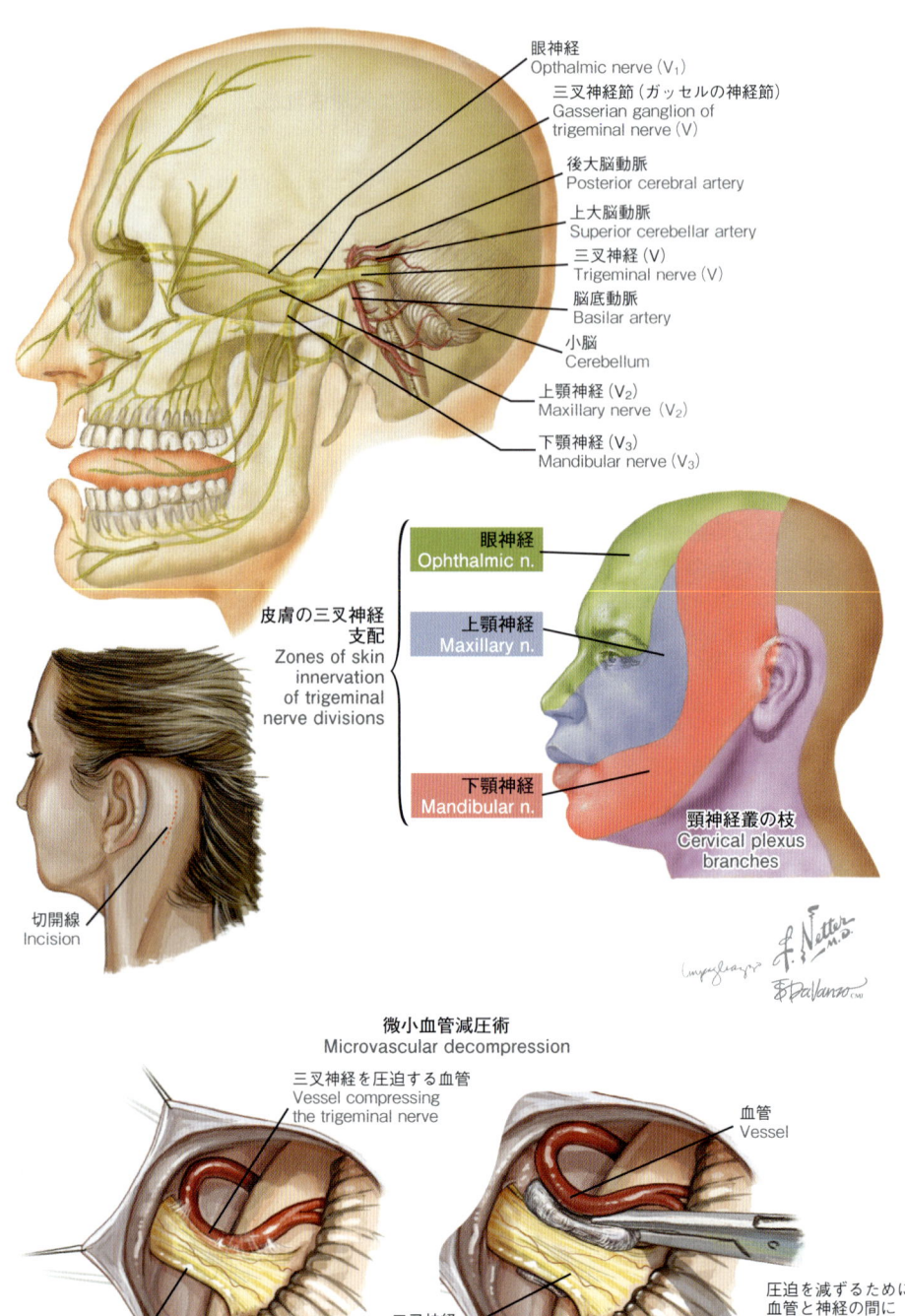

臨床との関連

海綿静脈洞症候群

しばしば血栓症，腫瘍，動脈瘤，瘻孔，または外傷に起因する海綿静脈洞の病的状態である．
血栓症に起因するときは通常，症候群は海綿静脈洞と交通している中顔面あるいは副鼻腔からの敗血症として発症する．
抗菌薬のない時代では，敗血症が原因で死に至ることも珍しくなかった．
障害を受ける海綿静脈洞内の器官：
- 交感神経を伴う内頸動脈
- 動眼神経（Ⅲ）
- 外転神経（Ⅳ）
- 眼神経（V_1）
- 上顎神経（V_2）
- 滑車神経（Ⅵ）

一般的な臨床症状：
- 対光反射の減弱を伴う眼筋麻痺
- 眼窩周囲浮腫を引き起こす静脈鬱血
- 眼球突出

5 臨床との関連

海綿静脈洞症候群（つづき）

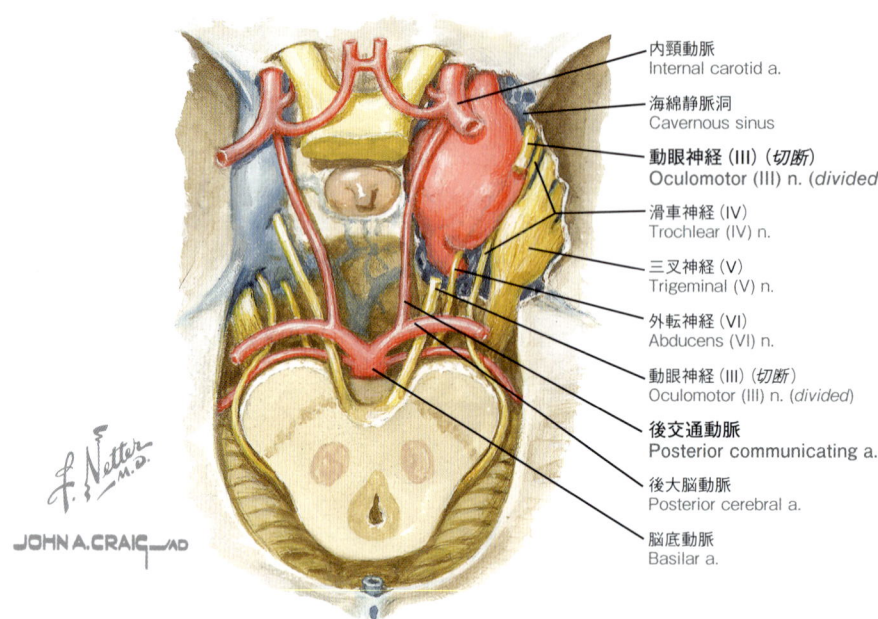

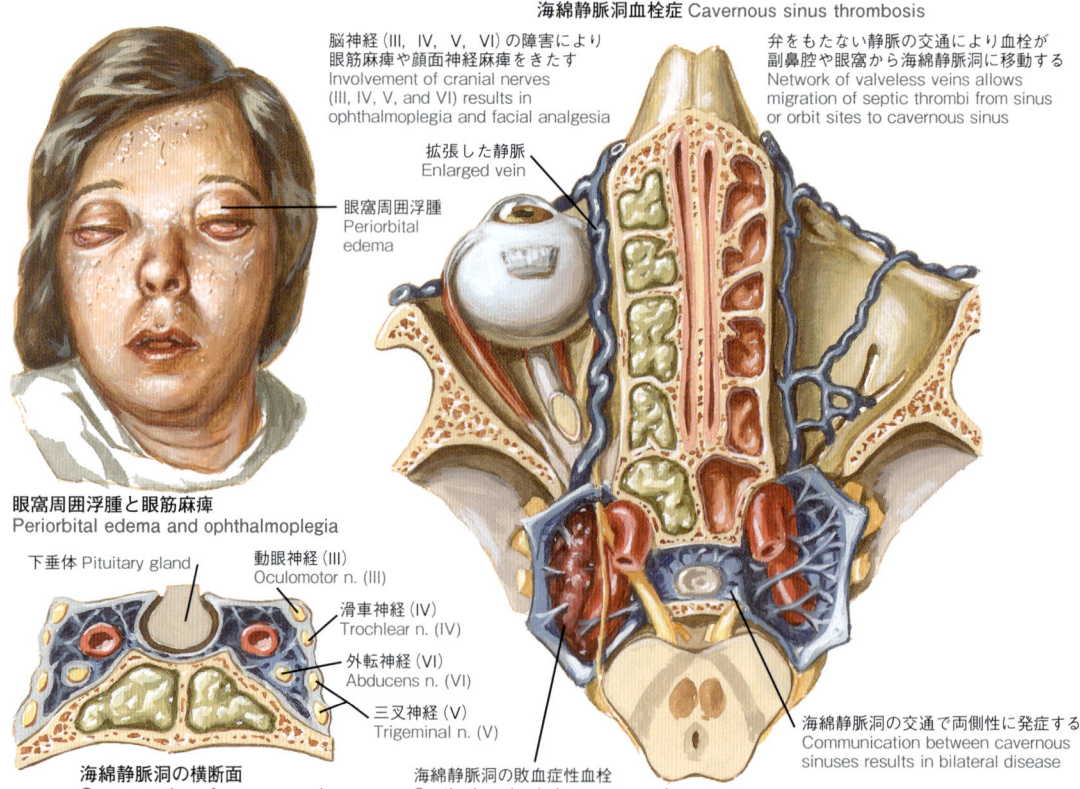

CHAPTER 6
耳下腺隙と耳下腺

概観と局所解剖	186
耳下腺隙陥凹	187
耳下腺隙の内容物	188
臨床との関連	197

6 概観と局所解剖

一般的知識

最大の大唾液腺で，その重さは約25gである．

唾液腺でつくられる唾液の20〜25%をつくり出す．

純漿液腺である．

形はピラミッド状で，最大で5つの隆起を示す．

被膜の浅層は広頸筋の筋膜と連続していることからも明らかで，表情筋と連続した表在性筋膜（SMAS）の一部に分類されるが，耳下腺被膜は非常に強固で，深頸筋膜に由来する．

解剖学的特徴

耳下腺のおよそ75%以上は咬筋を覆うように位置し，残りは下顎後部を覆っている．

顔面神経は茎突舌骨筋と顎二腹筋後腹の間を通って耳下腺隙（耳下腺床）＊に入り，峡部によってつながる浅葉と深葉を分けるように耳下腺内を走行する．

耳下腺の深葉は咽頭側隙に隣接している．すなわち，深葉部の腫瘍では咽頭口部が腫脹する．

顔面横動脈は耳下腺管のやや上方を管と平行して走る．

顔面神経の頬筋枝と頬骨枝は耳下腺管の表層で互いに交通しループを形成する．

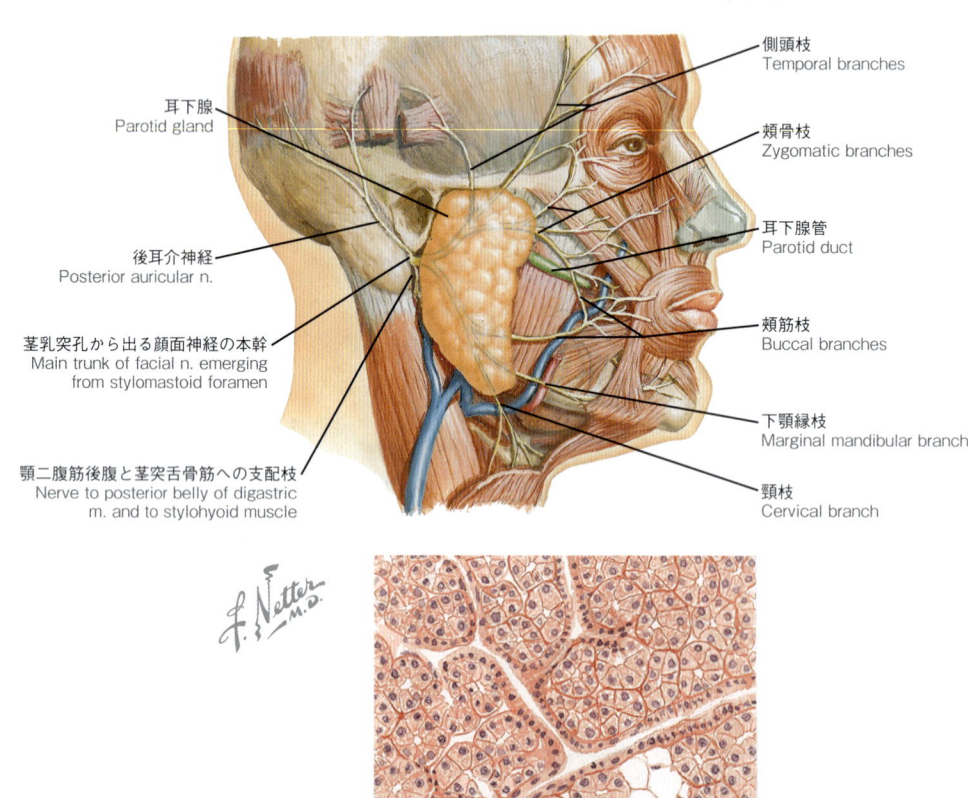

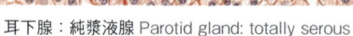

耳下腺：純漿液腺 Parotid gland: totally serous

＊ 訳注：Parotid bedは解剖学用語に記載されていない．耳下腺床ともいうが，本書では耳下腺隙と訳した．

耳下腺隙陥凹

境界と構造物

方向	境界構造物
前方	咬筋 下顎枝
前内側	内側翼突筋 茎突下顎靱帯
内側	茎状突起（上内側） 環椎横突起（下内側）
後内側	茎突舌骨筋 顎二腹筋後腹
後方	側頭骨乳様突起 胸鎖乳突筋
外側	深頸筋膜浅層が耳下腺被膜の形成に関わっている
上方	外耳道 関節窩で顎関節を形成する下顎頭
下方	下顎角と胸鎖乳突筋の間に位置するEisler（アイスラー）の下顎角路

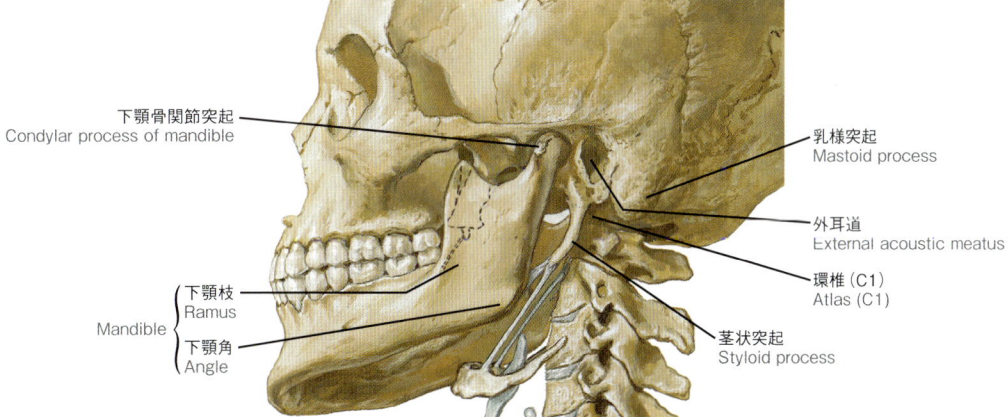

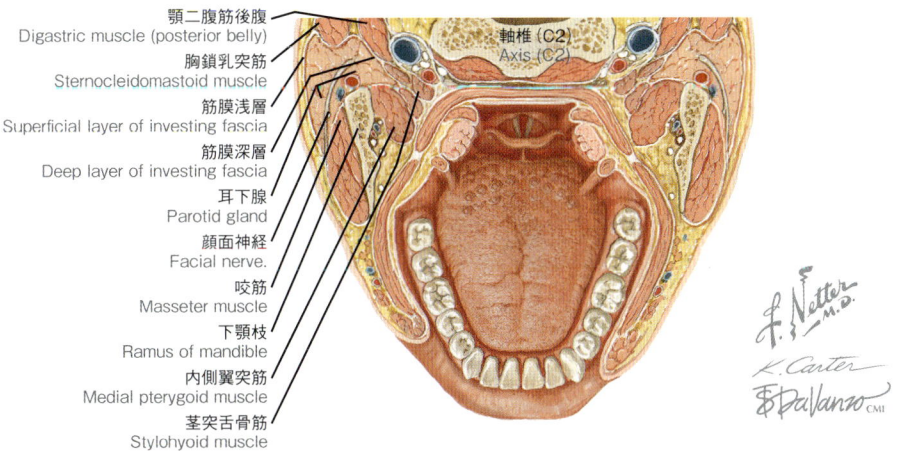

下顎小舌下方の水平断（上面観）により耳下腺隙を図示
Horizontal section below lingula of mandible (superior view) demonstrating bed of parotid gland

耳下腺隙と耳下腺／PAROTID FOSSA AND GRAND

6 耳下腺隙の内容物

主要な構造物

構造物	特徴
耳下腺	最大の大唾液腺で，純漿液腺である 最大で5つの隆起をもったピラミッド状の形態をしている 耳下腺被膜は深頸筋膜浅層に連続している 耳下腺のおよそ75％以上は咬筋上にあり，残りの部分は下顎後部に位置する
顔面神経	顔面神経は茎乳突孔を出ると後耳介神経の枝を出す 茎突舌骨筋と顎二腹筋後腹の間を通って耳下腺隙に至る 細い筋枝は茎突舌骨筋，顎二腹筋後腹，耳介筋に分布する 顔面神経は耳下腺隙に至ると，耳下腺を浅葉と深葉に分けるが，両者は峡部によってつながっている 耳下腺の深部は咽頭側隙に隣接している 顔面神経は耳下腺内で側頭顔面枝と頸顔面枝に分岐する これらの枝は耳下腺の前方の耳下腺管の浅部でループを形成した後，側頭枝，頰骨枝，頰筋枝，下顎縁枝，頸枝の主な5枝に分岐して耳下腺を出る 顔面神経は耳下腺内を通過するが，耳下腺に対してはまったく枝を出さない 顔面神経の頰筋枝と頰骨枝は耳下腺管の表層で互いに吻合しループを形成する
耳下腺管	Stensen（ステンセン）管ともよばれる 5cmの長さがある 深葉から出た耳下腺管は腺の前縁を通過して咬筋の表面を横切るように進んだ後，頰筋を貫いて上顎第二大臼歯の向かい側の口腔に開口する 副耳下腺は耳下腺管に沿って存在することが多い
外頸動脈	外頸動脈は耳下腺内を通り，腺内で分枝する： • 後耳介動脈 • 顎動脈 • 浅側頭動脈 • 顔面横動脈
下顎後静脈	下顎後静脈は耳下腺内で外頸動脈より表層にある 下顎後静脈は次の静脈からつくられる • 浅側頭静脈（小顔面横静脈がこの静脈に注ぐ） • 顎静脈 通常は，下顎後静脈は耳下腺の下部に位置し，以下の枝に分岐する • 下顎後静脈の前枝（これは顔面静脈と合流し，総顔面静脈を形成する） • 下顎後静脈の後枝（これは後耳介静脈と合流し，外頸静脈を形成する）

耳下腺隙の内容物

主要な構造物（つづき）

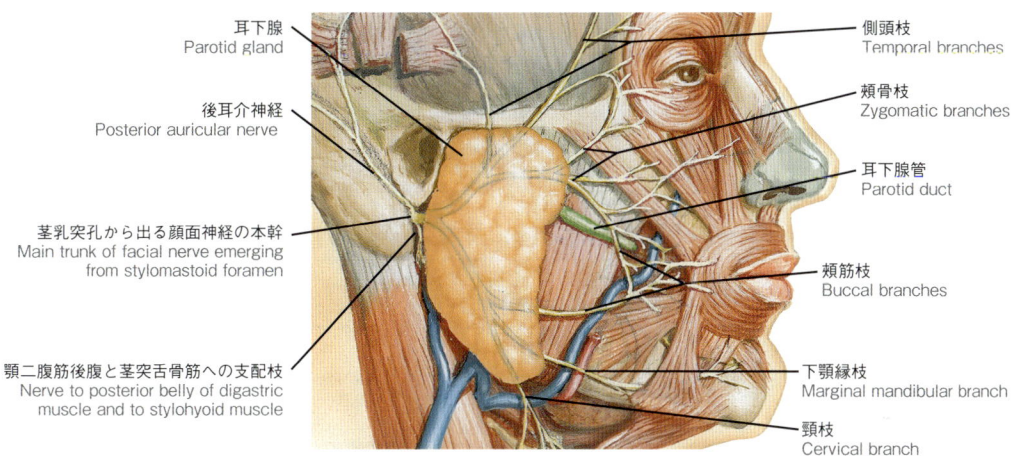

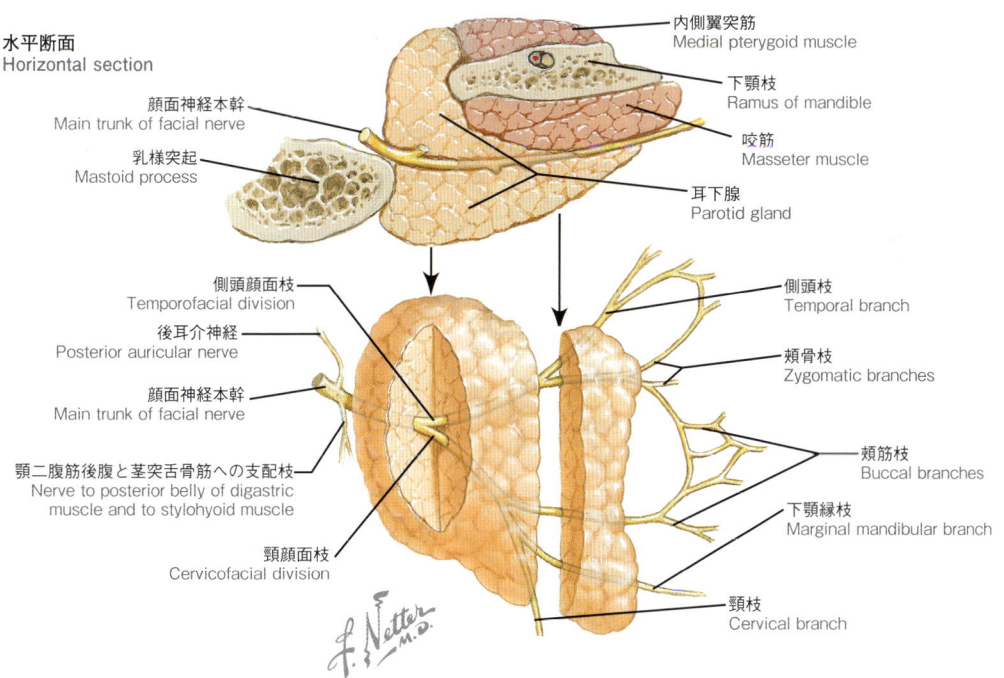

6 耳下腺隙の内容物

血液供給

動脈供給		
動脈	由来	走行
外頸動脈	総頸動脈からの分岐（第三頸椎の高さで分岐することが多い）	下顎骨の後方で，顎二腹筋後腹と茎突舌骨筋の深層を上行し耳下腺に入る 耳下腺内で，外頸動脈は耳下腺への枝ならびに後耳介動脈を出す 次に，耳下腺内で浅側頭動脈と顎動脈に分岐する 顔面横動脈は耳下腺内で浅側頭動脈から起こる
後耳介動脈	耳下腺内の外頸動脈	乳様突起と耳介軟骨の間を上行する
顎動脈	耳下腺内の外頸動脈の2つの終枝	顎動脈は下顎頸の後方から始まり，蝶下顎靱帯と下顎枝の間を前内側方向に進む 耳下腺を出ると外側翼突筋の浅層あるいは深層を通る
浅側頭動脈		下顎頸の後方から始まり，外頸動脈の延長として上行する 耳介側頭神経が伴行する
• 顔面横動脈	耳下腺内を走行する浅側頭動脈	横走して耳下腺の表層に出る 咬筋と顔面を横切るように耳下腺管のすぐ上方を走る

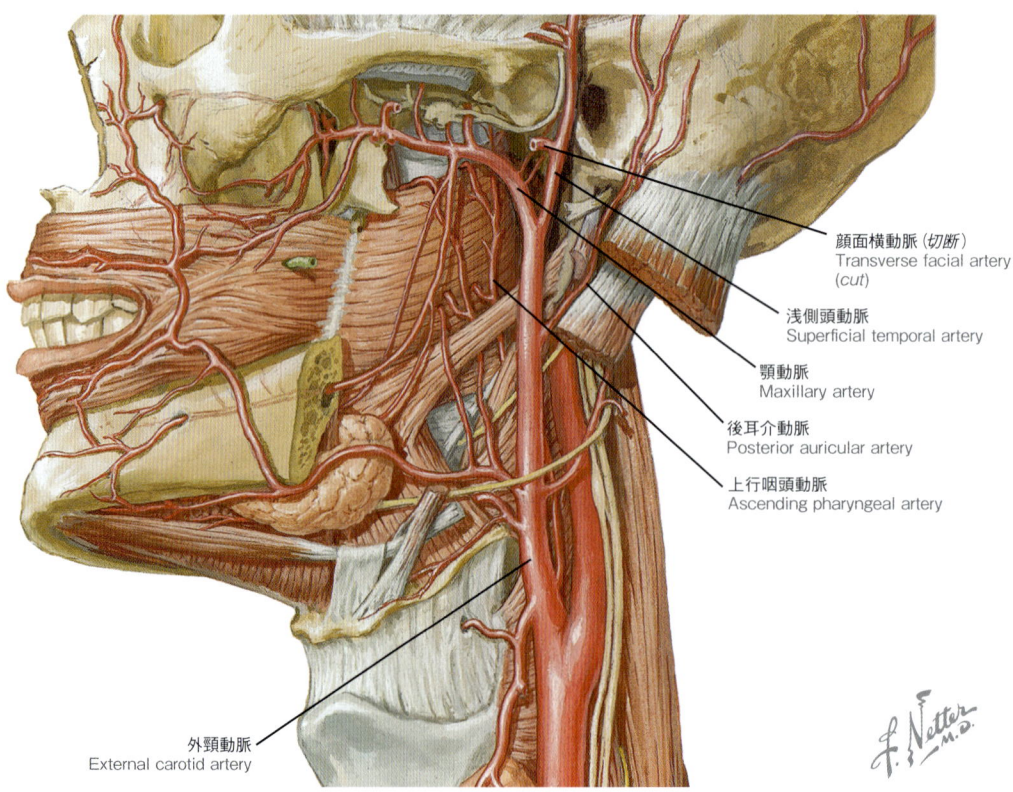

顔面横動脈（切断）
Transverse facial artery (cut)

浅側頭動脈
Superficial temporal artery

顎動脈
Maxillary artery

後耳介動脈
Posterior auricular artery

上行咽頭動脈
Ascending pharyngeal artery

外頸動脈
External carotid artery

耳下腺隙の内容物

血液供給（つづき）

静脈	静脈排出路 走行
浅側頭静脈	耳介側頭神経とともに側頭骨の頬骨突起基部の後方を下行し耳下腺に入る 顎静脈と合して下顎後静脈となる
顔面横静脈	後方に走って耳下腺に入り，浅側頭静脈に注ぐ
顎静脈	短く，時折対をなす静脈で，翼突筋静脈叢から出た枝が合流してできる 蝶下顎靱帯と下顎頸の間を後方に走って耳下腺に入る 浅側頭静脈と合して下顎後静脈となる
下顎後静脈	耳下腺内で浅側頭静脈と顎静脈が合することによってできる 耳下腺内で外頸動脈の表層を下行しながら，前枝と後枝に分岐する • 下顎後静脈の前枝（これは顔面静脈と合流し，総顔面静脈を形成する） • 下顎後静脈の後枝（これは後耳介静脈と合流し，外頸静脈を形成する）
下顎後静脈の前枝	下顎後静脈の末端部の1つ 通常，下顎後静脈は耳下腺の下方に位置したのち，分岐する 顔面静脈とともに総顔面静脈をつくり，内頸静脈に合流する
下顎後静脈の後枝	下顎後静脈の末端部の1つ 通常，下顎後静脈は耳下腺の下方に位置したのち，分岐する （後頭静脈と浅側頭静脈でつくられる静脈叢から起こる）後耳介静脈とともに鎖骨下静脈に注ぐ外頸静脈を形成する

6 耳下腺隙の内容物

血液供給（つづき）

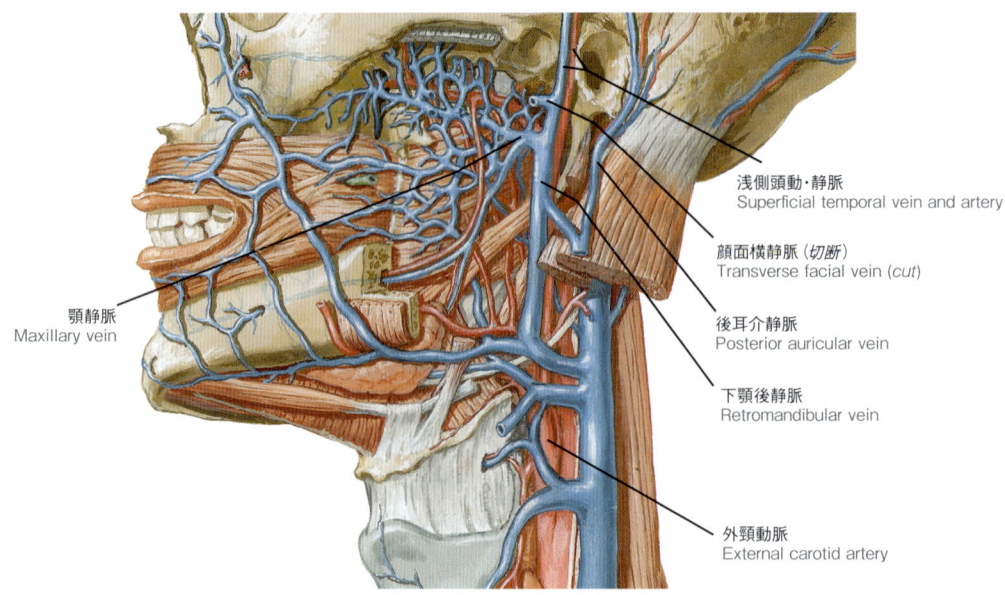

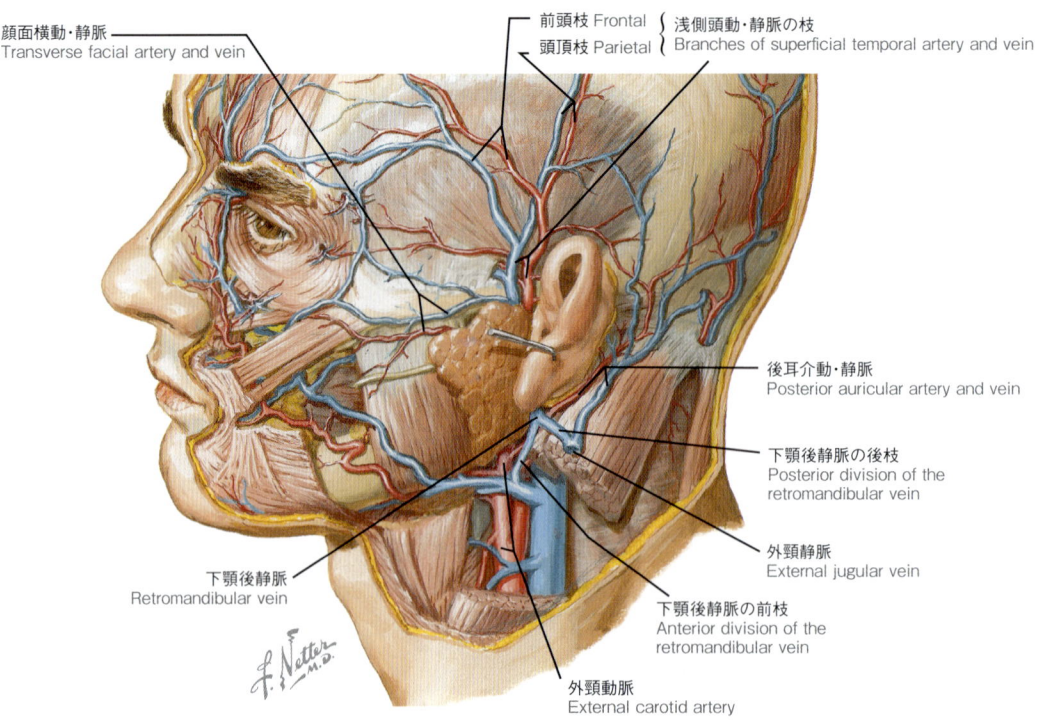

耳下腺隙の内容物

神経支配

耳下腺の感覚神経		
神経	由来	走行
耳介側頭神経	下顎神経 (V₃)	中硬膜動脈を間に挟む2根として始まり，合して1本になる 外側翼突筋の下を下顎頸に向かって走行する 下顎頸の後方を通って浅側頭動脈とともに上行する 耳下腺に感覚枝を出す
大耳介神経	第二・第三頸神経前枝からなる頸神経叢	胸鎖乳突筋の真ん中後縁に出現し，胸鎖乳突筋の表面を上行し，前枝と後枝の2枝に分かれる 前枝は耳下腺の下部の表面を走行する 耳下腺被膜に分布する

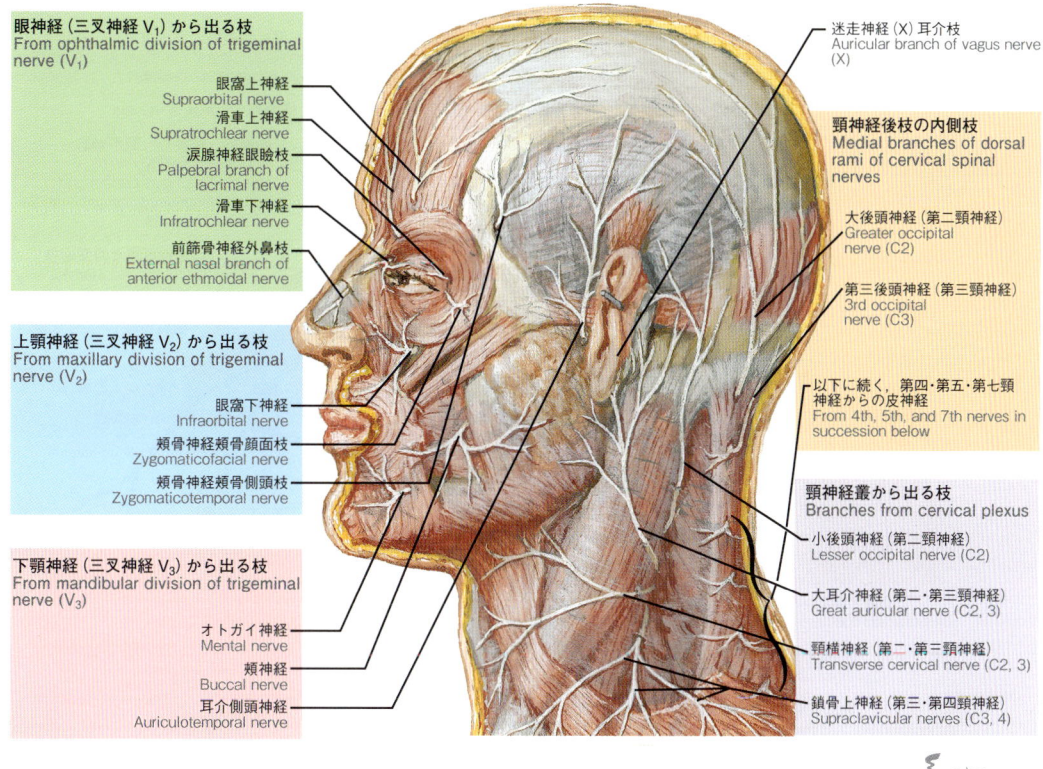

耳下腺隙と耳下腺／PAROTID FOSSA AND GRAND

6 耳下腺隙の内容物

神経支配（つづき）

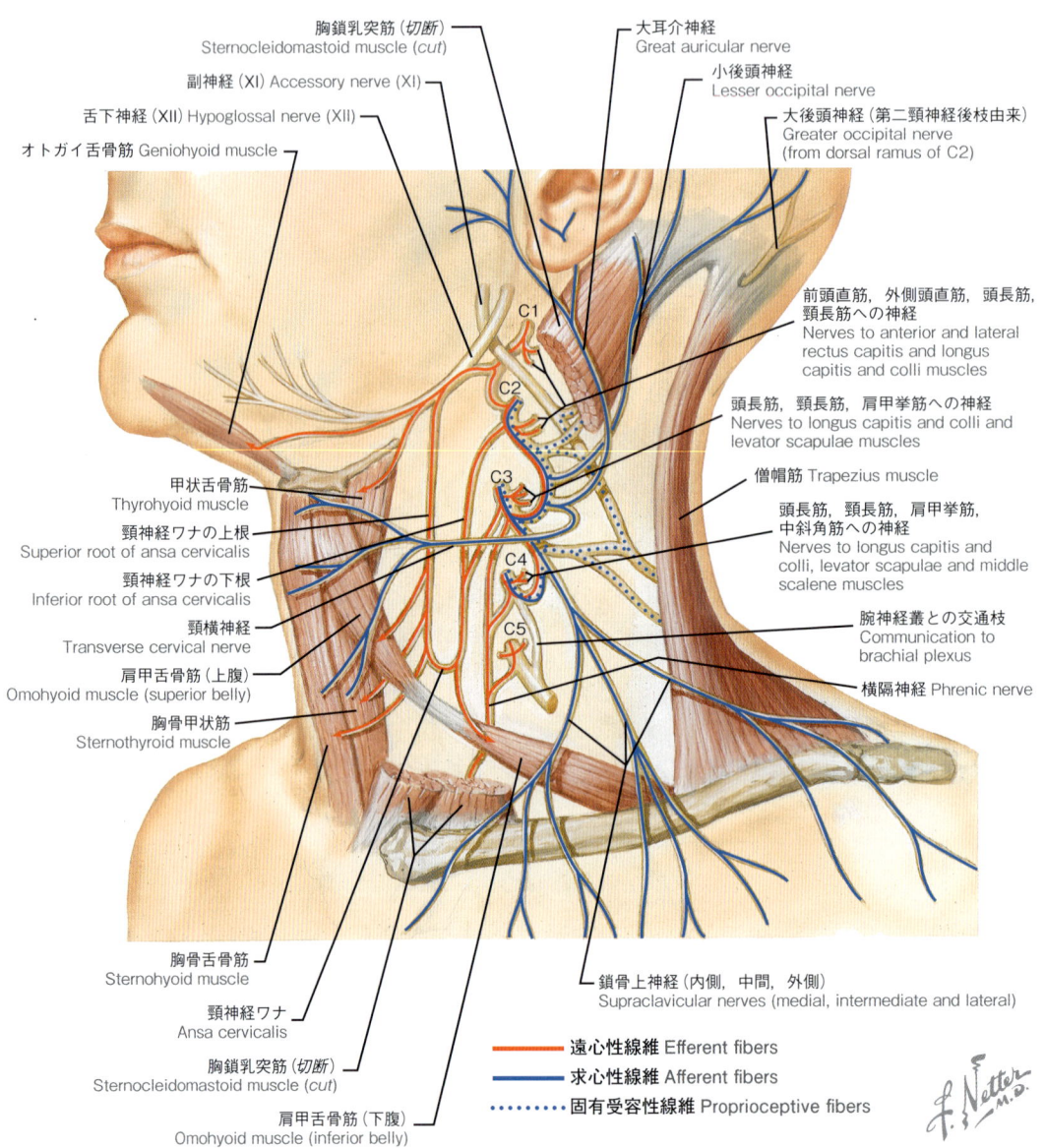

耳下腺窩の内容物

神経支配（つづき）

耳下腺に分布する副交感神経の経路			
ニューロンの種類	細胞体の位置	細胞体の特徴	神経線維の走行
節前ニューロン	下唾液核	延髄にある神経細胞体の集合	副交感性の節前線維が延髄にある下唾液核から出る これらの副交感神経線維は舌咽神経（IX）に入り，頸静脈孔を出る 舌咽神経の枝である鼓室神経は鼓室神経小管を通って再び頭蓋に入る 鼓室神経は中耳の岬角に沿って鼓室神経叢をつくる 鼓室神経叢は小錐体神経となり，通常卵円孔を出て側頭下窩に至り，そこで耳神経節に入る
節後ニューロン	耳神経節	卵円孔の下で下顎神経の内側に位置する神経細胞体の集合	耳神経節から出た副交感性の節後線維は，三叉神経の枝である耳介側頭神経に入る 耳介側頭神経は耳下腺へ至り，副交感性の節後線維が耳下腺を支配する
耳下腺に分布する交感神経の経路			
ニューロンの種類	細胞体の位置	細胞体の特徴	神経線維の走行
節前ニューロン	中間質外側核（側角）	第一～第三胸髄（あるいは第四胸髄）の側角にある神経細胞体の集合	第一～第三（四）胸髄にある中間質外側核の側角細胞から起こった神経は脊髄前根を経て脊髄神経に入る 白交通枝を介して交感神経幹に入る 眼球へ至る節前線維は交感神経幹を上行し，上頸神経節で節後線維とシナプスを形成する
節後ニューロン	上頸神経節	頭蓋底の高さにある上頸神経節内の神経細胞体の集合	上頸神経節を出た節後線維は外頸動脈周囲に神経叢を形成する 外頸動脈神経叢からの枝は外頸動脈に伴走し，耳下腺に分布する

6 耳下腺隙の内容物

神経支配（つづき）

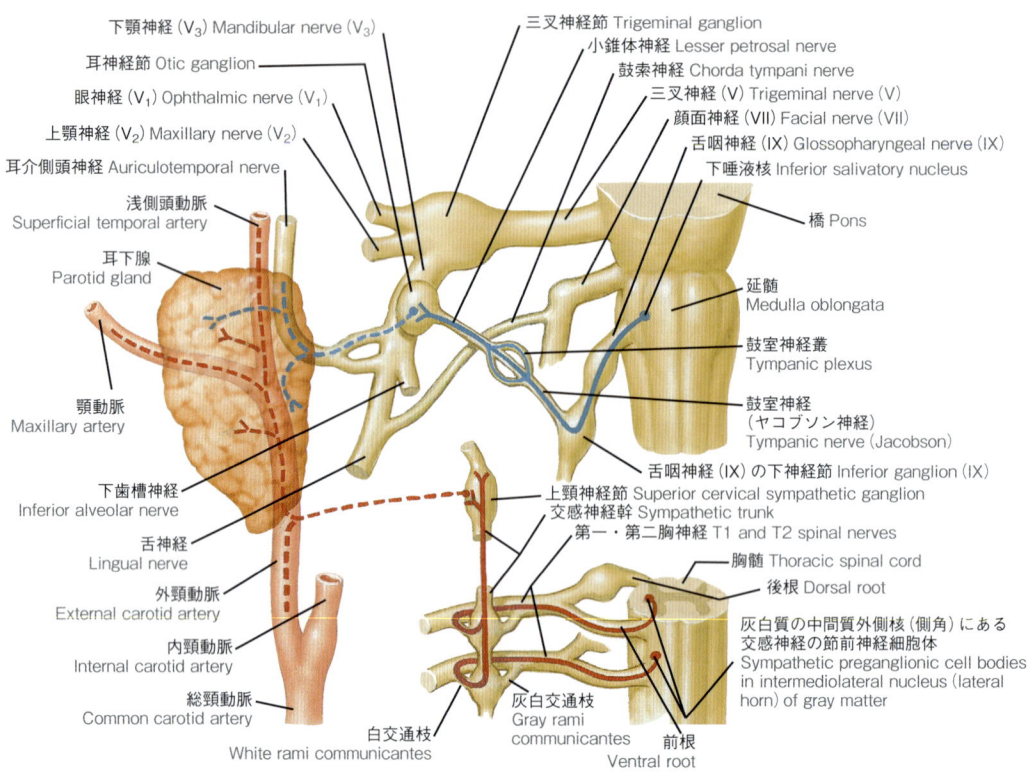

■■■ 交感神経節前線維 Sympathetic presynaptic fibers
■ ■ ■ 交感神経節後線維 Sympathetic postsynaptic fibers
■■■ 副交感神経節前線維 Parasympathetic presynaptic fibers
■ ■ ■ 副交感神経節後線維 Parasympathetic postsynaptic fibers

外側面観
Lateral view

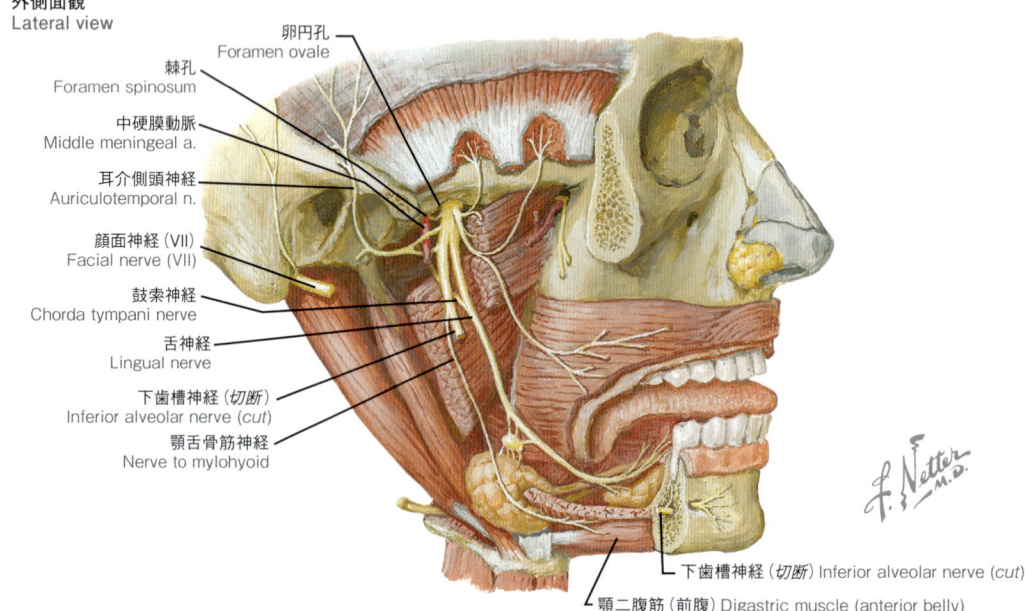

臨床との関連

Bell（ベル）麻痺

顔面神経（第Ⅶ脳神経）障害による片側性の顔面麻痺．

原因
顔面神経麻痺のおよそ80％は原因がはっきりしない．
単純ヘルペスウイルス（HSV-1）の感染が原因の1つである．
- 予想されるメカニズム：顔面神経に感染したウイルスが活性化し，その炎症が顔面神経管内で起こると，炎症の拡大が狭い空間で起こることになり神経が圧迫される．

細菌感染も関わっている．
- 中耳炎の症例のなかには，細菌が顔面神経管内に入り，その結果生じる炎症反応が顔面神経を圧迫するものもある．

下歯槽神経の伝達麻酔が誤って耳下腺内になされた場合には，一過性のBell（ベル）麻痺が歯科治療によって起こることになる．麻酔効果が減弱するに従って症状は次第に消失する．

予後
軽度の症例では顔面神経のニューラプラキシア（一過性神経伝導障害）が起こる．予後は良好で，通常2～3週間以内に完全に回復する．
より重症の場合には，神経線維が損傷し（軸索の断裂），Waller（ワーラー）変性がみられる．完全回復には2～3か月を要する．
少数例では機能が完全には回復しない．

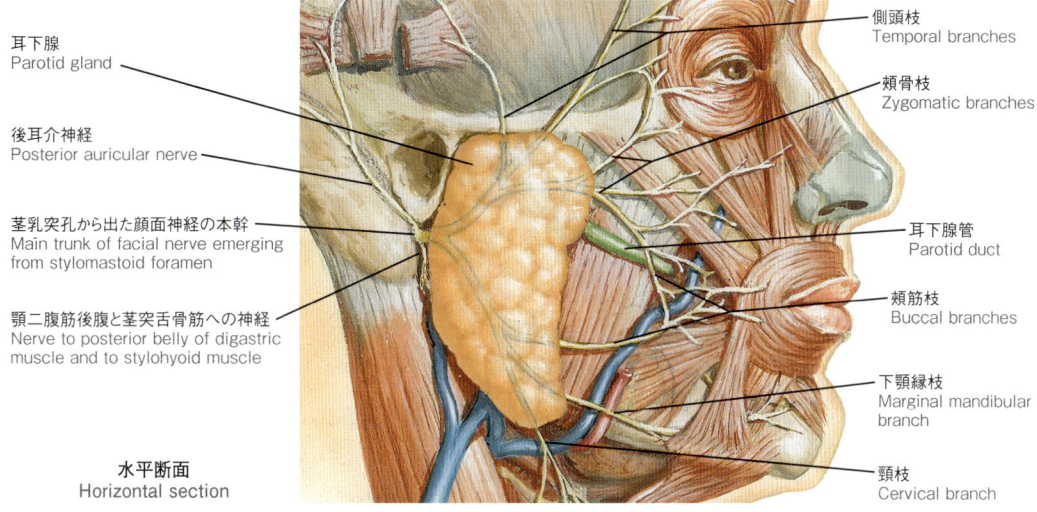

水平断面 / Horizontal section

6 臨床との関連

Bell（ベル）麻痺（つづき）

顔面神経（VII）の経路と分布
Course and distribution of facial (VII) nerve

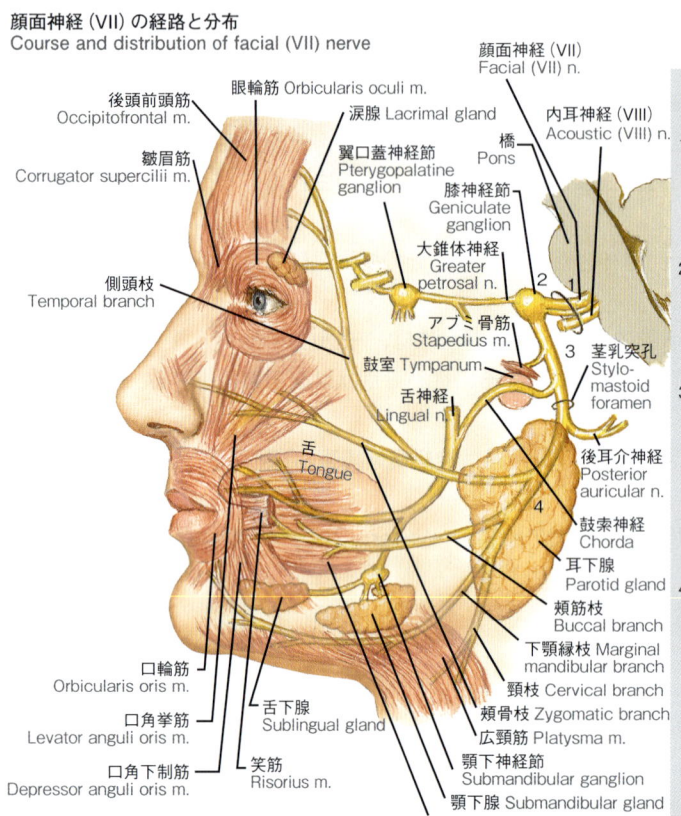

病変部位と症状 / Sites of lesions and their manifestations

1. 頭蓋内もしくは内耳道
   2, 3, 4 のすべての症状の他に，第VIII脳神経の損傷により難聴が加わる．

   1. Intracranial and/or internal auditory meatus. All symptoms of 2, 3, and 4, plus deafness due to involvement of 8th cranial nerve.

2. 膝神経節
   3と4のすべての症状の他に，耳の後方の痛みを伴う．鼓室と外耳道に疱疹がみられることがある．

   2. Geniculate ganglion. All symptoms of 3 and 4, plus pain behind ear. Herpes of tympanum and of external auditory meatus may occur.

3. 顔面神経管
   4にみられる症状に加えて，鼓索神経障害により患側では舌体部の味覚喪失と唾液分泌の減少が認められる．アブミ骨筋神経に病変が及ぶ場合には聴覚過敏が起こることがある．

   3. Facial canal. All symptoms of 4, plus loss of taste in anterior tongue and decreased salivation on affected side due to chorda tympani involvement. Hyperacusia due to effect on nerve branch to stapedius muscle.

4. 茎乳突孔を出た後（耳下腺腫瘍，外傷）
   顔面麻痺（口が健側に引っ張られる；患側では患者は目を閉じたり，額にしわを寄せたり，頰筋の麻痺のため食物を咬合面上に集めたりすることができない）

   4. Below stylomastoid foramen (parotid gland tumor, trauma). Facial paralysis (mouth draws to opposite side; on affected side, patient unable to close eye or wrinkle forehead; food collects between teeth and cheek due to paralysis of buccinator muscle).

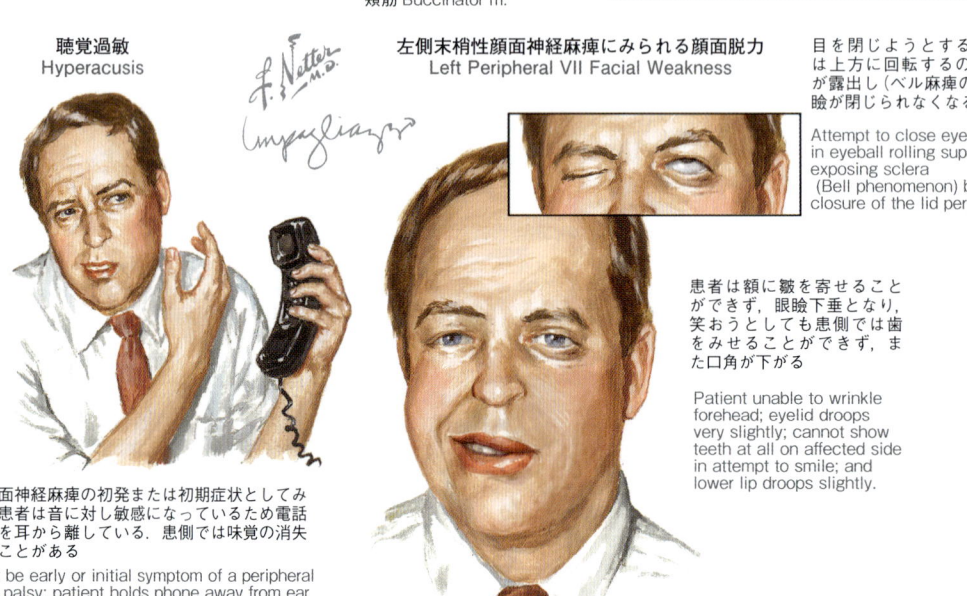

聴覚過敏 / Hyperacusis

末梢性顔面神経麻痺の初発または初期症状としてみられる：患者は音に対し敏感になっているため電話の受話器を耳から離している．患側では味覚の消失も起こることがある

This may be early or initial symptom of a peripheral VII nerve palsy: patient holds phone away from ear because of painful sensitivity to sound. Loss of taste also may occur on affected side.

左側末梢性顔面神経麻痺にみられる顔面脱力 / Left Peripheral VII Facial Weakness

目を閉じようとすると眼球は上方に回転するので強膜が露出し（ベル麻痺の症状），瞼が閉じられなくなる

Attempt to close eye results in eyeball rolling superiorly, exposing sclera (Bell phenomenon) but no closure of the lid per se.

患者は額に皺を寄せることができず，眼瞼下垂となり，笑おうとしても患側では歯をみせることができず，また口角が下がる

Patient unable to wrinkle forehead; eyelid droops very slightly; cannot show teeth at all on affected side in attempt to smile; and lower lip droops slightly.

臨床との関連

Frey（フライ）症候群

耳介側頭神経の自律神経が異常なかたちで再生することによって起こる合併症で，耳下腺切除後耳下腺の近くにある汗腺と誤連絡することにより起こるとされる．

食物摂取に際し，耳介側頭神経分布域での発汗，発赤などの症状が認められる．

診断には味覚神経による発汗部位を黒ずんだしみ状に染めるミノールデンプンヨウ素テストを用いる．

処置としては鼓室神経切除術による副交感神経の切断と抗コリン作動性のグリコピロレート（ロビナール）（副交感神経遮断薬）の局所投与を行う．

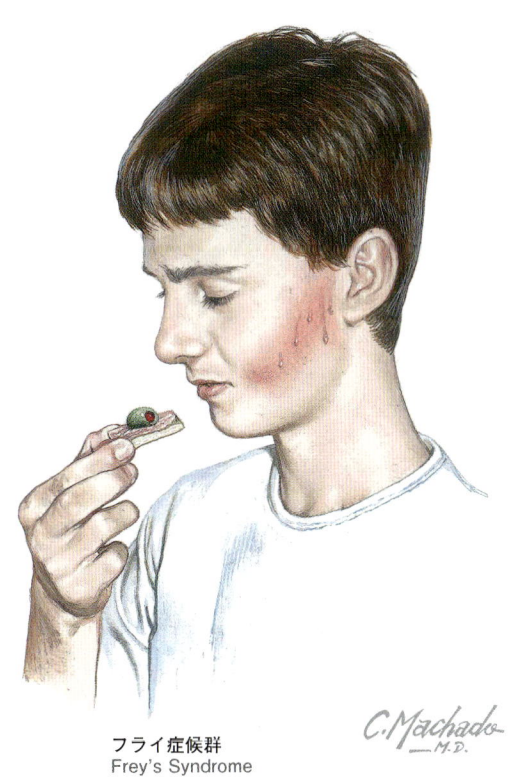

フライ症候群
Frey's Syndrome

6　臨床との関連

耳下腺腫瘍

耳下腺腫瘍の80%は良性である．

最もよくみられる良性腫瘍は多形腺腫であるが，長年放置されると，きわめて悪性度の高い癌に変わることがある．

多形腺腫が被膜の外に拡がる場合には，再発を防ぐために切除が必要である．

耳下腺腫瘍は近接している咽頭側隙に拡がることがある．

再発を防ぐには被膜を含めた腫瘍の完全な切除が重要である．

- 組織学的には，多形腺腫は被膜を越えて周囲の組織に拡がるので，切除が不十分な場合には取り残した腫瘍細胞から再発する．

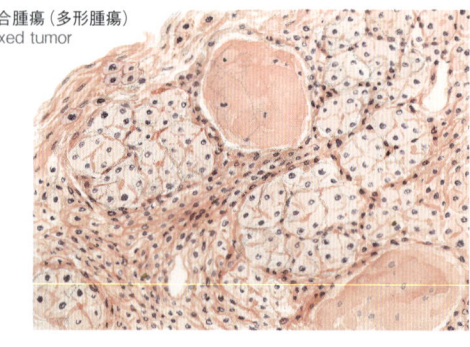
混合腫瘍（多形腺腫）
Mixed tumor

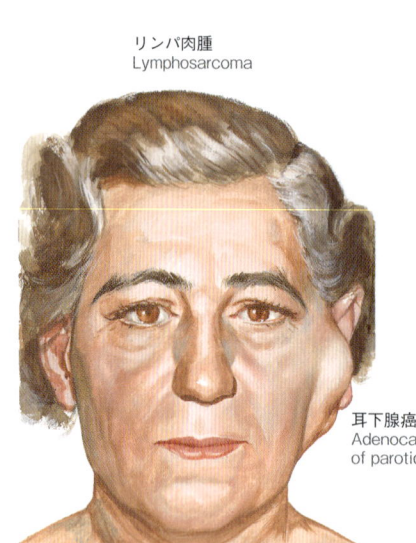
リンパ肉腫
Lymphosarcoma

耳下腺癌
Adenocarcinoma of parotid gland

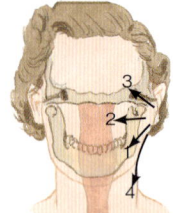
耳下腺癌の周囲への浸潤
Local spread of carcinoma of parotid

1. 下顎 Mandible
2. 咽頭 Pharynx
3. 頭蓋底と中耳
   Base of skull and middle ear
4. 頸部リンパ節
   Cervical lymph nodes

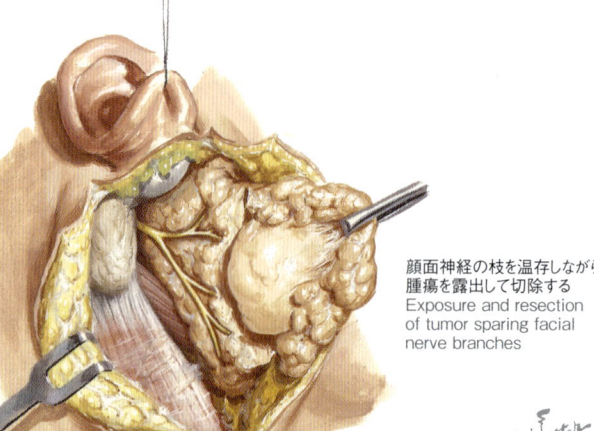
顔面神経の枝を温存しながら腫瘍を露出して切除する
Exposure and resection of tumor sparing facial nerve branches

臨床との関連

耳下腺炎／急性耳下腺炎（おたふくかぜ）

耳下腺の炎症は一般的には細菌やウイルスの感染によって起こる．
耳下腺の炎症はSjögren（シェーグレン）症候群，結核，ヒト免疫不全ウイルス（HIV）感染のような他の疾患が原因で起こることもある．
顎運動による疼痛は耳下腺の深部が下顎枝によって圧迫されるために生じる．

細菌性耳下腺炎

抗菌薬の発達，適切な水分補給，口腔衛生の向上により今日では減少している．
19世紀初頭での死亡率は70～80%に達していた．
今日認められる症例の多くは，抗コリン作動薬の投与を受けている患者（特に高齢者）である．
唾液分泌が抑制されるため，細菌が耳下腺管を通って耳下腺へ逆行性に運ばれて感染を引き起こす．

ウイルス性耳下腺炎

流行性耳下腺炎（おたふくかぜ）として知られる．
原因となるウイルスは身体のさまざまな部位（特に耳下腺）に感染するパラミクソウイルスである．
通常は唾液，咳，くしゃみを介して伝播する．
典型的な症状としては耳下腺の腫脹と激しい痛みを伴う．
1970年代におけるワクチン接種の普及により，今ではほとんどの先進国でまれな疾患である．

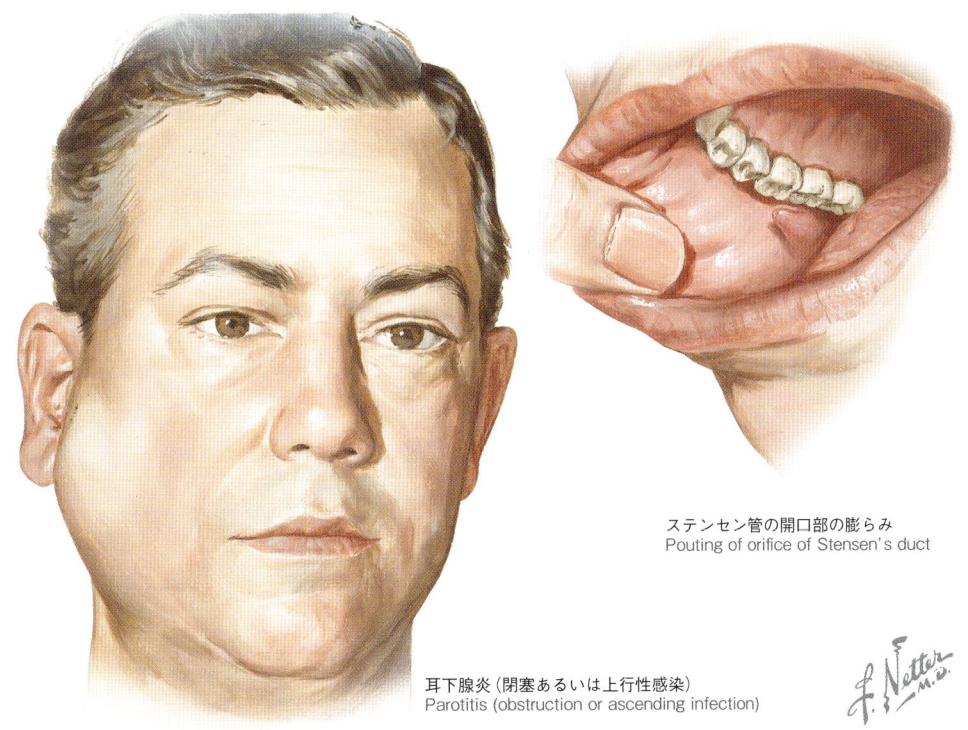

ステンセン管の開口部の膨らみ
Pouting of orifice of Stensen's duct

耳下腺炎（閉塞あるいは上行性感染）
Parotitis (obstruction or ascending infection)

6 臨床との関連

口腔乾燥症

口腔乾燥症は齲蝕への感受性を増加させる．

唾液の分泌は投薬が原因で抑制されることが多い．多くの抗ヒスタミン薬，抗うつ薬，化学療法薬，抗高血圧薬，鎮痛薬，放射線治療は唾液分泌を減少させる．

口腔乾燥症はうつ病，ストレス，内分泌疾患，Sjögren（シェーグレン）症候群やバランスの悪い栄養摂取状態においてみられる．

口腔乾燥症は唾液腺の導管や腺体内に結石をつくる唾石症を誘発する．ただし，唾石症は耳下腺や耳下腺管よりも顎下腺の感染と関係していることが多い．

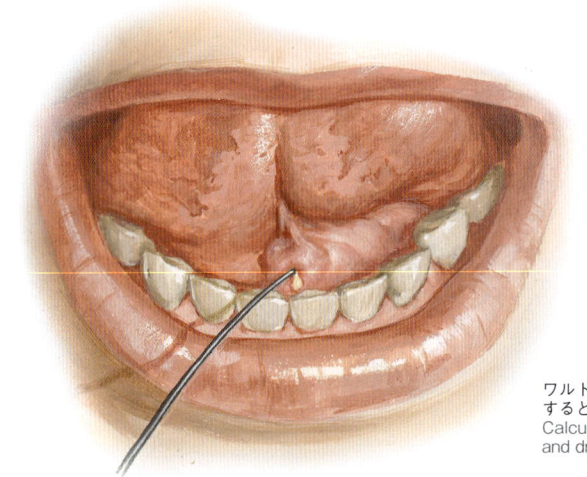

ワルトン管内に結石があり，探針を挿入すると膿滴が滲み出てくる
Calculus in Wharton's duct：probe inserted and drop of pus exuding

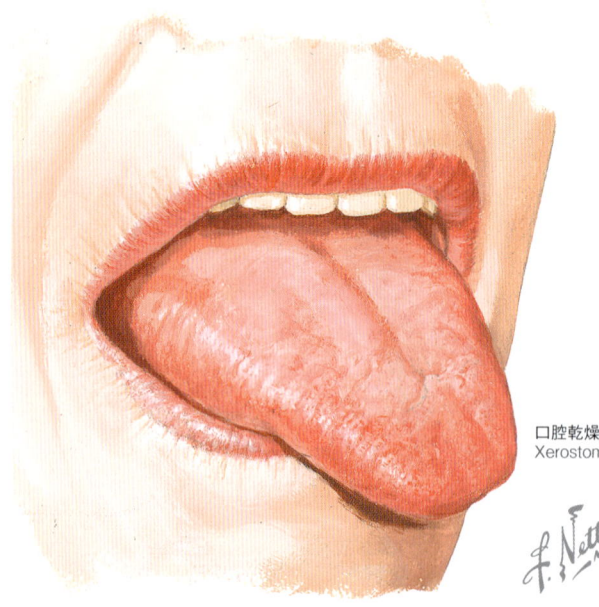

口腔乾燥症と舌炎
Xerostomia and glossitis

臨床との関連

瘻孔と唾液腺腫瘤

耳下腺瘻孔：耳下腺や耳下腺管と皮膚の間の連絡路で，唾液腺腫瘤が形成されることがある．
唾液腺腫瘤は耳下腺周囲の組織内にできる囊胞で，囊胞内は粘液様唾液で充満している．

原因

耳下腺瘻孔と唾液腺腫瘤はともに術中の外傷が原因でできることが多い．

主な原因：

- 頬部や顔面にできた癌を摘出する際に，耳下腺管や耳下腺管の枝を切断あるいは損傷した場合．
- 耳下腺腫瘍，特に副耳下腺小葉の腫瘍を切除した場合．
- 皮膚に潰瘍を起こす原発性あるいは続発性悪性腫瘍の場合．
- 急性細菌性耳下腺炎に際しての切開とドレナージ
- 大きな唾石が原因で起こる潰瘍形成と感染
- 乳様突起の手術や開窓術の後に瘻孔ができることがある．
- 先天性
- 感染〔放線菌症，結核症，梅毒，壊疽性口内炎（水癌）〕

治療法

口腔内に直接連絡している瘻孔については治療の必要はない．

皮膚上に開いている瘻孔については，外科的処置が必要な場合とそうでない場合がある．

抗コリン作動薬は治療の際に唾液分泌を抑えるのに有効な薬剤である．

唾液腺腫瘤は吸引や圧迫の処置で治ることが多く，通常はドレーンを留置する必要はない．

耳下腺や耳下腺管を損傷した場合には，瘻孔や唾液腺腫瘤ができないように修復しなければならない．

通常行われる3つの修復法

ステントを用いた耳下腺管の修復．

耳下腺管の結紮．

耳下腺管から口腔内へ達する瘻孔を造設する．

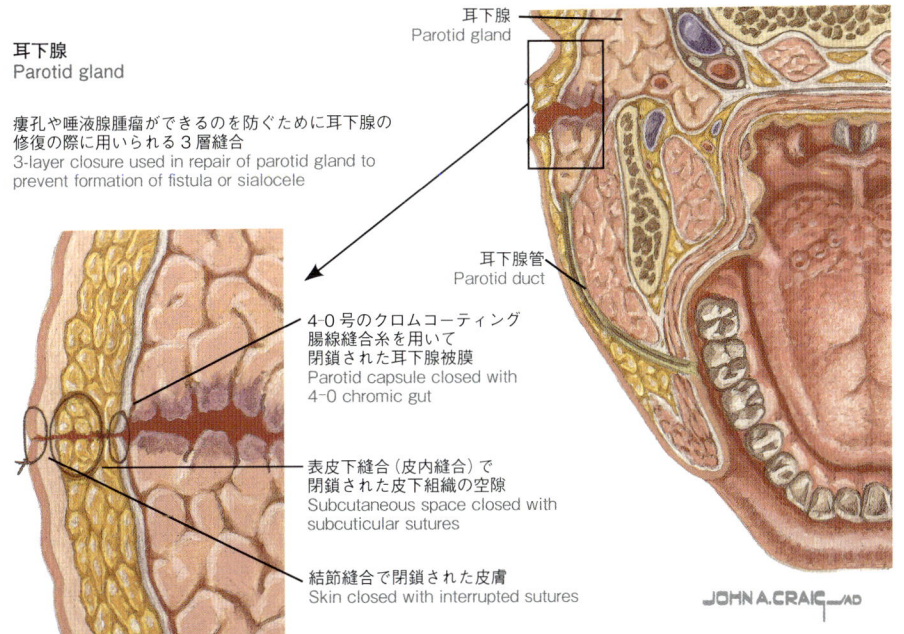

CHAPTER 7
側頭窩および側頭下窩

概観と局所解剖	206
側頭窩の境界構造	207
側頭窩に含まれる構造	208
側頭下窩の境界構造	212
側頭下窩に含まれる構造	214

7 概観と局所解剖

一般的知識

側頭面は頬骨弓により分けられる2つの窩からできている．

側頭窩

側頭部に対応して陥凹している部．
頬骨弓の下方を経て側頭下窩に続く．

側頭下窩

頬骨弓の下内側にある不規則な形の陥凹部．
翼上顎裂で翼口蓋窩に続く．

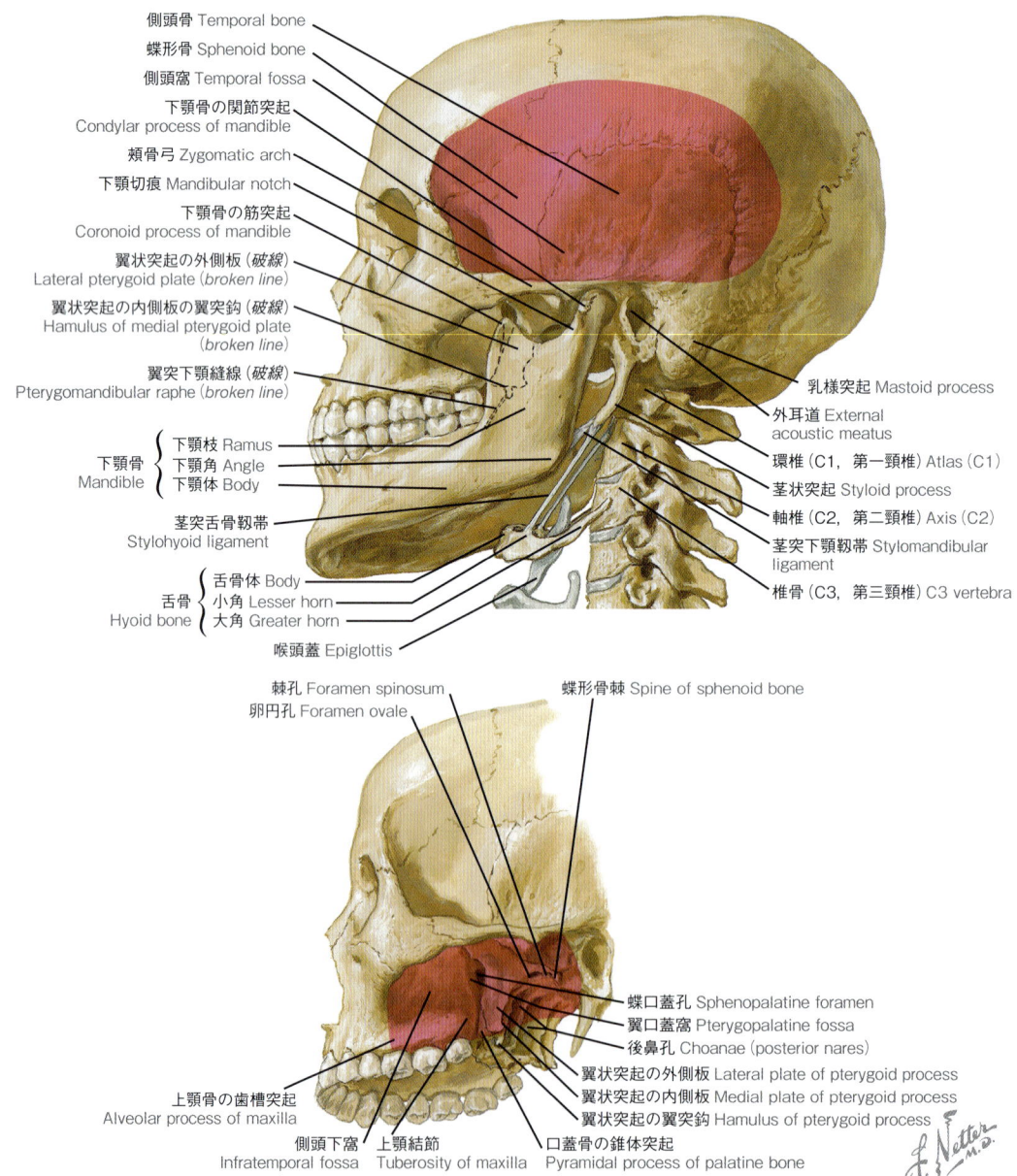

側頭窩の境界構造

概観

方向	構造
上方	上側頭線 下側頭線
下方	頬骨弓（外方） 蝶形骨大翼の側頭下稜（内方）
前方	頬骨の前頭突起 前頭骨の頬骨突起
後方	乳突上稜 上側頭線の後部（乳突上稜に向かって凸）
内側	前頭骨 蝶形骨大翼 側頭骨鱗部 頭頂骨
外側	側頭筋膜

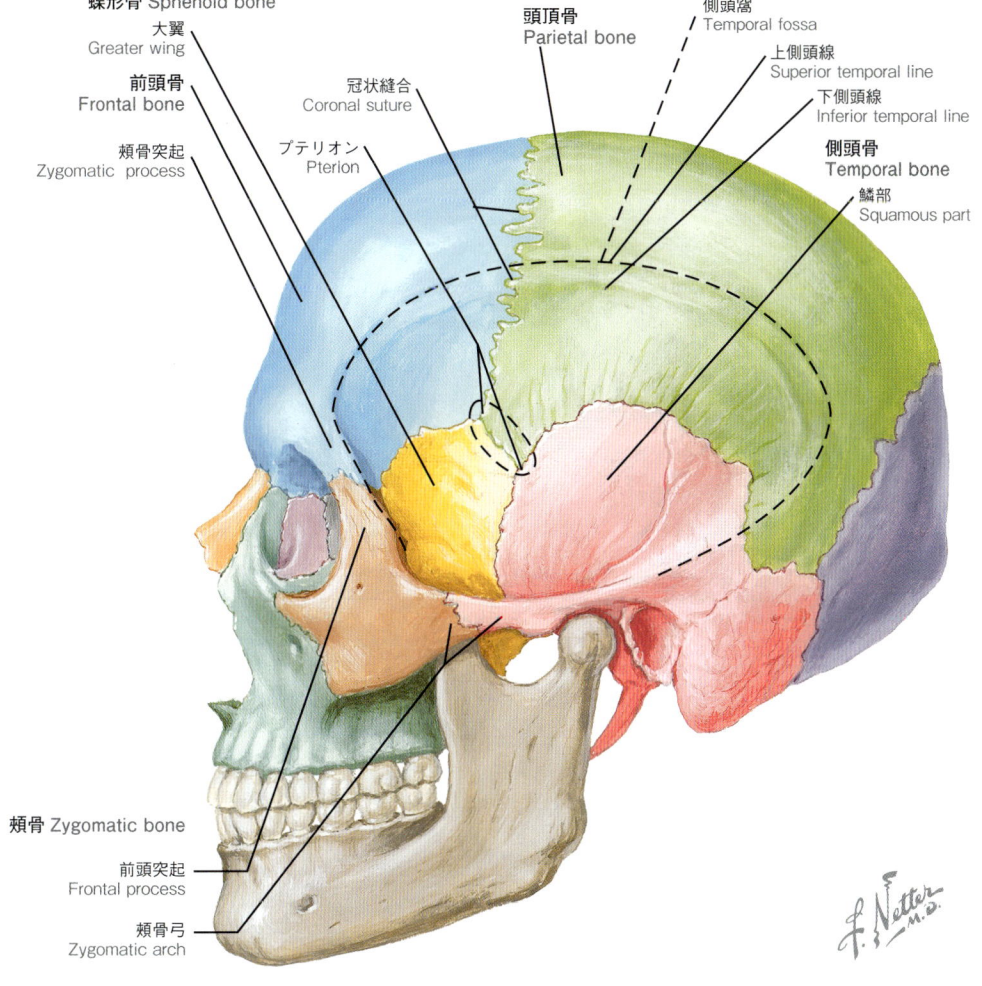

7 側頭窩に含まれる構造

血液供給

動脈供給		
動脈	由来	走行
浅側頭動脈	外頸動脈の終末枝として耳下腺内で分枝する	耳下腺内で顔面横動脈を分枝する 顎関節のすぐ後方，外耳道の前方で耳下腺の上部から表層に出る 耳介側頭神経と耳介のすぐ前方で頬骨弓根部の表層を通る 頬骨弓の根部のすぐ上方で，中側頭動脈を分枝する．中側頭動脈は側頭筋膜を貫いて深部に向かい，側頭筋に入る 上方に向かって走り，前枝と後枝に分かれる
中側頭動脈	頬骨弓根部の上方で浅側頭動脈より分枝する	側頭筋膜を貫いて側頭筋に入り，そこで前・後の深側頭動脈と吻合する
前・後の深側頭動脈	顎動脈の第2区の枝	頭蓋と側頭筋の間を通る 全経路にわたり側頭筋に血液を供給する 上行する過程で，中側頭動脈と吻合する

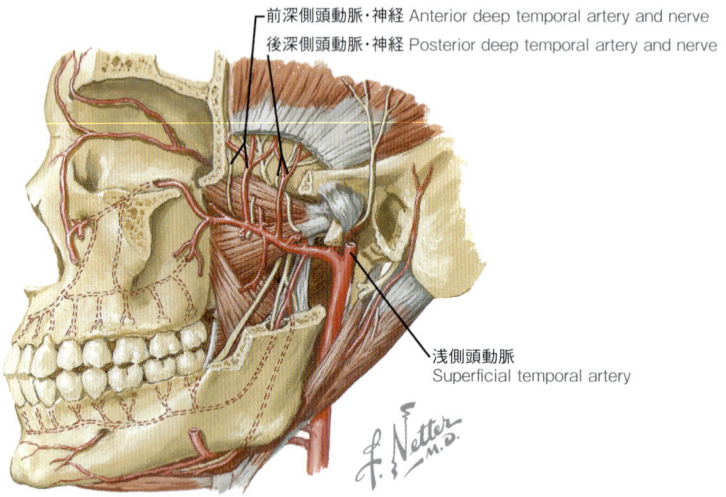

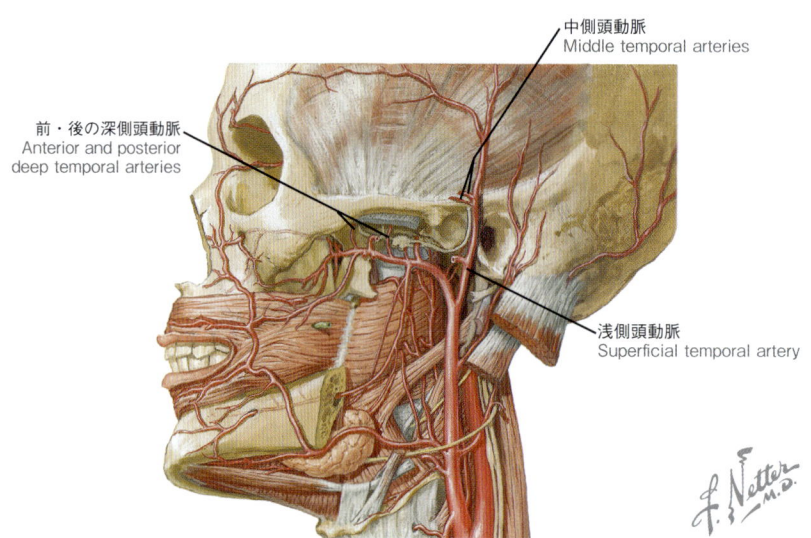

側頭窩に含まれる構造

血液供給（つづき）

静脈排出路	
静脈	走行
浅側頭静脈	頭蓋の頭頂と側面で生じる 眼窩上静脈，後耳介静脈，後頭静脈，およびこれらの静脈の対側のものと交通して頭皮に沿った静脈叢を形成する 前方と後方の枝があり，同名動脈のすぐ前方を下方に向かう 頬骨弓根部の下方に入る直前に中側頭静脈が浅側頭静脈に合流する 耳下腺に入り，そこで顔面横静脈が合流する 顎静脈と合流して下顎後静脈を形成する
中側頭静脈	深部の側頭筋や側頭筋膜内で生じる 側頭筋や側頭筋膜内で前・後の深側頭静脈と吻合する 頬骨弓根部の下方に入る直前に浅側頭静脈と合流する
前・後の深側頭静脈	翼突筋静脈叢に流入する また，中側頭静脈と交通する

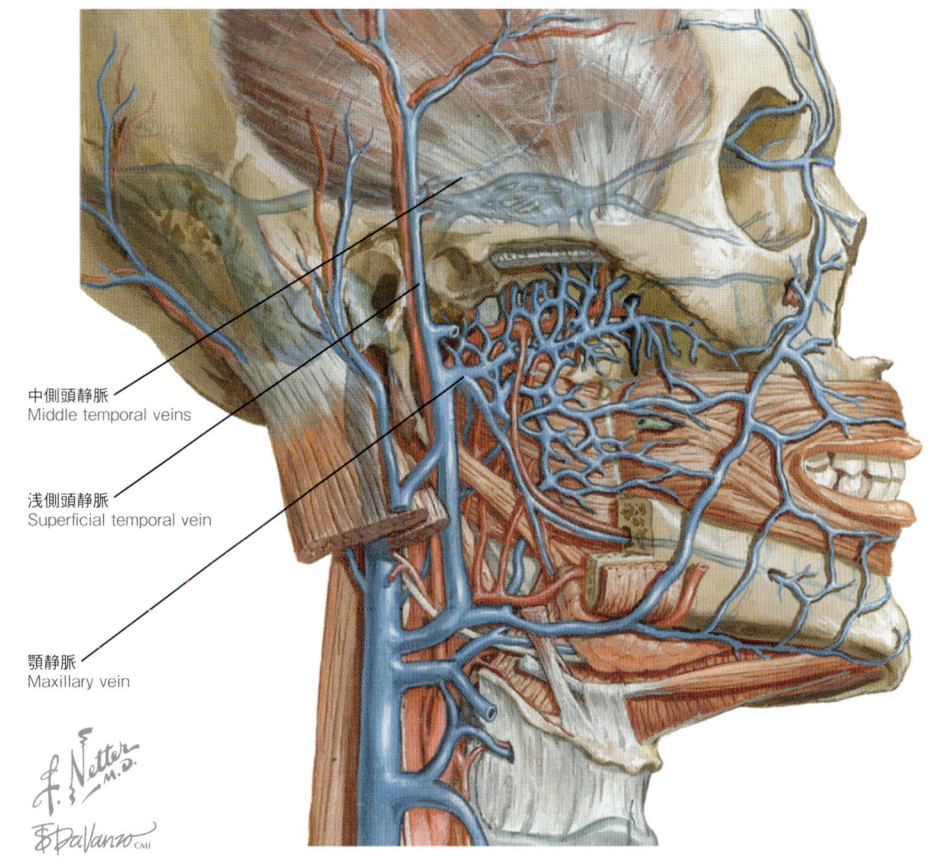

7 側頭窩に含まれる構造

神経支配

神経	由来	走行
下顎神経（V₃）	三叉神経の3枝のうち最大である 大きな感覚根と小さな運動根が卵円孔を通って側頭下窩に入った直後に合流して形成される	前・後枝に分岐する直前に硬膜枝と内側翼突筋神経を分枝する 前枝は小さいほうの枝で，主として運動性で，感覚枝は1本（頬神経）のみである 後枝は大きく，主として感覚性で，運動枝は1本（顎舌骨筋神経）のみである
前深側頭神経と後深側頭神経	三叉神経の下顎神経の前枝から生じる	外側翼突筋の上方を経て，頭蓋と側頭筋の間に入り，側頭筋のすぐ深層を通りつつ同筋に枝を出す
耳介側頭神経	三叉神経の下顎神経の後枝から生じる	通常は2根で生じ，その間を中硬膜動脈が通る 外側翼突筋の直下を後方に向かい，下顎頭の内側に達する 下顎の後方を通る際，顎関節に感覚神経を出す 耳下腺深部の下顎頭と耳介の間で，浅側頭動・静脈とともに上方に向きを変える 耳下腺の外に出て頬骨弓を越えて上行し，数本の浅側頭枝に分岐する
顔面神経の側頭枝	耳下腺内で生じる運動枝	頬骨弓を越えて側頭部に入る 前頭筋，前耳介筋，上耳介筋，眼輪筋，鼻根筋，皺眉筋を含む当該領域の筋を支配する

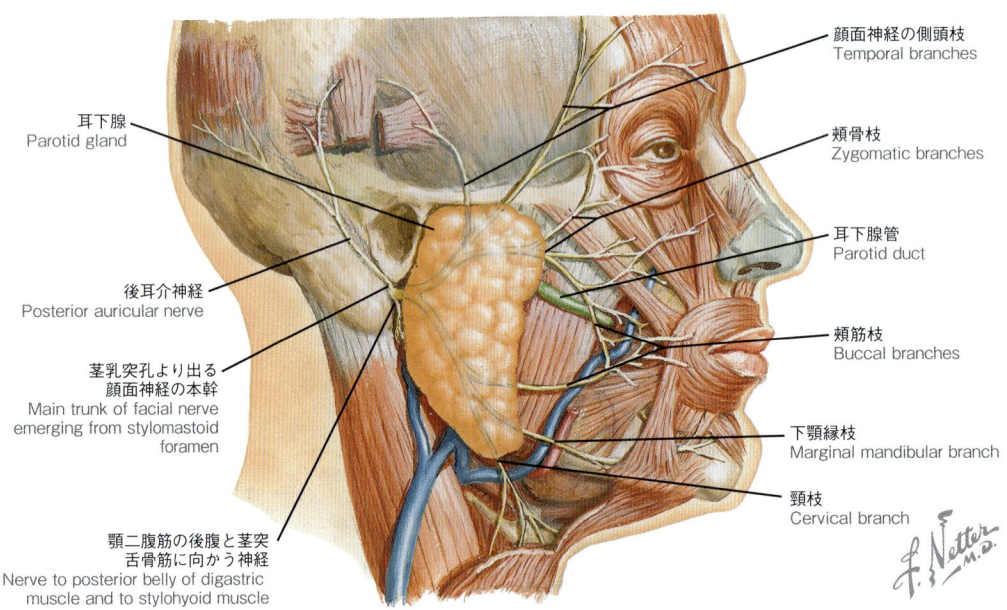

側頭窩に含まれる構造

神経支配（つづき）

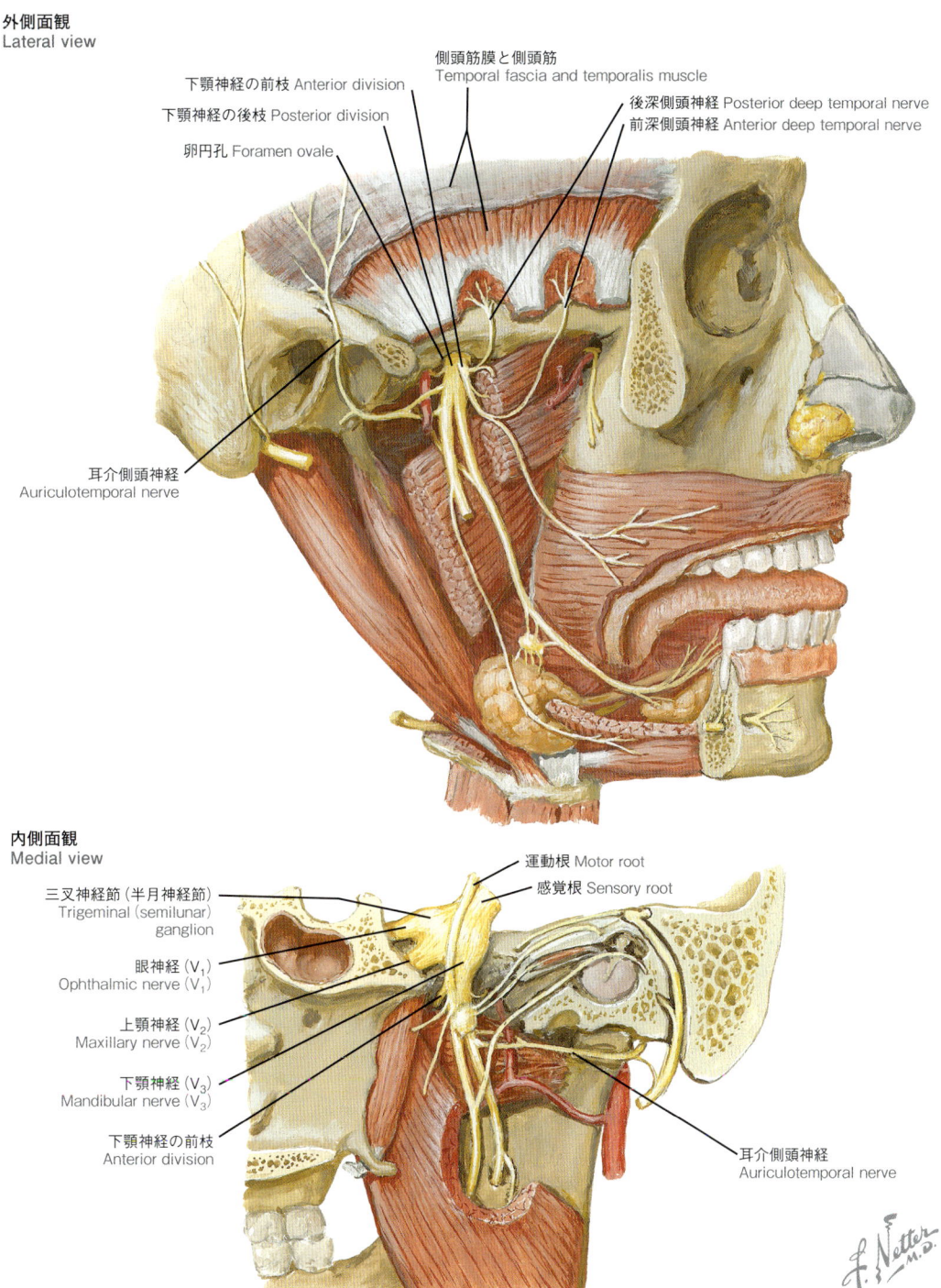

外側面観
Lateral view

下顎神経の前枝 Anterior division
下顎神経の後枝 Posterior division
卵円孔 Foramen ovale
側頭筋膜と側頭筋 Temporal fascia and temporalis muscle
後深側頭神経 Posterior deep temporal nerve
前深側頭神経 Anterior deep temporal nerve
耳介側頭神経 Auriculotemporal nerve

内側面観
Medial view

三叉神経節（半月神経節） Trigeminal (semilunar) ganglion
眼神経 (V₁) Ophthalmic nerve (V₁)
上顎神経 (V₂) Maxillary nerve (V₂)
下顎神経 (V₃) Mandibular nerve (V₃)
下顎神経の前枝 Anterior division
運動根 Motor root
感覚根 Sensory root
耳介側頭神経 Auriculotemporal nerve

側頭窩および側頭下窩／TEMPORAL AND INFRATEMPORAL FOSSAE

7 側頭下窩の境界構造

概観

方向	構造
上方	蝶形骨大翼の側頭下面（卵円孔と棘孔がある） 側頭骨の側頭下面
下方	凹みとしての境界はない．内側翼突筋が下顎骨に付着するところで終わる
外側	下顎枝内側面
内側	蝶形骨翼状突起の外側板（外面） 口蓋骨の錐体突起
前方	上顎骨の後部
後方	茎状突起と下顎骨の関節突起

筋
側頭筋
外側翼突筋
内側翼突筋

動脈
顎動脈とその枝

静脈
翼突筋静脈叢とその流入静脈

神経
三叉神経の枝の下顎神経とその枝
後上歯槽枝（三叉神経の上顎神経の枝）
顔面神経の枝の鼓索神経
耳神経節
小錐体神経

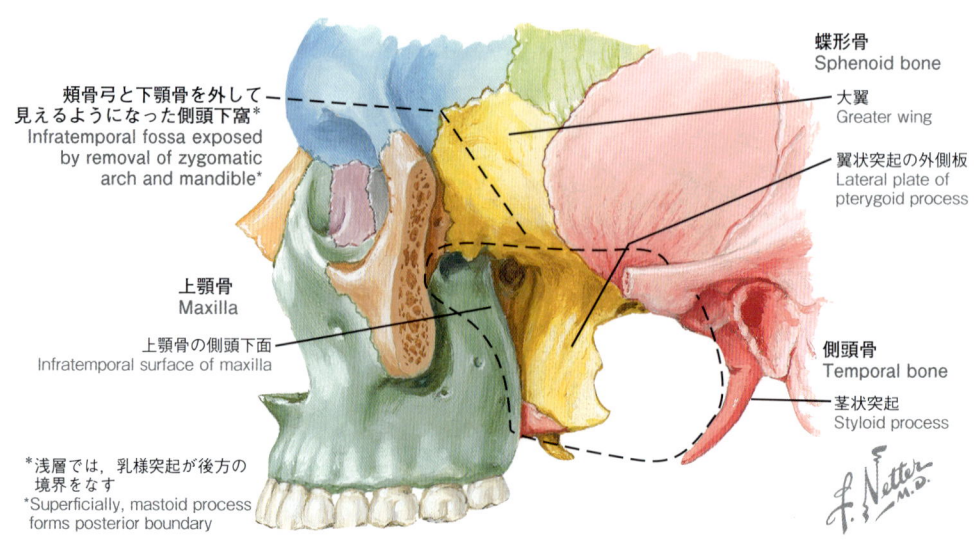

側頭下窩の境界構造

概観（つづき）

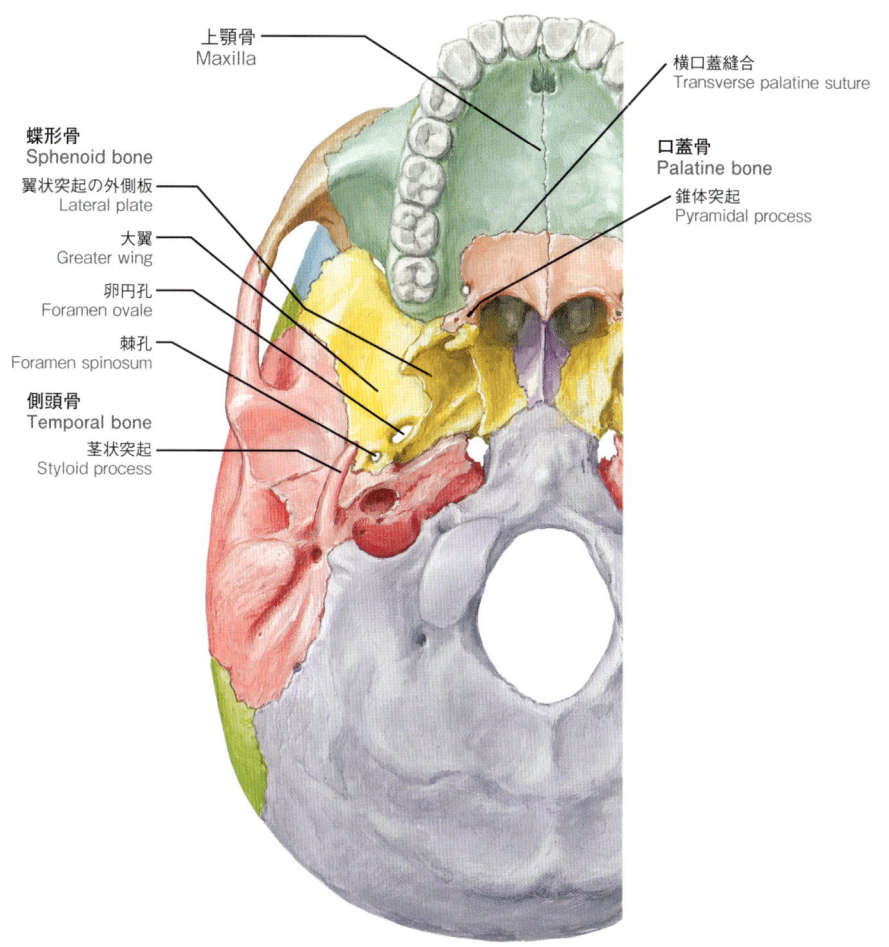

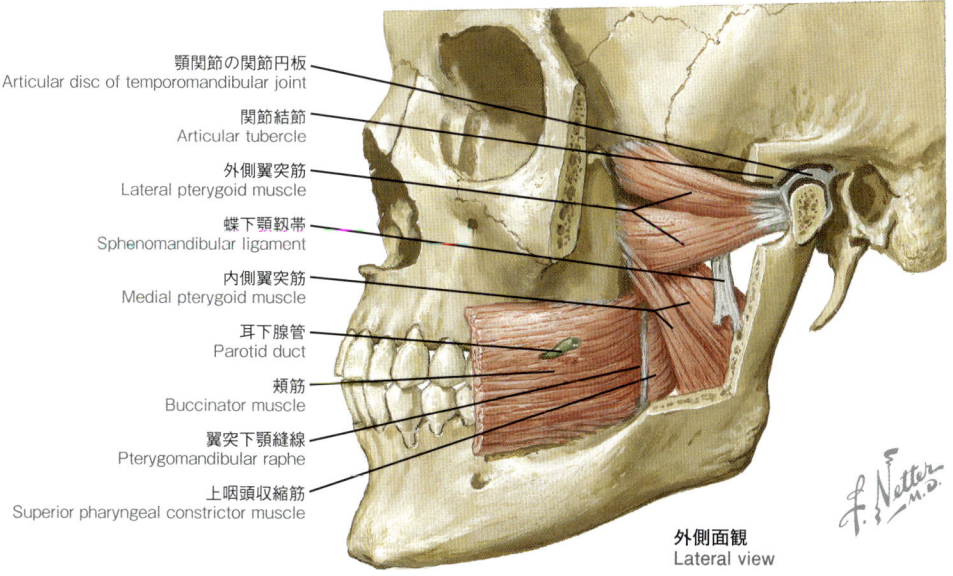

外側面観
Lateral view

7 側頭下窩に含まれる構造

血液供給

顎動脈
外頸動脈の2終枝のうちの大きいほうの枝（小さいほうの枝は浅側頭動脈） 下顎頸の後方の耳下腺内で生じる 耳下腺を出て側頭下窩に入り，下顎枝と蝶下顎靱帯の間を前方に向かう 外側翼突筋のすぐ浅層あるいは深層を通り，翼上顎裂を経て翼口蓋窩に達する 顔面の深部構造に血液を送る．側頭下窩を内側に向かう経路は3区に分けることができる： ・第1区…下顎部 ・第2区…翼突部 ・第3区…翼口蓋部

顎動脈：第1区（下顎部）	
動脈	走行
第1区（下顎部）	下顎枝と蝶下顎靱帯の間を走る 耳介側頭神経に平行で，その下方に位置する 下歯槽神経と交叉し，外側翼突筋の下縁上を走る 5つの枝を出す：前鼓室動脈，深耳介動脈，中硬膜動脈，副硬膜動脈，下歯槽動脈
深耳介動脈	前鼓室動脈と同部位で出る 顎関節の後方の耳下腺内にあり，そこで顎関節に分布する枝を出し，さらに耳管の骨部と軟骨部にも沿って進み，これらの部や，鼓膜の一部にも分布する
前鼓室動脈	深耳介動脈と同部位で出る 顎関節のすぐ後方を上方に向かい，そこで顎関節に分布する枝を出す 錐体鼓室裂を通って鼓室に入り，後耳介動脈，翼突管動脈，深耳介動脈，内頸動脈の枝の頸鼓動脈とともに，鼓膜に血液を送る
中硬膜動脈	蝶下顎靱帯と外側翼突筋の間を上方に向かい，耳介側頭神経の2根の間を経て蝶形骨の棘孔に達する 中頭蓋窩で，蝶形骨大翼の溝内を前方に向かい，前枝と後枝の2枝に分岐する
副硬膜動脈	顎動脈または中硬膜動脈から生じる 卵円孔を経て頭蓋に入り，三叉神経節や硬膜に分布する
下歯槽動脈	下歯槽神経とともに下方に向かい，下顎孔に入る

顎動脈：第2区（翼突部）	
動脈	走行
第2区（翼突部）	下顎枝と側頭筋停止部の間を斜め前上方に向かう ついで外側翼突筋のすぐ表層に達し，同筋の上頭と下頭の間を走る 5つの枝をもつ：前・後の深側頭動脈，咬筋動脈，翼突筋枝，頬動脈
前・後の深側頭動脈	頭蓋と側頭筋の間を通る その経過中，側頭筋に枝を送る 上行する過程で，浅側頭動脈由来の中側頭動脈と吻合する
咬筋動脈	小枝；下顎切痕を経て外側に向かい，咬筋の深層に枝を送る
翼突筋枝	数は不定で，翼突筋に分布する
頬動脈	小さな動脈で，内側翼突筋と側頭筋停止部の間を斜め前方に走り，頬筋外面に達し，同筋に分布する 顔面動脈と眼窩下動脈と吻合する

側頭下窩に含まれる構造

血液供給（つづき）

顎動脈：第3区（翼口蓋部）	
動脈	走行
第3区 （翼口蓋部）	側頭下窩から翼上顎裂を経て，翼口蓋窩に入る 翼上顎裂を通過する前に，後上歯槽動脈を出す（顎動脈の第3区から出る唯一の動脈で，通常は翼口蓋窩内では分枝しない）
後上歯槽動脈	側頭下窩で生じる 上顎結節上を下行し，上顎骨後面に入り，大臼歯と小臼歯，上顎洞の内面粘膜，および歯肉に分布する

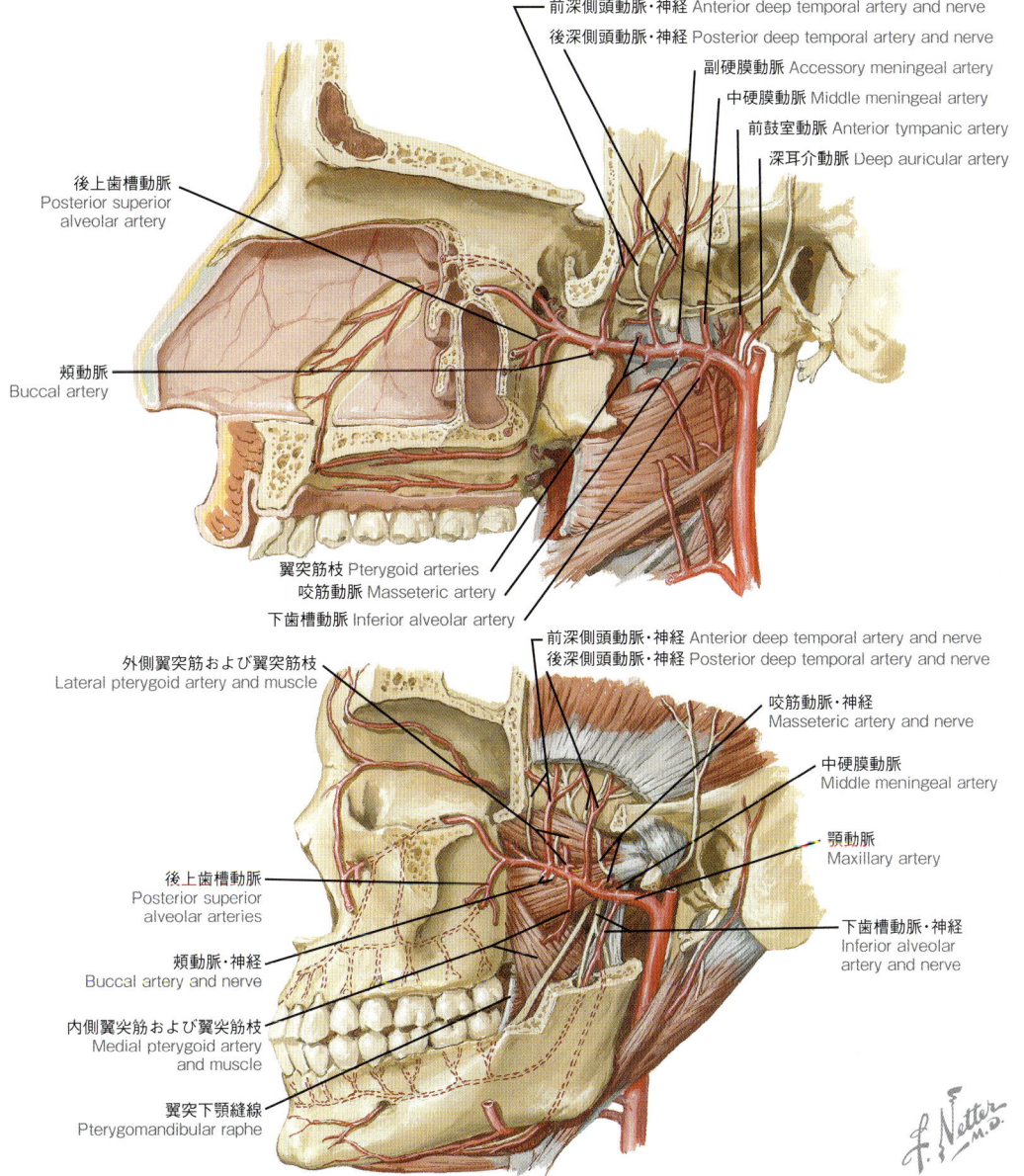

側頭窩および側頭下窩／TEMPORAL AND INFRATEMPORAL FOSSAE

7 側頭下窩に含まれる構造

血液供給（つづき）

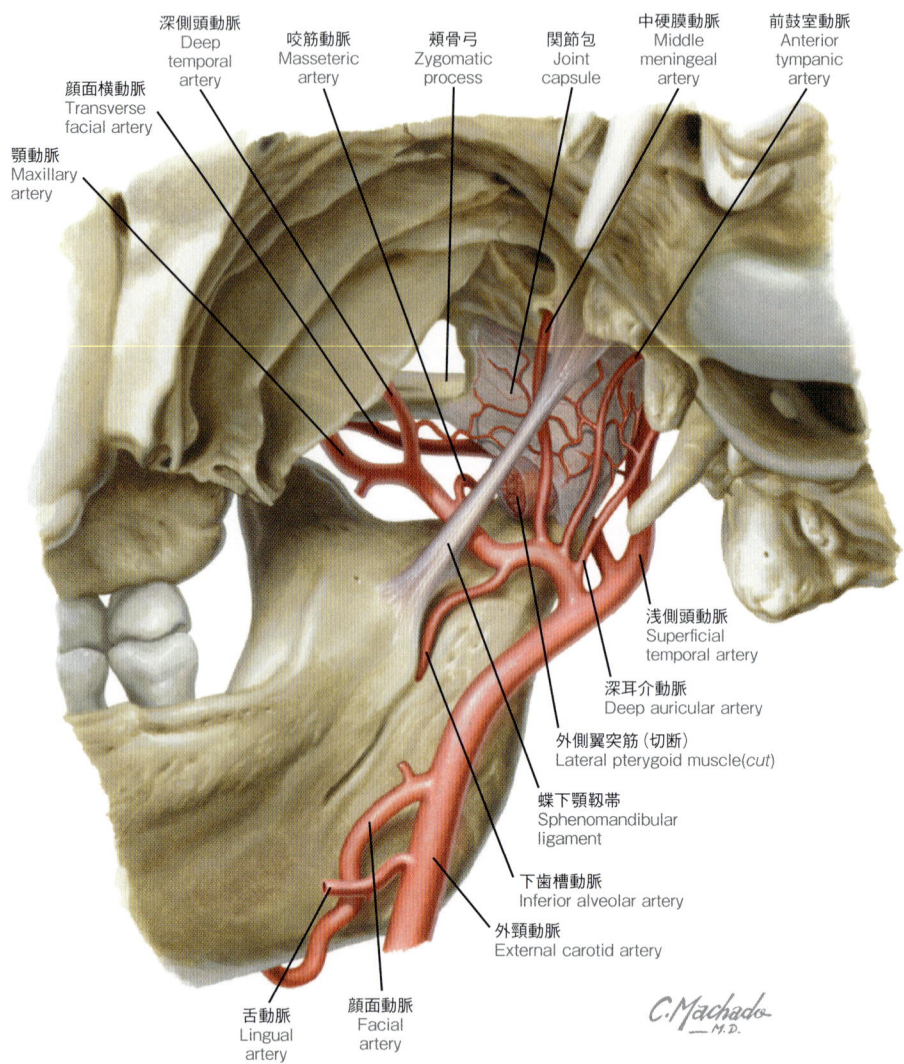

側頭下窩に含まれる構造

血液供給（つづき）

静脈排出路	
静脈	走行
翼突筋静脈叢	広範な静脈網で，顎動脈の第2区と第3区に平行に存在する 顎動脈の同名枝に対応する静脈枝の流入を受ける 翼突筋静脈叢は最終的には収束して短い顎静脈となる 海綿静脈洞，咽頭静脈叢，顔面静脈（深顔面静脈を介して），および眼静脈と交通する
深顔面静脈	顔面静脈と翼突筋静脈叢をつなぐ
顎静脈	短く，ときに有対性であるが，翼突筋静脈叢の枝が集まってつくられる 蝶下顎靱帯と下顎頸の間を後方に向かい耳下腺に入る 浅側頭静脈と合し，下顎後静脈をつくる

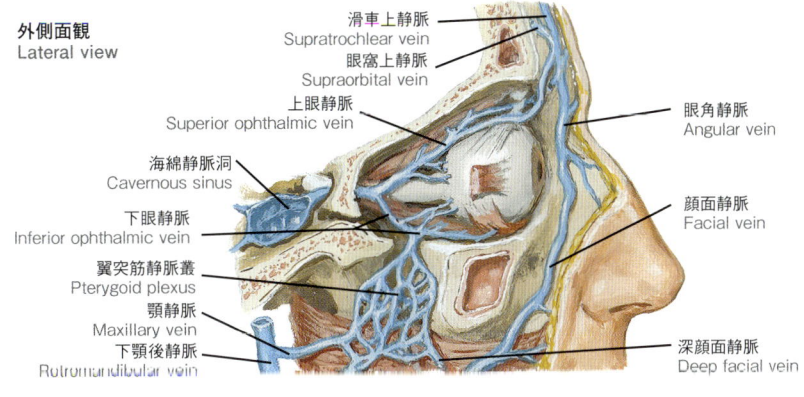

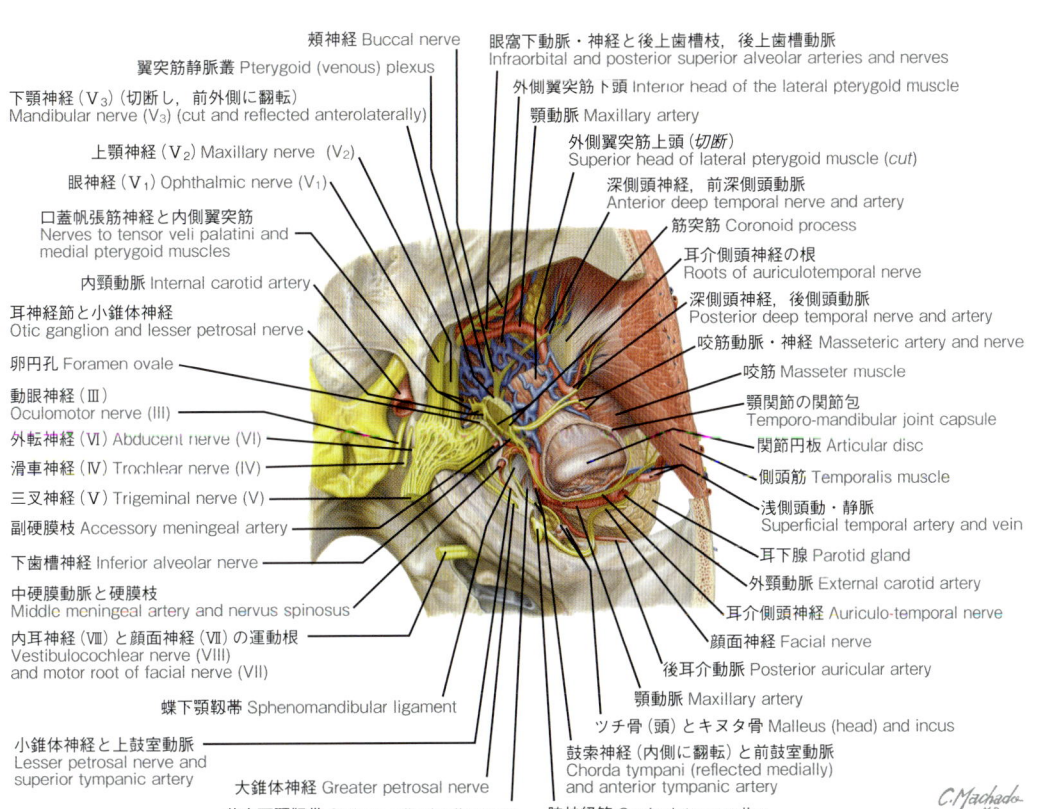

側頭窩および側頭下窩／TEMPORAL AND INFRATEMPORAL FOSSAE

7 側頭下窩に含まれる構造

神経支配

下顎神経
下顎神経（V₃）は三叉神経の3枝中最大である 運動と感覚の両機能をもつ 大きな感覚根と小さな運動根が卵円孔を通って側頭下窩に入った直後に合流して形成される 合流後ただちに硬膜枝と内側翼突筋神経を出し，ついで前枝と後枝に分岐する

前枝と後枝に分岐する前に出る枝	
枝	走行
硬膜枝（棘孔）	卵円孔を出た後，下顎神経の本幹は口蓋帆張筋と外側翼突筋の間を走る その後，硬膜枝とよばれる外側枝を出す 硬膜枝棘孔を通って中頭蓋窩に入り，脳硬膜に分布する
内側翼突筋神経	卵円孔を出た後，下顎神経の本幹は口蓋帆張筋と外側翼突筋の間を走る その後，内側翼突筋神経とよばれる内側枝を出す これは口蓋帆張筋と鼓膜張筋にも枝を出す

前枝
小型．主として運動性であるが，1本のみ感覚枝（頬神経）をもつ： • 咬筋神経 • 前・後の深側頭神経 • 内側翼突筋神経 • 外側翼突筋神経 • 頬神経

後枝
大型．主として感覚性であるが，1本のみ運動枝（顎舌骨筋神経）をもつ： • 耳介側頭神経 • 舌神経 • 下歯槽神経 • 顎舌骨筋神経

下顎神経の前枝	
枝	走行
咬筋神経	外側翼突筋の上方を外側に向かう 顎関節の前方で側頭筋腱の後方に位置する 咬筋動脈とともに下顎切痕を横切り咬筋を支配する また顎関節にも小枝を送る
前・後深側頭神経	外側翼突筋の上方で頭蓋と側頭筋の間を通り，側頭筋のすぐ深層を上行しつつ同筋を支配する 顎関節に小枝を出す
外側翼突筋神経	同筋の内側面に入る しばしば頬神経から生じる
頬神経	外側翼突筋の上頭と下頭の間を前方に向かう 側頭筋の下部に沿って下行し，咬筋前縁の深側から出現する 頬筋を覆う皮膚に枝を送り，ついで同筋を貫いて頬粘膜や下顎大臼歯部の歯肉に分布する

側頭下窩に含まれる構造

神経支配（つづき）

下顎神経の後枝	
枝	走行
耳介側頭神経	通常は2根で起こり，その間を中硬膜動脈が通る 外側翼突筋の直下を後方に走り，下顎頸の内側面に向かう 下顎骨の後方を通る間に顎関節に感覚枝を送る ついで耳下腺の深部で耳介と下顎頭の間に達し，そこで浅側頭動・静脈とともに上方に向きを変える 耳下腺を出ると，頬骨弓を越えて上行し，数本の浅側頭枝に分岐する
舌神経	外側翼突筋の下方で，下歯槽神経の内前方にある 鼓索神経が後方から合流してくる 舌神経は内側翼突筋と下顎枝の間を通って斜めに走り，上咽頭収縮筋と内側翼突筋，および下顎骨で境される口腔に入る 舌の前部2/3の粘膜と下顎舌側の歯肉に分布する
下歯槽神経	下顎神経で最大の枝 下歯槽動脈とともに外側翼突筋の下方を下行し，蝶下顎靱帯と下顎枝の間を通って下顎孔に入る すべての下顎の歯に枝を送るとともに，小臼歯から前方の歯肉にはオトガイ神経経由の枝を送る
顎舌骨筋神経	下顎孔に入る直前に下歯槽神経から分枝する枝 下顎枝の内側面にある溝を通って下行し，顎舌骨筋の表層面に達する 顎舌骨筋と顎二腹筋前腹を支配する
上顎神経	
枝	走行
後上歯槽枝	翼上顎裂を通って側頭下窩に出る 側頭下窩では，上顎結節に沿って上顎骨側頭下面上を走る 歯肉枝を出し，上顎大臼歯部の頬側歯肉を支配する 上顎骨の側頭下面に入り，上顎洞と上顎大臼歯に枝を送るが，上顎第一大臼歯の近心頬側根には枝を送らないこともある

7 側頭下窩に含まれる構造

神経支配（つづき）

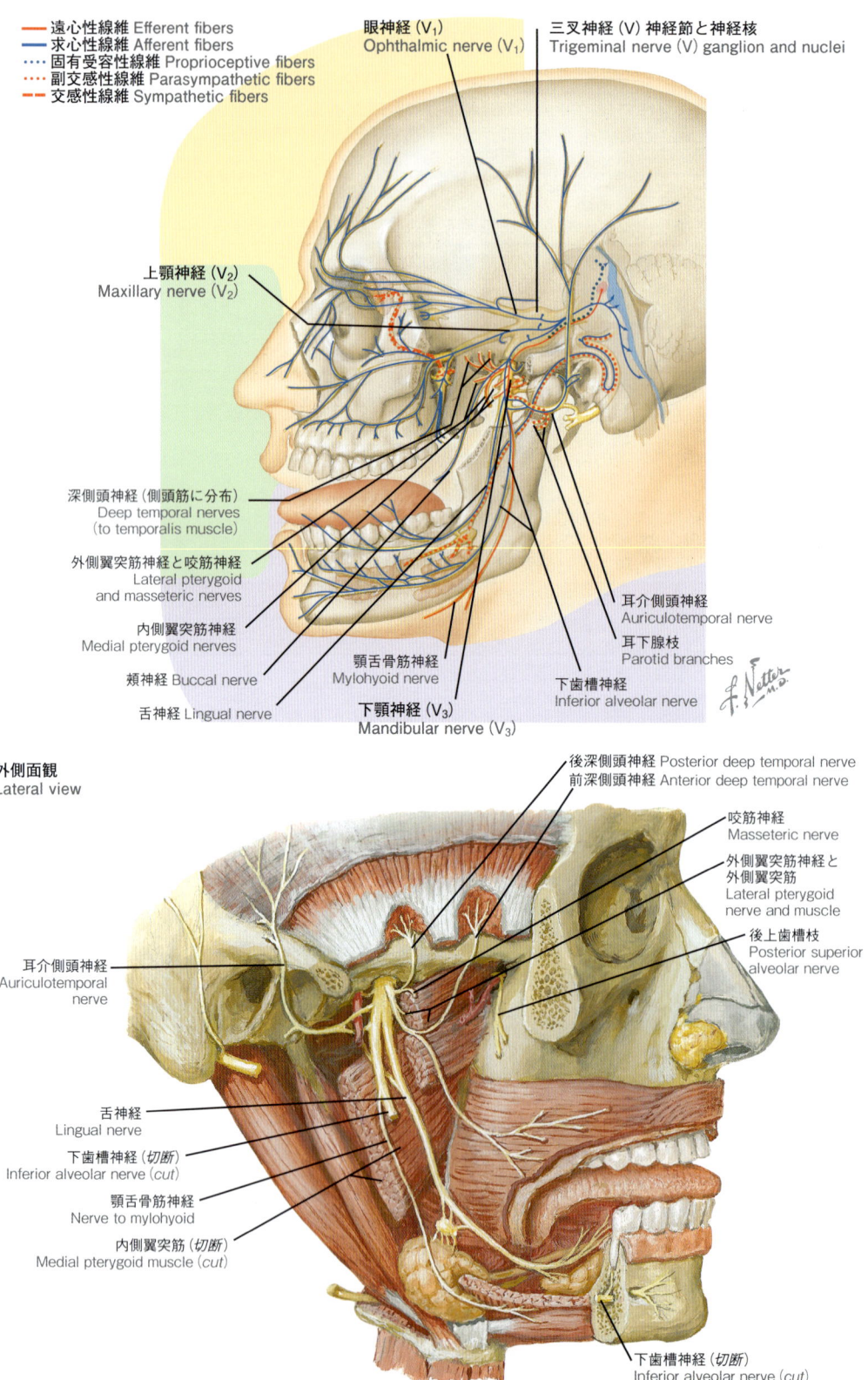

側頭下窩に含まれる構造

神経支配（つづき）

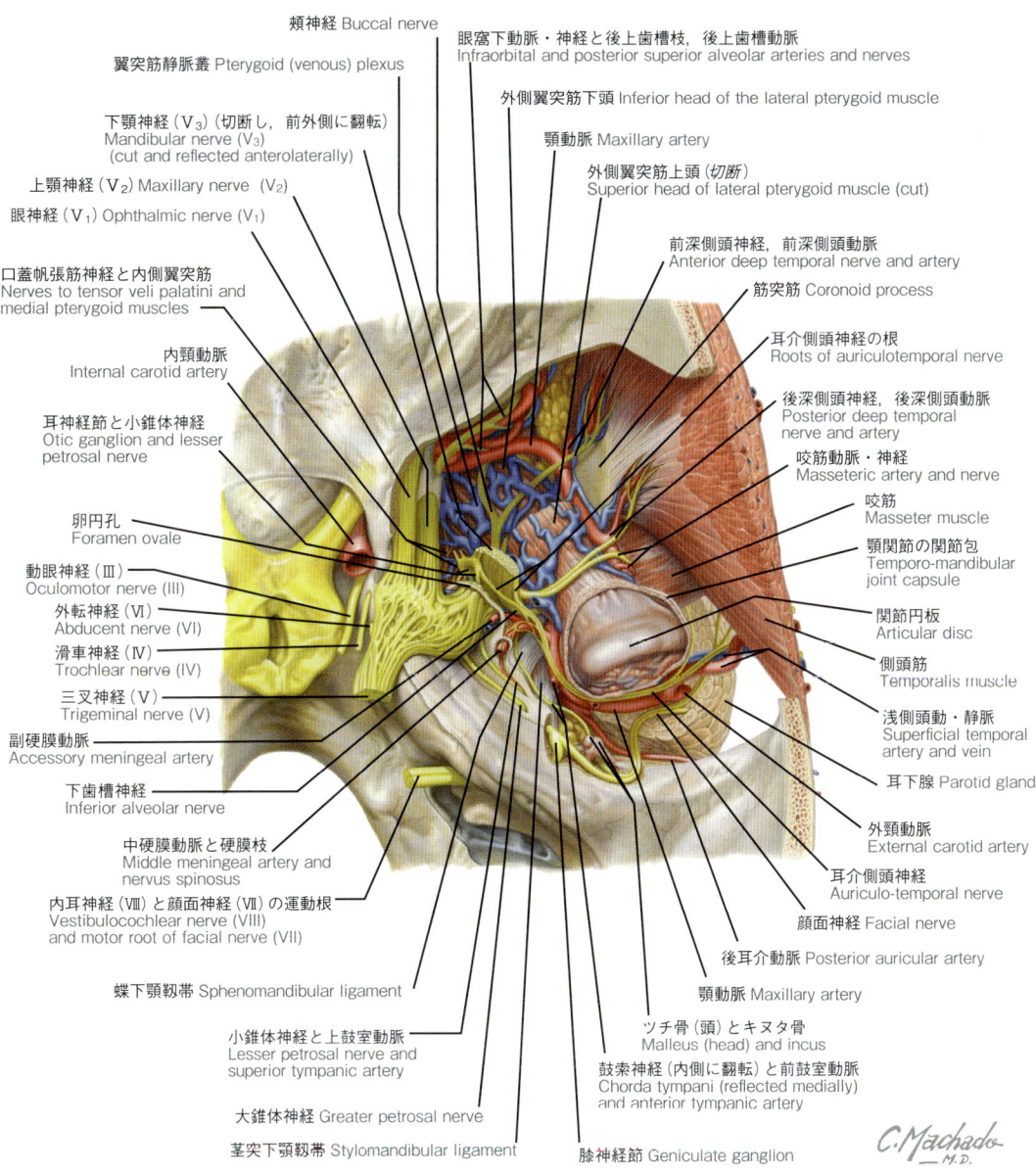

側頭窩および側頭下窩／TEMPORAL AND INFRATEMPORAL FOSSAE

7 側頭下窩に含まれる構造

神経支配（つづき）

鼓索神経，小錐体神経および耳神経節		
神経	由来	走行
鼓索神経	鼓室で顔面神経から生じる	顎下神経節に向かう副交感神経節前線維と舌の前部2/3に分布する味覚線維からなる 前方に向かって鼓室に入り，鼓膜とツチ骨に沿って走り，錐体鼓室裂を通って鼓室を出る 錐体鼓室裂を出ると，側頭下窩で舌神経の後縁に合流する 舌神経は舌の前部2/3に分布する．鼓索神経からのSVA線維*は，この領域にある味蕾に向かう
小錐体神経	鼓室の岬角に沿って分布する鼓室神経叢が再構成されて小錐体神経となる	鼓室でつくられる 副交感神経節前線維（舌咽神経由来の鼓室神経から来る）と交感神経節後線維（内頸動脈神経叢由来の頸鼓神経から来る）を含み，耳下腺に向かう 本神経は側頭骨の岩様部にある小錐体神経溝に沿って卵円孔に向かう 通常は卵円孔を通って側頭下窩に入る 耳神経節に合流する
神経細胞体	細胞体の特徴	走行
耳神経節	側頭下窩にある神経細胞体の集まり この小さな星状の神経節は卵円孔の下にあり，下顎神経（V₃）の内側に位置する	副交感神経節後線維が耳神経節から生じ，三叉神経の枝である耳介側頭神経に向かう 耳介側頭神経は耳下腺に向かう これらの副交感神経節後線維は耳下腺の唾液分泌を支配する

*SVA，特殊内臓性求心性線維．SVAに関しての考察や他の機能的事項についてはChapter 3を参照．

側頭下窩に含まれる構造

神経支配（つづき）

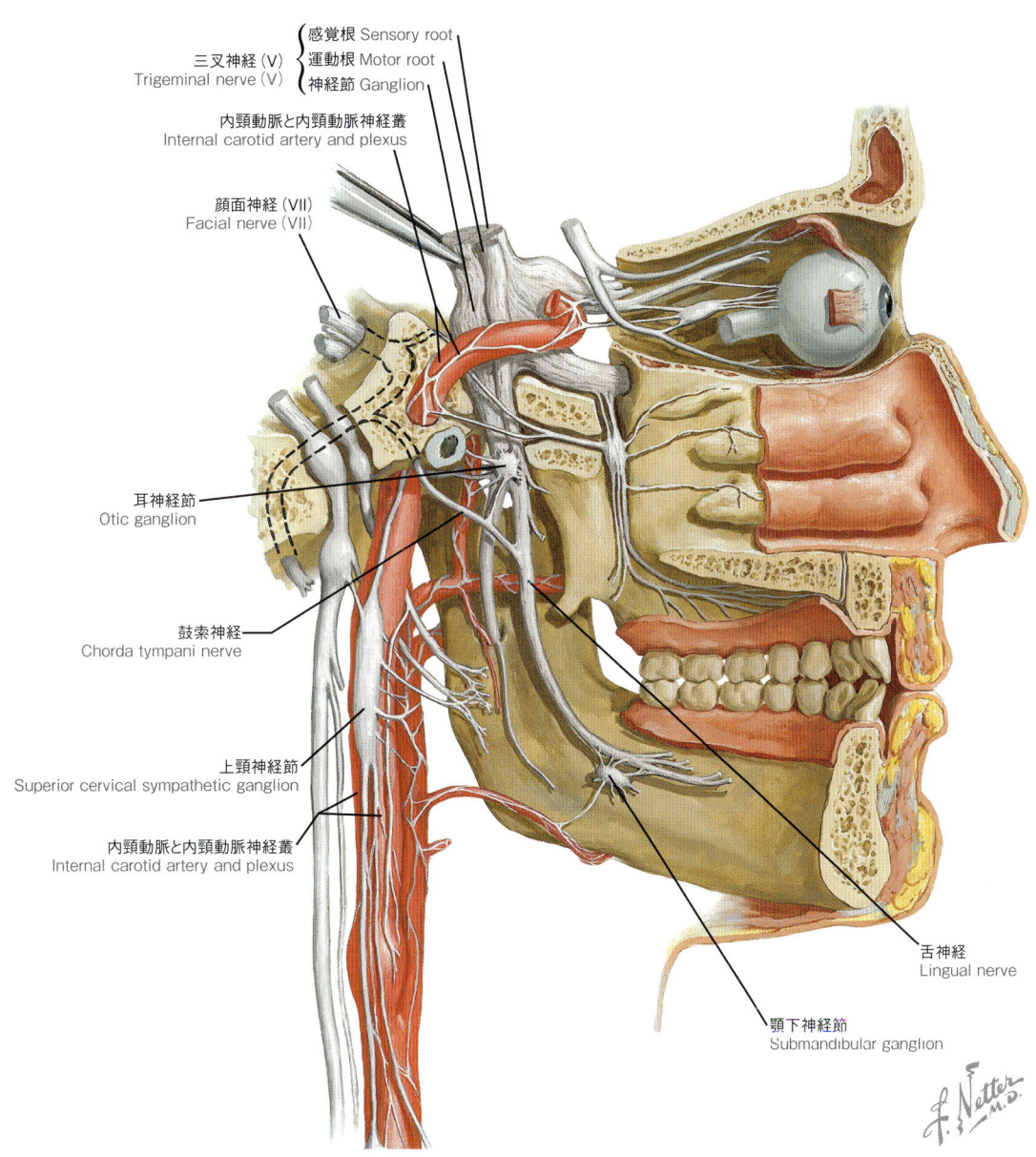

7 側頭下窩に含まれる構造

神経支配（つづき）

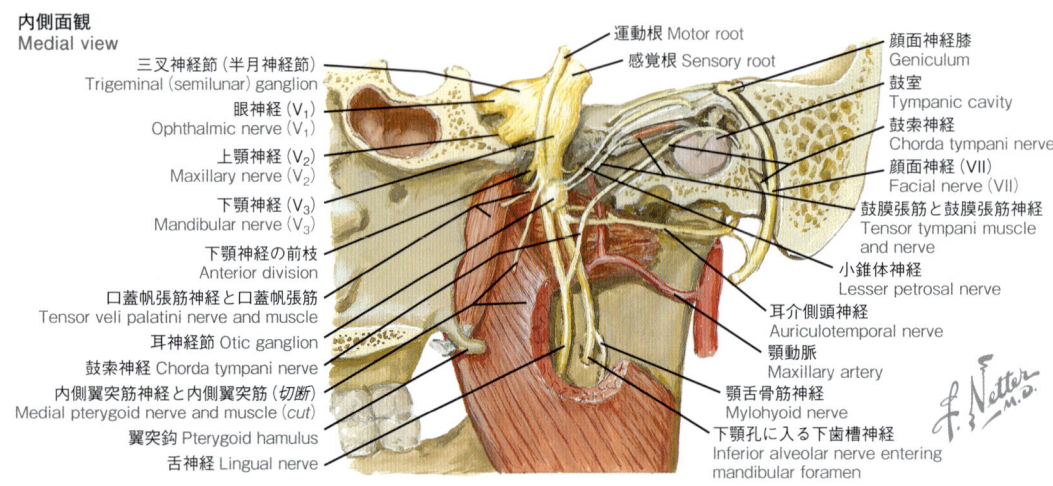

内側面観 / Medial view

主要ラベル：
- 三叉神経節（半月神経節）Trigeminal (semilunar) ganglion
- 眼神経（V₁）Ophthalmic nerve (V₁)
- 上顎神経（V₂）Maxillary nerve (V₂)
- 下顎神経（V₃）Mandibular nerve (V₃)
- 下顎神経の前枝 Anterior division
- 口蓋帆張筋神経と口蓋帆張筋 Tensor veli palatini nerve and muscle
- 耳神経節 Otic ganglion
- 鼓索神経 Chorda tympani nerve
- 内側翼突筋神経と内側翼突筋（切断）Medial pterygoid nerve and muscle (cut)
- 翼突鈎 Pterygoid hamulus
- 舌神経 Lingual nerve
- 運動根 Motor root
- 感覚根 Sensory root
- 顔面神経膝 Geniculum
- 鼓室 Tympanic cavity
- 鼓索神経 Chorda tympani nerve
- 顔面神経（VII）Facial nerve (VII)
- 鼓膜張筋と鼓膜張筋神経 Tensor tympani muscle and nerve
- 小錐体神経 Lesser petrosal nerve
- 耳介側頭神経 Auriculotemporal nerve
- 顎動脈 Maxillary artery
- 顎舌骨筋神経 Mylohyoid nerve
- 下顎孔に入る下歯槽神経 Inferior alveolar nerve entering mandibular foramen

耳下腺の副交感神経線維の解剖学的経路			
ニューロンの種類	細胞体の位置	細胞体の特徴	神経線維の走行
節前ニューロン	下唾液核	神経細胞体の集合体は延髄に存在する	副交感神経節前線維は延髄の下唾液核から生じる 舌咽神経（IX）に入り，頸静脈孔から頭蓋腔外に出る 舌咽神経から鼓室神経が出て，鼓室小管を経て再び頭蓋に入る 鼓室神経は鼓室の岬角に沿って鼓室神経叢を形成する 鼓室神経叢は小錐体神経として再構成され，通常は卵円孔を出て側頭下窩に入る 小錐体神経は耳神経節に合流する
節後ニューロン	耳神経節	神経細胞体の集合体 この小さな星状の神経節は卵円孔の下にあり，下顎神経（V₃）の内側に位置する	副交感神経節後線維は耳神経節で生じる これらの神経線維は，三叉神経の枝である耳介側頭神経に入る 耳介側頭神経は耳下腺に入る これらの副交感神経節後線維は，耳下腺の唾液分泌を支配する

側頭下窩に含まれる構造

神経支配（つづき）

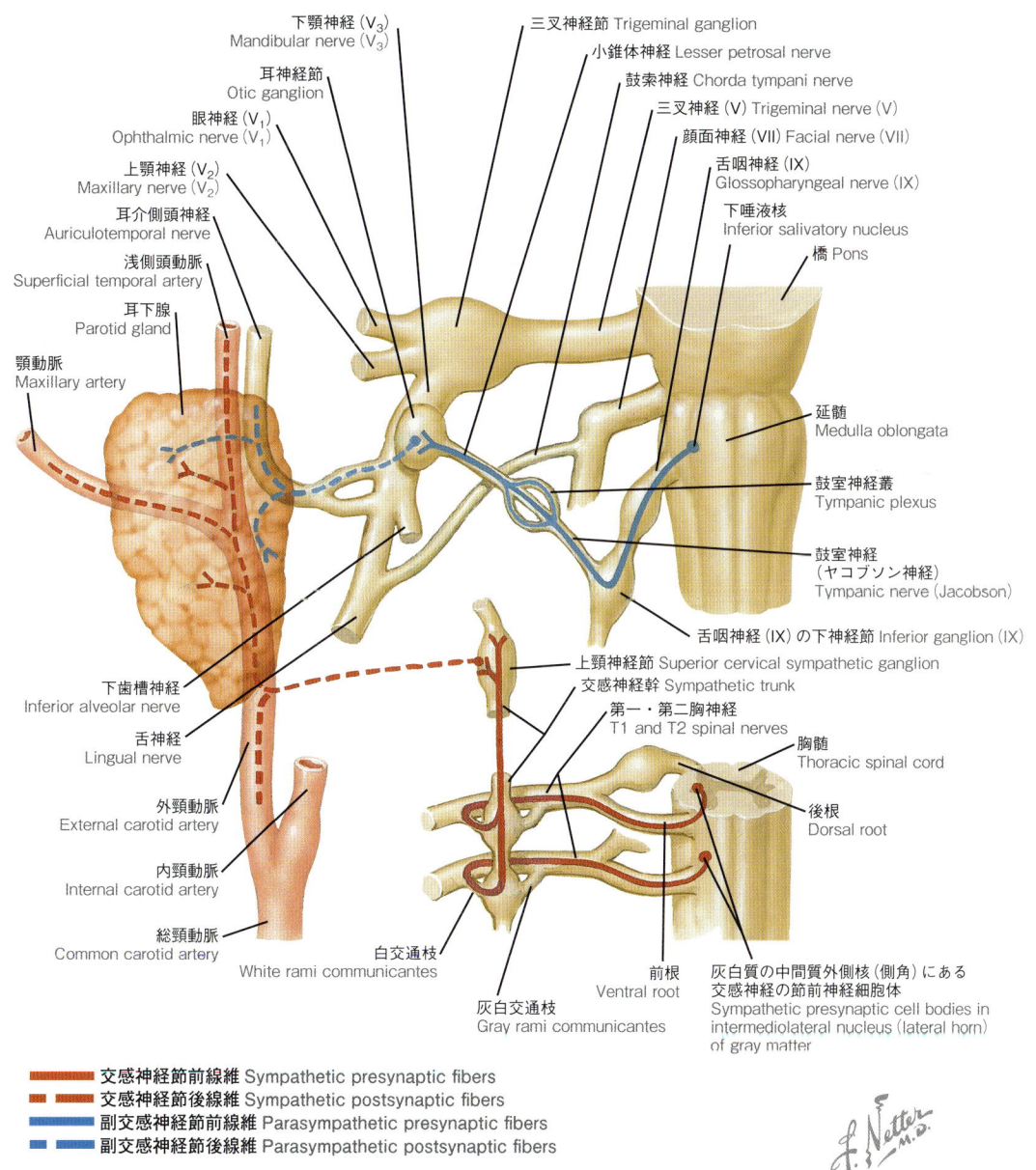

側頭窩および側頭下窩／TEMPORAL AND INFRATEMPORAL FOSSAE

CHAPTER 8
咀嚼筋群

概観と局所解剖	228
咀嚼筋群	229
血液供給	232
神経支配	235
臨床との関連	237

8 概観と局所解剖

一般的知識

咀嚼とは，嚥下のための準備期間として食物を噛む過程のことであり，消化という目的も併せ持つ．

すべての咀嚼筋は，頭蓋から起始し下顎骨に停止する．

すべての咀嚼筋は，三叉神経の分枝である下顎神経によって支配を受ける．

すべての咀嚼筋は，第一鰓弓由来である．

下顎の動き（動く方向）の分類：

- 挙上（上方）
- 下制（下方）
- 突出（前方）
- 後退（後方）
- 側方偏位（側方）

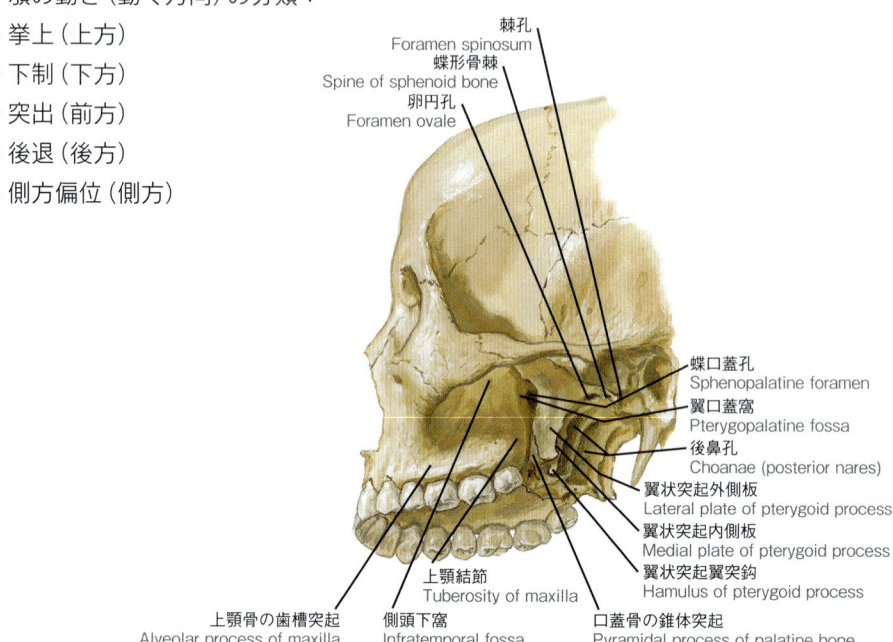

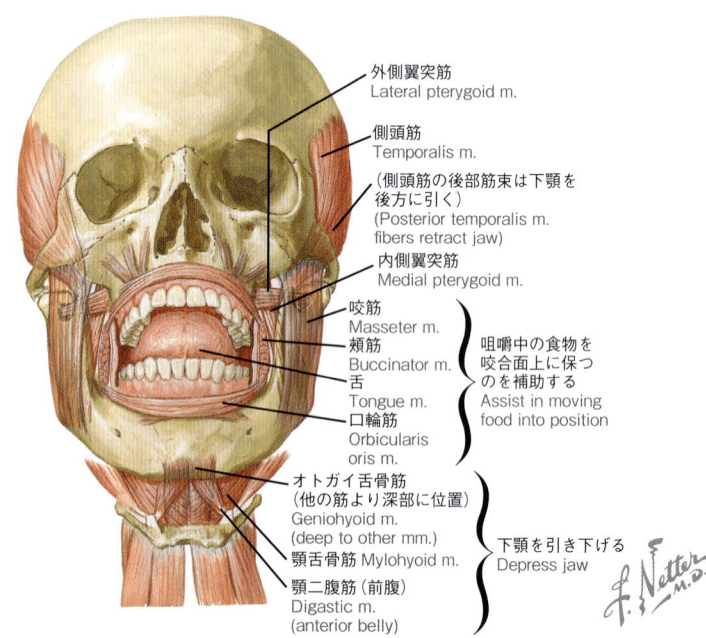

咀嚼筋群

概観

咬筋					
部	起始部	停止部	主な作用	神経支配	備考
浅部（大部）	頬骨弓前部2/3の下縁 頬骨の上顎突起	下顎角 下顎枝下方および側方部	下顎の挙上 下顎の突出（浅層の筋束による） 下顎の側方移動の補助	三叉神経の下顎神経の前枝から分枝した咬筋神経	浅部の筋は後下方へ走行する 耳下腺管，顔面横動脈，顔面神経の分枝が浅部の表層を走行する 中間部の筋線維の存在が示唆されている．これは従来，咬筋深部の一部として記載されている）
深部（小部）	頬骨弓内側縁 頬骨弓後部1/3の下縁	下顎枝上方および側方部 筋突起			

側頭筋					
	側頭窩全域：側頭筋膜を含む 下側頭線に沿う	筋突起：先端から前縁，後縁に広く付着し，内面では下顎枝前縁の下方，第三大臼歯付近まで広く付着する	下顎の挙上 下顎の後退（後方の筋束による） 下顎の側方移動の補助	三叉神経の下顎神経の前枝から分枝した前・後深側頭神経（前深側頭神経は頬神経から，後深側頭神経は咬筋神経から分枝する）	下顎安静位を維持する主要な姿勢筋（抗動筋）

内側翼突筋					
深層	翼状突起外側板内面	下顎枝内面と下顎角（翼突筋粗面）	下顎の挙上 下顎の突出 下顎の側方運動（片側が収縮すると，反対側の下顎頭が軸回転して反対側に下顎骨が動く．これは臼磨運動に重要である	下顎神経から分枝した内側翼突筋神経（下顎神経が前枝と後枝に分枝する前の本幹から分枝）	咀嚼筋で最も深部に位置する 咬筋とともに翼突筋・咬筋筋束輪（pterygomasseteric sling）*をつくる 下歯槽神経ブロックの際，麻酔薬が内側翼突筋内に入ると，開口障害が起こる
浅層	上顎結節 口蓋骨錐体突起				

外側翼突筋					
上頭	蝶形骨大翼の側頭下稜	関節円板の前方，内側部 顎関節の関節包 翼突筋窩（上部）	下顎の突出 下顎の下制（突出した結果） 下顎の側方運動（左右運動）（片側が収縮すると反体側の下顎頭が軸回転して，下顎骨が反対側に動く，これは臼磨運動に重要である）	外側翼突筋の内側にある卵円孔から出た三叉神経の下顎神経前枝から分枝した外側翼突筋神経（しばしば三叉神経の頬神経の枝として観察される）	顎動脈が筋の表面または深部のいずれかを走行する 翼突筋静脈叢によって囲まれる 三叉神経の枝である頬神経が上頭下頭間を走行する
下頭	翼状突起外側板外面	下顎骨関節突起の頚部に存在する翼突筋窩			

＊訳注：Pterygomasseteric sling
顎変形症学の分野では咬筋と内側翼突筋により下顎骨がつり下げられており，この部分が顎変形手術後のあと戻りに深く関わっていると考えられている．日本名は今のところがなく，そのままの原語が使われていることが多いが，ここでは翼突筋・咬筋筋束輪と訳した．

咀嚼筋群／MUSCLES OF MASTICATION

8 咀嚼筋群

概観（つづき）

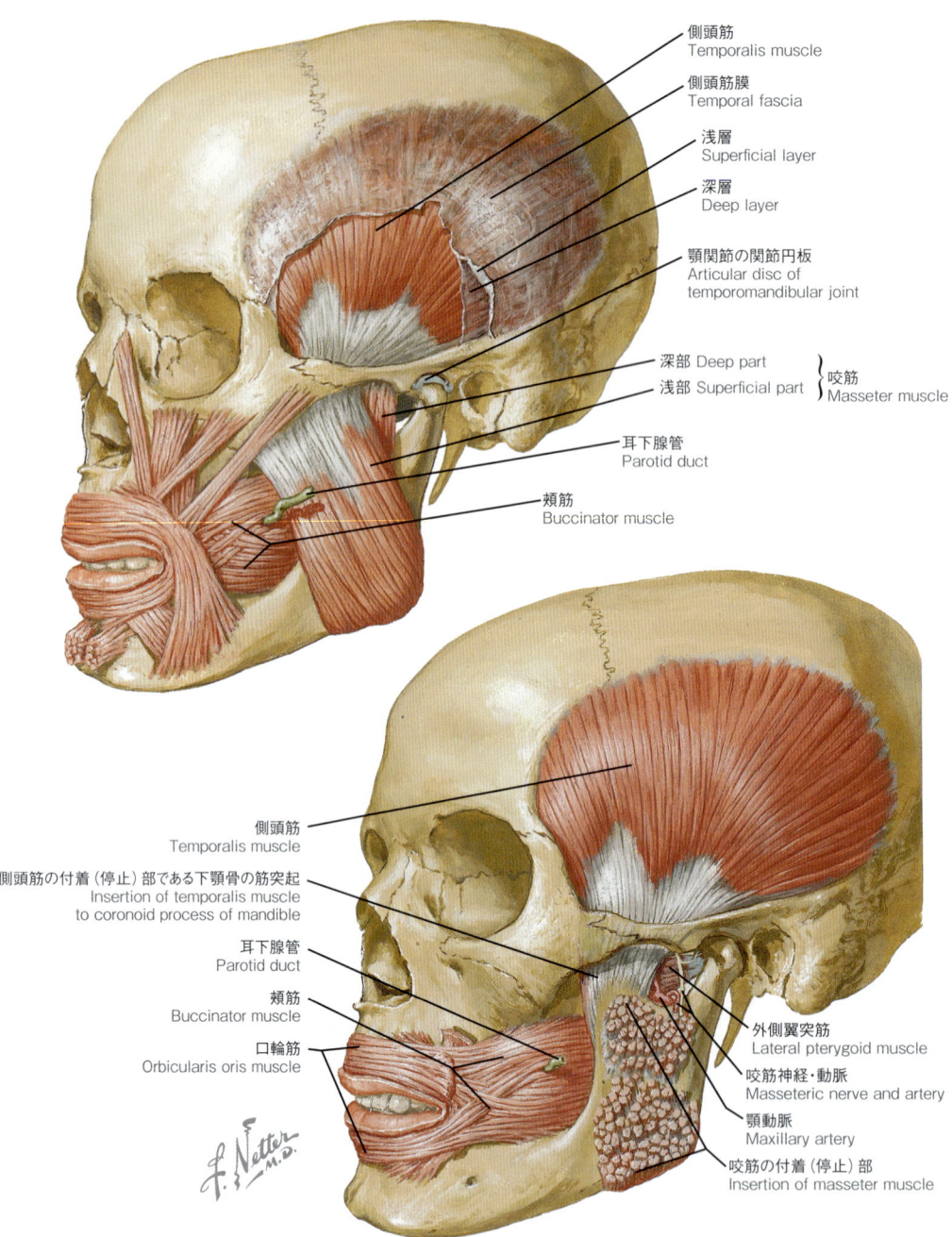

咀嚼筋群

概観（つづき）

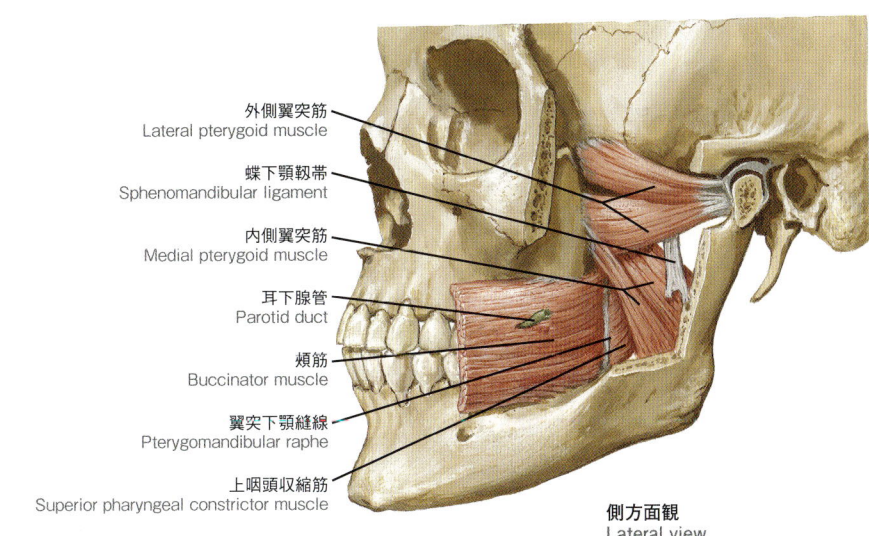

側方面観
Lateral view

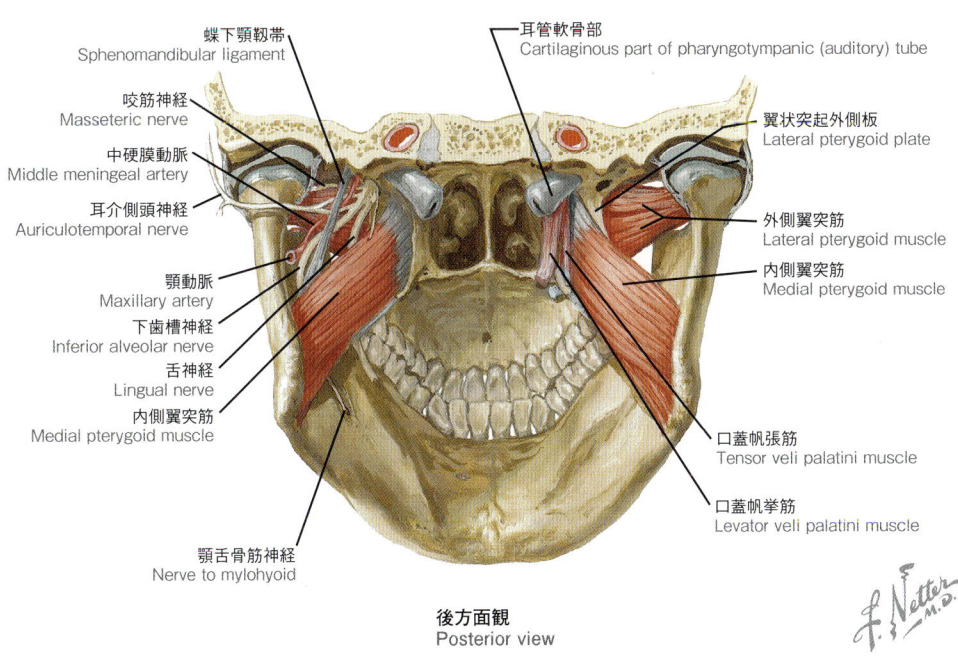

後方面観
Posterior view

8 血液供給

動脈供給

動脈	由来	走行
顎動脈	外頸動脈の2本の終枝のうち太いほうの動脈（浅側頭動脈はもう一方の枝）	下顎頸後方の耳下腺内で起こる 耳下腺を出て，下顎骨の下顎頸と側頭下窩内の蝶下顎靱帯の間を前方に走行する 外側翼突筋の表面または深部のいずれかを走行し，翼突上顎裂を経て翼口蓋窩へ至る 顔面深部へ血液供給する血管は3部位からなり，側頭下窩の内側部を通る 3部位とは下顎部，翼突部，翼口蓋部である このうち下顎部と翼口蓋部の血管は咀嚼筋には分布していない 翼突部の血管は頬筋にも分布しているが，頬筋は咀嚼筋ではない
顎動脈の翼突部（第2区）	外頸動脈	下顎骨の下顎枝と側頭筋の停止部の間を前上方に斜めに走行する 外側翼突筋の表層面では上頭と下頭の間を走行する 咀嚼筋と頬筋に血液供給する 5つの枝が分枝する：前・後深側頭動脈，咬筋動脈，翼突筋枝，頬動脈
前・後深側頭動脈	翼突部（顎動脈の第2区）	頭蓋と側頭筋の間を走行する 走行中に側頭筋に枝を出す 上行する過程で浅側頭動脈の枝の中側頭動脈と合流する
咬筋動脈		多くの場合，下顎頸と蝶下顎靱帯の間で起こる 咬筋神経とともに下顎切痕を通り外側に走行する 咬筋の深層に血液供給する
翼突筋枝		内・外側翼突筋に不規則な数の枝を出す
頬動脈		細い動脈で内側翼突筋と側頭筋停止部の間を前方に向かって斜めに走行する．頬筋の外面まで達し血液供給する 時折，細い舌枝がみられるが，これは口腔に入る舌神経に伴行する
中側頭動脈	浅側頭動脈が頬骨弓の根部を上方に越えた部位で分岐	側頭筋膜と側頭筋内に深く進入する 前・後深側頭動脈と吻合する
顔面横動脈	浅側頭動脈が耳下腺を出る前に分岐	横走して耳下腺を出る 耳下腺管直上を走行し，咬筋と顔面を横断する．走行に沿って周囲に血液供給を行う

血液供給

動脈供給（つづき）

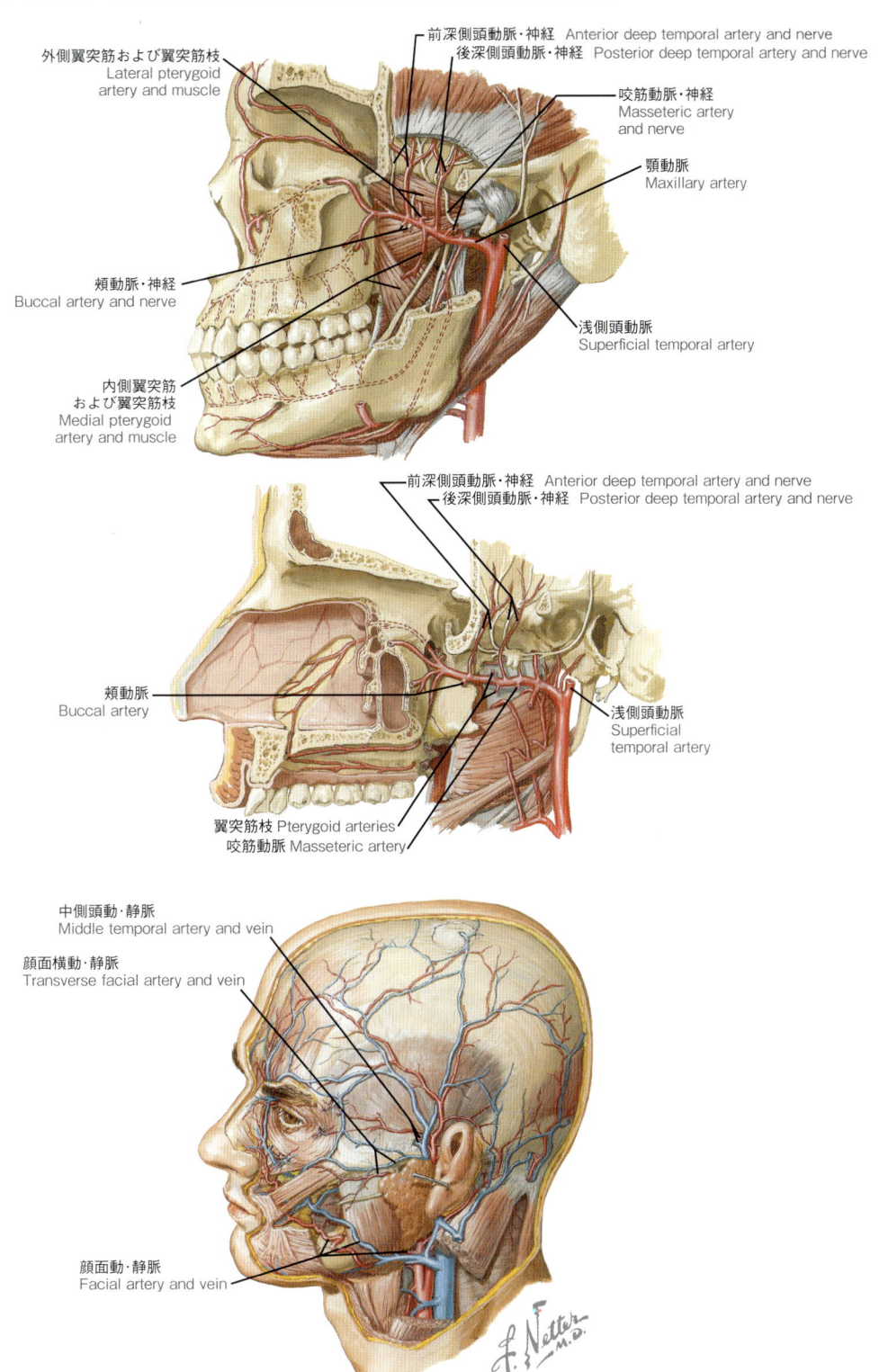

8 血液供給

静脈排出路

静脈	走行
翼突筋静脈叢	顎動脈の翼突部および翼口蓋部と平行する大きな静脈網 顎動脈の分枝と同名の静脈枝を受け入れる 翼突筋静脈叢の多くの枝は最終的に収束し顎静脈となる 海綿静脈洞，咽頭静脈叢，顔面静脈（深顔面静脈を介して），下眼静脈と交通する
顎静脈	翼突筋静脈叢からの血液を回収する顎動脈の第一区と並走する短い静脈である 下顎頸と蝶下顎靱帯の間を後方に走り，耳下腺内に入る 耳下腺内では浅側頭静脈と合流し，下顎後静脈をつくる
中側頭静脈	側頭筋と側頭筋膜の間の深部で起こり，前・後深側頭静脈と吻合する 頬骨弓根部の下方を通過する直前に浅側頭静脈と合流する
顔面横静脈	後方に走行して耳下腺に入り，浅側頭静脈に合流する
前・後深側頭静脈	翼突筋静脈叢からの枝に合流する 中側頭静脈とも交通する
咬筋静脈	翼突筋静脈叢からの枝に合流する
翼突筋枝	
頬筋静脈	

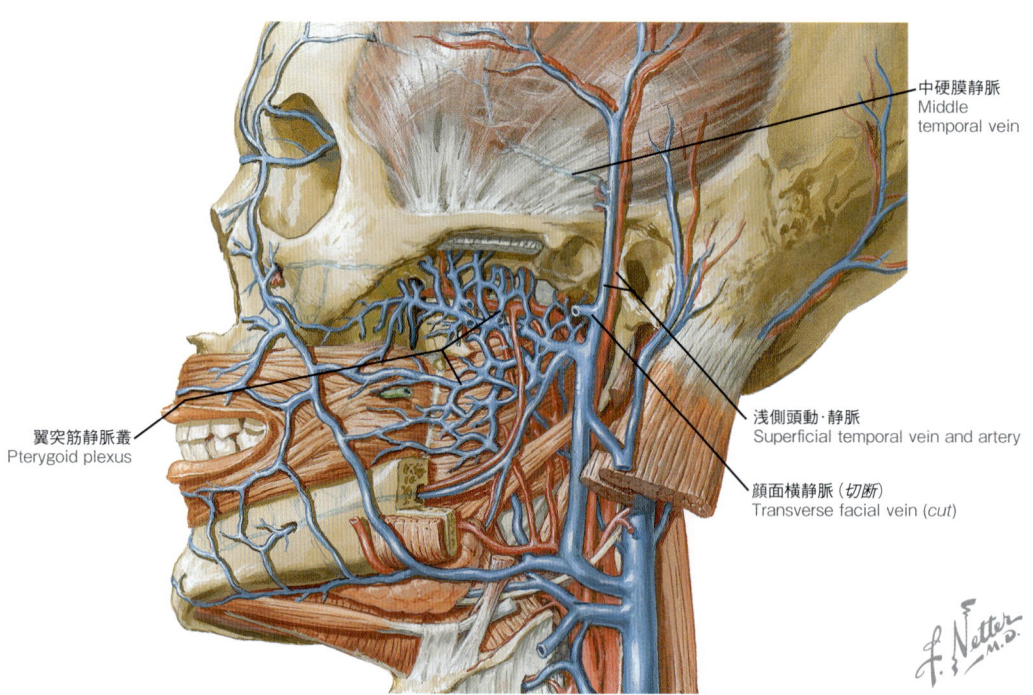

神経支配

三叉神経の運動枝

三叉神経の下顎神経	
三叉神経の3枝の中で最大である 大きな感覚根と小さな運動根が卵円孔を通り側頭下窩に入った直後に統合して形成される 卵円孔を出ると，三叉神経の下顎神経は外側翼突筋（神経の外側）と口蓋帆張筋（神経の内側）の間を走る すぐに以下の2枝に分かれる • 硬膜枝（脳硬膜の感覚） • 内側翼突筋神経（以下の枝を出す）： 　• 口蓋帆張筋神経 　• 鼓膜張筋神経 下顎神経は前枝と後枝に分かれる • 前枝（小さい）…主に運動神経からなり，1本の感覚神経（頬神経）を含む • 後枝（大きい）…主に感覚神経からなり，1本の運動神経（顎舌骨筋神経）を含む 下顎神経の前枝は咀嚼筋の運動に関わる	
下顎神経の運動根	
枝	走行
内側翼突筋神経	耳神経節を通り，内側翼突筋へ運動神経と固有感覚神経を供給する 前下方へ向かい内側翼突筋に入る この枝は口蓋帆張筋と鼓膜張筋に枝を出す
下顎神経の前枝	
前・後深側頭神経	三叉神経の下顎神経の前枝から分岐する 前深側頭神経は時に頬神経から分岐する 外側翼突筋の上方を走行し，頭蓋と側頭筋の間を進み，側頭筋の深部に進入する 側頭筋に分布し支配する 後深側頭神経も顎関節の神経支配に一部関わる
咬筋神経	三叉神経の下顎神経の前枝，しかし，ときに後深側頭神経と共通の枝から分岐する 外側翼突筋の上方を同筋の外側部分まで走行し，下顎に達する 顎関節の前方および側頭筋膜の後方に位置する 咬筋動・静脈とともに下顎切痕を通る 咬筋深部に進入し，分布する 顎関節の神経支配にも関わる
外側翼突筋神経	三叉神経の下顎神経前枝から分岐するが，ときに頬神経から分岐する これらは外側翼突筋の深部に進入し，2本に分岐して上頭・下頭をそれぞれ支配する 時折，頬神経から分枝する

8 神経支配

三叉神経の運動枝（つづき）

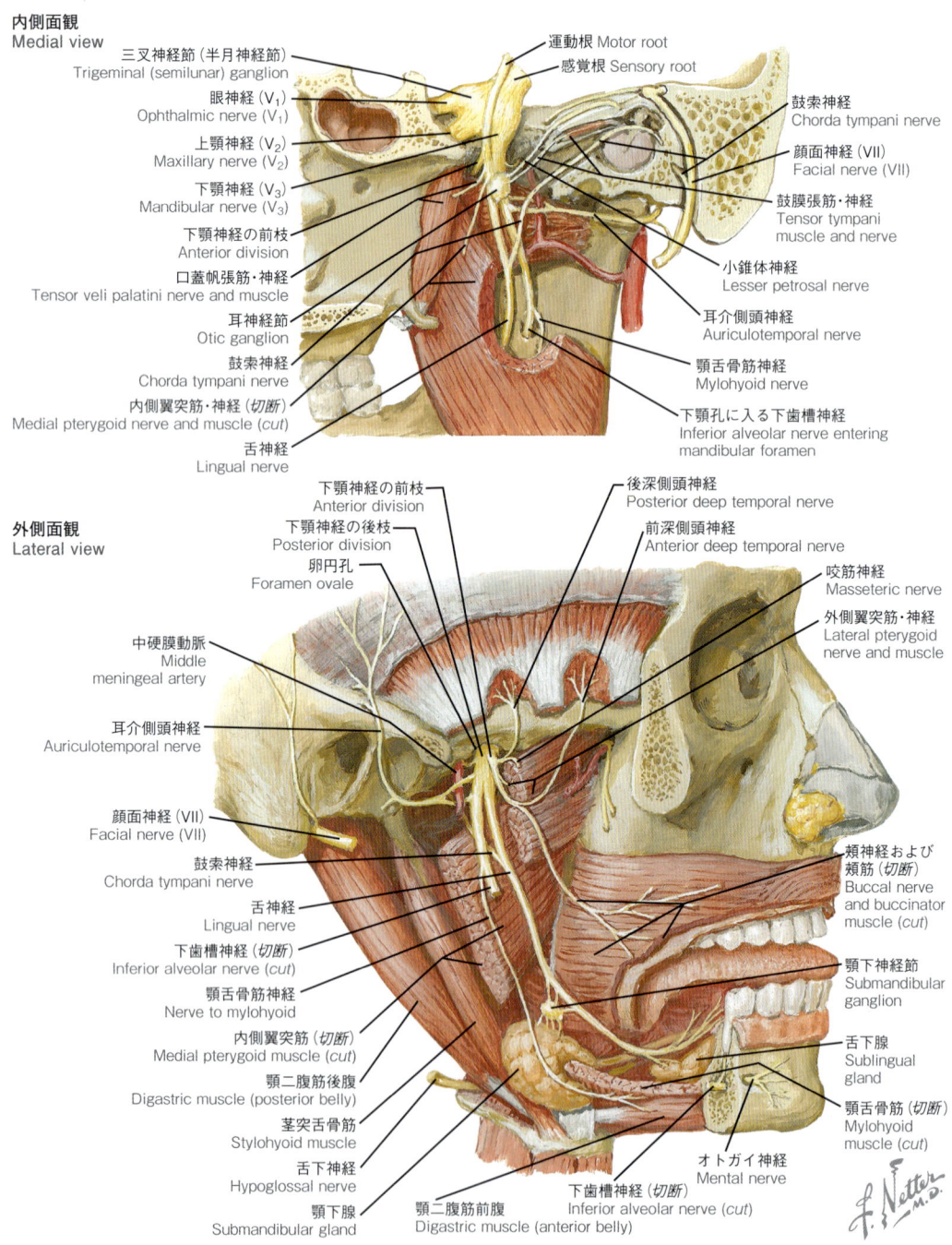

臨床との関連

咀嚼

咀嚼とは食物を噛み砕くことによって嚥下と消化のための準備をすることである．
食物を分解する最初のステップであり，以下の2つの方法による：
- 大きな食物を小さな食塊にする（表面積が大きくなり消化による分解を助ける）．
- 唾液によって食物を軟らかく滑らかにすることを助ける．

関連する骨

頭蓋底と下顎骨
両者の間（側頭骨の鱗部と下顎骨の下顎頭の間）で顎関節を構成する．

関連する筋

4つの咀嚼筋：
- 咬筋
- 側頭筋
- 内側翼突筋
- 外側翼突筋

咀嚼筋はすべて三叉神経の枝の下顎神経（第一鰓弓の神経）によって支配されている．

咀嚼は4種の咀嚼筋を協調させることにより，以下に示す3方向に下顎を動かすことによって行われる：
- 挙上／下制（上下方向）
- 突出／後退（前後方向）
- 側方運動（左右方向）

頬筋は咀嚼筋ではないが，咀嚼において食塊を咬合面上に保持することに役立つ．

8 臨床との関連

咀嚼（つづき）

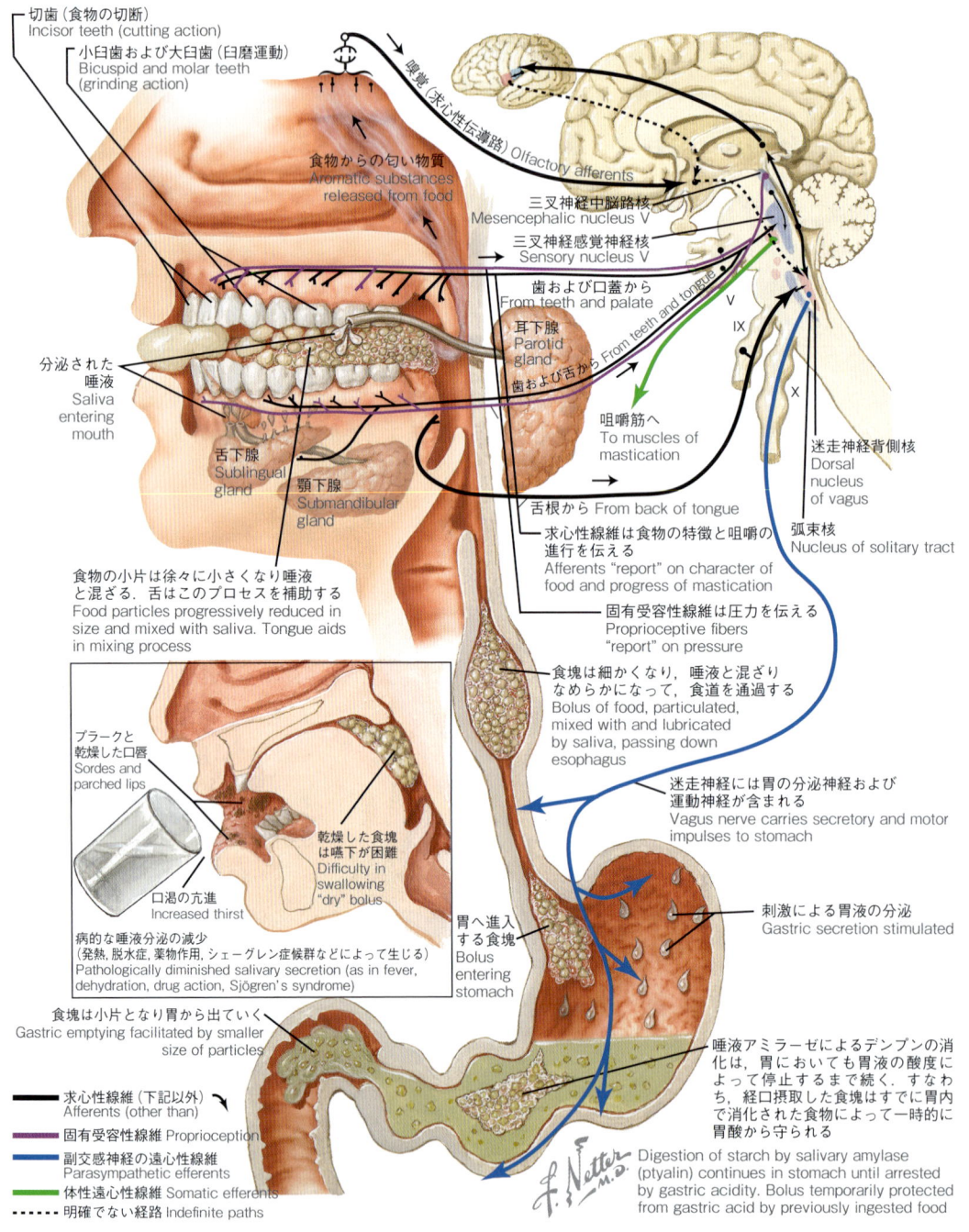

CHAPTER 9
顎関節

概観と局所解剖	240
解剖	241
血液供給	246
神経支配	248
臨床との関連	249

9 概観と局所解剖

一般的知識

顎関節 (temporomandibular joint：TMJ) は側頭骨鱗部と下顎骨の下顎頭でつくられる可動性の関節である．
蝶番運動と滑走運動の両方を行う蝶番滑走関節である．

構成体

顎関節は2種類の運動 (蝶番運動と滑走運動) を行う滑膜性関節であり，次の構成体からなる：

- 側頭骨鱗部
- 関節円板 (顎関節内部に含まれる)
- 下顎骨の下顎頭
- 靱帯 (関節の範囲を定める境界ともなる)

顎関節機能障害

人口の33％が罹患し，ときに重篤となることがある．
原因には関節炎，外傷，感染，ブラキシズム，関節円板の位置異常が挙げられる．
女性に多い．

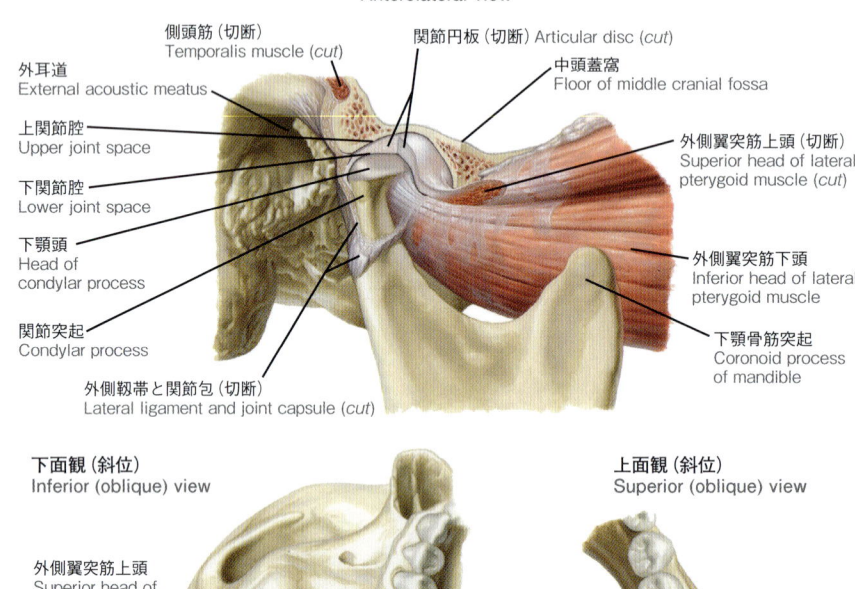

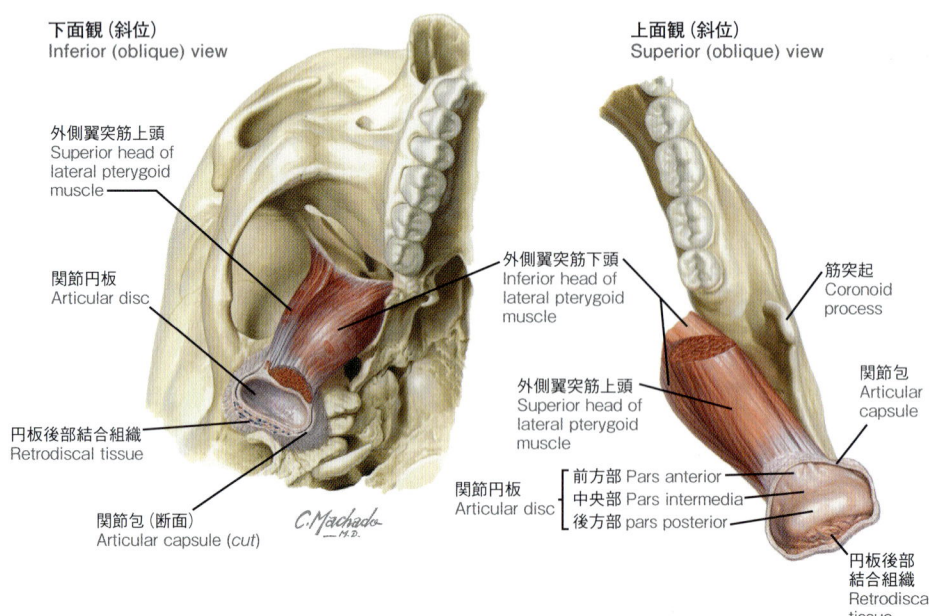

解剖

解剖学的特徴

骨
側頭骨鱗部

顎関節は側頭骨の鱗部に存在する
関節面は血管を欠き，主に線維性結合組織とわずかな軟骨が存在する．軟骨は硝子軟骨ではなく線維軟骨である
主に負荷がかかるのは鱗部の外側部と下顎頭および関節円板である
線維性結合組織は荷重を負担する部位が最も厚い
側頭骨鱗部の構成：
- 前方…関節隆起
- 中央…下顎窩
- 後方…関節後結節へ向かって傾斜する側頭骨鼓室板

構成体	特徴
関節隆起	頬骨突起基部の大きな骨隆起
関節結節	関節隆起の外側部を関節結節とよび，関節包と外側靱帯の付着部となる
下顎窩	下顎頭が入るくぼみ 頂部の骨は薄く，真上は中頭蓋窩 下顎窩の前方境界は関節隆起 下顎窩の後方境界は鼓室板 下顎窩は鼓室鱗裂（外側）と錐体鼓室裂（内側）によって前後の2つの領域に分けられる ・前方関節領域…側頭骨鱗部（ここで関節運動が行われる） ・後方非関節領域…鼓室部（耳下腺が入り込むことがある）
鼓室板	外耳道前方の垂直板
関節後結節	側頭骨鱗部の下方への突出部 下顎窩の後方部をつくる 関節包と後円板床の付着部

下顎頭

関節円板とともに関節を形成する
楕円形：
- 内外側径…20 mm
- 前後径…10 mm

関節面は硝子軟骨ではなく無血管の線維性結合組織からなる
主に外側部に負荷がかかる

9 解剖

解剖学的特徴（つづき）

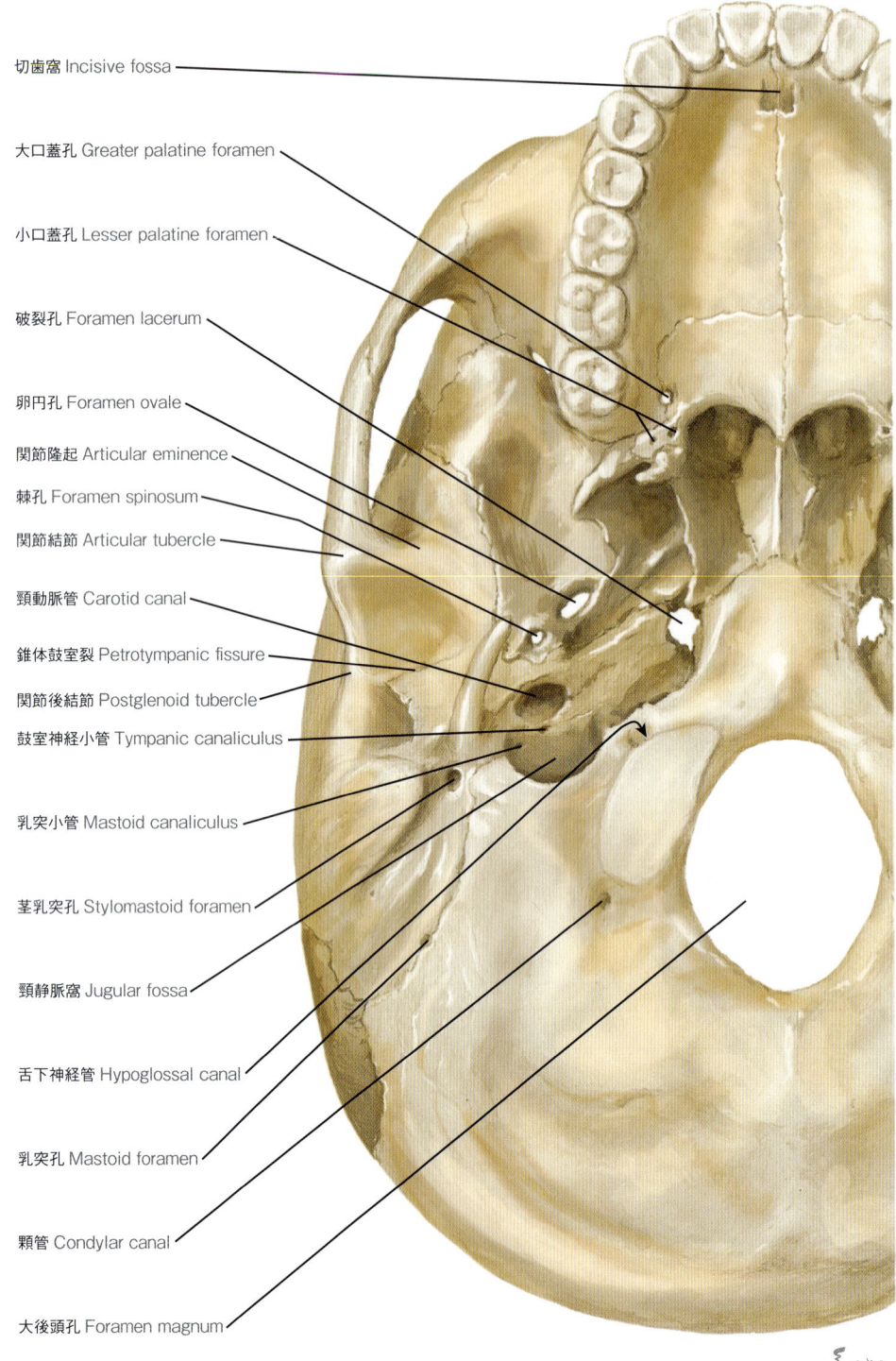

- 切歯窩 Incisive fossa
- 大口蓋孔 Greater palatine foramen
- 小口蓋孔 Lesser palatine foramen
- 破裂孔 Foramen lacerum
- 卵円孔 Foramen ovale
- 関節隆起 Articular eminence
- 棘孔 Foramen spinosum
- 関節結節 Articular tubercle
- 頸動脈管 Carotid canal
- 錐体鼓室裂 Petrotympanic fissure
- 関節後結節 Postglenoid tubercle
- 鼓室神経小管 Tympanic canaliculus
- 乳突小管 Mastoid canaliculus
- 茎乳突孔 Stylomastoid foramen
- 頸静脈窩 Jugular fossa
- 舌下神経管 Hypoglossal canal
- 乳突孔 Mastoid foramen
- 顆管 Condylar canal
- 大後頭孔 Foramen magnum

242　NETTER'S HEAD AND NECK ANATOMY FOR DENTISTRY

解剖

解剖学的特徴（つづき）

関節円板
密性結合組織からなる 側頭骨鱗部と下顎頭の間に存在する 中央部は血管・神経を欠くが，負荷の少ない周辺部には分布する 主に負荷がかかるのは外側部；穿孔の好発部位 周辺部は関節包へ移行する 3つの部位に分けられる： • 前方部…厚みがあり，閉口時に下顎頭の前方に位置する • 中央部…最も薄く，閉口時に関節隆起に沿って位置する • 後方部…厚みがあり，閉口時に下顎頭の上方に位置する 円板の付着： • 内・外側部…強靭な線維を介して下顎頭の内・外側極に付着している • 前方部…関節包と外側翼突筋上頭に付着するが，下顎頭には付着せず，円板が下顎頭を越えて前後方向へ移動するのを可能にしている • 後方部…円板後部結合組織へと続き，関節包に移行する

円板二層部（円板後部結合組織）
関節円板後方の二層をなす構造物 特に開口時に大きく変形する 構成： • 上層…弾性線維を多く含み，円板後部結合組織の上方部を関節包や骨（関節後結節および鼓室板）と結合している • 後円板床…顎関節のうち，血管や神経が豊富な部位で，膠原線維，弾性線維，脂肪，神経，血管からなる（下顎頭が前方へ移動すると，この部位の大きな静脈叢が血液で満たされる） • 下層…膠原線維を多く含み，円板後部結合組織の下方部と下顎頭を結合している

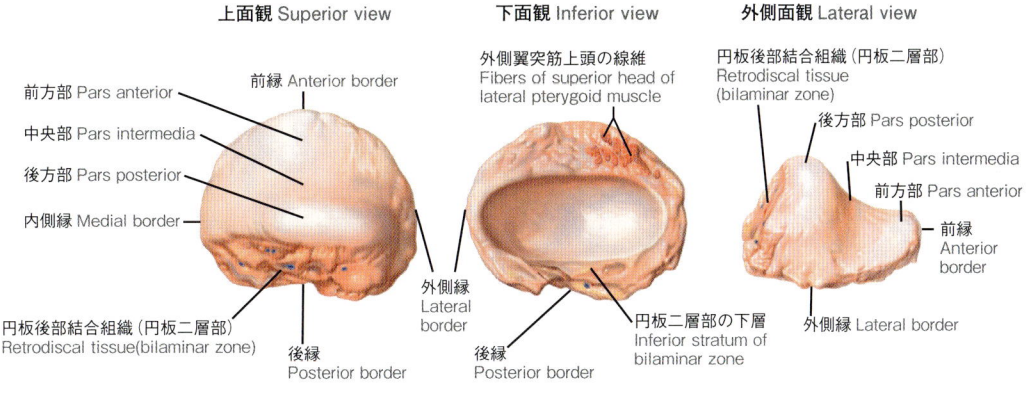

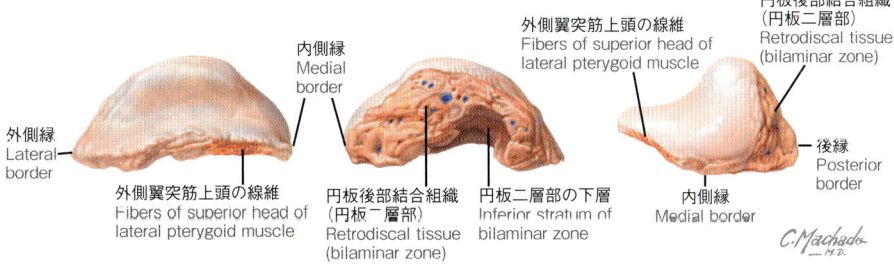

9 解剖

解剖学的特徴（つづき）

関節腔	
関節円板によって関節腔は上関節腔と下関節腔に分けられる それぞれの関節腔に面する部位には，滑液を産生する特異な滑膜細胞が存在し，これが顎関節を滑膜性関節に位置づけている 滑液の働き： • 潤滑剤となる • 代謝に必要な物質を関節面へ与える	
上関節腔	側頭骨鱗部と関節円板との間 容積＝1.2 mL 顎関節の滑走運動を担う
下関節腔	関節円板と下顎頭の間 容積＝0.9 mL 顎関節の回転運動を担う

関節包と靱帯	
関節包	
側頭骨と下顎頭の関節面を包み，その周囲から遮断している 線維性結合組織からなる 靱帯によって内外側面を強化している 血管の豊富な滑膜によって裏装される 侵害受容器などのさまざまな感覚受容器が存在する 付着部： • 上方…側頭骨の関節面を囲む • 下方…下顎頭に沿う • 内側…内側側副靱帯に移行する • 外側…外側側副靱帯に移行する • 前方…外側翼突筋上頭の一部となる • 後方…後円板床に沿う	
靱帯	
側副靱帯	2つの靱帯からなる： 　内側側副靱帯…関節円板の内側と下顎頭の内側極をつなぐ 　外側側副靱帯…関節円板の外側と下顎頭の外側極をつなぐ しばしば円板靱帯とよばれる 密な膠原線維からなる結合組織で，伸張しない
顎関節靱帯 （外側靱帯）	関節包の外側に存在する厚い靱帯 下顎頭の後方への逸脱を防ぐ 2つの線維束からなる： 　外層…外側靱帯の大部分を占める；関節結節に付着する；後下方へ走り下顎頭へ付着する；開口を制限する 　内層…関節結節から下顎頭と円板の外側面に向かって水平方向に走る小さな線維束；下顎頭と円板の後方への移動を制限する
茎突下顎靱帯	頸筋膜深層の厚い部分からなる 茎状突起から起こり，下顎角および下顎枝の後縁に付く 下顎の前方運動の規制を補助する
蝶下顎靱帯	Meckel（メッケル）軟骨の痕跡 蝶形骨棘から起こり，下顎小舌に付く 開閉口時に緊張を保つことにより，下顎の回転軸の補助となるという研究者もいる 下顎の前方運動の規制を補助するという研究者もいる 下歯槽神経ブロックの際に最も傷害を受けやすい靱帯である

解剖

解剖学的特徴（つづき）

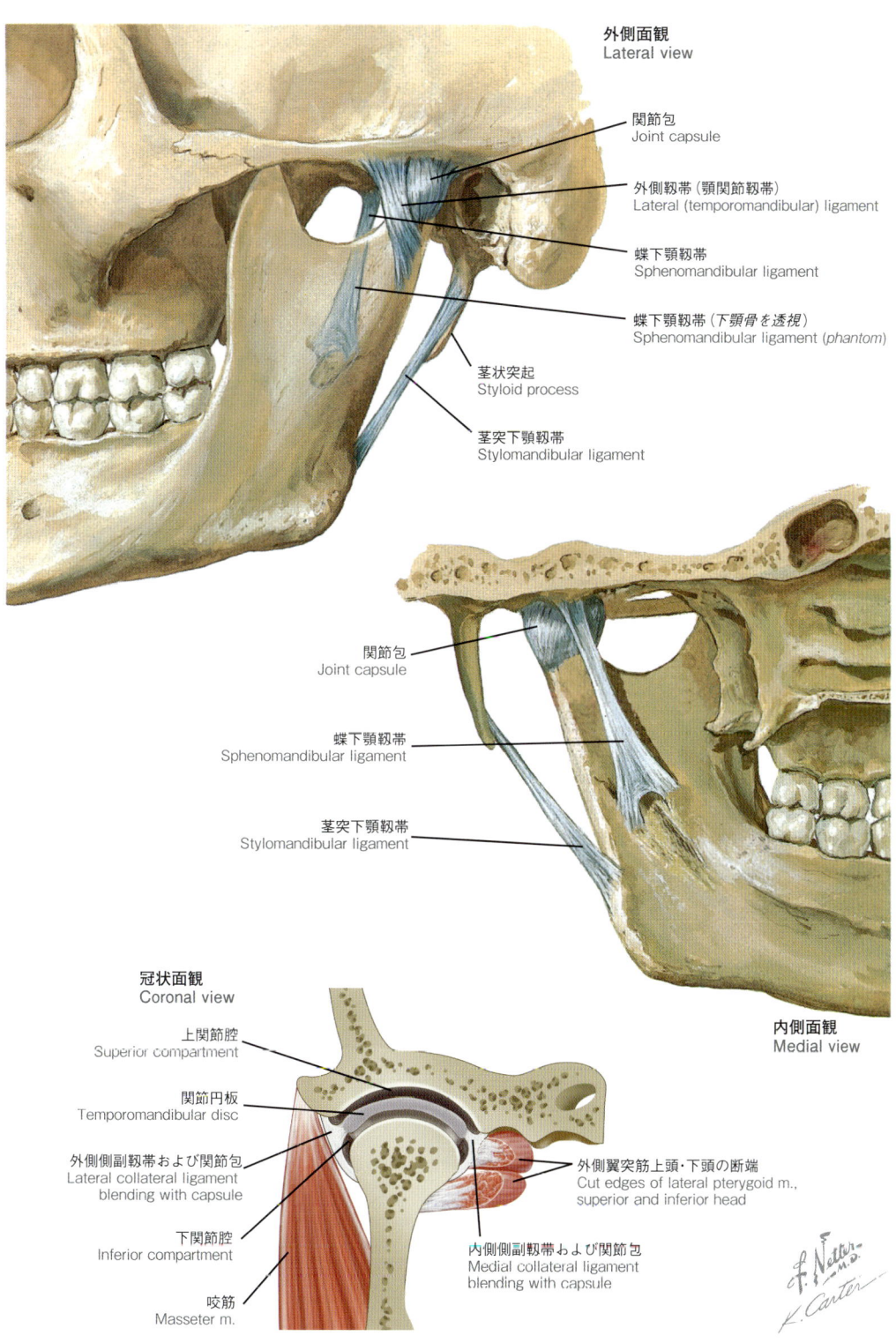

9 血液供給

動脈供給

動脈	由来	走行
浅側頭動脈	外頸動脈の終枝	耳下腺内から始まり，下顎骨後方から顎関節へ分布する枝を出す
深耳介動脈	顎動脈	前鼓室動脈と同じ領域から始まる 下顎頭後方の耳下腺内から顎関節へ枝を出す
前鼓室動脈		深耳介動脈と同じ領域から始まり，錐体鼓室裂から鼓室内へ入る 顎関節の後方を上行し，顎関節へ枝を出す

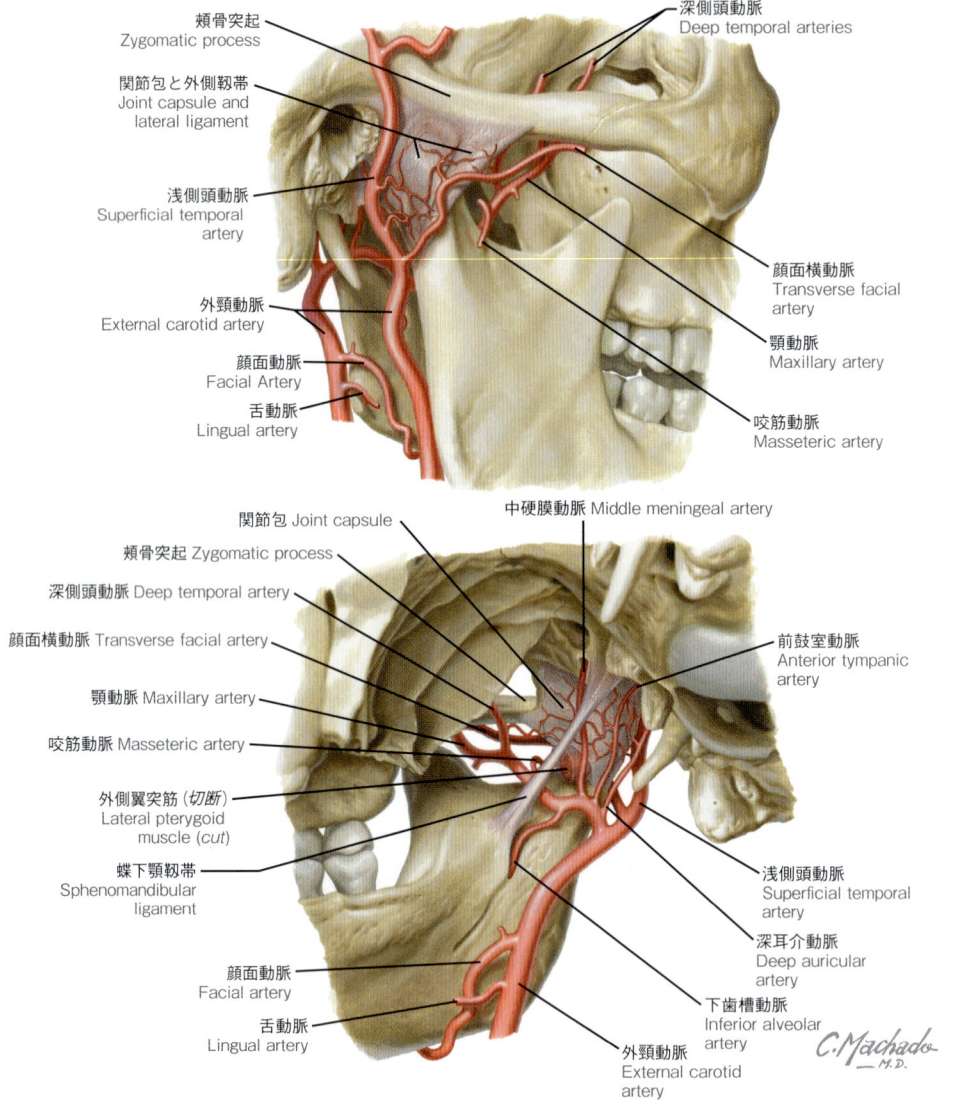

血液供給

静脈排出路

静脈	走行
浅側頭静脈	顎関節からの枝がいくつか集まり，顎静脈に合流して，下顎後静脈となる
顎静脈	顎関節からの枝がいくつか集まり，浅側頭静脈に合流して，下顎後静脈となる

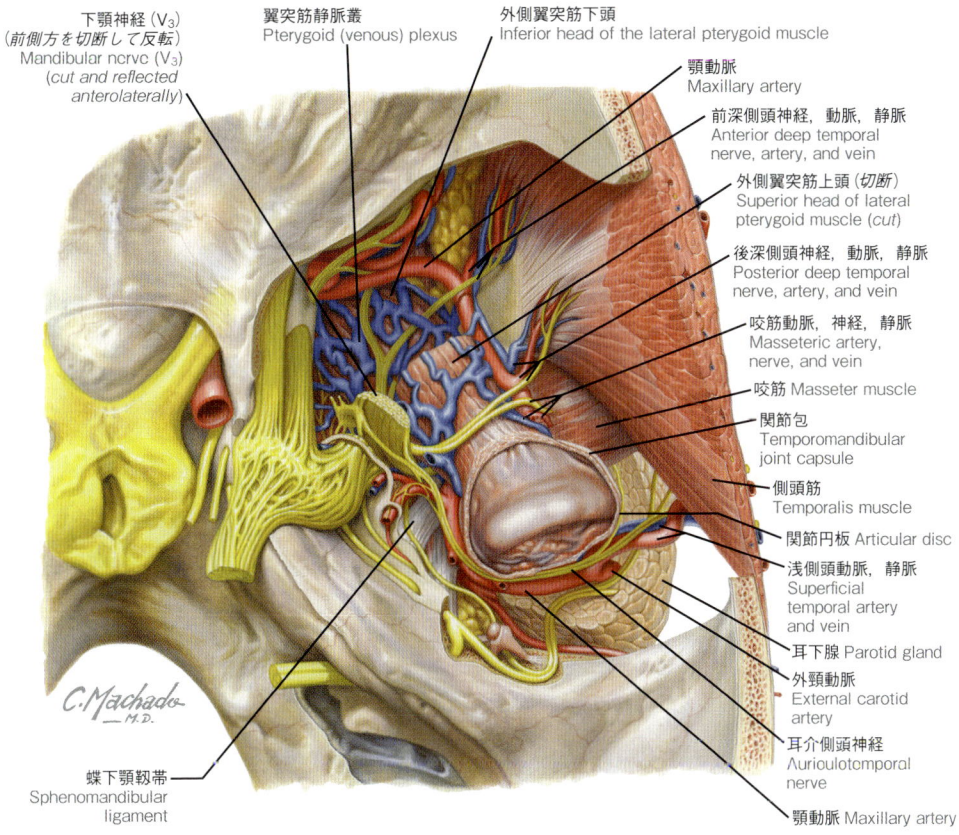

顎関節／TEMPOROMANDIBULAR JOINT

9　神経支配

感覚神経

神経	由来	解説
耳介側頭神経	下顎神経（三叉神経第三枝）の後方枝	下顎神経の後方部から起こる 中硬膜動脈を挟んで2つに分かれ，蝶下顎靱帯と下顎頸の間を通る 関節包周囲の感覚を司る 感覚神経であるが耳下腺の自律神経支配も司る
咬筋神経	下顎神経（三叉神経第三枝）の前方枝	顎関節の前方から下顎切痕を通って咬筋へ達する間に顎関節へ分枝を出す 感覚神経線維は耳介側頭神経を補う
後深側頭神経		顎関節の前方から側頭筋へ達する間に顎関節へ分枝を出す 感覚神経線維は顎関節の前方部において耳介側頭神経を補う 主に運動性であるが顎関節においては感覚も補助的に司る

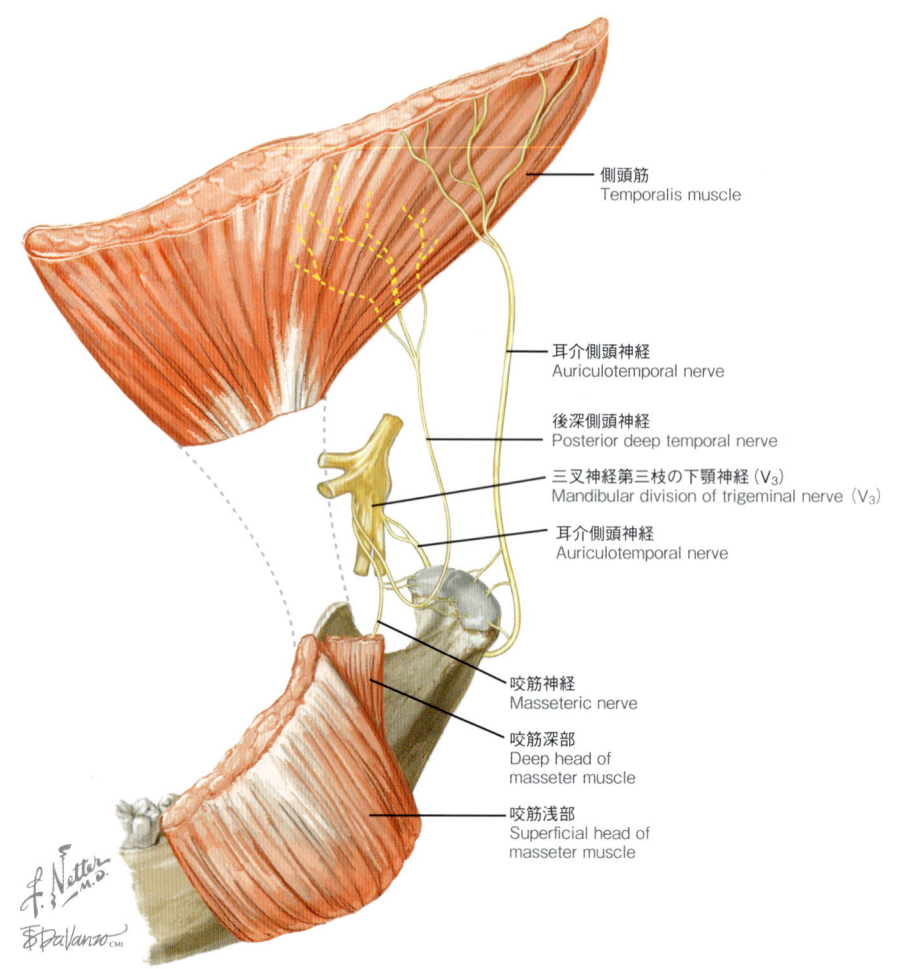

臨床との関連

関節円板の穿孔

成人の33％ほどが顎関節に関連する問題を有する．

関節円板の穿孔は顎関節機能障害の後期に生じることが多い．

関節円板の穿孔は男性よりも女性に多くみられる．

関節円板の変化には多くの要因がある．

- ブラキシズム
- 外傷
- 外側翼突筋の異常運動
- 過負荷

関節円板穿孔の多くは円板の外側部か後部に生じ，大きさはさまざまである．

開口時のクレピタス音（捻髪音）とクリック音はよくみられる臨床症状である．

関節円板の前方転位も頻繁にみられる．

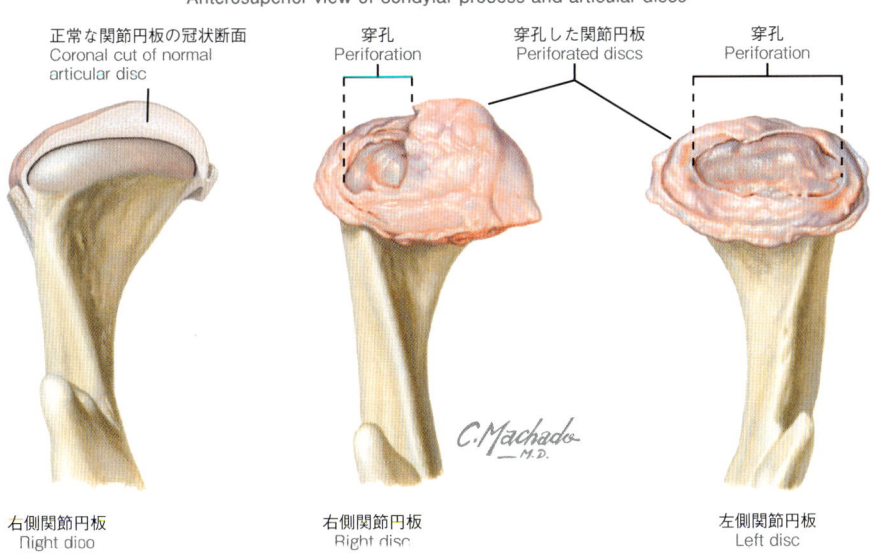

下顎頭と関節円板の前上面観
Anterosuperior view of condylar process and articular discs

9 臨床との関連

下顎の脱臼

下顎の脱臼（あるいは不全脱臼）は，下顎頭が関節隆起の前方まで動いたときに起こる．
- 脱臼すると大きく開口した状態になる．
- 下顎頭が関節隆起を越えるため下顎頭の後方に陥凹が触知される．

自然脱臼は単純なあくびから長時間の歯科治療まで，さまざまな要因によって生じる．
下顎の位置異常となるため，患者はその苦痛を言葉で伝えることが非常に難しい．
復位とは下顎頭が関節隆起の後方へ戻ることを意味する．

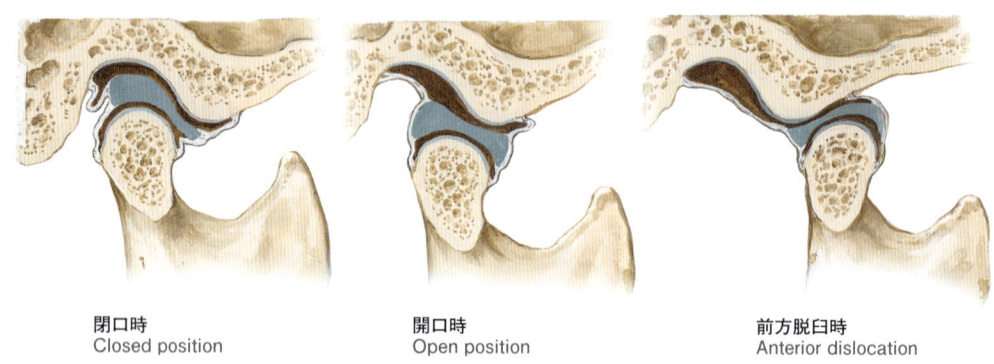

閉口時
Closed position

開口時
Open position

前方脱臼時
Anterior dislocation

臨床との関連

開口運動

開口は複雑に連続したいくつかの下顎運動で成り立つ．
はじめに回転運動が顎関節の下関節腔において行われる：

- 外側翼突筋（下頭）が開口を開始させる（上頭は咀嚼力が発揮される閉口時に活動するといわれている）．
- 開口開始時は側副靱帯によって下顎頭と関節円板が強く結合しているために回転運動のみ行われる．
- 顎関節が緊張すると，それ以上の下顎頭の回転は起こらない．
- 通常，回転運動は上下顎の歯間が約20mm離開するまで続く．

続いてさらに開口すると，下顎の滑走運動が上関節腔において行われる：

- 開口量のほとんどは滑走運動によってもたらされる．
- 滑走運動において，関節円板と下顎頭はともに関節隆起に沿って前下方へ移動し，下顎の最大開口を可能にする．

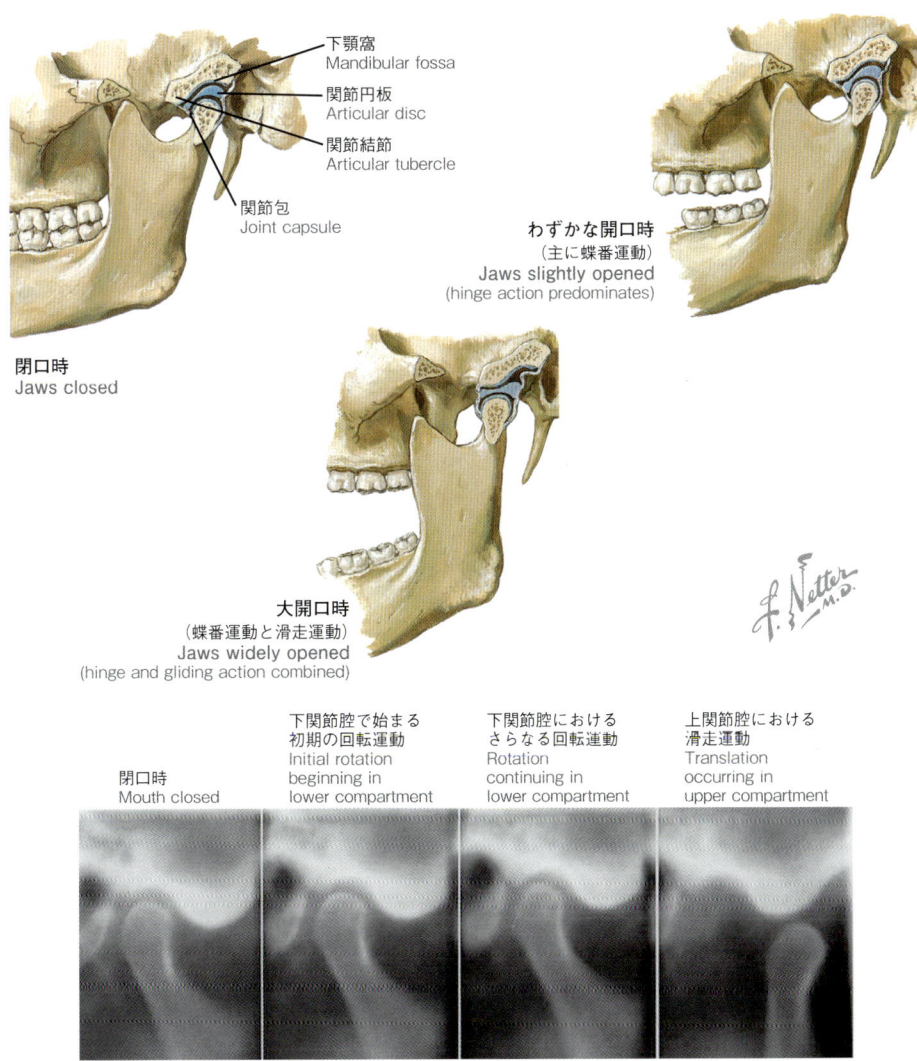

顎関節／TEMPOROMANDIBULAR JOINT

9 臨床との関連

開口運動（つづき）

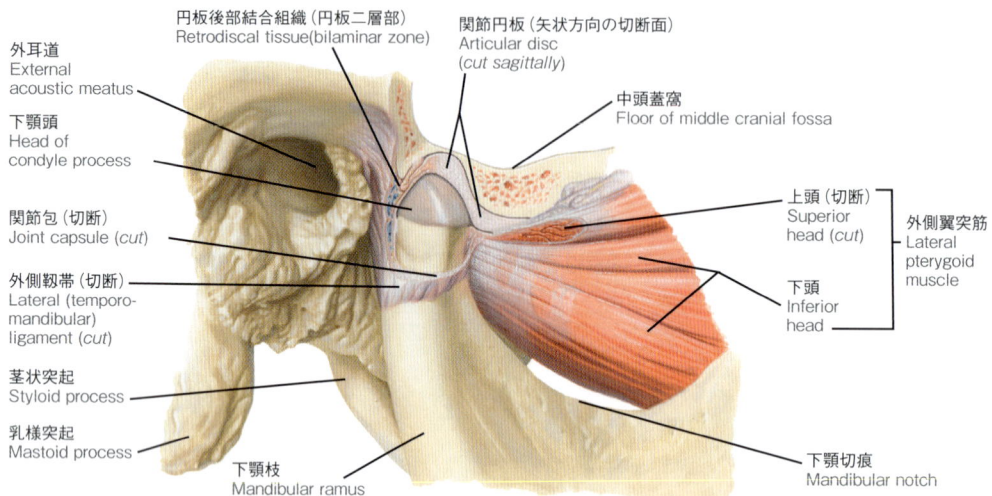

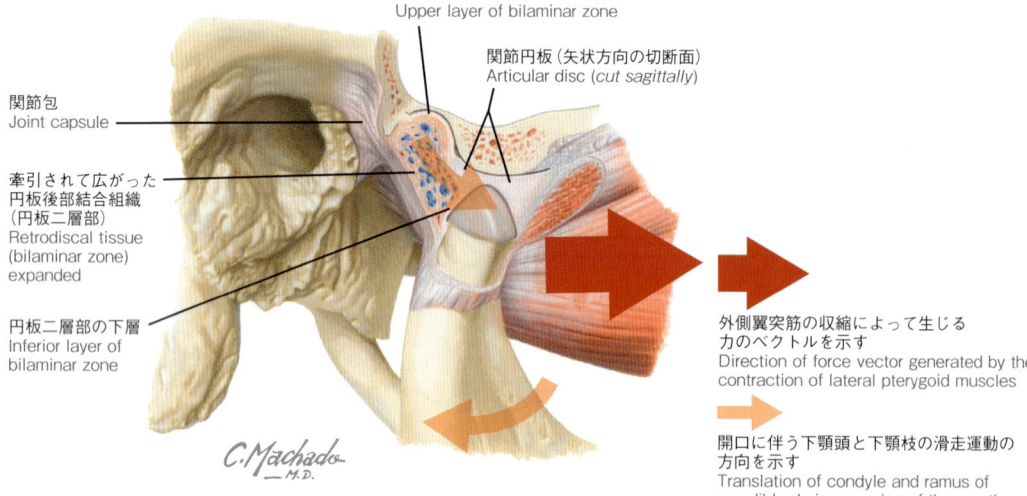

臨床との関連

関節炎と強直症（アンキローシス）

関節炎

関節炎は顎関節に病理学的変化をもたらす最大の原因である．

通常，リウマチ性関節炎は両側の顎関節が罹患するが，他の関節のほうが顎関節より先に発症する傾向がある．

初期の段階でのＸ線画像は関節腔の狭小化を示し，骨変化はみられない．

進行すると関節腔の狭小化とともに骨変化が認められ，強直症がみられる場合もある．

骨関節炎は正常な咬耗，外傷，ブラキシズムなどに起因し，中等度から重篤な臨床症状を引き起こす．

強直症（アンキローシス）

強直症は異常な骨形態を伴って関節腔が消失し，しばしば外傷や感染の結果として起こる．

関節内（真性）強直症と関節外（偽）関節症（異常に大きい筋突起や頬骨弓が関与）に分けられる．

治療法は原因によりさまざまであるが，人工顎関節置換術や下顎頭切除術などがある．

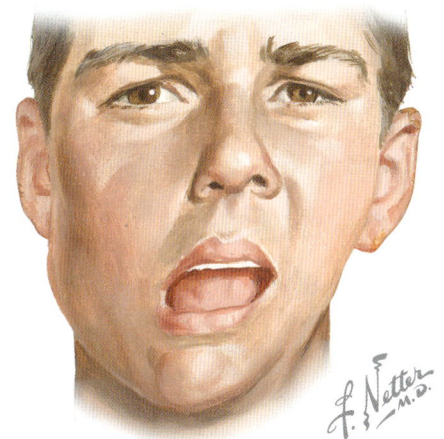

片側性顎関節強直症
Unilateral ankylosis

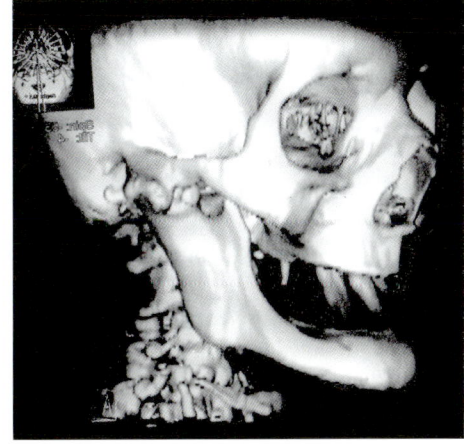

顎関節の強直
Ankylosis

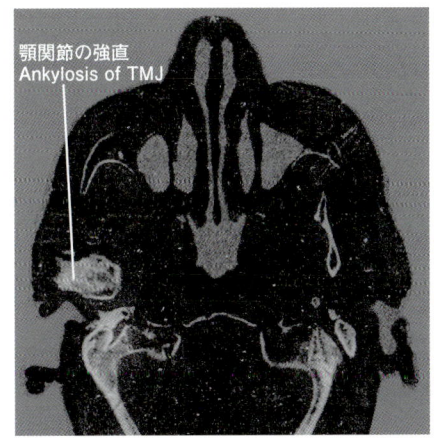

顎関節の強直
Ankylosis of TMJ

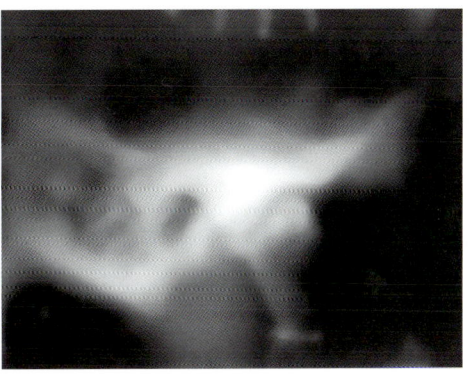

骨関節炎
Osteoarthritis

CHAPTER 10
翼口蓋窩

概観と局所解剖	256
境界と開口部	257
翼口蓋窩の内容物	260
画像	271

10 概観と局所解剖

一般的知識

翼口蓋窩は頭蓋の外側面で上顎の側頭下面と蝶形骨翼状突起の間にあるピラミッド状の窩である.
眼窩の頂点にある.
側頭下窩と鼻腔の間にある.
感染や腫瘍が頭頸部から頭蓋底に進展する際の主要な通路である.
側頭下窩, 中頭蓋窩, 破裂孔, 咽頭鼻部, 鼻腔, 眼窩, 口腔と交通する.
主要な神経や血管:

- 上顎神経 (V_2)
- 翼口蓋神経節〔蝶口蓋神経節, Meckel (メッケル) の神経節〕
- 顎動脈の第3区 (対応する静脈)

臨床的に, 翼口蓋窩は以下のように分けられる.

- 顎動脈の第3区とその枝が位置する前方部 (血管部)
- 上顎神経 (V_2), 翼口蓋神経節, 翼突管神経が位置する後方部 (神経部)

神経, 血管が通る7つの開口部 (小孔, 裂, 管) がある.

蝶形骨棘
Spine of sphenoid bone

棘孔
Foramen spinosum

卵円孔
Foramen ovale

蝶口蓋孔
Sphenopalatine foramen

翼口蓋窩
Pterygopalatine fossa

後鼻孔
Choanae (posterior nares)

翼状突起外側板
Lateral plate of pterygoid process

翼状突起内側板
Medial plate of pterygoid process

翼状突起翼突鈎
Hamulus of pterygoid process

口蓋骨の錐体突起
Pyramidal process of palatine bone

上顎骨の歯槽突起
Alveolar process of maxilla

側頭下窩
Infratemporal fossa

上顎結節
Tuberosity of maxilla

＊ 訳注：日本では顎動脈はその経過から, 第1区 (下顎部), 第2区 (翼突部), 第3区 (蝶上顎部), 第4区 (翼口蓋窩中の終枝) に分けられる.

境界と開口部

境界

境界	構造物	開口部
前方	上顎骨後面の側頭下面	
後方	蝶形骨翼状突起	正円孔 翼突管〔Vidian（ビディアン）管〕 鋤骨鞘突管（咽頭管）
内方	口蓋骨垂直板	蝶口蓋孔
外方	翼上顎裂	翼上顎裂
上方	蝶形骨の下壁と口蓋骨眼窩板	下眼窩裂
下方	口蓋骨錐体突起	大口蓋孔

開口部

開口部	部位	連絡先	通過する構造物
翼上顎裂	翼口蓋窩の外側部	側頭下窩	翼口蓋窩から側頭下窩に入る後上歯槽枝 側頭下窩から翼口蓋窩に入る顎動脈の第3区 翼突筋静脈叢に入る蝶口蓋静脈のような変異に富む静脈網
蝶口蓋孔	翼口蓋窩の内側壁 しばしば中鼻甲介の後方に位置する	鼻腔	鼻口蓋神経 上後鼻枝（内側および外側上後骨枝） 蝶口蓋動静脈
下眼窩裂	翼口蓋窩の上部 後方部で翼上顎裂の上部と交通する	眼窩	上顎神経（V_2）に由来する眼窩下神経 上顎神経（V_2）に由来する頬骨神経 眼窩下動静脈 上顎神経（V_2）の眼窩枝 翼突筋静脈叢に交通する下眼静脈
大口蓋管	翼口蓋窩の下部 最終的に大口蓋管と小口蓋管となる	口腔	大口蓋孔を通り硬口蓋に分布する大口蓋神経・動脈 小口蓋孔を通り軟口蓋に分布する小口蓋神経・動脈
正円孔	翼口蓋窩の後外側部	中頭蓋窩	上顎神経（V_2）
翼突管〔Vidian（ビディアン）管〕	翼口蓋窩の後部 翼口蓋窩と破裂孔の間 正円孔に対し下内方	中頭蓋窩	翼突管神経〔Vidian（ビディアン）神経〕 翼突管の動脈（静脈）
鋤骨鞘突管（咽頭管）	翼口蓋窩の後内側部 翼突管に対して内側	鼻咽頭	（鼻口蓋神経の）咽頭枝 咽頭動静脈

10 境界と開口部

開口部（つづき）

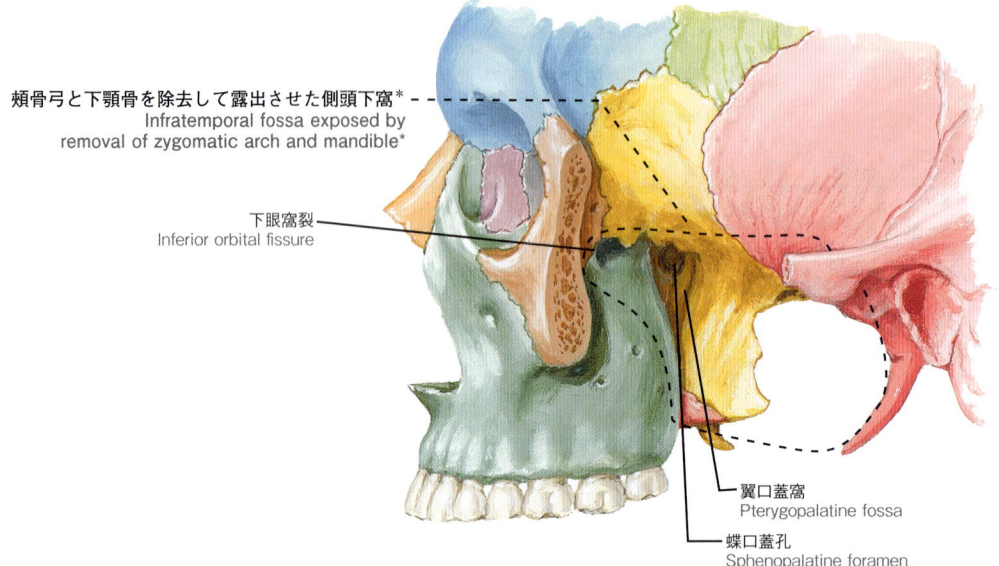

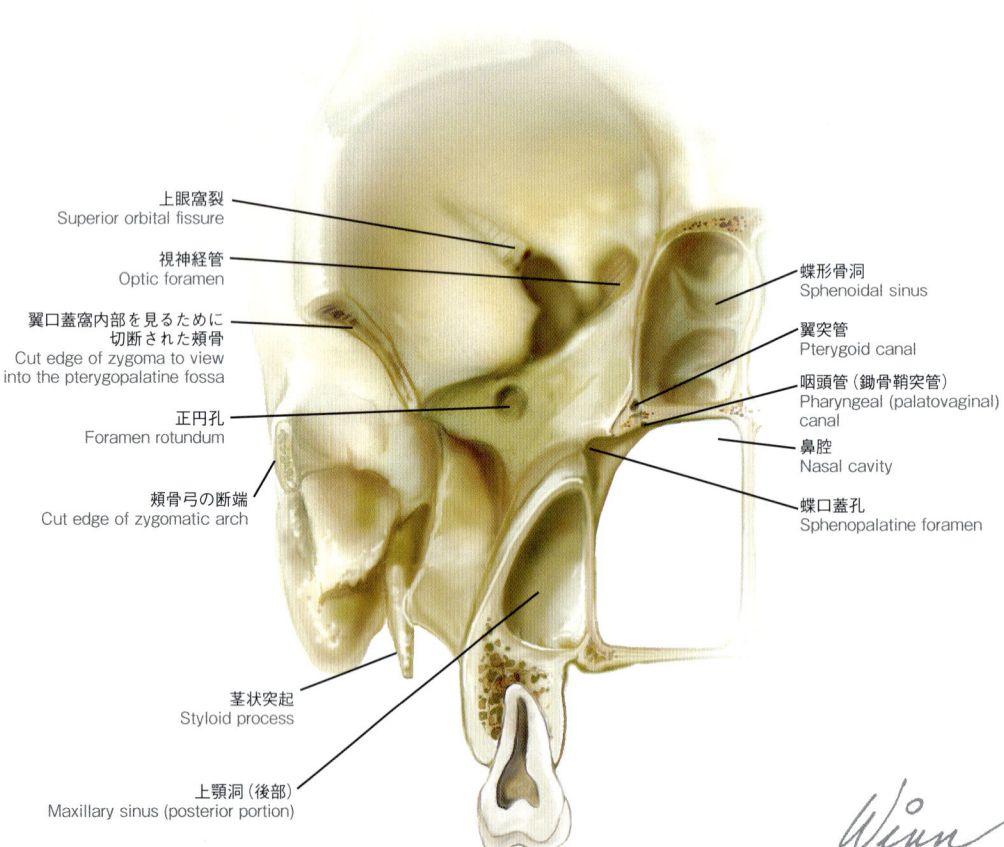

境界と開口部

開口部（つづき）

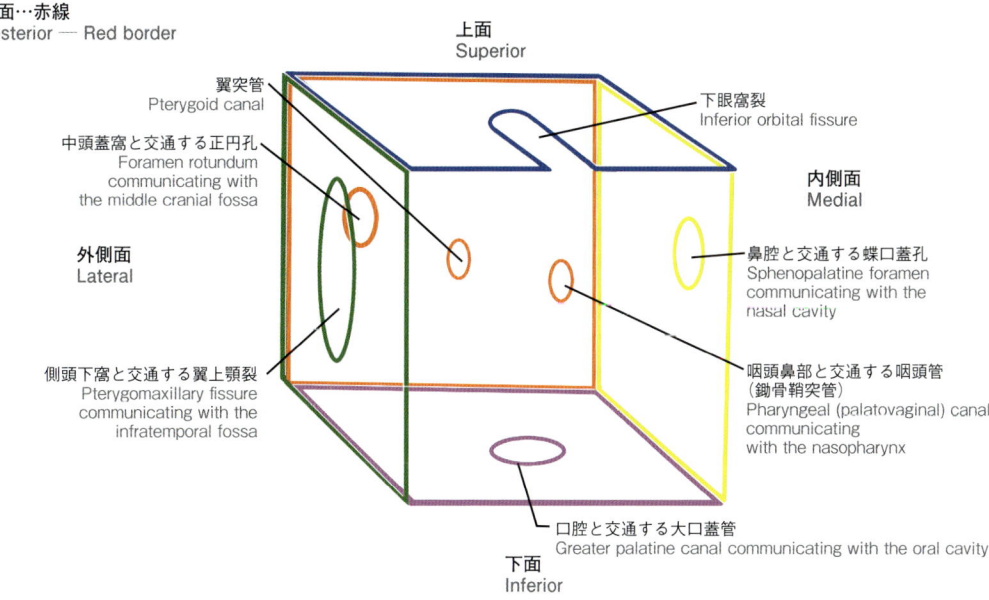

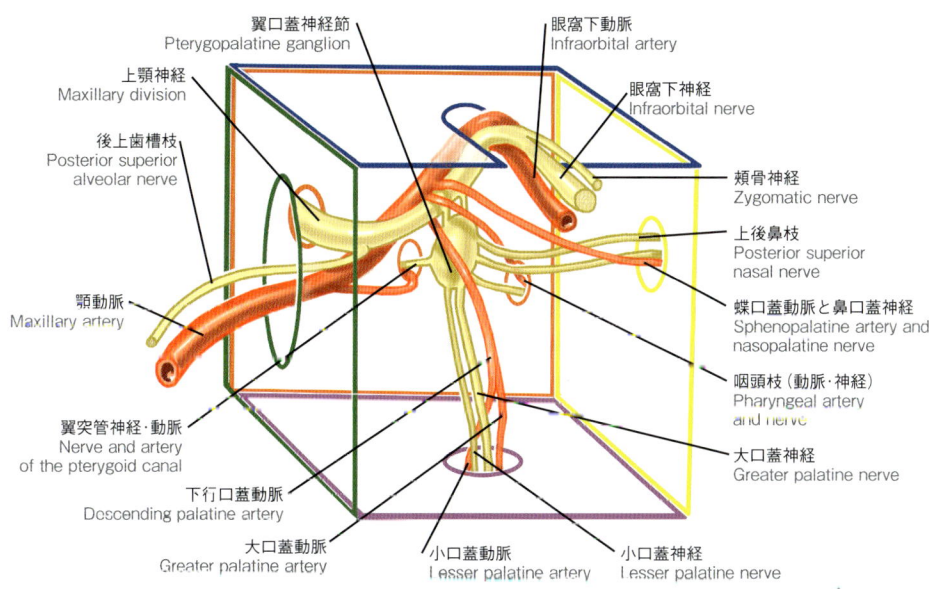

翼口蓋窩／PTERYGOPALATINE FOSSA

10 翼口蓋窩の内容物

血液供給

動脈供給		
動脈	由来	走行
顎動脈（第3区）	外頸動脈	側頭下窩から翼上顎裂を経て翼口蓋窩に入る 翼上顎裂に入る前に後上歯槽動脈を出す（通常翼口蓋窩内で分岐しない顎動脈の第3区から起こる唯一の動脈）
眼窩下動脈	顎動脈の第3区からの連続	眼窩下神経，眼窩下静脈に伴行する 眼窩下溝，眼窩下管内を前方に走行し，眼窩下孔から出る 眼窩下管内で種々の眼窩枝を出し，涙腺と外眼筋を栄養する 眼窩下管内で上前・中（もし存在すれば）歯槽動脈を出し，中切歯から小臼歯までの上顎歯（ここで後上歯槽動脈と吻合する）と上顎洞粘膜を栄養する 眼窩下孔を出ると，動脈は上唇挙筋と口角挙筋の間で，神経の分枝パターンと同様に枝を出す： • 下眼瞼枝（下眼瞼を栄養） • 鼻枝（鼻の外側部を栄養） • 上唇枝（上唇を栄養）
下行口蓋動脈	顎動脈の第3区	大口蓋管を下行 口蓋管内で大口蓋動脈と小口蓋動脈に分岐する 大口蓋動脈は大口蓋孔から出て，切歯孔に向かって前方に走行し，硬口蓋，歯肉，粘膜，口蓋腺を栄養し，切歯孔から出る蝶口蓋動脈の終枝と吻合する 小口蓋動脈は軟口蓋と口蓋扁桃を栄養する
翼突管動脈		翼突管内を翼突管神経〔Vidian（ビディアン）神経〕とともに後方に走る 耳管と蝶形骨洞の栄養供給を補助する
咽頭枝		咽頭管内を後内側に走る 耳管と咽頭鼻部の栄養供給を補助する
蝶口蓋動脈		蝶口蓋孔を内側に走り，鼻腔に入る 外側後鼻枝，中隔後鼻枝を出し，これらは鼻甲介，粘膜，鼻中隔を栄養する 蝶口蓋動脈は鼻中隔に沿って走行し，切歯管を経て硬口蓋に入る

翼口蓋窩の内容物

血液供給（つづき）

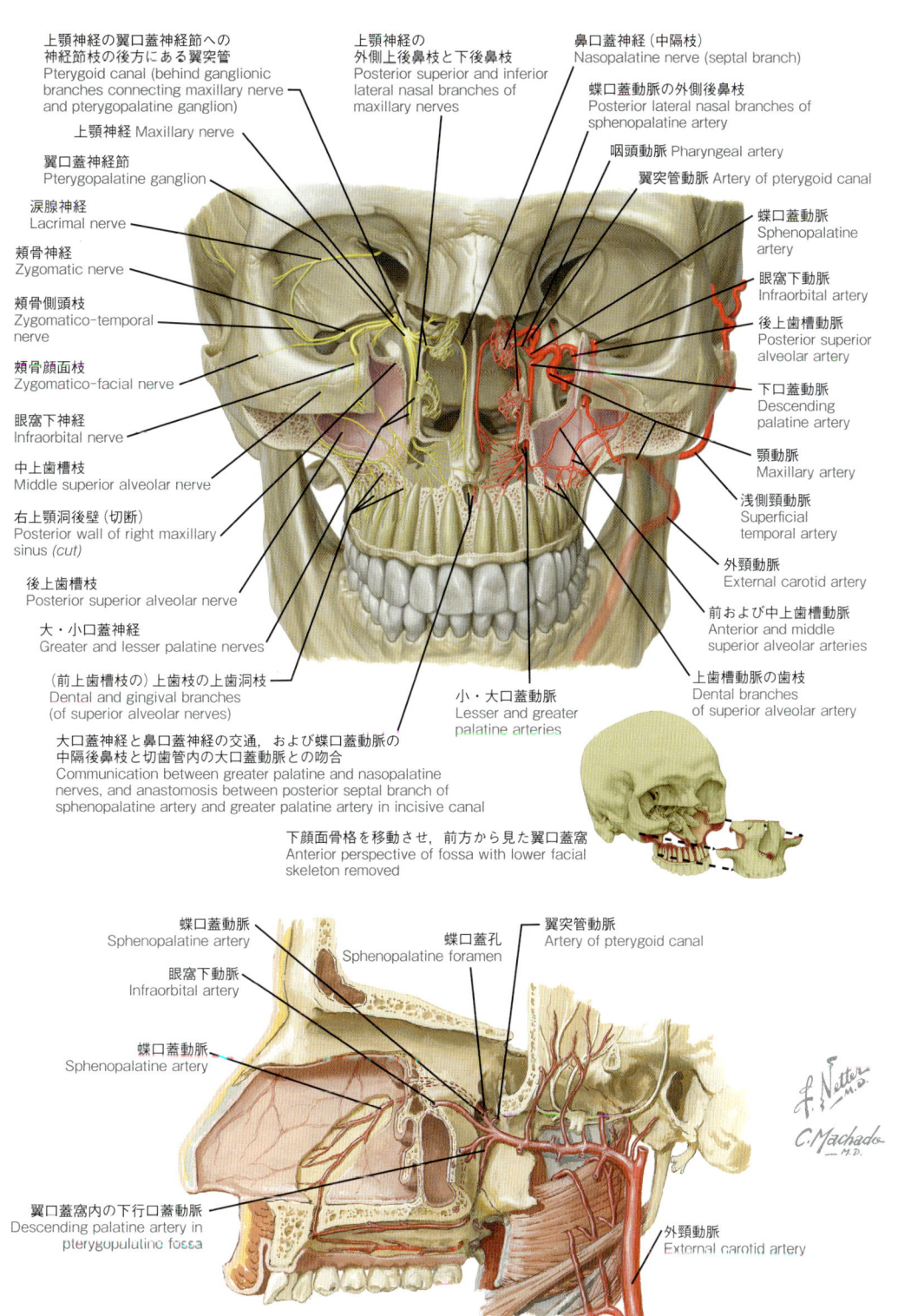

翼口蓋窩／PTERYGOPALATINE FOSSA

10 翼口蓋窩の内容物

血液供給（つづき）

静脈	走行	
	静脈排出路	
後上歯槽静脈	臼歯と軟組織からの血液を受ける	最終的に翼突筋静脈叢に交通する
咽頭静脈	咽頭鼻部の血液を受ける	
下行口蓋静脈	硬口蓋と軟口蓋の血液を受ける	
眼窩下静脈	下眼瞼，鼻の外側部と上唇の血液を受ける	
蝶口蓋静脈	鼻腔と鼻中隔の血液を受ける	
翼突管静脈	破裂孔領域と蝶形骨洞の血液を受ける	
下眼静脈	眼窩底からの血液を受ける 枝は2部に分けられる 第1の枝は下眼窩裂を通る眼窩下静脈とともに後方に走り，翼突筋静脈叢と海綿静脈洞に交通する 主な枝は後方に走り，上眼窩裂内の上眼静脈に交通するか，上眼窩裂内を後方に走り海綿静脈洞と交通する	
翼突筋静脈叢	顎動脈の第2区と第3区に相当する大きな静脈網 翼突筋静脈叢の支流は収束して，最終的に短い顎静脈となる	

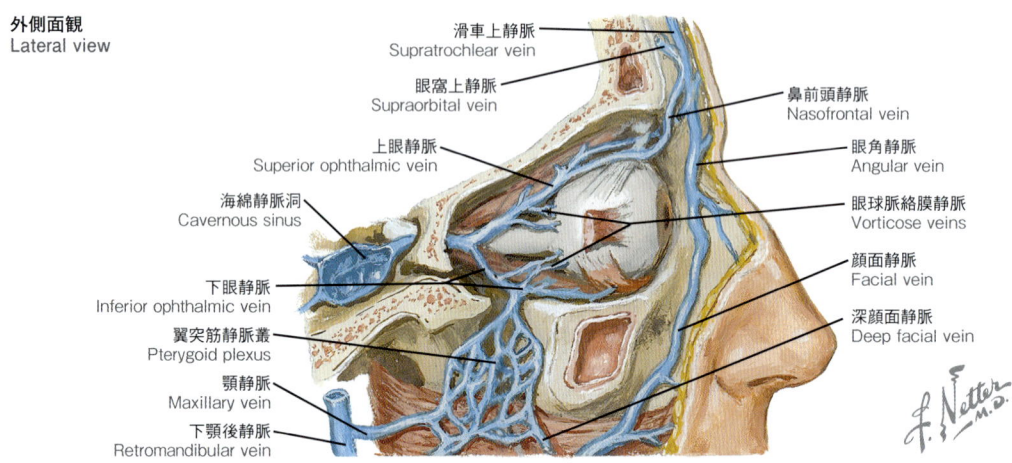

外側面観
Lateral view

翼口蓋窩の内容物

神経支配

上顎神経		
神経	由来	走行
上顎神経（V_2）	三叉神経	感覚性 海綿静脈洞の外側壁を走行する 中頭蓋窩を出る前に，脳硬膜を支配する硬膜枝を出す 中頭蓋窩から正円孔を経て翼口蓋窩に入る 翼口蓋窩内で4本の枝を出す： • 後上歯槽枝 • 頬骨神経 • 翼口蓋神経節への神経節枝 • 眼窩下神経
後上歯槽枝	翼口蓋窩内の上顎神経（V_2）	翼上顎裂を通り，側頭下窩に入る 側頭下窩では，上顎結節領域に沿って上顎骨の後面上を走る 上顎頬側歯肉と周囲の粘膜を支配する歯肉枝を出す 上顎骨の後面に入り，上顎洞と上顎大臼歯を支配する（第一大臼歯の近心頬側根は支配を受けない場合もある）
頬骨神経		下眼窩裂を通り，眼窩に入る 眼窩外側壁を通り，頬骨側頭枝と頬骨顔面枝に分かれる 頬骨神経からの交通枝は眼神経（V_1）に由来する涙腺神経に合流し，涙腺に自律線維を送る
神経節枝		上顎神経と翼口蓋神経節を交通する通常1〜2本の神経 翼口蓋神経節を通る感覚性線維（シナプスをつくらない）を含み，翼口蓋神経節から起こる神経線維とともに分布する 涙腺に分布する翼口蓋神経節を通る節後線維も含む〔副交感神経線維はVidian（ビディアン）神経からの節前線維と節後線維間のシナプスをここでつくる〕
眼窩下神経	上顎神経（V_2）の終枝	下眼窩裂を通り眼窩に入る 眼窩下溝，眼窩下管を通り前方に走り，眼窩下孔を経て顔面に出る 眼窩下管内で以下の枝を出す： • 前上歯槽枝（上顎洞，上顎中切歯・側切歯・犬歯，これらの歯の周囲の歯肉と粘膜を支配） • 前上歯槽枝の細い枝（鼻腔を支配） • 中上歯槽枝（約30％の出現率；上顎洞，上顎小臼歯，しばしば第一大臼歯の近心頬側根，これら歯の周囲の歯肉と粘膜を支配）

10 翼口蓋窩の内容物

神経支配（つづき）

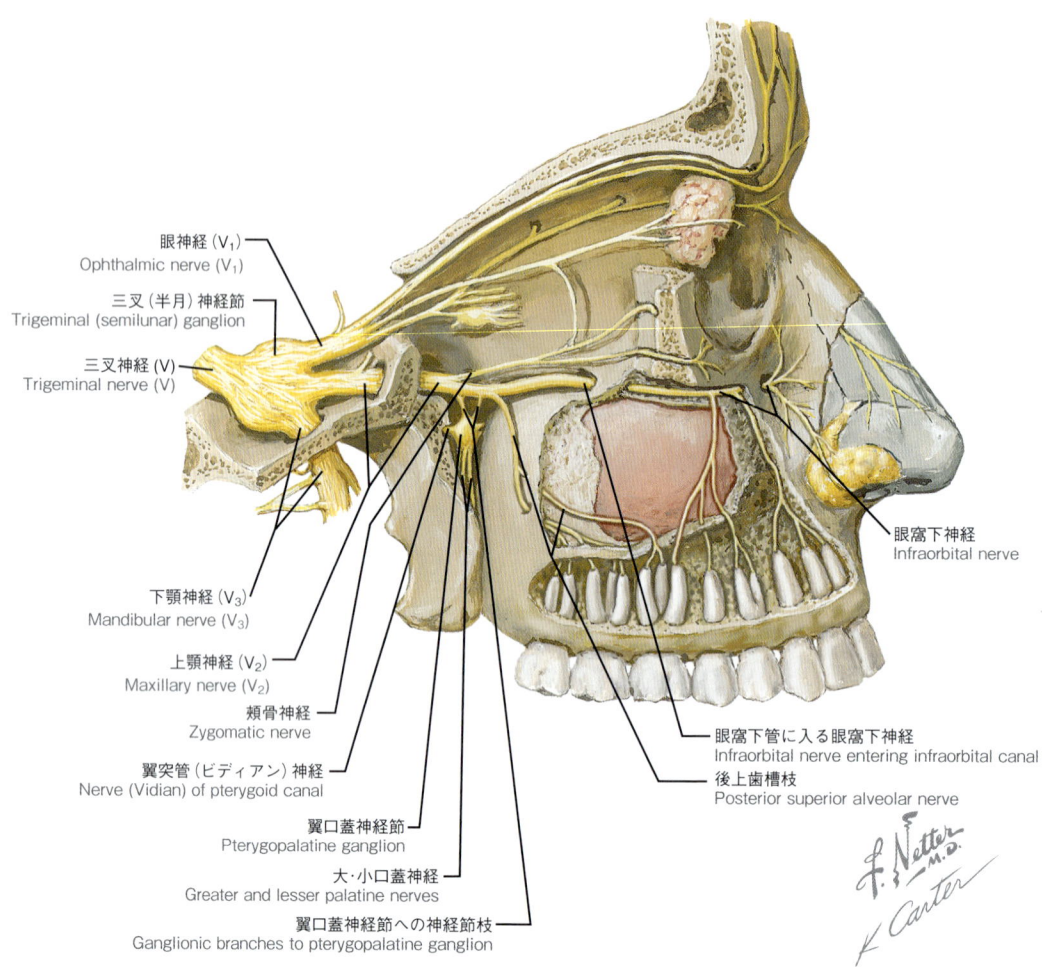

翼口蓋窩の内容物

神経支配（つづき）

翼口蓋神経節に関与する上顎神経（V₂）の枝
末梢神経系の神経細胞体（節後神経細胞体）の集合であるので，副交感神経節とよばれる 翼口蓋神経節への神経節枝は翼口蓋神経節に入る上顎神経の枝である Vidian（ビディアン）神経は翼口蓋神経節と交通する 3組の神経線維が翼口蓋神経節を通る： ・三叉神経由来の一般感覚性線維（シナプスをつくらない） ・交感神経の節後線維〔シナプスをつくらず，Vidian（ビディアン）神経を経て翼口蓋神経節に線維を送る〕 ・副交感神経の節後線維〔Vidian（ビディアン）神経を経て翼口蓋神経節に線維を送り，翼口蓋神経節内でシナプスをつくる〕 翼口蓋神経節から起こるすべての神経線維はこれら3組の神経線維を支配領域に送る 上顎神経の以下の神経は翼口蓋神経節を通る： ・鼻口蓋神経 ・上後鼻枝 ・大口蓋神経 ・小口蓋神経 ・咽頭枝 ・眼窩枝

枝	由来	走行
Vidian（ビディアン）神経（翼突管神経）	大錐体神経と深錐体神経によって構成	自律神経： ・大錐体神経は副交感神経の節前線維を送る ・深錐体神経は交感神経の節後線維を送る 翼口蓋神経節と交通し，神経節と連絡する神経に沿って自律神経成分を送る
鼻口蓋神経	三叉神経の上顎神経，これは翼口蓋窩内の翼口蓋神経管で分枝する	蝶口蓋孔を走り，鼻腔に入る 鼻腔上部に沿って鼻中隔方向に走る；切歯管に向かって前下方に走る 硬口蓋の切歯孔を出て，中切歯から犬歯部の口蓋側の歯肉と粘膜に分布する
上後鼻枝		蝶口蓋孔を走り，鼻腔に入り，ここで2つの神経に分岐する： ・外側上後鼻枝（鼻腔の外側壁を支配） ・内側上後鼻枝（鼻中隔の後上方部を支配）
大口蓋神経		大口蓋管を通り大口蓋孔を経て硬口蓋に入る 小臼歯部から硬口蓋後端部の口蓋側の歯肉と粘膜に分布する
小口蓋神経		大口蓋管を通り小口蓋孔を経て軟口蓋に分布する
咽頭枝		咽頭管を通り咽頭鼻部に入り，分布する
眼窩枝	上顎神経（V₂）から出る数本の枝で，翼口蓋窩内の翼口蓋神経節で分枝する	下顎窩裂を通り眼窩に入り（眼窩骨膜に分布），数本の枝は後節骨孔に入り，蝶形骨洞と後節骨洞に分布する

10 翼口蓋窩の内容物

神経支配（つづき）

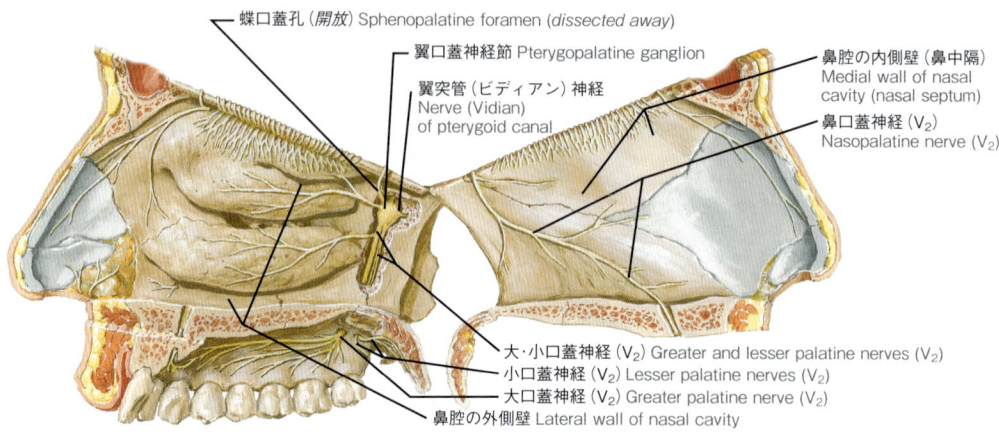

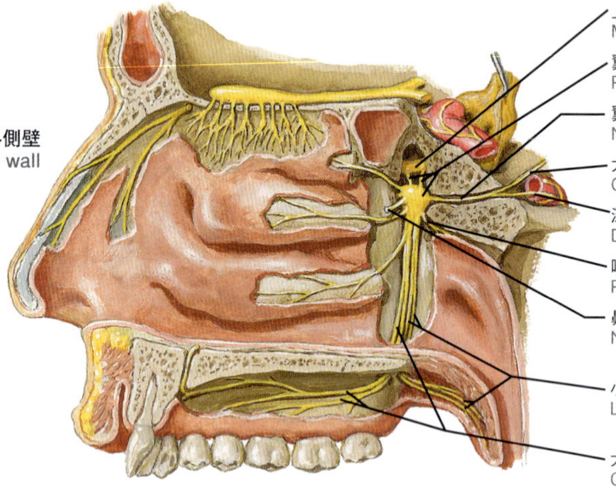

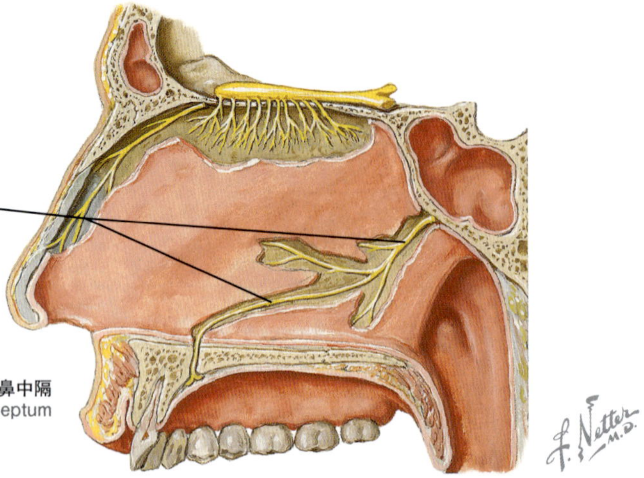

翼口蓋窩の内容物

神経支配（つづき）

翼口蓋窩を走る自律神経			
ニューロンの種類	細胞体の位置*	細胞体の特徴	神経線維の走行
上顎神経（V_2）に関連する副交感神経の経路			
節前ニューロン	上唾液核	橋にある神経細胞体の集合 顔面神経の中間神経の中を通り内耳道に入る 顔面神経管内で顔面神経は2本の副交感神経を出す： • 大錐体神経 • 鼓索神経	大錐体神経 大錐体神経は破裂孔に向かって大錐体神経管裂孔を出る 破裂孔では深錐体神経（交感性）と合流し，翼突管神経〔Vidian（ビディアン）神経〕をつくる Vidian（ビディアン）神経は翼突管を通り，翼口蓋窩に入り，翼口蓋神経節と連絡する
節後ニューロン	翼口蓋神経節	翼口蓋神経節は翼口蓋窩内にある神経細胞体の集合である 翼口蓋神経節で起こる副交感神経の節後線維は眼神経（V_1）と上顎神経（V_2）の支配領域に分布する： • 涙腺 • （呼吸上皮内の）鼻腺 • （呼吸上皮内の）副鼻腔腺 • 口蓋腺 • 咽頭腺	眼神経の分布 節後線維は上顎神経の頬骨神経に沿って少し走り，眼窩に入る 短い交通枝は眼神経（V_1）の涙腺神経と合流する これらの神経は涙腺に分布し，涙の分泌を担う 上顎神経の分布 節後線維は上顎神経（V_2）内を通り，これらの枝は鼻腔，副鼻腔，口腔，咽頭（鼻口蓋神経，大口蓋神経）に分布する これらの神経線維は以下を支配する： • 鼻腺 • 副鼻腔腺 • 口蓋腺 • 咽頭腺

＊ 訳注：原文ではName of Cell Bodyとなっているが，Location of Cell Bodyの誤りだと思われる．

10 翼口蓋窩の内容物

神経支配（つづき）

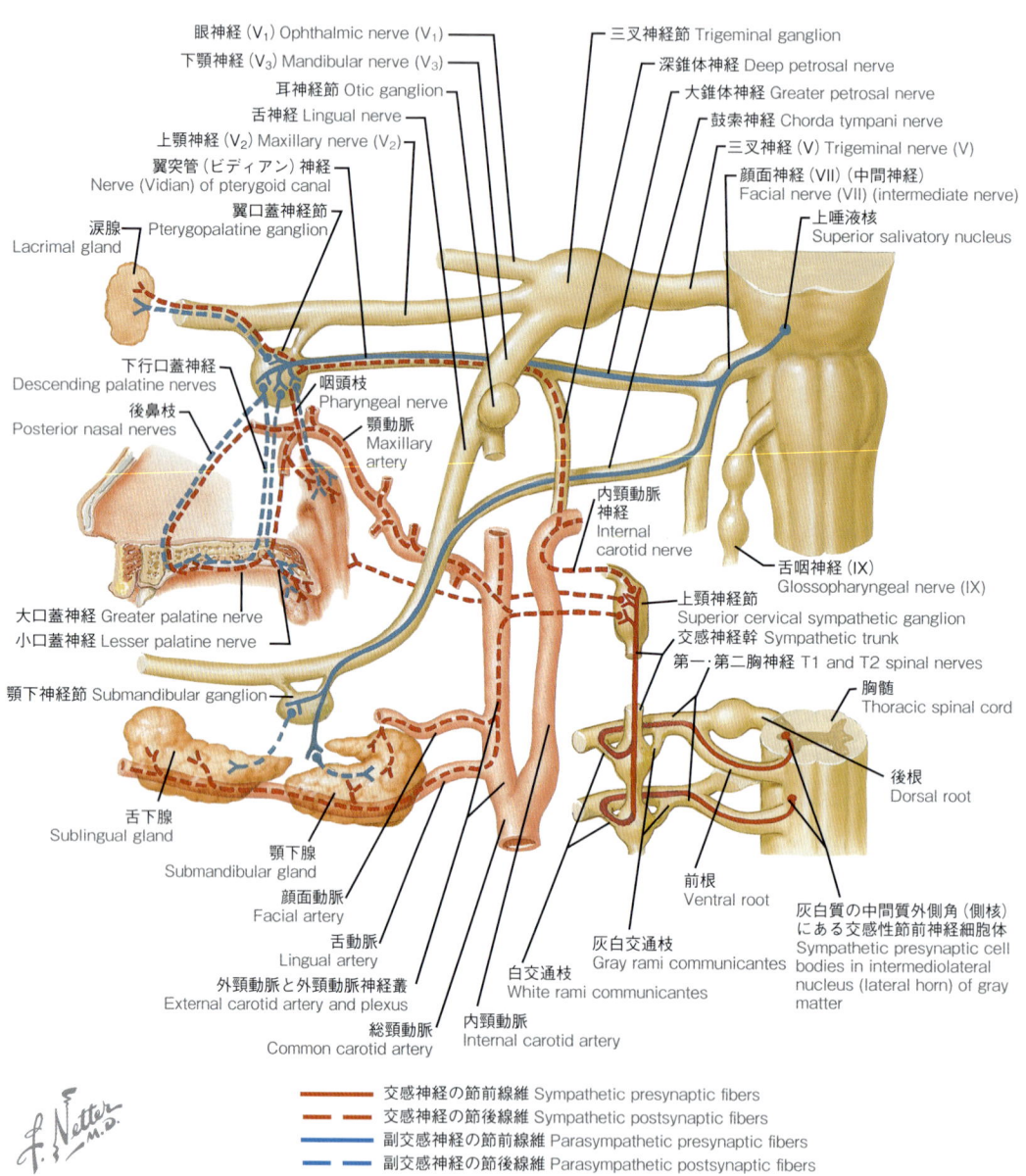

翼口蓋窩の内容物

神経支配（つづき）

翼口蓋窩を走る自律神経			
ニューロンの種類	細胞体の位置*	細胞体の特徴	神経線維の走行
上顎神経（V_2）に関連する交感神経の経路			
節前ニューロン	中間質外側核	第一胸髄から第三胸髄（あるいは第四胸髄）の外側核にある神経細胞体の集合	第一胸髄から第三（四）胸髄の中間質外側核から起こる 前根を通り，脊髄神経に入る 白交通枝を経て交感神経幹に入る 交感神経幹に入ると眼に向かう節前線維は上行し，上頸神経節内で節後線維とシナプスをつくる
節後ニューロン	上頸神経節	頭蓋底に位置する上頸神経節にある神経細胞体の集合 交感神経の節後線維は内頸動脈あるいは外頸動脈に伴行し，近接する各効果器に分布する： • 鼻腔 • 副鼻腔 • 口蓋 • 涙腺	**鼻腔，副鼻腔と口蓋** 交感神経の節後線維は内・外頸動脈に沿って走る 内頸動脈と走る節後線維は内頸動脈神経となり，内頸動脈の周囲に内頸動脈神経叢をつくる 内頸動脈神経叢の節後線維は破裂孔の領域で分岐し，深錐体神経となる 深錐体神経は大錐体神経（副交感性）と合流し，翼突管神経〔Vidian（ビディアン）神経〕となる 交感神経の節後線維は翼口蓋神経節を伴う上顎神経（V_2）に沿って走り，その枝は鼻腔と副鼻腔，口蓋に分布する 外頸動脈と走る交感神経の節後線維は外頸動脈に分布し，分枝して顎動脈とともに走る これらの神経線維は顎動脈の枝に沿って走り，鼻腔と副鼻腔，口蓋に分布する **涙腺** 交感神経の節後線維は内頸動脈に沿って走る 内頸動脈と走る節後線維は内頸動脈神経となり，内頸動脈の周囲に内頸動脈神経叢をつくる 内頸動脈神経叢の節後線維は破裂孔で分岐し，深錐体神経となる

* 訳注：原文ではName of Cell Bodyとなっているが，Location of Cell Bodyの誤りだと思われる．

10 翼口蓋窩の内容物

神経支配（つづき）

翼口蓋窩を走る自律神経			
ニューロンの種類	細胞体の位置*	細胞体の特徴	神経線維の走行
上顎神経（V₂）に関連する交感神経の経路			
節後ニューロン			深錐体神経は大錐体神経（副交感性）と合流し，翼突管神経〔Vidian（ビディアン）神経〕となる 交感神経の節後線維は頬骨神経（上顎神経の枝）内を短い距離走り，眼窩内に入る 短い交通枝は涙腺神経（眼神経の枝）と合流する これらの神経線維は涙腺に分布する

＊訳注：原文ではName of Cell Bodyとなっているが，Location of Cell Bodyの誤りだと思われる．

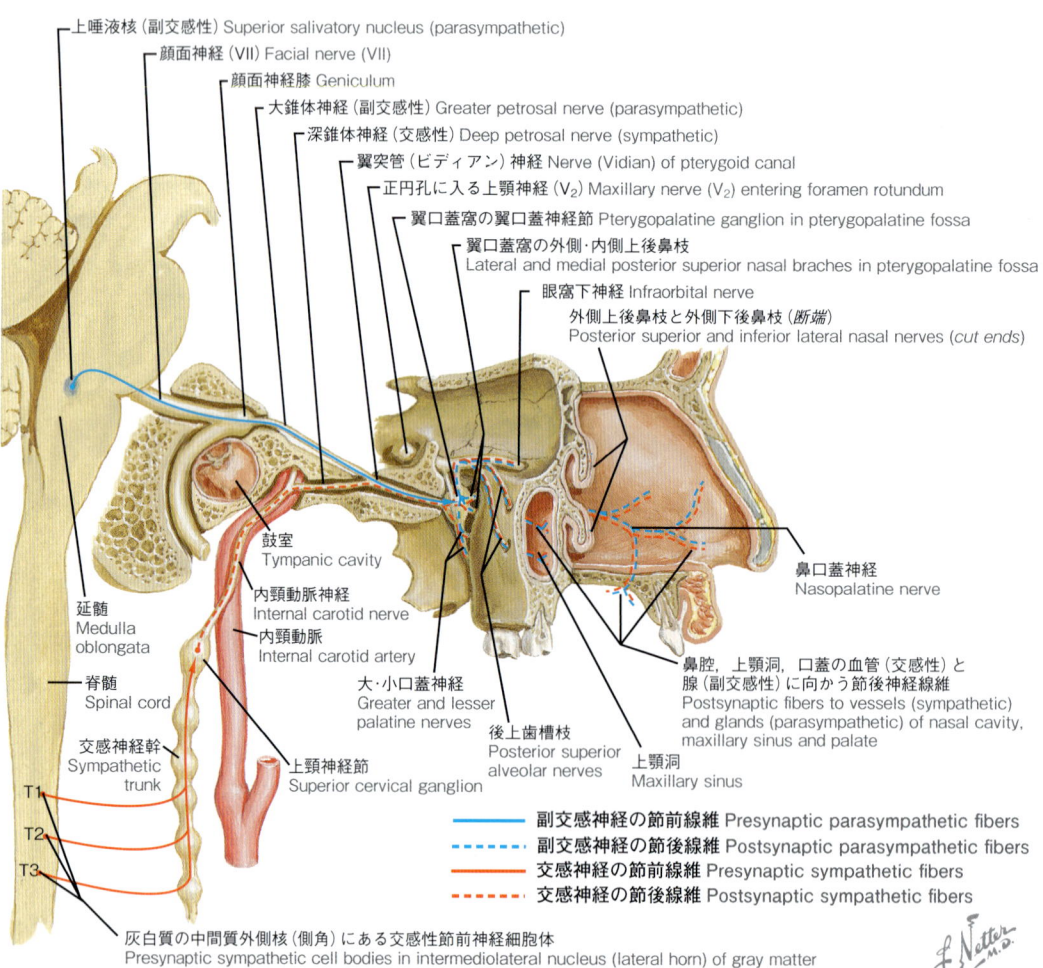

画像

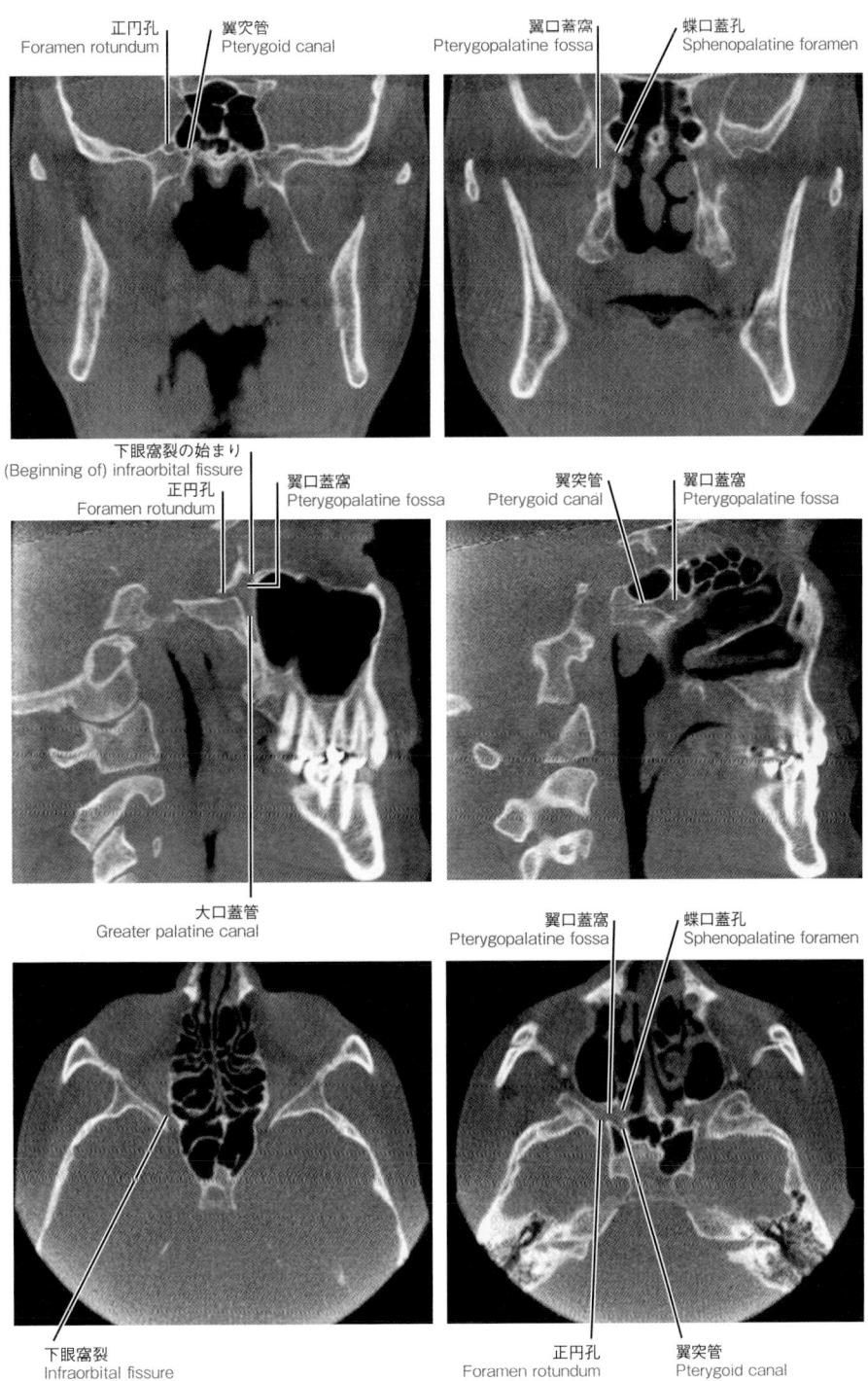

翼口蓋窩／PTERYGOPALATINE FOSSA

10 画像

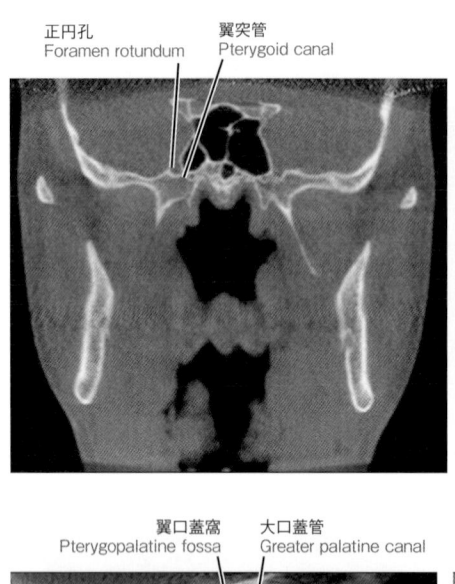
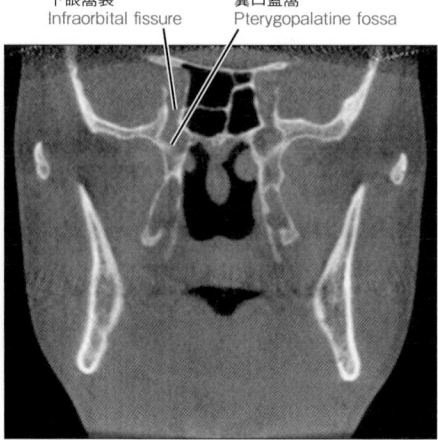
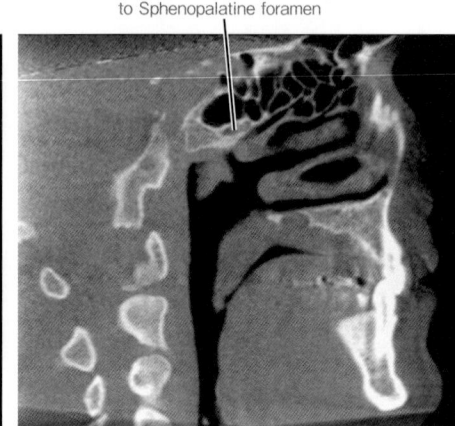

CHAPTER 11
鼻および鼻腔

概観と局所解剖	274
鼻	276
鼻腔	284
臨床との関連	302
画像	306

11 概観と局所解剖

一般的知識

鼻
眼の下内方に位置する隆起した器官である．
呼吸および嗅覚を司る．

鼻腔
複雑な形状の空洞は鼻前庭および中鼻道前房の後方に位置する．

呼吸上皮
多列線毛円柱上皮

血管に富み，容易にうっ血する．

刺激を受けると血管は反射的に膨張し，腺組織から分泌が起こり，通常はくしゃみを誘発する．

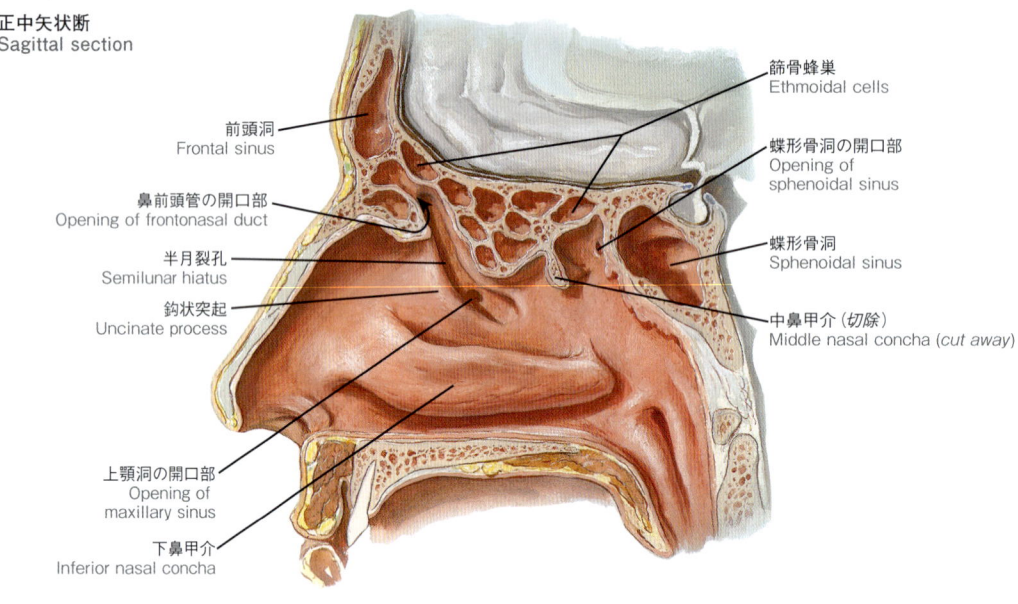

正中矢状断
Sagittal section

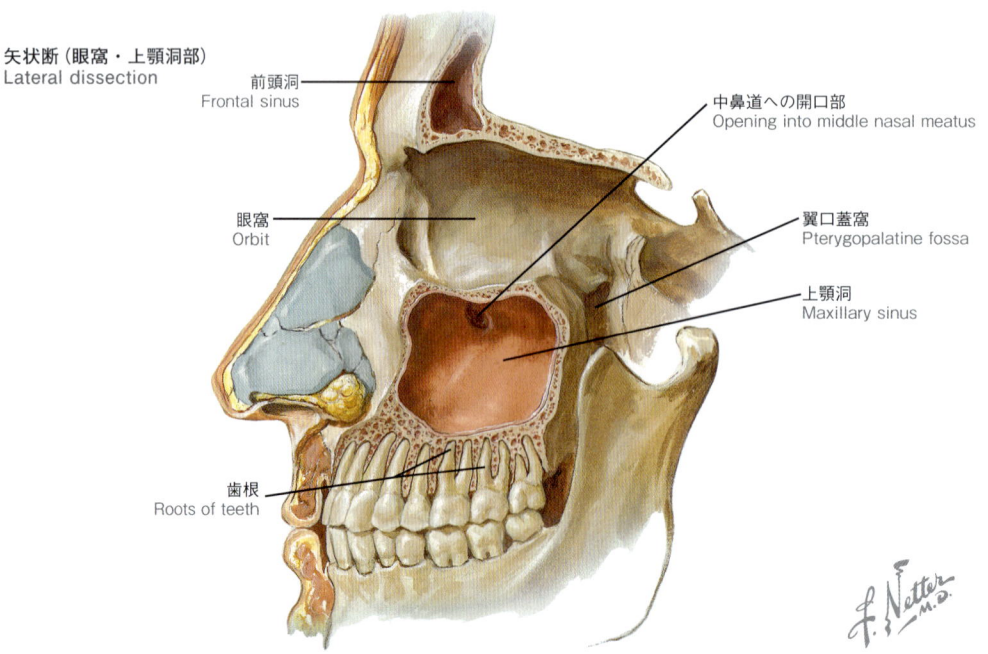

矢状断（眼窩・上顎洞部）
Lateral dissection

概観と局所解剖

一般的知識（つづき）

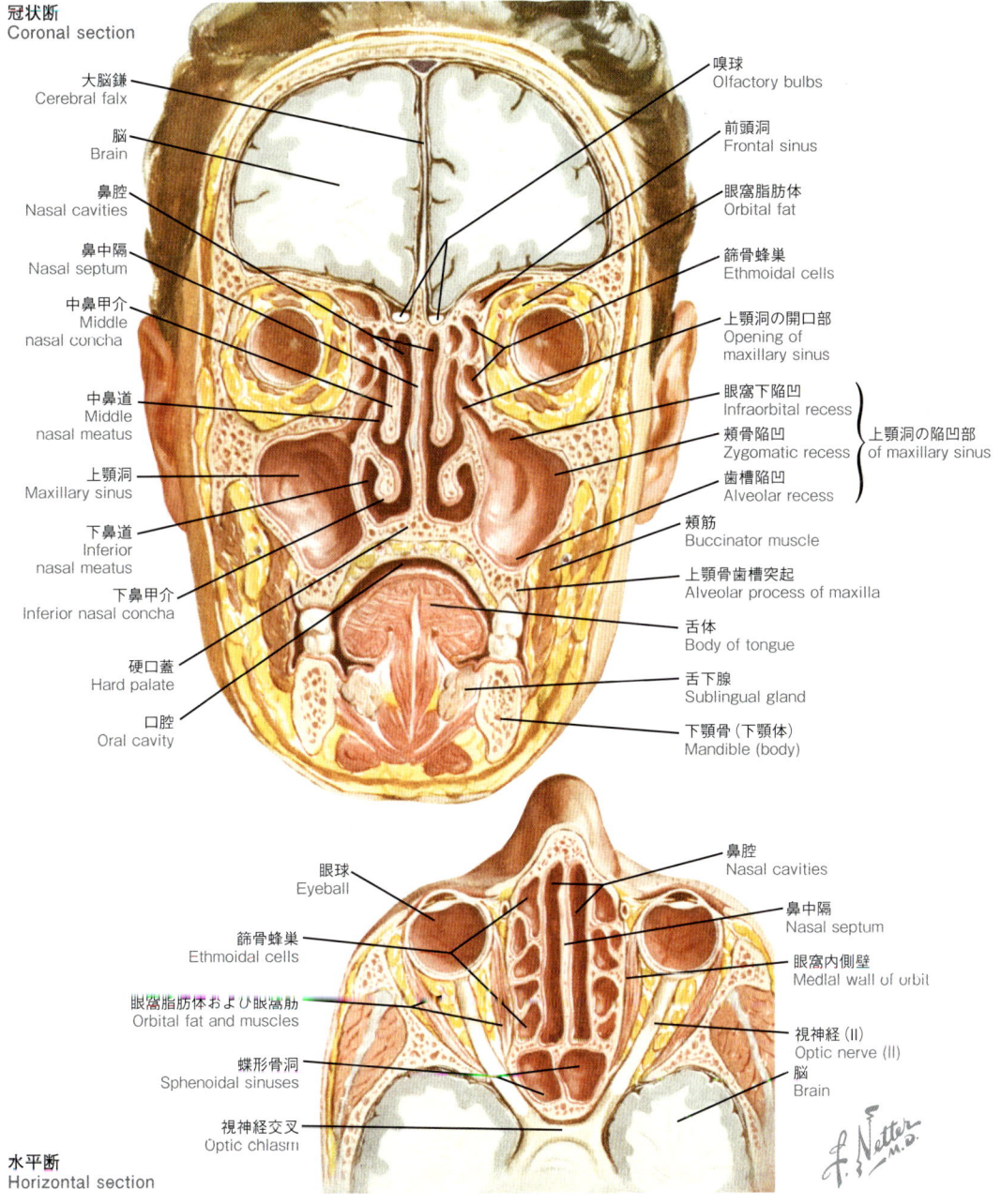

11 鼻

鼻の解剖

鼻の形はピラミッド形．
鼻骨骨折はよく起こる…顔面の骨折で最も折れる骨である．
頭蓋骨内の開口部は梨状口で，2つの骨が境界となる．
- 鼻骨
- 上顎骨

鼻根からの3対の骨で構成される：
- 前頭骨（鼻突起）
- 上顎骨（前頭突起）
- 鼻骨

鼻根は骨によって構成されるので，骨で固定される．
3個の異なる大きな軟骨で鼻背および鼻尖がつくられる：
- 鼻中隔軟骨
- 外側鼻軟骨（上部）
- 大鼻翼軟骨（下部）

骨をつくる小さな軟骨は：
- 小鼻翼軟骨（3〜4個）
- 鋤骨軟骨

鼻背と鼻尖は軟骨性のためかなり可動性がある．
鼻翼軟骨部の空間は鼻前庭とよばれ，硬い鼻毛によって覆われている．
鼻を覆う皮膚は角化重層扁平上皮である
鼻前庭の後方の腔は中鼻道前房である．
2つの外鼻孔の間には鼻中隔が存在し，鼻尖と人中とをつないでいる．
線維組織は軟骨同士および上顎の後方を結ぶ．
鼻のリンパ液の多くは顎下リンパ節に入る．

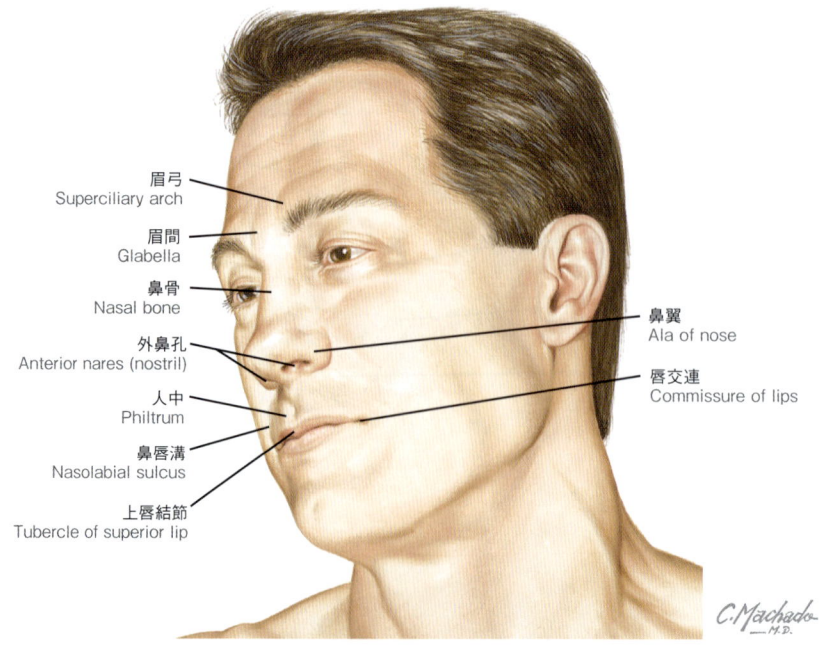

鼻

鼻の解剖（つづき）

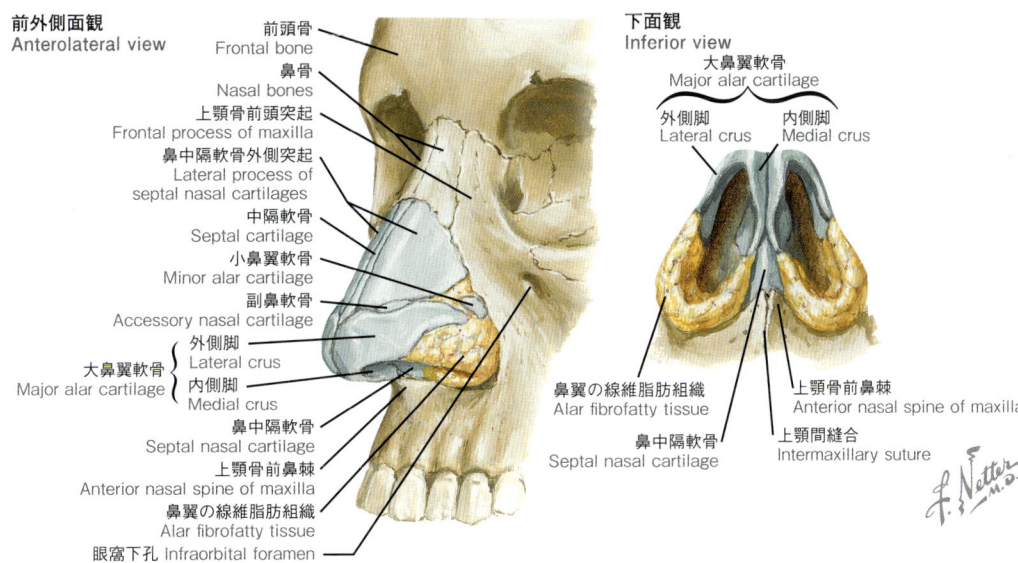

鼻の血液供給

鼻への血液供給には3つの大きな動脈が関与する：

- 眼動脈
- 顎動脈
- 顔面動脈

これらの血管は外頸・内頸動脈から分岐する．

動脈は鼻に沿って進み吻合する．

鼻出血の多くは顔面動脈からの上唇動脈鼻中隔枝の外傷による．

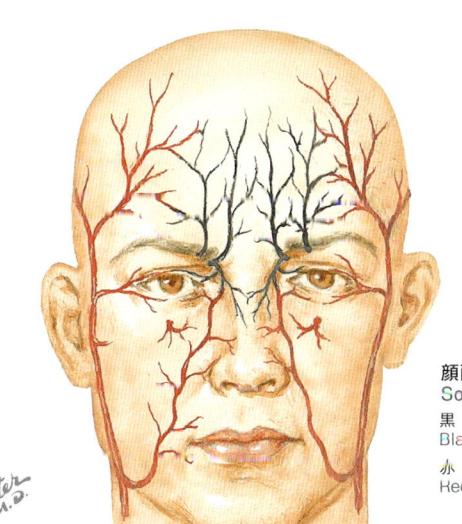

顔面への動脈の由来
Sources of arterial supply of face

黒：内頸動脈由来（眼動脈経由）
Black: from internal carotid artery (via ophthalmic artery)

赤：外頸動脈由来
Red: from external carotid artery

11 鼻

鼻の血液供給（つづき）

動脈供給		
動脈	由来	走行
眼動脈	内頸動脈	眼神経の下方および外側のすぐ近くで視神経管を通り眼窩に入る 視神経と交叉し眼窩の内側に達する 眼窩では，眼窩血管を含む他の分枝に加えて，鼻に向かう2つの大分枝が出る： • 鼻背動脈 • 前篩骨動脈の外鼻枝
鼻背動脈	眼動脈	眼動脈の2つの終枝のうちの1つである 滑車下神経に沿って上内側縁より眼窩から出る 鼻梁（鼻橋）に沿った部位に供給する
外鼻枝*	前篩骨動脈	前篩骨動脈の終枝 鼻骨および外側鼻軟骨間の結合部で外鼻に沿った領域に供給する
顎動脈	外頸動脈	多くの分枝がみられ，眼窩下動脈の鼻枝だけが鼻に血液を供給する
眼窩下動脈鼻枝	顎動脈	眼窩下動脈は顎動脈から続く 下眼瞼枝および上唇枝とともに現れる 鼻の外側面に供給する
顔面動脈	外頸動脈	顎二腹筋後腹および茎突舌骨筋の深部直下を上行する 顎下腺に沿って走り，オトガイ下動脈に分かれ，腺組織への供給を補助する 咬筋部の下顎体を上方へ咬筋前縁まで走り，以下の枝を出す • 前咬筋動脈 頬の上前方を横切り口角まで続き，上唇動脈および下唇動脈となり，以下の枝を出す • 上唇動脈 • 下唇動脈 鼻の側面に沿って上方へ走り，以下の枝を出す • 鼻外側枝 続いて，眼角動脈として鼻の側面を走り，眼の内側に沿い終わる 蛇行する
（鼻）中隔枝	上唇動脈	鼻中隔に供給する
鼻翼枝	上唇動脈	鼻翼に供給する
鼻外側枝	顔面動脈	鼻翼および鼻の背側に供給する

* 訳注：529ページの訳注を参照．

鼻

鼻の血液供給（つづき）

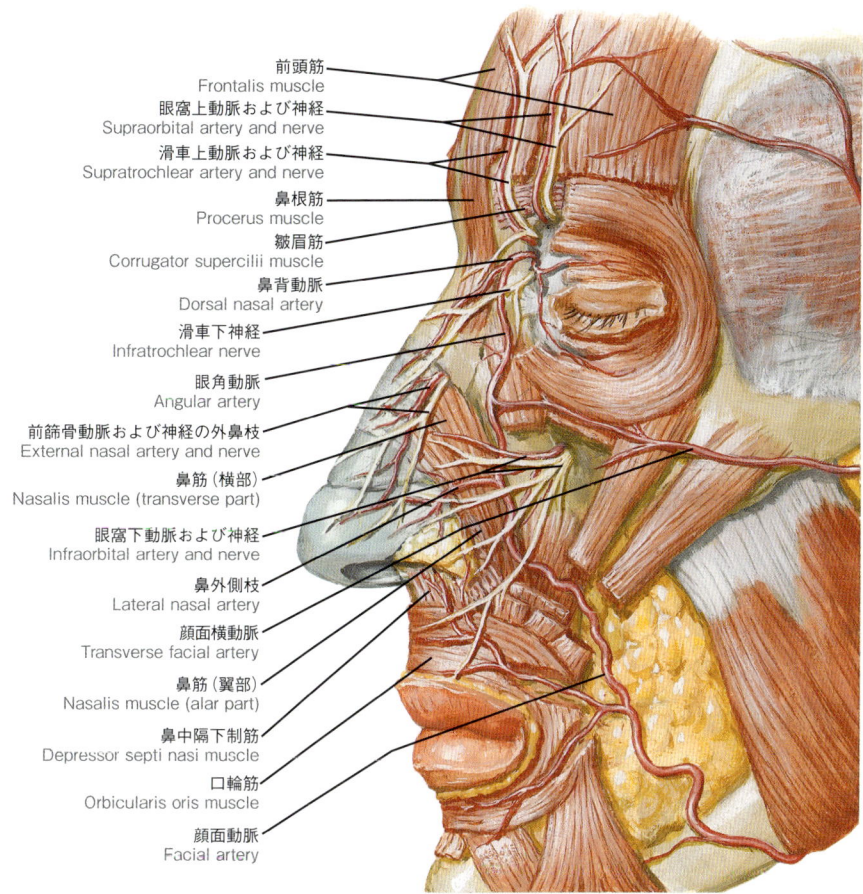

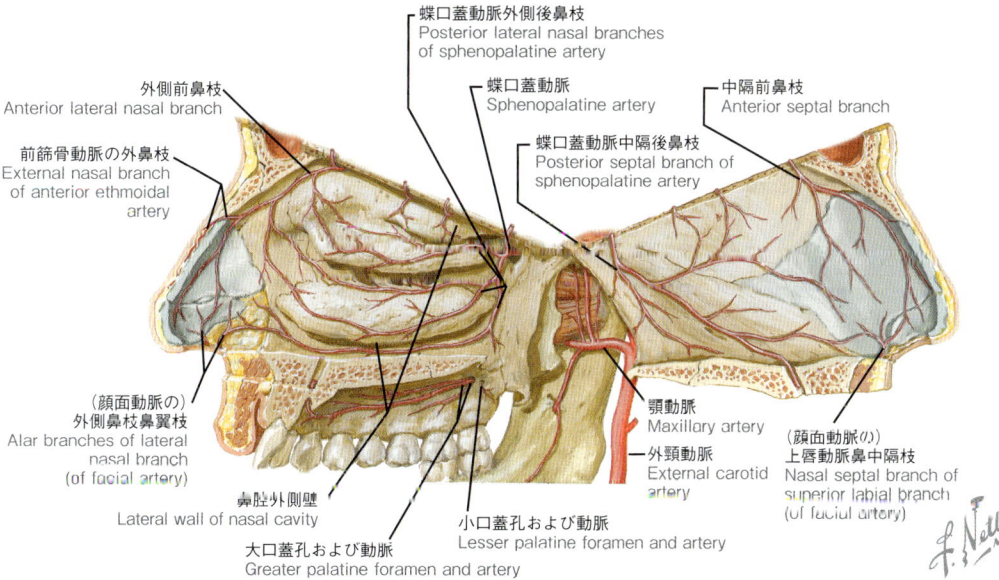

鼻および鼻腔／NOSE AND NASAL CAVITY

11 鼻

鼻の血液供給（つづき）

静脈	静脈排出路
	走行
顔面静脈	眼角静脈として始まる 鼻の側面に沿って下方に進み，外側鼻静脈を受け入れる さらに後下方に進んで口角を横切り頬に向かい，上唇静脈および下唇静脈を受け入れる 下顎に向かって進む間，翼突筋静脈叢は深顔面静脈を介し，顔面静脈と連絡する 顎下三角において，顔面静脈には下顎後静脈の前枝が合流し総顔面静脈となる 静脈弁はもたず，血液は逆流することもできる
眼角静脈	眼の内側部に沿って眼窩上静脈および滑車上静脈が合流して始まる 鼻の外側に沿って進み，顔面静脈となる
上眼静脈	眼窩の上壁および頭皮から血液を受ける 眼角静脈と吻合する 後方に進み，翼突筋静脈叢と連絡する
下眼静脈	眼窩の下壁から血液を受ける 眼角静脈と吻合する 眼窩下静脈とともに後方に進み，下眼窩裂を通って翼突筋静脈叢と連絡する

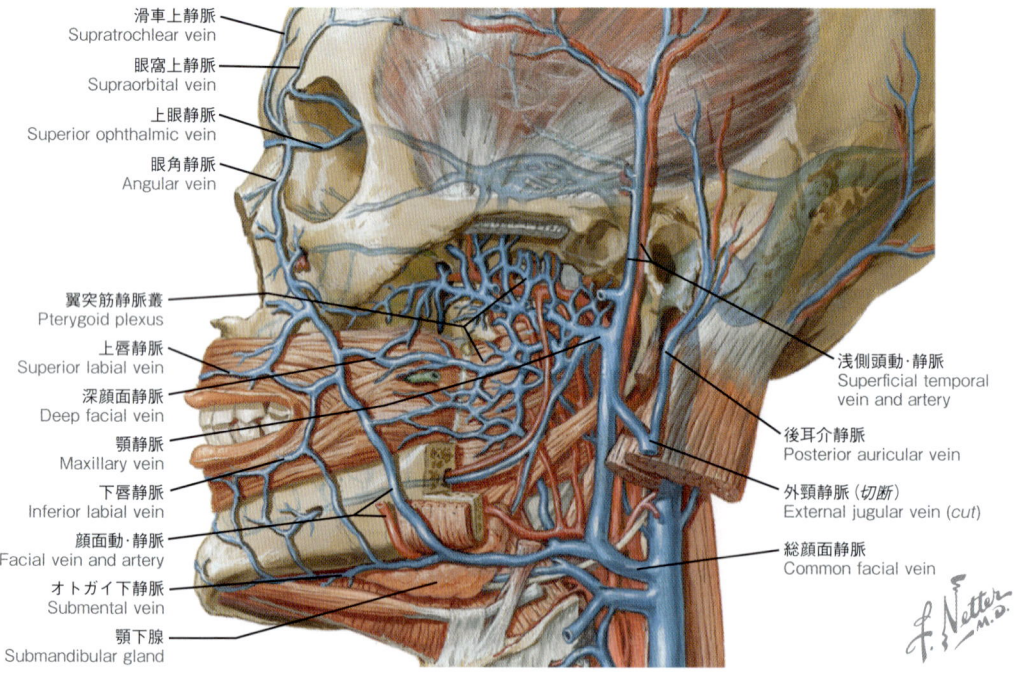

鼻

鼻の神経支配

鼻の感覚支配は三叉神経の枝である眼神経および上顎神経から生じる．

三叉神経の眼神経		
中頭蓋窩の三叉神経から生じる 動眼神経および滑車神経の直下で，海綿静脈洞の外側壁上を前方に進むが，上顎神経に対しては上方に位置する 眼窩に入る直前で，上眼窩裂を通り，眼神経は3大分枝に分かれる： • 涙腺神経 • 前頭神経 • 鼻毛様体神経 鼻毛様体神経の終枝は以下である • 前篩骨神経 • 滑車下神経		
神経	由来	走行
外鼻枝	前篩骨神経	外側鼻軟骨と鼻骨の下縁の間から出る 外鼻孔周囲の鼻翼および鼻尖の皮膚に分布する
内鼻枝		鼻前庭内側面の皮膚に分布する： • 内側鼻枝 • 外側鼻枝
滑車下神経	鼻毛様体神経	内側直筋の上縁を前方に通る 内眼角に向かって滑車の下方を通る 鼻梁の皮膚，眼瞼，結膜およびすべての涙器に分布する 眼瞼，結膜，すべての涙器にも分布する
三叉神経の上顎神経		
海綿静脈洞の外側壁に沿って走る 中頭蓋窩から正円孔経由で翼口蓋窩を通る4分枝： • 眼窩下神経…上顎神経からの連続 • 後上歯槽枝 • 頬骨神経 • 神経節枝		
眼窩下神経	三叉神経の上顎神経(V_2)からの連続	下眼窩裂を通り眼窩に入る 眼窩下溝および眼窩下管を通り前方へ走り，眼窩下孔を通り顔面に出る 顔面に出ると，3終末枝に分かれる： • 鼻枝（鼻翼に分布する） • 下眼瞼枝（下眼瞼の皮膚に分布する） • 上唇枝（上唇の皮膚に分布する）
眼窩下神経鼻枝	眼窩下神経	鼻翼に分布する

鼻の神経支配（つづき）

涙腺
Lacrimal gland
前篩骨神経
Anterior ethmoidal nerve
眼神経（V1）
Ophthalmic nerve (V1)
三叉神経節（半月神経節）
Trigeminal (semilunar) ganglion
三叉神経（V）
Trigeminal nerve (V)
下顎神経（V3）
Mandibular nerve (V3)
上顎神経（V2）
Maxillary nerve (V2)
滑車下神経（鼻毛様体神経由来）
Infratrochlear nerve
(from nasociliary nerve)
前篩骨神経外鼻枝
External nasal branch of
anterior ethmoidal nerve
眼窩下神経鼻枝
Nasal branch of infraorbital n.
眼窩下神経
Infraorbital nerve
F. Netter M.D.
K. Carter

眼神経（V1）
Ophthalmic nerve (V1)
三叉神経（V）神経節および神経核
Trigeminal nerve (V) ganglion and nuclei
前篩骨神経
Anterior ethmoidal nerve
滑車下神経
Infratrochlear nerve
前篩骨神経内鼻枝
および外鼻枝
Internal nasal branches
and
External nasal branches
of anterior ethmoidal nerve
上顎神経（V2）
Maxillary nerve (V2)
遠心性線維 Efferent fibers
求心性線維 Afferent fibers
固有受容性線維 Proprioceptive fibers
副交感神経線維 Parasympathetic fibers
交感神経線維 Sympathetic fibers
下顎神経（V3）
Mandibular nerve (V3)

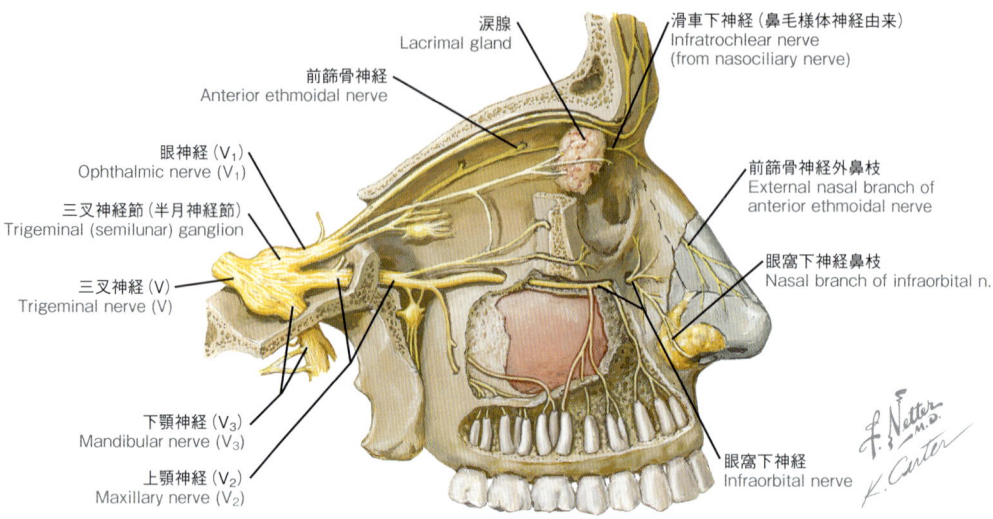

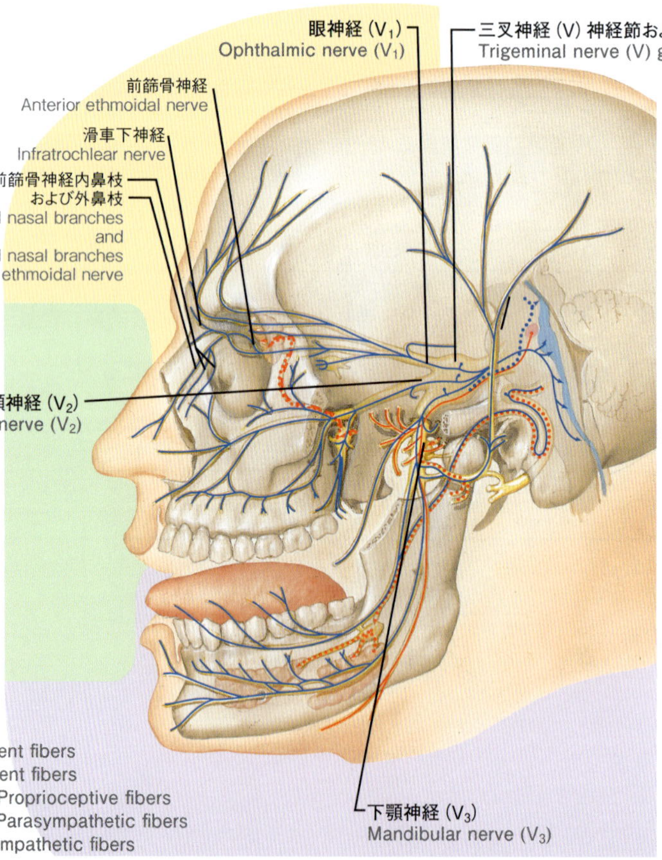

鼻

鼻の神経支配（つづき）

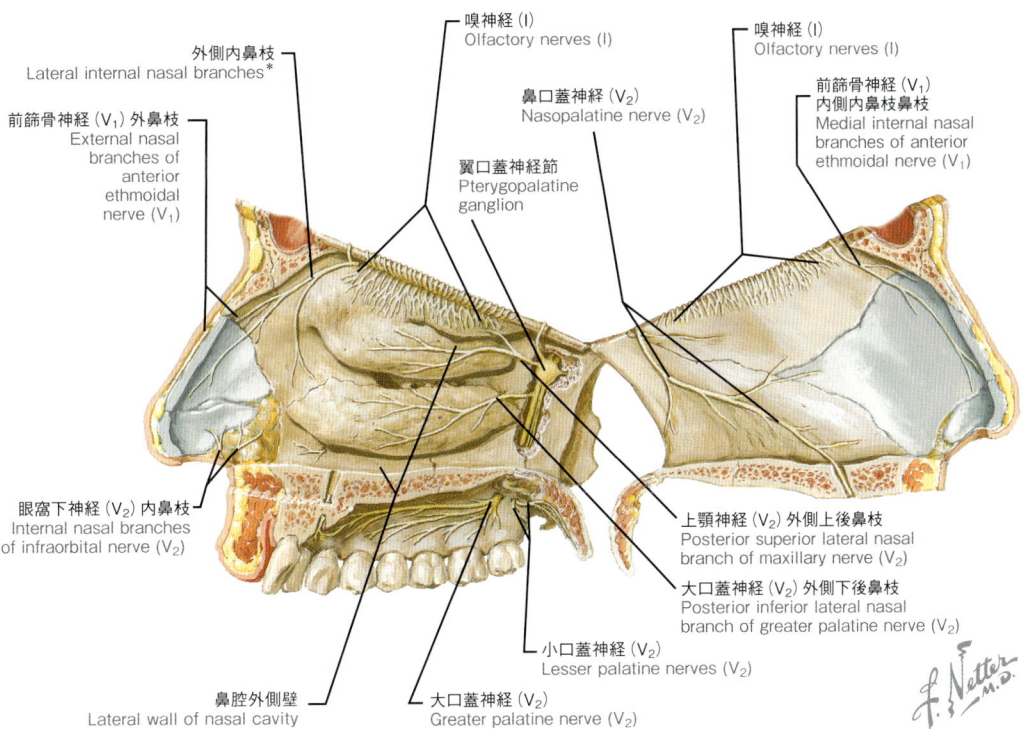

*Lateral internal nasal は Lateral interal nasal branches の誤りと思われる．

11　鼻腔

解剖

鼻腔内面は多列線毛円柱上皮で覆われる．
鼻腔の下部は上部よりも大きい．
嗅上皮は篩板周囲の鼻腔上部に位置している．

梨状口
鼻骨と上顎骨によって囲まれた前方の開口部．

鼻中隔
しばしば変位することで鼻腔の大きさは左右で異なる．

外側壁
海綿状を呈する静脈叢で広く覆われる．
外側壁から3つの大きな突起（鼻甲介）が突出する．
すべての副鼻腔と鼻涙管は鼻腔の外側壁に開口する．
蝶口蓋孔は外側壁後方に位置しており，鼻腔と翼口蓋窩を連絡している．

後鼻孔
開口部は鼻腔と咽頭鼻部をつないでいる．

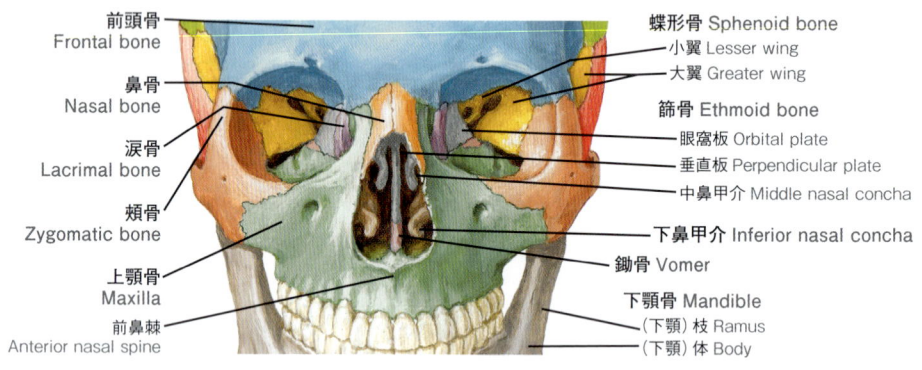

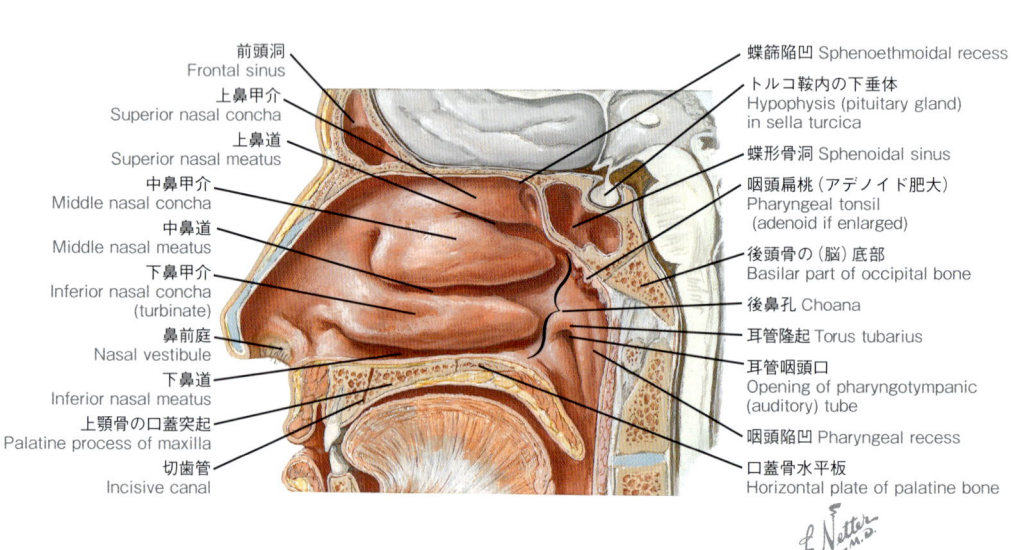

鼻腔

鼻腔の境界と位置関係

境界	
方向	構造
上方	鼻骨，前頭骨，篩骨篩板，蝶形骨体
下方	上顎骨口蓋突起，口蓋骨水平板
前方	外鼻
後方	後鼻孔
中隔	篩骨（垂直板），鋤骨，中隔軟骨
外側	上顎骨，篩骨，口蓋骨，蝶形骨（翼状突起の内側枝）および下鼻甲介，涙骨
位置関係	
方向	構造
上方	前頭洞，蝶形骨洞，大脳前頭葉を容れる前頭蓋窩
下方	口蓋，口腔
内側	反対側の鼻腔
外側	上顎洞，篩骨洞，眼窩，翼口蓋窩

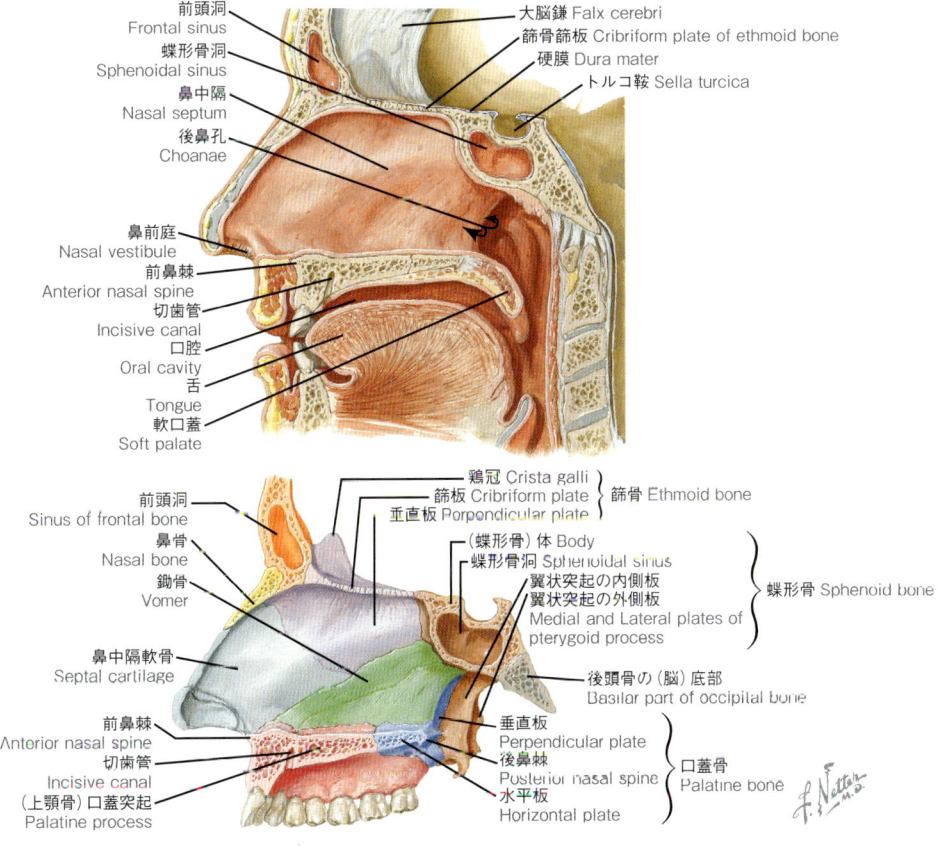

鼻および鼻腔／NOSE AND NASAL CAVITY

11 鼻腔

鼻腔の境界と位置関係（つづき）

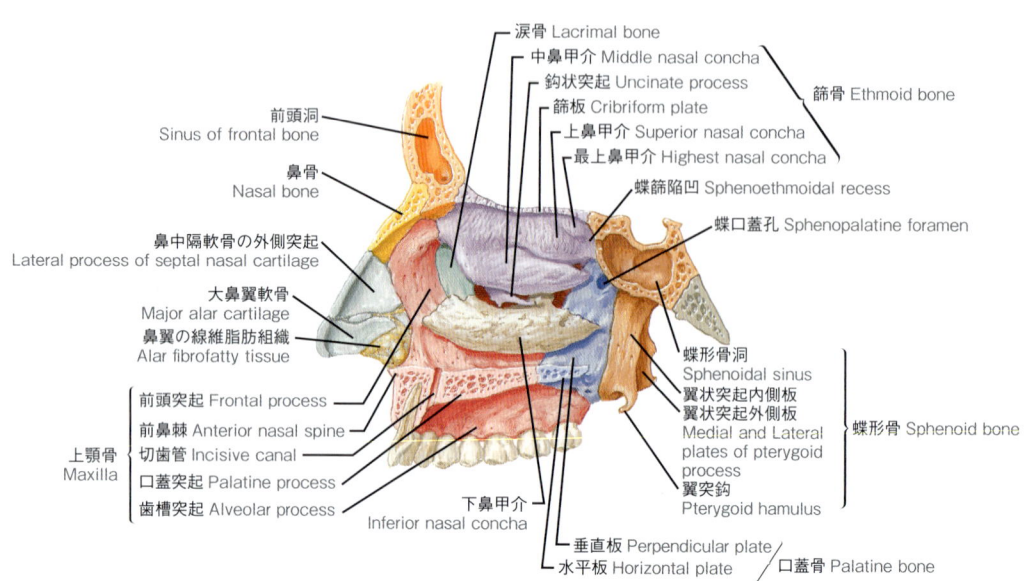

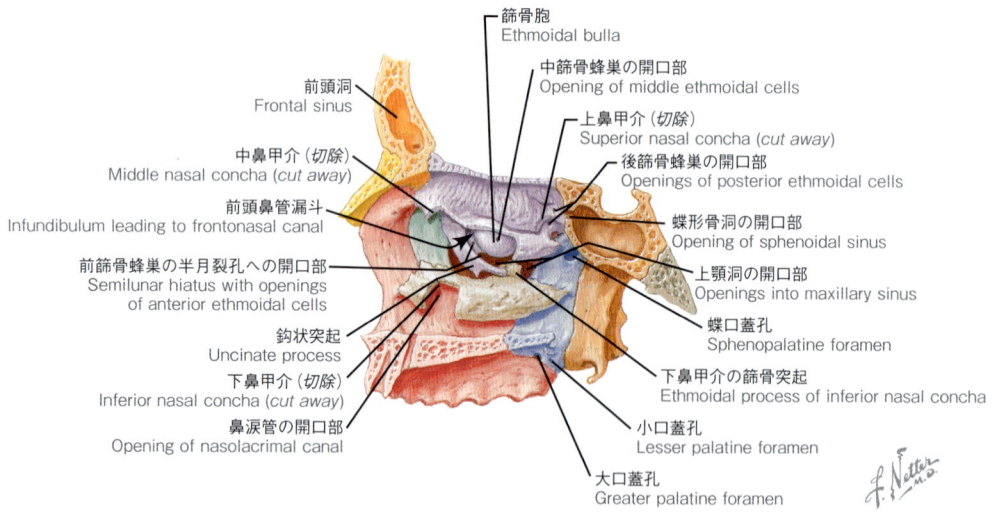

鼻腔

鼻甲介

鼻甲介	開口部	位置	開口する構造物
上鼻甲介	蝶篩陥凹	上鼻道上部	蝶形骨洞
	上鼻道	上鼻道下部	後篩骨洞
中鼻甲介	中鼻道	中鼻道下部	前篩骨洞 中篩骨洞 上顎洞 前頭洞
下鼻甲介	下鼻道	下鼻道下部	鼻涙管

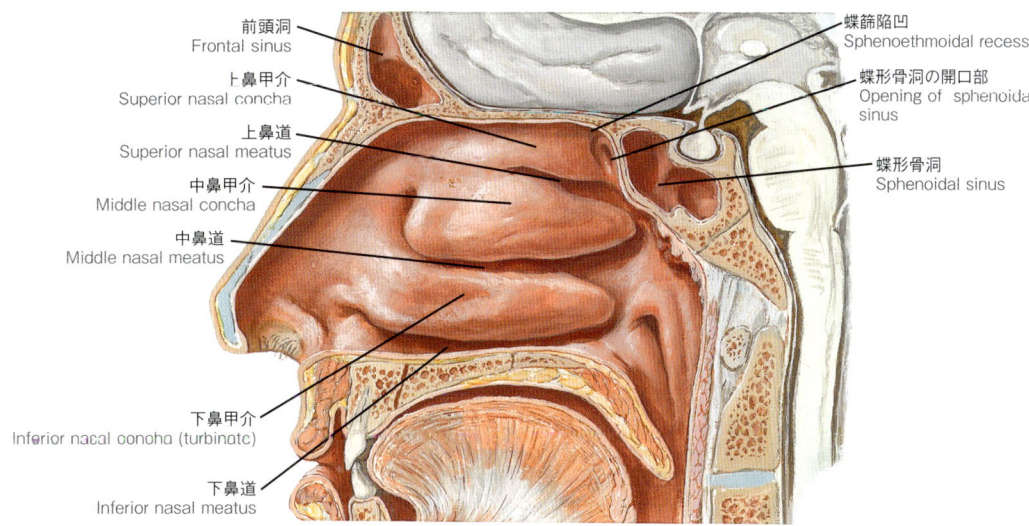

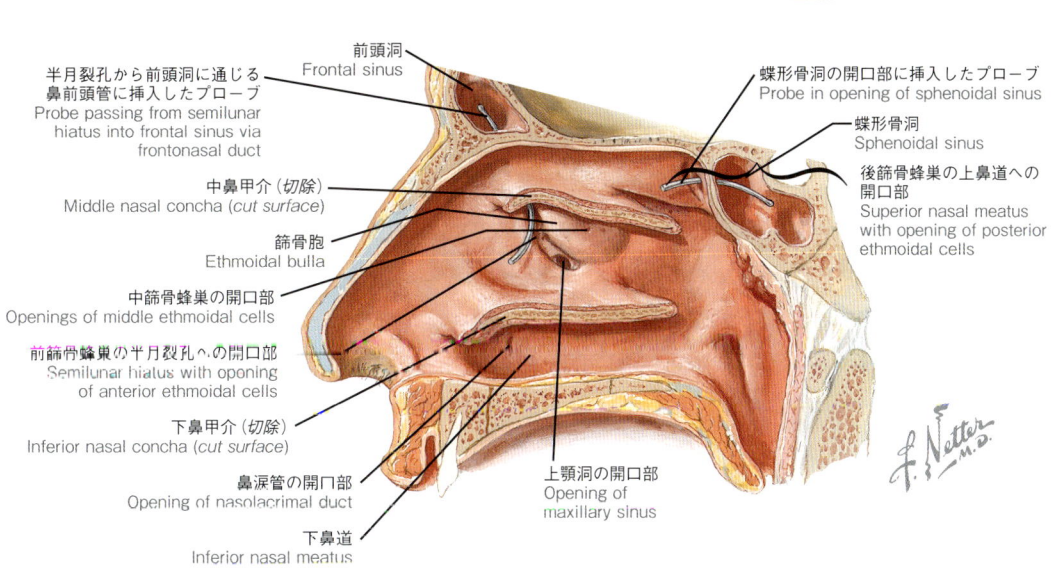

鼻および鼻腔／NOSE AND NASAL CAVITY

11 鼻腔

鼻甲介（つづき）

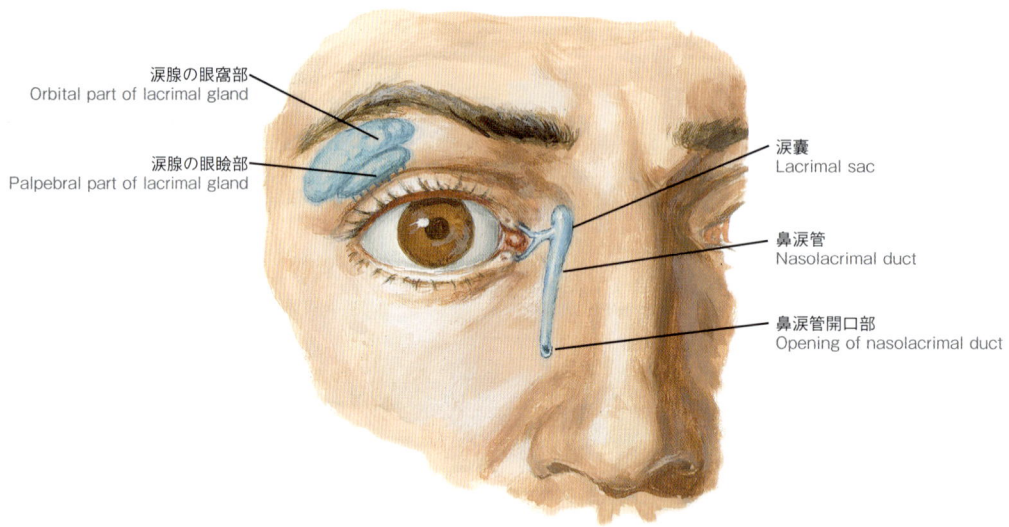

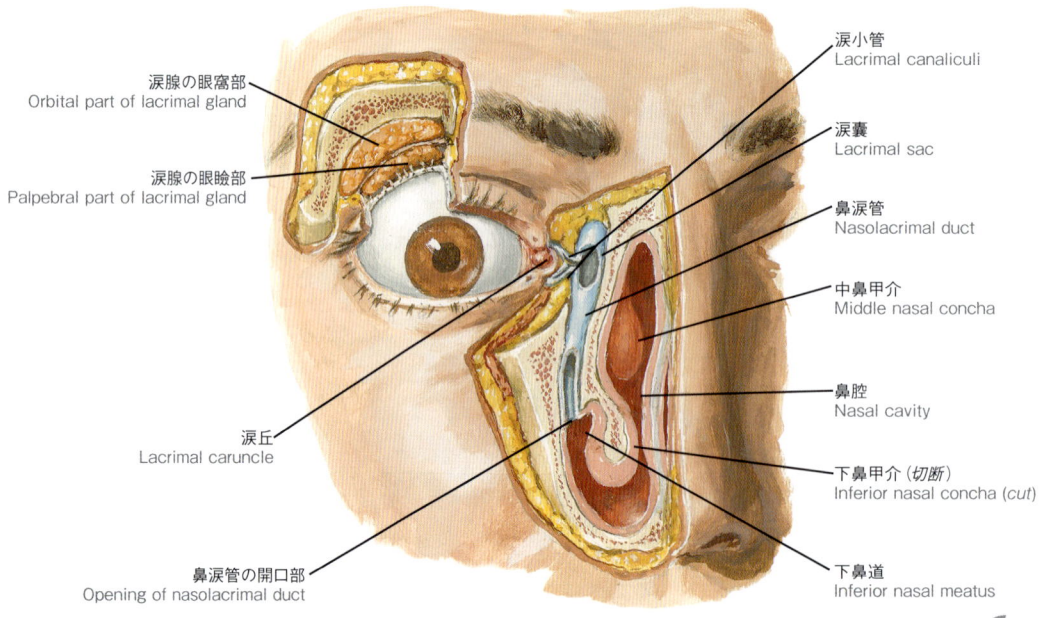

鼻腔

鼻腔の血液供給

鼻腔への血液供給には3つの大きな動脈が関与する：
- 眼動脈
- 顎動脈
- 顔面動脈

これら3つの血管は外頸・内頸動脈の枝で，基本的には神経の走行と一致する．

Kiesselbach（キーゼルバッハ）の静脈叢は以下のものが鼻中隔に沿って吻合したものである：
- 前篩骨動脈
- 蝶口蓋動脈
- 大口蓋動脈
- 上唇動脈の鼻中隔枝

静脈は一般的に動脈と対応する．

動脈供給		
動脈	由来	走行
眼動脈	内頸動脈	視神経のすぐ下外側で視神経管を抜けて眼窩に入り，視神経を横断し，眼窩の内側に到達する 眼窩の中では，眼窩の枝の他に，鼻腔に分布する2つの大きな枝を出す： • 前篩骨動脈 • 後篩骨動脈
前篩骨動脈	眼動脈	鼻毛様体神経とともに前篩骨孔を通り抜けて走行する 前頭蓋窩に入って硬膜枝を分枝する 経過中に鼻腔方向へ下行する鼻枝を出す • 外側前鼻枝 • 中隔前鼻枝 鼻腔の外側壁・鼻中隔へ枝を出し，その外鼻を栄養する外鼻枝を分枝する
後篩骨動脈	眼動脈	後篩骨孔を通り抜けて走行する 前頭蓋窩に入り硬膜枝を分枝する経過中に篩板を通り鼻腔方向へ下行する鼻枝を出す： • 外側後鼻枝 • 中隔後鼻枝 上鼻甲介付近の外側壁の一部と鼻中隔の後上部に分布する
顎動脈	外頸動脈	一連の枝を起始する；鼻腔に2本の枝を出す： • 蝶口蓋動脈 • 大口蓋動脈
蝶口蓋動脈	顎動脈の第3区	蝶口蓋孔を通過後，鼻腔に入り後鼻枝を分枝する • 外側後鼻枝は鼻甲介，粘膜，そして外側壁に分布する • 中隔後鼻枝は鼻中隔に沿って進み，切歯管を経由して硬口蓋に入る
大口蓋動脈	顎動脈の枝，下行口蓋動脈	大口蓋動脈は口蓋管の中で小口蓋動脈（軟口蓋と口蓋扁桃に分布）を分枝する．さらに大口蓋動脈は，大口蓋孔を出た後，前方の切歯孔に向かって硬口蓋・歯肉・口蓋腺に分布し，一部は切歯孔から出た蝶口蓋動脈の終枝と吻合する また，下鼻道にも枝を送る

11 鼻腔

鼻腔の血液供給（つづき）

動脈供給（つづき）		
動脈	由来	走行
顔面動脈	外頸動脈	蛇行しながら進む 茎突舌骨筋と顎二腹筋後腹の深層直下を上方へ走行する その後，顎下腺に沿って進みオトガイ下動脈を分枝し，顎下腺への血液供給を補助する 咬筋部で下顎体上を上方に走行し，頬を横断して口角まで前上方へ進み，上・下唇動脈を分枝する 外鼻側面に沿って上方に進み，鼻外側枝を分枝する 外鼻側面をさらに上行し，眼角動脈となって眼球内面に沿って終わる
上唇動脈	顔面動脈	上唇に分布し，また鼻中隔枝を分枝する 鼻中隔前方部への主たる血液供給を行う

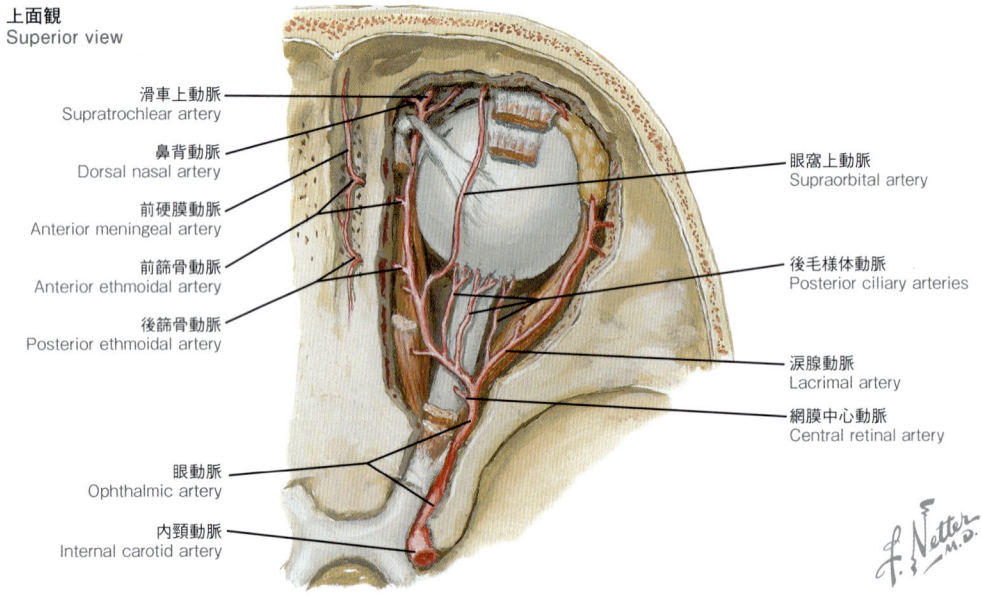

上面観
Superior view

鼻腔

鼻腔の血液供給（つづき）

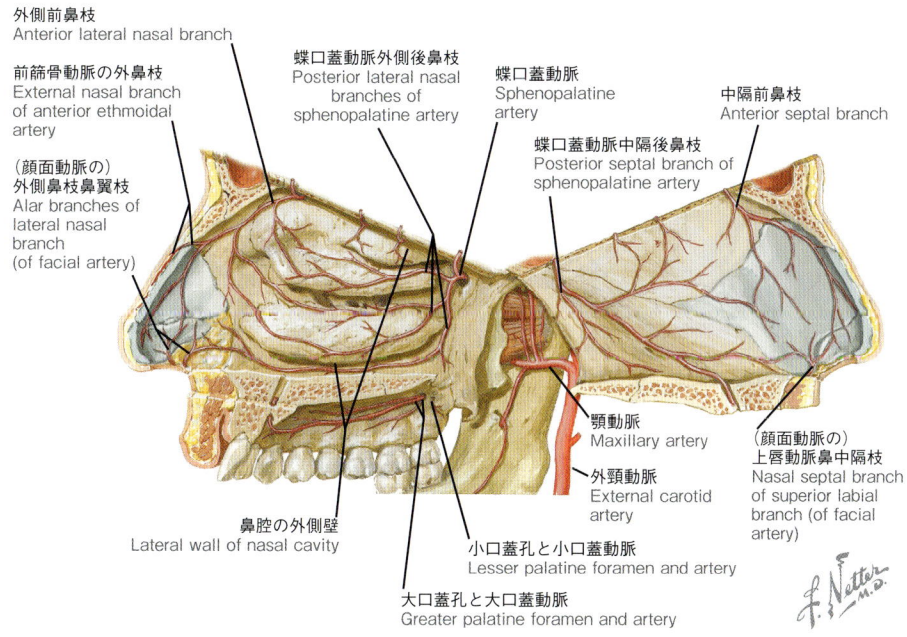

11 鼻腔

鼻腔の血液供給（つづき）

静脈	静脈排出路 走行
粘膜深部に海綿静脈洞が発達している 静脈叢は以下の静脈に注ぐ	
導出静脈	鼻腔内の海綿静脈叢からの静脈は盲孔を通って上矢状静脈洞に流入する
蝶口蓋静脈	鼻腔後方部の静脈叢からの血液は蝶口蓋静脈に続き，蝶口蓋孔から翼突筋静脈叢に流入する
前篩骨静脈	鼻腔前方部の静脈叢からの血液は前篩骨静脈に注ぎ，眼静脈および／または顔面静脈に流入する
後篩骨静脈	鼻腔後方部の静脈叢からの血液は後篩骨静脈に注ぎ，眼静脈および顔面静脈に流入する
上唇動脈の鼻中隔枝	鼻腔前部にある静脈叢の血液は上唇動脈の鼻中隔枝に注ぎ，これは顔面静脈に合する

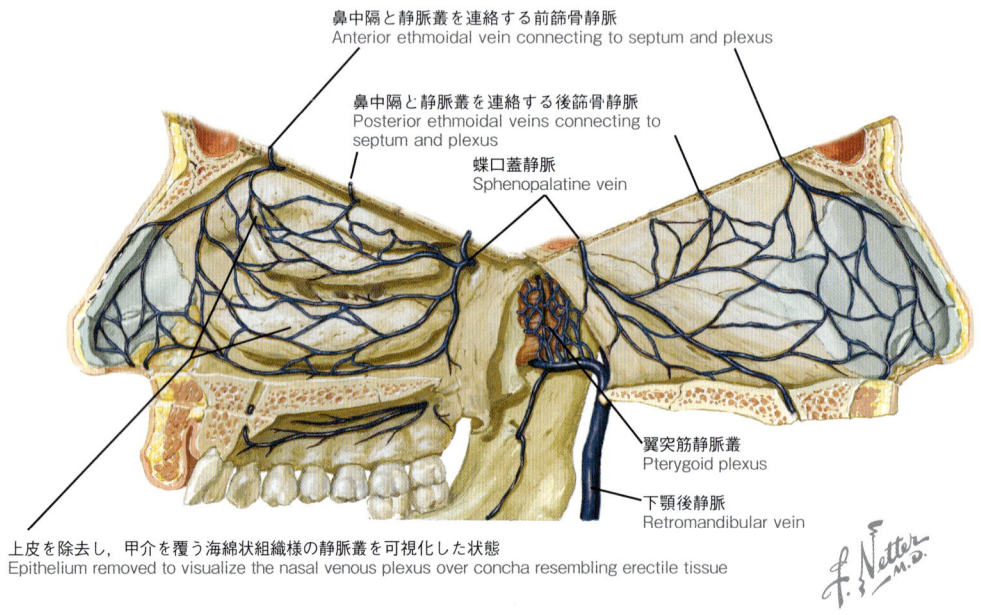

鼻中隔と静脈叢を連絡する前篩骨静脈
Anterior ethmoidal vein connecting to septum and plexus

鼻中隔と静脈叢を連絡する後篩骨静脈
Posterior ethmoidal veins connecting to septum and plexus

蝶口蓋静脈
Sphenopalatine vein

翼突筋静脈叢
Pterygoid plexus

下顎後静脈
Retromandibular vein

上皮を除去し，甲介を覆う海綿状組織様の静脈叢を可視化した状態
Epithelium removed to visualize the nasal venous plexus over concha resembling erectile tissue

鼻腔

鼻腔の神経支配

鼻腔には2つの大きな感覚神経が分布する：
- 嗅神経を経由する嗅覚（特殊内臓性求心性）
- 三叉神経の枝である眼神経と上顎神経を経由する一般感覚（一般体性求心性）

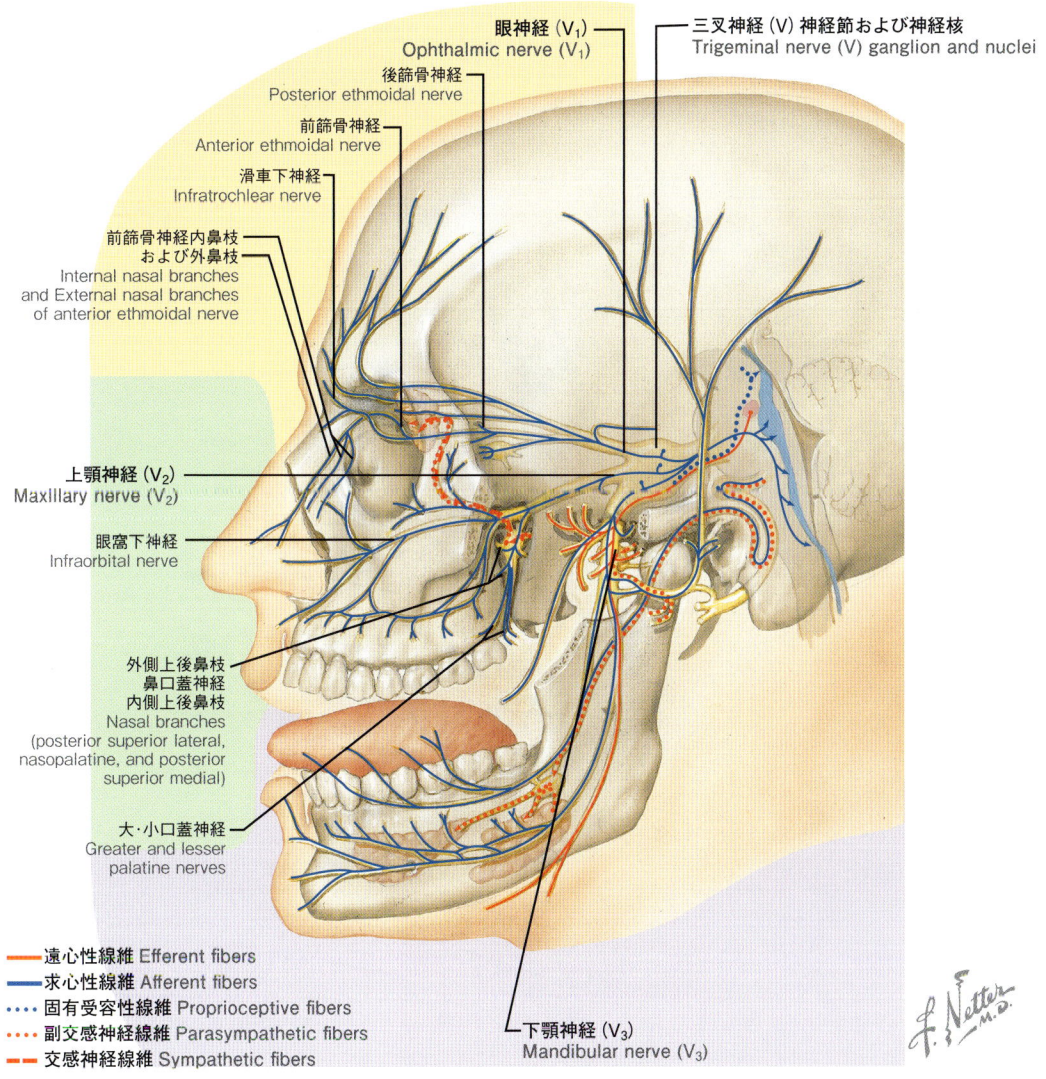

11 鼻腔

鼻腔の神経支配（つづき）

嗅覚

嗅上皮は鼻腔天蓋に認められ，隣接する鼻腔側壁および鼻中隔の上部にも存在する
約20～25の細い嗅神経線維が集まって嗅神経を形成し，篩板を通り抜け上方に走行し，前頭蓋窩内で嗅球に入る

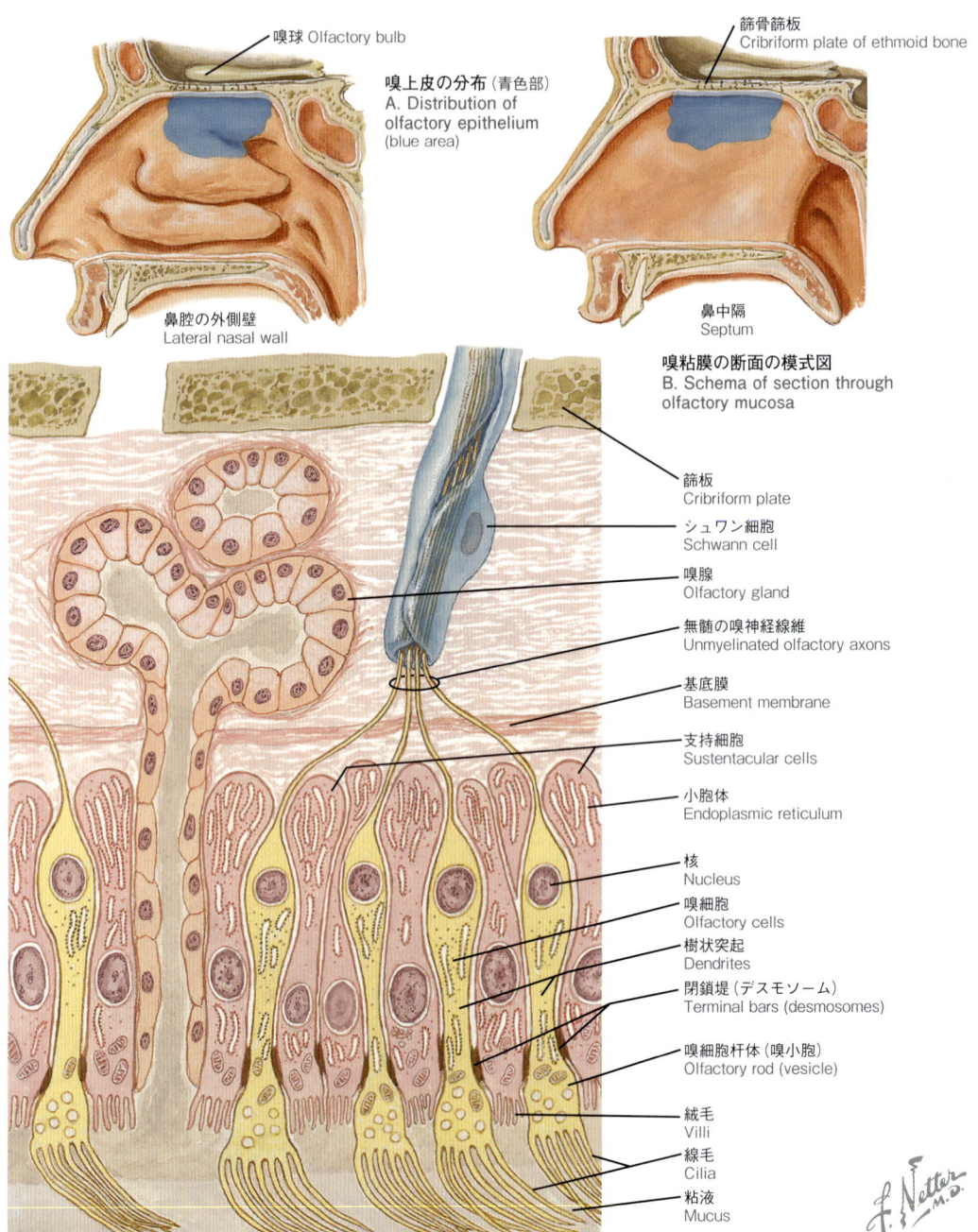

臨床との関連

鼻出血（つづき）

前方鼻出血の焼灼
Cauterization of Anterior Nasal Bleeding

- 鼻中隔のキーゼルバッハ毛細血管網
  Kiesselbach's plexus on septum
- 吸引 Suction
- 硝酸銀棒 Silver nitrate stick

前方パックの装填
Placement of Anterior Pack

- 2～3個のワセリンガーゼを縦にぎっしり詰める
  2 or 3 petrolatum gauze packs placed vertically side by side
- 2.5" × 1"

再発性の重症前方鼻出血に対する鼻中隔植皮術
Septal Dermoplasty for Recurrent Severe Anterior Epistaxis

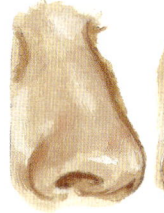
切開
A. Incision

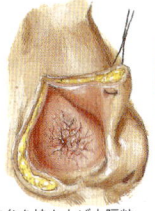
皮弁を持ち上げ中隔粘膜における毛細血管拡張症部を露出させる
B. Flap elevated exposing telangiectasia on septal mucosa

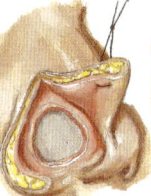
中隔粘膜を削除；軟骨膜は保存する
C. Septal mucosa excised in area of telangiectasia; perichondrium preserved

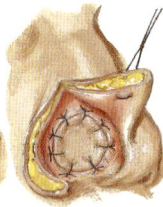
分層植皮片を移植する
D. Split-thickness skin graft applied

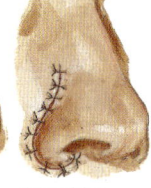
皮弁の縫合；次にシリコーンフィルムの上から鼻内パック（指リック）を適用する
E. Flap sutured; intranasal pack (finger cot) then applied over Silastic sheet

顎動脈の経上顎洞結紮
Transantral Ligation of Maxillary Artery

A. 歯肉上部の経上顎洞法によって顎動脈第3区を露出させる
A. 3rd part of maxillary artery exposed via supragingival transantral approach

- 正円孔から出る上顎神経
  Maxillary nerve emerging from foramen rotundum
- 蝶口蓋動脈を結紮し分ける
  Sphenopalatine artery clipped and divided
- 蝶口蓋動脈は蝶口蓋孔に入り外側後鼻枝および中隔後鼻枝に分かれる
  Sphenopalatine artery entering sphenopalatine foramen to divide into posterior lateral nasal and posterior septal nasal arteries
- 眼窩下神経および動脈
  Infraorbital nerve and artery
- 顎動脈
  Maxillary artery
- 後上歯槽動脈
  Post. sup. alveolar artery
- 翼口蓋神経節
  Pterygopalatine ganglion
- 翼突管神経（ビディアン神経）
  Nerve of pterygoid canal (vidian nerve)
- 口蓋神経および動脈
  Palatine nerves and arteries

B. 手術用顕微鏡による概観
B. View through operating microscope

鼻および鼻腔／NOSE AND NASAL CAVITY

11 臨床との関連

鼻中隔彎曲症

正中線から鼻中隔の重度の変位.

原因
後天的または先天的原因
- 外傷
- 先天性

臨床症状
片側の閉塞(部分的もしくは完全閉塞)により,患側の空気の流れが阻害されるために呼吸困難を起こす.

起こりうるその他の症状:
- 副鼻腔炎
- 鼻出血
- 鼻づまり

治療法
鼻中隔形成術にて治療する.

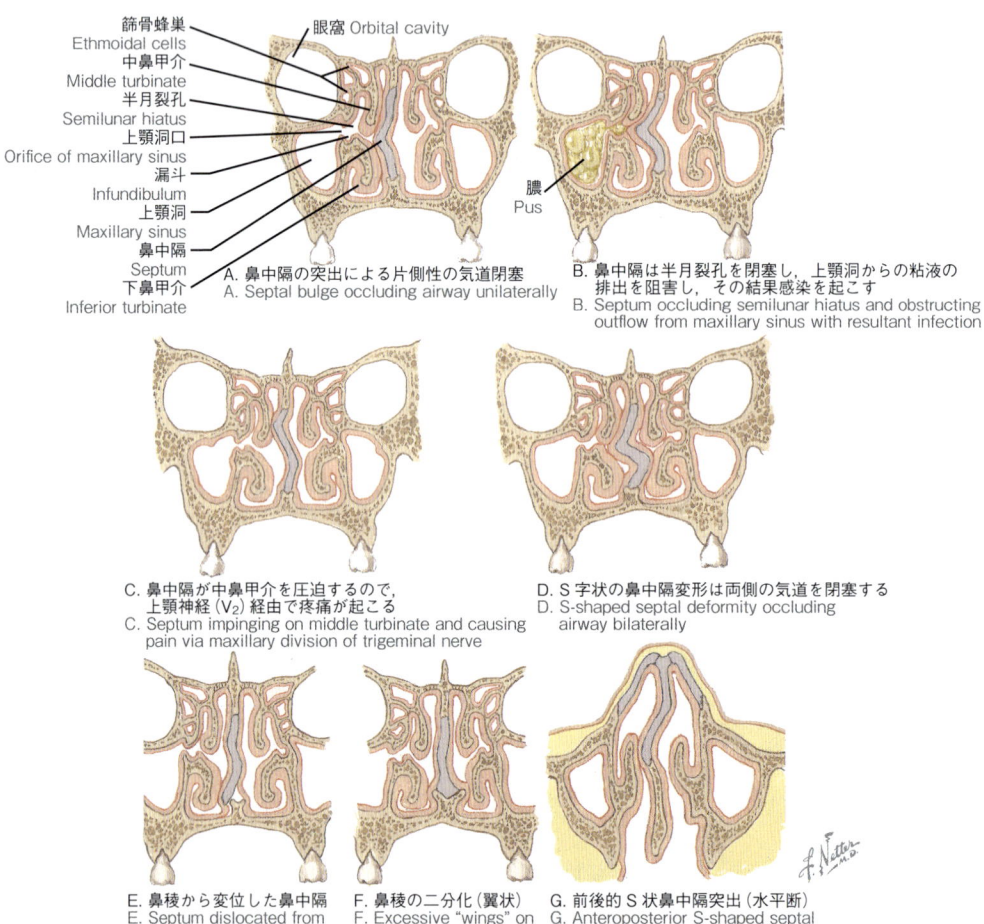

臨床との関連

鼻炎

鼻粘膜の炎症が引き起こす症状：

- 鼻づまり ・くしゃみ ・鼻漏 ・鼻掻痒

眼，耳，副鼻腔，咽頭に波及し，頭痛の原因になりうる．

アレルギー性鼻炎が最も多い．

アレルギー性鼻炎

鼻ポリープ，鼻中隔彎曲症，そして喘息との関連性が認められることがある．

肥満細胞における免疫グロブリンE（IgE）依存性反応を誘発するアレルゲンによって引き起こされる．

肥満細胞は鼻粘膜上に位置しているので，アレルゲンは肥満細胞に結合し，ヒスタミン，プロスタグランジン，サイトカイン，そしてロイコトリエンを放出する．

通常はうっ血除去剤，抗ヒスタミン薬，そしてステロイドを用いて治療を行う．

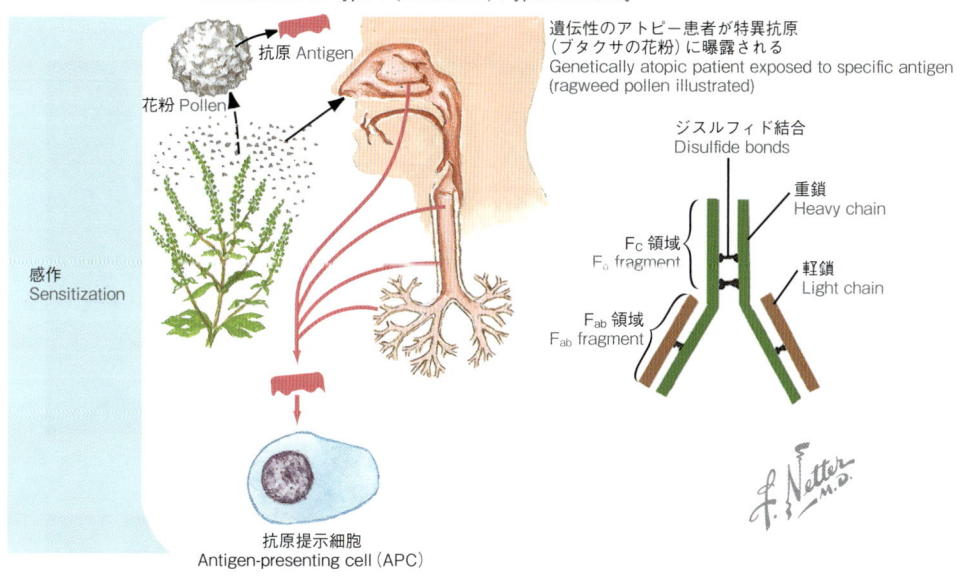

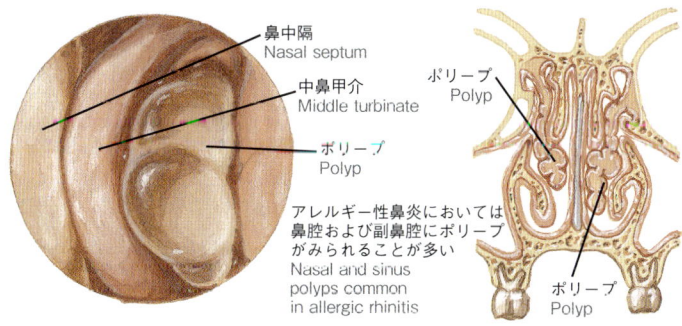

鼻および鼻腔／NOSE AND NASAL CAVITY

11 画像

鋤骨 / Vomer
篩骨の垂直板 / Perpendicular plate of the ethmoid
鶏冠 / Crista galli
中隔軟骨 / Septal cartilage
蝶形骨洞 / Sphenoid sinus
中鼻甲介 / Middle nasal concha

上顎洞 / Maxillary sinus
下鼻甲介 / Inferior nasal concha
上顎洞 / Maxillary sinus
鉤状突起 / Uncinate process
下鼻甲介 / Inferior nasal concha

水疱性甲介 / Concha bullosa

上顎洞 / Maxillary sinus
鼻中隔彎曲 / Deviated septum
上顎洞 / Maxillary sinus
鼻中隔彎曲 / Deviated septum

画像

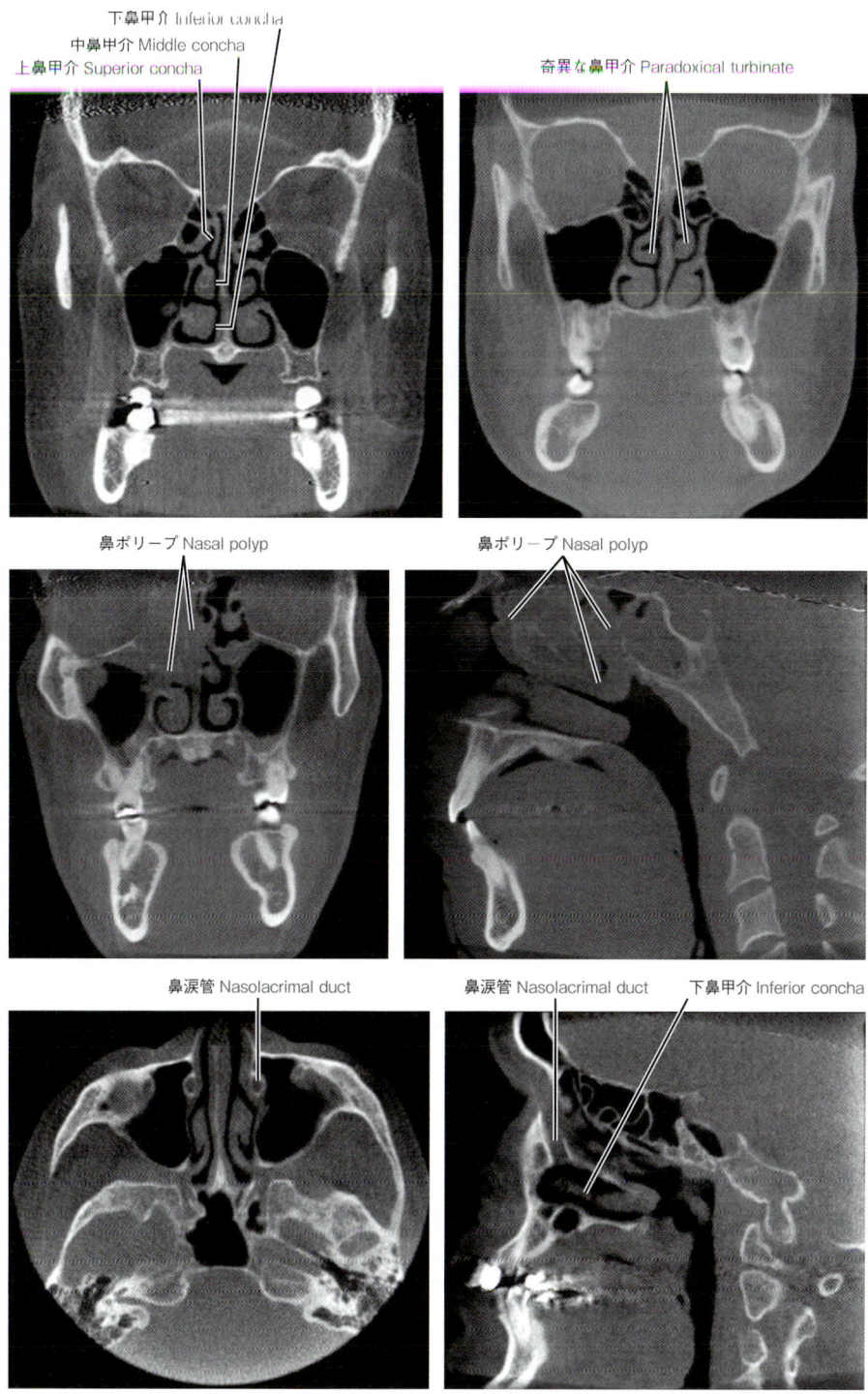

CHAPTER 12
副鼻腔

概観と局所解剖	310
前頭洞	314
篩骨洞	318
上顎洞	323
蝶形骨洞	327
臨床との関連	331

12 概観と局所解剖

一般的知識

副鼻腔：鼻腔の周囲にある空洞部で，鼻腔の外側壁に開口する．
副鼻腔は4つある．

- 前頭洞
- 上顎洞
- 篩骨洞
- 蝶形骨洞

各副鼻腔の名称は存在する骨の名に由来する．
それぞれの内面は呼吸上皮（多列線毛円柱上皮）によって覆われている．
洞の形態はきわめて多様である．

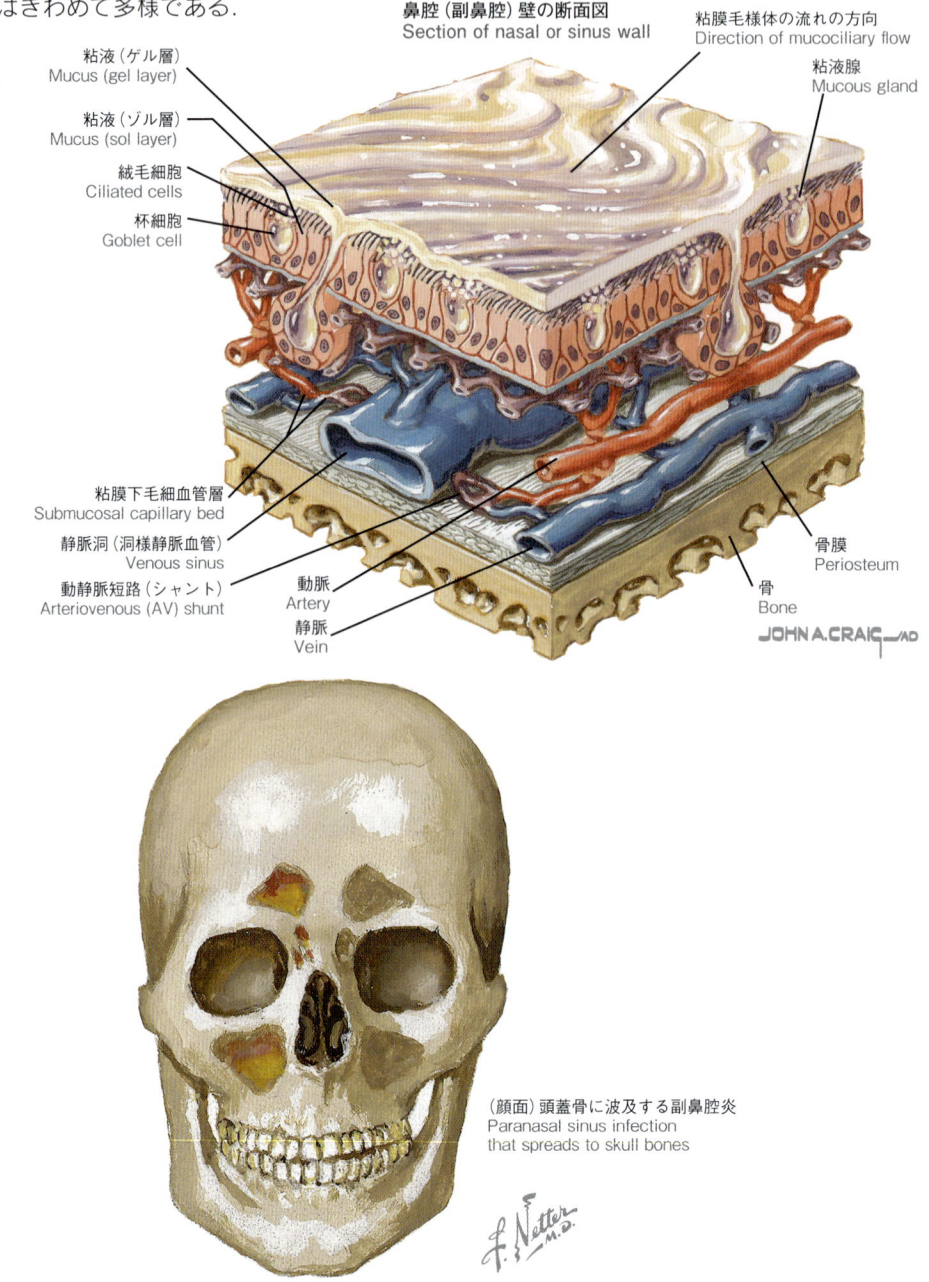

鼻腔（副鼻腔）壁の断面図
Section of nasal or sinus wall

（顔面）頭蓋骨に波及する副鼻腔炎
Paranasal sinus infection that spreads to skull bones

概観と局所解剖

一般的知識（つづき）

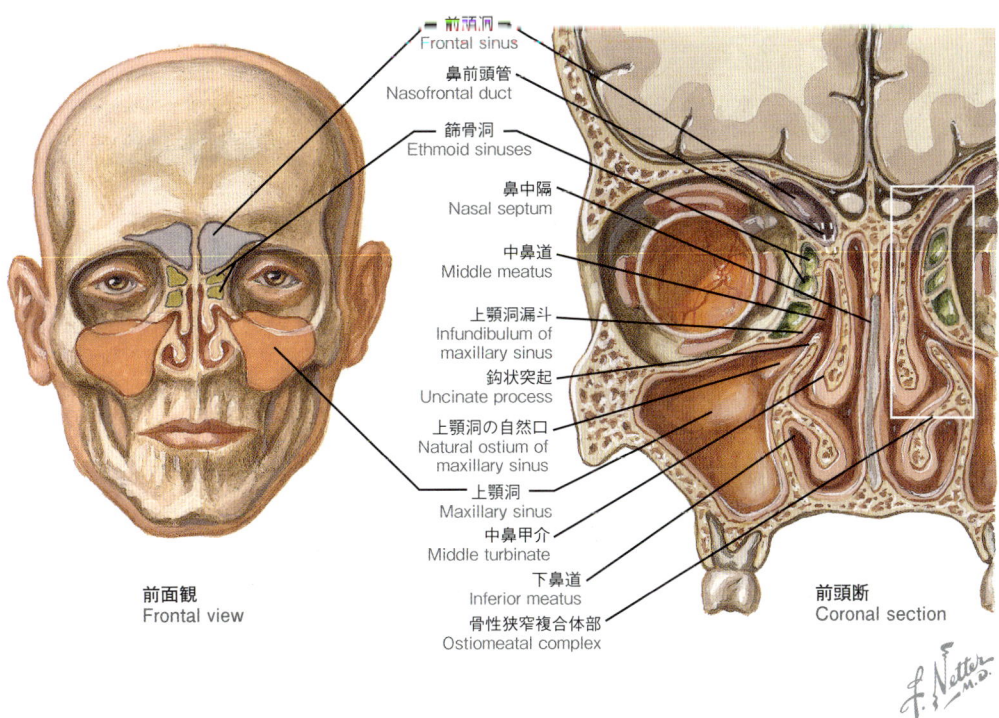

前面観
Frontal view

前頭断
Coronal section

各副鼻腔の特徴				
副鼻腔	位置	解説	動脈	神経
前頭洞	前頭骨（内）	扁平した三角形（空洞）出生時には小さな嚢である	眼動脈の枝	眼神経（V_1）
上顎洞	上顎骨（内）	ピラミッド形（最初に発生する）出生時には小さな洞として存在	顎動脈の枝	上顎神経（V_2）
篩骨洞	篩骨（内）	3〜18個の不整形の空洞 出生時には小さな洞として存在	眼動脈と顎動脈の枝	眼神経（V_1）と上顎神経（V_2）
蝶形骨洞	蝶形骨（内）	立方形 出生時には含気していない		

12 概観と局所解剖

一般的知識（つづき）

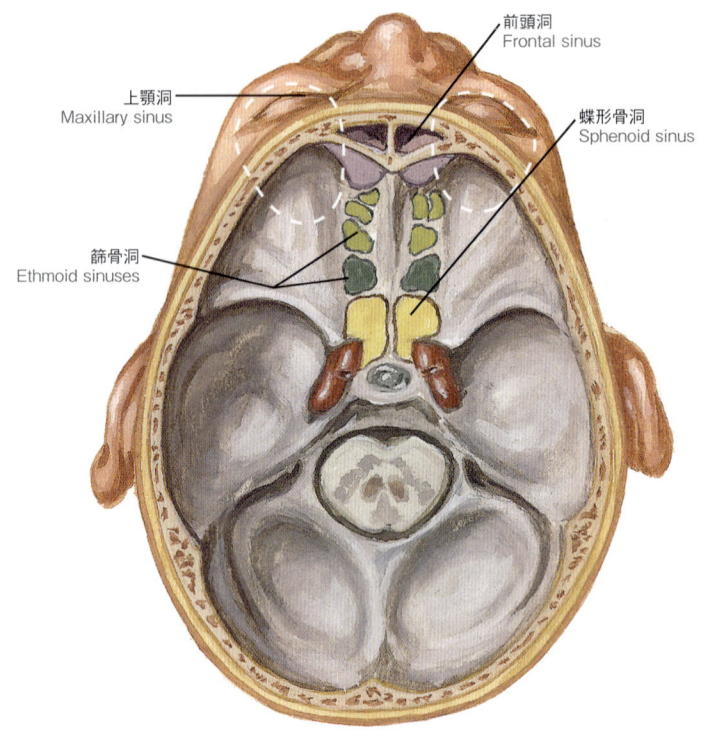

上面観（水平断）
Superior view

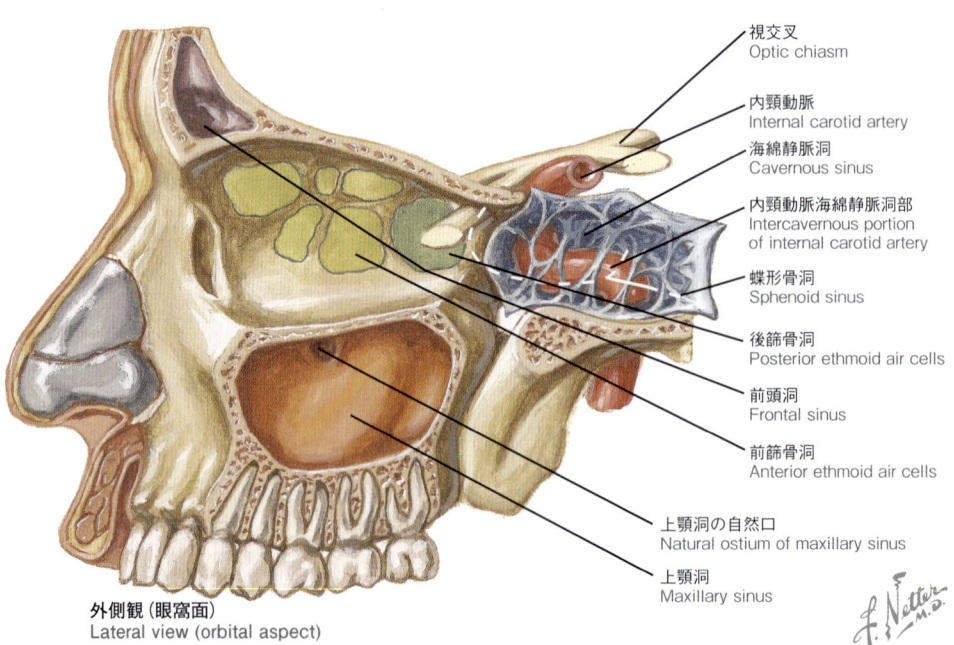

外側観（眼窩面）
Lateral view (orbital aspect)

概観と局所解剖

副鼻腔の自然口（開口部）とその構造

すべての副鼻腔は鼻腔に開口部をもつ，
開口する部位はそれぞれの副鼻腔によって異なる．

副鼻腔の開口		
開口部	開口部の位置	開口する構造物
蝶篩陥凹	上鼻甲介の上部	蝶形骨洞
上鼻道	上鼻甲介の下部	後篩骨洞
中鼻道	中鼻甲介の下部	前篩骨洞 中篩骨洞 上顎洞 前頭洞
下鼻道	下鼻甲介の下部	鼻涙管

鼻の構造
Anatomy of the Nose

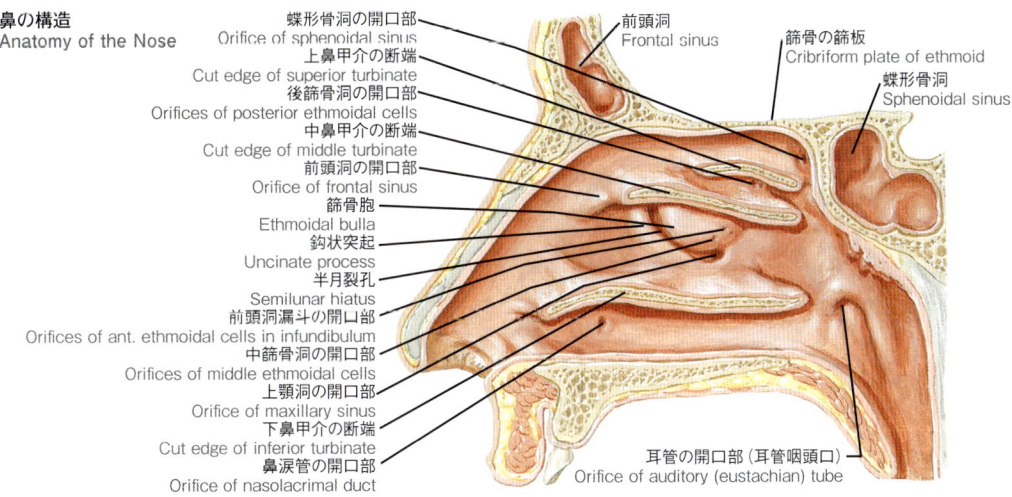

鼻腔と副鼻腔の骨
Bones of nasal cavity and nasal sinuses

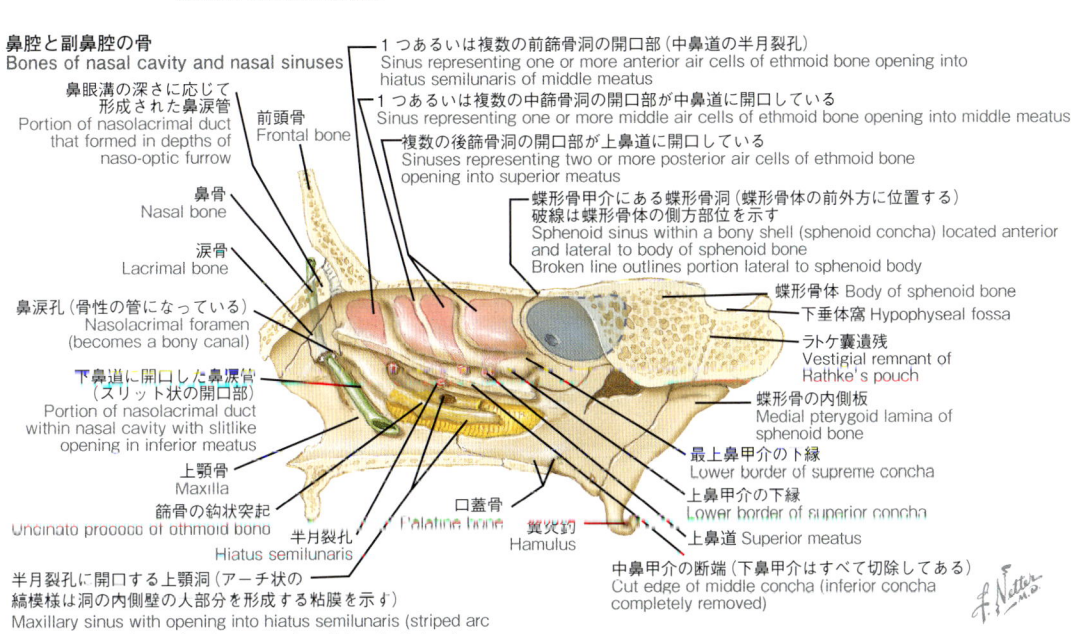

副鼻腔／PARANASAL SINUSES 313

12 前頭洞

一般的知識

2つの前頭洞は一般に非対称的である．
通常，出生時には存在しないか，小さな粘膜嚢としてみられる．
一般的に前頭洞は形成不全である．
含気空洞形成が始まるのは2歳位である．
出生時は未発達で，通常7〜8歳でよく発達する．
大きさが最も大きくなるのは，第一乳臼歯萌出時と6歳頃の大臼歯が口腔内に見え始める時である．
成人の前頭洞は2か所大きくなる：

- 前頭…上方に大きくなり，前額部の前頭骨内に拡がる．
- 眼窩…後方に大きくなり，眼窩内側壁の前頭骨内に拡がる．

排出方向の違い；しばしば篩骨漏斗の前方，上方または漏斗中に排出する．
リンパ液の多くは，顎下リンパ節に排出される．
前頭洞はその神経分布を眼神経（V_1）の枝から受けている．

前頭洞の位置関係

上方：前頭蓋窩とその内容物
下方：眼窩，前篩骨洞，鼻腔
前方：前額部，眉弓
後方：前頭蓋窩とその内容物
内方：他の副鼻腔

自然口の位置

中鼻道

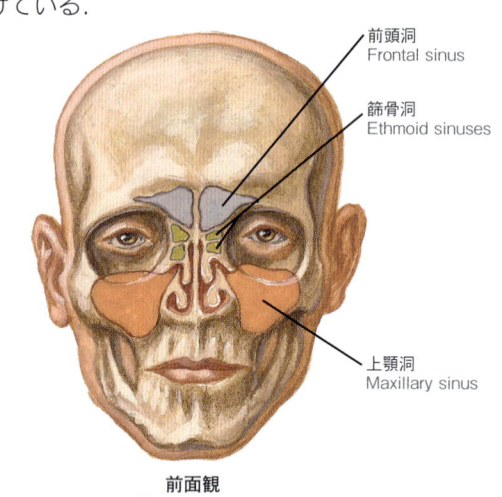

前面観
Frontal view

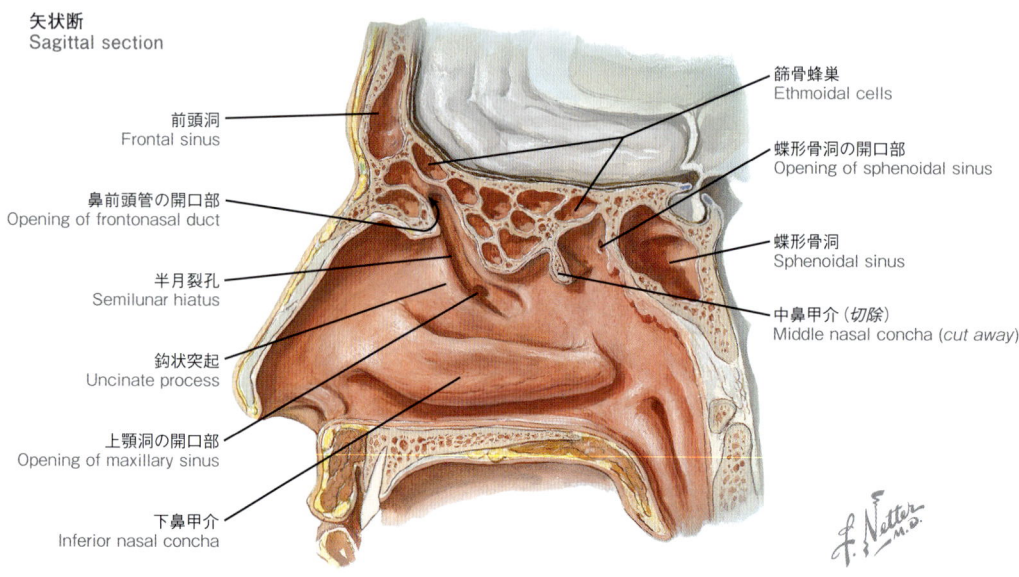

矢状断
Sagittal section

314　NETTER'S HEAD AND NECK ANATOMY FOR DENTISTRY

前頭洞

動脈供給

動脈	由来	走行
前篩骨動脈	眼動脈 (内頸動脈由来)	前篩骨神経とともに前篩骨孔に入る この位置で，前・中篩骨蜂巣と前頭洞に分布する
眼窩上動脈		眼神経と交叉するとき，眼動脈から分枝する 上眼瞼挙筋と上直筋の内側を上行する この位置で，この動脈は眼窩上神経とともに走行し，上眼瞼挙筋と眼窩骨膜との間にある 眼窩上孔（切痕）に向かって走行する 眼窩上縁の高さで，前頭洞に分布する

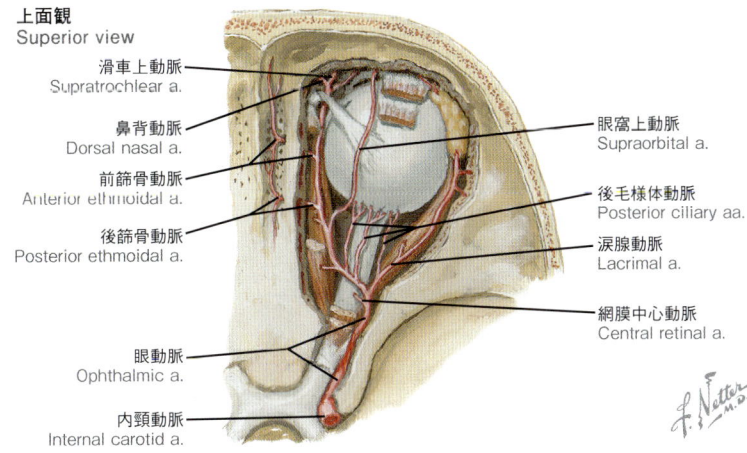

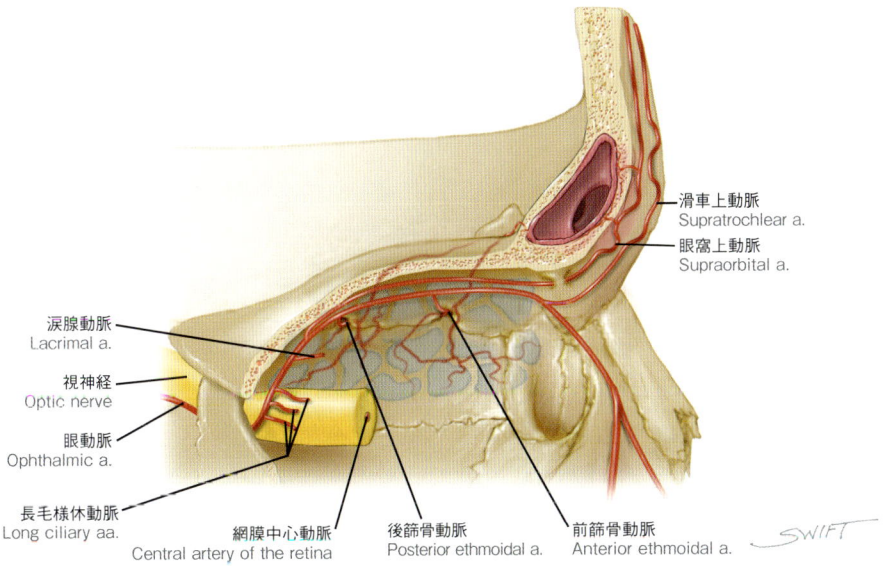

12 前頭洞

神経支配

神経	由来	走行
眼窩上神経	眼神経 (V₁)	上眼瞼挙筋と眼窩骨膜との間を走行する 眼窩上孔（切痕）に向かって前方に進む 眼窩上縁の高さで前頭洞に分布する

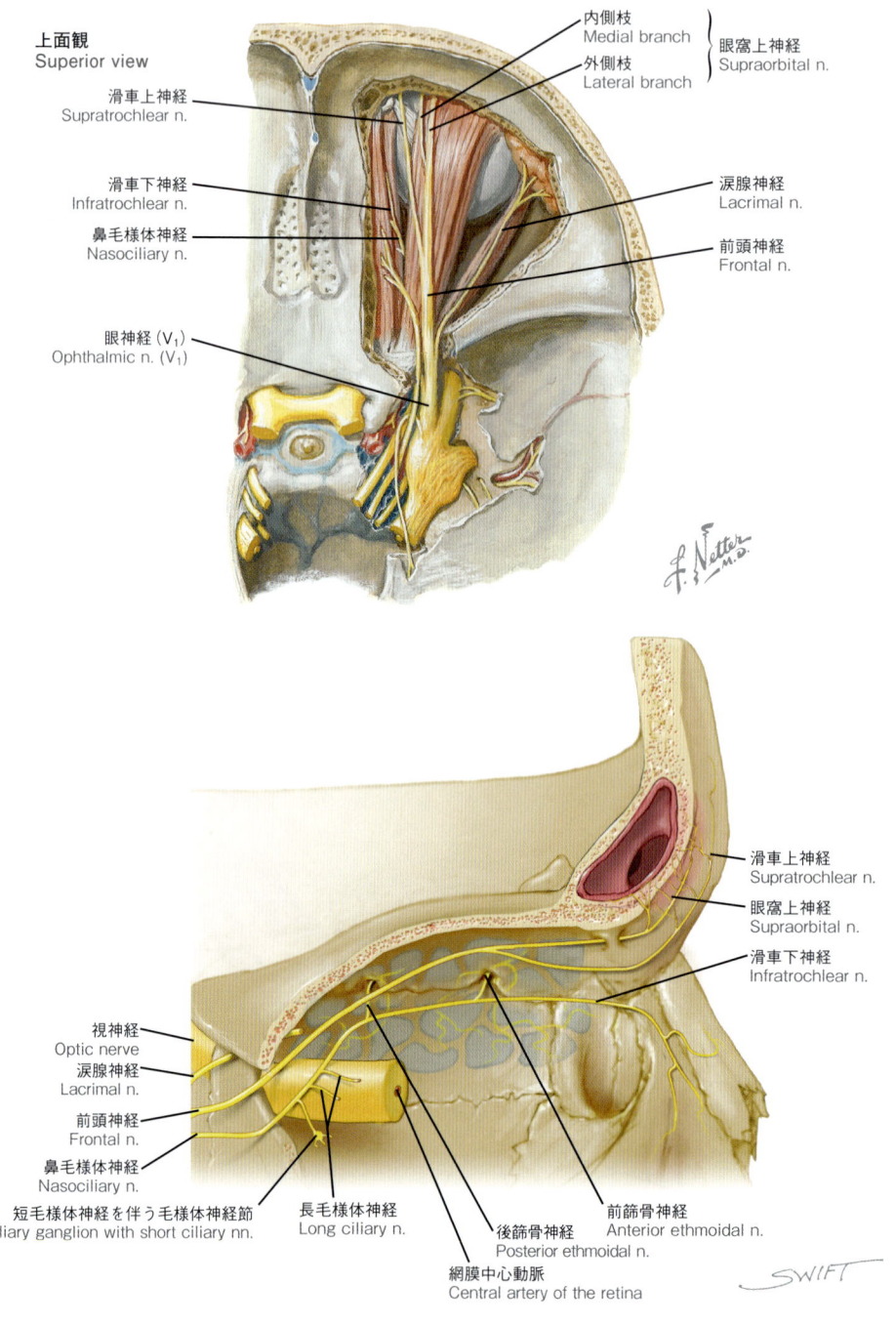

前頭洞

画像

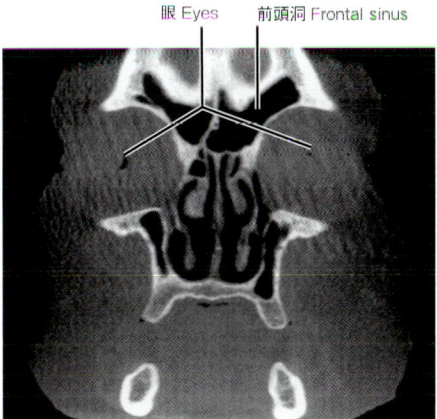

眼 Eyes　前頭洞 Frontal sinus

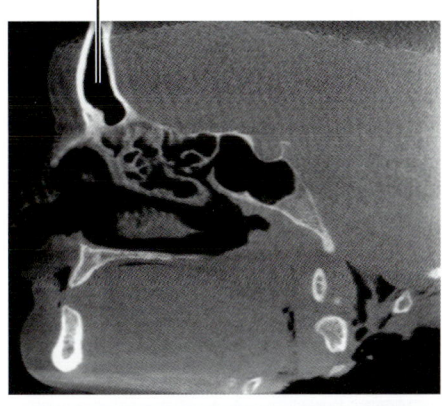

前頭洞 Frontal sinus

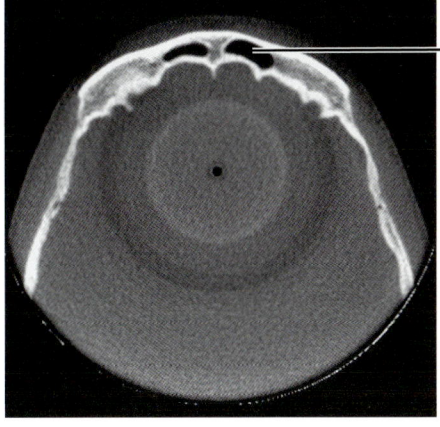

前頭洞 Frontal sinus

12 篩骨洞

一般的知識

篩骨洞は篩骨内に多数の蜂巣をつくる．
解剖学的に，鼻腔上部と眼窩の間に位置し，その周囲は薄い骨で囲まれる．
篩骨蜂巣は片側で3～18個ある．
研究者により分類は異なり，前部，後部または前部，中央部，後方部に分ける．
最前方の篩骨洞は鼻堤とよばれる．
篩骨胞は鼻腔外側壁から突出したもので，篩骨蜂巣の中で最大である．
最後方の篩骨蜂巣は眼窩と密接に関連する．
篩骨蜂巣は他の3つの副鼻腔内に侵入していることがある．
中篩骨蜂巣は中鼻道外側壁に篩骨胞とよばれる隆起をつくる．
リンパ液の多くは，前・中篩骨洞からは顎下リンパ節，後篩骨洞からは咽頭後リンパ節の方向に排出される．

篩骨洞の位置関係

上方：前頭蓋窩とその内容物，前頭洞を含めた前頭骨
内方：鼻腔
外方：眼窩

自然口の位置

前篩骨洞：中鼻道（鼻前頭管または篩骨漏斗）
中篩骨洞：中鼻道（篩骨胞の上または上方）
後篩骨洞：上鼻道

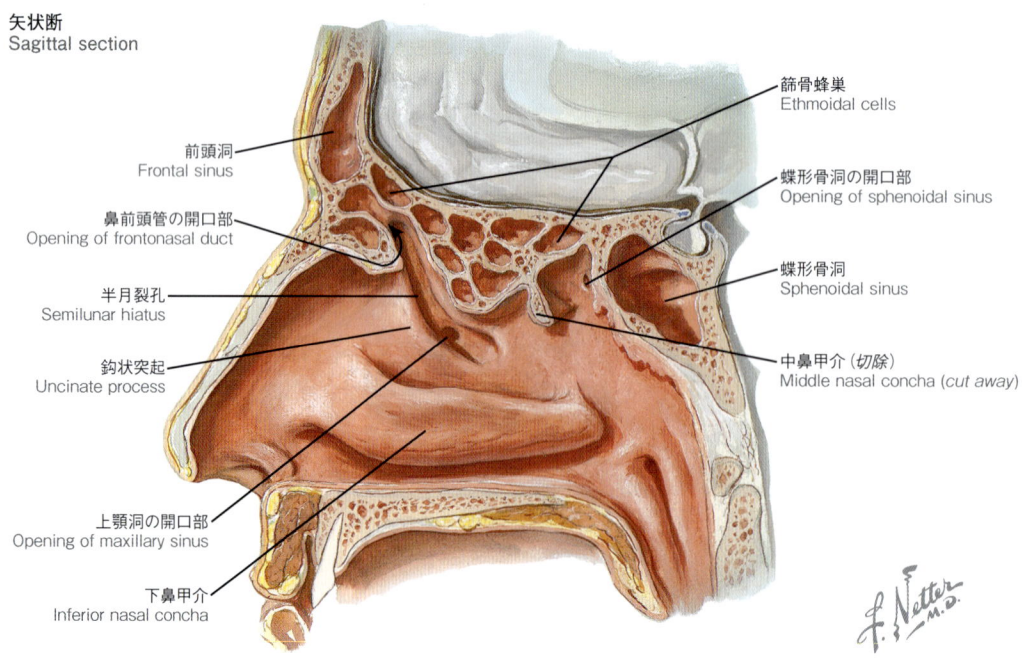

篩骨洞

一般的知識（つづき）

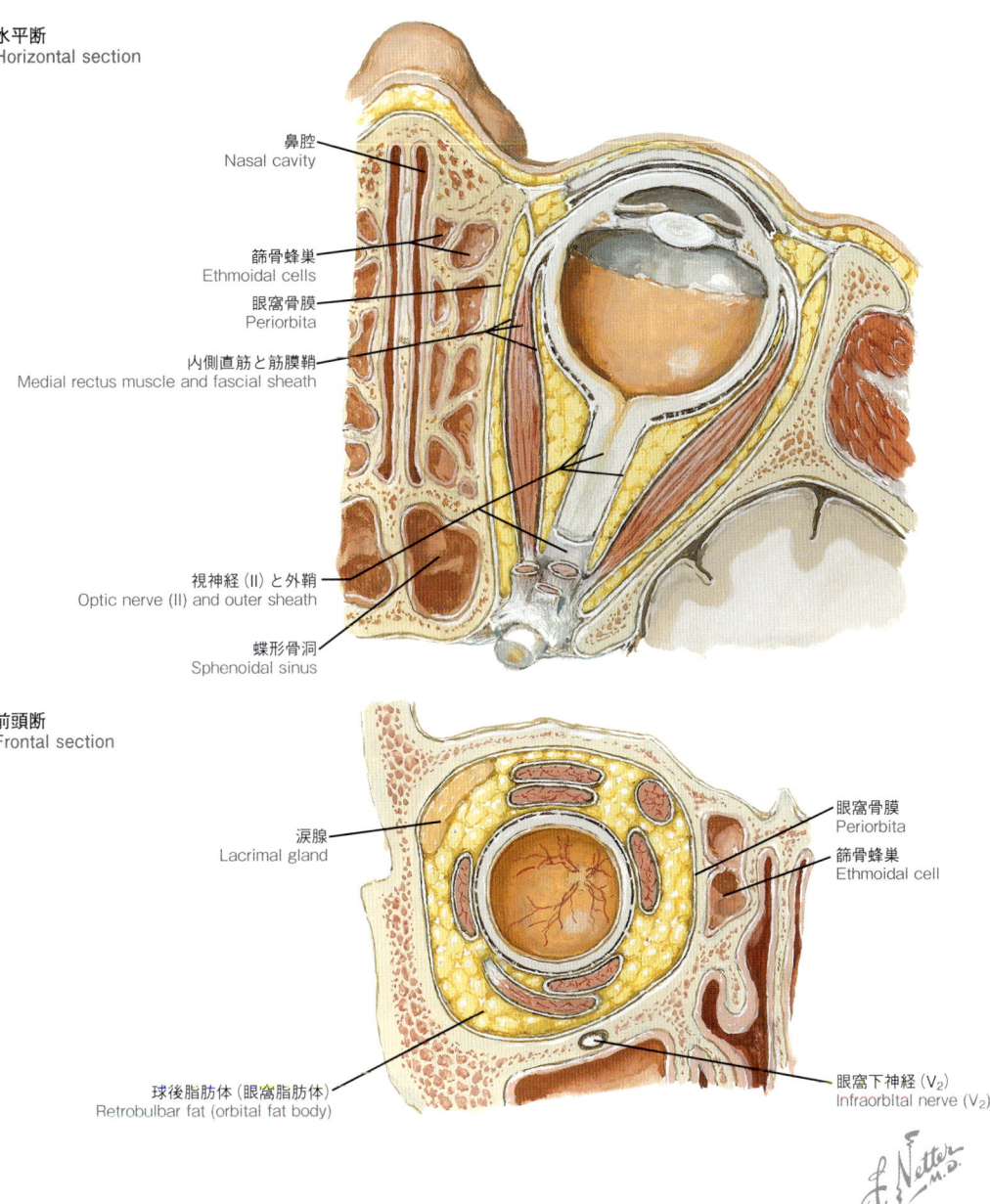

水平断
Horizontal section

- 鼻腔 Nasal cavity
- 篩骨蜂巣 Ethmoidal cells
- 眼窩骨膜 Periorbita
- 内側直筋と筋膜鞘 Medial rectus muscle and fascial sheath
- 視神経（II）と外鞘 Optic nerve (II) and outer sheath
- 蝶形骨洞 Sphenoidal sinus

前頭断
Frontal section

- 涙腺 Lacrimal gland
- 眼窩骨膜 Periorbita
- 篩骨蜂巣 Ethmoidal cell
- 球後脂肪体（眼窩脂肪体） Retrobulbar fat (orbital fat body)
- 眼窩下神経（V_2） Infraorbital nerve (V_2)

12 篩骨洞

動脈供給

動脈	由来	走行
前篩骨動脈	眼動脈（内頸動脈由来）	前篩骨神経とともに前篩骨孔に入る ここで前・中篩骨蜂巣と前頭洞に分布する
後篩骨動脈		後篩骨孔に入る ここで後篩骨蜂巣と蝶形骨洞に分布する
外側後鼻枝	蝶口蓋動脈（外頸動脈の枝である顎動脈由来）	篩骨動脈と吻合し，篩骨蜂巣と蝶形骨洞への栄養を補助する

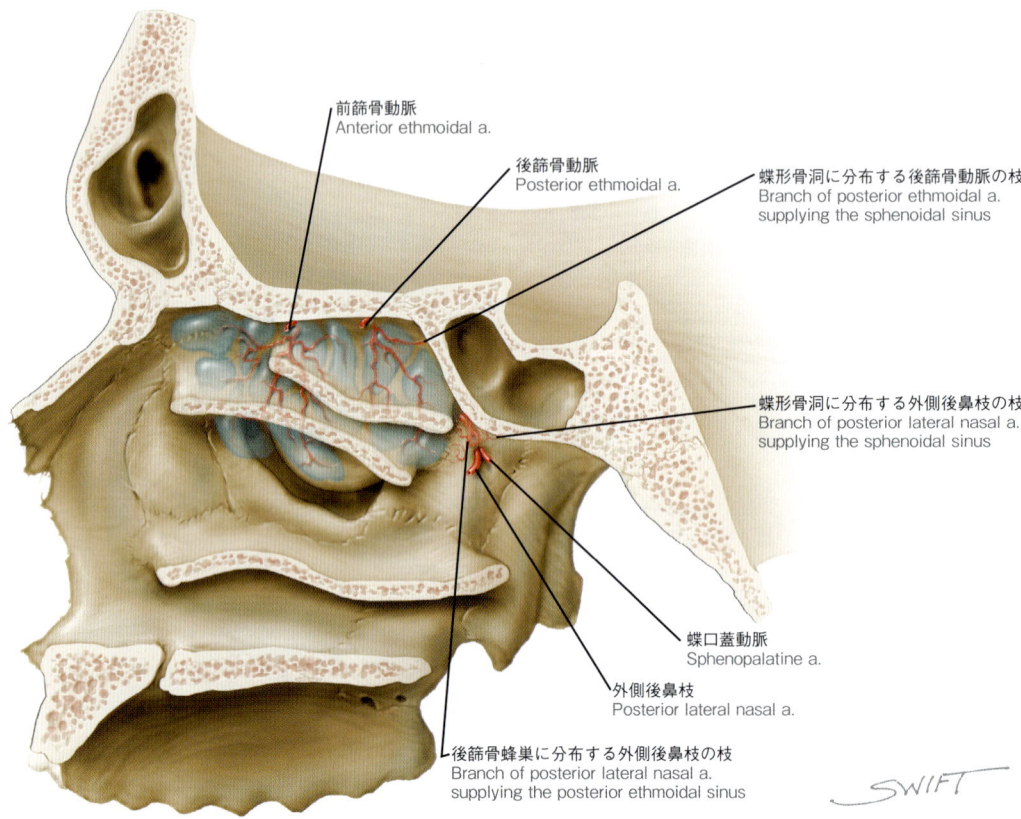

篩骨洞

神経支配

神経	由来	走行
前篩骨神経	眼窩内側壁上の鼻毛様体神経〔眼神経（V_1）由来〕	前篩骨孔を経て前頭蓋窩に入る 鼻腔に向かって下行する過程で，前・中篩骨蜂巣に分布する
後篩骨神経		後篩骨孔に入り，後篩骨蜂巣に分布する 同時にこの位置において蝶形骨洞にも分布する
外側上後鼻枝*	翼口蓋窩の中の翼口蓋神経節〔上顎神経（V_2）由来〕	蝶口蓋孔を通過して鼻腔に入る これらの枝は後篩骨蜂巣に分布する

＊ 訳注：解剖学用語では「外側」はつかない．

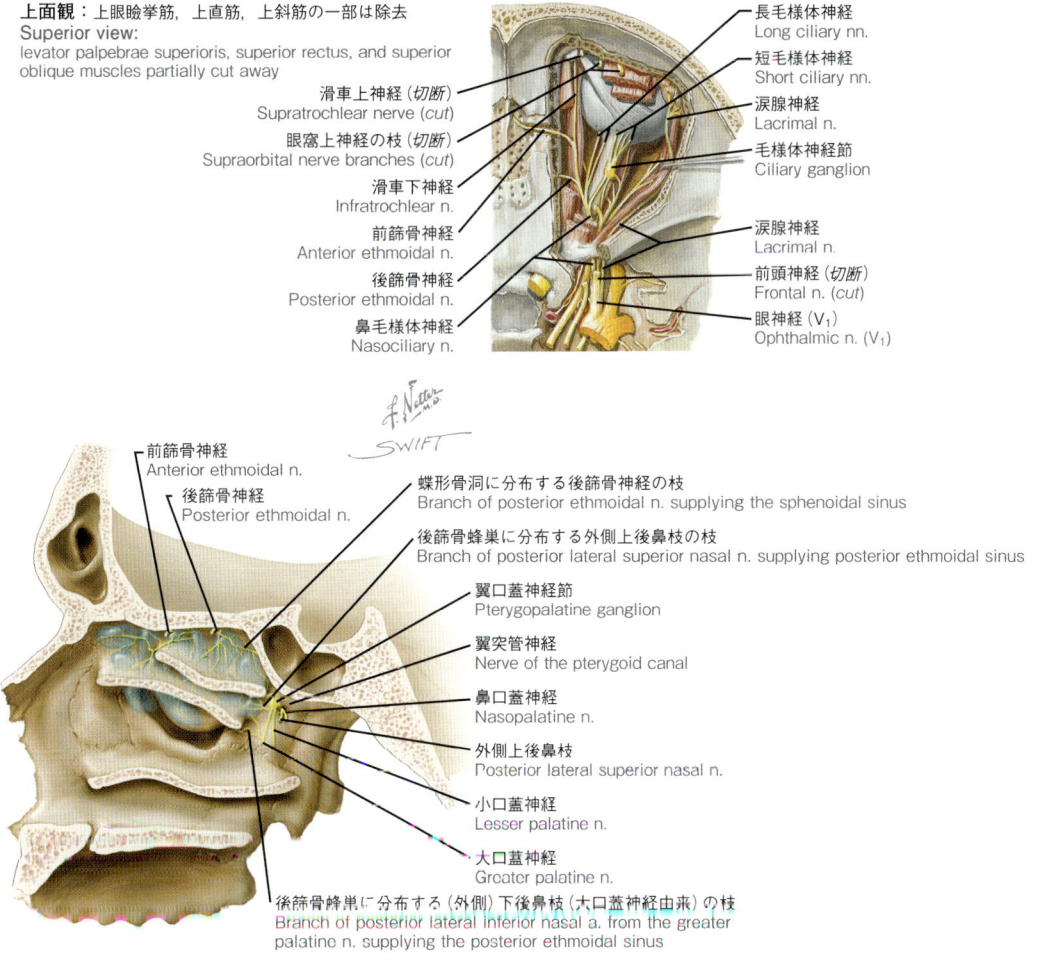

12 篩骨洞

画像

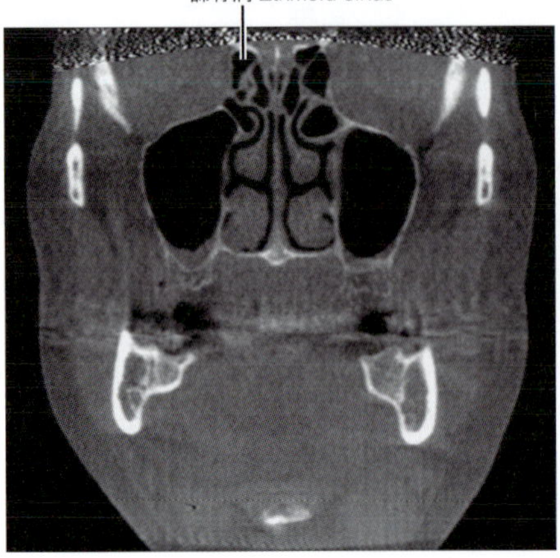

篩骨洞 Ethmoid sinus

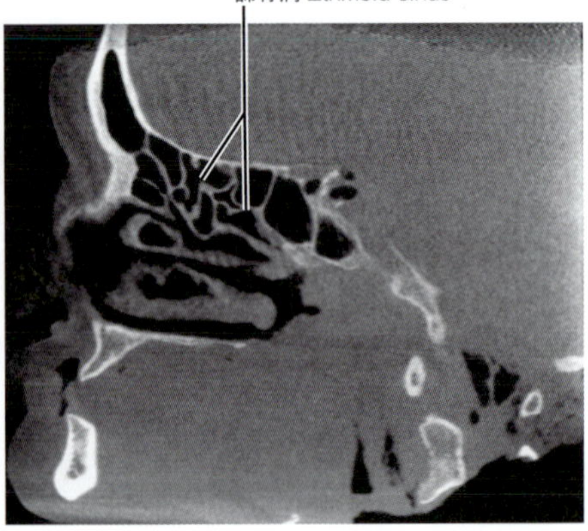

篩骨洞 Ethmoid sinus

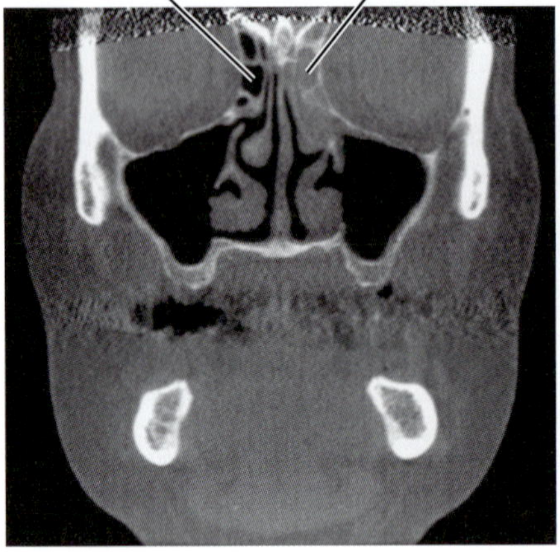

篩骨洞 Ethmoid sinus　篩骨洞炎 Ethmoid sinusitis

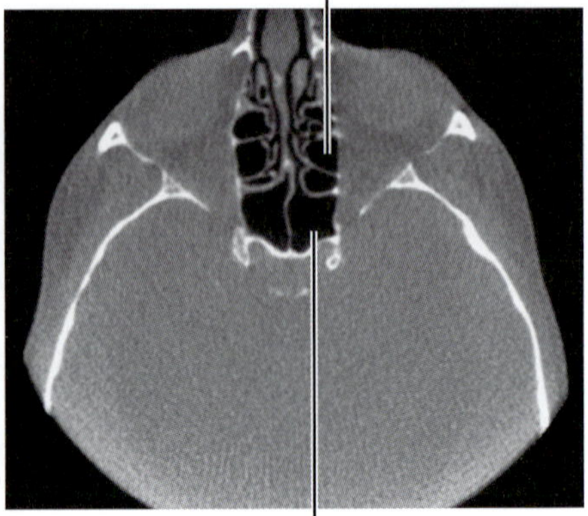

篩骨洞 Ethmoid sinus

蝶形骨洞 Sphenoid sinus

上顎洞

一般的知識

上顎洞（ハイモア洞ともいう）は生後に存在するようになる大きなピラミッド状の空洞である．
幼児期に含気化は急速に起こり，上顎洞底は未萌出の永久歯の上部に位置する．
永久歯が口腔内に萌出すると，上顎洞は歯槽骨内にも入り込む．
上顎洞の粘膜上皮は臨床的にはしばしばSchneider（シュナイダー）膜とよばれる．
成人の上顎洞底は一般に上顎大臼歯と小臼歯の歯根に近接するので，上顎洞の感染は歯の痛みとして感じる（関連痛として）．
開口部が上部に位置するので，（排出の点から）上顎洞は感染しやすい．
上顎洞の壁は薄く，中隔で分けられることがある．
リンパ液の多くは顎下リンパ節に排出される．

上顎洞の位置関係

上方：眼窩，眼窩下神経，眼窩下動脈
下方：臼歯歯根
内方：鼻腔
外方，前方：頬
後方：側頭下窩，翼口蓋窩とその内容物

自然口の位置

中鼻道

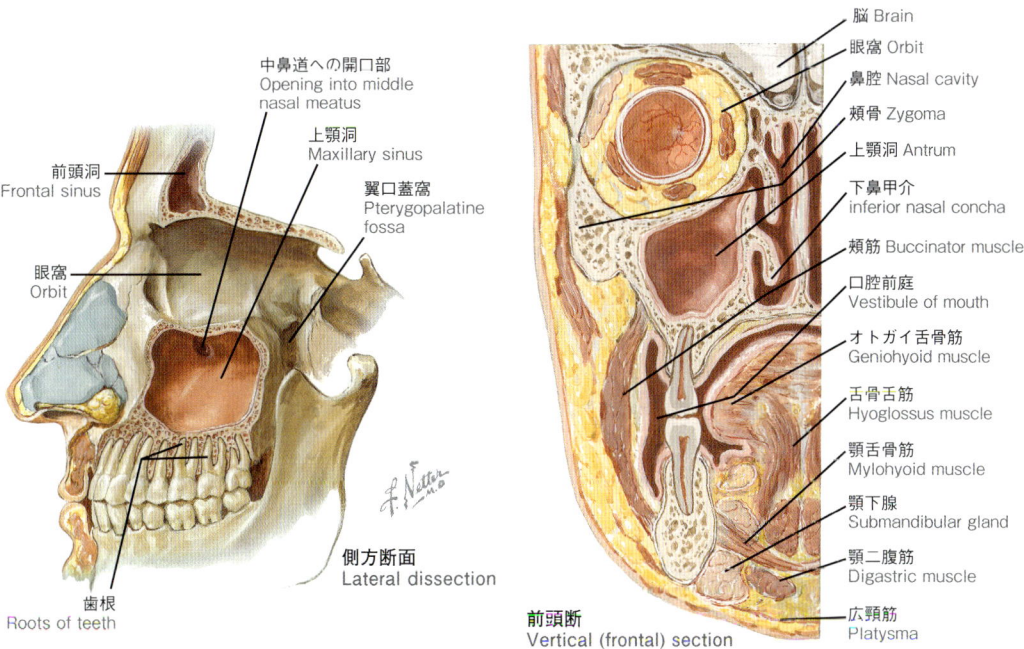

副鼻腔／PARANASAL SINUSES

12 上顎洞

動脈供給

動脈	由来	走行
前上歯槽動脈	外頸動脈から分かれる顎動脈	顎動脈の枝である眼窩下動脈が，下眼窩裂から眼窩下管に入った後に分枝する 歯槽管を経て下行し，上顎洞に分布する
中上歯槽動脈		存在する場合は，顎動脈の枝である眼窩下動脈が，下眼窩裂から眼窩下管に入った後に分枝する 歯槽管を経て下行し，上顎洞に分布する
後上歯槽動脈		翼口蓋窩に入る前の顎動脈第3区より起こる 上顎骨の側頭下面に入り，上顎洞に分布する

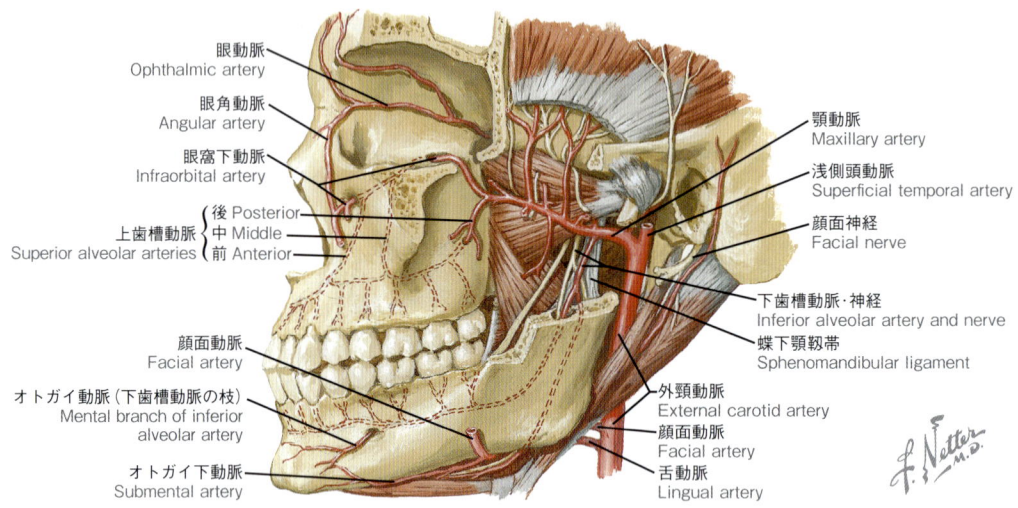

上顎洞

神経支配

神経	由来	走行
前上歯槽枝	上顎神経の延長である眼窩下神経	眼窩下管を通る眼窩下神経の枝 下行して上歯神経叢を形成し，上顎洞の一部を支配
中上歯槽枝		存在する場合は，眼窩下管を通る眼窩下神経の枝 下行して上歯槽神経叢を形成し，上顎洞の一部を支配
後上歯槽枝	上顎神経	翼口蓋窩から起こる 翼上顎裂を横走し，側頭下窩に入る 上顎骨の側頭下面に入る 下行して上歯神経叢を形成し，上顎洞の一部を支配

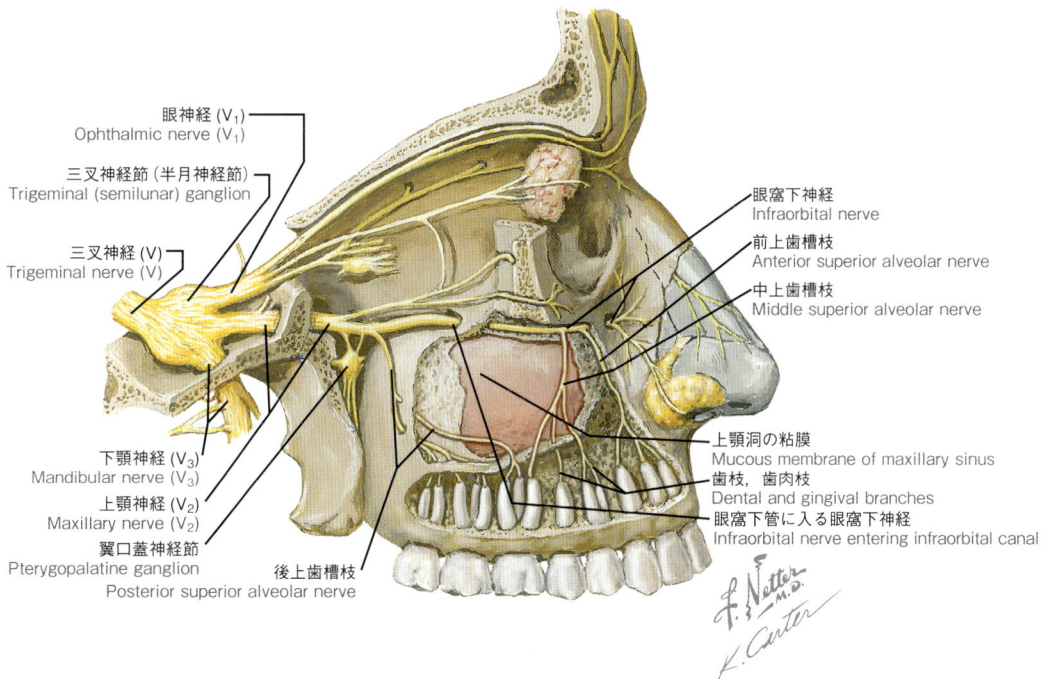

副鼻腔／PARANASAL SINUSES

12　上顎洞

画像

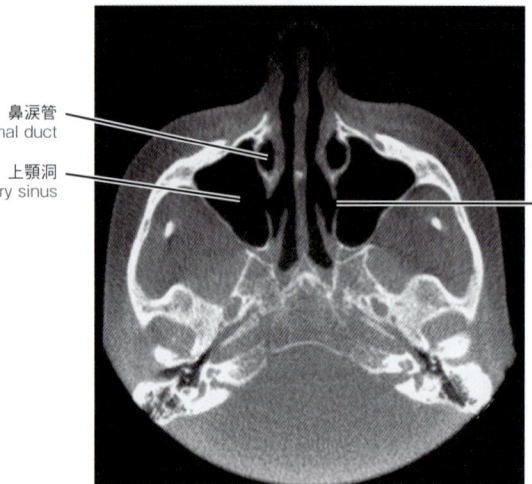

上顎洞 Maxillary sinus*

*上顎第三大臼歯の歯根の上顎洞内に突出している
Root of 3rd maxillary molar protruding into sinus

鼻涙管 Nasolacrimal duct
上顎洞 Maxillary sinus
上顎洞の開口部 Ostium of maxillary sinus

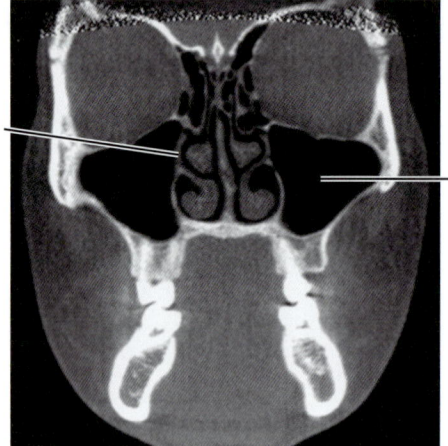

鉤状突起 Uncinate process
上顎洞 Maxillary sinus

蝶形骨洞

一般的知識

蝶形骨洞は大きくて不規則な形をした2つの腔からなる．
不定形な中隔によって境される．
含気空洞形成は生後7〜8週頃に始まる．
蝶形骨の解剖は下垂体への経蝶形骨洞アプローチをするのに重要である．
リンパの多くは咽頭後リンパ節へ排出される．

蝶形骨洞の位置関係

上方：下垂体窩，下垂体，視交叉
下方：咽頭鼻部，翼突管
内方：他の蝶形骨
外方：海綿静脈洞，内頸動脈，脳神経（III, IV, V_1, V_2, VI）
前方：鼻腔

自然口の位置

蝶篩陥凹

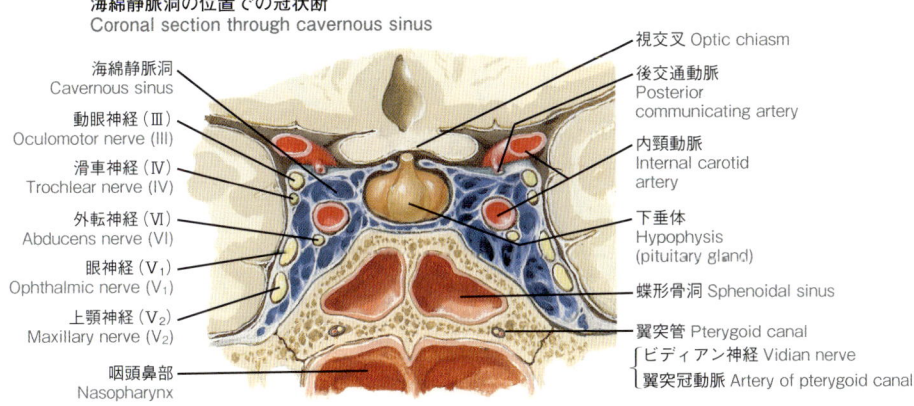

海綿静脈洞の位置での冠状断
Coronal section through cavernous sinus

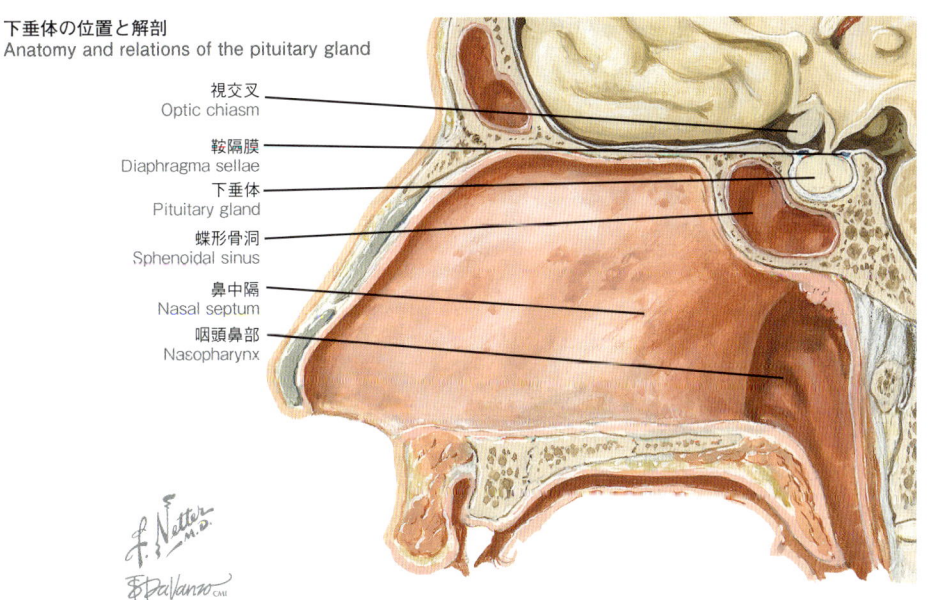

下垂体の位置と解剖
Anatomy and relations of the pituitary gland

12 蝶形骨洞

動脈供給

動脈	由来	走行
後篩骨動脈	眼動脈 （内頸動脈由来）	後篩骨孔を経て蝶形骨洞と後篩骨蜂巣へ分布する 後篩骨孔を通り，翼突管に入る
外側後鼻枝	蝶口蓋動脈（外頸動脈由来）	これらの枝は篩骨動脈と吻合して蝶形骨洞と篩骨蜂巣への栄養を補助する

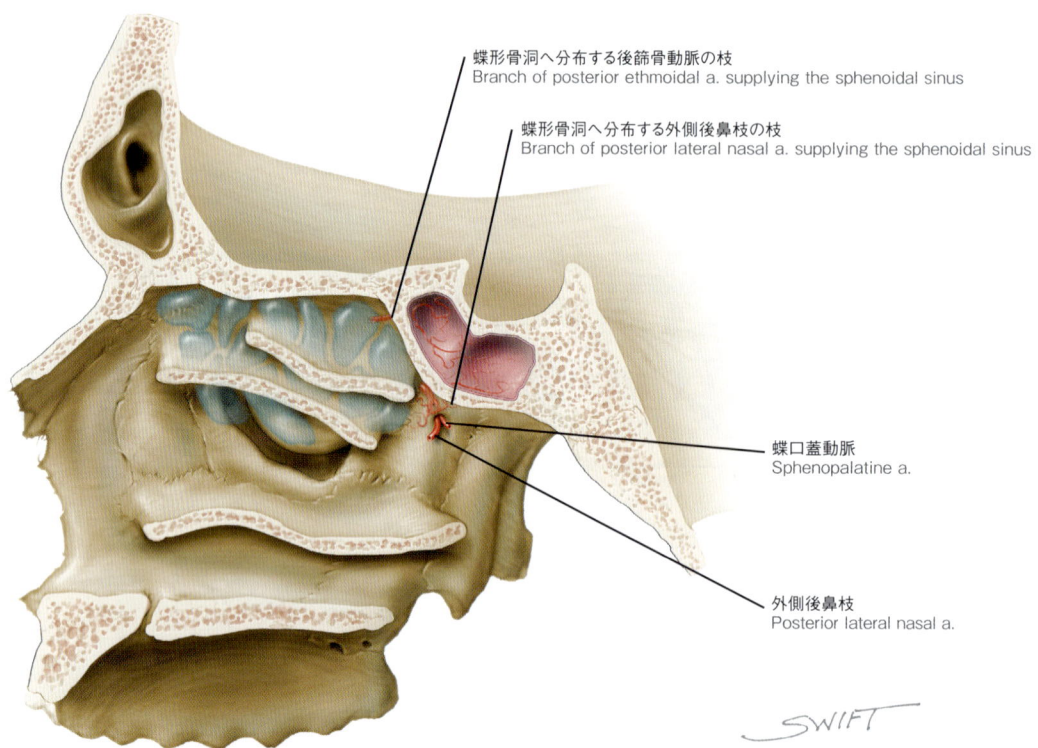

328　NETTER'S HEAD AND NECK ANATOMY FOR DENTISTRY

蝶形骨洞

神経支配

神経	由来	走行
後篩骨神経	眼神経（V_1）	眼窩内側壁にある鼻毛様体神経の枝 後篩骨孔に入り，蝶形骨洞を支配する ここで後篩骨蜂巣も支配する
翼口蓋神経節の眼窩枝	上顎神経（V_2）	下眼窩裂から眼窩に入る ここでこの枝のいくつかが蝶形骨洞を支配する．しかし，主に腺の分泌にあたる

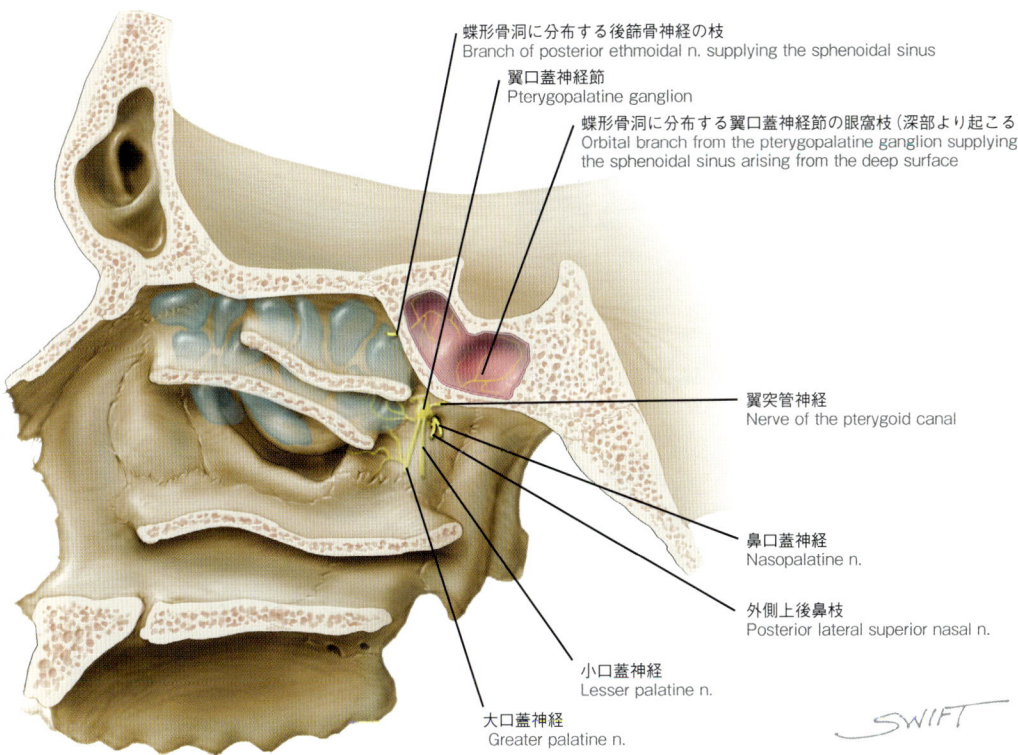

12 蝶形骨洞

画像

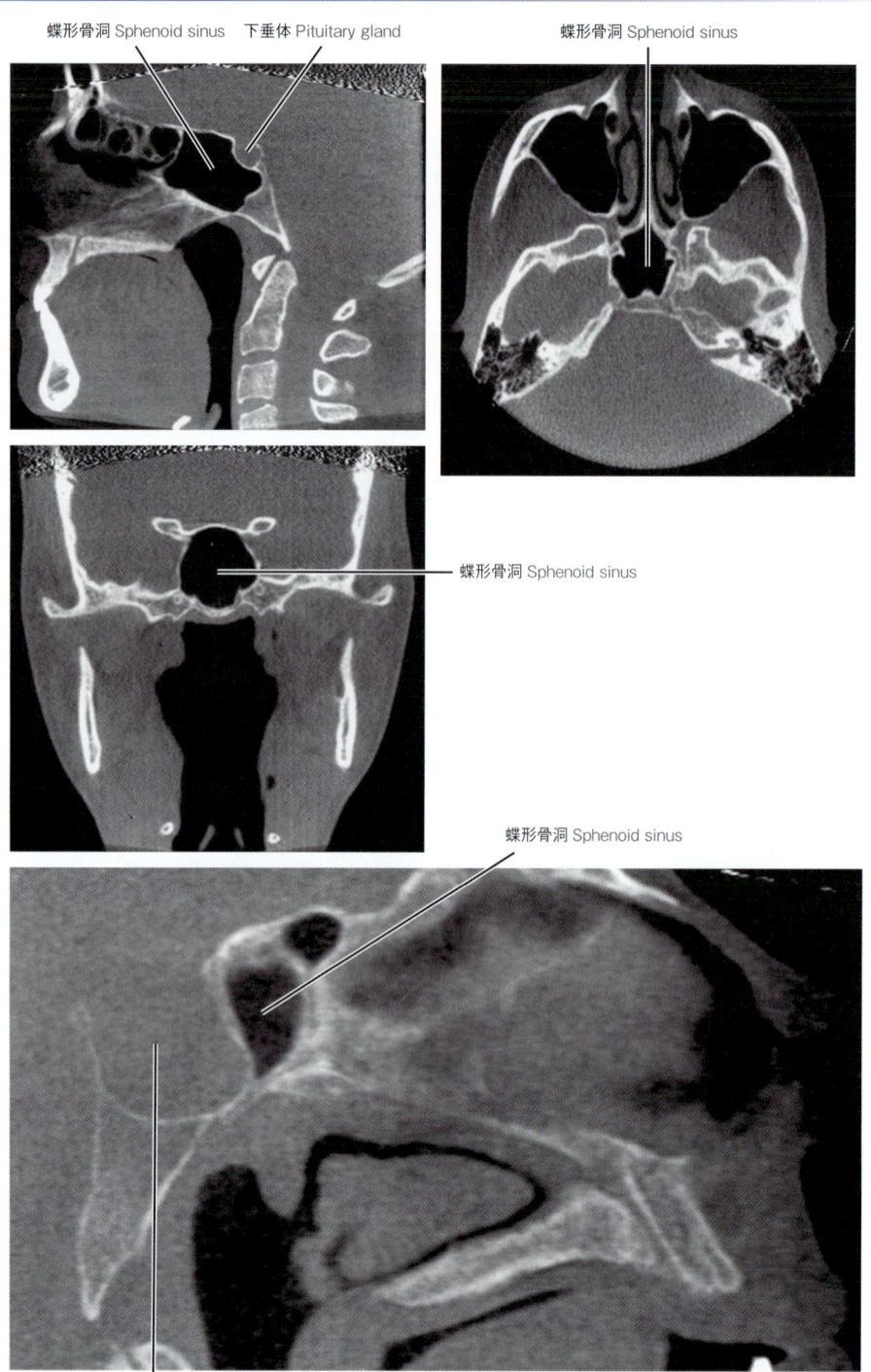

臨床との関連

副鼻腔炎

副鼻腔内膜の炎症には，感染（細菌やウイルス）によるものと感染によらないもの（アレルギー等）がある．
2種類の副鼻腔炎（急性副鼻腔炎と慢性副鼻腔炎）が存在する．
一般的な臨床症状は，鼻閉，排膿，圧迫痛，顔面痛，頭痛などである．

急性副鼻腔炎
最も一般的な副鼻腔炎．
風邪が誘因となることが多く，副鼻腔内膜に炎症が波及する．
通常は1～2週間で治癒する．
風邪に引き続いて起こる気道の二次感染；常在菌（肺炎球菌とインフルエンザ菌）が増殖し，急性副鼻腔炎を引き起こすことがある．

慢性副鼻腔炎
副鼻腔に1か月以上持続し，長期間の薬物治療が必要な感染．
慢性感染性副鼻腔炎と慢性非感染性副鼻腔炎の両方が典型例である．
慢性細菌性副鼻腔炎の治療には抗菌薬を使用する．
慢性非感染性副鼻腔炎の治療にはステロイド（局所，経口）投与と鼻腔洗浄を行う．

罹患部位
上顎洞：副鼻腔炎の最好発部位で，典型的な兆候と症状を示す．また，大臼歯部の歯痛も引き起こす．
蝶形骨洞：まれ．しかし，下垂体疾患，海綿静脈洞症候群や髄膜炎に進展することがある．
前頭洞：通常は前頭部の疼痛や発熱がみられるが，骨髄炎などの合併症を引き起こすことは少ない．
篩骨洞：髄膜炎や眼窩蜂巣炎などの合併症を起こす可能性がある．

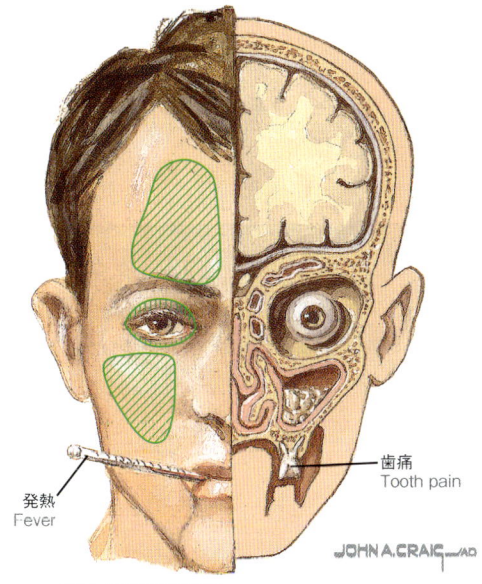

疼痛・圧痛部（緑線部）
疼痛は，副鼻腔閉塞による内圧が原因である
Areas of pain and tenderness (*green*).
Pain caused by pressure in obstructed sinus

12 臨床との関連

副鼻腔炎（つづき）

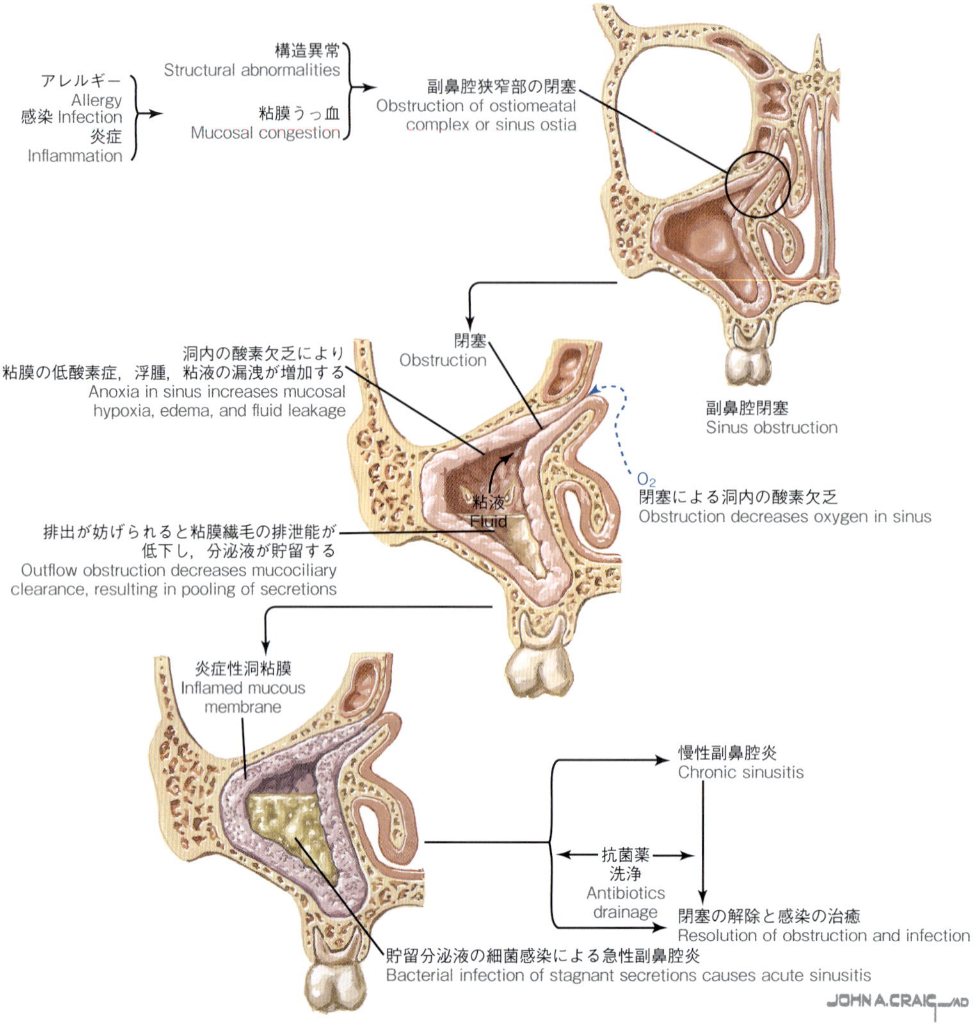

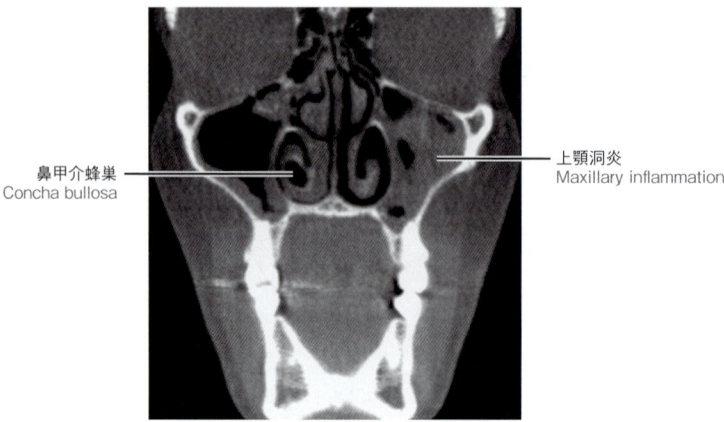

アレルギー Allergy／感染 Infection／炎症 Inflammation → 構造異常 Structural abnormalities／粘膜うっ血 Mucosal congestion → 副鼻腔狭窄部の閉塞 Obstruction of ostiomeatal complex or sinus ostia

副鼻腔閉塞 Sinus obstruction

閉塞 Obstruction

粘膜の低酸素症，浮腫，粘液の漏洩が増加する（洞内の酸素欠乏により）
Anoxia in sinus increases mucosal hypoxia, edema, and fluid leakage

粘液 Fluid

閉塞による洞内の酸素欠乏 Obstruction decreases oxygen in sinus

排出が妨げられると粘膜繊毛の排泄能が低下し，分泌液が貯留する
Outflow obstruction decreases mucociliary clearance, resulting in pooling of secretions

炎症性洞粘膜 Inflamed mucous membrane

慢性副鼻腔炎 Chronic sinusitis

抗菌薬 洗浄 Antibiotics drainage

閉塞の解除と感染の治癒 Resolution of obstruction and infection

貯留分泌液の細菌感染による急性副鼻腔炎 Bacterial infection of stagnant secretions causes acute sinusitis

JOHN A. CRAIG

鼻甲介蜂巣 Concha bullosa

上顎洞炎 Maxillary inflammation

臨床との関連

副鼻腔を経由した感染波及の可能性

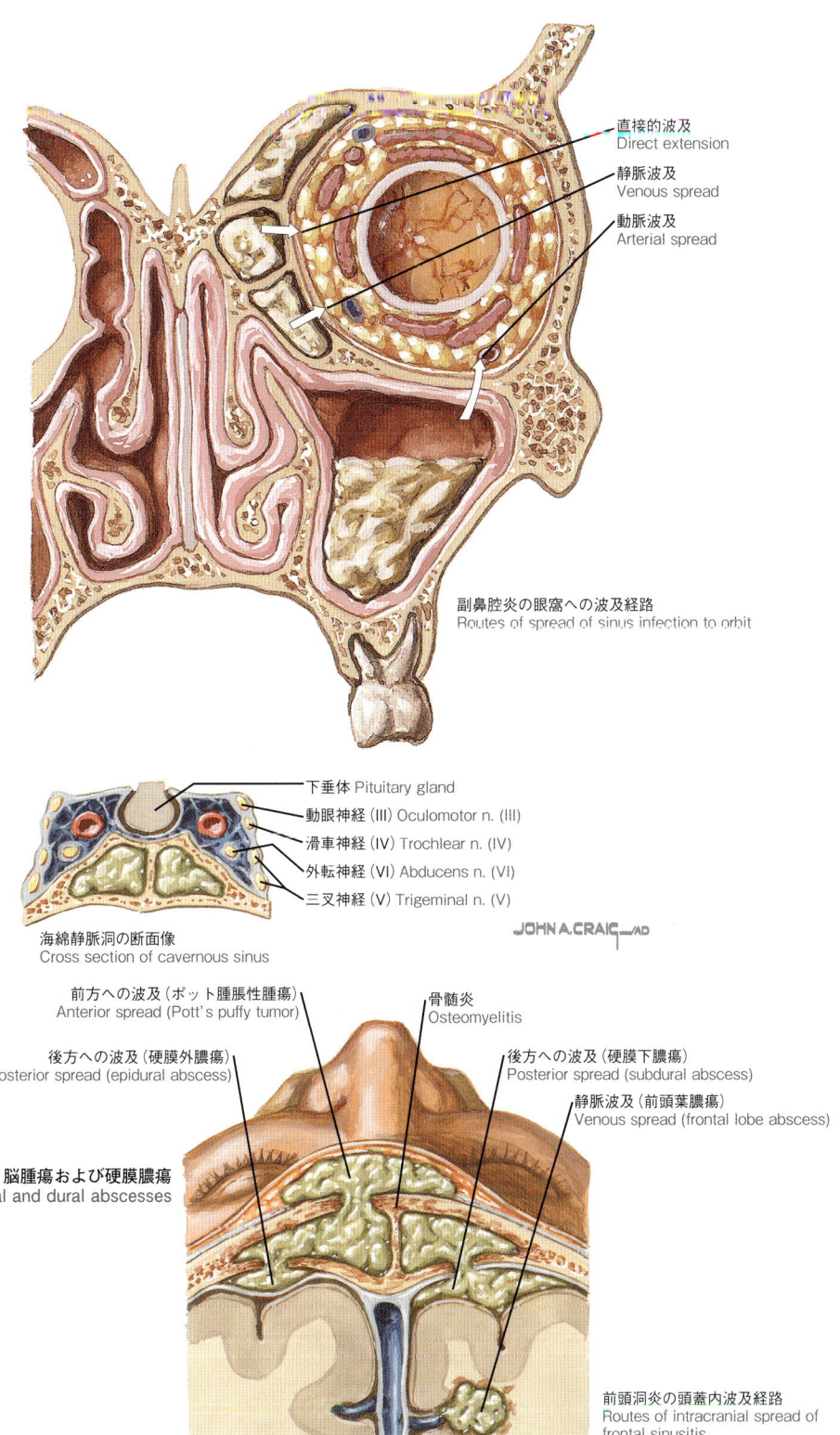

12 臨床との関連

外科的処置

前頭洞切除術

前頭洞切除術では，前頭洞の感染・骨髄炎・外傷治療のため前頭洞を完全に除去すること．

前頭洞を開放した場合は，粘膜をバーで完全に除去する必要がある；取り残した場合は粘液嚢胞を形成する可能性がある．

残された空間には粘膜骨膜の再生を防止するため患者の脂肪組織を充填する．

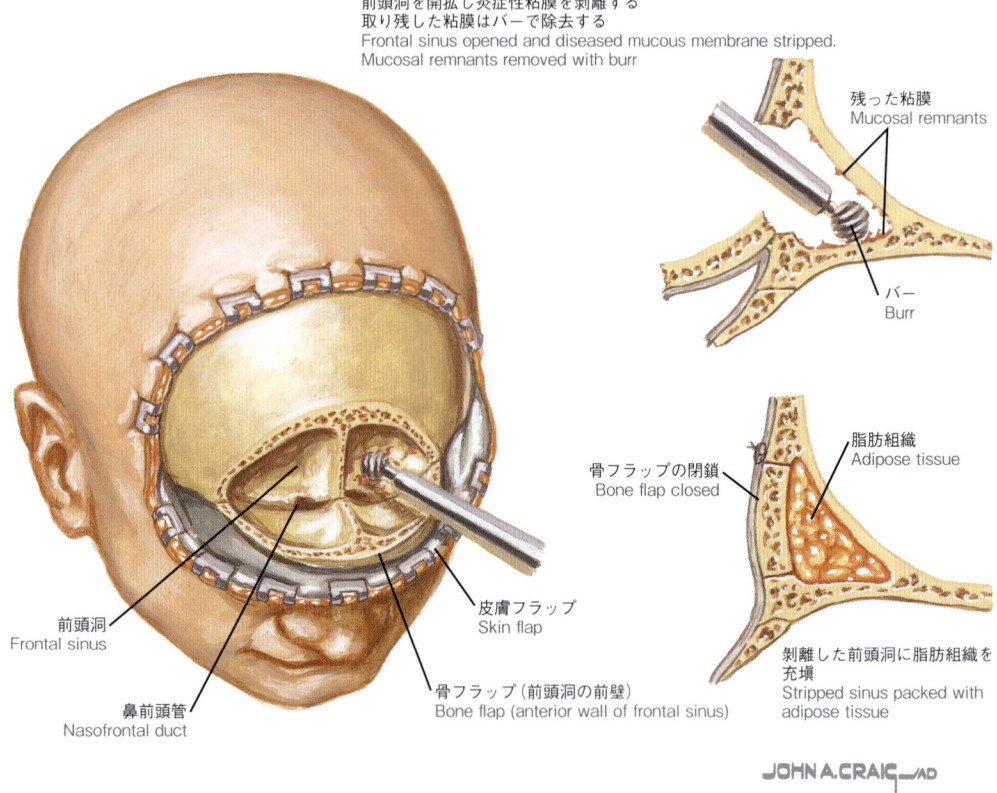

臨床との関連

外科的処置（つづき）

上顎洞篩骨洞根治手術〔Caldwell-Luc（コールドウェル-リューク）法〕

口腔内からのCaldwell-Luc（コールドウェル-リューク）法は上顎洞内に直達でき，さらに篩骨洞へ入る方法である．
上顎洞へは上顎小臼歯上方の犬歯窩から進入する．
上顎洞を開放して上顎洞粘膜を剝離し，上顎洞と下鼻道の間を開窓し洞瘻孔形成術（対孔形成）を行う．

治療の適応

副鼻腔の開窓部が上顎洞と鼻腔への瘻孔となる．
鼻内内視鏡を使用した洞瘻孔形成術により，Caldwell-Luc（コールドウェル-リューク）法は上顎洞開放や腫瘍摘出に用いられている．
慢性上顎洞炎に適用される．
良性腫瘍や上顎洞迷入異物の摘出，翼口蓋窩へのアプローチ，上顎洞口腔瘻閉鎖のためにも用いられる．

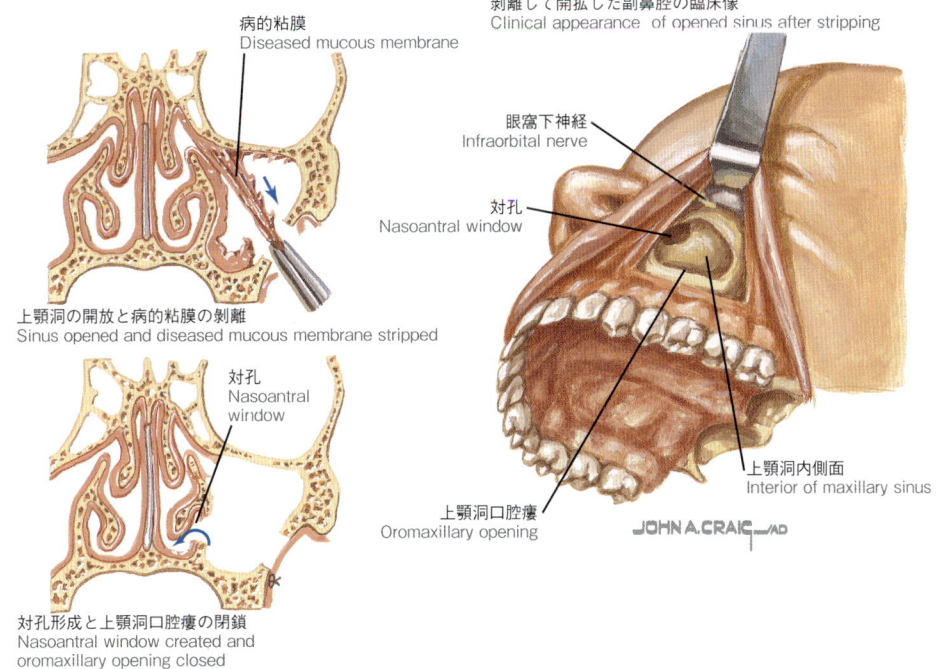

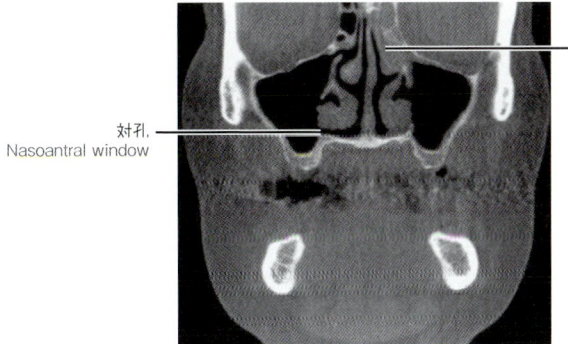

12 臨床との関連

外科的処置（つづき）

上顎インプラント

上顎へのインプラント植立は一般的に行われるようになった歯科治療で，上顎に埋入した人工歯根に固定性あるいは可撤性の上部構造を装着する治療法．

口腔内および全身状態ともに比較的健康な患者が望ましい．

患者にはインプラント植立部位に十分な骨量がなければならない．

インプラント植立部位に事前に骨移植を行うことも一般的になってきている．

インプラント植立部位の骨量を確保するために用いる骨移植材料には，自家骨，異種骨，代用骨がある．

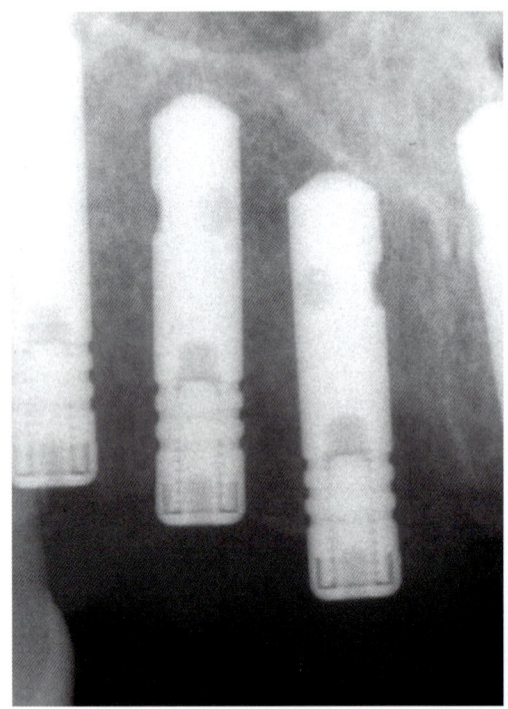

上部構造を装着する前の上顎インプラント
Maxillary implants before teeth are placed

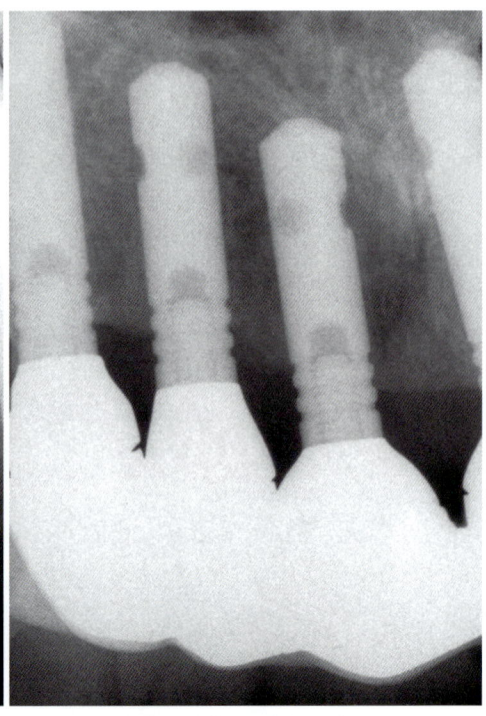

上部構造を装着した上顎インプラント
Maxillary implants after teeth are placed on the implant

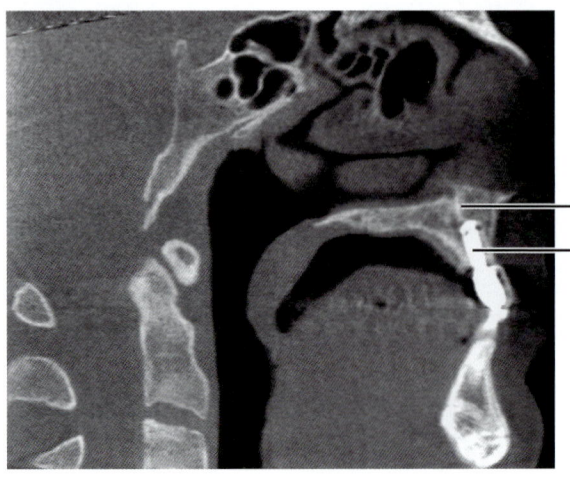

鼻口蓋管
Nasoplatine canal

上顎インプラント
Maxillary implant

臨床との関連

画像

サイナスリフト法

サイナスリフト法は上顎洞骨増生法ともよばれる．
上顎にインプラントを植立するのに重要な外科手技である．
歯を喪失すると，歯槽骨は吸収され，その影響は周囲の歯にも及ぶ．
さらに，後方歯（上顎小臼歯や大臼歯）が喪失すると，上顎洞の含気化が進み，歯の喪失部位に十分な骨量がなくなる．
歯科インプラントは骨とインプラント体が堅く骨性結合するので，骨性結合するのに十分な骨がないと，インプラントは失敗する．
この方法のゴールは骨量を増やすことで，十分な骨性結合を得ることである．
この外科手技：
- 上顎洞粘膜を上顎洞底から注意深く挙上させる必要がある．
- 骨補塡材を上顎骨内に塡入し，上顎洞粘膜を骨補塡材の上に置き，術野を閉じる．
- 上顎洞粘膜を穿孔しないように十分な注意を払う．

上顎洞粘膜は中隔の骨（隔壁）に硬く付着しているので，上顎洞内にある骨中隔（隔壁）により，手術は複雑なものとなる．

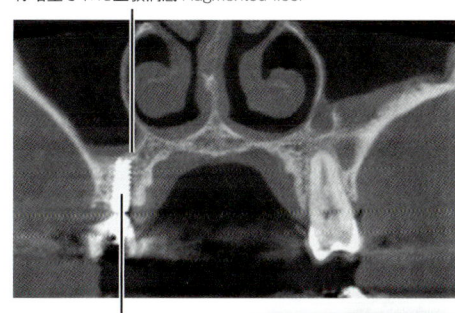
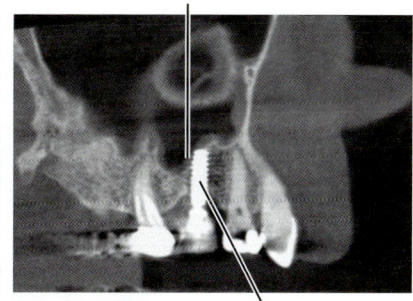
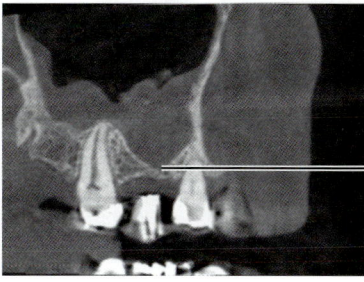

骨増生された上顎洞底 Augmented floor

上顎インプラント Maxillary implant

サイナスリフトを行う予定部位 骨がないことに注意
Site of future sinus lift augmentation
Note lack of bone

12 臨床との関連

外科的処置（つづき）

機能的内視鏡下副鼻腔手術

機能的な内視鏡下副鼻腔手術では，外部からの切開をせずに経鼻腔で内視鏡を挿入し鼻腔や副鼻腔を観察する．

しばしば外科手術として行われる．

可視領域が大きいことから病変切除が容易であり，正常組織をより多く温存することができる．薬物療法に反応しない難治性の慢性副鼻腔炎患者に対する標準的な治療法である．

また，ポリープや粘膜嚢胞，腫瘍，異物の除去および鼻出血の治療にも適用される．

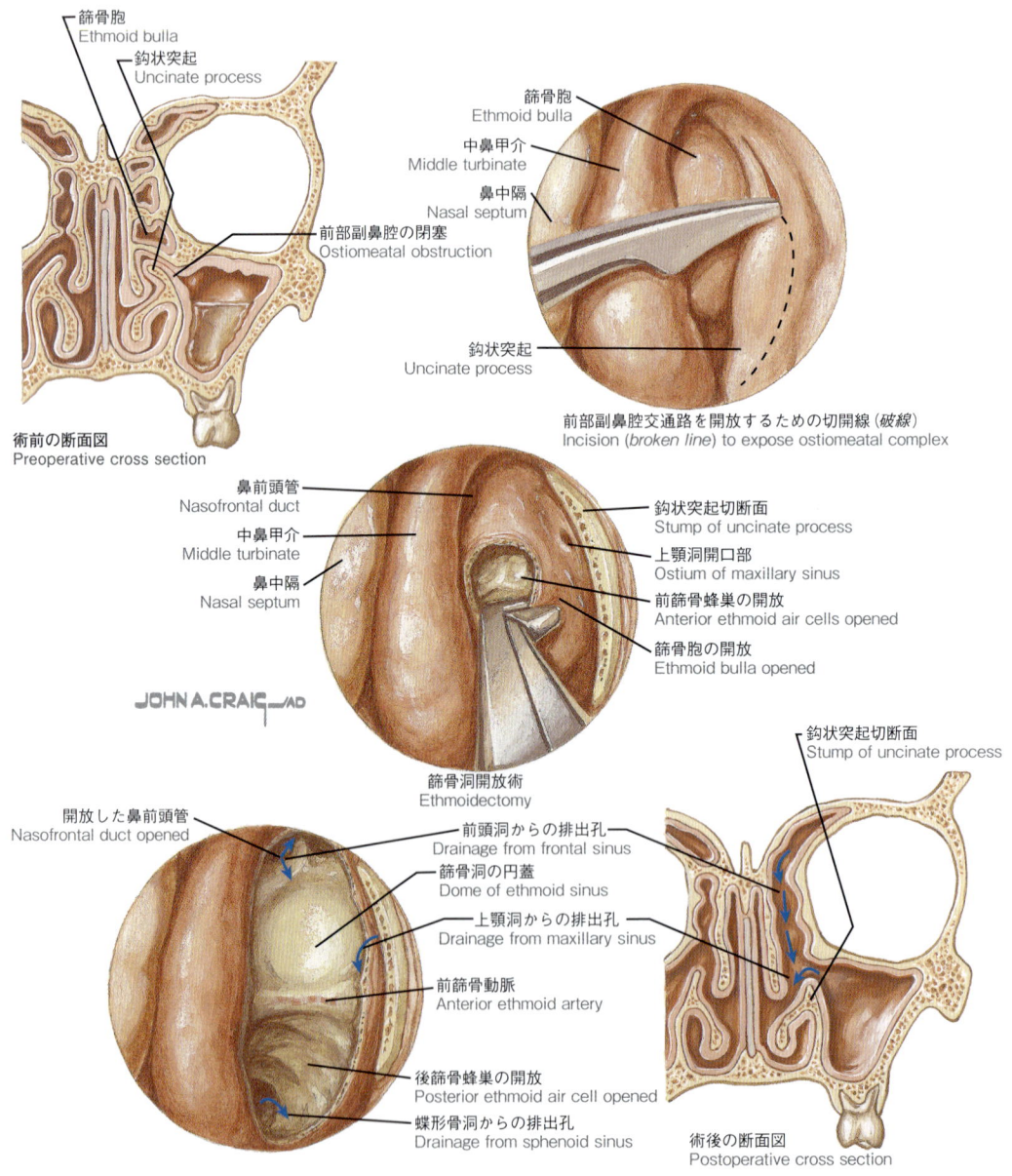

CHAPTER 13
口腔

概観と局所解剖	340
外部構造の解剖	341
口腔の境界構造	346
歯	355
口腔の血液供給	366
口腔の神経支配	371
唾液腺	379
臨床との関連	386
画像	392

13 概観と局所解剖

> **一般的知識**

口腔：口唇と頬に囲まれた空間で，外では口唇から頬に面し，奥は口蓋舌弓までである．

口腔は咀嚼，味覚，および発声において重要である．

口腔領域は次のように分けられる：

- 口腔前庭：歯列と口唇もしくは頬との間
- 固有口腔：歯列より内側の部分

口腔の後方は，咽頭口部につながる．

硬口蓋と軟口蓋は口腔における重要な境界をなす．

舌は口腔底にある重要な構造物である．

大唾液腺（耳下腺，顎下腺，舌下腺）と小唾液腺（舌腺，口蓋腺，頬腺，口唇腺）はすべて口腔に開口している．

口腔の筋は口，頬，舌と軟口蓋の筋を含んでいる．

"Waldeyer（ワルダイエル）の咽頭輪"は咽頭と口腔にリング状に配列しているリンパ組織の解剖学的名称である．

舌扁桃（舌の後方1/3）
口蓋扁桃（咽頭口部）
耳管扁桃（咽頭鼻部）
咽頭扁桃（咽頭鼻部）

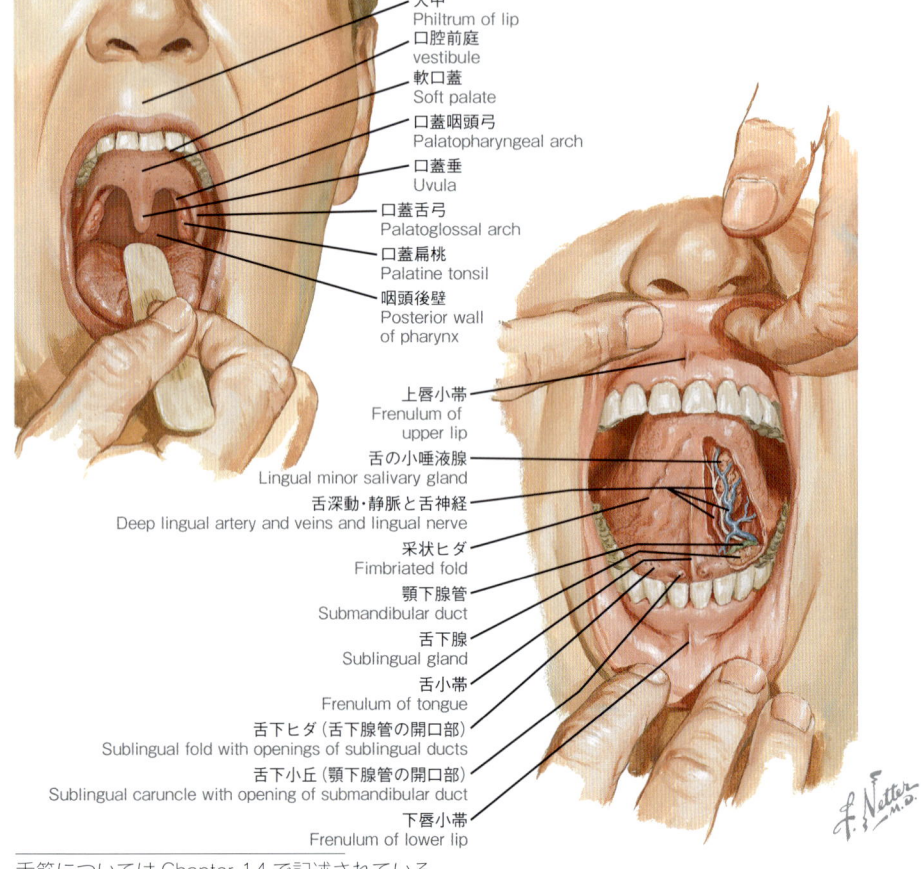

舌筋については Chapter 14 で記述されている．

外部構造の解剖

体表と口腔

構造	解説
口唇	上唇と下唇に分けられ，口腔の開口部を取り巻く 上・下唇とも口輪筋によって裏打ちされている 上唇は鼻唇溝によって頬と隔てられる 下唇はオトガイ唇溝によって顎と隔てられる 上唇と下唇は唇交連で交わる 赤唇部…口唇の赤色部で顔面の皮膚とは明確に区別される．また，口腔粘膜に移行する重層扁平上皮の薄い角化層で裏打ちされている．唇紅としても知られる 人中…鼻の基部と上唇の口唇縁との間にあるくぼみ 多くの粘液分泌口唇腺が口腔粘膜移行部の口唇の粘膜下に存在し，そこは角化していない重層扁平上皮からなる 口腔前庭…口唇または頬と歯との間の部位 口唇と歯列の間の前庭によってつくられる折り返しは前庭円蓋もしくは歯肉唇移行部とよばれる 前庭円蓋が折り返す部分では，口唇の粘膜は歯槽骨に移行するところで終わり，そこから先は歯肉となる 前庭円蓋には唇小帯とよばれる組織の束がある 上顎の正中部にあるものを上唇小帯，下顎の正中部にあるものを下唇小帯という その他の副小帯が口腔前庭に存在する
頬	唇交連と下顎枝を覆う粘膜の間に位置する 頬筋によって裏打ちされている 頬腺として知られる多くの粘液腺が頬の粘膜下に存在するが，それは角化していない重層扁平上皮である口腔の粘膜に裏打ちされている 口腔前庭は口唇から歯列の後方までつながり，頬と歯列の間に位置する 頬と歯列の間の前庭にある折り返しは前庭円蓋もしくは歯肉頬移行部とよばれる 臼後部は前庭と固有口腔がつながる唯一の部位である 耳下腺は口腔内の耳下腺乳頭部（第二大臼歯部の頬粘膜）に開口する Fordyce（フォーダイス）顆粒は異所性の脂肪分泌腺であり，黄色がかった点として頬粘膜に出現することがある

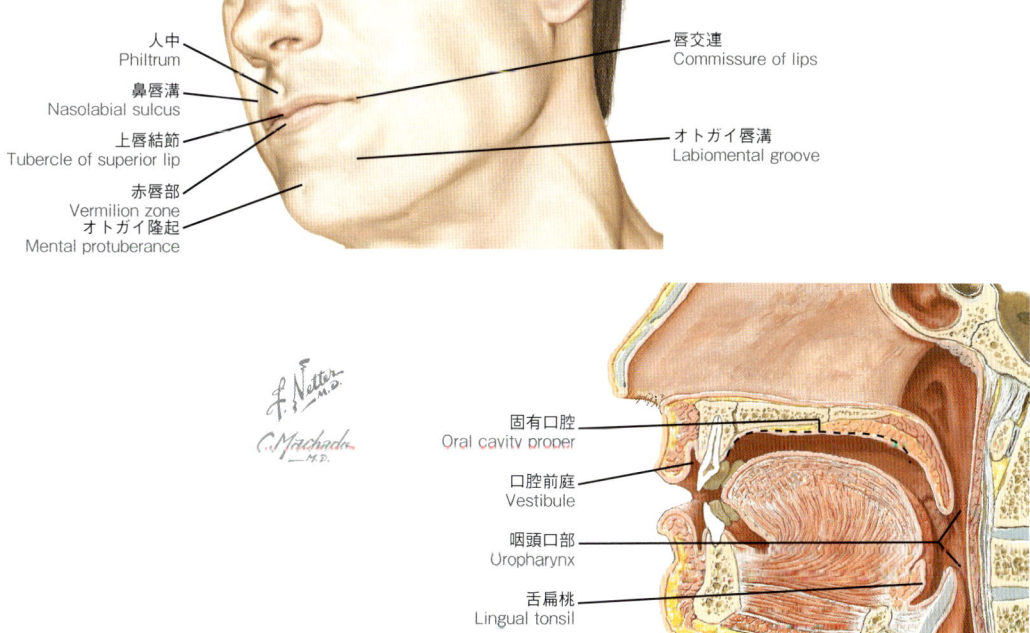

13　外部構造の解剖

口唇と頬の血液供給

動脈供給		
動脈	由来	解説
上唇動脈	外頸動脈から分枝した顔面動脈	上唇関連の部位に供給する 鼻中隔を走行する鼻中隔枝を出す
眼窩下動脈の上唇枝	顎動脈から分枝した眼窩下動脈	顎動脈の第3区の延長である 下眼瞼枝や鼻枝とともに眼窩下動脈の3つの終枝の1つ 同名の神経と静脈を伴う 上唇への供給を補助する
下唇動脈	外頸動脈から分枝した顔面動脈	下唇関連の部位に供給する
オトガイ動脈	下歯槽動脈	下歯槽動脈の終枝であり，顎動脈第1区から起こる オトガイ孔から出てオトガイ部に供給する
頬動脈	顎動脈	顎動脈第2区の枝 内側翼突筋と側頭筋起始部との間を前方に向かって斜めに走る小動脈であり，頬筋の外側面に達し，頬筋と顔面部に供給する

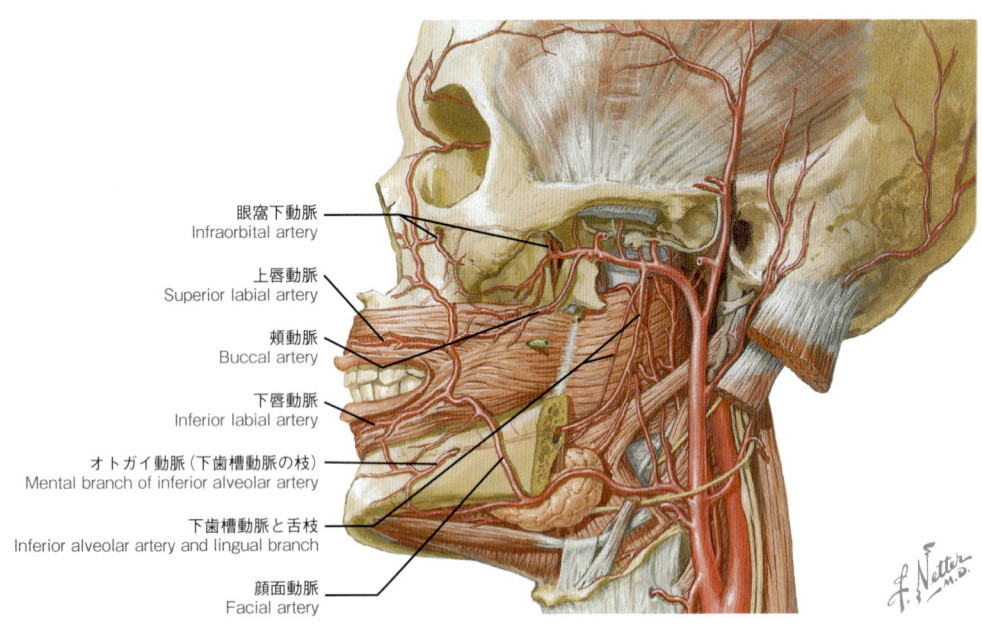

外部構造の解剖

口唇と頬の血液供給（つづき）

静脈排出路	
静脈	解説
上唇静脈（顔面静脈）	上唇からの静脈血は顔面静脈へ合流する
下唇静脈（顔面静脈）	下唇からの静脈血は顔面静脈へ合流する
オトガイ静脈	オトガイと下唇からの静脈血は翼突筋静脈叢に合流する
頬静脈	頬からの静脈血は翼突筋静脈叢に合流する

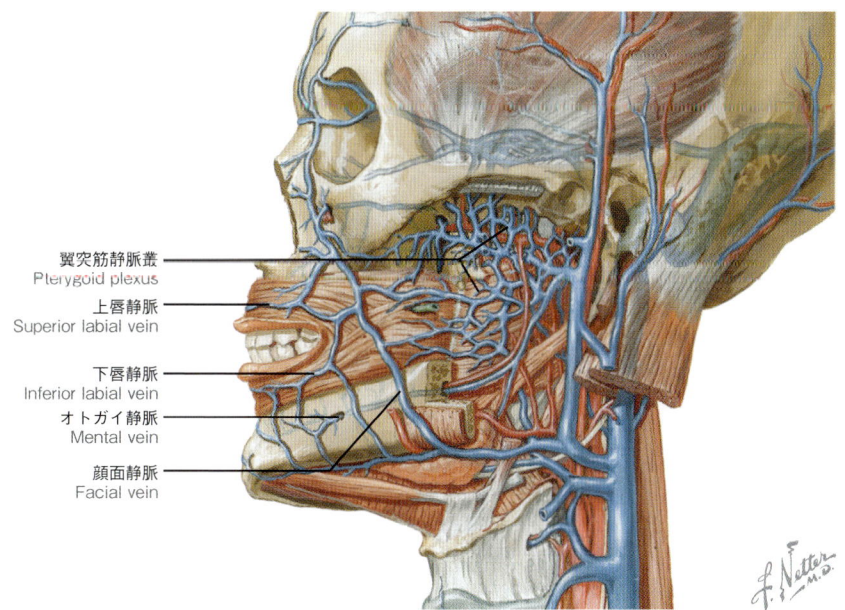

13 外部構造の解剖

神経支配

筋	起始	停止	作用	神経	コメント
口輪筋	骨部：上顎骨と下顎骨の前方正中線 筋部：口角で口角挙筋，口角下制筋，大頬骨筋，笑筋の線維に合する	口周囲の皮膚	唇を閉じる 唇の突出 唇をすぼめる	顔面神経（頬筋枝と下顎枝）	口の括約筋 口を取り囲む筋
頬筋	翼突下顎縫線 上顎骨と下顎骨の歯槽縁	一部は口輪筋にし，口輪筋の起始となる 他の一部は上唇と下唇の中に入るものもある	食塊を頬と歯の間に保持し，咀嚼を補助する 強制排気に関わる 吸啜動作に関わる	顔面神経（頬筋枝）	頬の構造をつくる

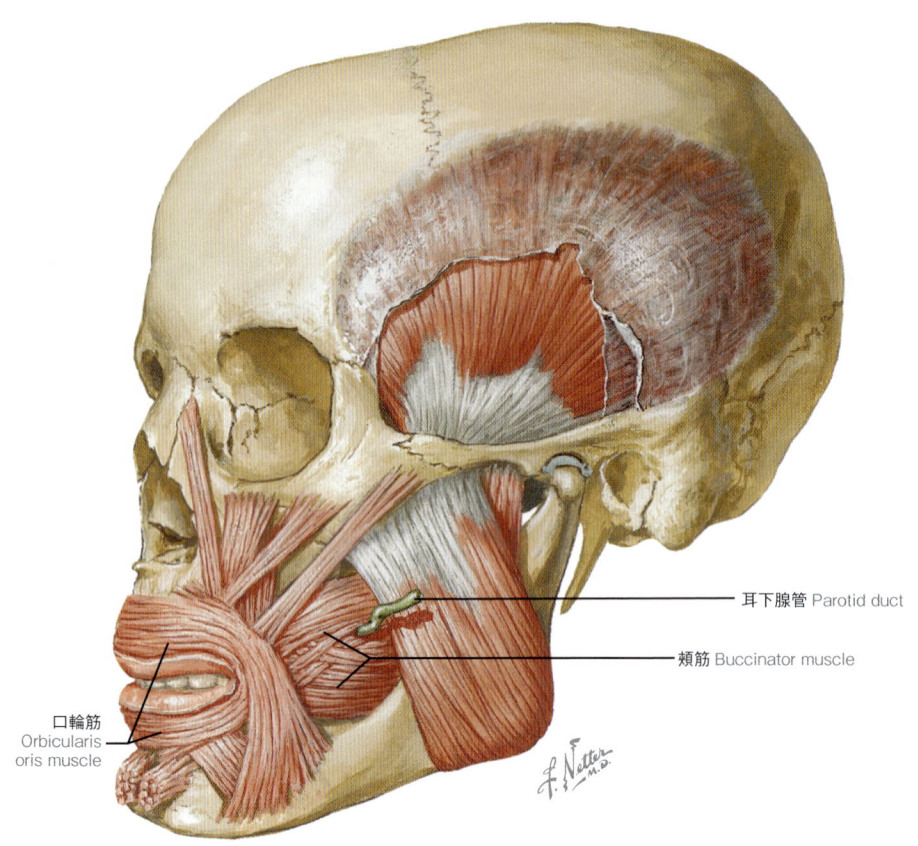

耳下腺管 Parotid duct
頬筋 Buccinator muscle
口輪筋 Orbicularis oris muscle

外部構造の解剖

神経支配（つづき）

感覚神経支配		
神経	由来	走行
この領域の皮膚のすべての感覚神経は三叉神経支配である		
眼窩下神経の上唇枝	眼窩下神経（三叉神経の第一枝である上顎神経の枝の１つ）	下眼瞼枝や鼻枝とともに眼窩下神経の３つの終枝の１つであり，眼窩下孔から出て顔面に至る 上唇の皮膚に分布する
オトガイ神経	下歯槽神経	下歯槽神経の２つの終枝のうちの１つ 下顎第二小臼歯部のオトガイ孔から出てくる 下唇・オトガイの皮膚，そして下顎第二小臼歯までの唇頬側歯肉に分布する
頬神経	三叉神経の第三枝である下顎神経	外側翼突筋の上頭と下頭の間を前方に走る 側頭筋の下部に沿って下行し，咬筋の前縁深部から出てくる 頬筋を通過する際に同部の皮膚に分布し，頬部内側面を裏打ちする粘膜と下顎大臼歯部歯肉に分布する

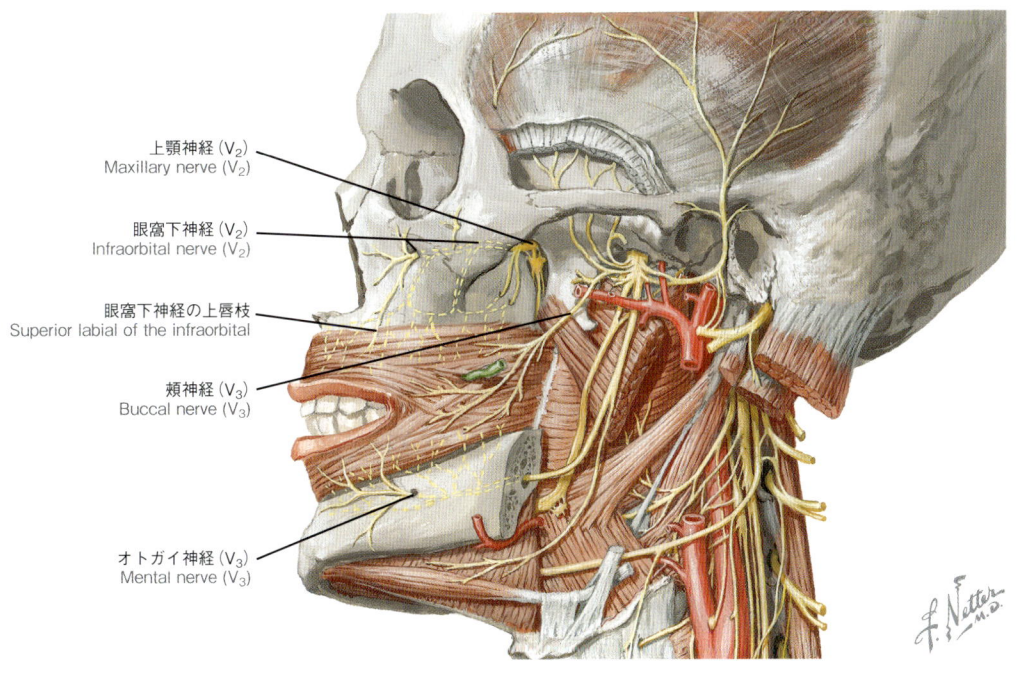

上顎神経（V₂） Maxillary nerve (V2)
眼窩下神経（V₂） Infraorbital nerve (V2)
眼窩下神経の上唇枝 Superior labial of the infraorbital
頬神経（V₃） Buccal nerve (V3)
オトガイ神経（V₃） Mental nerve (V3)

13 口腔の境界構造

一般的知識

方向	構造
上方	硬口蓋
後上方	軟口蓋
側方	頬
下方	口腔底（馬蹄形をしている下顎骨の舌側縁に沿って存在する）

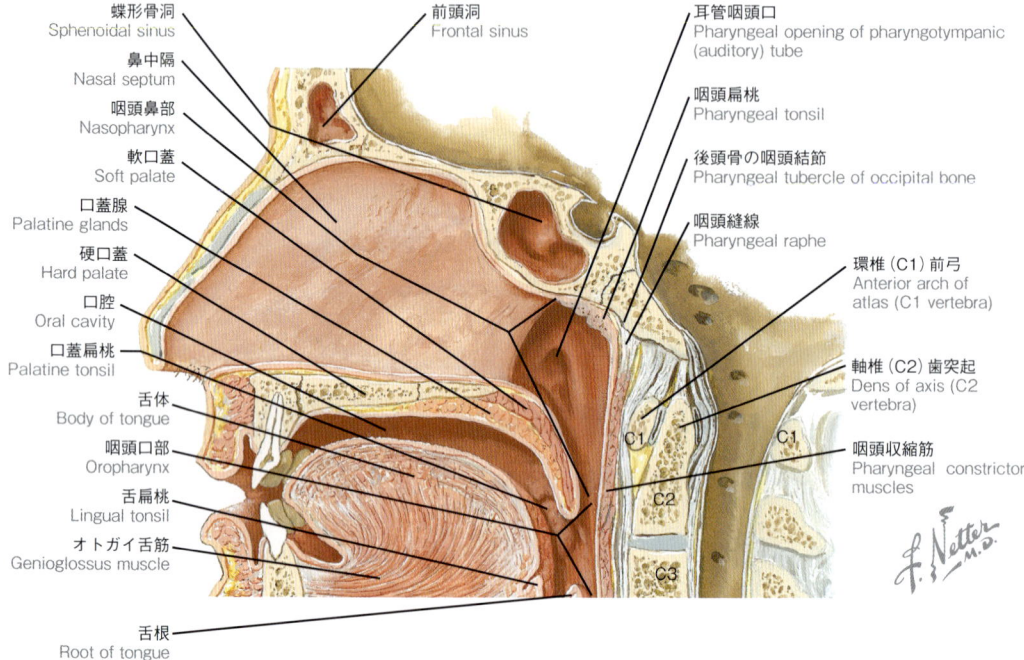

口腔の境界構造

上方の境界：硬口蓋

口腔上方の境界（天蓋）は硬口蓋であり，口蓋全体の前部2/3をなす．

口腔と鼻腔を隔てている．

硬口蓋は以下から構成される：
- 上顎骨の口蓋突起
- 口蓋骨の水平板

前方正中部に切歯孔があり，鼻口蓋神経の終枝と蝶口蓋動・静脈が通る．

硬口蓋の後方側方部には大口蓋孔と小口蓋孔が左右両側にあり，大・小口蓋神経と大・小口蓋動・静脈が通る．

硬口蓋の骨は咀嚼粘膜（角化重層扁平上皮）として知られる厚い粘膜で覆われる．厚い粘膜で覆われている．

粘膜の前方正中部には小さな高まりがあってこれを切歯乳頭とよび，切歯孔を覆っている．

前方部の粘膜は上顎骨の口蓋突起に強く付着している．

前方部の粘膜は鼻口蓋神経ブロックの際に上顎骨の口蓋突起からしばしば剥離する．

切歯乳頭から後方部では正中線に沿って粘膜が厚くなり，口蓋縫線をつくる．

側方に伸びる隆線を横口蓋ヒダとよび，硬口蓋の粘膜に存在する．

硬口蓋の粘膜の深部には口蓋腺とよばれる多数の粘液腺が存在する．

13 口腔の境界構造

上方の境界：硬口蓋（つづき）

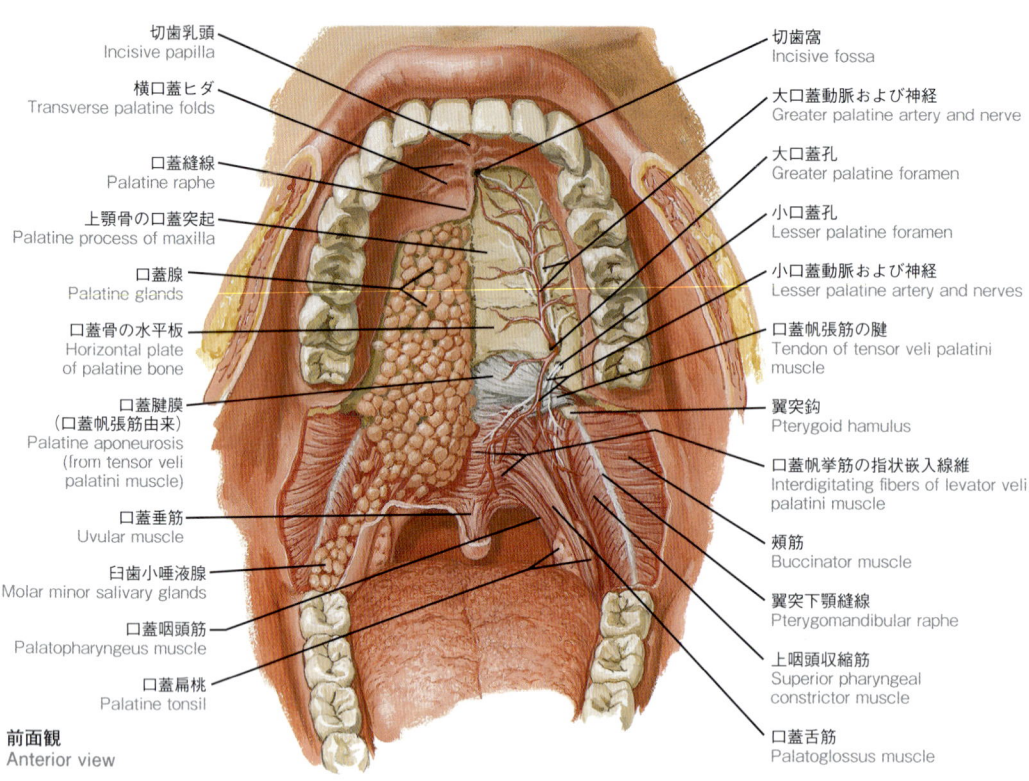

前面観
Anterior view

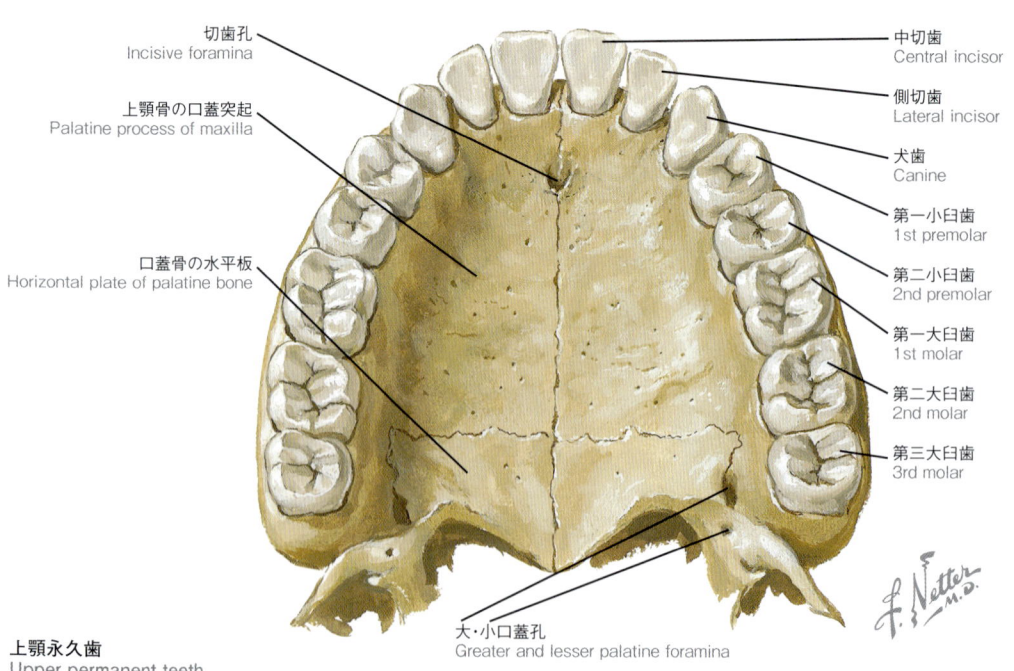

上顎永久歯
Upper permanent teeth

口腔の境界構造

後上方の境界：軟口蓋

口腔の後上方の境界は軟口蓋である．

軟口蓋は口蓋の後方へ伸びた部分であり，口蓋全体の約1/3を構成する．

軟口蓋は口腔と咽頭口部の間を分ける．

硬口蓋から軟口蓋にかけて，粘液分泌腺である口蓋腺が多く存在する．

軟口蓋は3つの部位に分けられる：

- 前方部…硬口蓋に続く振動する線．
- 後方側方部…口蓋舌弓，口蓋咽頭弓に続く．
- 後方部…口蓋垂が後方の遊離端の中央に存在する．

厚い口蓋腱膜が軟口蓋の基部を構成する．

軟口蓋は5つの筋からなる：

- 口蓋垂筋
- 口蓋帆張筋
- 口蓋帆挙筋
- 口蓋咽頭筋
- 口蓋舌筋（舌筋の1つとみなされることがある）

軟口蓋はPassavant（パッサバント）隆起の部位で挙上し，嚥下時に咽頭鼻部を閉鎖するのを補助する．

内側面観
正中（矢状）面
Medial view
Median (sagittal) section

咽頭陥凹 Pharyngeal recess
軟口蓋 Soft palate
口蓋垂 Uvula
口蓋扁桃 Palatine tonsil
口蓋咽頭弓 Palatopharyngeal arch
口蓋舌弓 Palatoglossal arch

咽頭粘膜を除去した状態
Pharyngeal mucosa removed

口蓋帆張筋および腱
Tensor veli palatini muscle and tendon
口蓋帆挙筋
Levator veli palatini muscle
口蓋舌筋
Palatoglossus muscle
口蓋咽頭筋
Palatopharyngeus muscle

口腔／ORAL CAVITY

13 口腔の境界構造

後上方の境界：軟口蓋（つづき）

軟口蓋の筋					
筋	起始	停止	作用	神経支配	解説
口蓋帆張筋	耳管の軟骨部 蝶形骨の舟状窩	口蓋腱膜	軟口蓋を側方に引いて広げる	三叉神経の下顎神経	口蓋帆張筋の腱が翼突鉤の周囲を包んでいる
口蓋垂筋	後鼻棘 口蓋腱膜	筋線維は口蓋垂粘膜の中へ入る	口蓋垂を挙上する 口蓋垂を後上方に引く	咽頭神経叢（迷走神経の咽頭枝によってつくられる神経叢の運動成分）	2つに分かれることがある
口蓋帆挙筋	耳管の軟骨部 側頭骨岩様部	口蓋腱膜 筋線維は反対側にある筋の中へ入る	軟口蓋を挙上する 軟口蓋を後上方に引いて咽頭鼻部の閉鎖を助ける		口蓋帆挙筋は上咽頭収縮筋上部の間隙を通る
口蓋咽頭筋	硬口蓋の後縁 口蓋腱膜	甲状軟骨薄膜の後縁	咽頭や喉頭を挙上する 咽頭鼻部の閉鎖を助ける		咽頭の筋に分類されることもある
口蓋舌筋	口蓋腱膜（口腔面）	舌の側面 ここには横舌筋の中に混入する筋線維や、舌背表面に沿って走る筋線維がある	舌根の挙上 嚥下のため口峡峡部を狭める		外舌筋に分類されることもある

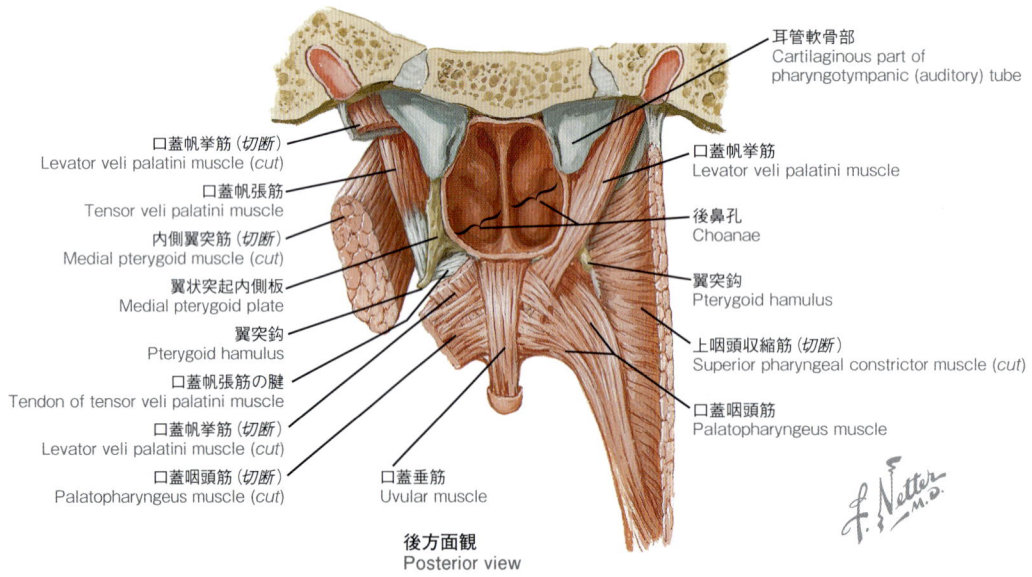

後方面観
Posterior view

350　NETTER'S HEAD AND NECK ANATOMY FOR DENTISTRY

口腔の境界構造

後上方の境界：軟口蓋（つづき）

耳管が閉じたときの断面図（耳管軟骨部）
Section through cartilaginous part of pharyngotympanic (auditory) tube, with tube closed

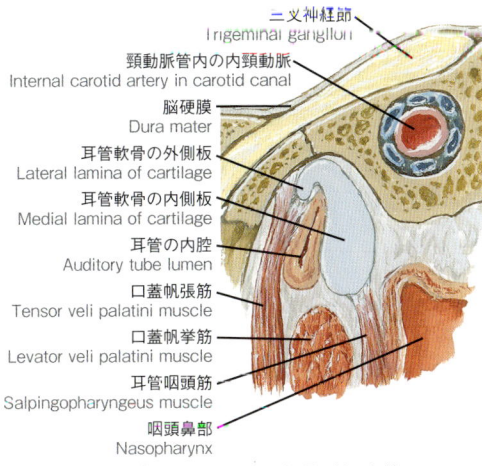

耳管軟骨の弾性反跳，組織の拡張，耳管咽頭筋の収縮によって耳管が閉じる
Pharyngotympanic (auditory) tube closed by elastic recoil of cartilage, tissue turgidity, and tension of salpingopharyngeus muscles

耳管が開いたときの断面図（耳管軟骨部）
Section through cartilaginous part of pharyngotympanic (auditory) tube, with tube open

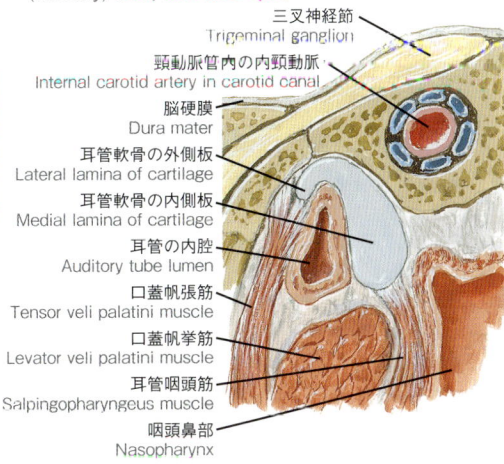

嚥下時に口蓋帆張筋が耳管を側方に拡げることによって耳管が開く
Lumen opened chiefly when attachment of tensor veli palatini muscle pulls wall of tube laterally during swallowing

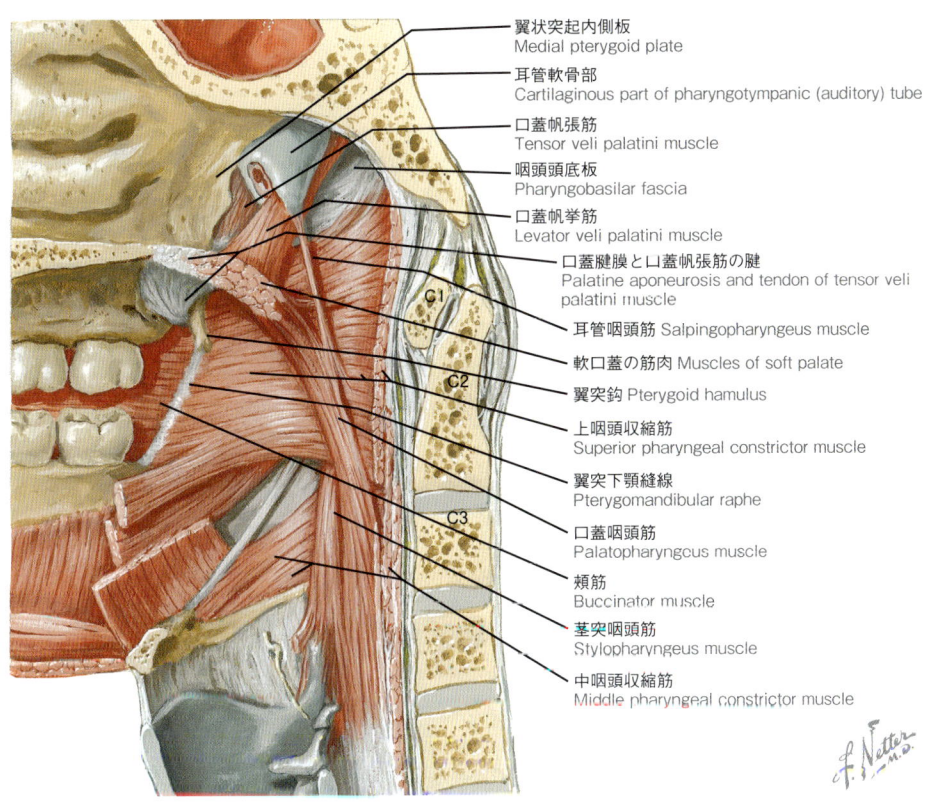

口腔／ORAL CAVITY

13 口腔の境界構造

側方の境界：頬

口腔の側方の境界は頬であり，前方の唇交連から後方の下顎枝に至る．

頬の上縁は上顎前庭であり，下縁は下顎前庭である．

頬の粘膜は重層扁平上皮である．

Fordyce（フォーダイス）顆粒は異所性の脂肪腺であり，頬の内面にみられる．

耳下腺乳頭は上顎の第二大臼歯に対応する頬部に位置する．

翼突下顎縫線は後方に位置しており，これは下歯槽神経ブロックの際，翼突下顎隙の目印となる．

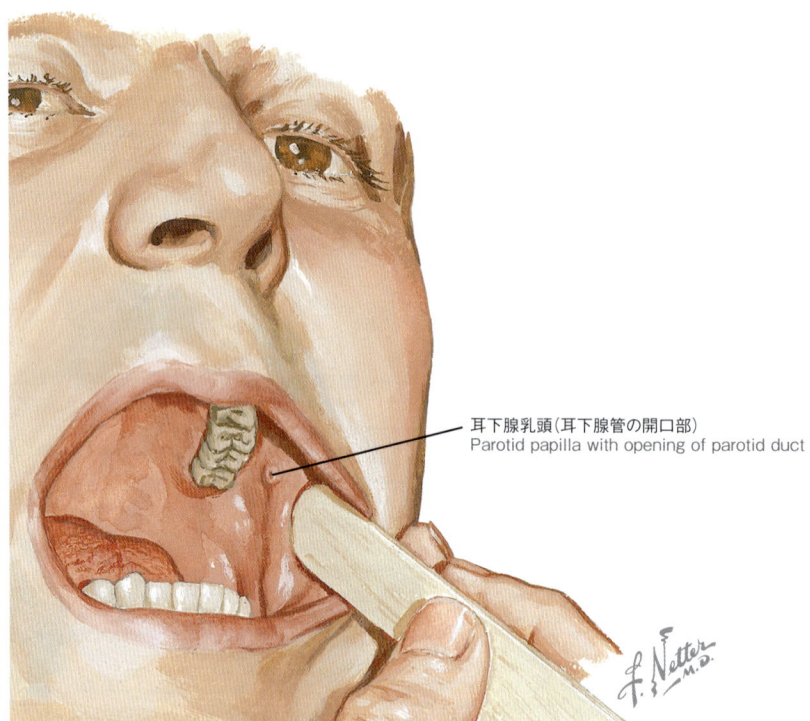

耳下腺乳頭（耳下腺管の開口部）
Parotid papilla with opening of parotid duct

口腔の境界構造

下方の境界：口腔底

下方の境界は口腔底である．
下顎骨の舌側縁に沿う馬蹄形の部位である．
顎舌骨筋は口腔底をつくり，この筋より上方にあるものが口腔の内容物である．
最大の構造物は舌と関連する筋組織である．
舌の筋の詳細については Chapter 14 の舌を参照のこと．

構造物	解説
舌	口腔底で最も大きい構造（Chapter 14 を参照）
舌小帯	舌の基部から舌の下面に沿って伸びる正中ヒダ
粘膜	重層扁平上皮が舌から下顎にわたって広がる
舌下小丘	舌の基部で舌小帯の両側にあるふくらみ 顎下腺から口腔内へ唾液が流出する部位 口腔底にある舌下腺を覆う舌下ヒダに続く
顎下腺管	粘膜下にある舌下腺に沿って走行する
舌神経	顎下腺管の外側，下方，内側を通過し舌に至り，舌の前 2/3 の一般感覚を伝える
采状ヒダ	采状のヒダで舌小帯の側方に位置する
顎舌骨筋	筋性の口腔底の主要な部分をなす 下顎骨の顎舌骨筋線から起こり，顎舌骨筋縫線中央部と反対側の顎舌骨筋に向かって走行し，後方に進んで舌骨に終わる
オトガイ舌骨筋	顎舌骨筋の上方に位置する 下顎の下オトガイ結節から起こり，舌骨に停止する

口腔底の筋					
筋	起始	停止	作用	神経支配	解説
顎舌骨筋	下顎の顎舌骨筋線	顎舌骨筋縫線 舌骨体	口腔底を持ち上げる 舌骨を挙上する	下顎神経の枝である下歯槽神経の分枝である顎舌骨筋神経	筋性の口腔底を形成する
オトガイ舌骨筋	下オトガイ結節	舌骨体	舌骨を挙上する	舌下神経を伴う第一頸神経の前枝	顎舌骨筋の上方に位置する

13 口腔の境界構造

下方の境界：口腔底（つづき）

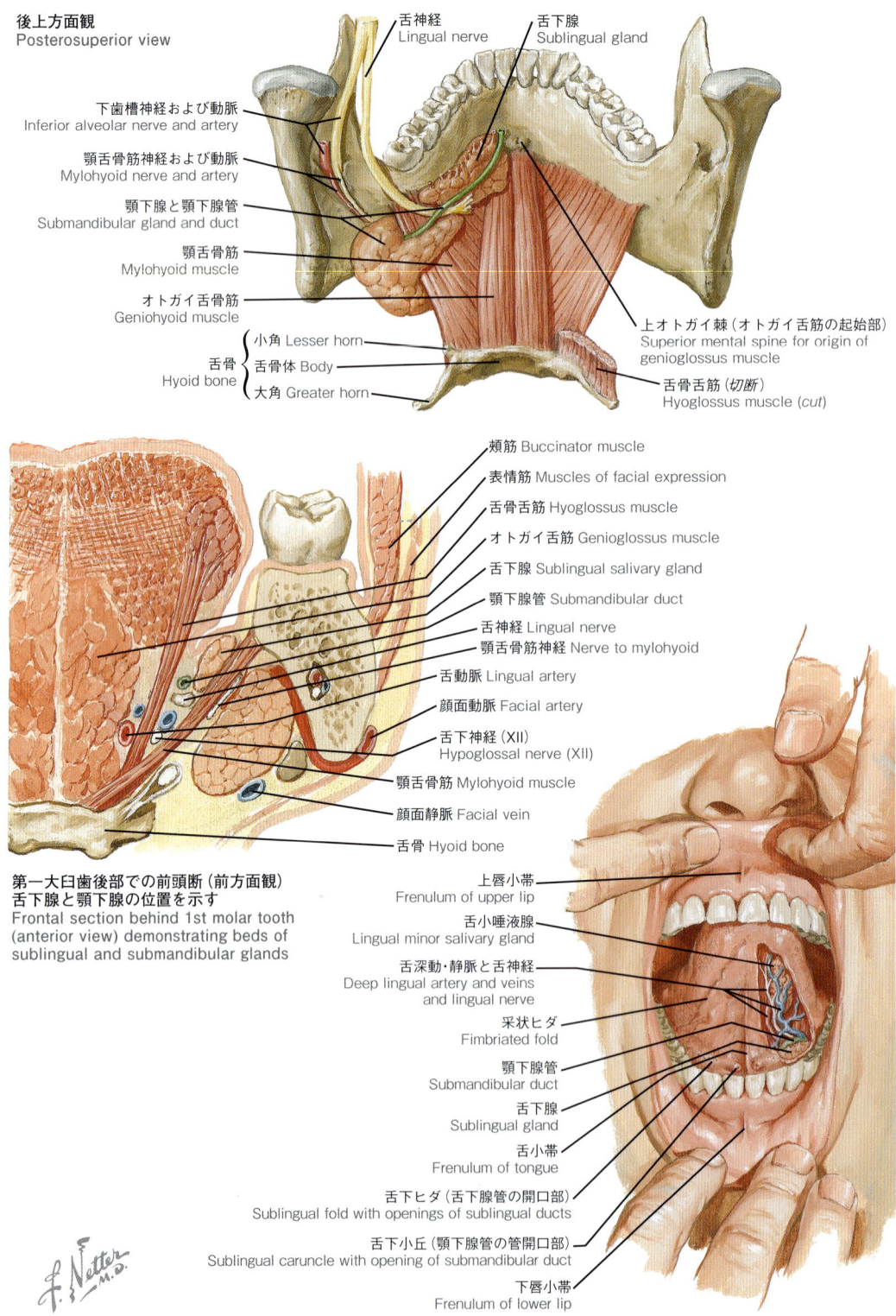

歯

一般的知識

歯は顎に植立している硬い構造物で，主に摂食において重要な役割を担う．

2つのアーチに歯がある：

- 上顎弓
- 下顎弓

ヒトでは二生歯性である：

- 乳歯…第一生歯
- 永久歯…第二生歯

6～12歳の間は混合歯列期となり，乳歯と永久歯が口腔内に同時期に存在する．

乳歯

全部で20本（乳切歯2本，乳犬歯1本，乳臼歯2本）の歯が口腔の上下左右に存在する．

乳歯は次の式で表される．$I\frac{2}{2} C\frac{1}{1} M\frac{2}{2}$，これは口腔の左右に合計10本ずつの歯があることを示す．

生誕時に乳歯は萌出していないが，3歳までに20本のすべての乳歯が萌出する．

永久歯

全部で32本（切歯2本，犬歯1本，小臼歯2本，大臼歯3本）の歯が口腔の上下左右に存在する．

永久歯は次の式で表される．$I\frac{2}{2} C\frac{1}{1} P\frac{2}{2} M\frac{3}{3}$，これは口腔の左右に16本ずつの歯があることを示す．

口腔内に最初に萌出する永久歯は通常下顎の第一大臼歯である．

- この萌出は6歳頃に起こる．
- 乳歯列の後方に萌出する．

乳歯は，最終的に永久歯に置き換わる．

交換した歯は後継歯ともいう．

歯面

唇側	前方歯において口唇粘膜に向いている側
頬側	後方歯において頬粘膜に向いている側
顔面側	唇側，頬側と同義語として使われる
舌側	下顎歯列では舌に向いている側，上顎歯列では硬口蓋に向いている側
近心	歯列弓の正中に近い方
遠心	歯列弓の正中から遠い方
咬合面側	後方歯の咬合に使われる面
切縁側	前方歯の咬み切る先端縁

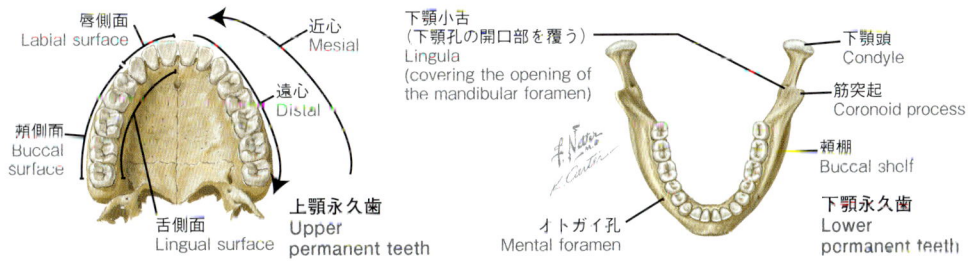

13 歯

歯面（つづき）

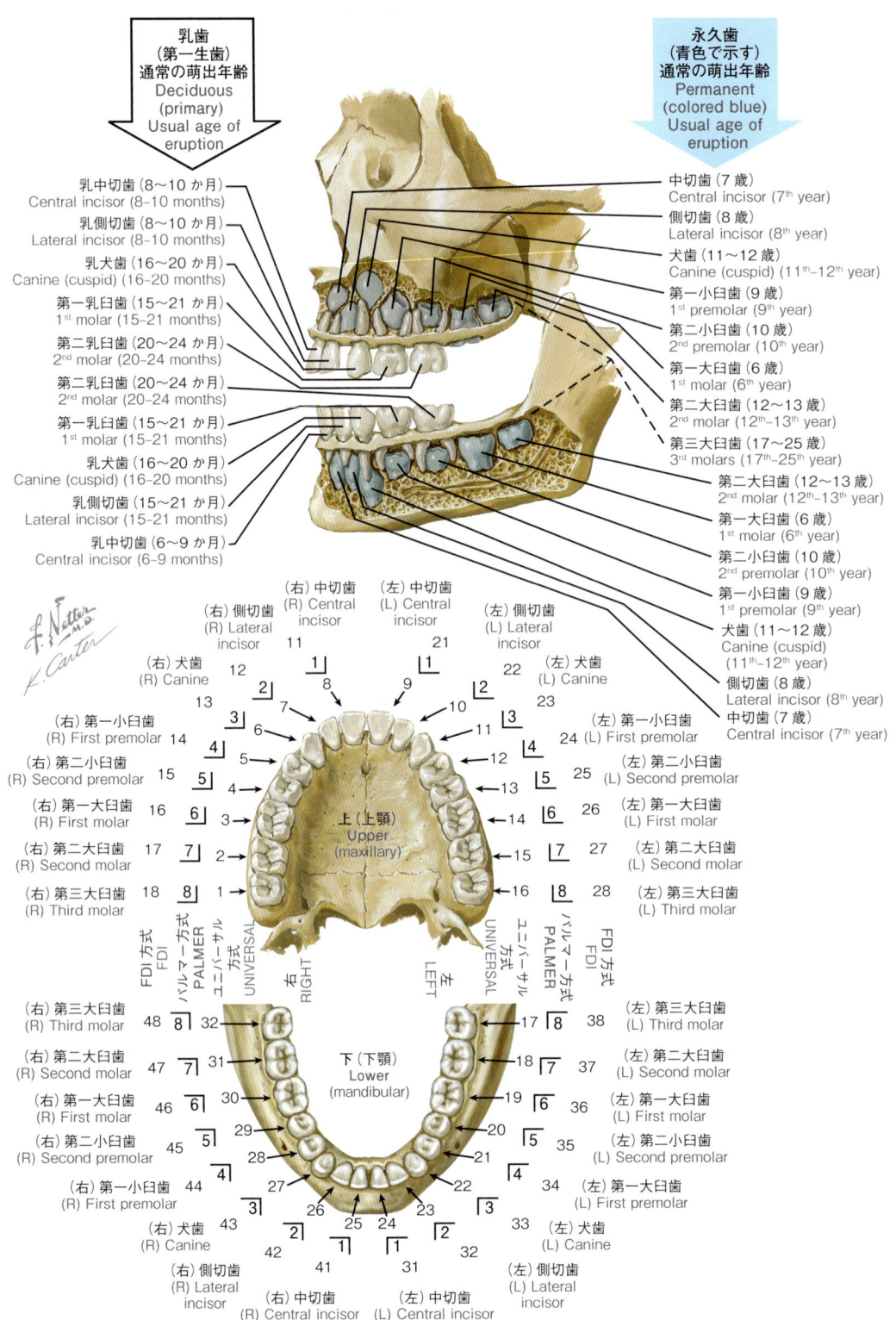

歯

歯の基本構造（つづき）

歯冠	解剖学的歯冠：表面がエナメル質で覆われている部分 臨床的歯冠：口腔内に露出している部分
歯根	解剖学的歯根：表面がセメント質で覆われている部分 臨床的歯根：上顎と下顎に植立している部分で口腔内に露出していない部分
根尖	根の最先端．それぞれの根の先には小さな開口部があり，歯髄腔への神経血管結合組織の入口となっている
歯頸線	歯冠と歯根の解剖学的境界 しばしばセメント-エナメル境（CEJ）ともいわれる
エナメル質	解剖学的歯冠表層の硬くてつやのある部分 歯のなかで最も硬い エナメル小柱とよばれる六角形の小柱が互いに平行に配列している
セメント質	解剖学的歯根の表面にある薄いくすんだ色の部分 構造や化学組成は骨と似ている 加齢に従って，セメント質は厚みを増す
象牙質	エナメル質とセメント質との両方の下にある硬組織であって，歯の主たる部分をなす 骨組織と類似した性質を有す 多くの象牙細管（小さな波状の枝分かれした管）が緻密な基質の中に存在している
咬頭	大臼歯や小臼歯の咬合面にみられる盛り上がった部分で，歯を近遠心・頬舌側に分ける 犬歯の切縁は1つの咬頭とみなされ，食物を捕捉する（保持したり切り裂いたりする）のに使われる
歯髄腔	歯髄（神経・血管に富む結合組織）を収容する 歯冠部にある髄室と歯根部にある根管に分けられる
基底結節	前歯部舌側のセメント-エナメル境のすぐ切縁側にある高まった部分

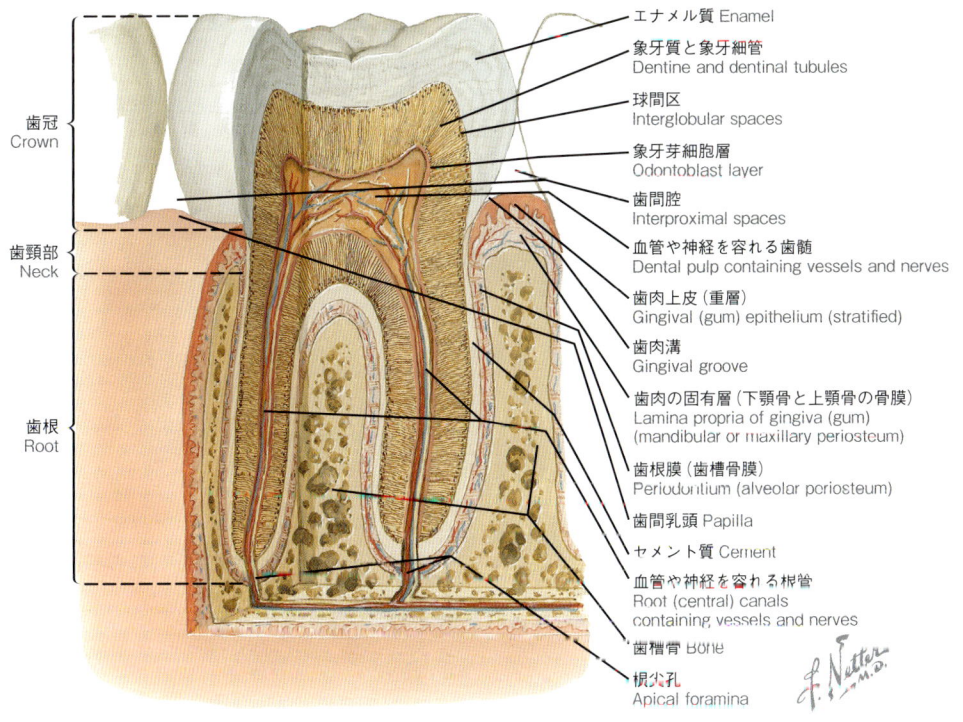

口腔／ORAL CAVITY 357

13 歯

永久歯の分類

口腔には32本の永久歯がある．
- 16本の上顎歯
- 16本の下顎歯

臨床歯科医が個別の歯について論じるために，歯の表記法が必要である．
主な表記法として以下がある．
- FDI方式（国際歯科連盟方式）
- パルマー方式
- ユニバーサル方式

米国で最も用いられているのはユニバーサル方式である．
ユニバーサル方式では上顎右側第三大臼歯を"1"として，順番に番号を付し，上顎左側第三大臼歯を"16"とする．その後，下顎に移り，下顎左側第三大臼歯を"17"とし，順に番号を付し，下顎右側第三大臼歯を"32"とする．

		上顎切歯		
歯種	歯冠	歯面	歯根	解説
中切歯	前歯では最も幅が広く，歯冠長とほぼ等しい 基底結節：よく発達している	唇側から見ると遠心面のほうが近心面よりも凸状になっている 切縁結節：前歯の切縁にある3つのふくらみで，形成期の中心部を示す． 機能時に摩耗することにより消失する	円錐形の単根で，断面は三角形を呈する	切歯は咬み切るための歯である
側切歯	近遠心径は中切歯よりも狭い	唇側面：凸状 近遠心面の切縁：中切歯より凸状になっている 切縁結節：側切歯ではあまり顕著でない 舌側面：中切歯よりも陥凹が深い 近遠心の辺縁隆線：中切歯よりも顕著で盲孔を生じることが多い	円錐形の単根で，断面は卵形を呈する	

歯

永久歯の分類（つづき）

歯種	歯冠	歯面	歯根	解説
犬歯	基底結節：顕著	唇側面：凸状 切縁：近心切縁と遠心切縁があり，尖頭は丸い 舌側面：尖頭から基底結節にかけて強い隆線が存在し，これにより舌側面は近心溝と遠心溝に分けられる	円錐形の単根で，断面は楕円形を呈し，近遠心面に陥凹がみられる	尖頭歯（cuspid）ともいう．口腔内で最も長い歯である 食物を捕捉する歯である

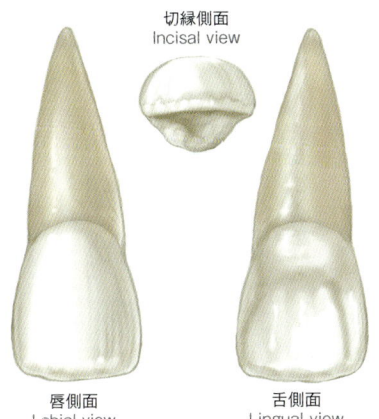

切縁側面 Incisal view
唇側面 Labial view　舌側面 Lingual view
上顎中切歯（右側）
Maxillary central incisor (right side)

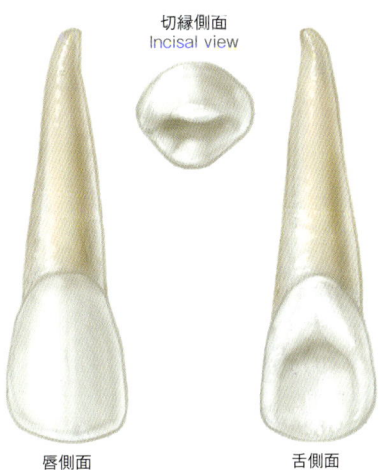

切縁側面 Incisal view
唇側面 Labial view　舌側面 Lingual view
上顎側切歯（右側）
Maxillary lateral incisor (right side)

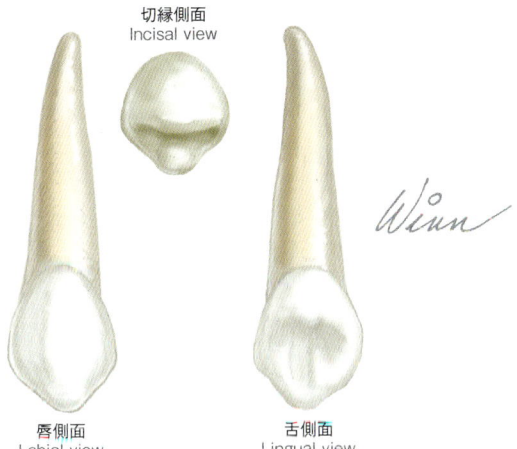

切縁側面 Incisal view
唇側面 Labial view　舌側面 Lingual view
上顎犬歯（右側）
Maxillary canine (right side)

13 歯

永久歯の分類（つづき）

		上顎小臼歯		
歯種	歯冠	歯面	歯根	解説
第一小臼歯	前歯よりも短い 近遠心径より頬舌径のほうが大きい	頬側面：凸状 舌側咬頭と頬側咬頭がある 頬側咬頭：長く犬歯の尖頭と似ている 舌側咬頭：頬側咬頭より低く，近遠的中央よりも近心に位置する 近心に介在結節がある	通常2根…頬側根および舌側根	双頭歯（bicuspid teeth）ともいうが，小臼歯というほうが多い 食物を捕捉する歯
第二小臼歯	第一小臼歯よりも角張っていない	頬側面：凸状 舌側咬頭と頬側咬頭をもつ 頬側咬頭：第一小臼歯ほど頬側咬頭はとがっていない 舌側咬頭：形と大きさは頬側咬頭とほぼ等しい	通常1根	咬合面に副溝をもつため，多溝性の外観を呈する 大臼歯の機能を補助する

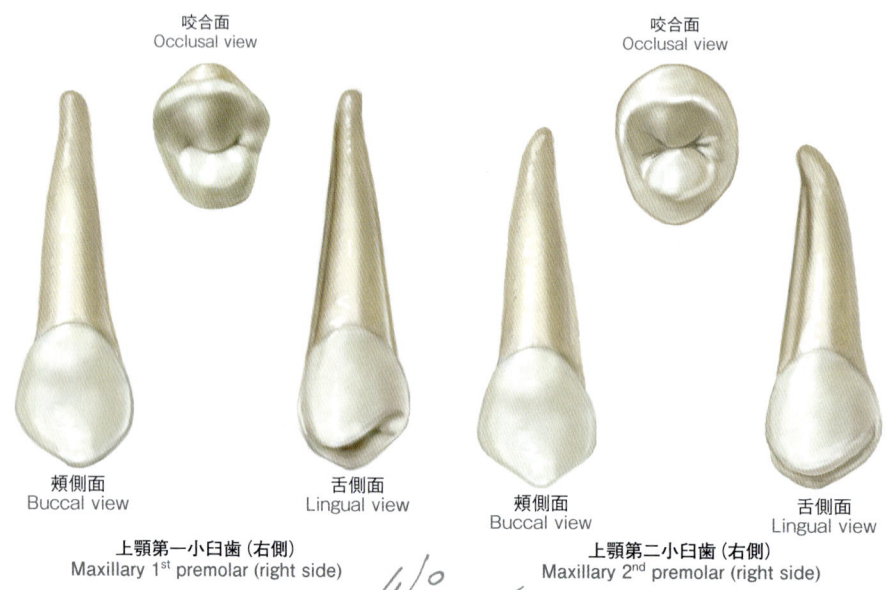

上顎第一小臼歯（右側） Maxillary 1st premolar (right side)
上顎第二小臼歯（右側） Maxillary 2nd premolar (right side)

歯

永久歯の分類（つづき）

歯種	歯冠	歯面	歯根	解説
上顎大臼歯				
大臼歯は食物の粉砕や咀嚼に使われる				
第一大臼歯	近遠心径より頬舌径のほうが大きい 咬合面観では菱形を呈する	5咬頭 • 近心頬側咬頭 • 遠心頬側咬頭 • 近心舌側咬頭 • 遠心舌側咬頭 • 第5咬頭：近心舌側咬頭の舌側面に存在し，Caravelli（カラベリー）結節とよばれる	3根 • 近心頬側根 • 遠心頬側根（最小） • 口蓋根（最大）	通常大臼歯のなかでは最大
第二大臼歯	第一大臼歯の機能を補助する 2つの形態： • 第一大臼歯と似ているが，より菱形を呈する • 遠心舌側咬頭の発達が良くないとハート形を呈する	4咬頭 • 近心頬側咬頭 • 遠心頬側咬頭 • 近心舌側咬頭 • 遠心舌側咬頭（時に欠如する） 第5咬頭はない	3根 • 近心頬側根 • 遠心頬側根 • 口蓋根	第一大臼歯より小さい
第三大臼歯	歯冠の形態はさまざまである（第一・第二大臼歯と似ていることもある）	通常3咬頭 • 近心頬側咬頭 • 遠心頬側咬頭 • 近心舌側咬頭	3根 • 近心頬側根 • 遠心頬側根 • 口蓋根 根は通常，癒合しており，1つの大きな根として働く	いろいろな大きさがあり，予防的に抜歯されることが多い

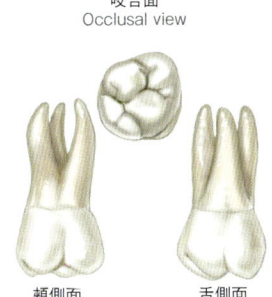

咬合面 Occlusal view
頬側面 Buccal view　舌側面 Lingual view
上顎第一大臼歯（右側）
Maxillary 1st molar (right side)

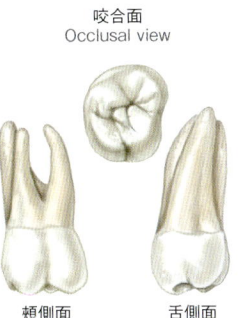

咬合面 Occlusal view
頬側面 Buccal view　舌側面 Lingual view
上顎第二大臼歯（右側）
Maxillary 2nd molar (right side)

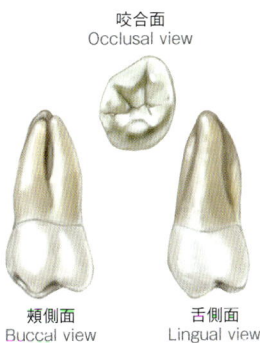

咬合面 Occlusal view
頬側面 Buccal view　舌側面 Lingual view
上顎第三大臼歯（右側）
Maxillary 3rd molar (right side)

13 歯

永久歯の分類（つづき）

		下顎犬歯		
歯種	歯冠	歯面	歯根	解説
犬歯	上顎の犬歯より長い 基底結節：上顎の犬歯より顕著でない	切縁：丸い尖頭 切縁結節：犬歯には通常ない 歯冠および歯根の近心面：比較的まっすぐでふくらみがさほどない	長い円錐状の単根	尖頭歯（cuspid）ともよばれる 上顎の犬歯に比べると小さく，より対称的である

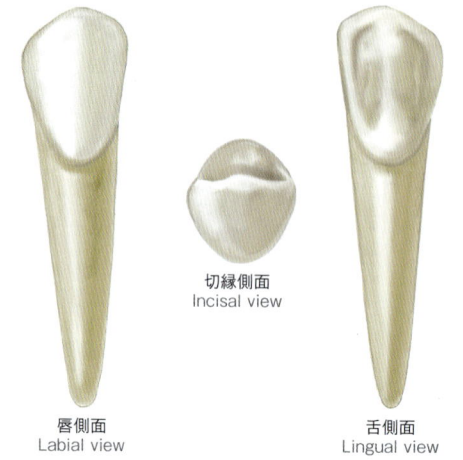

唇側面
Labial view

切縁側面
Incisal view

舌側面
Lingual view

下顎犬歯（右側）
Mandibular canine (right side)

歯

永久歯の分類（つづき）

		下顎切歯		
歯種	歯冠	歯面	歯根	解説
中切歯	上顎中切歯の2/3の幅である 左右対称にみえる 基底結節：小さくあまり発達していない	唇側面：凸状 舌側面：凹状 切縁結節：咬耗により消失する 舌側面窩：あまり発達していない	扁平な単根で，唇舌的に大きい	切歯は咬み切るための歯である
側切歯	左右対称でない	唇側面：凸状 舌側面窩：あまり発達していない	単根で中切歯と似た形態	切縁から見ると，歯冠は歯根に対して遠心方向にねじれている 切歯は咬み切るための歯である

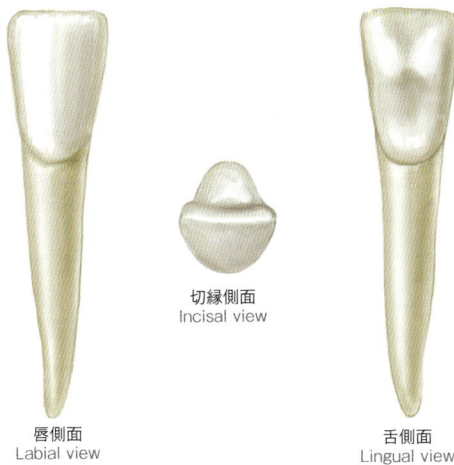

切縁側面　Incisal view

唇側面　Labial view　　舌側面　Lingual view

下顎中切歯（右側）
Mandibular central incisor (right side)

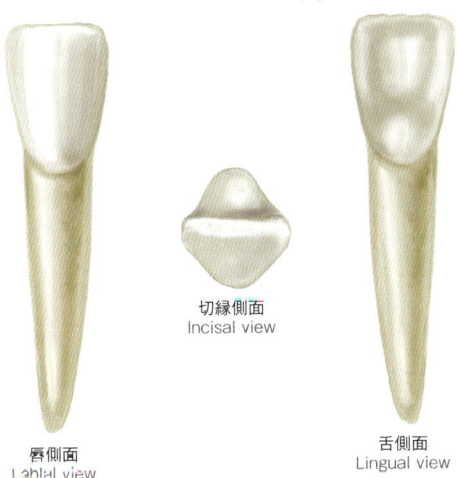

切縁側面　Incisal view

唇側面　Labial view　　舌側面　Lingual view

下顎側切歯（右側）
Mandibular lateral incisor (right side)

13 歯

永久歯の分類（つづき）

下顎小臼歯				
歯種	歯冠	歯面	歯根	解説
第一小臼歯	ダイヤモンド形	頬側面：凸状 舌側咬頭および頬側咬頭がある • 頬側咬頭…よく発達している • 舌側咬頭…小さくあまり発達していない 近心から舌側にかけて中心溝をもつ	単根で断面は楕円形であり、わずかに舌側に傾斜している	小臼歯では最も小さい
第二小臼歯	凸形	2種類の咬合面形状を呈する • 2咬頭型：頬側咬頭および舌側咬頭 • 3咬頭型：主たる形態は舌側2咬頭，頬側1咬頭 唇側面と舌側面は凸状である 頬側咬頭は第一小臼歯ほど尖ってはいない 舌側咬頭は頬側咬頭より小さい	単根で断面は楕円形であり、わずかに舌側に傾斜している	第一小臼歯とは形態が異なる 第一小臼歯よりかなり大きい

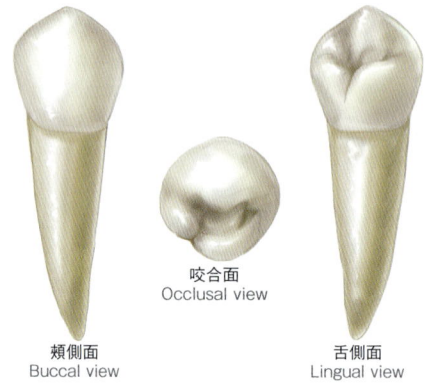

頬側面 / Buccal view　　咬合面 / Occlusal view　　舌側面 / Lingual view

下顎第一小臼歯（右側）
Mandibular 1st premolar (right side)

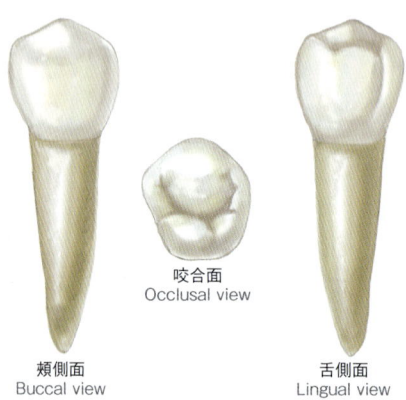

頬側面 / Buccal view　　咬合面 / Occlusal view　　舌側面 / Lingual view

下顎第二小臼歯（右側）
Mandibular 2nd premolar (right side)

歯

永久歯の分類（つづき）

		下顎大臼歯			
歯種	歯冠	歯面	歯根	解説	
第一大臼歯	頬舌径より近遠心径のほうが大きい	5咬頭： ・近心頬側咬頭（最大） ・遠心頬側咬頭 ・遠心咬頭（最小） ・近心舌側咬頭 ・遠心舌側咬頭	2根： ・近心根（2根管） ・遠心根（1根管）	食物の粉砕や咀嚼に使われる	
第二大臼歯	通常第二大臼歯は第一大臼歯より小さい	4咬頭： ・近心頬側咬頭 ・遠心頬側咬頭 ・近心舌側咬頭 ・遠心舌側咬頭	2根： ・近心根（2根管） ・遠心根（1根管）	第一大臼歯の機能を補助する	
第三大臼歯	発育の程度は第二大臼歯と同様	4咬頭がさまざまな大きさと形態を呈する	2根： ・近心根 ・遠心根 根の癒合が多い	いろいろな形態を呈するが，上顎の第三大臼歯ほど多彩ではない 大臼歯のなかでは最小のことが多い 予防的に抜歯されることが多い	

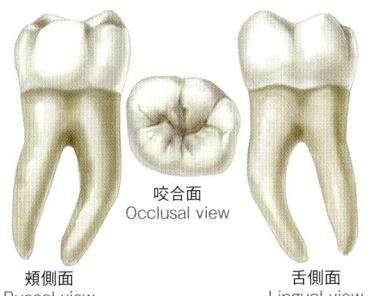

頬側面 / Buccal view　　咬合面 / Occlusal view　　舌側面 / Lingual view
下顎第一大臼歯（右側）
Mandibular 1st molar (right side)

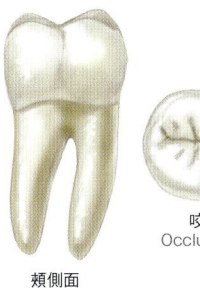

頬側面 / Buccal view　　咬合面 / Occlusal view　　舌側面 / Lingual view
下顎第二大臼歯（右側）
Mandibular 2nd molar (right side)

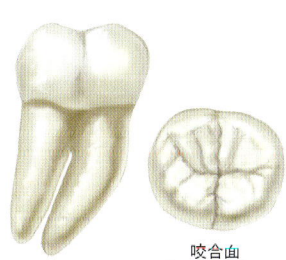

頬側面 / Buccal view　　咬合面 / Occlusal view　　舌側面 / Lingual view
下顎第三大臼歯（右側）
Mandibular 3rd molar (right side)

13 口腔の血液供給

動脈供給

口蓋への動脈供給		
動脈	由来	走行
顎動脈	外頸動脈	口蓋へ3枝を出す： • 蝶口蓋動脈 • 大口蓋動脈 • 小口蓋動脈 上顎歯列弓へ3枝を出す： • 前上歯槽動脈 • 中上歯槽動脈 • 後上歯槽動脈 下顎歯列弓へ1枝を出す： • 下歯槽動脈
蝶口蓋動脈	顎動脈の第3区	蝶口蓋孔を通過した後に鼻腔へと入る 鼻腔へと進入し，後鼻枝を出す： • 外側後鼻枝 • 中隔後鼻枝は鼻中隔に沿って進み，切歯管を経て硬口蓋へと進入する
大口蓋動脈	顎動脈の第3区の枝である下行口蓋動脈	下行口蓋動脈の枝であり，口蓋管を走行する 口蓋管の中で下行口蓋動脈は大口蓋動脈と小口蓋動脈へと分かれる 大口蓋動脈は大口蓋管を出て前方の切歯管に向かい，硬口蓋，歯肉，粘膜，口蓋腺へと血液を供給し，切歯管からの蝶口蓋動脈の終枝と吻合する
小口蓋動脈	顎動脈の第3区の枝である下行口蓋動脈	下行口蓋動脈の枝であり，口蓋管を走行する 口蓋管の中で下行口蓋動脈は大口蓋動脈と小口蓋動脈へと分かれる 小口蓋動脈は軟口蓋と口蓋扁桃に分布する
顔面動脈	外頸動脈	頸部の頸動脈三角から起こる 顎二腹筋後腹と茎突舌骨筋の深部を上行する 顎下腺に沿って走行し，オトガイ下動脈を出し，顎下腺へと分布する 咬筋の部位で下顎体を越えて上行する
上行口蓋動脈	顔面動脈	軟口蓋に分布する 茎突舌筋と茎突咽頭筋の間を通り，咽頭の外側に沿って上行する 口蓋帆挙筋の近傍で分枝する 第一枝は口蓋帆挙筋に沿って走行し，軟口蓋と口蓋腺に分布する 第二枝は上咽頭収縮筋を貫き，口蓋扁桃と耳管に分布する 上行咽頭動脈および扁桃枝と吻合する
上行咽頭動脈	外頸動脈	頸部の頸動脈三角から起こる 外頸動脈のほかの枝よりも深部に位置し，茎突咽頭筋の下にある 咽頭枝，下鼓室動脈，後硬膜動脈，口蓋への枝を出す 口蓋への枝は上咽頭収縮筋を通過し，軟口蓋，扁桃そして耳管へと枝を送る

口腔の血液供給

動脈供給（つづき）

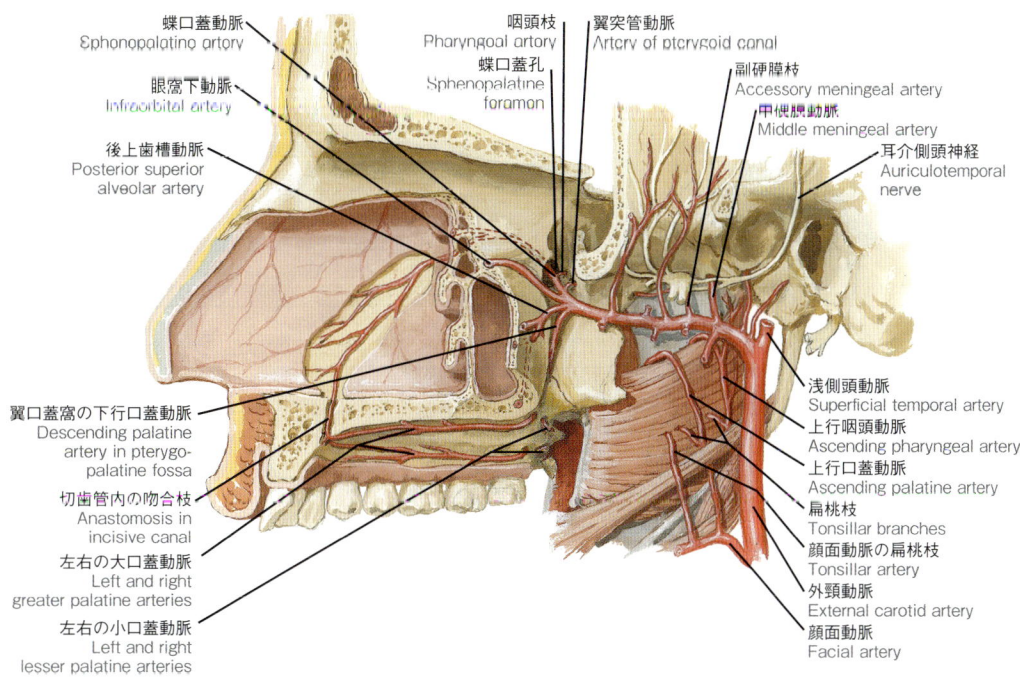

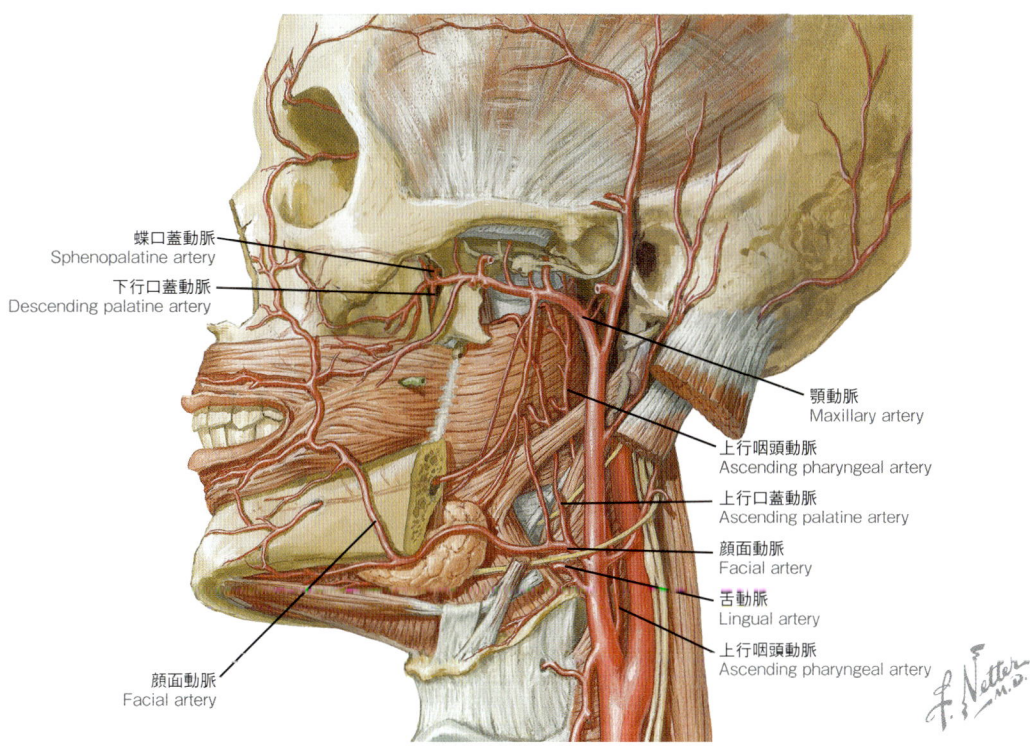

13 口腔の血液供給

動脈供給（つづき）

口腔底への動脈供給		
動脈	由来	走行
顔面動脈	外頸動脈	頸動脈三角から起こる 顎二腹筋後腹と茎突舌骨筋の深部を上行する 顎下腺に沿って走行し，オトガイ下動脈を出し，顎下腺に分布する 下顎体を越えて上行し，咬筋に至る
上行口蓋動脈	顔面動脈	軟口蓋に分布する 茎突舌筋と茎突咽頭筋の間を通り，咽頭の外側に沿って上行する 口蓋帆挙筋の近傍で分枝する 第一枝は口蓋帆挙筋に沿って走行し，軟口蓋と口蓋腺に分布する 第二枝は上咽頭収縮筋を貫き，口蓋扁桃と耳管に分布する 上行咽頭動脈および扁桃枝と吻合する
オトガイ下動脈	顔面動脈	頸部の顎下三角から起こる 顎下腺と周囲の筋へ分布する
舌動脈	外頸動脈	舌骨に向かって上内方に走行する 下前方に屈曲し，中咽頭収縮筋の上でループを形成し，その表層を舌下神経が通る 顎二腹筋後腹と茎突舌骨筋の深部を前方に通過する 舌骨舌筋の深部を走行し，舌に沿って上行する 舌背枝，舌下動脈，舌深動脈を出す 舌下動脈は舌骨舌筋の前縁から始まり，オトガイ舌筋と顎舌骨筋の間を前方に走行し，舌下腺や周囲の筋，口腔や歯肉の粘膜へと分布する 舌深動脈は舌表面の下を前方へと走行し，舌尖で対側の舌深動脈と吻合する

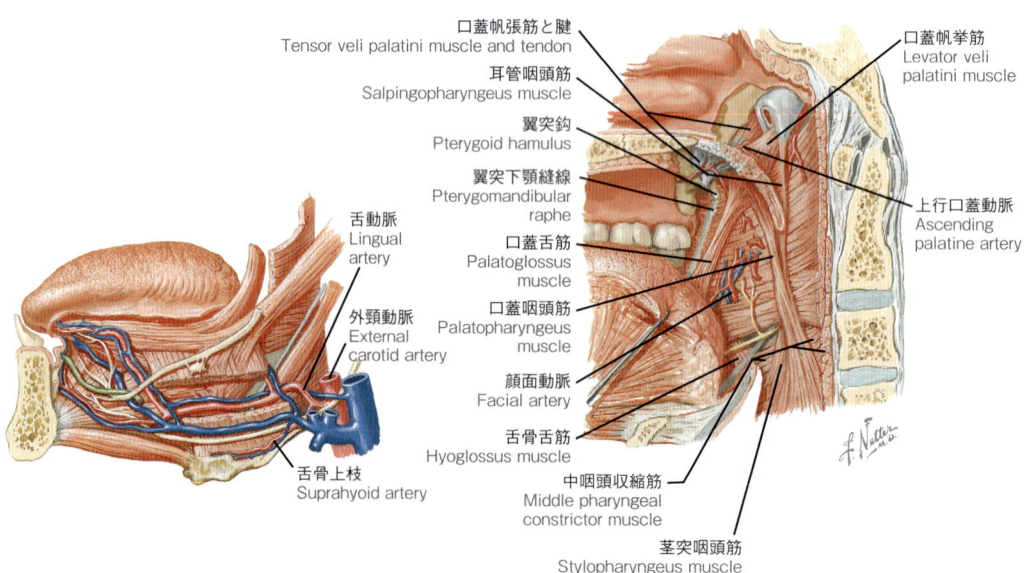

口腔の血液供給

動脈供給（つづき）

上顎歯および下顎歯への動脈供給		
動脈	由来	走行
顎動脈	外頸動脈	3本の枝を出し，上顎歯列弓へと分布する血管叢を形成する： • 前上歯槽動脈 • 中上歯槽動脈 • 後上歯槽動脈 下顎歯列弓へ1本の枝を出す： • 下歯槽動脈
上顎歯		
前上歯槽動脈	眼窩下動脈（顎動脈由来）	眼窩下動脈が下眼窩裂を経て眼窩下管へと進入した後に起こる 歯槽管を下行し，上顎歯列弓の一部へ分布する 上顎洞と前歯部へ血液供給をする
中上歯槽動脈	眼窩下動脈	存在する場合としない場合がある 存在する場合は，眼窩下動脈が下眼窩裂を通過し眼窩下管へ入ったところから起こる 歯槽管を下行し，上顎洞や犬歯へと分布する
後上歯槽動脈	顎動脈の第3区	顎動脈が翼口蓋窩に入る前に起こる 上顎骨の側頭下面に入り，上顎洞，小臼歯，大臼歯に分布する
下顎歯		
下歯槽動脈	顎動脈の第3区	下歯槽神経とともに下行し，下顎孔へ入る 第二小臼歯あたりでオトガイ動脈と切歯枝を分枝して終わる 下顎のすべての歯へ分布する
オトガイ動脈	下歯槽動脈	前歯の唇側歯肉へ分布する
切歯枝	下歯槽動脈	前歯へ分布する

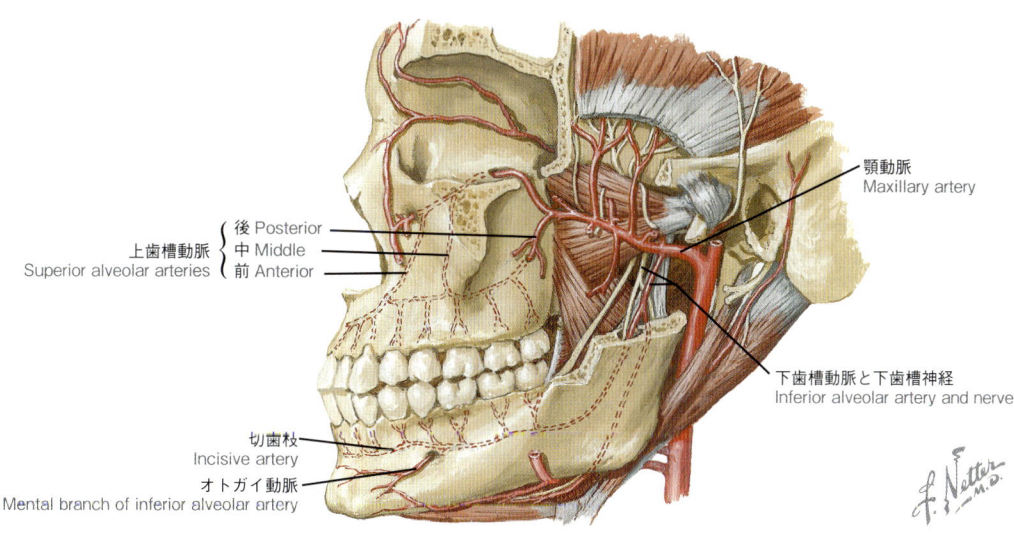

13 口腔の血液供給

静脈排出路

口蓋および口腔からの静脈排出路	
静脈	走行
大口蓋静脈	翼突筋静脈叢と連絡する
小口蓋静脈	
蝶口蓋静脈	
舌静脈	舌腹部からは舌深静脈，舌背部からは舌背静脈が注ぐ 舌動脈と伴走し，舌骨舌筋の深部を走行し，内頸静脈に注ぐ 舌下神経伴行静脈は舌尖に始まり，舌静脈に合流するか，あるいは舌下神経と伴走して顔面静脈と合流し，内頸静脈へと注ぐ
オトガイ下静脈	舌静脈と下歯槽静脈の枝と吻合する 顎舌骨筋の表層をオトガイ下動脈と並走する 顔面静脈へと注ぐ
咽頭静脈叢	外側翼突筋に沿って存在する 側頭下窩と口腔のほとんどの静脈は翼突筋静脈叢に注ぐ 海綿静脈洞，翼突筋静脈叢，顔面静脈とも連絡する 弁がない 最終的に顎静脈へ注ぐ
歯からの静脈排出路	
静脈	走行
前上歯槽静脈	翼突筋静脈叢へ注ぐ
中上歯槽静脈	
後上歯槽静脈	
下歯槽静脈	

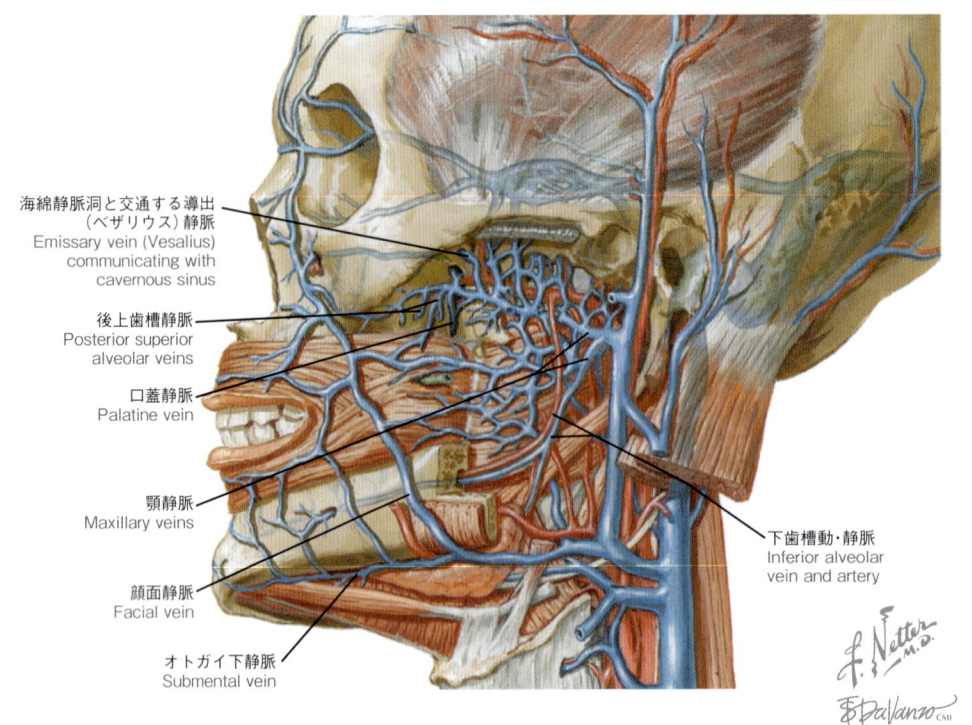

口腔の神経支配

一般的知識

口腔における感覚神経支配は，三叉神経の枝である上顎神経および下顎神経より受ける．

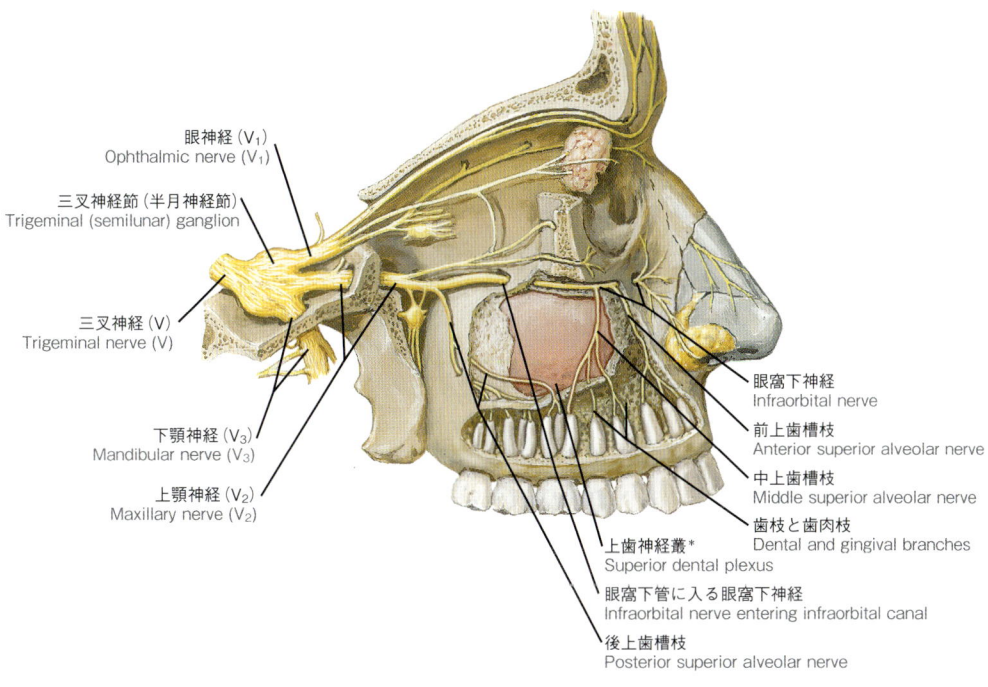

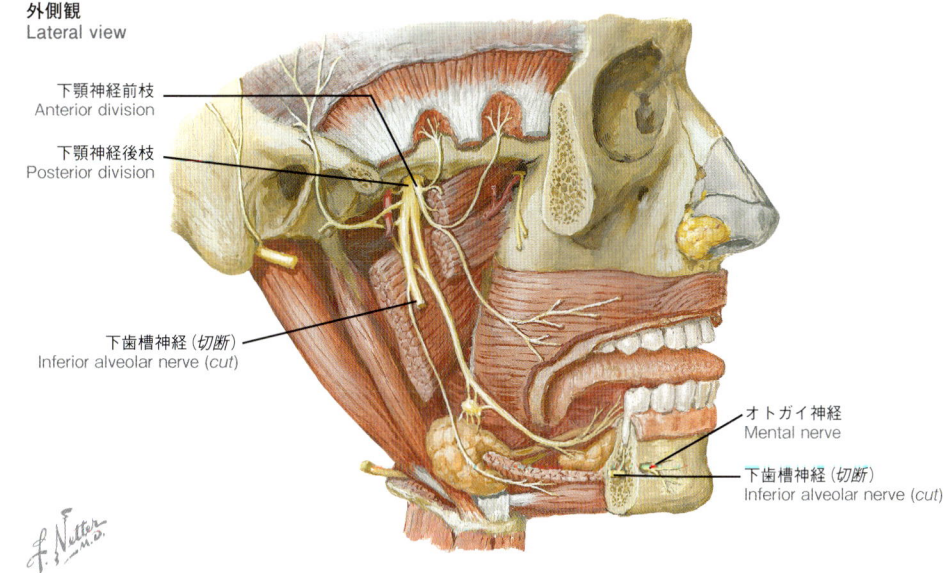

* 訳注：神経叢そのものは描かれていない．

13 口腔の神経支配

上顎歯の感覚神経支配

神経	由来	走行
上顎神経	三叉神経	感覚機能 海綿静脈洞の外側壁を走行する 中頭蓋窩から正円孔を通り翼口蓋窩へと進む 翼口蓋窩で4本の枝を出す： • 眼窩下神経（上顎神経の延長） • 翼口蓋神経節 • 後上歯槽枝 • 頬骨神経 眼窩下神経は2本の枝を出し神経叢を形成し，後上歯槽枝とともに上顎歯列弓を支配する： • 前上歯槽枝 • 中上歯槽枝
眼窩下神経	上顎神経（V$_2$）の延長	下眼窩裂を前方へ走り眼窩へ入る 眼窩下溝と眼窩下管を通り，眼窩下孔から顔面へと走行する 顔面へ出ると3本の終枝を出す： • 鼻枝…鼻翼を支配する • 下眼瞼枝…下眼瞼の皮膚を支配する • 上唇枝…上唇の皮膚を支配する
• 前上歯槽枝	眼窩下管を通過する眼窩下神経	下行して上歯神経叢を形成し，上顎洞の一部と切歯，犬歯を支配する
• 中上歯槽枝		変異に富む 下行して上歯神経叢を形成し，上顎洞の一部，小臼歯，第一大臼歯の近心頬側根を支配する
後上歯槽枝	翼口蓋窩に存在する上顎神経	外側に走行し翼上顎裂を通って側頭下窩へと入る 上顎骨の側頭下面に入る 下行して上歯神経叢を形成し，上顎洞の一部と大臼歯を支配するが，第一大臼歯の近心頬側根には分布しないことが多い

口腔の神経支配

下顎歯の感覚神経支配

神経	由来	走行
下顎神経	三叉神経	感覚機能に加え運動機能も司る 三叉神経の最も太い分枝 大きな感覚根と小さな運動根が卵円孔を通過した直後に1つになり，側頭下窩へと進む すぐに硬膜枝を出し，前枝と後枝へと分かれる 前枝は細く，主に運動神経からなり，1本の感覚神経（頬神経）を含む： • 咬筋神経 • 前・後深側頭神経 • 内側翼突筋神経 • 外側翼突筋神経 • 頬神経 後枝は太く，主に感覚神経からなり，1本の運動神経（顎舌骨筋神経）を含む： • 耳介側頭神経 • 舌神経 • 下歯槽神経 • 顎舌骨筋神経
下歯槽神経	下顎神経の最大分枝	下歯槽動脈とともに外側翼突筋の下方を下行し，蝶下顎靱帯と下顎枝の間を通り下顎孔に入り，第二小臼歯のあたりでオトガイ神経と切歯枝を出す 下歯槽神経と切歯枝はすべての下顎の歯と歯根膜を支配し，オトガイ神経は小臼歯から前方の歯肉を支配する
• オトガイ神経	下歯槽神経	オトガイ，口唇，第二小臼歯より前方の唇頬側歯肉と粘膜を支配する
• 切歯枝		第一小臼歯より前方の歯と歯根膜を支配する（下歯槽神経からオトガイ神経および切歯枝が分枝する位置によって変わる）

13 口腔の神経支配

下顎歯の感覚神経支配（つづき）

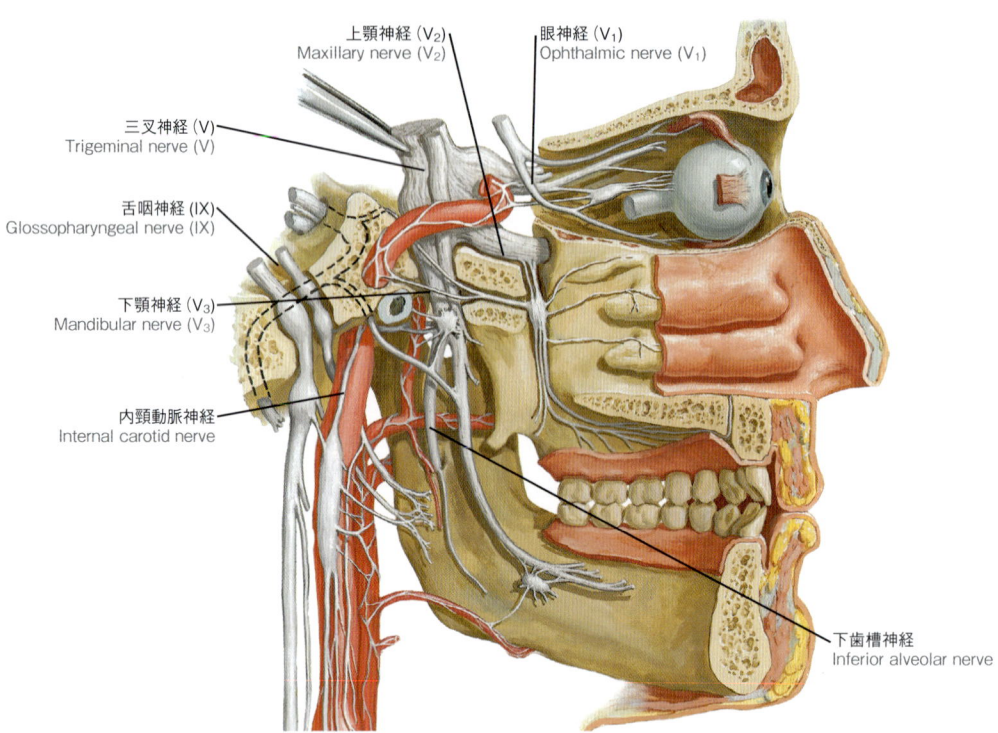

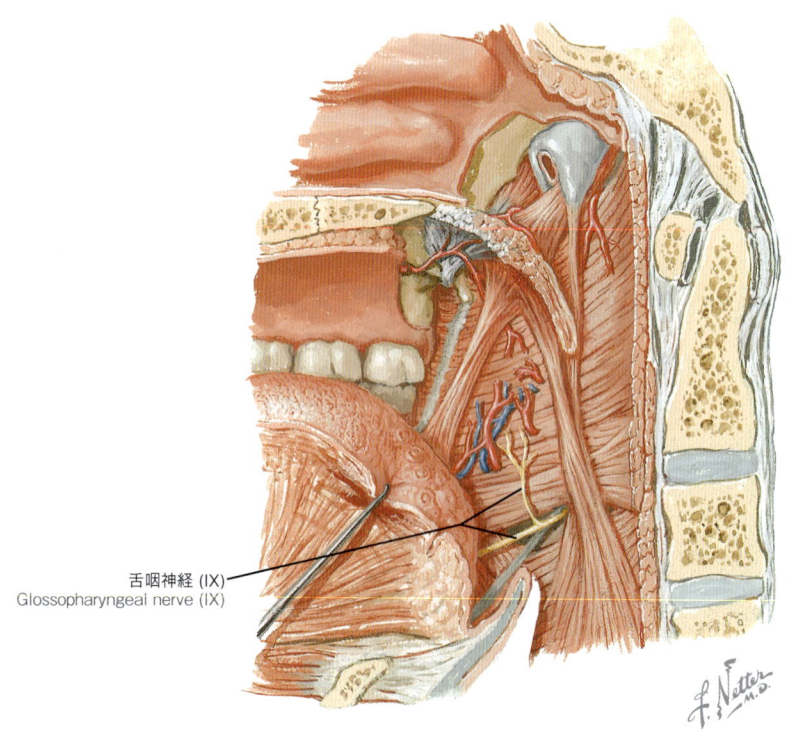

口腔の神経支配

口腔底

神経	由来	走行
舌神経	下顎神経（V_3）	外側翼突筋神経と内側翼突筋神経の下方に位置し，側頭下窩において下歯槽神経の前方にある 顔面神経の枝の鼓索神経が舌神経の後方に合流する 内側翼突筋と下顎枝の間を通り，上咽頭収縮筋・内側翼突筋・下顎でつくられる口腔へと斜めに進入する 口腔に入ると下顎骨の舌側粗面に沿う 顎下神経節は舌骨舌筋の後縁で舌神経から懸垂している 前方へ進み，舌骨舌筋の外側面上を通過する 外側から顎下腺管の下方内側へと進み，舌の粘膜へ分布する 一般体性求心性（GSA）線維は，舌前部2/3の舌粘膜と舌乳頭，下顎歯の舌側の歯肉と粘膜を支配する
舌咽神経	延髄	迷走神経および副神経とともに頸静脈孔を通る際に，内頸動脈と内頸静脈の間を走行する さらに下行し茎突咽頭筋の後方を通る 茎突咽頭筋とともに前方に進み，上咽頭収縮筋と中咽頭収縮筋の間を通過し，口蓋扁桃に分布する 舌への小枝を出し，一般体性求心性線維を口蓋弓・口峡に加え，舌後部1/3の舌粘膜に送る さらに，特殊内臓性求心性（SVA）線維として舌後部1/3の粘膜の味蕾と有郭乳頭へと分布している
上喉頭神経内枝	迷走神経の枝である上喉頭神経	延髄から迷走神経が分枝し，舌咽神経および副神経とともに頸静脈孔を通過する その際，内頸動脈と内頸静脈の間を通る 迷走神経は上喉頭神経などの頸枝を出す 上喉頭神経は内頸動脈の下後方を走り，喉頭の側面上で内枝と外枝に分かれる 内枝は喉頭を下行し，上喉頭動・静脈と伴走して甲状舌骨膜を貫く 内枝の枝は一般体性求心性線維として喉頭蓋領域の舌根部と仮声帯から上の喉頭粘膜へ分布する さらに，特殊内臓性求心性線維として喉頭蓋領域の舌根部に散在する味蕾へと分布する

13　口腔の神経支配

口腔底（つづき）

神経	由来	走行
鼓索神経	鼓室の顔面神経	副交感神経の節前線維を顎下神経節に送り，味覚神経線維を舌前部2/3へと送る 前方へと走行し鼓室に入って鼓膜とツチ骨に沿って錐体鼓室裂へと進む 錐体鼓室裂を出るとすぐに舌神経と合する 舌神経は舌前部2/3に分布し，鼓索神経からの特殊内臓性求心性線維は味蕾へと枝を送る

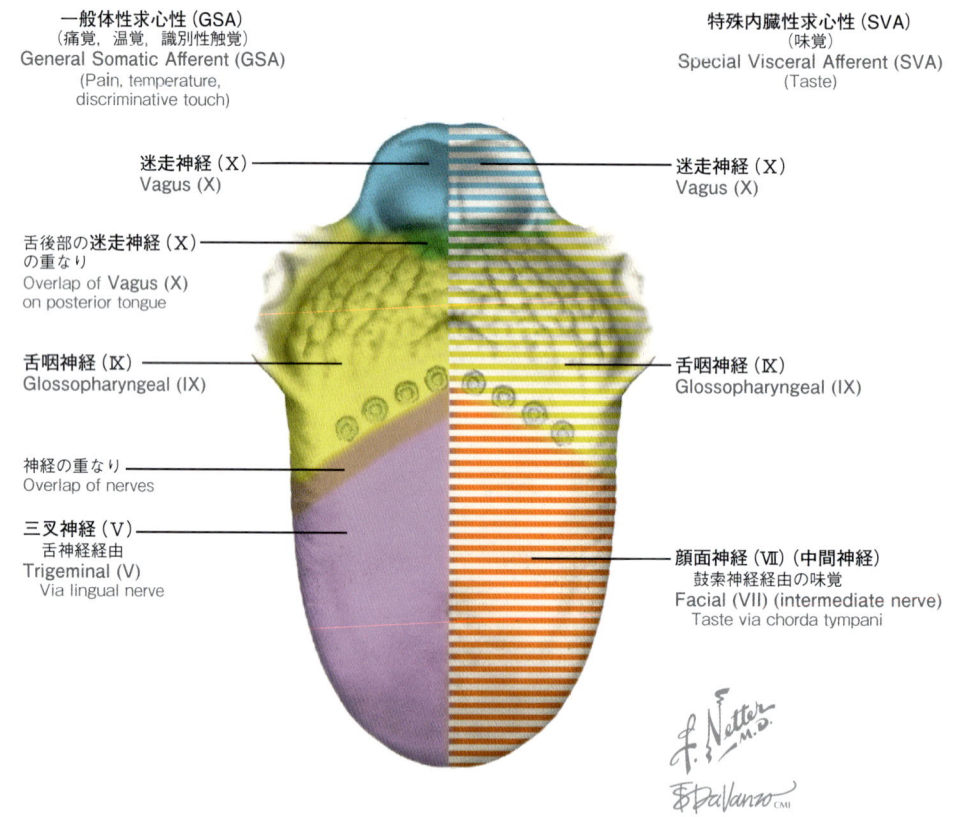

口腔の神経支配

口蓋

神経	由来	走行
上顎神経	三叉神経	感覚機能 海綿静脈洞の外側壁を走行する 中頭蓋窩から正円孔を通り，翼口蓋窩へ入る 翼口蓋窩で4本の枝を出す： • 眼窩下神経（上顎神経の延長と考えられる） • 翼口蓋神経 • 後上歯槽枝 • 頬骨神経 眼窩下神経は下眼窩裂を通り眼窩に入り，眼窩下溝を前方に進んで眼窩下管に入り，眼窩下孔から顔面に出る 眼窩下神経が顔面に出ると3本の枝を出す： • 鼻枝…鼻翼に分布する • 下眼瞼枝…下眼瞼の皮膚に分布する • 上唇枝…上唇の皮膚に分布する；3本の枝は神経叢を形成し，上顎歯列弓に分布する 　• 前上歯槽枝 　• 中上歯槽枝 　• 後上歯槽枝
鼻口蓋神経	翼口蓋窩内の翼口蓋神経節を経由する上顎神経（V_2）	蝶口蓋孔を通過して鼻腔に入る 鼻腔上部に沿って走行し鼻中隔に向かい，鼻中隔に分布しながら前下方に進み切歯管へと入る 口腔に入ると小臼歯前方の口蓋側の歯肉と粘膜を感覚神経支配する
大口蓋神経		口蓋管を通り，大口蓋孔から硬口蓋へと入る 小臼歯から硬口蓋後縁までの口蓋側の歯肉と粘膜を感覚神経支配する
小口蓋神経		口蓋管を通り，小口蓋孔から硬口蓋へと入る 軟口蓋を感覚神経支配する
舌咽神経	延髄	迷走神経および副神経とともに頸静脈孔を通過する際に，内頸動脈と内頸静脈の間を通る さらに下行し茎突咽頭筋の後方を進む 茎突咽頭筋とともに前方へと進み，上咽頭収縮筋と中咽頭収縮筋の間を通り，口蓋扁桃へと枝を送る 舌枝は舌後部1/3の粘膜と口蓋弓・口峡に一般体性求心性線維を送る

13　口腔の神経支配

口蓋（つづき）

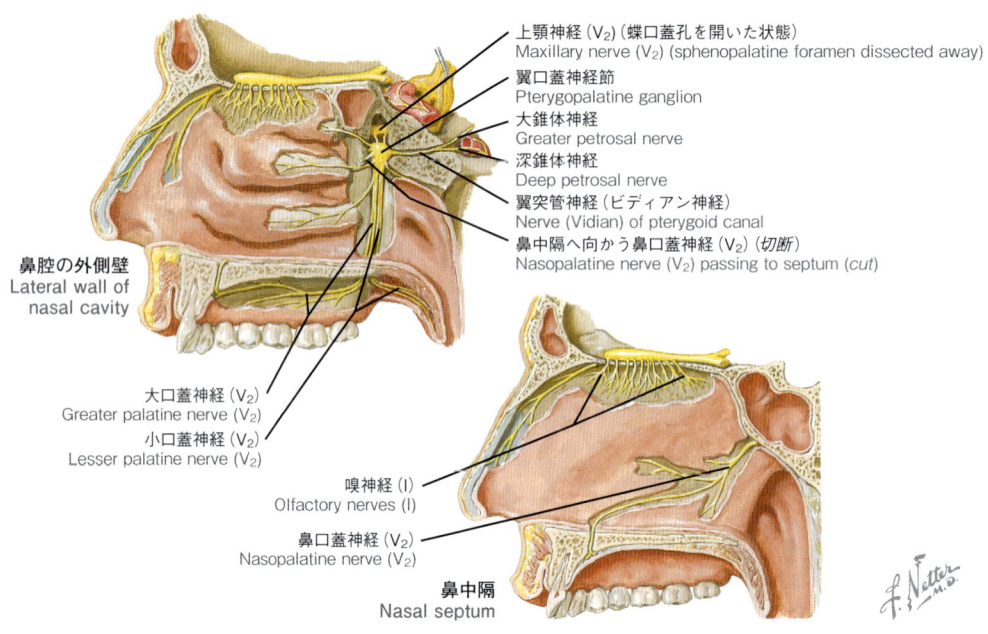

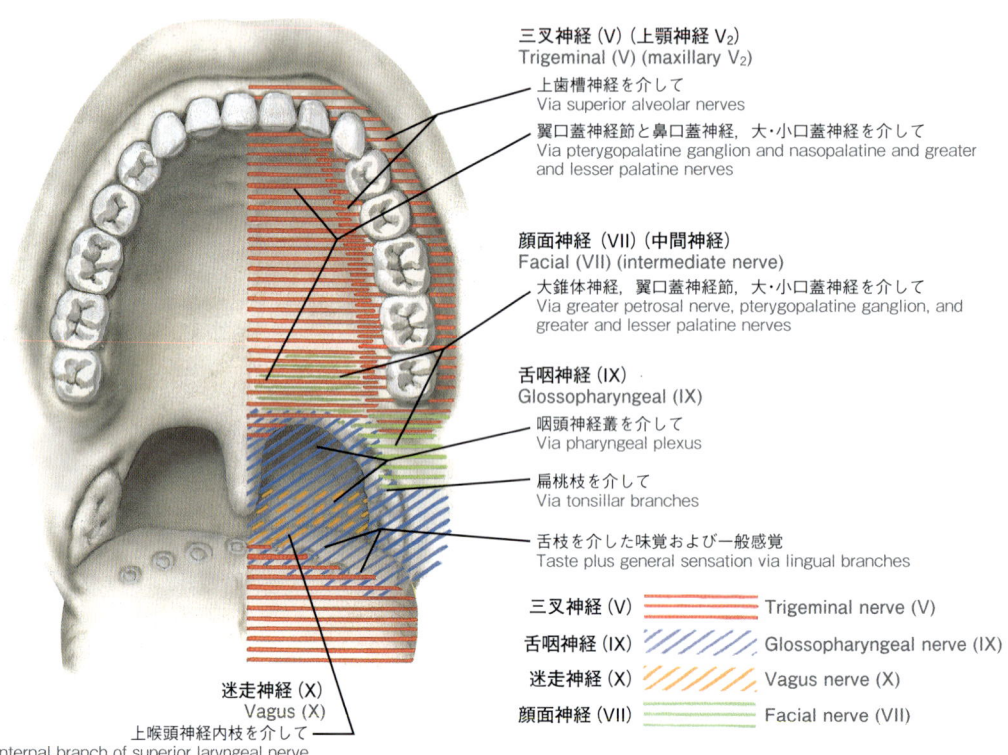

唾液腺

一般的知識

3つの大唾液腺がある：

- 耳下腺
- 顎下線
- 舌下腺

口腔に唾液を分泌し，食物の消化や咀嚼，嚥下を促す．

唾液は粘稠度によって粘液と漿液に分けられる．

多くの小唾液腺が口腔内粘膜に広く分布している．

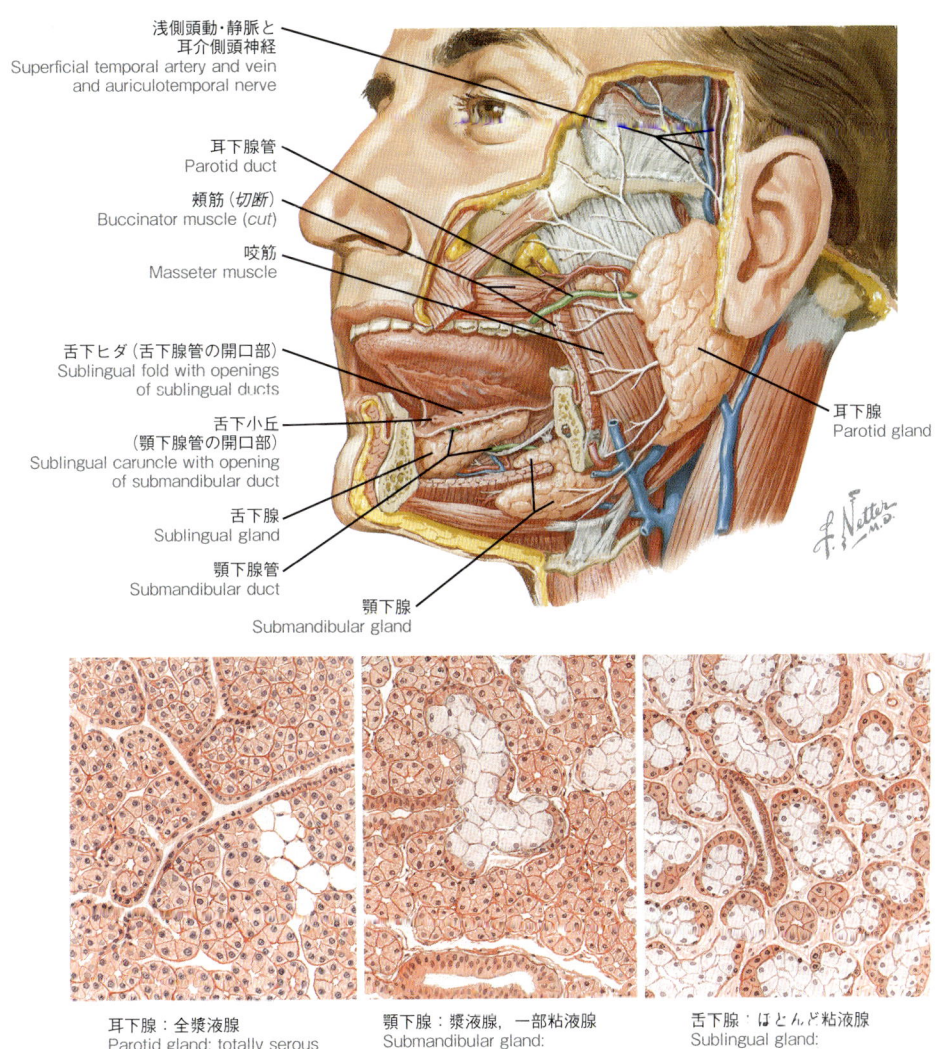

耳下腺：全漿液腺
Parotid gland: totally serous

顎下腺：漿液腺，一部粘液腺
Submandibular gland: mostly serous, partially mucous

舌下腺：ほとんど粘液腺
Sublingual gland: almost completely mucous

13 唾液腺

一般的知識（つづき）

<table>
<tr><th colspan="4">大唾液腺の特徴</th></tr>
<tr><th>腺</th><th>腺管</th><th>説明</th><th>自律神経支配</th></tr>
<tr>
<td>耳下腺</td>
<td>耳下腺管〔Stensen（ステンセン）管〕</td>
<td>最も大きい唾液腺
錐体形で，最大5つの隆起をもつ
耳下腺唾液は漿液である
顔面神経が耳下腺を浅葉と深葉に分けており，峡でつながっている
耳下腺管〔Stensen（ステンセン）管〕は深葉で形成され，腺体の前縁から咬筋の表層を通り，頰筋を貫いて口腔へと向かい，上顎第二大臼歯に面して開口する</td>
<td>舌咽神経</td>
</tr>
<tr>
<td>顎下腺</td>
<td>顎下腺管〔Wharton（ワルトン）管〕</td>
<td>2番目に大きい唾液腺
粘液腺と漿液腺の混合腺であるが，主に漿液を分泌
顎舌骨筋の後縁を覆い，口腔底の顎下三角に位置する
顎下腺の一部である浅部は顎下三角の中に存在し，深頸筋膜に包まれる
顔面動脈がオトガイ下動脈を出す前に顎下腺と下顎骨の間を通る．一方で顔面静脈は腺体の表層に位置する
顎下腺の深部は舌骨舌筋と下顎骨の間に存在し，舌下腺の後縁で終わる
顎下腺管は舌下腺に沿い，舌下小丘で口腔に開口する</td>
<td>顔面神経</td>
</tr>
<tr>
<td>舌下腺</td>
<td>舌下ヒダ周囲に開口する多くの小さな管</td>
<td>三大唾液腺のなかで最も小さい
粘液腺と漿液腺の混合腺であるが，主に粘液を分泌
口腔粘膜と顎舌骨筋の間に存在する
口腔底に舌下ヒダをつくる
下顎骨の舌下腺窩とオトガイ舌筋の間に位置する
舌下腺の上に顎下腺管がのっている
舌下腺の前方部（舌下小丘部）の唾液の排出路であるBartholin（バルトリン）管が存在する場合もある</td>
<td></td>
</tr>
</table>

唾液腺

一般的知識（つづき）

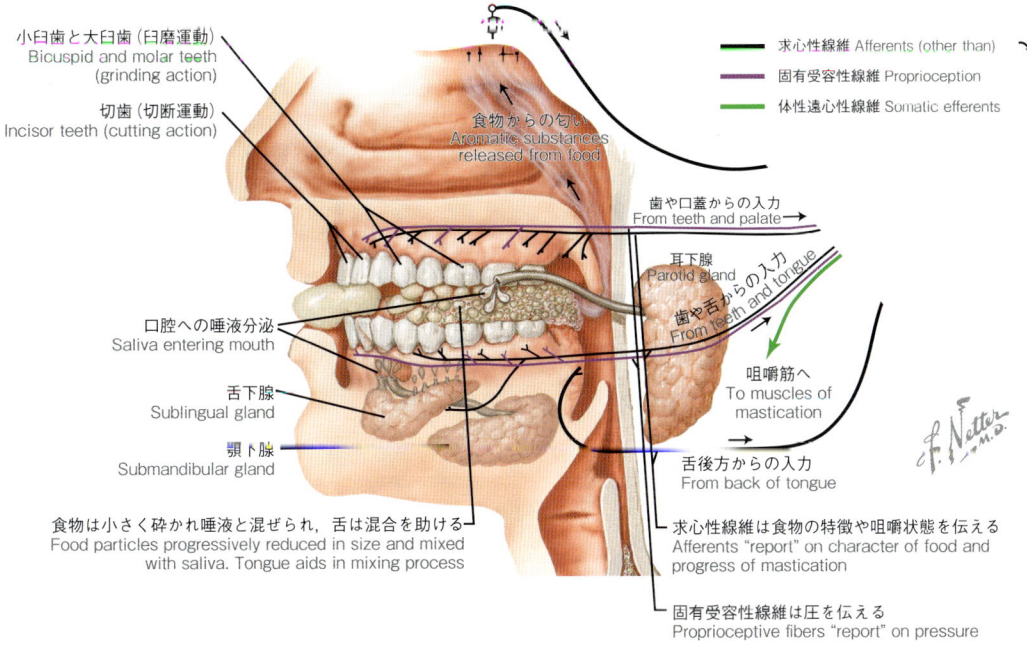

13 唾液腺

唾液腺の自律神経支配

ニューロンの種類	細胞体の位置	細胞体の特徴	神経線維の走行
| 耳下腺の副交感神経支配 | | |			
節前ニューロン	下唾液核	延髄にある神経細胞体の集合	副交感神経節前線維は延髄の下唾液核より起こる 舌咽神経を通って頸静脈孔から出る 舌咽神経から鼓室神経を出し，鼓室神経小管より再び頭蓋に入る 鼓室神経は岬角を通って鼓室神経叢を形成する 小錐体神経と神経叢を形成し，卵円孔から側頭下窩へと進む 小錐体神経は耳神経節に合流する
節後ニューロン	耳神経節	卵円孔下方にある神経細胞体の集合で，下顎神経（V₃）の内側に位置する	副交感神経節後線維は耳神経節より起こる 耳介側頭神経（三叉神経の枝）に向かって走る 耳介側頭神経は耳下腺に向かう 副交感神経節後線維は耳下腺に分布する

唾液腺

唾液腺の自律神経支配（つづき）

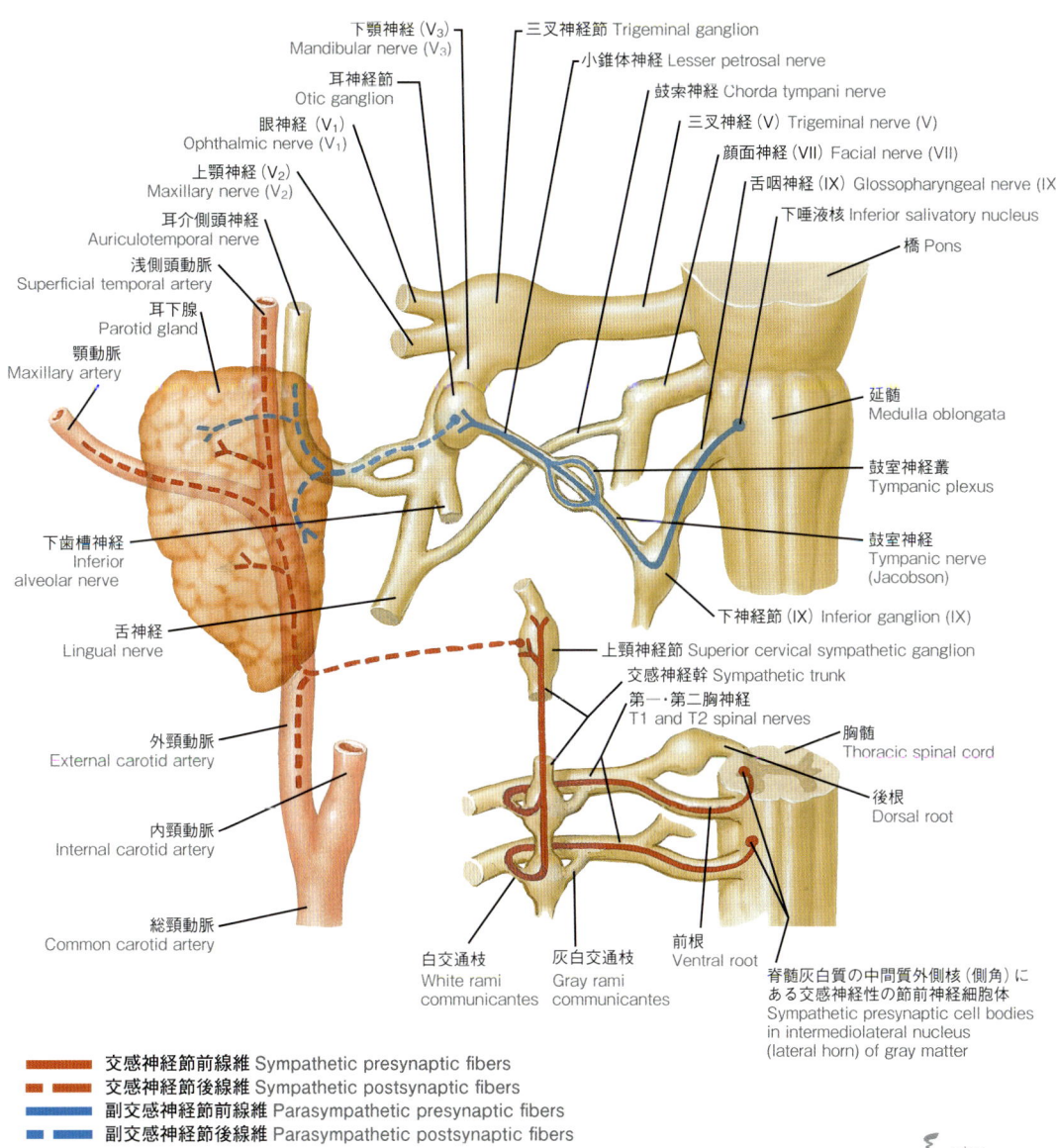

13 唾液腺

唾液腺の自律神経支配（つづき）

顎下線・舌下腺・小唾液腺の副交感神経支配			
ニューロンの種類	細胞体の位置	細胞体の特徴	神経線維の走行
節前ニューロン	上唾液核	橋に存在する神経細胞体の集合 顔面神経の中間神経として内耳道へと入る 顔面神経管の中で顔面神経は2本の副交感神経を出す： • 大錐体神経 • 鼓索神経	**大錐体神経** 大錐体神経管裂孔から破裂孔に向かい，深錐体神経（交感性）と合流して，翼突管〔Vidian（ビディアン）〕神経となる Vidian（ビディアン）神経は翼突管を通り翼口蓋窩に進み，そこで翼口蓋神経節と合流する **鼓索神経** 錐体鼓室裂を出て側頭下窩に入り，舌神経と合流する 節前線維は舌神経を介して口腔底に入り，そこで顎下神経節に合流する
節後ニューロン	翼口蓋神経節	翼口蓋窩に存在する神経細胞体の集合 副交感神経節後線維は翼口蓋神経節より起こり，眼神経（V_1）および上顎神経（V_2）に分布する： • 涙腺 • 鼻腺 • 口蓋腺 • 咽頭腺 • 副鼻腔の腺	**眼神経および上顎神経の分布** 節後線維は上顎神経の頬骨神経とともに短い距離を走り，眼窩に入る 眼神経（V_1）からの涙腺神経の小枝を受ける これらの神経は涙腺に分布し，涙の分泌を促す **上顎神経の分布** 節後線維は上顎神経（V_2）に分布して鼻腔，口腔，咽頭に枝を送る（鼻口蓋神経，大口蓋神経など） これらの神経は鼻腺，口蓋腺，咽頭腺，副鼻腔の腺に分布する
	顎下神経節	口腔における神経細胞体の集合 顎舌骨筋の後縁にて舌神経から懸垂して，顎下腺深部の直上にある	副交感神経節後線維は顎下神経節から起こり，顎下腺と舌下腺に分布する

唾液腺

唾液腺の自律神経支配（つづき）

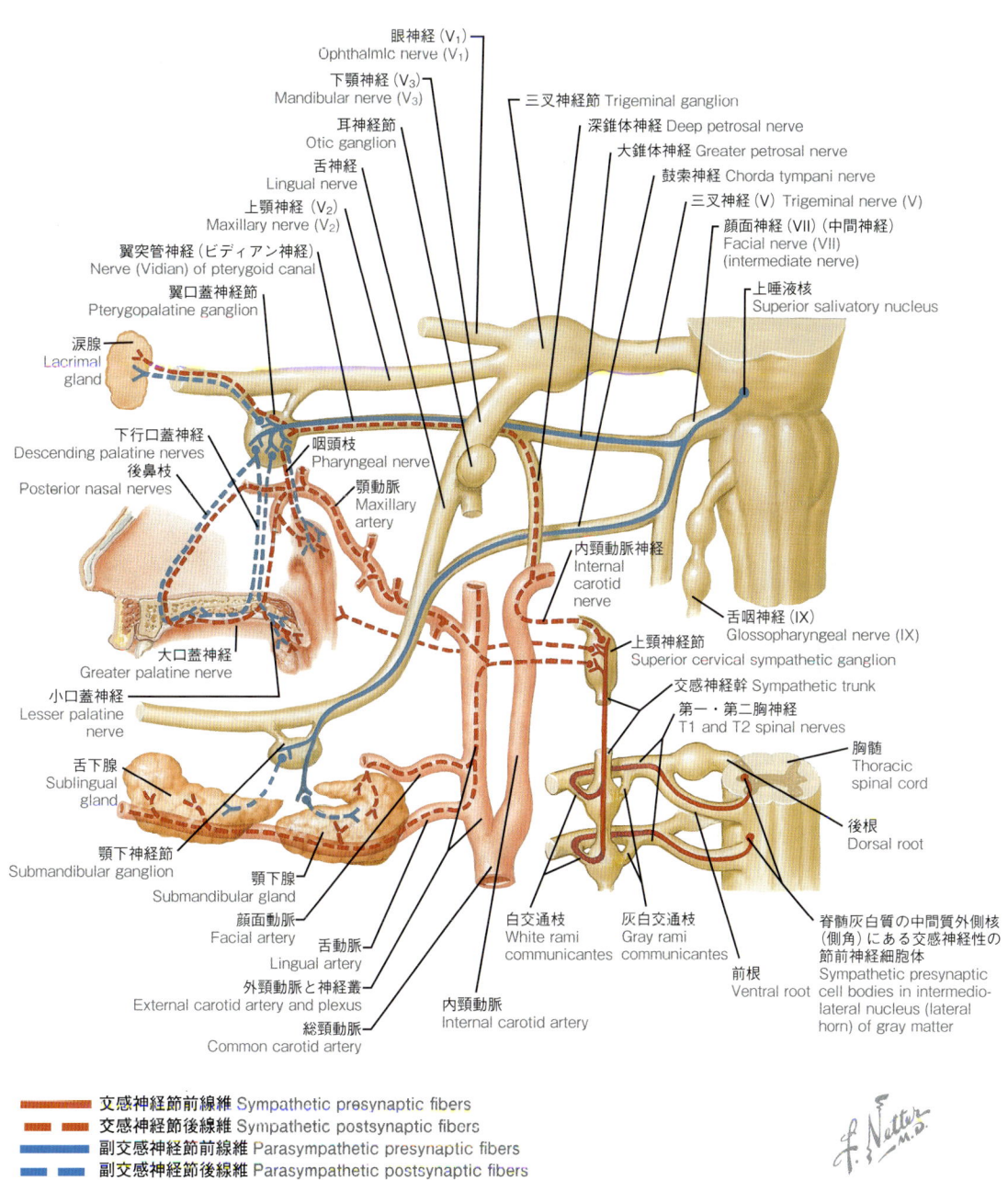

口腔／ORAL CAVITY

13　臨床との関連

> **歯肉炎**

歯と歯肉の間で細菌が増殖することにより起こる歯肉の炎症．
炎症に加えて，歯肉は過敏となり出血する．
プラーク（歯垢）は口腔内の細菌や食物残渣，唾液により構成され，歯に沈着し除去されないと次第に歯石になる．
プラークと歯石は歯肉を刺激し，細菌や細菌が放出する毒素はさらに歯肉の炎症を増悪し，出血や腫脹を起こす．
歯肉炎を治療しないまま放置すると，重度の歯肉の炎症へと進展し，歯周炎などになる．
長期に歯肉炎を治療しないと歯槽骨の吸収や歯の喪失へとつながる．
歯肉炎のリスク因子には不潔な口腔衛生状態，妊娠，糖尿病，疾患，免疫不全症候群（HIV感染）などが挙げられる．

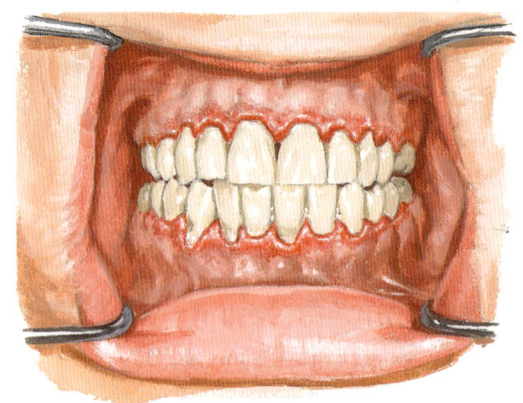

辺縁性歯肉炎
Marginal gingivitis

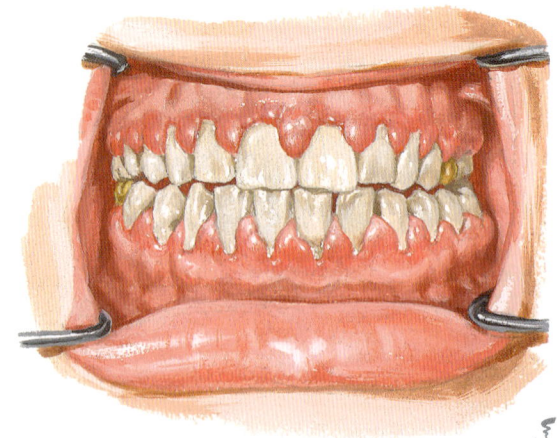

増殖性歯肉炎
Hypertrophic gingivitis

臨床との関連

齲蝕

齲蝕の原因は口腔内の細菌であり，進行すると齲窩を形成する．
細菌は食物を酸へと変え，歯に沈着するプラーク（細菌・食物残渣・唾液の塊）の産生に関与する．
プラークは歯表面から除去されないと石灰化し歯石になる．
プラークは後方臼歯など清掃されにくい歯に特に沈着しやすい．
プラークの中で産生された酸は歯表面のエナメル質を侵蝕し，齲窩をつくる．
齲窩を治療しないままにすると齲窩は大きくなり，神経や血管に影響を及ぼすようになると痛みを生じる．
糖やデンプンの多い食事は齲蝕のリスクを高める．
齲蝕は定期的に口腔内を診査することにより発見できる．
齲蝕により損なわれた部分は自然に再生することはなく，修復治療が必要となる．
フッ素は脱灰を阻害し再石灰化を促すことで，齲蝕予防に使用されている．
唾液は再石灰化の過程を促進する．
唾液分泌を減少させる投薬（例えば抗コリン薬）により齲蝕のリスクが高まる．

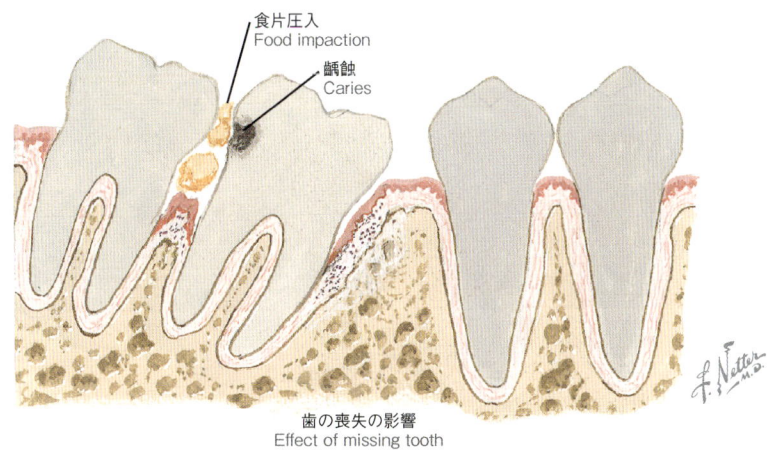

歯の喪失の影響
Effect of missing tooth

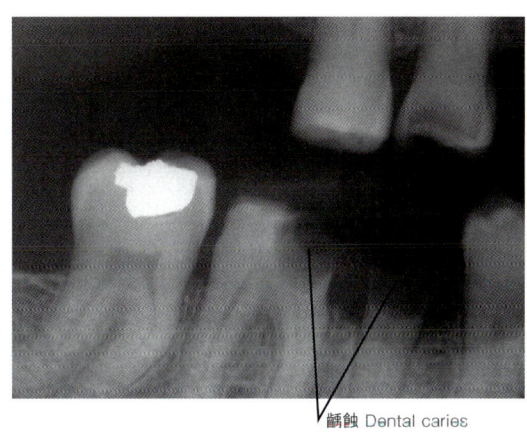

齲蝕 Dental caries

13 臨床との関連

骨隆起

口腔内にみられる非病的な骨性の隆起．

骨隆起の存在は食事や会話を妨げることはないが，義歯などの口腔内装置の装着が困難になることがある．

2つのタイプに大別される：

- 口蓋隆起…硬口蓋の正中にみられる骨隆起
- 下顎隆起…下顎の舌側にみられる骨隆起

骨隆起は正常な機能を阻害する場合や義歯などの装着を妨げる場合以外では治療の対象とはならない．

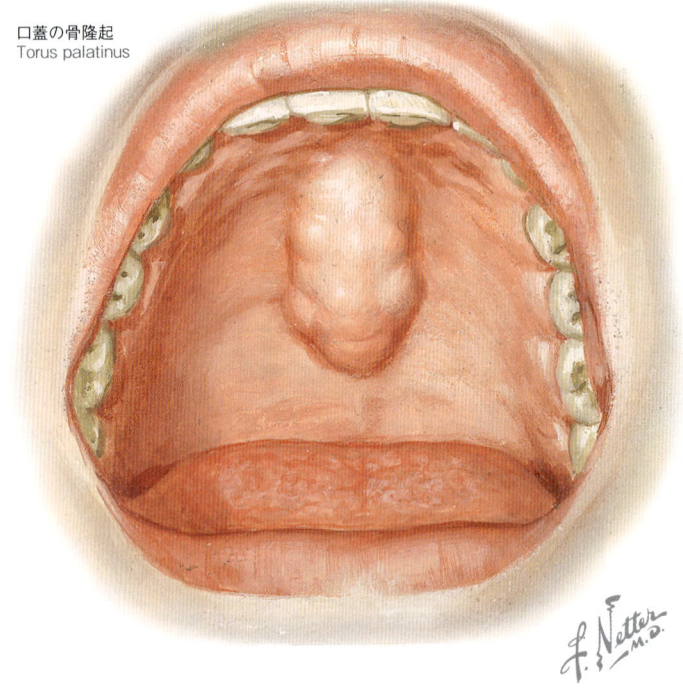

口蓋の骨隆起
Torus palatinus

臨床との関連

粘液瘤（粘液嚢胞）

小唾液腺の導管の障害によりできる粘液嚢胞（大唾液腺の障害によっても起こることがある）．
好発部位は口唇の舌側である．
病巣部位にはムチンや分泌組織が多く含まれる．
粘液瘤（粘液嚢胞）は治療の対象となる（摘出される）ことが多い．

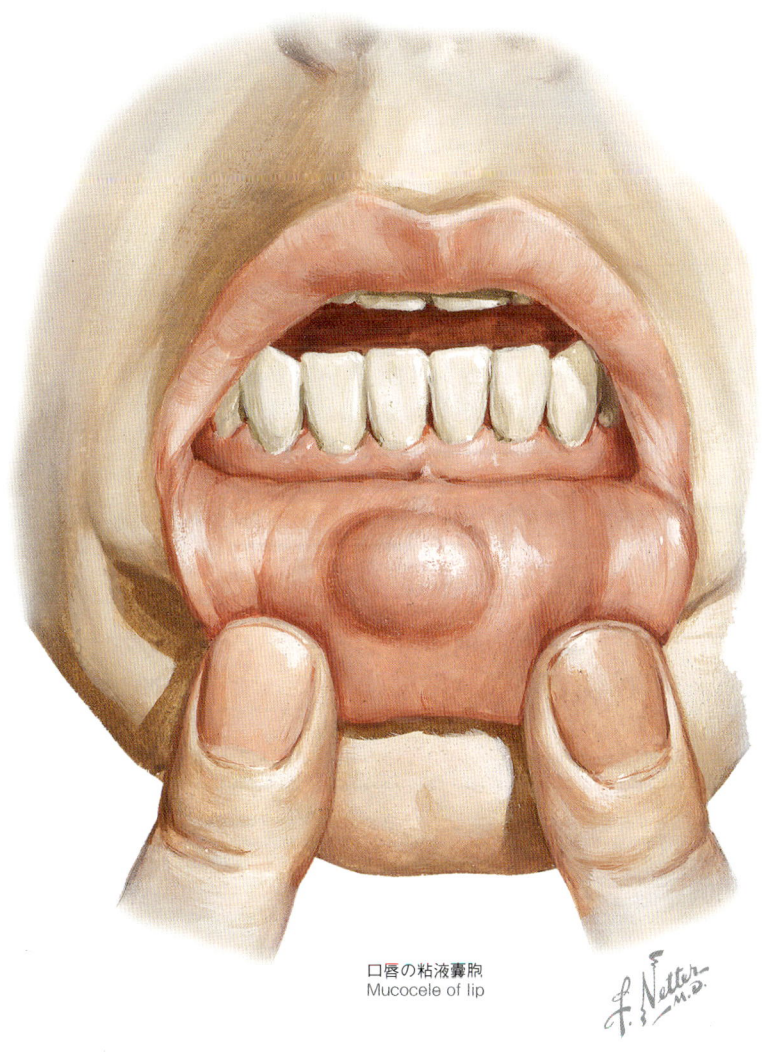

口唇の粘液嚢胞
Mucocele of lip

13 臨床との関連

単純ヘルペス

ウイルス性の口内炎で最もよくみられるのが単純ヘルペスウイルス（HSV）感染である．
単純ヘルペスウイルスⅠ型（HSV-1）への曝露により起こる．
HSV-1は通常上半身に感染し，疱疹をつくる．
多くの人は幼児期に免疫を獲得している．
HSV-1の初感染の際には口唇，歯肉，硬口蓋，舌に多くの水疱を形成する．
これらの水胞は破れて潰瘍をつくり，治癒までに7～10日を要する．
初感染の後ウイルスは逆行性に三叉神経節に入り，不活性状態で増殖することなく三叉神経節にとどまっている．
回帰発症する．
再発性ヘルペス口内炎はストレスや発熱，不安状態，日焼け，免疫抑制状態などにより起こる．
感染は罹患した口唇との直接接触により広がる．
アシクロビルなどの抗ウイルス薬の全身投与により回帰発症の持続期間を短縮することができる．

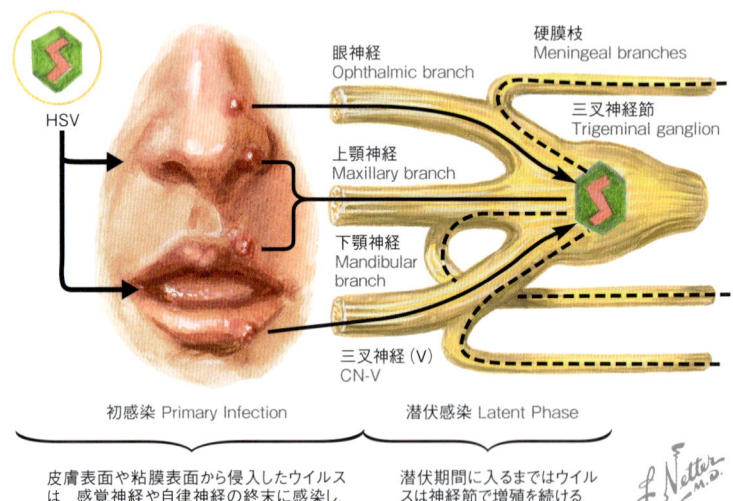

初感染 Primary Infection: 皮膚表面や粘膜表面から侵入したウイルスは，感覚神経や自律神経の終末に感染し，三叉神経節の細胞体へと運ばれる
Virus enters via cutaneous or mucosal surfaces to infect sensory or autonomic nerve endings with transport to cell bodies in ganglia.

潜伏感染 Latent Phase: 潜伏期間に入るまではウイルスは神経節で増殖を続ける
Virus replicates in ganglia before establishing latent phase.

臨床との関連

扁桃炎

口腔および咽頭のリンパ節である扁桃の炎症．
3つの扁桃がある：
- 咽頭扁桃（アデノイド）
- 口蓋扁桃（口蓋舌弓と口蓋咽頭弓の間）
- 舌扁桃（舌の後部1/3）

これら3つの扁桃でWaldyer（ワルダイエル）の咽頭輪を形成する．
扁桃炎の症状として，喉の痛み，嚥下障害，発熱，頭痛がみられる．
多くの扁桃炎はウイルスあるいは細菌感染により起こる．
細菌感染の場合は抗菌薬が投与される場合もある．
必要に応じて扁桃切除術が行われ，口蓋扁桃が除去される（鼻呼吸を阻害している場合は咽頭扁桃も同時に切除することもある）．

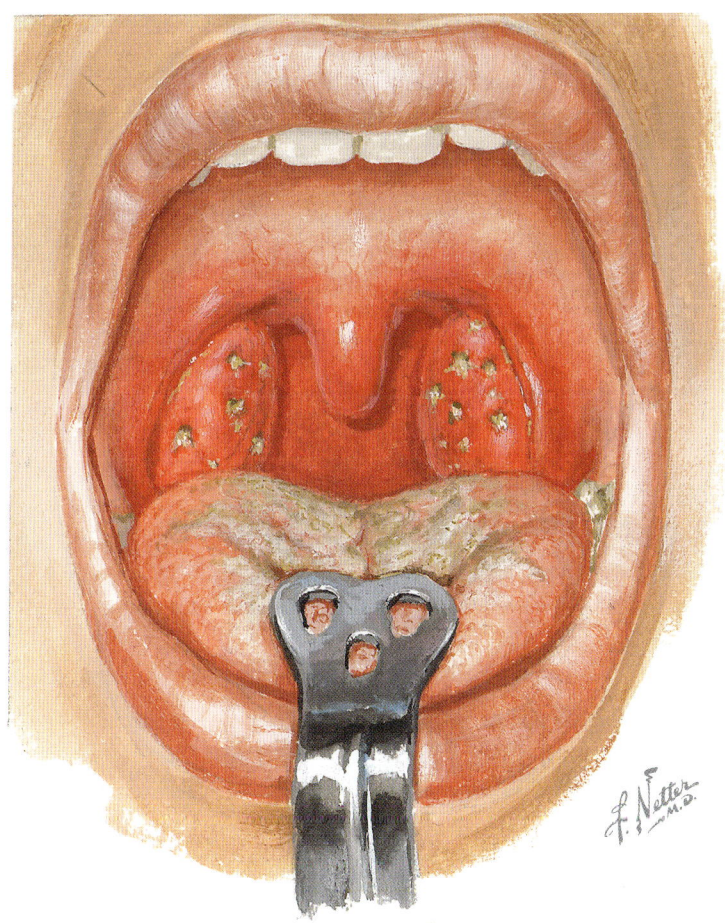

急性濾胞性扁桃炎
Acute follicular tonsillitis

13 臨床との関連

唾石症

唾石症は唾液腺あるいは導管に結石（唾石）ができる病態である．
80％以上の唾石は顎下腺にできる．
女性より男性に多い．
唾液の流出がなくなると，結石（唾石）がつくられやすくなる．
抗コリン作動性薬のような投薬は唾液の流出が減り，患者は唾石ができやすくなる．
治療法には水分補給や温湿布のような保存療法があり，また，抗菌薬投与から外科的摘出もある．
その他の治療法として，（唾石を小片に破砕し排出させる）衝撃波による砕石や内視鏡下レーザー砕石術がある．

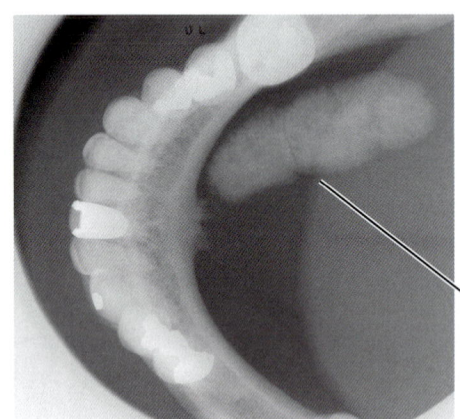

舌下腺の唾石
Sialolith of the sublingual gland

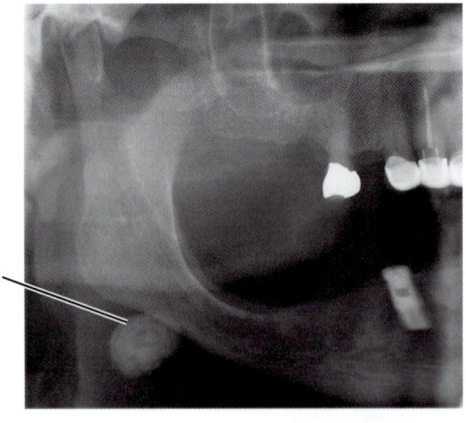

顎下腺の唾石
Sialolith of the submandibular gland

画像

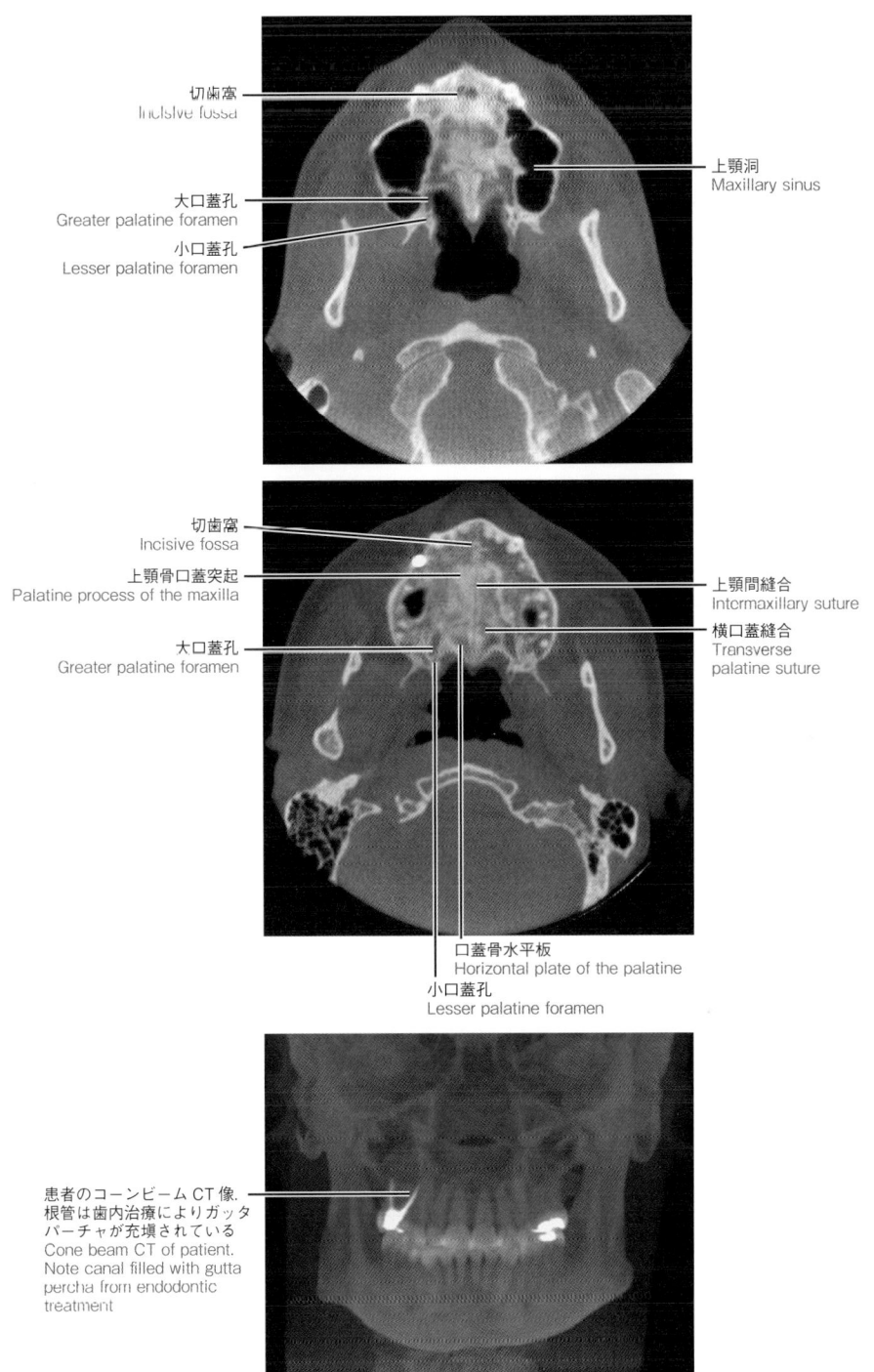

13 画像

歯科治療と所見
Dental Procedures and Findings

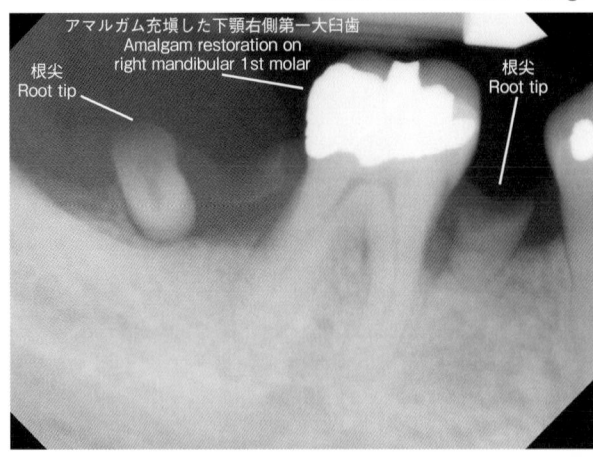

アマルガム充填した下顎右側第一大臼歯
Amalgam restoration on right mandibular 1st molar

根尖
Root tip

根尖
Root tip

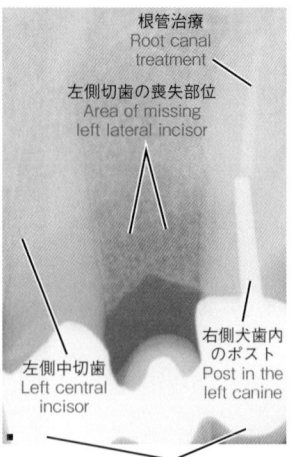

根管治療
Root canal treatment

左側切歯の喪失部位
Area of missing left lateral incisor

左側中切歯
Left central incisor

右側犬歯内のポスト
Post in the left canine

左側中切歯と左側犬歯間のブリッジ（ポストあり）
Bridge between the left central incisor and the left canine (with a post)

パノラマX線画像
Panoramic X-rays

埋伏した上顎右側第三大臼歯（上顎洞に突出）
Impacted right 3rd maxillary molar (protruding into maxillary sinus)

埋伏した上顎左側第三大臼歯（上顎洞に突出）
Impacted left 3rd maxillary molar (protruding into maxillary sinus)

下顎頭
Condyle

下顎窩
Mandibular fossa

上顎洞
Maxillary sinus

上顎左側犬歯の齲蝕
Caries on left 3rd maxillary molar

埋伏している下顎右側第三大臼歯
Impacted right 3rd mandibular molar

埋伏している下顎左側第三大臼歯
Impacted left 3rd mandibular molar

オトガイ孔
Mental foramen

下顎管
Mandibular canal

上顎のX線画像
Maxillary Radiographs

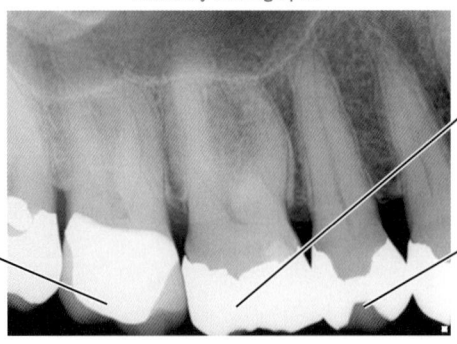

上顎第二大臼歯（陶材焼付鋳造冠／PFM）
2nd maxillary molar (porcelain fused to metal crown – PFM)

（金属修復された）上顎第一大臼歯
1st maxillary molar (with metallic restoration)

（金属修復された）第二小臼歯
2nd maxillary premolar (with metallic restoration)

画像

上顎と下顎のX線画像
Maxillary and Mandibular Radiographs

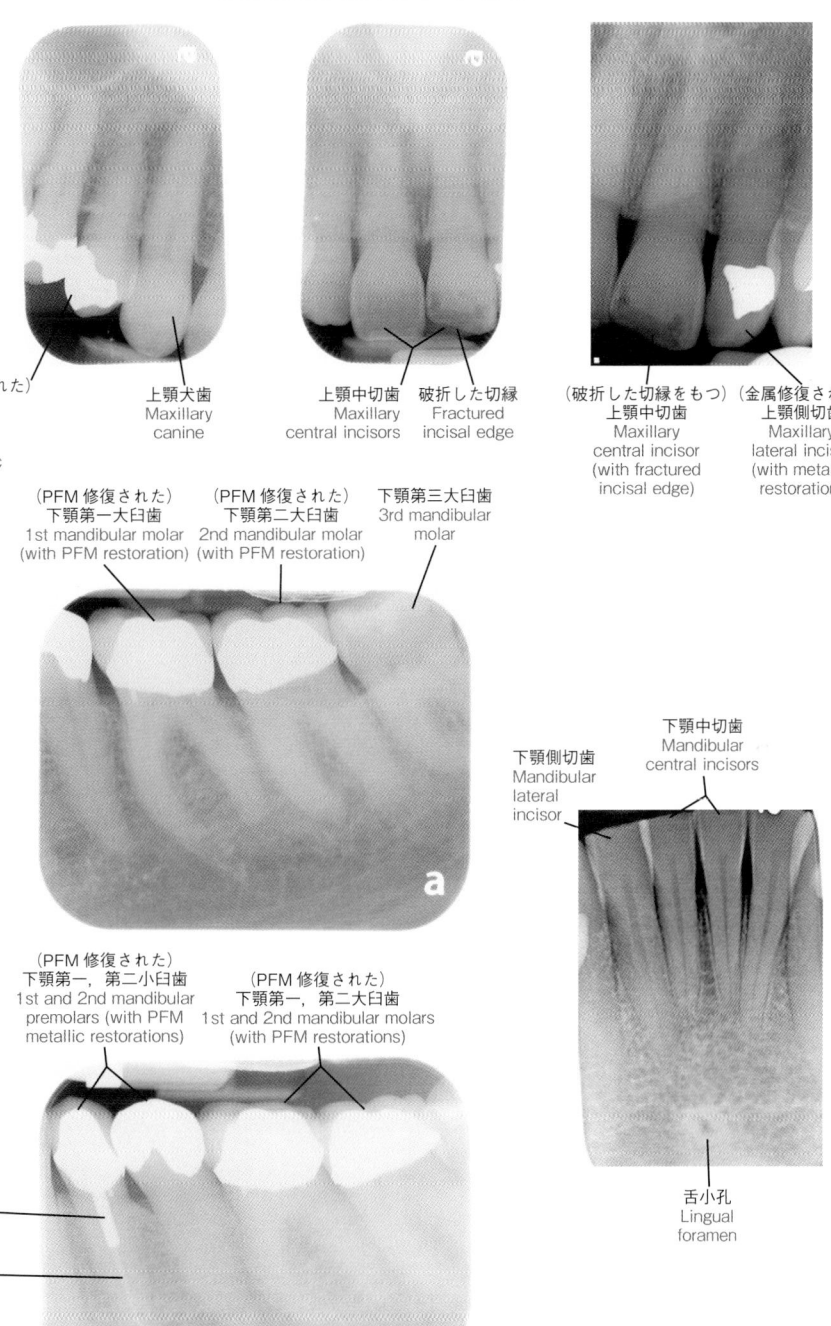

CHAPTER 14
舌

概観と局所解剖	398
肉眼解剖	400
筋	404
神経支配	408
血液供給	414
臨床との関連	418

14 概観と局所解剖

一般的知識

舌：口腔の筋性構造物で，2つの部位に分かれる：
- 口腔部（溝前部*），可動域…舌の前2/3
- 咽頭部（溝後部*），非可動域…舌の後1/3

分界溝は，有郭乳頭のすぐ後ろにあるV字型の溝で，舌の口部と咽頭部を分ける．
舌盲孔は甲状腺ができた場所で，V字型の頂点にある．
正中にある線維性の舌中隔は舌を二分する．

機能

咀嚼
味覚
構音
嚥下

所見

舌は一般にピンク色で，舌乳頭とよばれる無数の小さな隆起で覆われる．
色調や硬さの変化は健康上の問題を反映する場合がある：
- 白板症
- 扁平上皮癌
- 栄養障害

舌の異常所見は良性の無害なものである場合がある．
- 溝状舌
- 黒毛舌
- 地図状舌

筋の種類

外舌筋…解剖学的構造物として舌を動かす．
内舌筋…舌の形を変える．

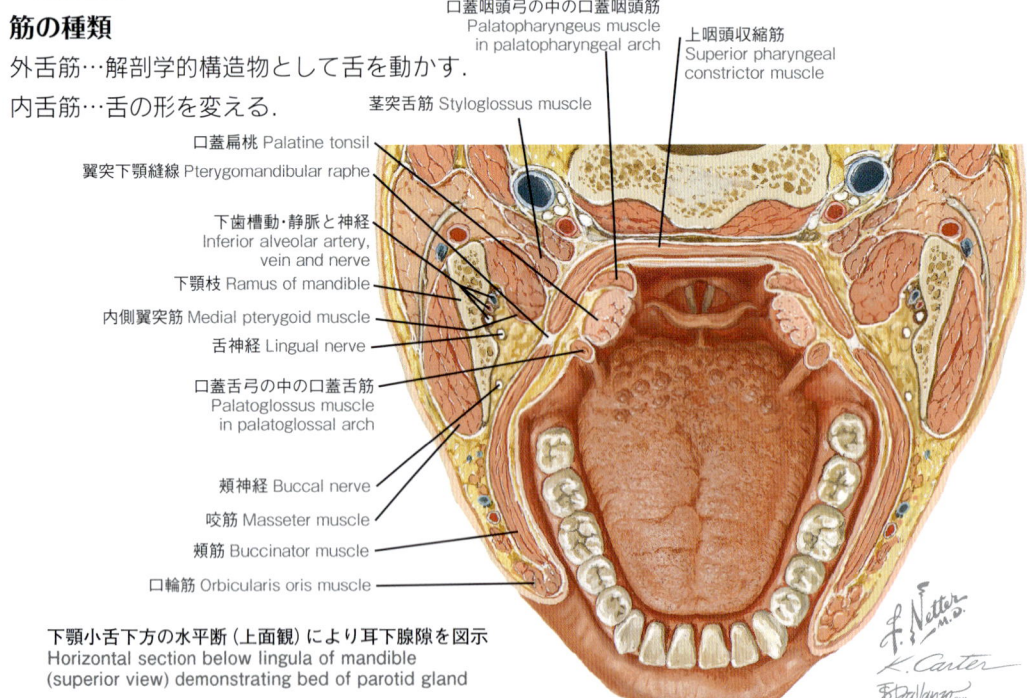

下顎小舌下方の水平断（上面観）により耳下腺隙を図示
Horizontal section below lingula of mandible (superior view) demonstrating bed of parotid gland

*訳注：日本では，Oral partは舌体，Pharyngeal partは舌根とよぶ．

概観と局所解剖

一般的知識（つづき）

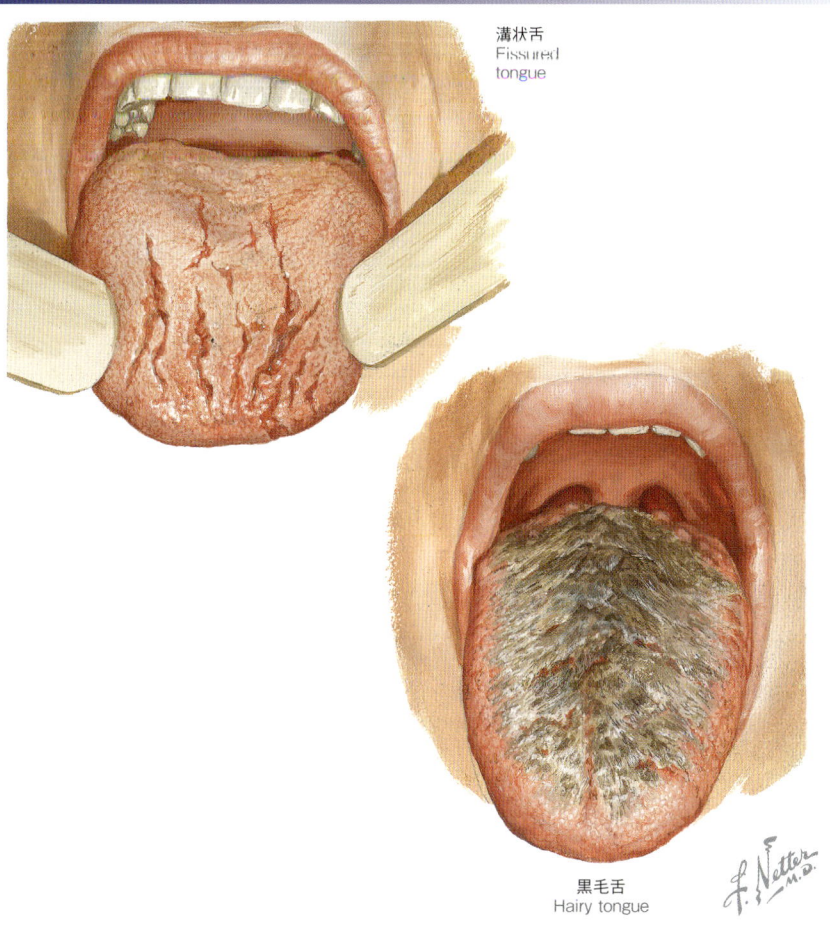

溝状舌
Fissured tongue

黒毛舌
Hairy tongue

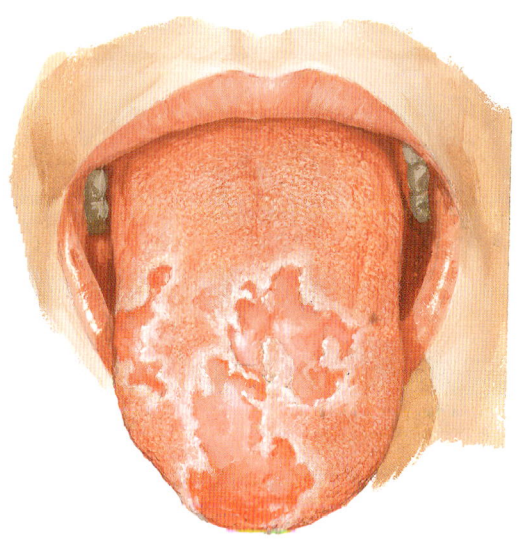

地図状舌
Geographic tongue

14 肉眼解剖

舌背

口部（溝前部）
• 舌の口部は舌の前2/3である
• 第一鰓弓の2つの外側舌隆起と無対舌結節から発生する…そのため粘膜は第一鰓弓の神経，すなわち三叉神経（舌神経）により支配される
• 舌背と舌下面がある

舌背表面
• 粘膜は角化重層扁平上皮である
• 後方は分界溝で境する

構造	備考
舌正中溝	舌の正中を前方に走る溝 舌中隔の位置であり，ここで舌は2つに分けられる 舌中隔は後方で厚く，前方で薄い
舌乳頭…舌背には4種類の乳頭がある • 糸状乳頭…味蕾を欠く 　舌乳頭の中で最も多い 　上皮には厚い角化層がある • 茸状乳頭…顔面神経（鼓索神経）で支配される味蕾がある 　舌背の後部に散在する 　上皮は角化しない • 葉状乳頭…顔面神経（鼓索神経）で支配される味蕾がある 　口蓋舌弓の直前の舌縁にある4～5のヒダ 　上皮は角化しない • 有郭乳頭…舌咽神経で支配される味蕾がある 　一般に非角化上皮である 　分界溝の直前に一列に並ぶ	舌乳頭は突出物で，舌の表面積を増やしている 5つの基本味は味蕾によって識別される • 苦み • 塩味 • 甘味 • 酸味 • うまみ
腺	舌背表面には無数の粘液腺と漿液腺がある

肉眼解剖

舌背（つづき）

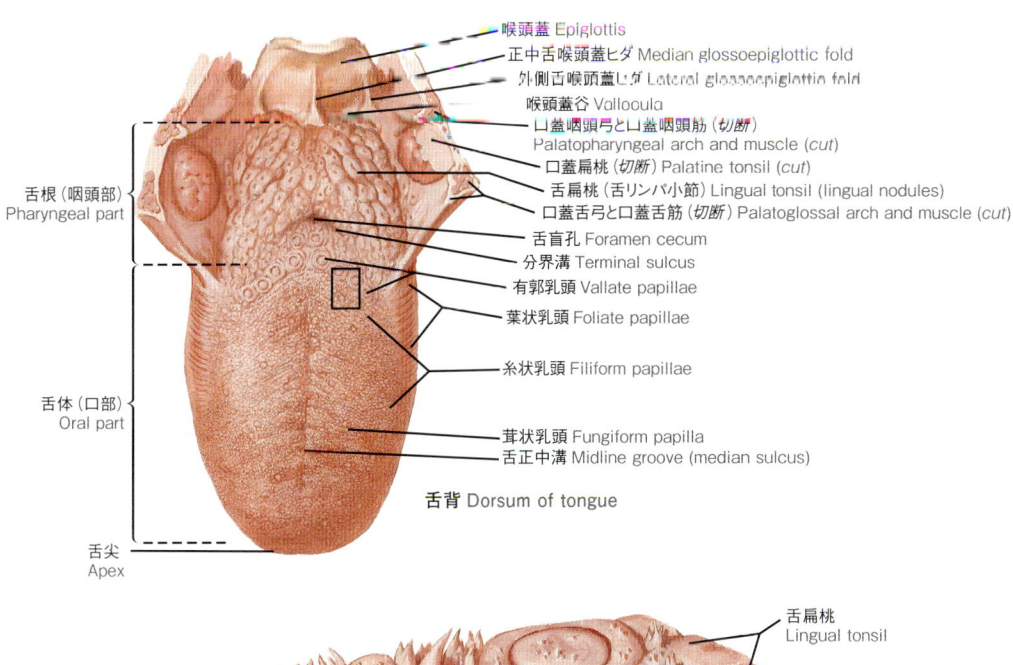

舌背 Dorsum of tongue

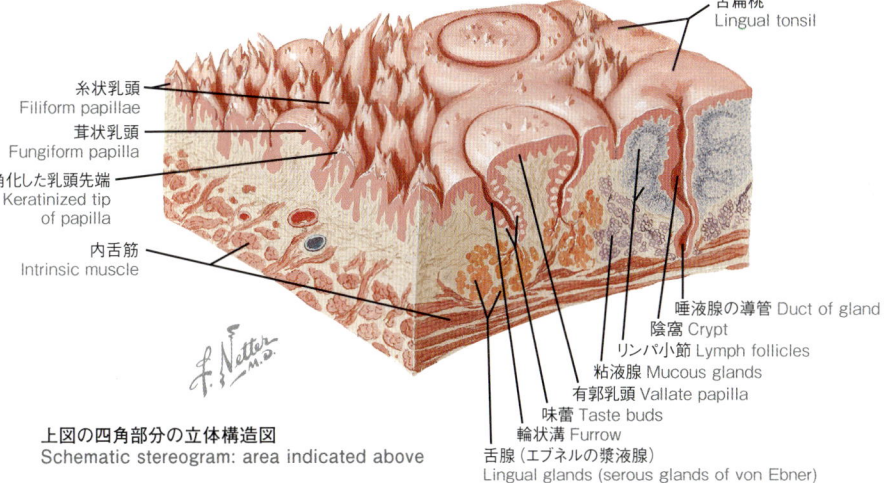

上図の四角部分の立体構造図
Schematic stereogram: area indicated above

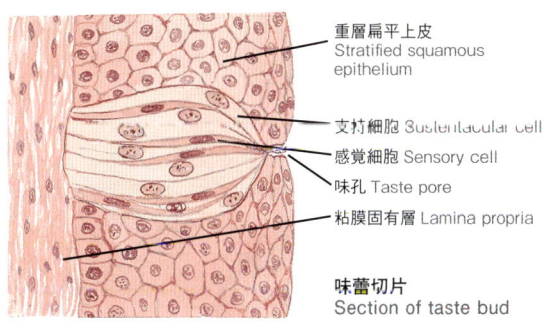

味蕾切片
Section of taste bud

14 肉眼解剖

舌の底面

舌の底面	
粘膜は非角化性の重層扁平上皮である	
構造物	解説
舌小帯	正中ヒダ 舌の下面と口腔底を接続
舌下小丘	舌基部における舌小帯両側の隆起 顎下腺の口腔への開口部を示す 口腔底で舌下腺を覆う舌下ヒダへと続く
采状ヒダ	鋸歯状のヒダ 舌小帯側方
舌深静脈	采状ヒダと舌小帯の間の粘膜を通して観察できる

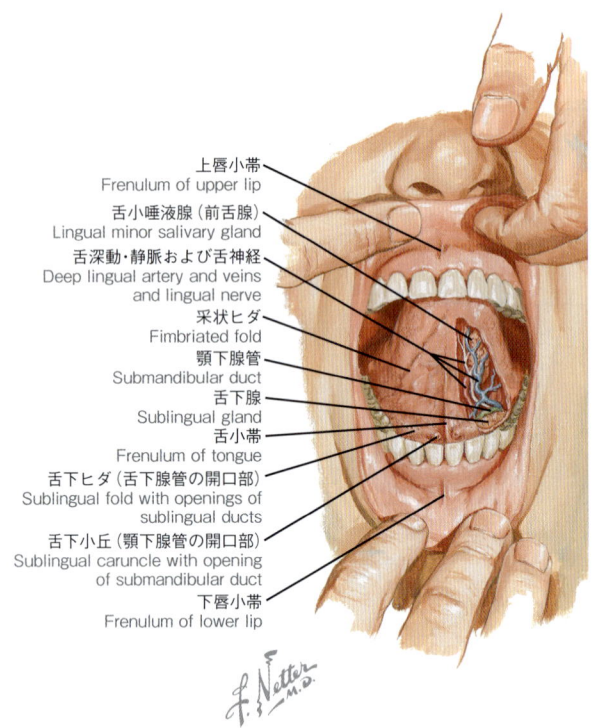

402 NETTER'S HEAD AND NECK ANATOMY FOR DENTISTRY

肉眼解剖

舌の底面（つづき）

咽頭部（溝後部）
咽頭部は舌後ろ1/3である
第三鰓弓の鰓下降起から発生する…そのため，粘膜は第三鰓弓の神経，すなわち舌咽神経により支配される
口蓋舌弓（口峡の前柱）のすぐ後方は咽頭口部である
舌背しかない
舌乳頭を欠いている

舌背	
粘膜は非角化重層扁平上皮である	
構造	備考
舌扁桃	大きなリンパ小節である 咽頭部を覆う
舌喉頭ヒダ	咽頭部と喉頭蓋前面に対向する咽頭側壁から続く非角化重層扁平上皮の粘膜は以下のものをつくる： ・正中舌喉頭蓋ヒダ ・2つの外側舌喉頭蓋ヒダ 正中舌喉頭蓋ヒダは左右の凹みで境される ・喉頭蓋谷 舌の咽頭部の後方は喉頭の喉頭蓋に連続する

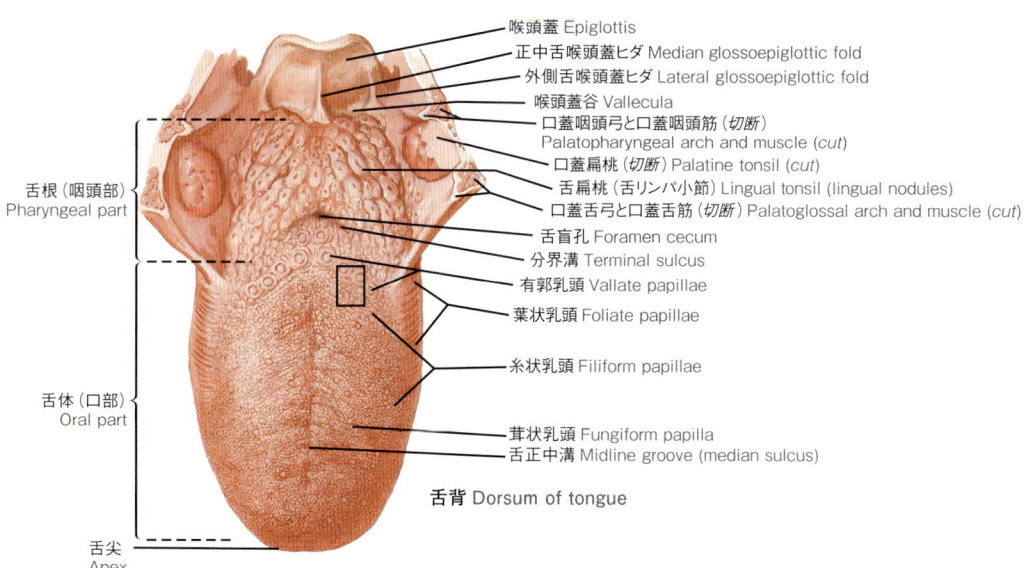

舌背 Dorsum of tongue

14 筋

外舌筋

名称	起始	停止	作用	神経	備考
オトガイ舌筋	下顎骨の上オトガイ棘	上部の筋線維は内舌筋と混じり，舌背に扇状に入る 中間部の筋線維は後方に扇状に走り，舌後方部に着く 下部の筋線維は腱膜を経て舌骨体に侵入する	舌の前突 両側の，すなわち2つの筋が収縮すると舌中央部を凹ませ，舌背に凹面をつくる 片側の筋が収縮すると，舌を反対側に偏位させる	舌下神経	舌動脈はオトガイ舌筋と舌骨舌筋の間にある
舌骨舌筋	舌骨体の大角と前部	茎突舌筋と下縦舌筋の間の舌の外側面	舌の下制		舌神経，舌下神経，および顎下腺管は舌骨舌筋の外側表面にある 舌骨舌筋の一部として，あるいは独立した筋として軟骨舌筋を記載する人もいる
茎突舌筋	茎状突起の尖端近くの前外側部 茎突下顎靱帯	縦走する部分は舌背側面に入り，下縦舌筋と混じる 斜走する部分は舌背側面に入り，舌骨舌筋と混じる	舌の後退 舌の挙上		外舌筋で最も小さい
口蓋舌筋	(口腔面)	舌の側面で，一部は横舌筋と混じり，一部は舌背表面に沿う	舌根部の挙上 嚥下時，口峡部を狭める	(叢の運動成分は迷走神経咽頭枝である)	舌の外舌筋や軟口蓋の筋として分類される場合がある

筋

外舌筋（つづき）

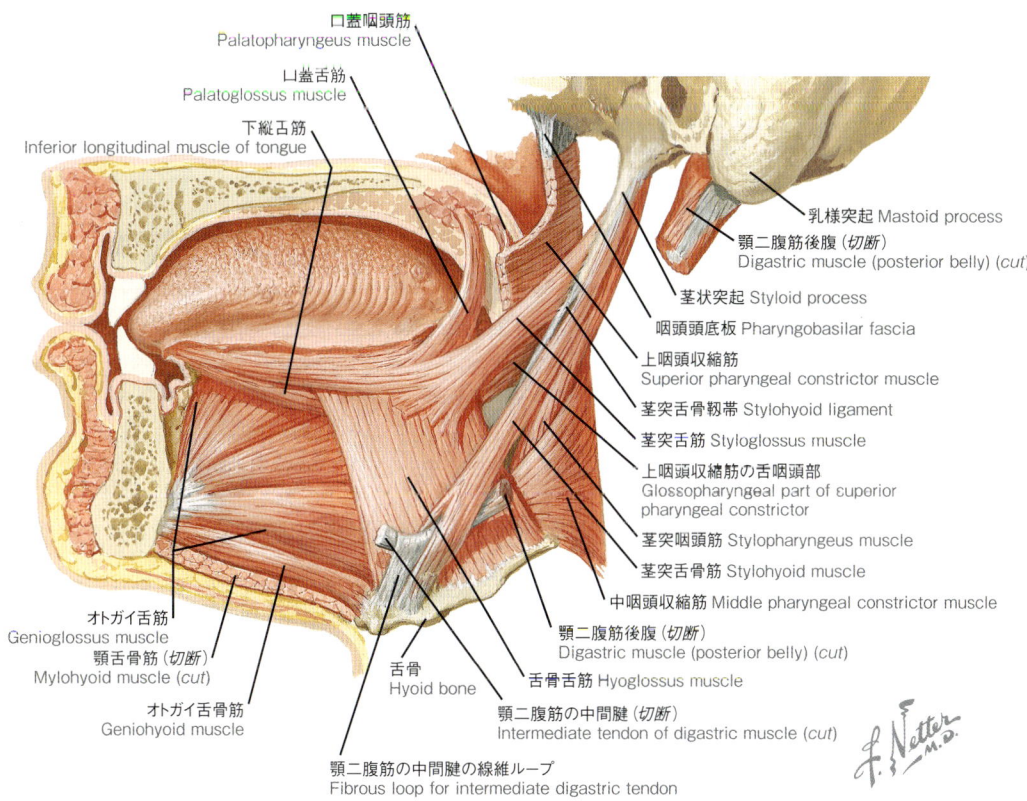

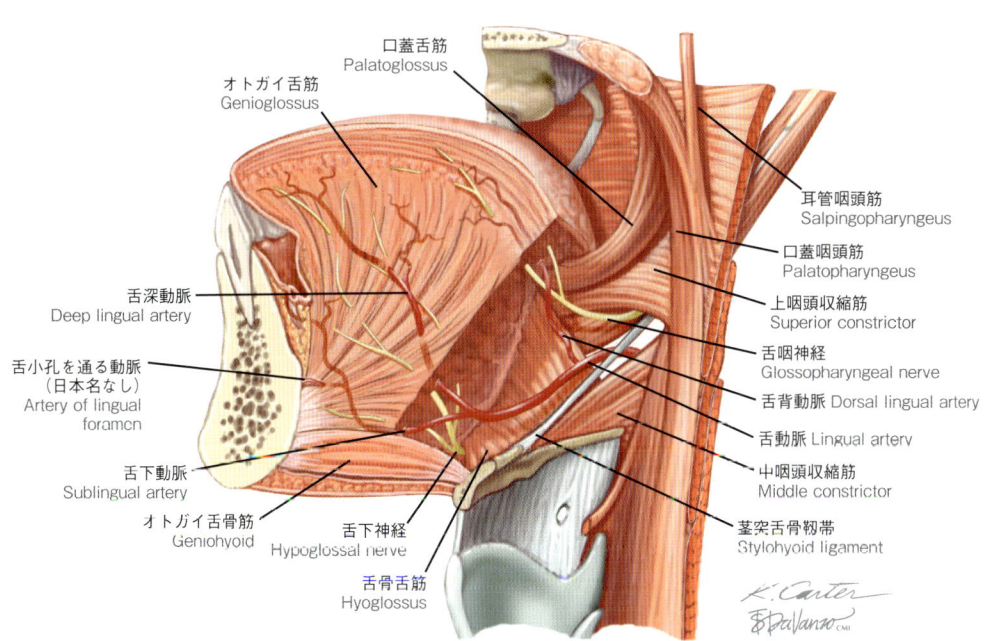

舌／TONGUE

14 筋

内舌筋

名称	起始	停止	作用	神経	備考
上縦舌筋	正中の舌中隔 喉頭蓋付近の粘膜下層	舌縁	舌を短くする 舌尖と外側縁を上に巻き上げ，舌背に凹みをつくる	舌下神経	舌背粘膜直下にある
下縦舌筋	舌根 舌骨体	舌尖	舌を短くする 舌尖を下方に向け，舌背に凸面をつくる		舌骨舌筋とオトガイ舌筋の間を舌の端から端まで走行する
横舌筋	正中の舌中隔	舌縁の粘膜下の線維性結合組織 一部の筋線維は口蓋舌筋と混じる	舌の幅を狭める 舌を伸ばす		舌の全幅にかけて走行する
垂直舌筋	舌背の粘膜下	舌背の粘膜下	舌の幅を広げる 舌を平らにする		舌背から舌下面に走る

筋

内舌筋（つづき）

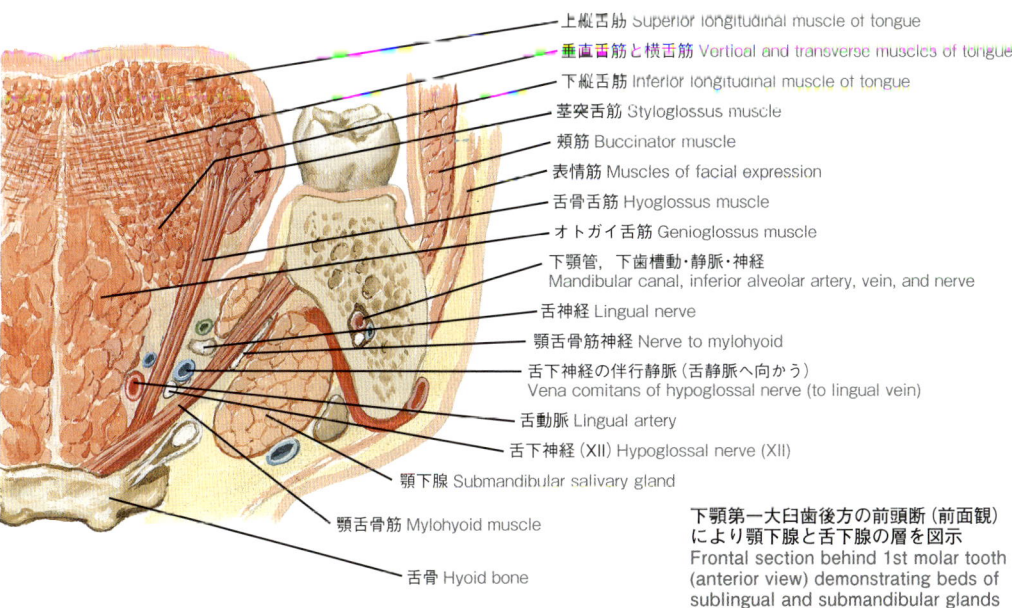

下顎第一大臼歯後方の前頭断（前面観）により顎下腺と舌下腺の層を図示
Frontal section behind 1st molar tooth (anterior view) demonstrating beds of sublingual and submandibular glands

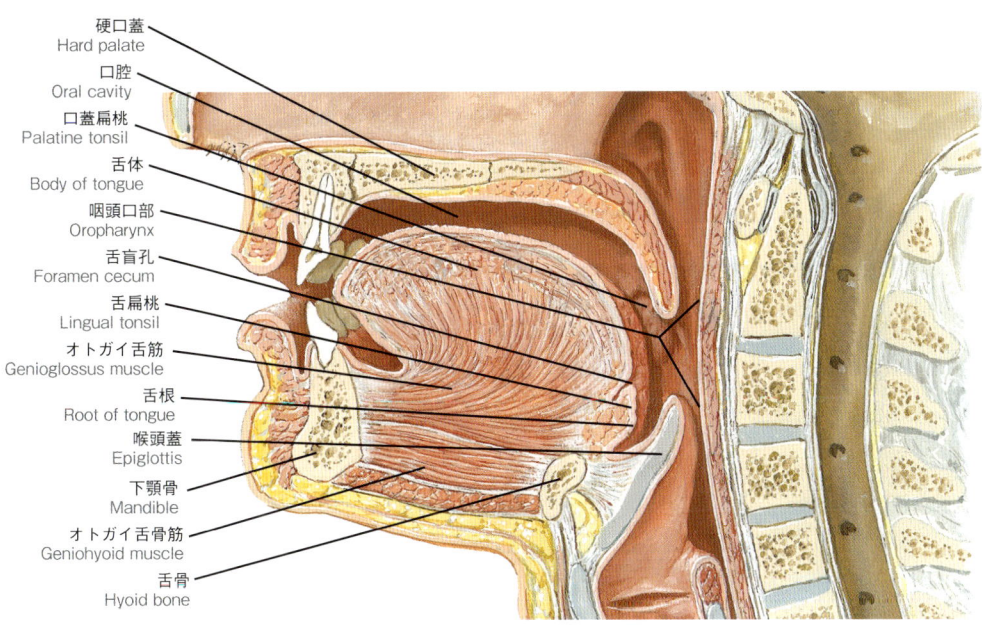

14 神経支配

感覚神経支配

感覚神経の分類		
分類	機能	神経支配
一般体性求心性（GSA）	痛覚，温度覚，識別力のある触覚	三叉神経（舌神経経由），舌咽神経，迷走神経（上喉頭神経内枝）が粘膜に分布
特殊内臓性求心性（SVA）	味覚	顔面神経（鼓索神経経由），舌咽神経，迷走神経（上喉頭神経内枝経由）が味蕾に分布

訳注：舌咽神経と迷走神経の一般体性求心性線維は耳介後部と外耳道のみ支配する．舌根，咽頭，喉頭は舌咽神経と迷走神経の一般内臓性求心性（GVA）である．

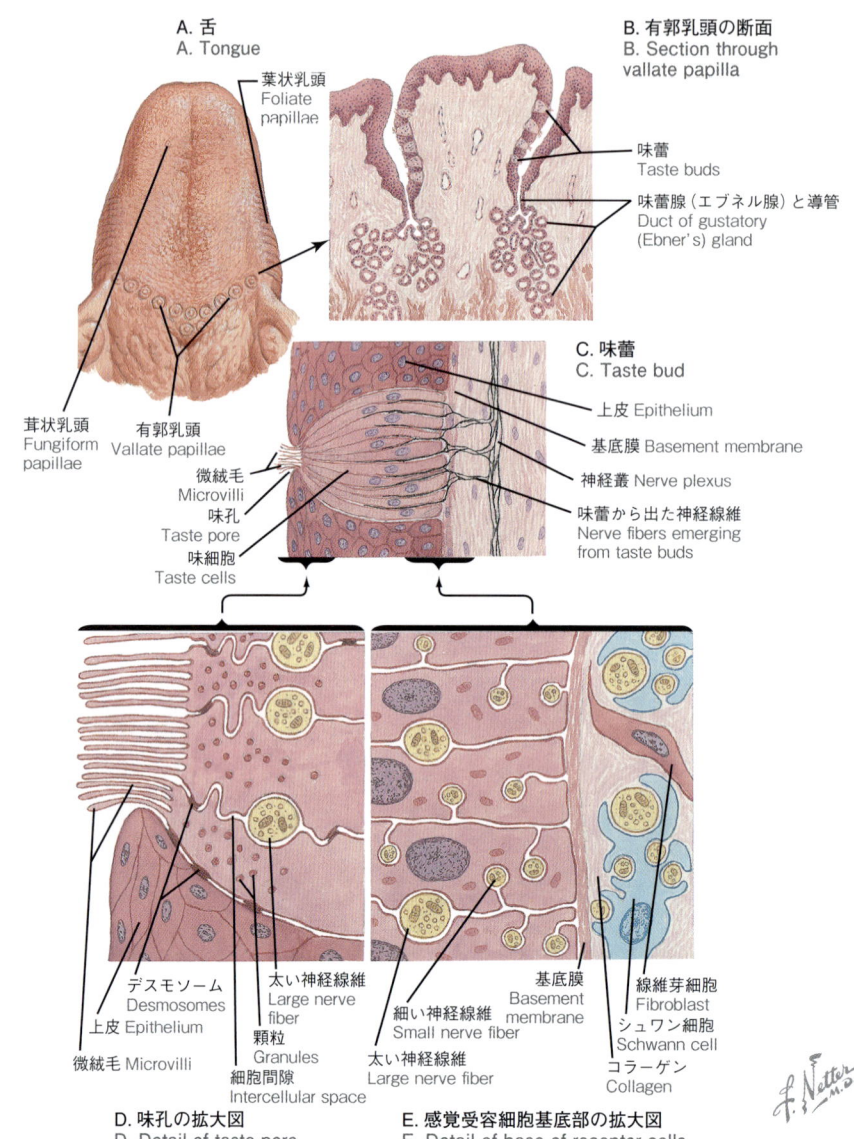

神経支配

感覚神経支配（つづき）

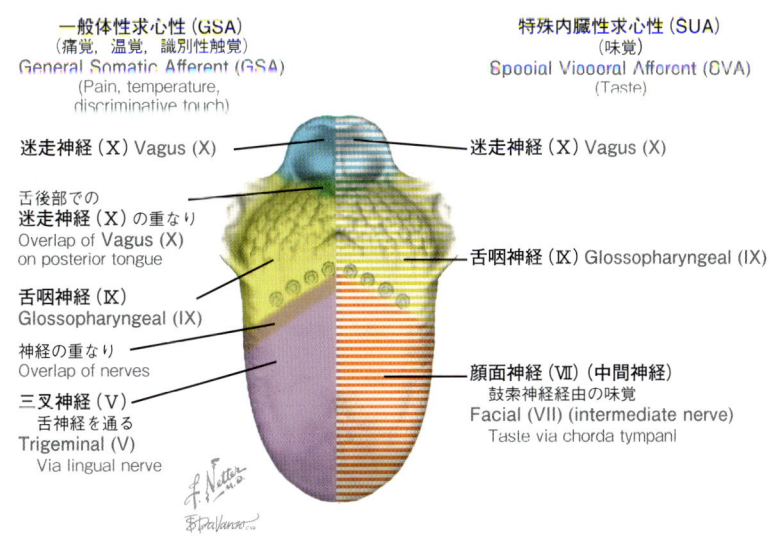

一般感覚神経支配（一般体性求心性）		
神経	由来	走行
舌神経	下顎神経（V_3）	外側翼突筋の下方，側頭下窩内で下歯槽神経の内側および前方を走行 後部に顔面神経の枝の鼓索神経が結合 下顎枝と内側翼突筋の間を斜めに通過し，下顎骨，内側翼突筋および上咽頭収縮筋と接する口腔に入る 下顎骨の舌側結節内側を横走し，口腔に入る 顎下神経節は，舌骨舌筋の後縁で，舌神経から懸垂している 前方に進み，舌骨舌筋の外側面上を通過する 下内側から，舌粘膜に達する顎下腺管を横切る 舌前部2/3の乳頭と粘膜，口腔底粘膜（舌側歯槽堤），および下顎歯の舌側歯肉に一般体性求心性線維を供給
舌咽神経	延髄から脳神経として起こる	迷走神経および副神経とともに頸静脈孔を通過 頸静脈孔中で内頸動脈と内頸静脈の間を通過 茎突咽頭筋の後面に枝を送り，この筋の後下方に走る 茎突咽頭筋とともに前方に向かい，上咽頭収縮筋と中咽頭収縮筋の間を通過して口蓋扁桃のそばに分布するようになる 小さな舌枝が口峡と舌後部1/3の粘膜に一般体性求心性（GSA）線維を分布させる
上喉頭神経内枝	迷走神経の枝である上喉頭神経	迷走神経は延髄から分岐して，舌咽神経と副神経とともに頸静脈孔を通過する 頸静脈孔中で内頸動脈と内頸静脈の間を通過 迷走神経は頸部で多くの枝を出すが，それらの枝の1つである上喉頭神経は咽頭の側壁で内頸動脈の後方を下行し，内枝と外枝に分かれる 内枝は喉頭に向かって下行し，上喉頭動・静脈とともに甲状舌骨膜を貫通する 一般体性求心性（GSA）線維は喉頭蓋領域の舌基部ならびに声帯ヒダの高さまでの喉頭粘膜に分布する

14 神経支配

感覚神経支配（つづき）

特殊感覚神経支配（特殊内臓性求心性）		
神経	由来	走行
鼓索神経	鼓室で顔面神経から起こる	舌前部2/3に味覚線維を，また顎下神経節に副交感神経の節前線維を運ぶ 前方に向かって鼓室に入り，ツチ骨と鼓膜に沿って分布して錐体鼓室裂を出る 舌神経後部に合する 舌神経は舌前部2/3に分布し，鼓索神経由来のSVA（特殊内臓性求心性）線維はこの領域の味蕾に分布する
舌咽神経	延髄から脳神経として起こる	迷走神経および副神経とともに頸静脈孔を通過 頸静脈孔中で内頸動脈と内頸静脈の間を通過 下行し茎突咽頭筋の後面に分布 茎突咽頭筋とともに前方に向かい，上咽頭収縮筋と中咽頭収縮筋の間を通過して口蓋扁桃のそばに分布 小さい舌枝が有郭乳頭と舌後部1/3の粘膜の味蕾にSVA（特殊内臓性求心性）線維を分布させる
上喉頭神経内枝	迷走神経の枝である上喉頭神経	迷走神経は延髄から分岐して，舌咽神経と副神経とともに頸静脈孔を通過する 頸静脈孔中で内頸動脈と内頸静脈の間を通過 迷走神経は頸部で多くの枝を出すが，それらの枝の1つである上喉頭神経は咽頭の両側で内頸動脈の後方を下行し，内枝と外枝に分かれる 内枝は喉頭に向かって下行し，上喉頭動・静脈とともに甲状舌骨膜を貫通する 喉頭蓋領域で舌の基部に散在する味蕾にSVA線維を分布させる

神経支配

感覚神経支配（つづき）

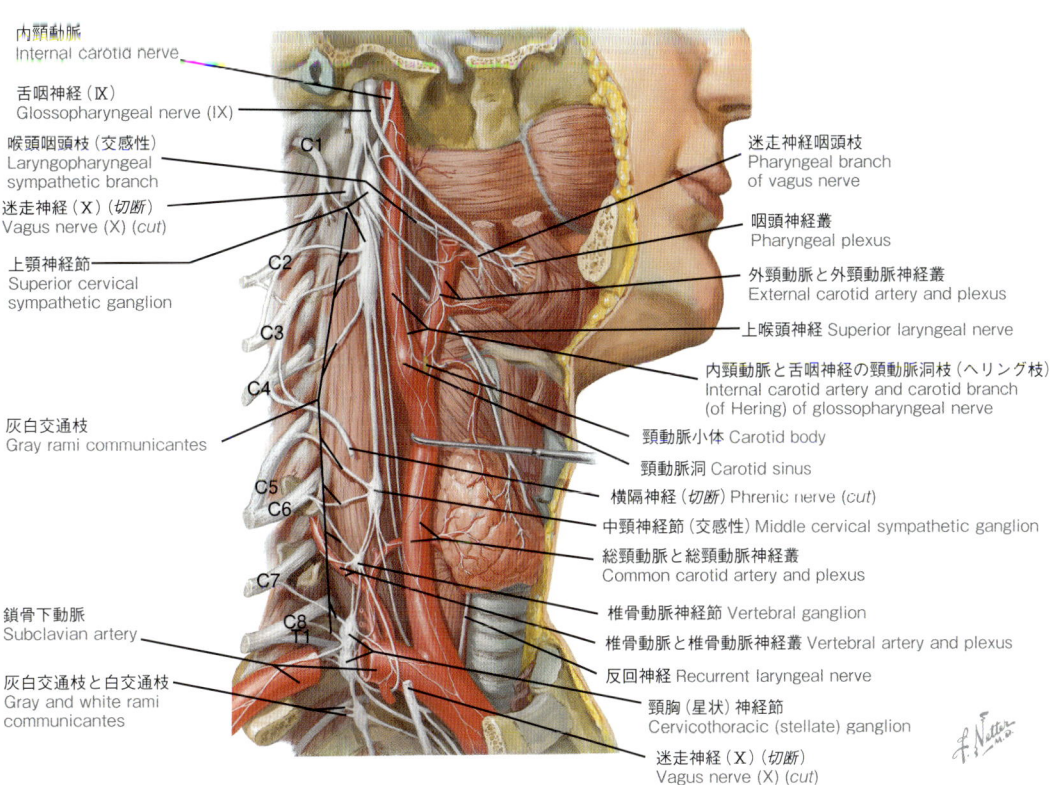

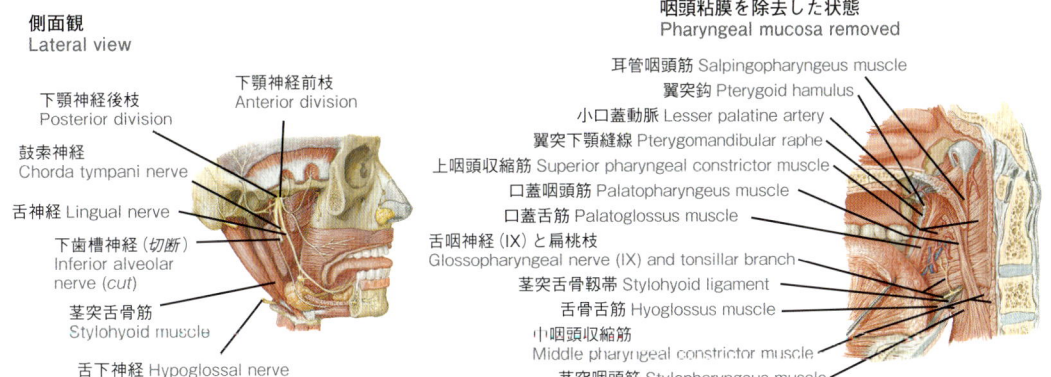

14 神経支配

運動神経支配

神経	由来	走行
舌下神経	延髄からの数本の小根として起こって，舌下神経管を通過する	下行し内頸動脈と内頸静脈の間を通る 後頭動脈を反回して前走 外頸動脈および舌動脈のループの表層を通って前方に向かう 顎二腹筋後腹と茎突舌骨筋の深層を通過し，舌下神経伴行静脈とともに舌骨舌筋の表層に至る 顎舌骨筋の深層を走り，オトガイ舌筋の前方部に入る 筋枝の供給： • すべての内舌筋 • 舌骨舌筋 • 茎突舌筋 • オトガイ舌筋
咽頭神経叢	咽頭神経叢（この神経叢の運動成分は迷走神経の咽頭枝である）	迷走神経節の下神経節の上部から起こる 中咽頭収縮筋の上縁に沿って走り，咽頭神経叢をつくる この神経叢の運動成分は咽頭と軟口蓋の筋に分布する（口蓋帆張筋を除く） 舌では以下を支配する： • 口蓋舌筋

神経支配

運動神経支配（つづき）

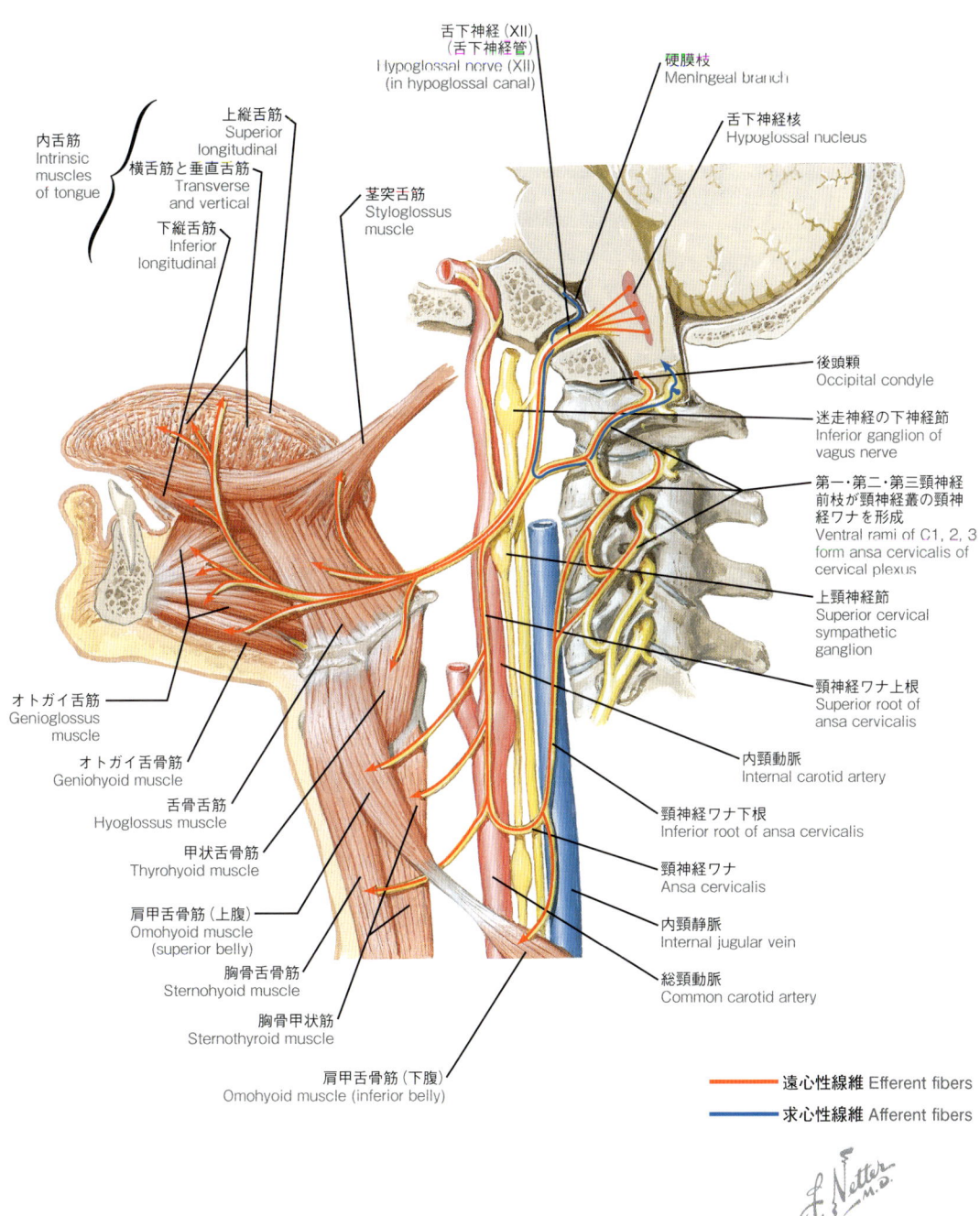

舌／TONGUE

14 血液供給

動脈供給

動脈	由来	走行
舌動脈	頸動脈三角内の外頸動脈	舌骨大角に向かって上内側に走り（斜走），中咽頭収縮筋の表層を前下方に走り，ループをつくる ループをつくる間，舌下神経が舌動脈の表層を横切る 顎二腹筋後腹と茎突舌骨筋の深層を前走し，舌骨上面を走る舌骨上枝を出し，この領域の筋を栄養する 舌動脈は舌骨舌筋の深層を通過し，この筋とオトガイ舌筋の間を前走する 舌骨舌筋の深層を通過後，舌骨舌筋の後部で2～3本の細い舌背枝を出す 舌動脈は前走し，舌骨舌筋の前縁で舌下動脈を出す 舌深動脈は舌下動脈を出した後の舌動脈の終枝で，上行して舌下面に達する
舌背枝	舌動脈	舌骨舌筋の深層を通過後，舌骨舌筋の後部で2～3本の細い舌背枝を出す；これらは舌背の後1/3に向かって上行し，この部位の粘膜，口蓋舌弓，口蓋扁桃，喉頭蓋，周囲の軟口蓋に血液供給を行う
舌深動脈		舌深動脈は舌下動脈を出した後の舌動脈の終枝で，上行して舌下面に達する 下縦舌筋と舌粘膜の間に位置し，舌深動脈は舌神経の枝と併走し，反対側の舌深動脈と吻合する
舌下動脈		舌下動脈は舌骨舌筋の前方部から起こる 舌下動脈は舌下腺に向かってオトガイ舌筋と顎舌骨筋の間を前走し，腺とこの領域の筋と粘膜に血液供給する 通常，2本の枝を出す • 顎舌骨筋を通過し，オトガイ下動脈と吻合する枝 • 歯肉の深層を走り反対側の動脈と吻合する枝 ◦ この吻合する場所では，通常，1本の枝（時に複数本あるが）が分枝し，正中線後方のオトガイ棘*の上方にある小さな舌小孔に入る
オトガイ下動脈	外頸動脈の顔面動脈の分枝	顎下腺部で起こり，顎舌骨筋表層を前走する 舌動脈から起こる舌下動脈の枝と吻合し，舌への血液供給を補助する
扁桃枝		咽頭側壁に沿って上行し，口蓋扁桃と舌根部に達するまでの間，上咽頭収縮筋の中を通過しつつ血液供給する
上行咽頭動脈	外頸動脈	外頸動脈から起こる最も細い枝 咽頭の外側面と内頸動脈の間を上行する 口蓋扁桃に血液供給する枝を出し，舌根部で顔面動脈の扁桃枝と舌背枝に吻合する

* 訳注：原文ではgenial tuberclesとなっているが，意味からしてオトガイ棘genial spineの間違いと思われる．

血液供給

動脈供給（つづき）

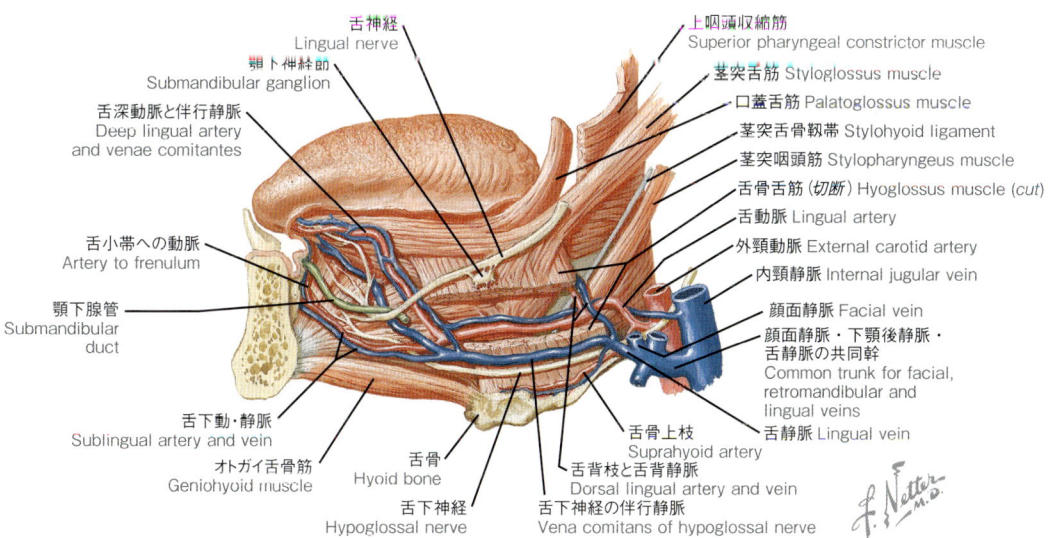

14 血液供給

動脈供給（つづき）

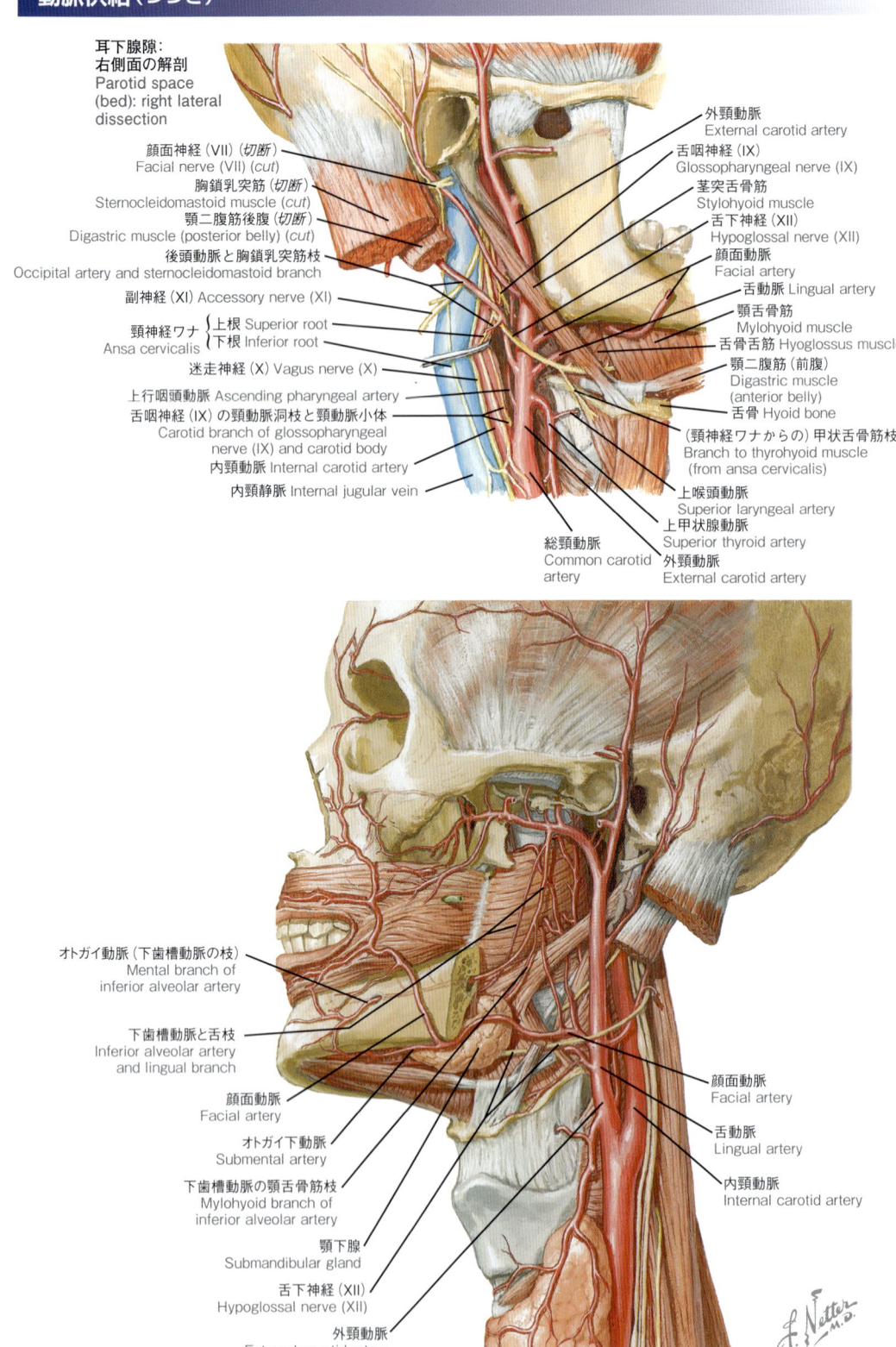

血液供給

静脈排出路

静脈	走行
舌静脈	舌背の舌背静脈と舌下面の舌深静脈からの静脈血を受ける 舌動脈とともに舌骨舌筋深層を進み内頸静脈に終わる 舌下神経伴行静脈が舌尖で始まり，舌静脈に合流するか舌下神経に伴行して，内頸静脈に注ぐ総顔面静脈に入る
オトガイ下静脈	舌静脈の枝と吻合する 顎舌骨筋の表層をオトガイ下動脈と並走し，顔面静脈に終わる

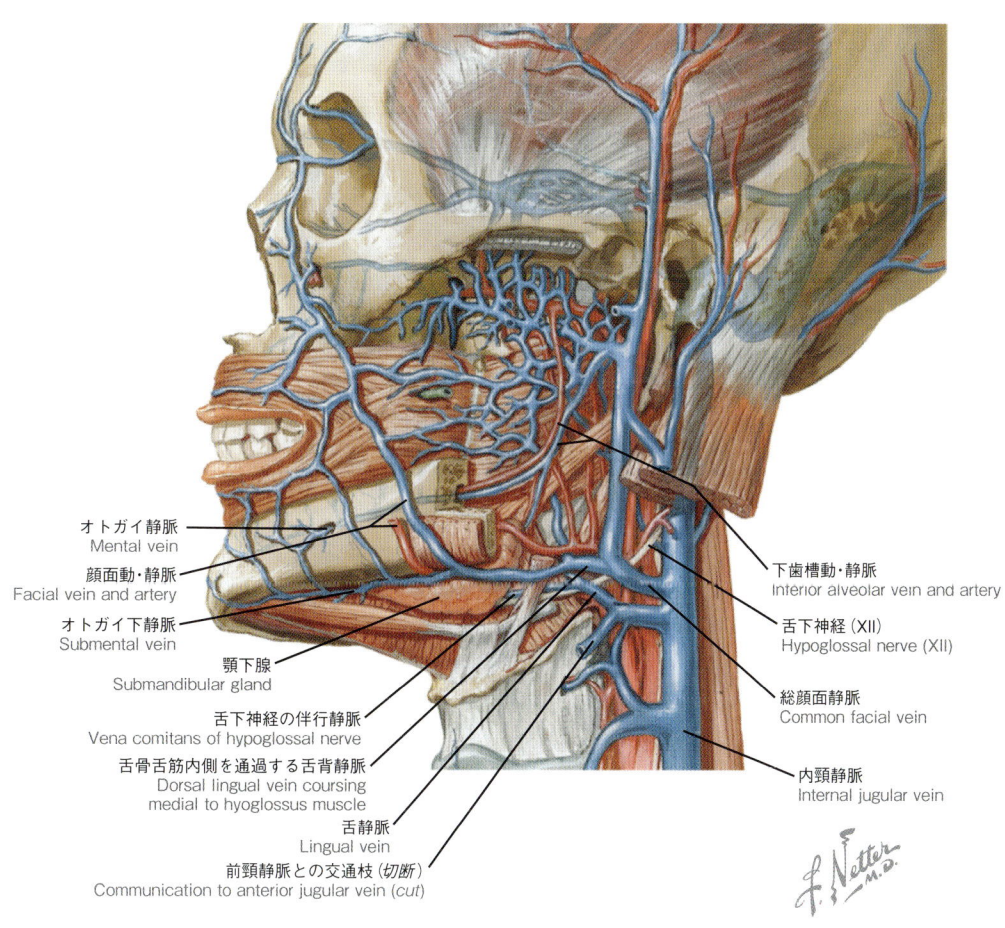

オトガイ静脈 / Mental vein
顔面静脈・動脈 / Facial vein and artery
オトガイ下静脈 / Submental vein
顎下腺 / Submandibular gland
舌下神経の伴行静脈 / Vena comitans of hypoglossal nerve
舌骨舌筋内側を通過する舌背静脈 / Dorsal lingual vein coursing medial to hyoglossus muscle
舌静脈 / Lingual vein
前頸静脈との交通枝（切断）/ Communication to anterior jugular vein (cut)
下歯槽動・静脈 / Inferior alveolar vein and artery
舌下神経 (XII) / Hypoglossal nerve (XII)
総顔面静脈 / Common facial vein
内頸静脈 / Internal jugular vein

舌／TONGUE

14 臨床との関連

舌癒着症

舌癒着症：舌小帯の運動が制限され，その結果，舌の可動性が低下した状態．
舌小帯短縮症としても知られる．

症状
舌が前歯を越えて突出できない．
舌が口蓋に接触できない．
舌突出時に舌尖部にＶ字状の切痕を示すか，２つに披裂する．

合併症
乳児の授乳が困難になる．
舌が口腔の食物を清掃できなければ，齲蝕，歯周病，および口臭を引き起こす．
可動性が著しく低下している状態では構音障害を引き起こす．

治療
必要に応じて，舌小帯切除術が行われる．

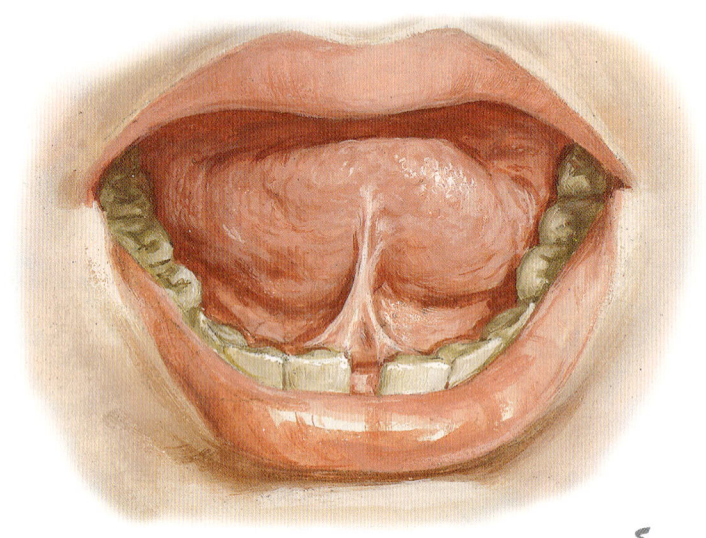

舌癒着症
Ankyloglossia

臨床との関連

舌下神経麻痺

舌下神経の障害は舌に片側性麻痺を起こす．
突出の際に舌は障害部位と同側（患側）あるいは対側に偏向するが，どちらに偏向するかは障害部位によって変わる．

下位運動神経障害

舌下神経の障害は同側に麻痺を起こす：

- 突出の際，舌は麻痺側に偏向する（麻痺した筋は弛緩するので，舌尖の偏向をもたらす）．
- 麻痺側の筋萎縮
- 麻痺側の線維束性攣縮

  例：頸部外傷によって右の舌下神経を切断した場合，舌は突出時に右に偏向し，後に舌の右半が萎縮あるいは攣縮を示す．

上位運動神経障害

対側に麻痺を起こす：

- 舌は障害側の対側に偏向する．
- 筋は障害側の対側が萎縮する．

  例：右半球の脳卒中により右の上位運動神経が障害されると，舌は突出時に左に偏向し，舌の左半が萎縮する．

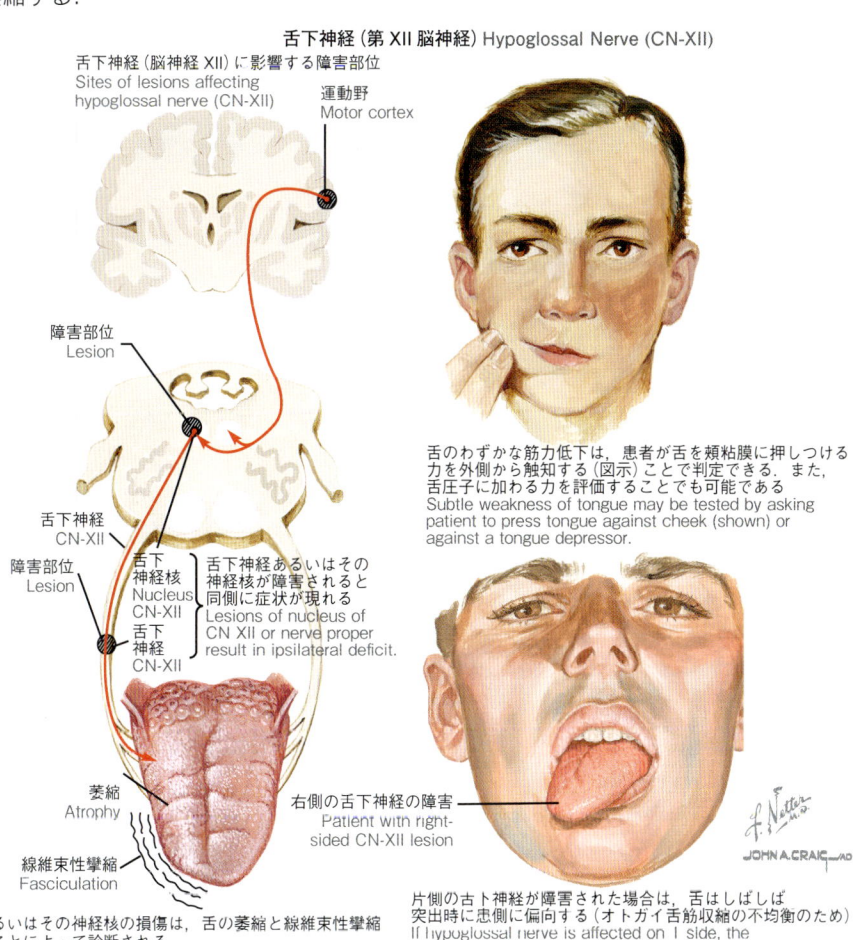

舌下神経（第XII脳神経）Hypoglossal Nerve (CN-XII)

14 臨床との関連

扁平上皮癌

口腔の癌のほとんどを占める．

舌では，通常前外側面でみられる．

飲酒と喫煙が危険因子である．

長期生存には早期診断と治療が最も重要であるため，紅板症や白板症のような前癌病変をなるべく早く発見する．

X線写真は腫瘍の範囲と位置を明らかにする．

腫瘍の病期分類は予後を占う指針となる．

治療

切除術または放射線治療を行う．化学療法を組み合わせる場合もある．

早期発見された病変であれば切除のみで治癒する可能性がある．

病期が後期であるほど扁平上皮の二次癌に対する注意が必要である．

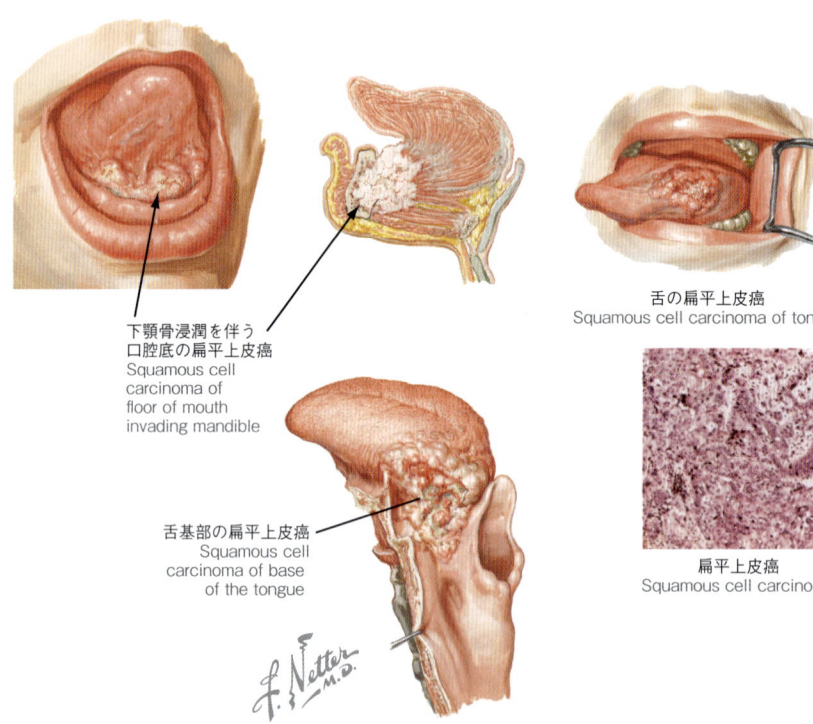

下顎骨浸潤を伴う口腔底の扁平上皮癌
Squamous cell carcinoma of floor of mouth invading mandible

舌の扁平上皮癌
Squamous cell carcinoma of tongue

舌基部の扁平上皮癌
Squamous cell carcinoma of base of the tongue

扁平上皮癌
Squamous cell carcinoma

臨床との関連

白板症

口腔内で認められる代表的な前癌病変で，口腔内粘膜と舌粘膜に白斑の形成が認められる．免疫機能の低下した患者では毛状白板症が観察される．

危険因子：

- 喫煙
- 飲酒
- ヒト免疫不全ウイルス（HIV）感染
- Epstein-Barr（エプスタイン-バー）ウイルス感染

前癌病変ではあるが，必ず口腔癌に進展するわけではない．

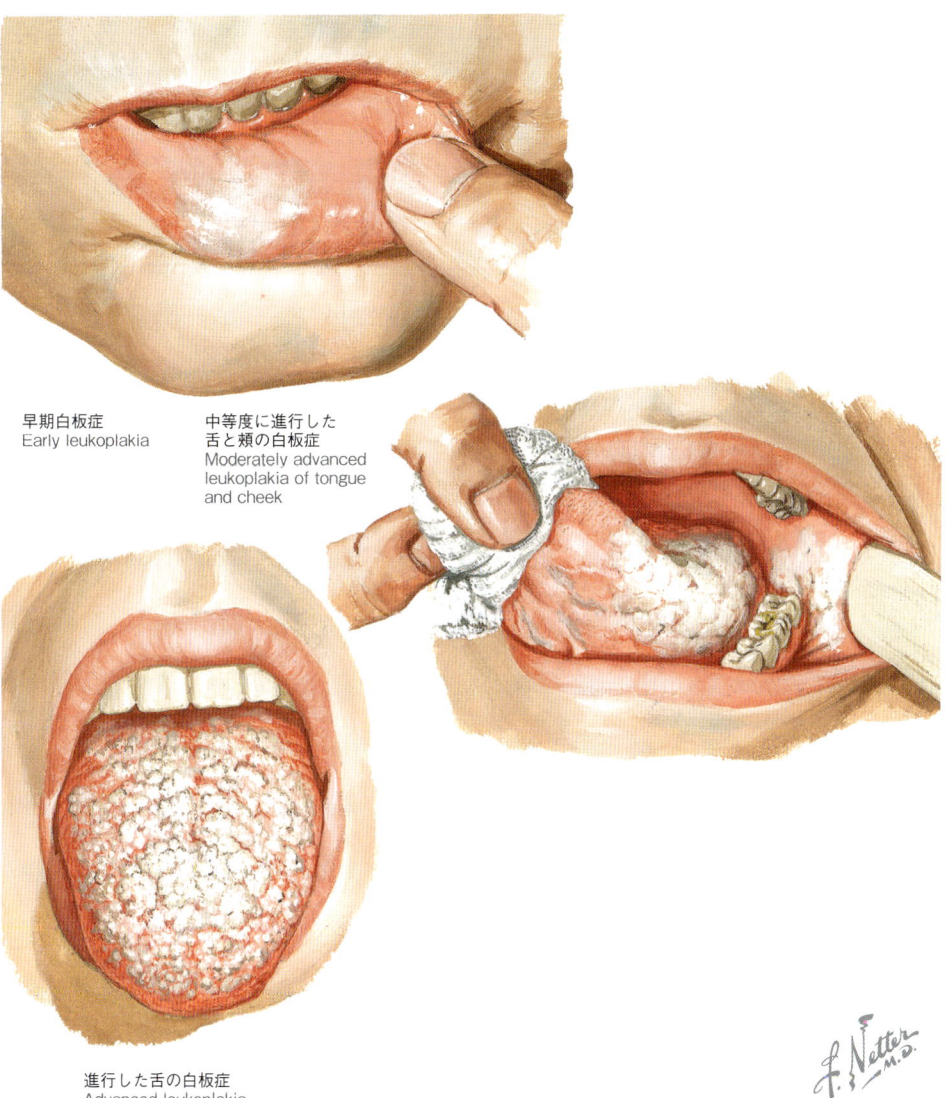

早期白板症
Early leukoplakia

中等度に進行した舌と頬の白板症
Moderately advanced leukoplakia of tongue and cheek

進行した舌の白板症
Advanced leukoplakia of tongue

舌／TONGUE

CHAPTER 15
咽頭

概観と局所解剖	424
咽頭の区分	426
筋	428
咽頭壁の間隙	432
血液供給	433
神経支配	437
臨床との関連	440

15 概観と局所解剖

一般的知識

咽頭：頭蓋底（蝶形骨体の後部から後頭骨底部まで）から食道に続く輪状軟骨（第六頸椎）の下縁までの5インチの筋性の管である．形状は漏斗状である．

咽頭の後部は椎前筋膜に接する．

咽頭後隙と咽頭側隙は咽頭を取り囲む．

鼻腔，口腔，喉頭に対して後方に位置し，次の3部位に区分される：

- 咽頭鼻部
- 咽頭口部
- 咽頭喉頭部

咽頭は食物を食道に，空気を肺に正しく導く役割をもち，次の構成要素からなる：

- 3つの咽頭収縮筋
- 3つの縦走筋
- 耳管軟骨部
- 軟口蓋

咽頭壁の5層：

- 粘液層（最内層）
- 粘膜下層
- 咽頭頭底板…咽頭を頭蓋に固定している線維性筋膜
- 筋層…3つの内層の縦走筋と3つの外層の輪状（収縮）筋（上咽頭収縮筋が最内層で，下咽頭収縮筋が最外層）
- 頬咽頭筋膜…頬筋や咽頭筋の筋膜に続く疎性結合組織で，咽頭神経叢や咽頭静脈叢が分布する．

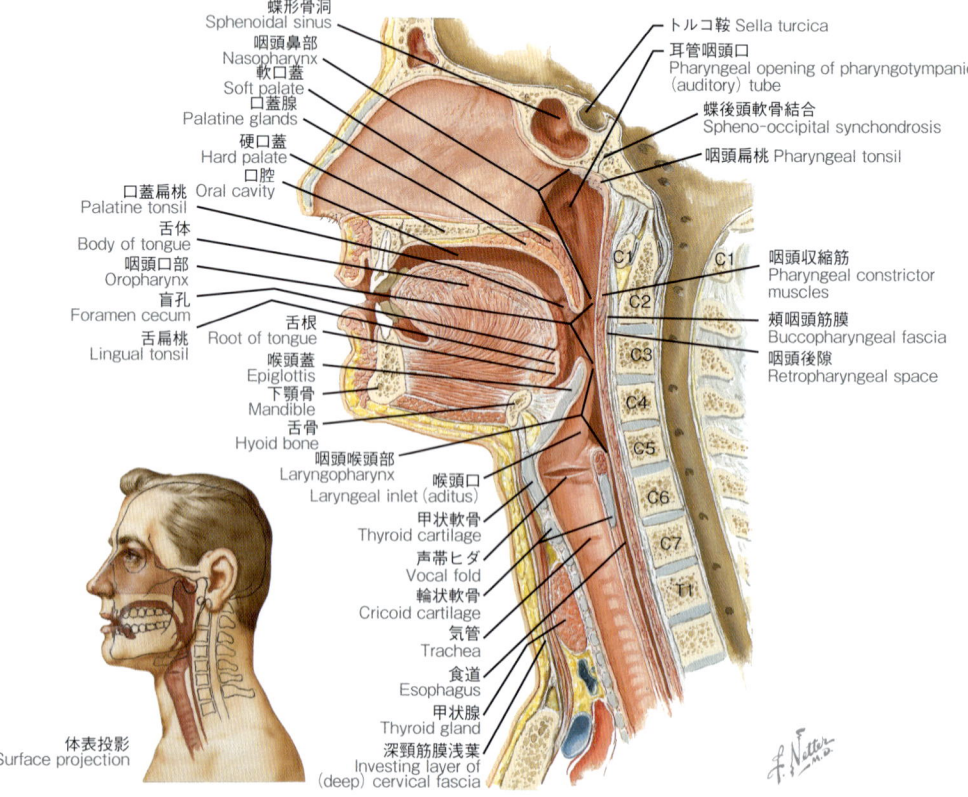

概観と局所解剖

一般的知識（つづき）

Waldeyer（ワルダイエル）の咽頭輪は咽頭と口腔にあるリング状に配列するリンパ組織の解剖学的名称である：

- 舌扁桃（舌の後1/3）
- 口蓋扁桃［咽頭口部（上咽頭）］
- 耳管扁桃［咽頭鼻部（中咽頭）］
- 咽頭扁桃［咽頭鼻部（中咽頭）］

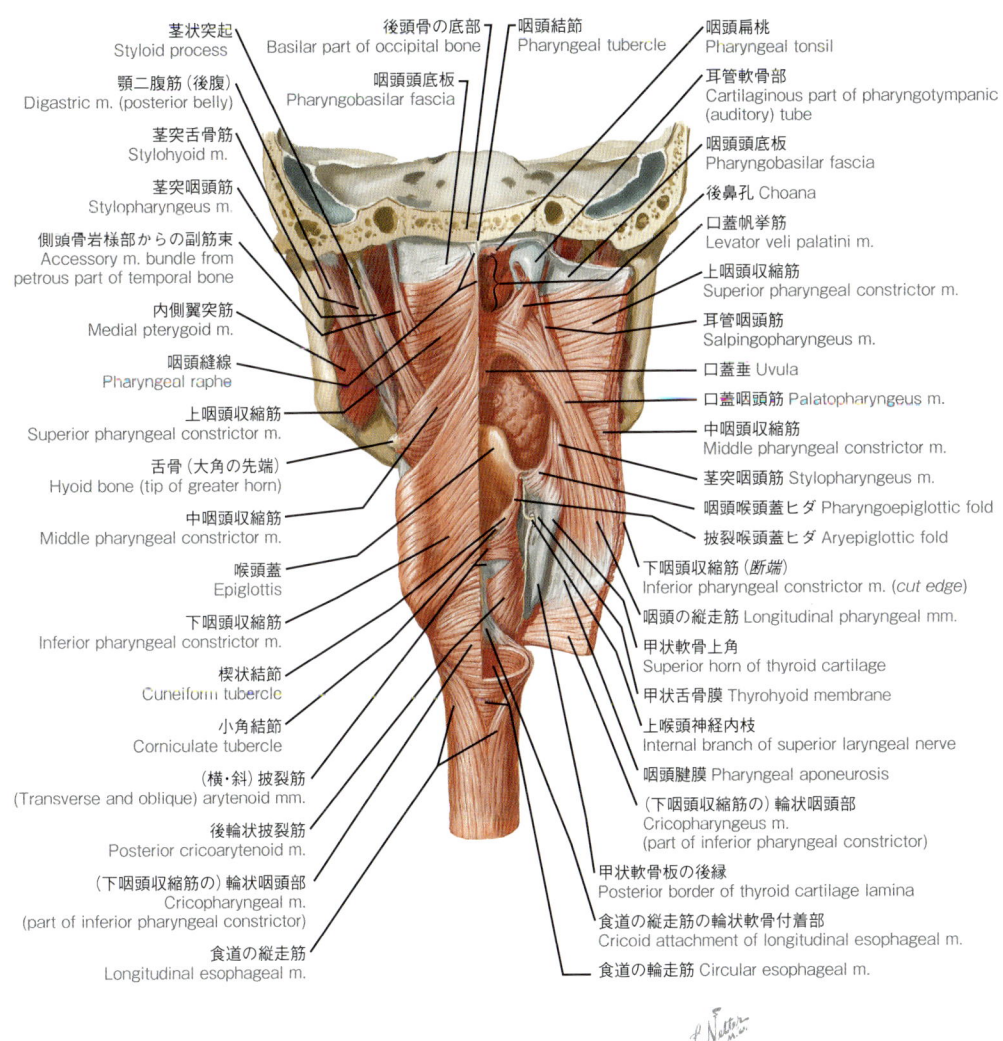

15 咽頭の区分

咽頭鼻部

境界	主な解剖学的特徴	備考	椎骨の高さ
天井…咽頭円蓋 蝶形骨体後部と後頭骨底部 床…軟口蓋（上面） 前方…後鼻孔 後方…上咽頭収縮筋を覆う粘膜 側方…上咽頭収縮筋を覆う粘膜	咽頭鼻部に開く耳管開口部（耳管咽頭口） 耳管隆起は耳管軟骨の基部による隆起部で，耳管開口部の上方にある 挙筋隆起は口蓋帆挙筋を覆う粘膜の高まりである 耳管咽頭ヒダは耳管咽頭筋を裏打ちする粘膜であり，耳管隆起を咽頭側壁につなげる 咽頭陥凹は耳管咽頭ヒダ後方に位置し，咽頭扁桃（アデノイド）を容れる 咽頭扁桃（アデノイド）は正中に沿って存在する粘膜関連リンパ組織（MALT）である 耳管隆起は両側の耳管開口部の後方に位置するMALTで，咽頭扁桃の続きと考えられている 咽頭鼻部の上皮： • 前方…鼻腔近くの前方部では多列線毛円柱上皮 • 後方…後部では非角化重層扁平上皮	咽頭鼻部は空気の通路である 耳管は中耳（鼓室）と咽頭鼻部をつなぐ管で，鼓膜の内外の気圧を平衡にする 耳管軟骨部は通常閉じている（嚥下，あくびをしている間を除く） 耳管を通じて咽頭鼻部から中耳（鼓室）へ感染が拡大する 底部と側壁は硬く，咽頭と口蓋の筋の収縮中にも閉鎖することはない	第一頸椎（第二頸椎の歯突起）

咽頭口部

境界	主な解剖学的特徴	備考	椎骨の高さ
上方…咽頭鼻部 下方…喉頭蓋の上縁 前方…口腔の口蓋舌弓ヒダ（口峡峡部） 後方…上・中咽頭収縮筋を覆う粘膜 側方…上・中咽頭収縮筋を覆う粘膜	口蓋扁桃は口蓋舌弓と口蓋咽頭弓の間の咽頭口部（扁桃窩）に位置する 口蓋咽頭ヒダは口蓋咽頭筋を覆う粘膜の高まりである 喉頭蓋谷は舌根のすぐ後方にある凹みである 咽頭口部の上皮は非角化重層扁平上皮である	咽頭口部は空気と食物の分岐点となる	第二頸椎から第三頸椎

咽頭の区分

咽頭喉頭部

境界	主な解剖学的特徴	備考	椎骨の高さ
上方…咽頭口部 下方…輪状軟骨の下縁 （ここで食道に続く） 前方…喉頭 後方…中・下咽頭収縮筋を覆う粘膜 側方…中・下咽頭収縮筋を覆う粘膜	梨状陥凹は喉頭への入口の両側にある喉頭咽頭腔の外側壁に位置する小さな凹みである 咽頭後壁の粘膜は非角化重層扁平である	咽頭喉頭部は喉頭につながっている 梨状陥凹は食物や液体が貯留する可能性のある場所である	第四頸椎から第六頸椎

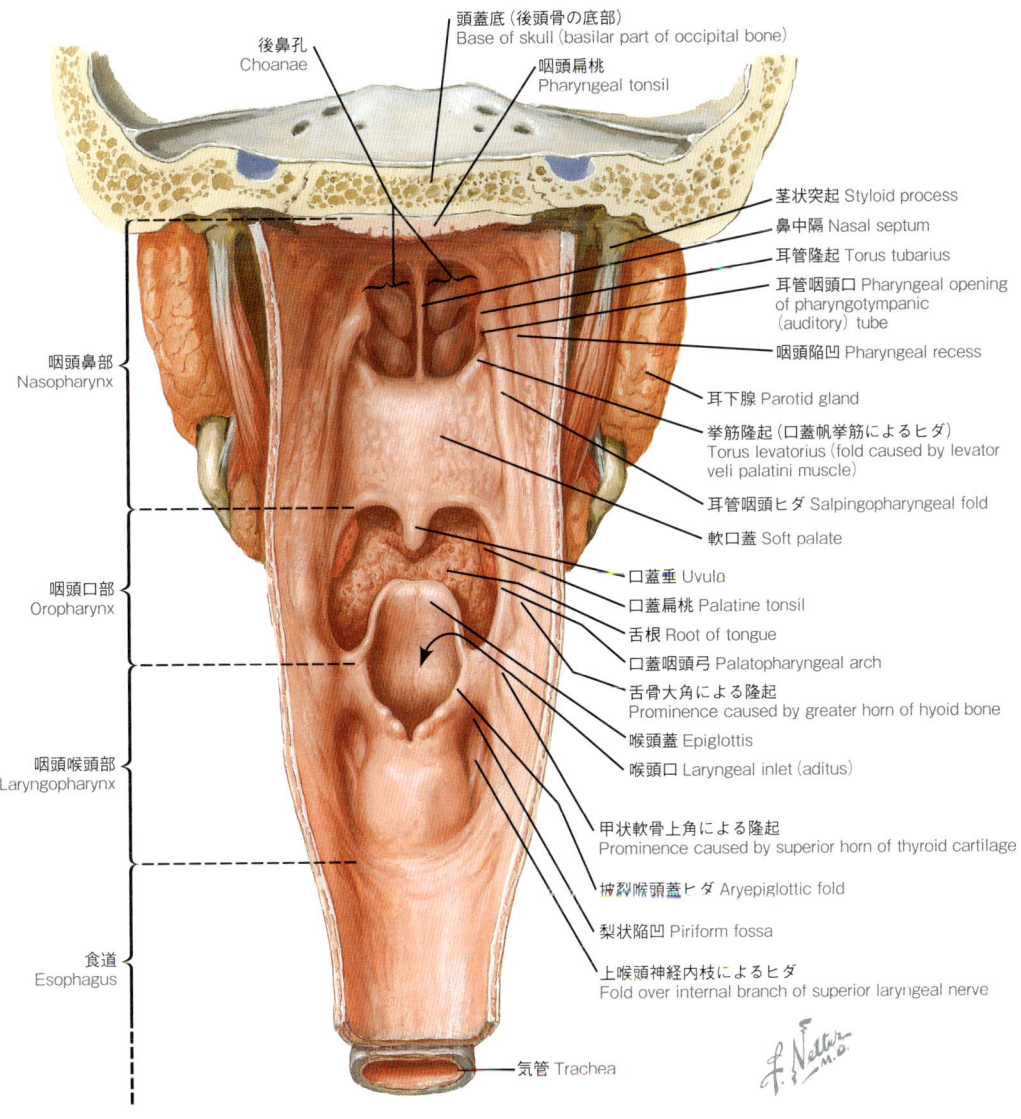

15 筋

概要

筋	起始	停止	作用	神経支配
上咽頭収縮筋	翼突鈎（蝶形骨翼状突起） 翼突下顎縫線 下顎骨の臼後三角 舌側縁	咽頭結節 咽頭縫線	咽頭上部（鼻部）を収縮	咽頭神経叢（この神経叢の運動成分は迷走神経咽頭枝である）
中咽頭収縮筋	茎突舌骨靱帯 舌骨の小角 舌骨の大角	咽頭縫線	咽頭中部（口部）を収縮	
下咽頭収縮筋（以下に分類することがある） • 甲状咽頭部 • 輪状咽頭部	甲状軟骨の斜線 輪状軟骨の側方		咽頭下部（喉頭部）を収縮	咽頭神経叢（この神経叢の運動成分は迷走神経咽頭枝である） 迷走神経の外枝（下咽頭収縮筋の輪状咽頭部の支配にも関わる） 迷走神経の反回神経（下咽頭収縮筋の輪状咽頭部の支配にも関わる）
口蓋咽頭筋	硬口蓋の後縁 口蓋腱膜＊	甲状軟骨の右板・左板の後縁	咽頭を挙上 咽頭鼻部の閉鎖を補助	咽頭神経叢（この神経叢の運動成分は迷走神経咽頭枝である）
耳管咽頭筋	耳管軟骨部		咽頭の上部と外側部を挙上	
茎突咽頭筋	茎状突起基部の内側面		咽頭を挙上 咽頭の側壁を拡げる	舌咽神経

＊ 訳注：日本の解剖学用語にはない名称．

筋

概要（つづき）

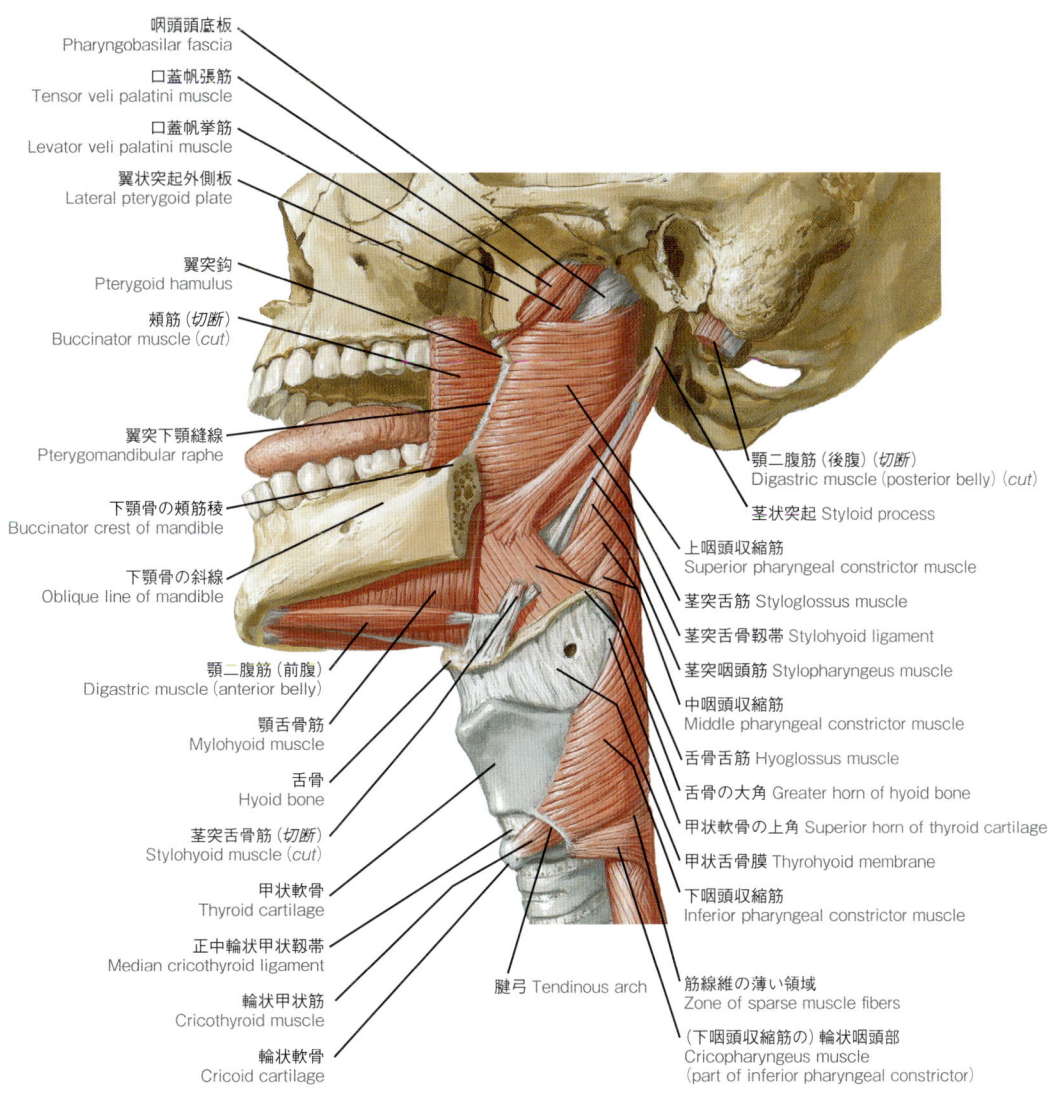

15 筋

概要（つづき）

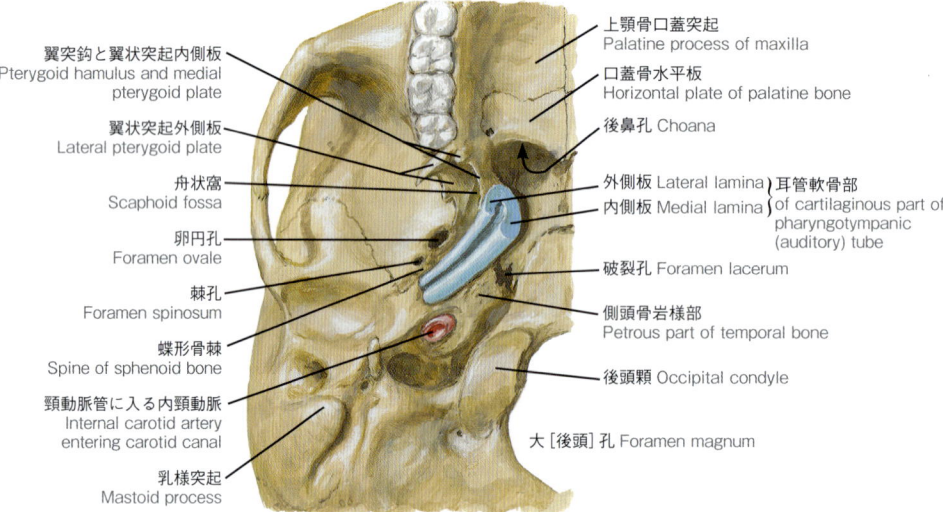

頭蓋底にある耳管軟骨部：下面
Cartilaginous part of pharyngotympanic (auditory) tube at base of skull: inferior view

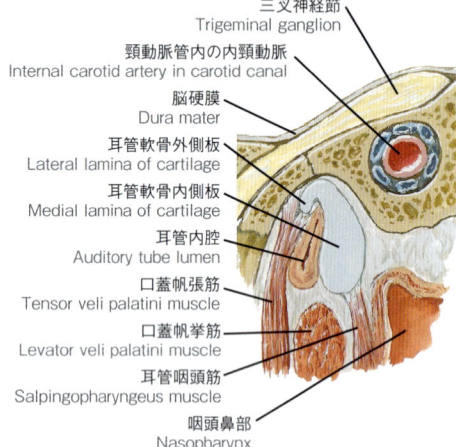

耳管が閉じたときの断面図
Section through cartilaginous part of pharyngotympanic (auditory) tube, with tube closed

耳管の弾性反跳，組織の膨張，耳管咽頭筋の張力によって閉じられた耳管
Pharyngotympanic (auditory) tube closed by elastic recoil of cartilage, tissue turgidity, and tension of salpingopharyngeus muscles

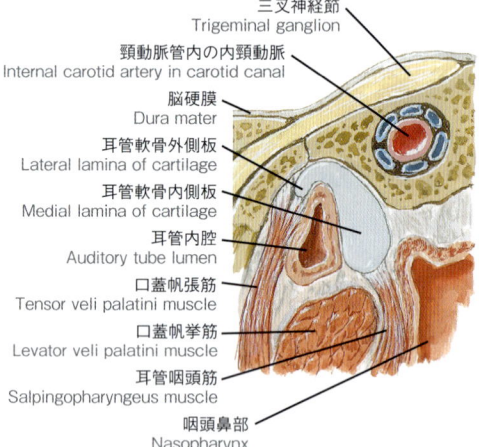

耳管が開いた時の断面図
Section through cartilaginous part of pharyngotympanic (auditory) tube, with tube open

耳管内腔は，主に嚥下中に口蓋帆張筋の付着部が耳管壁を側方に引っ張る際に開く
Lumen opened chiefly when attachment of tensor veli palatini muscle pulls wall of tube laterally during swallowing

筋

概要（つづき）

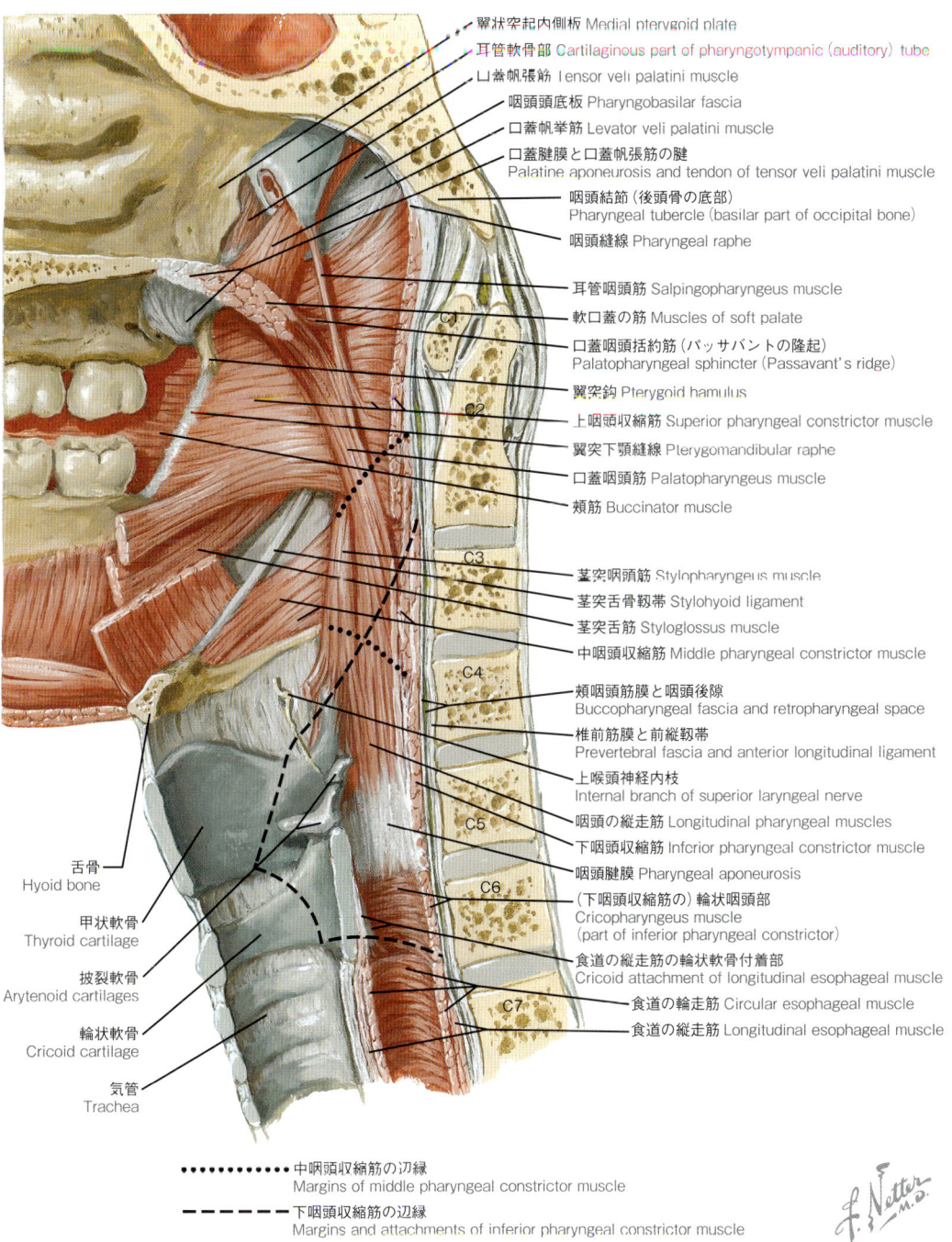

15 咽頭壁の間隙

位置と構造

咽頭は3つの咽頭収縮筋で構成されているため，それらの重なる位置によって4つの間隙ができる．
構造物はこれらの間隙を通過して咽頭に出入りする．

間隙の概要	
位置	通過する構造物
頭蓋底と上咽頭収縮筋の間	耳管 口蓋帆挙筋 上行咽頭動脈 上行口蓋動脈
上咽頭収縮筋と中咽頭収縮筋の間	茎突咽頭筋 舌咽神経 上行口蓋動脈の扁桃枝 茎突舌骨靱帯
中咽頭収縮筋と下咽頭収縮筋の間	上喉頭神経内枝 上喉頭動・静脈
下咽頭収縮筋の下方	反回神経 下喉頭動・静脈

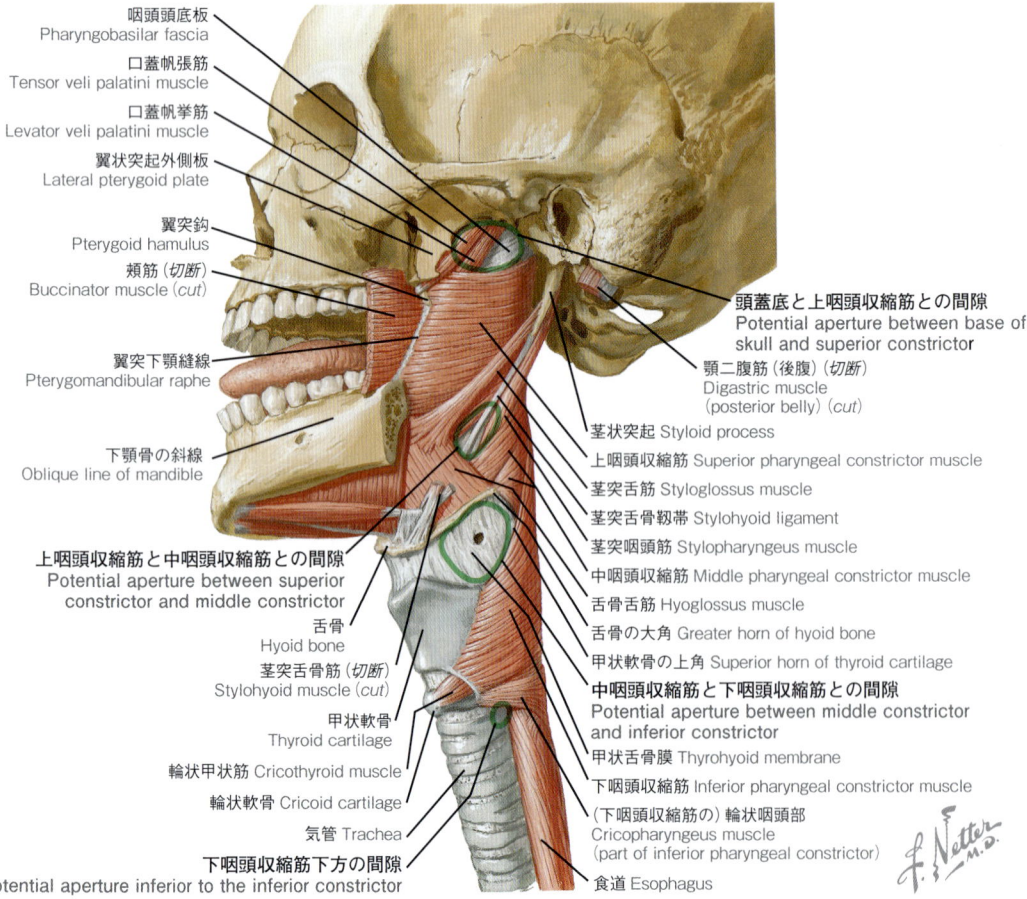

血液供給

動脈供給

動脈	由来	走行
上行咽頭動脈	総頸動脈分岐部近くの外頸動脈の後部	外頸動脈から起始する最小の枝 内頸動脈と咽頭の外側面の間を上行する 以下の枝を出す： • 咽頭枝…3つの小さな枝はそれぞれ茎突咽頭筋，中・下咽頭収縮筋に分布する • 口蓋枝*…上咽頭収縮筋，口蓋扁桃，軟口蓋，耳管に分布する
上行口蓋動脈	顔面動脈	喉頭の外側（通常は茎突咽頭筋と茎突舌筋の間）を上行する 頭蓋底と上咽頭収縮筋との間隙を通り，上咽頭収縮筋と軟口蓋に分布する
扁桃枝		咽頭の外側面に沿って上行しながら上咽頭収縮筋に分布し，口蓋扁桃と舌根にまで達する
咽頭枝	翼口蓋窩内にある顎動脈の第3区	咽頭神経とともに後方に向かい，咽頭管に入る 耳管と咽頭鼻部の上部に分布する
翼突管動脈	翼口蓋窩内の顎動脈の第3区	翼突管神経〔Vidian（ビディアン）神経〕とともに翼突管内を後方に走る 耳管の血液供給に関与する
小口蓋動脈	顎動脈の第3区から起こる下行口蓋動脈	口蓋管内を走る下行口蓋動脈の枝 口蓋管の中で以下に分かれる • 大口蓋動脈 • 小口蓋動脈 小口蓋動脈は軟口蓋と口蓋扁桃に分布する
上甲状腺動脈	外頸動脈の第一枝	下咽頭収縮筋に沿って下行し，甲状腺に分布しながら細い筋枝を出す
下甲状腺動脈	甲状頸動脈	咽頭に分布する筋枝を出す

＊ 訳注：日本の解剖学用語にはない．

15 血液供給

動脈供給（つづき）

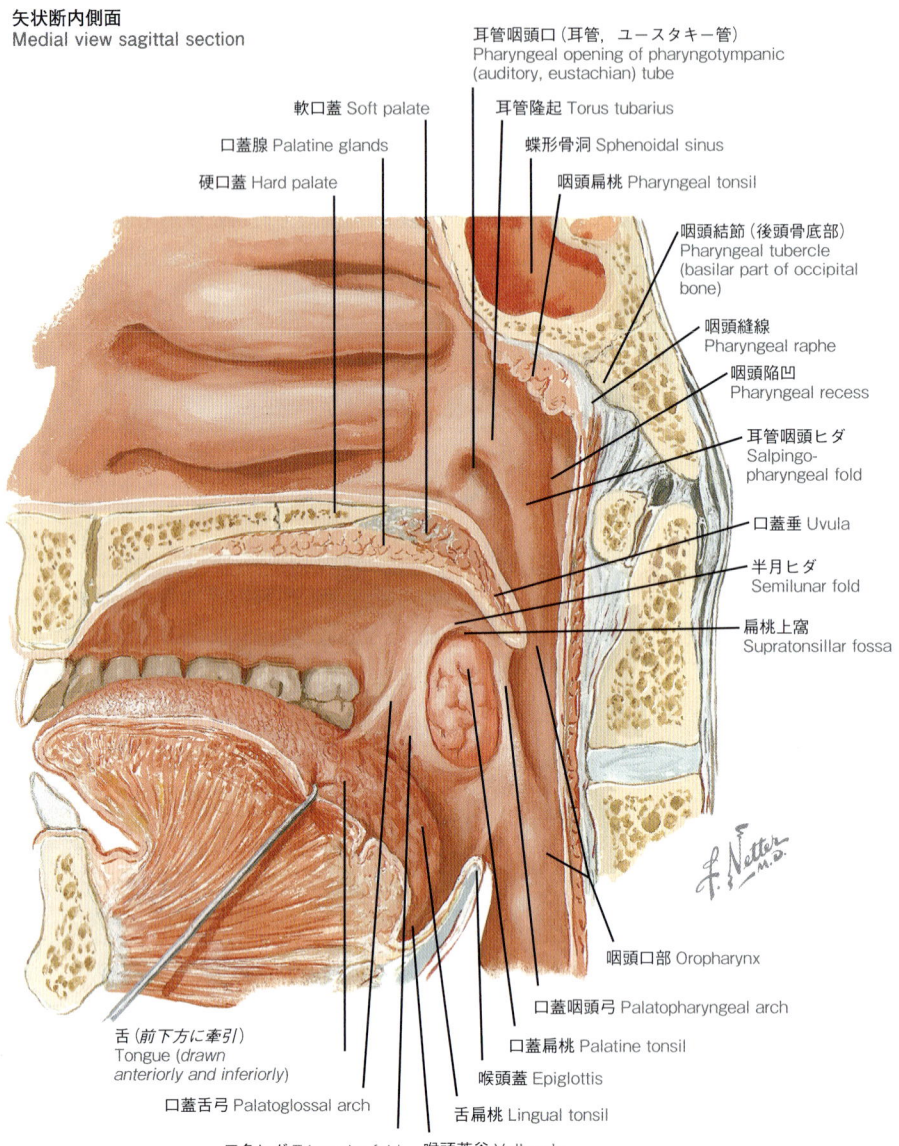

神経支配

咽頭の神経分布

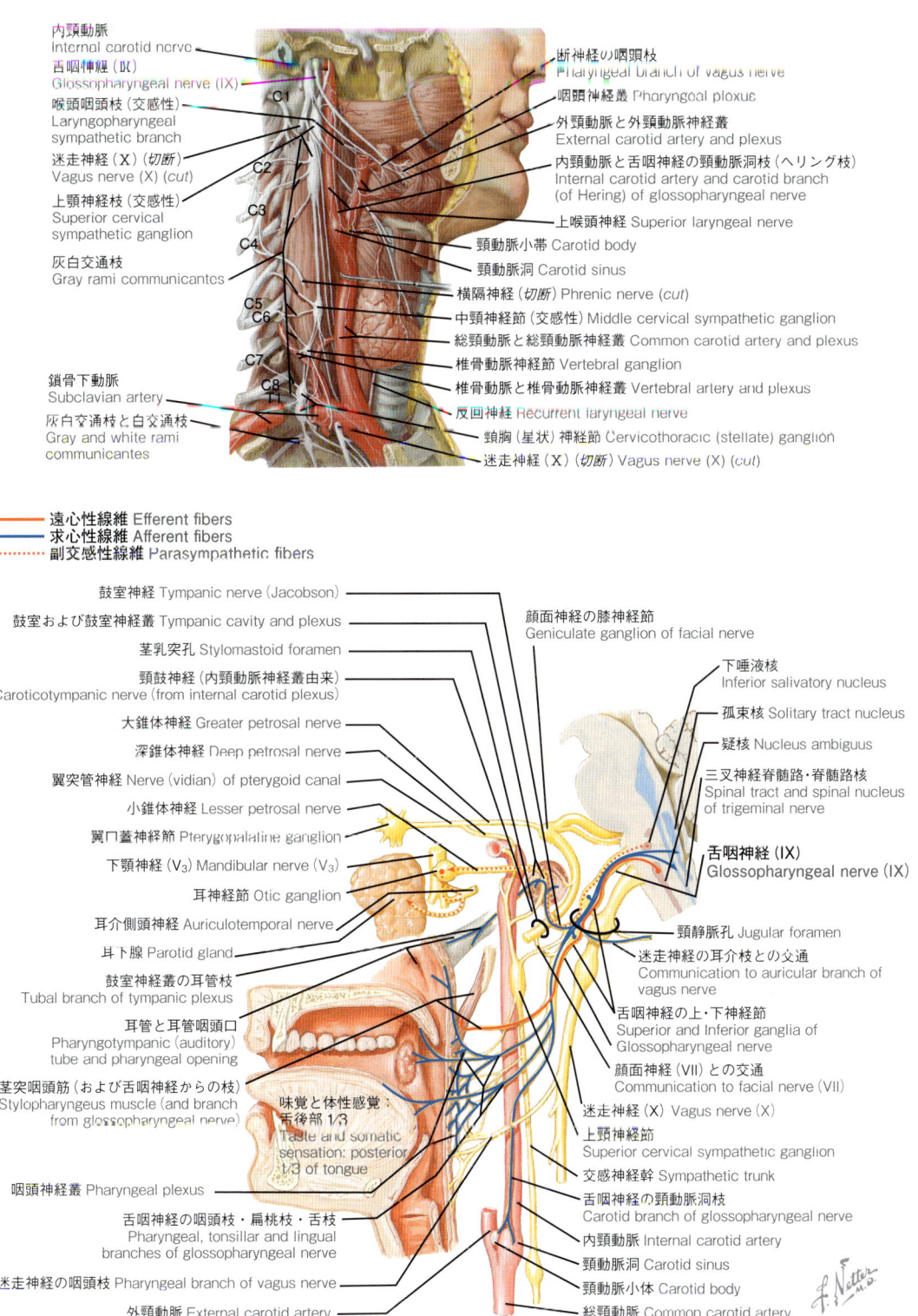

15 臨床との関連

嚥下

嚥下とは食塊を口腔から食道へ送り込むことであり，随意筋と不随意筋の収縮運動が組み合わさって行われる．

嚥下は舌尖が口蓋前方に接触し，食塊を後方に押し出すことで始まる．

軟口蓋は挙上を始め，Passavant（パッサバント）隆起が咽頭後壁において形成され，軟口蓋に近づいてくる．

舌のほぼ全体が硬口蓋に押しつけられ，食塊は咽頭口部に送られる．軟口蓋は Passavant（パッサバント）隆起と接触し，咽頭鼻部と咽頭口部の連絡を閉じる．

食塊が喉頭蓋谷に到着すると，舌骨と喉頭は挙上され，喉頭蓋の先端は喉頭口を覆うように倒れ込む．

咽頭後壁の蠕動運動により食塊は下方に送られる．

食塊は喉頭蓋にて両側の通路に分かれ，再び一緒になって食道に入る．

蠕動運動が咽頭口部から食塊を送り出しているときには，食塊が下行することによって生じる陰圧と口蓋咽頭筋の作用により軟口蓋は下制されている．

下咽頭収縮筋の輪状咽頭部が弛緩して，食塊が食道へ入るのを助ける．

喉頭前庭と声門裂が閉鎖し，喉頭に食塊が入るのを防ぐ．

蠕動運動により食塊は喉頭蓋谷から排出され，食塊の大部分は食道へと進む．

蠕動運動が食道へ達すると，すべての構造が元の位置に戻る．

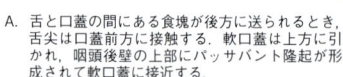
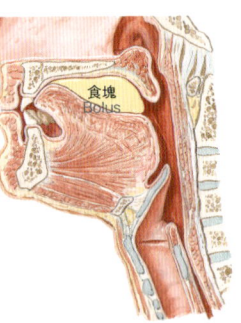
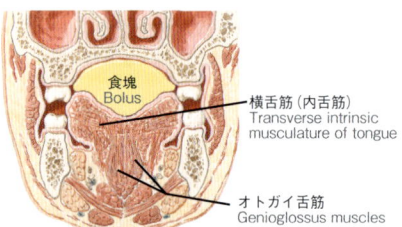

A. 舌と口蓋の間にある食塊が後方に送られるとき，舌尖は口蓋前方に接触する．軟口蓋は上方に引かれ，咽頭後壁の上部にパッサバント隆起が形成されて軟口蓋に接近する．

A. The tip of the tongue contacts the anterior part of palate while the bolus is pushed posteriorly in a groove between tongue and palate. The soft palate is drawn upward as a bulge forms in the upper part of posterior pharyngeal wall (Passavant's ridge) and approaches the rising soft palate.

B. オトガイ舌筋と横舌筋が収縮して舌背に溝が形成され，その中を食塊が通る．

B. The bolus lies in a groove on the dorsal surface of the tongue created by contraction of genioglossus and transverse intrinsic mm.

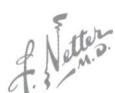

臨床との関連

嚥下（つづき）

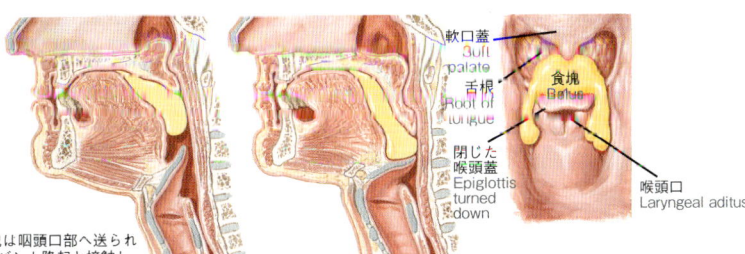

C. 舌を硬口蓋に押しつけることで食塊は咽頭口部へ送られる。軟口蓋は引き上げられてパッサバント隆起と接触し、咽頭鼻部を閉鎖する。舌根がやや前方に移動することで、食塊の入るスペースが咽頭口部につくられる。茎突咽頭筋と上咽頭収縮筋が収縮して咽頭壁を挙上し、食塊と接触する。

C. As tongue gradually presses more of its dorsal surface against the hard palate, the bolus is pushed posteriorly into the oropharynx. The soft palate is drawn superiorly to contact Passavant's ridge and closes off the nasopharynx. A receptive space is created in the oropharynx as the root of the tongue moves slightly anterior. The stylopharyngeus and upper pharyngeal constrictor mm contract to raise the pharyngeal wall over the bolus.

D. 食塊が喉頭蓋谷に到達すると、舌骨と喉頭は前上方へ移動する。喉頭蓋は下方へ倒れ、咽頭後壁において蠕動運動が下方へ向かって起こる。

D. When the bolus has reached the vallecula, the hyoid and larynx move superior and anterior while the epiglottis is tipped inferiorly. A "stripping wave" on the posterior pharyngeal wall moves inferiorly.

E. 喉頭蓋は喉頭口を覆うように倒れ込むが、完全には封鎖しない。食塊は喉頭蓋の両側を回り込むようにして進み、梨状陥凹を通過して再び合流し食道に入る。食塊のごく一部が喉頭口に侵入することもありうる。

E. The epiglottis is tipped inferiorly over the laryngeal aditus but does not completely close it. The bolus flows in 2 streams around each side of epiglottis to the piriform fossae and unite to enter the esophagus. A trickle of food may enter the laryngeal aditus.

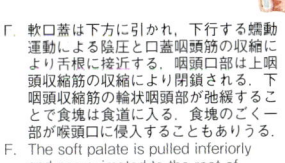

F. 軟口蓋は下方に引かれ、下行する蠕動運動による陰圧と口蓋咽頭筋の収縮により舌根に接近する。咽頭口部は上咽頭収縮筋の収縮により閉鎖される。下咽頭収縮筋の輪状咽頭部が弛緩することで食塊は食道に入る。食塊のごく一部が喉頭口に侵入することもありうる。

F. The soft palate is pulled inferiorly and approximated to the root of tongue by contraction of the palatopharyngeus and pressure of the descending "stripping wave." The oropharyngeal cavity is closed by contraction of upper pharyngeal constrictors. Relaxation of the cricopharyngeus permits entry of the bolus into the esophagus. A trickle of food may enter the laryngeal aditus.

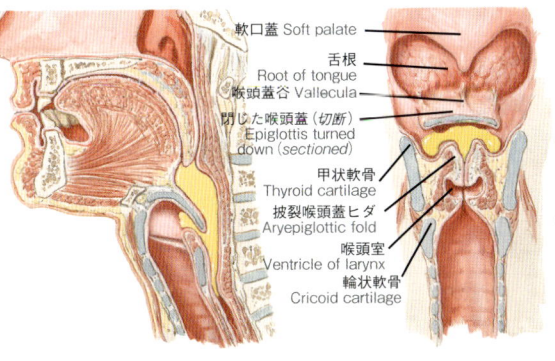

G. 披裂喉頭蓋ヒダと前庭ヒダが接近することで喉頭前庭が閉鎖し、喉頭口に食塊が侵入するのを防ぐ。

G. Laryngeal vestibule is closed by approximation of aryepiglottic and ventricular folds, preventing entry of food beyond aditus into the larynx.

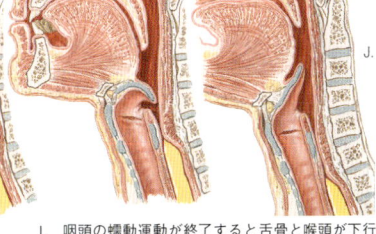

H. 蠕動運動によって喉頭蓋谷の食塊はすべて押し出される。輪状咽頭部は弛緩しており、食塊の大部分は食道へと送られる。

H. "Stripping wave" reaches vallecula and presses out the last of the bolus. The cricopharyngeus remains relaxed and the bolus has largely passed into the esophagus.

I. 咽頭の蠕動運動が終了すると舌骨と喉頭が下行し、喉頭蓋が起き上がりはじめる。咽頭鼻部との交通が回復する。

I. "Stripping wave" passes the pharynx and the epiglottis begins to turn superiorly as the hyoid and larynx descend. Communication with the nasopharynx is reestablished.

J. 食塊を移動する蠕動運動が食道に移ると咽頭のすべての構造物は弛緩し、元の位置に戻る。

J. All structures of the pharynx return to their resting position as the "stripping wave" passes into the esophagus, pushing the bolus before it.

咽頭／PHARYNX 441

15 臨床との関連

咽頭炎

咽頭炎は咽頭の炎症で，しばしば上気道感染により起こる．よくみられる主症状はのどの痛みである（しばしば咳を伴う）．咽頭炎も扁桃を肥大化させ，炎症を起こし，扁桃炎となる．

原因
さまざまな病原体が咽頭炎に関連する感染を引き起こす．

- ウイルス
  - アデノウイルス
  - 単純ヘルペスウイルス
  - Epstein-Barr（エプスタイン・バー）ウイルス（感染性単核球症）
  - インフルエンザウイルス
  - ライノウイルス
- 細菌
  - コリネバクテリウム・ジフテリエ（ジフテリア）
  - レンサ球菌（扁桃周囲膿瘍，レンサ球菌性咽頭炎）
- 真菌
  - カンジダ（鵞口瘡）

治療
ほとんどが対処療法である．
細菌性および真菌性の咽頭炎には抗菌薬や抗真菌薬が効く．

咽頭の感染症
Infections of Pharynx

急性濾胞性扁桃炎
Acute follicular tonsillitis

扁桃周囲膿瘍
Peritonsillar abscess (quinsy)

ジフテリア
Diphtheria
Corynebacterium diphtheriae
(Klebs-Löffler bacilli)

リンパ節炎
Adenitis

感染性単核球症
Infectious mononucleosis

CHAPTER 16
喉頭

概観と局所解剖	444
軟骨	446
関節，膜，靱帯	452
筋	454
血液供給	456
神経支配	458
臨床との関連	460

16 概観と局所解剖

一般的知識

喉頭：咽頭と気管をつなぐ構造物.

気道に異物が侵入するのを防ぐ.

発声の機能を担う.

嚥下時には動く.

第三～第六頸椎（C3～C5）の高さの正中にある.

女性と小児の喉頭は短い.

思春期前では喉頭の大きさの男女差はない.

思春期になると男性の喉頭は非常に大きくなる.

9個（3対と3個）の軟骨で形成される.

第三頸椎から第六頸椎の正中対側に位置する.

喉頭蓋谷は舌の咽頭部と喉頭蓋の前方部の間にある粘膜の凹みである.

以下を除き，喉頭の上皮は多列線毛円柱上皮である：

- 喉頭蓋前面…非角化重層扁平上皮
- （真）声帯…非角化重層扁平上皮

喉頭は3つの領域に分けられる：

- 喉頭前庭（声門上）…喉頭口から前庭ヒダまで
- 喉頭室…前庭ヒダから声帯ヒダまで
- 声門下腔（声門下）…声帯ヒダから輪状軟骨の下端まで

喉頭の位置関係

- 前外方…舌骨下筋群，広頸筋
- 外方…甲状腺の葉，頸動脈鞘
- 後方…咽頭喉頭部の前壁を形成
- 上方…舌基部，喉頭蓋谷
- 下方…気管

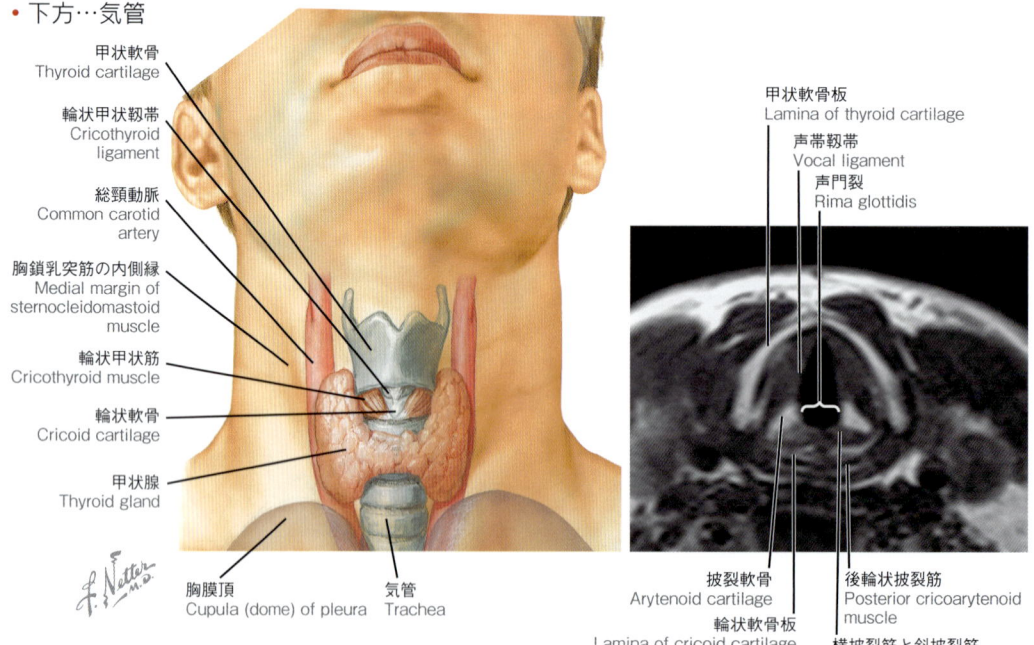

概観と局所解剖

一般的知識（つづき）

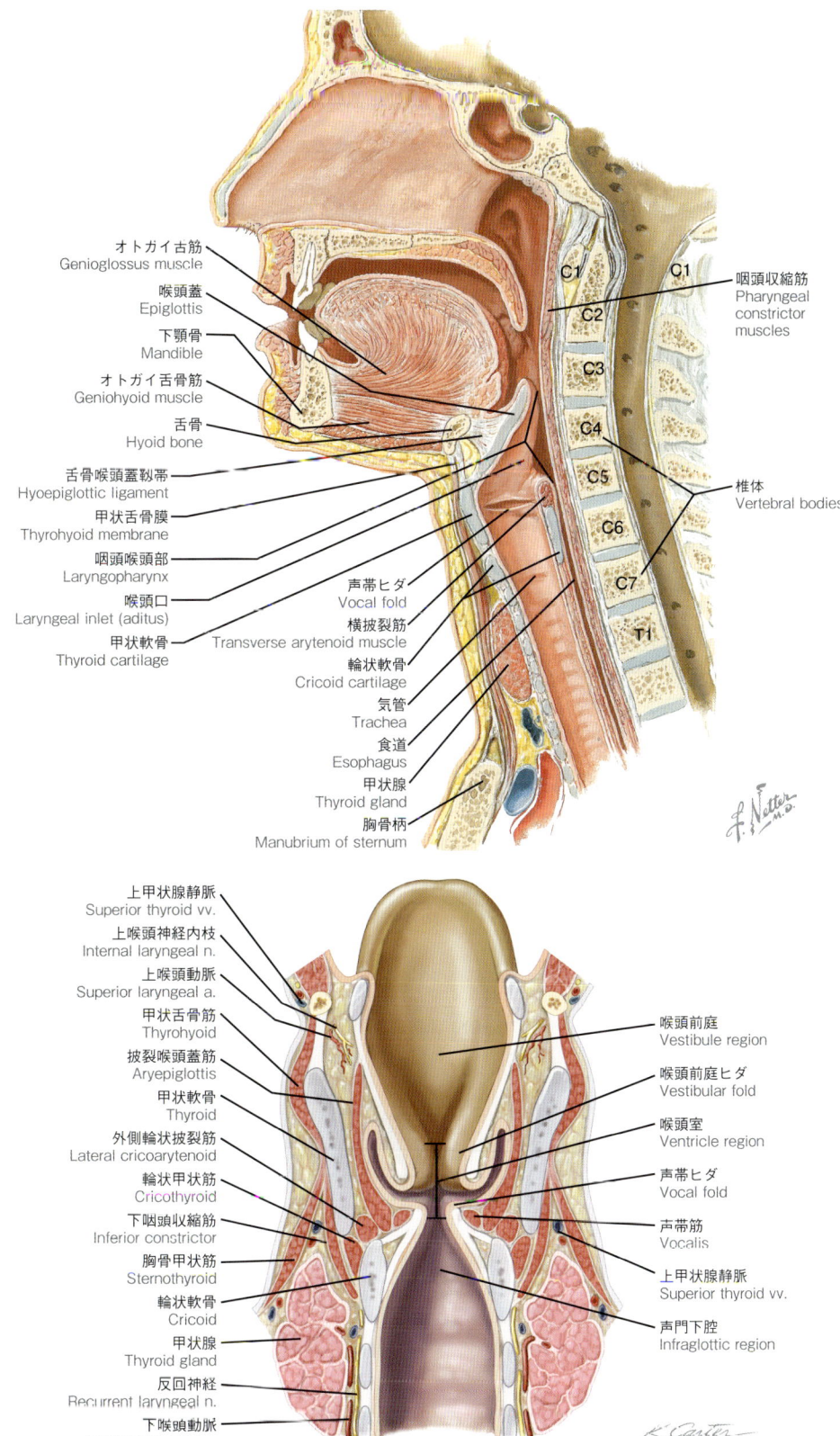

喉頭／LARYNX

16 軟骨

一般的知識

軟骨	軟骨の種類	対性	解説
甲状軟骨	硝子軟骨	無対	喉頭軟骨で最大 甲状舌骨膜を介して舌骨とつながっており，上喉頭神経内枝と上喉頭動・静脈が甲状舌骨膜を貫いて喉頭に入る 第四頸椎から第六頸椎の高さにある
輪状軟骨			呼吸系における唯一の完全な環状軟骨 内・外喉頭筋が付着する 第六頸椎の高さにある
披裂軟骨	硝子軟骨（披裂軟骨の大部分） 弾性軟骨（声帯突起の頂部と小部のみ）	有対	真声帯のフレームとなる
喉頭蓋軟骨	弾性軟骨	無対	喉頭への異物侵入を防ぐ
小角軟骨（小）		有対	披裂喉頭蓋ヒダにある小軟骨
楔状軟骨（小）			

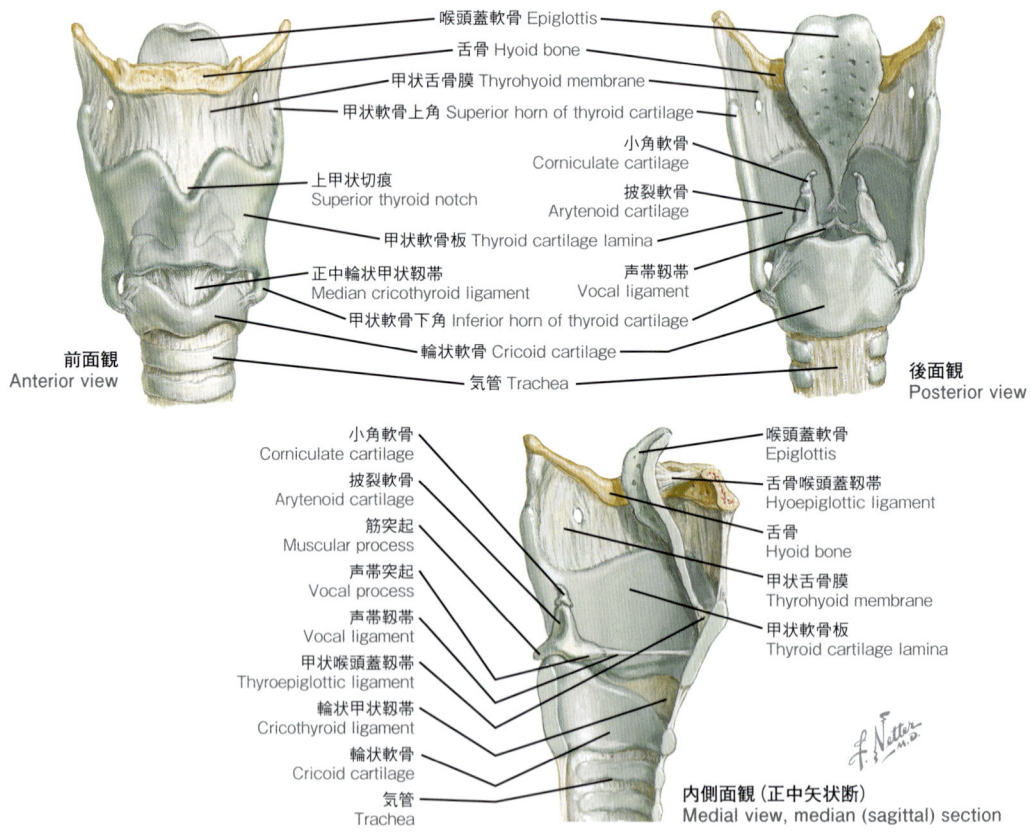

軟骨

一般的知識（つづき）

解剖学的形態	解説
右板，左板	左右の甲状軟骨板が前正中線で鋭角をなす
喉頭隆起	アダムのリンゴとして知られている 右板と左板の融合によって形成される 右板と左板の融合でつくられる角度は女性（120°）より男性（90°）のほうが，鋭角である 女性より男性が大きい
上甲状切痕	喉頭隆起の上方にV字形に形成される
上甲状結節	斜線の上縁
斜線	胸骨甲状筋，甲状舌骨筋，下咽頭収縮筋の付着部
下甲状結筋	斜線の下縁
上角	甲状舌骨膜が最も外側に付着する部位
下角	輪状軟骨とともに輪状甲状関節を形成する

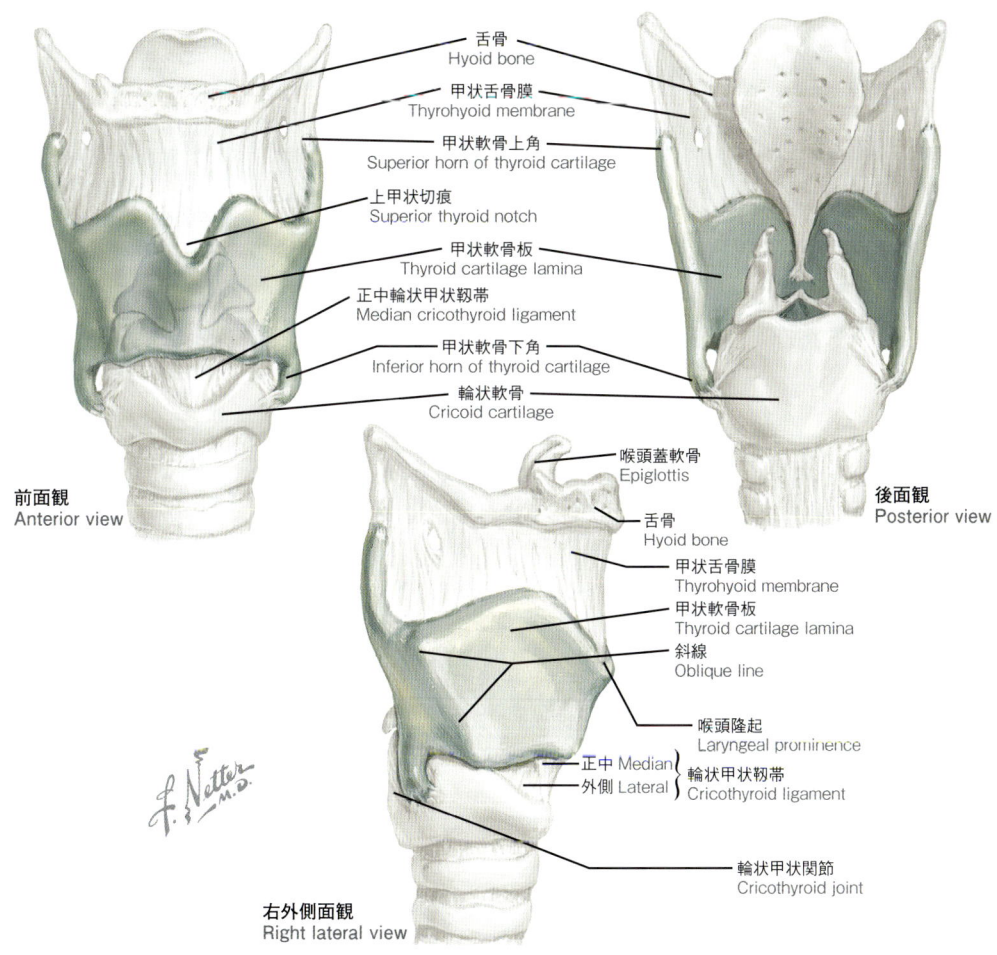

16 軟骨

輪状軟骨

解剖学的形態	解説
弓（前方）	高さ6mm 幅は狭い 輪状甲状筋は弓に付着する 下咽頭収縮筋（輪状咽頭部）の下部は輪状甲状筋の後方にある弓に付着する
板（後方）	高さ2～3cm 後輪状甲状筋は板に付く
上縁（板）	披裂軟骨とともに輪状披裂関節を形成する
下縁（板）	甲状軟骨下角とともに輪状甲状関節を形成する

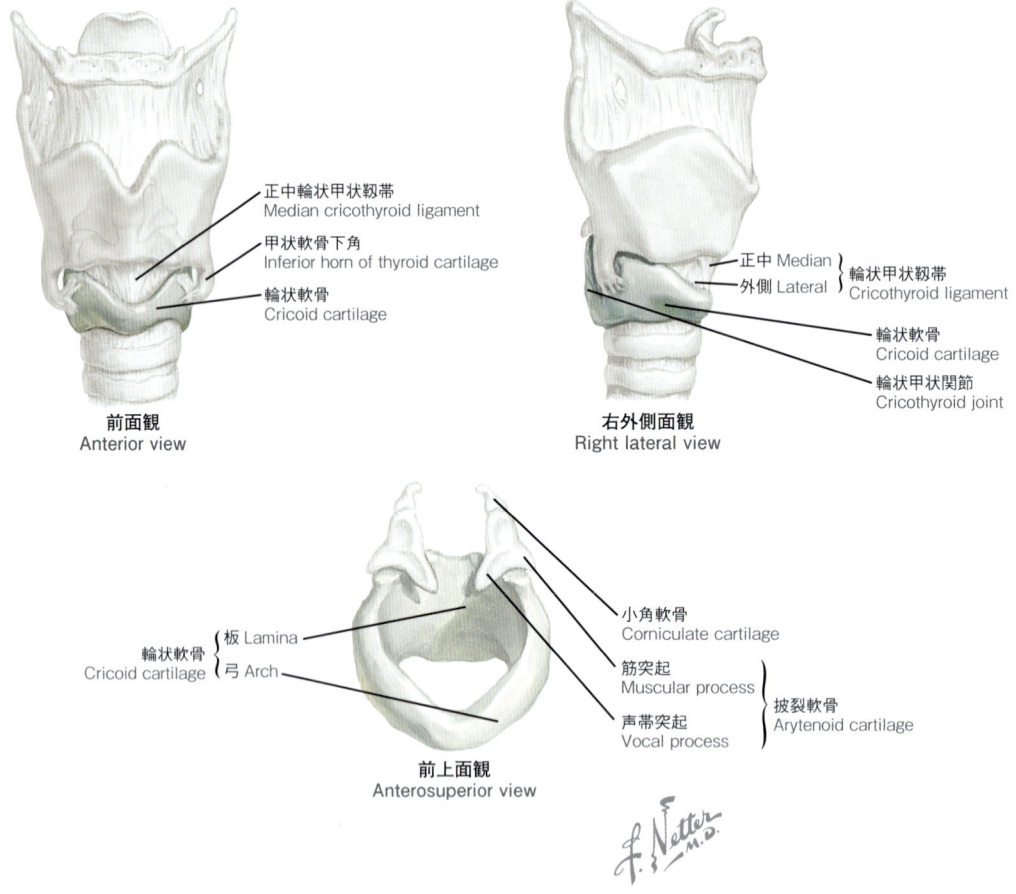

軟骨

披裂軟骨

解剖学的形態	備考
以下に分けられる	有対性 各披裂軟骨は以下をもつ： • 3つの面（前外側面，後面，内側面） • 尖 • 底（2つの突起をもつ）
（披裂軟骨）尖	披裂軟骨の上方への突出である 小角軟骨と関節をつくる 弾性軟骨とでできている
（披裂軟骨）底	大きく広い面で，輪状軟骨と関節をつくる • 筋突起（外側の突起）は外側に突出し，筋の付着部位となる • 声帯突起は（前方の突起）は前方に突出し，（真）声帯をつくる 硝子軟骨でできる（声帯突起の小部を除く） 輪状軟骨と関節し，輪状披裂関節をつくる 気道確保のための器具操作による合併症では，披裂軟骨は底と輪状軟骨の間に偏位する

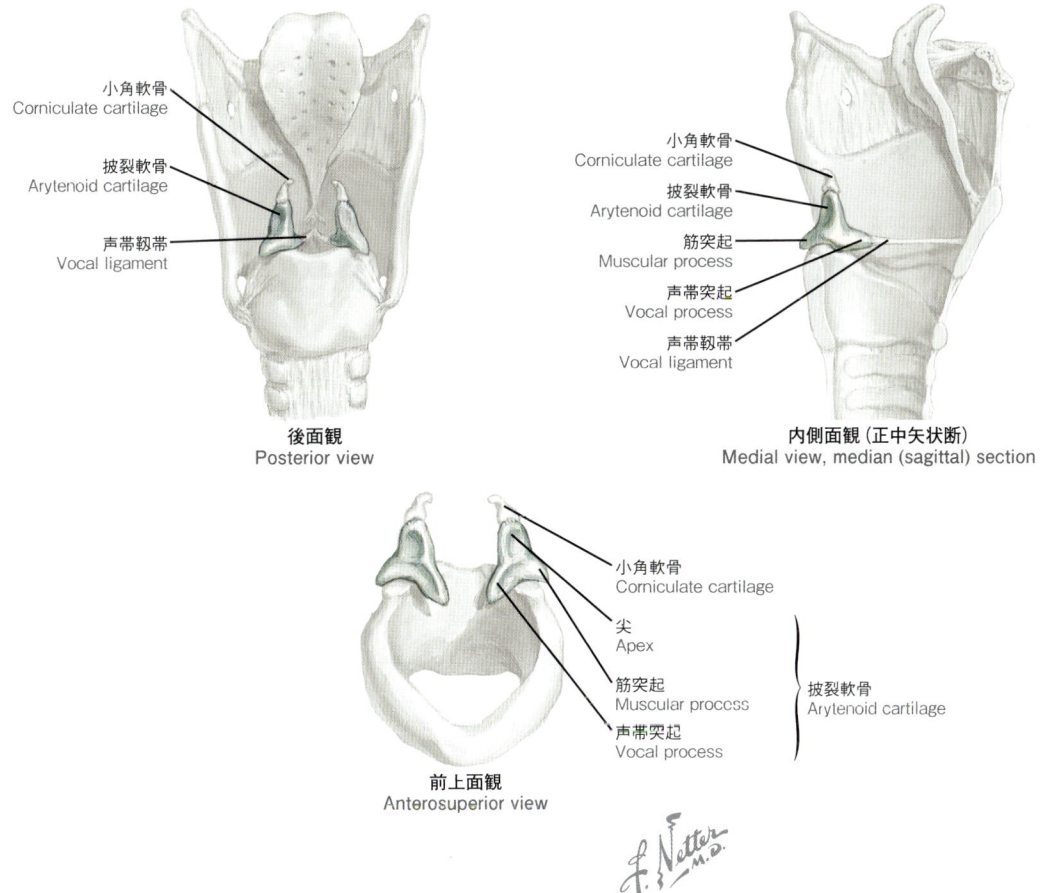

後面観
Posterior view

内側面観（正中矢状断）
Medial view, median (sagittal) section

前上面観
Anterosuperior view

16 軟骨

喉頭蓋軟骨

解剖学的形態	解説
喉頭蓋結節	梨状 甲状喉頭蓋靱帯により甲状軟骨と連結する 舌骨喉頭蓋靱帯により舌骨と連結する 嚥下中（舌骨と喉頭が挙上すると），喉頭蓋は後方に移動し，喉頭口から食物や液体を移動させる 喉頭蓋前面の粘膜上皮は非角化重層扁平上皮である 喉頭外交面の粘膜上皮は多列線毛円柱上皮である

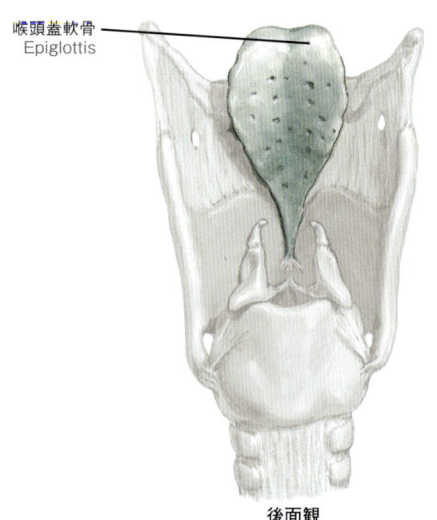

後面観
Posterior view

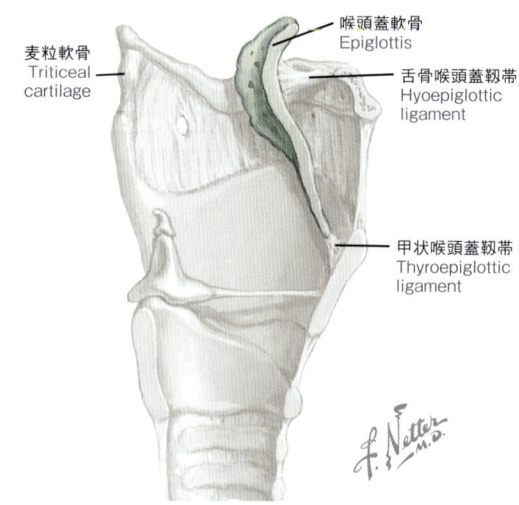

内側面正中（矢状）断
Medial view, median (sagittal) section

軟骨

その他の軟骨

軟骨	解説
小角軟骨	披裂軟骨尖の上にある 披裂喉頭蓋ヒダを支持する
楔状軟骨	小角軟骨の上部にある 披裂喉頭蓋ヒダを支持する
麦粒軟骨	小さな弾性軟骨で，甲状舌骨膜の後縁に位置する

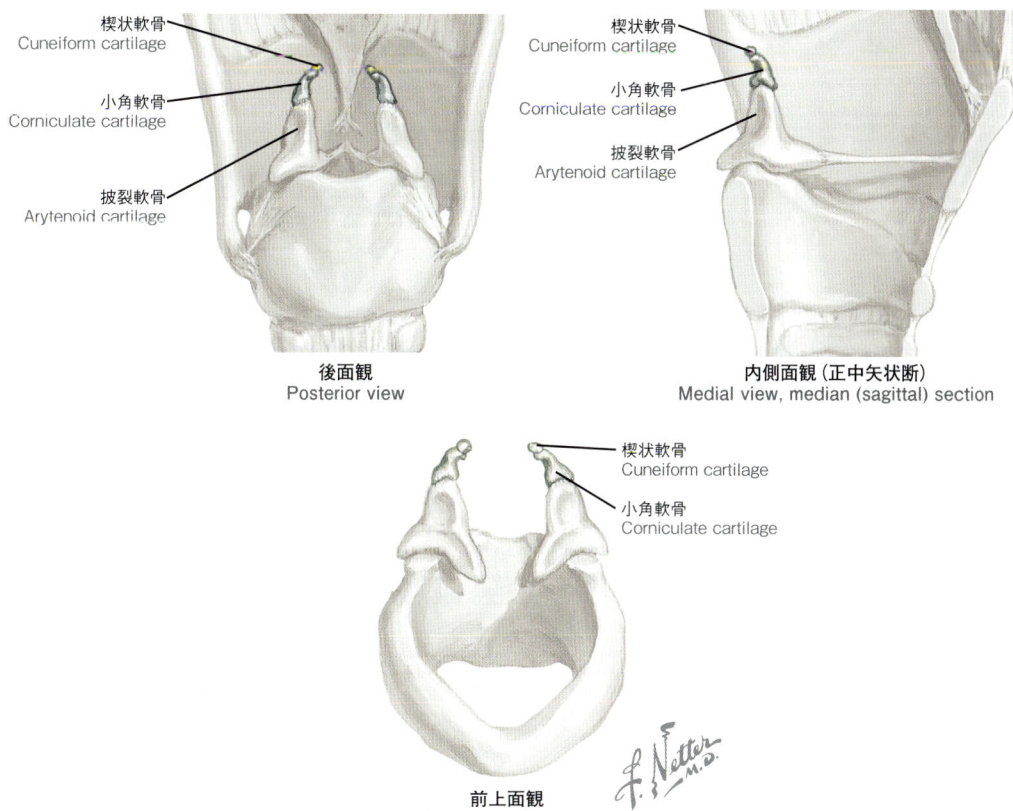

16 関節，膜，靱帯

主な関節

関節	備考
輪状甲状関節	甲状軟骨の下角と輪状軟骨板の下縁の間にある 滑膜性関節 甲状軟骨と輪状軟骨間を回転させる
輪状披裂関節	輪状軟骨板の上縁と披裂軟骨底の間にある 滑膜性関節である 2つの動きがある： • 回転 • 滑走 内側への回転と滑走により声門裂を閉じる 外側への回転と滑走により声門裂を開ける

喉頭外側の主な膜と靱帯

靱帯	位置	備考
甲状舌骨靱帯	甲状軟骨と舌骨の間	上喉頭神経内枝と上喉頭動・静脈が貫く
甲状喉頭蓋靱帯	甲状軟骨と喉頭蓋の間	喉頭蓋を甲状軟骨に保持
舌骨喉頭蓋靱帯	舌骨と喉頭蓋の間	喉頭蓋を舌骨に保持
輪状気管靱帯	輪状軟骨と気管の間	輪状軟骨と第一気管輪に付着 緊急気道を確保するために使われることがある

喉頭内側の主な膜と靱帯

靱帯	位置	備考
声帯靱帯	甲状軟骨と披裂軟骨（声帯突起）の間	真声帯ヒダを形成
弾性円錐 　以下に分けられる：		輪状声帯膜や輪状甲状膜ともよばれる
弾性円錐の外側部	上部－甲状靱帯，声帯靱帯，披裂軟骨（声帯突起） 下部－輪状軟骨の上縁	弾性円錐の外側部は両側性である 真声帯ヒダを形成
弾性円錐の内側部	輪状軟骨と甲状軟骨の間	緊急気道確保のための場
四角膜	喉頭蓋軟骨と披裂軟骨の間	仮声帯ヒダを形成
前庭靱帯	四角縁下膜の自由縁	

関節，膜，靱帯

主な関節

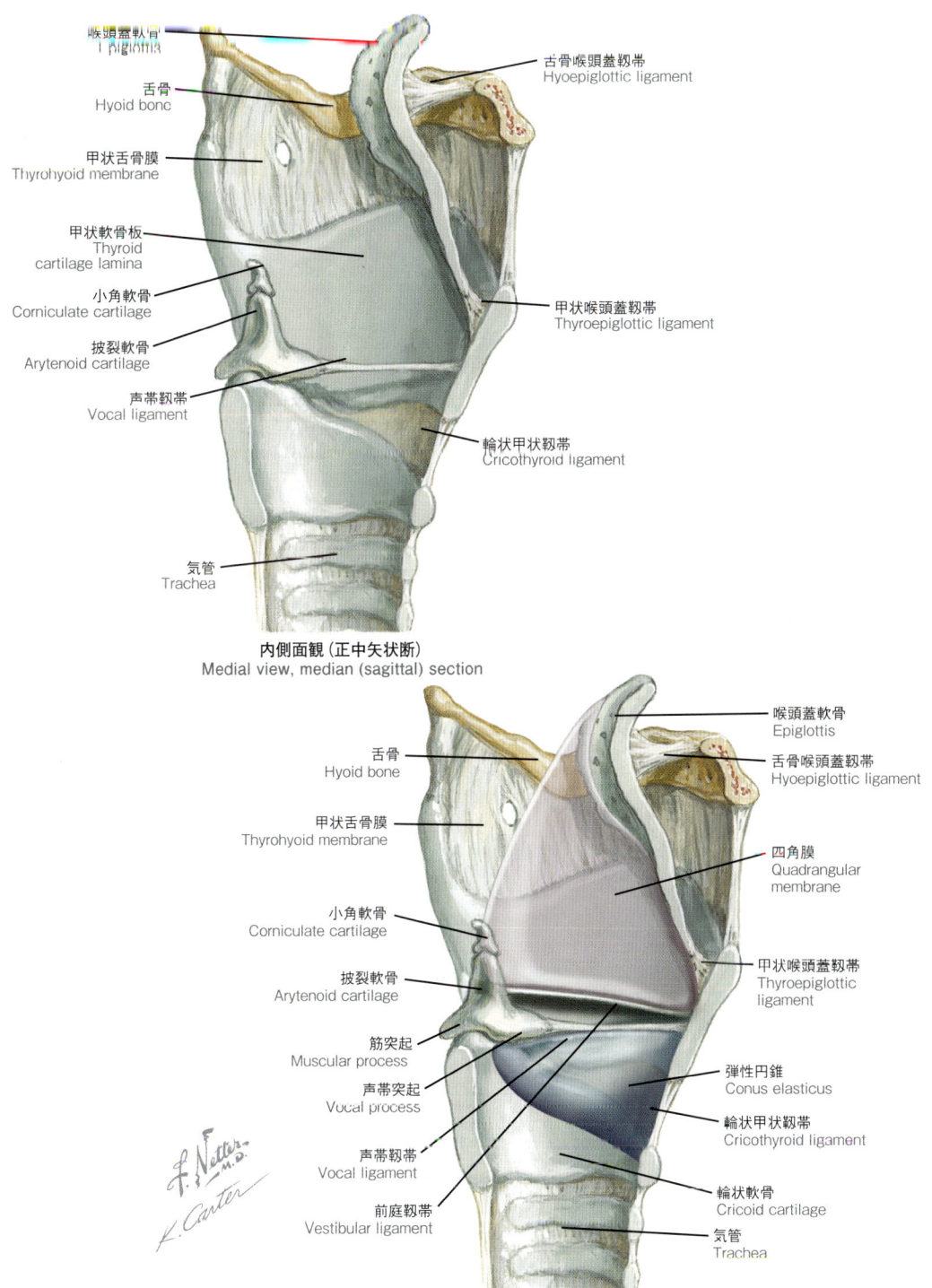

内側面観（正中矢状断）
Medial view, median (sagittal) section

喉頭／LARYNX

16 筋

概観

筋	起始	停止	作用	神経支配
輪状甲状筋	輪状軟骨弓	甲状軟骨板と甲状軟骨下角	声帯靱帯の緊張を高める（伸展）	上喉頭神経外枝
甲状披裂筋	甲状軟骨角	披裂軟骨（声帯突起）	声帯靱帯の緊張を低下させる（弛緩）	反回神経
声帯筋…甲状披裂筋の下部の筋線維			声帯靱帯の後部の緊張を低下させる（弛緩）	
後輪状披裂筋	輪状軟骨板	披裂軟骨（筋突起）	声門裂を開く	
外側輪状披裂筋	輪状軟骨弓（外側部）		声門裂を閉じる	
横披裂筋	披裂軟骨（筋突起）	対側の披裂軟骨（筋突起）		
斜披裂筋		対側の披裂軟骨（尖）		
披裂喉頭蓋筋	披裂軟骨（尖）	喉頭蓋軟骨	咽頭喉頭部の開口部の閉鎖を補助する	
甲状喉頭蓋筋	甲状軟骨板			

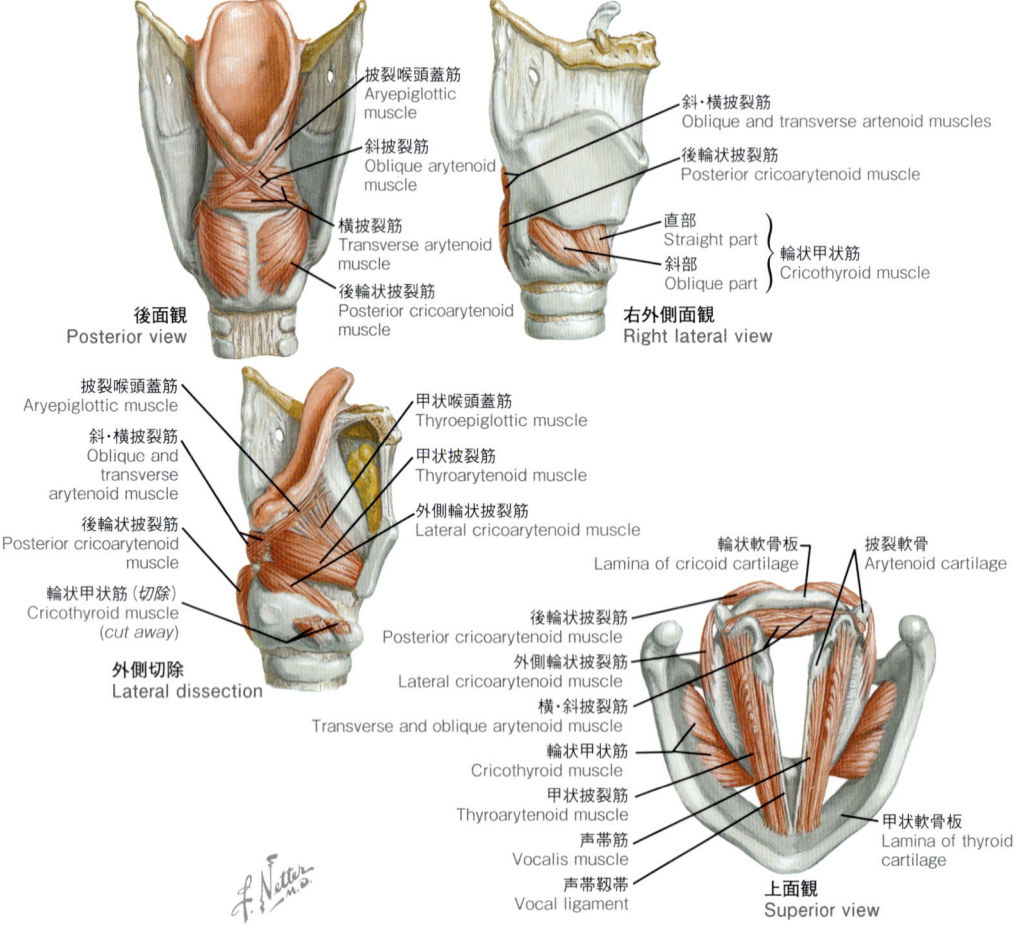

454　NETTER'S HEAD AND NECK ANATOMY FOR DENTISTRY

筋

概観（つづき）

筋作用の要約			
声門裂の変化		声帯の変化	
筋	作用	筋	作用
後輪状披裂筋	声門裂を開く	輪状甲状筋	緊張亢進
横披裂筋 斜披裂筋 外側輪状披裂筋	声門裂を閉じる	甲状披裂筋	緊張低下

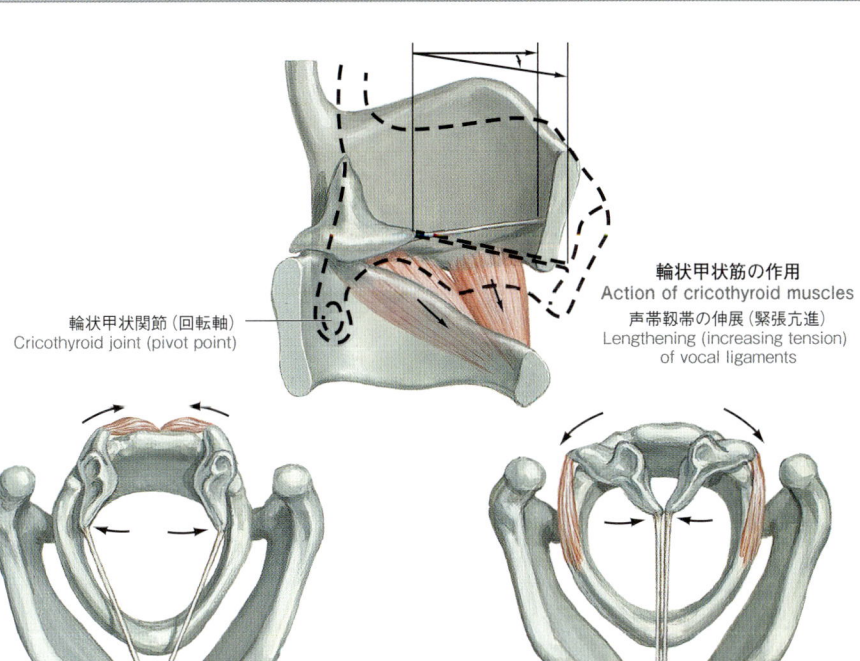

輪状甲状筋の作用
Action of cricothyroid muscles
声帯靭帯の伸展（緊張亢進）
Lengthening (increasing tension) of vocal ligaments

輪状甲状関節（回転軸）
Cricothyroid joint (pivot point)

後輪状披裂筋の作用
Action of posterior cricoarytenoid muscles
声帯靭帯の外転
Abduction of vocal ligaments

外側輪状披裂筋の作用
Action of lateral cricoarytenoid muscles
声帯靭帯の内転
Adduction of vocal ligaments

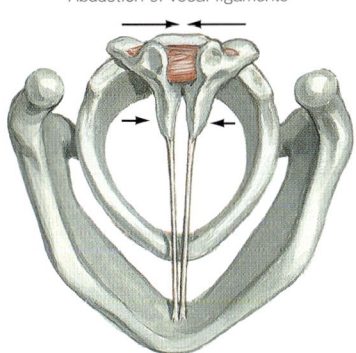

横披裂筋の作用
Action of transverse arytenoid muscles
声帯靭帯の内転
Adduction of vocal ligaments

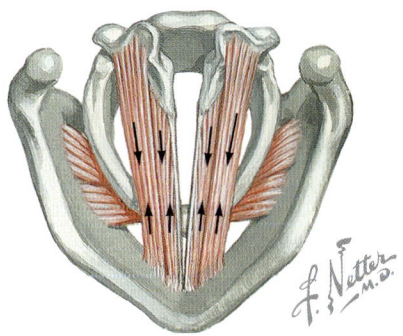

声帯筋と甲状披裂筋の作用
Action of vocalis and thyroarytenoid muscles
声帯靭帯の短縮（弛緩）
Shortening (relaxation) of vocal ligaments

16 血液供給

動脈供給

動脈	由来	走行
上喉頭動脈	外頸動脈から起こる上甲状腺動脈	上喉頭神経内枝とともに甲状舌骨膜を貫き，喉頭の内表面に入る
下喉頭動脈	甲状頸動脈から起こる下甲状腺動脈	気管の上を上方へ進み，喉頭の後縁に達する 反回神経の横を通り，下咽頭収縮筋に深く入る

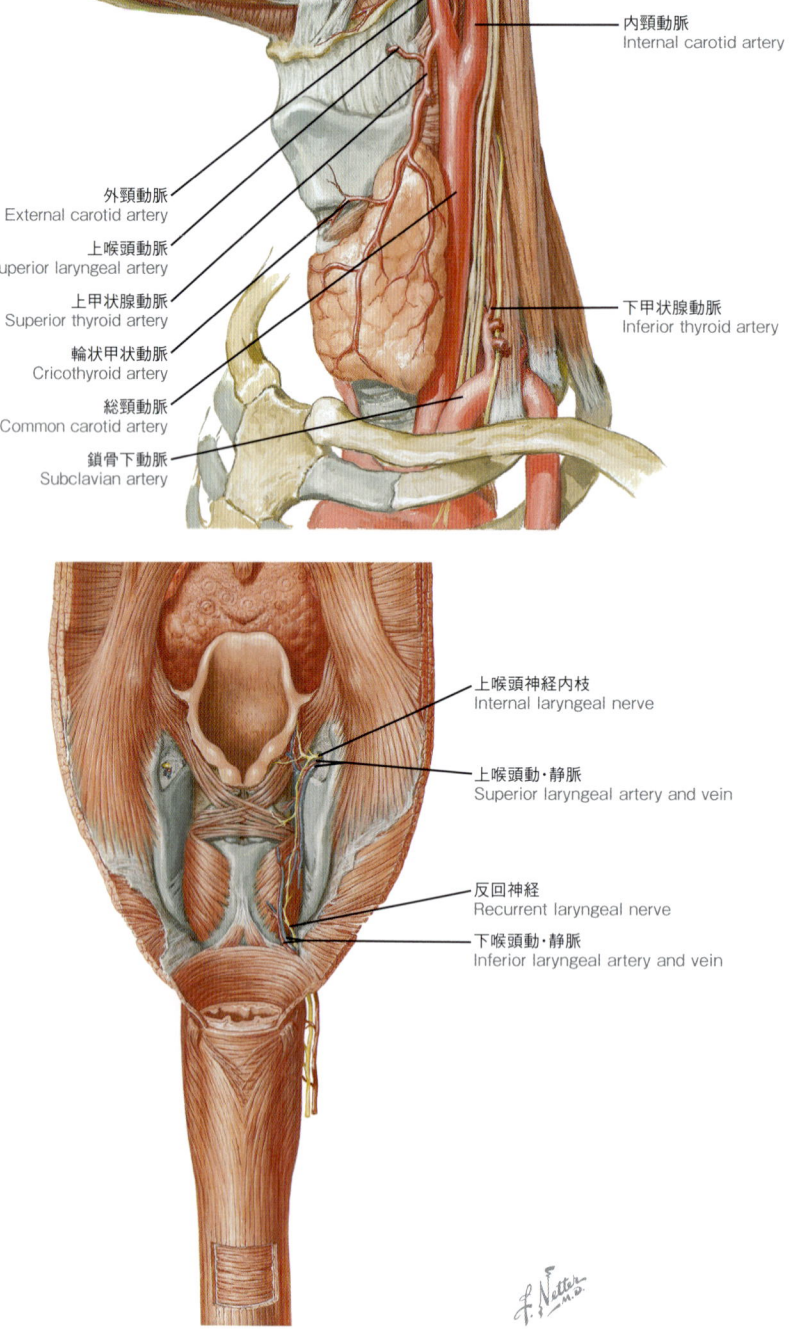

血液供給

静脈排出路

静脈	走行
上喉頭静脈	喉頭上部の深層から起こる 上喉頭動脈および上喉頭神経内枝と伴走する 甲状舌骨膜を貫き，喉頭の浅層に至る 上甲状腺静脈を経て内頸静脈に流入する
下喉頭静脈	喉頭下部の深層から起こる 下喉頭動脈および反回神経と伴走する 下咽頭収縮筋の深層を下方へ走り，喉頭を出る 下甲状腺静脈を経て腕頭静脈に流入する

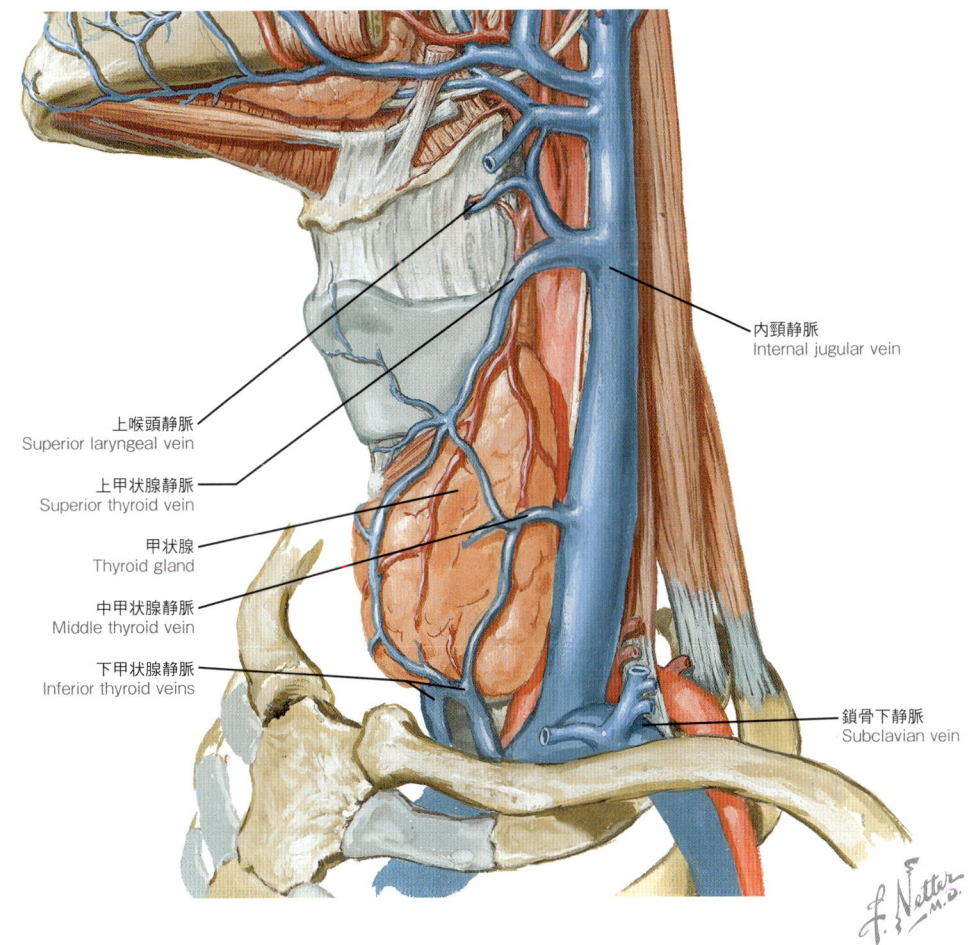

16 神経支配

迷走神経からの運動枝と感覚枝

神経	種類	感覚支配	筋支配	解説
上喉頭神経外枝	運動枝		輪状甲状筋	迷走神経から出る上喉頭神経の分枝
上喉頭神経内枝	感覚枝	仮声帯ヒダより上の膜		迷走神経から出る上喉頭神経の分枝 咳反射に関与する求心性線維を含む
反回神経	感覚枝と運動枝	仮声帯ヒダより下の膜	甲状披裂筋 後輪状披裂筋 外側輪状披裂筋 横披裂筋 斜披裂筋 披裂喉頭蓋筋 甲状喉頭蓋筋	迷走神経の分枝 左側では動脈管索の後方で大動脈弓を反回する 右側では右鎖骨下動脈を反回する 気管の外側を上行して咽頭に達し，下咽頭収縮筋の深部を走行して喉頭に至る

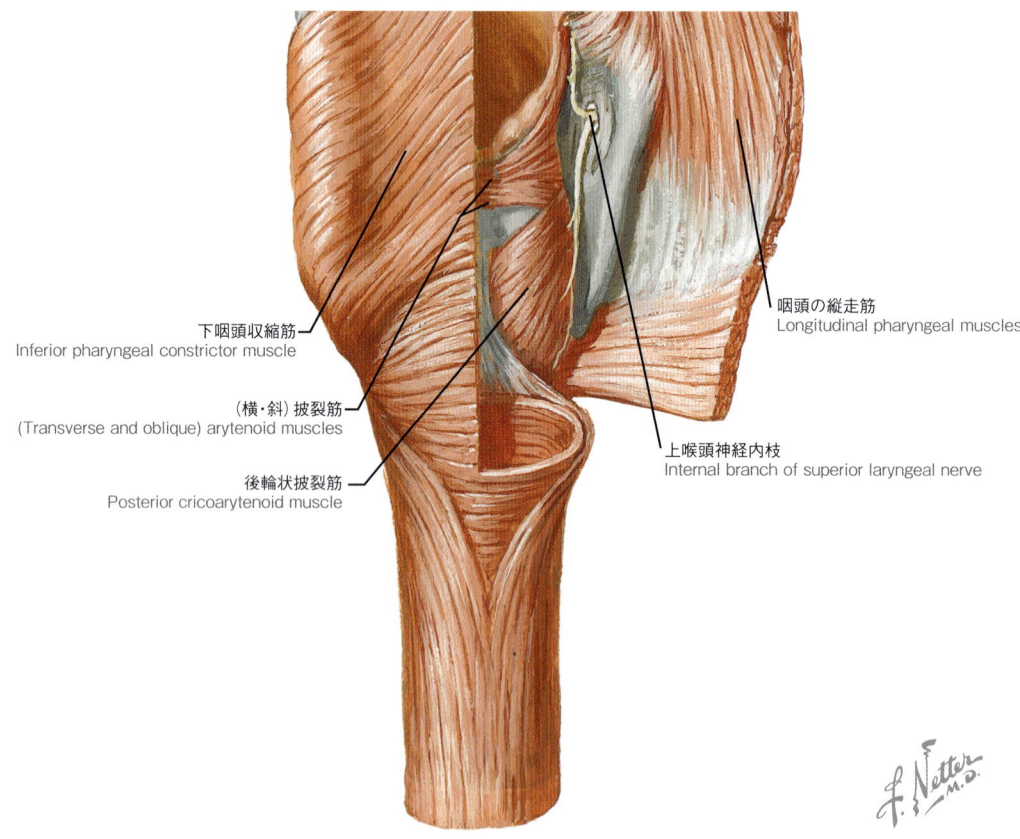

神経支配

迷走神経からの運動枝と感覚枝（つづき）

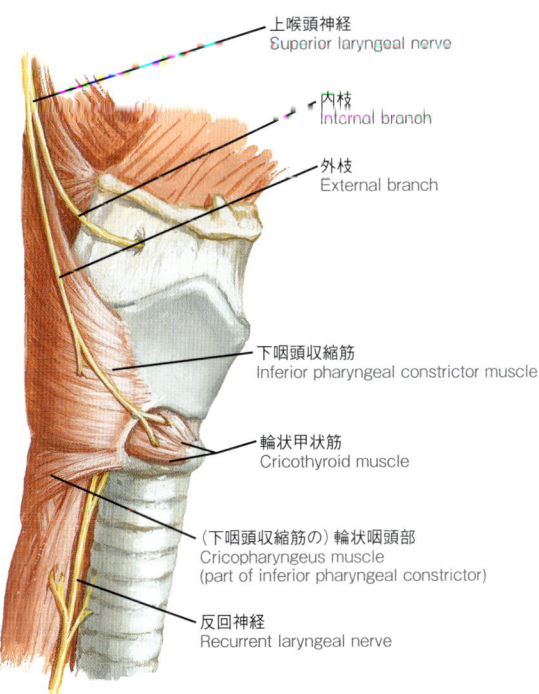

右外側面観
Right lateral view

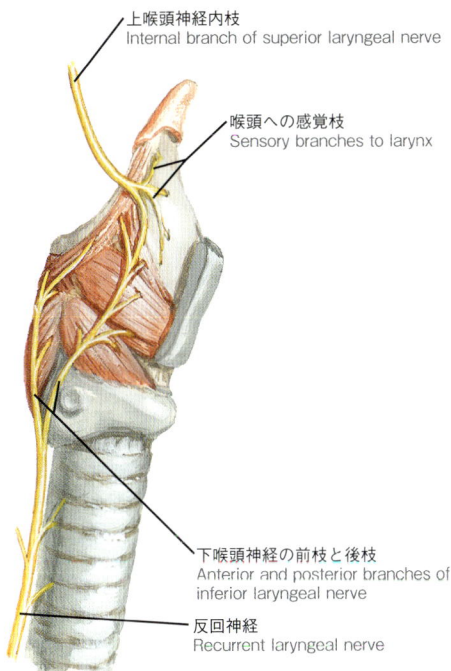

右外側面観：甲状軟骨板を除去
Right lateral view: thyroid cartilage lamina removed

16 臨床との関連

緊急気道確保：輪状甲状切開

輪状甲状切開：他に適切な方法がないときに緊急気道を得るための方法．
喉頭の解剖学的構造を把握したら，以下の2つの切開をおく：

- 皮膚の切開
- 輪状甲状靱帯*の切開

切開の正しい位置は甲状軟骨の甲状切痕を特定すれば容易に決定できる．
指を下方に移動して触診することで，甲状軟骨と輪状軟骨の間の溝が確認できる．
皮膚に3cmの切開を施し，輪状甲状靱帯の位置を確認する．
小さな横切開をおき，気管カニューレを挿入して気道を確保する．

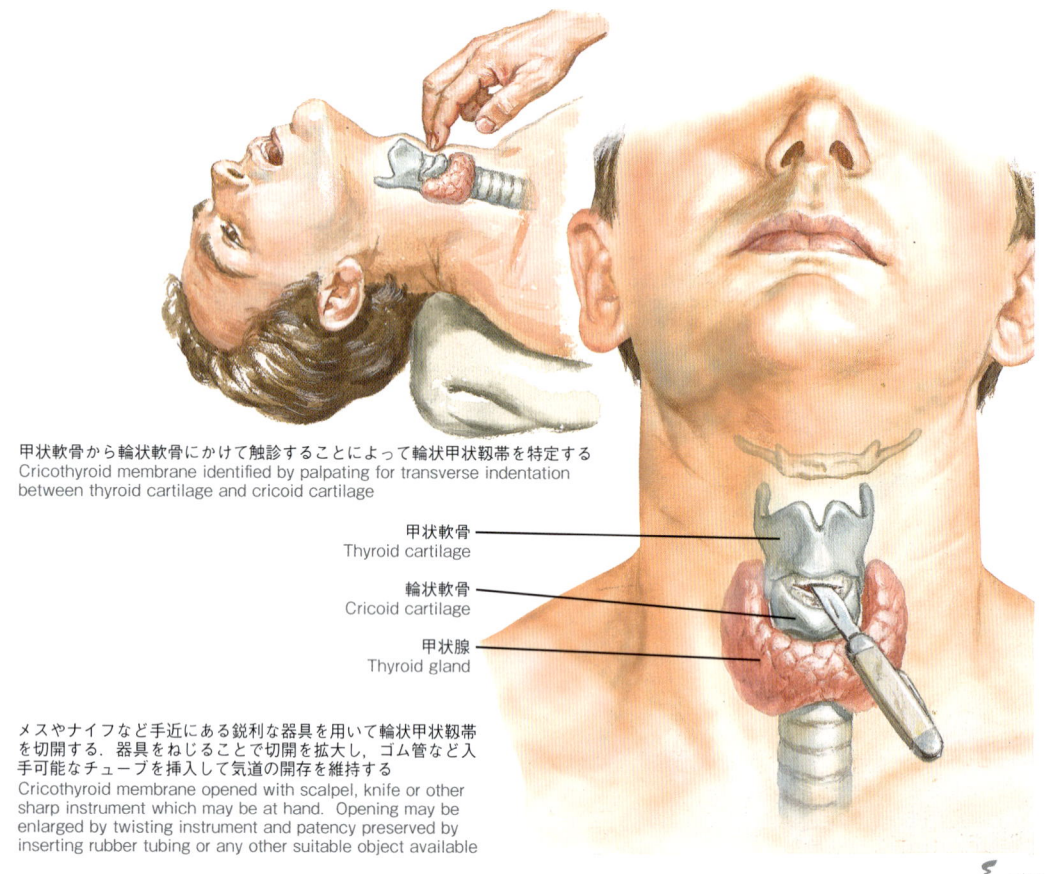

甲状軟骨から輪状軟骨にかけて触診することによって輪状甲状靱帯を特定する
Cricothyroid membrane identified by palpating for transverse indentation between thyroid cartilage and cricoid cartilage

甲状軟骨
Thyroid cartilage

輪状軟骨
Cricoid cartilage

甲状腺
Thyroid gland

メスやナイフなど手近にある鋭利な器具を用いて輪状甲状靱帯を切開する．器具をねじることで切開を拡大し，ゴム管など入手可能なチューブを挿入して気道の開存を維持する
Cricothyroid membrane opened with scalpel, knife or other sharp instrument which may be at hand. Opening may be enlarged by twisting instrument and patency preserved by inserting rubber tubing or any other suitable object available

---

* 訳注：原著ではcricothyroid membrane（輪状甲状膜）となっているが，本書では解剖学用語に準じて輪状甲状靱帯と訳した．

臨床との関連

喉頭炎

喉頭炎：一般的に7日以上遷延しない喉頭の声帯の炎症．
弱いしわがれ声，のどの痛み，咳が特徴である．
最も一般的な原因はウイルス感染であるが，細菌感染によって起こることもある．
また，過度な大声（スポーツイベントでの声援など）や喫煙が原因となることもある．
ほとんどの症例はウイルス感染によるものなので，一般的に抗菌薬は治療に使用されない．

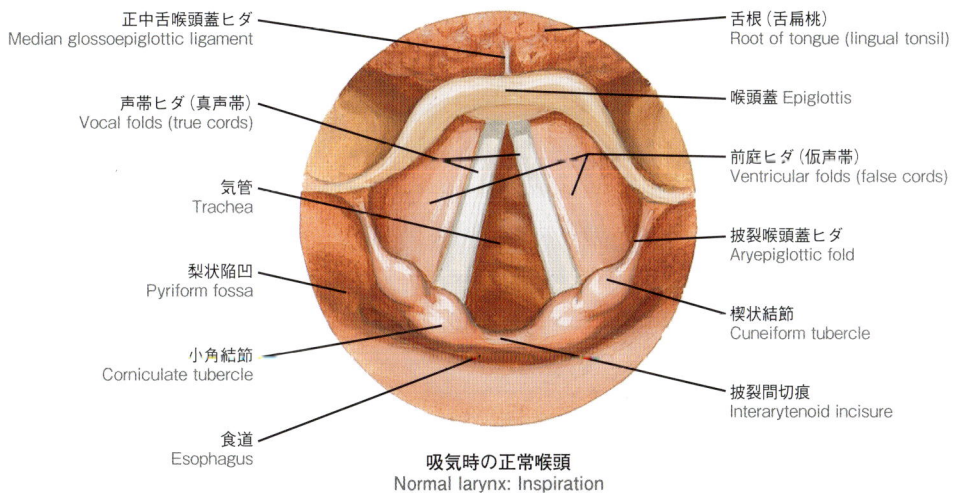

吸気時の正常喉頭
Normal larynx: Inspiration

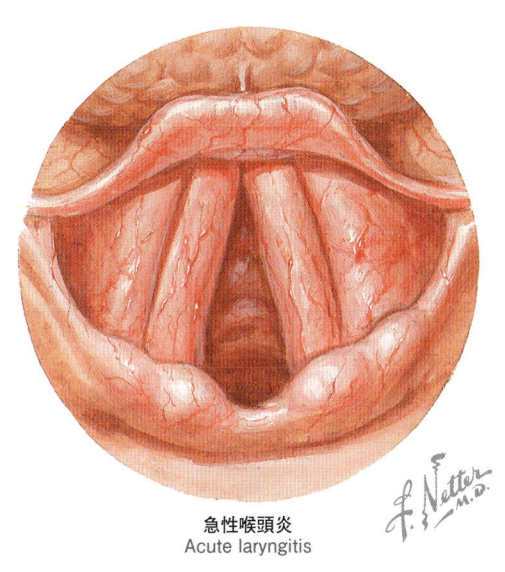

急性喉頭炎
Acute laryngitis

16 臨床との関連

声に影響を与える病変

迷走神経が喉頭のすべての運動および感覚を支配する．
上喉頭神経は内枝（感覚性）と外枝（輪状甲状筋の運動）に分けられる．
反回神経は残りの喉頭筋の感覚および運動を支配する．
反回神経の障害により患側の声帯ヒダの麻痺が起こる．
この障害により臨床的には咳をともなう嗄声が出現する．
主な原因として：

- 甲状腺腫瘍
- 肺腫瘍
- 頸部腫瘍
- 手術
- 脳血管障害（脳卒中）
- 甲状腺炎

Parkinson（パーキンソン）病や重症筋無力症は声に影響を与える．

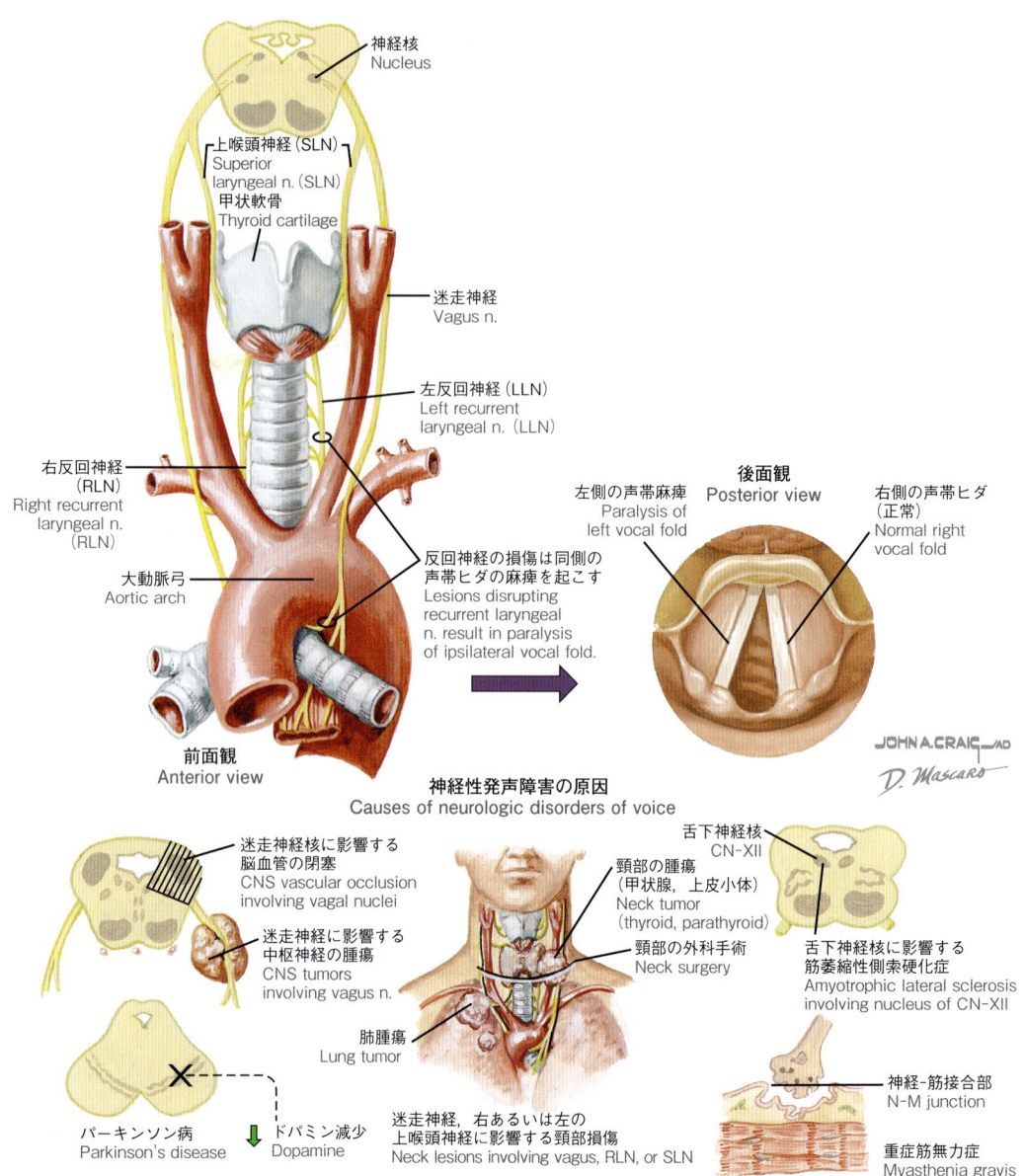

CHAPTER 17
頸筋膜

概観と局所解剖	464
頸筋膜	466
筋膜隙	469
臨床との関連	477

17 概観と局所解剖

一般的知識

筋膜：構造物（筋束など）を取り囲んでいる結合組織で，組織隙が炎症の波及経路となりうる．

浅筋膜

皮膚のすぐ深層に位置する．

脂肪を含む．

深筋膜

浅筋膜の深層に位置する．

筋の動きを助ける．

神経，血管の通路となる．

筋の付着部位となる．

頸部では4領域に区分される：

- 臓側域
- 筋・骨格域
- 2か所の神経・血管区域

また，4層に区分される：

- 深頸筋膜浅層[*1]（深頸筋膜包囲層）
- 深頸筋膜中層[*2]
- 深頸筋膜深層[*3]
- 頸動脈鞘（深頸筋膜の3層すべてがその構成に関与している）

顔面部には液性成分の自由な拡散を許容する深筋膜はない．

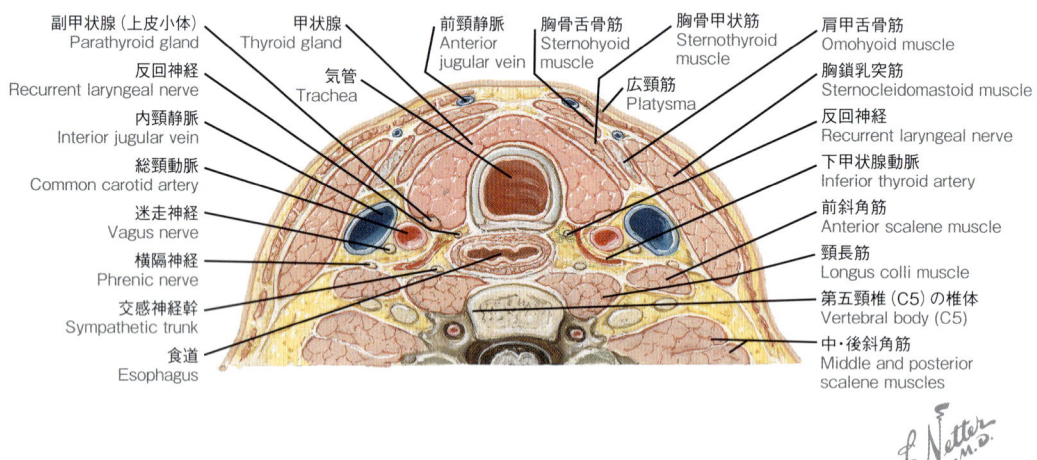

[*1] 解剖学用語では「頸筋膜浅葉」
[*2] 解剖学用語では「頸筋膜気管前葉」
[*3] 解剖学用語では「頸筋膜椎前葉」

訳注：従来の解剖学用語で頸筋膜はsuperficial lamina, pretracheal lamina, prevertebral laminaの3層に区分され，それぞれ浅葉，気管前葉，椎前葉と訳され，それが解剖学用語になっている．本書ではやはり3層に区分されているが別の表現を採用し，さらに各層を細かく分類している．したがって，従来の3語だけでは説明しきれないため，以下新たな分類，訳語を用いている．

概観と局所解剖

一般的知識（つづき）

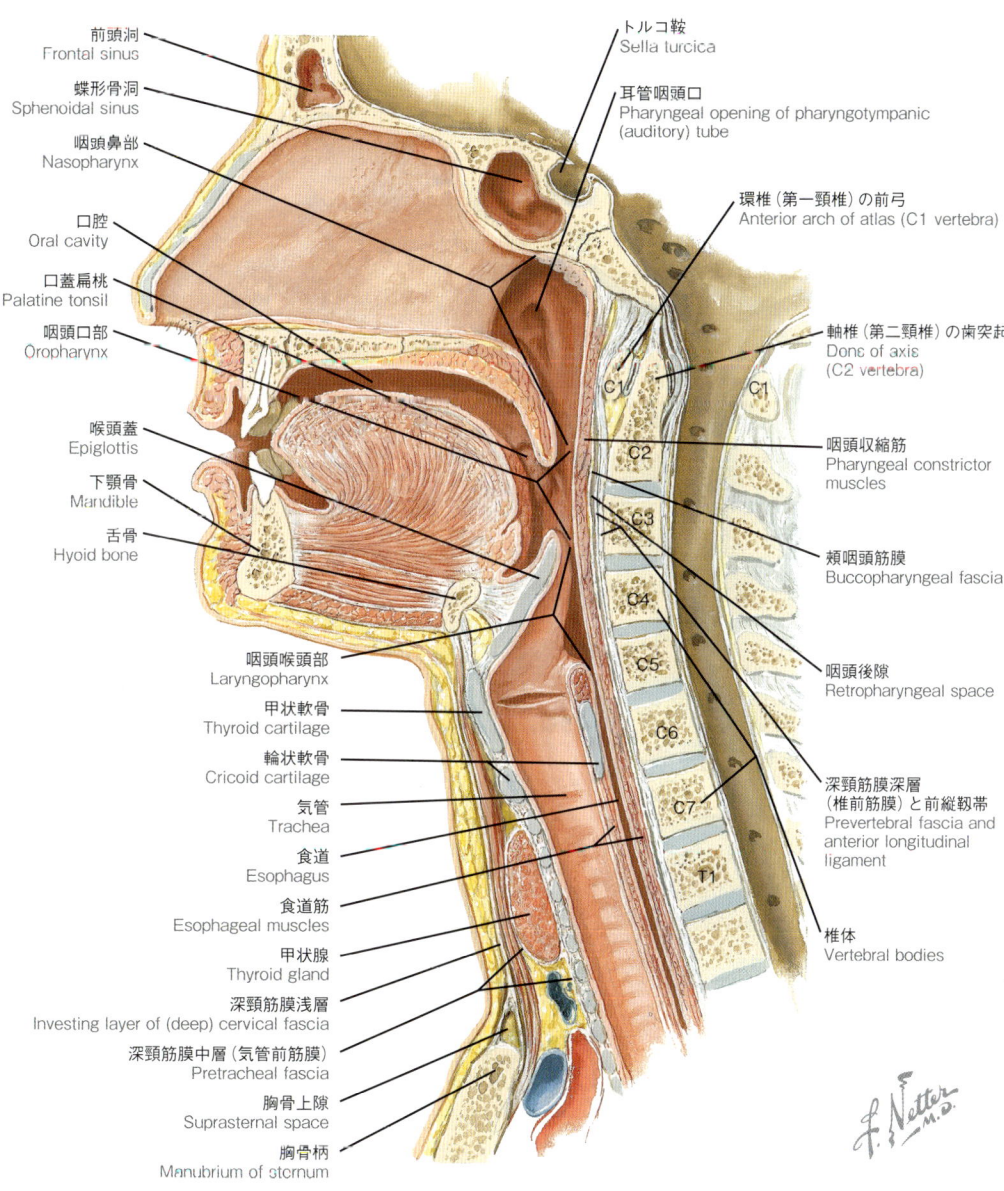

頸筋膜／CERVICAL FASCIA

17 頸筋膜

浅（頸）筋膜

浅（頸）筋膜は皮膚の深層に位置し，皮下の血管・神経が走行している．頸部では浅（頸）筋膜の内部に広頸筋が存在する．

個人差はあるが，かなりの量の脂肪組織がある．

浅頸筋膜には感染を局所に留める線維性の中隔がある．

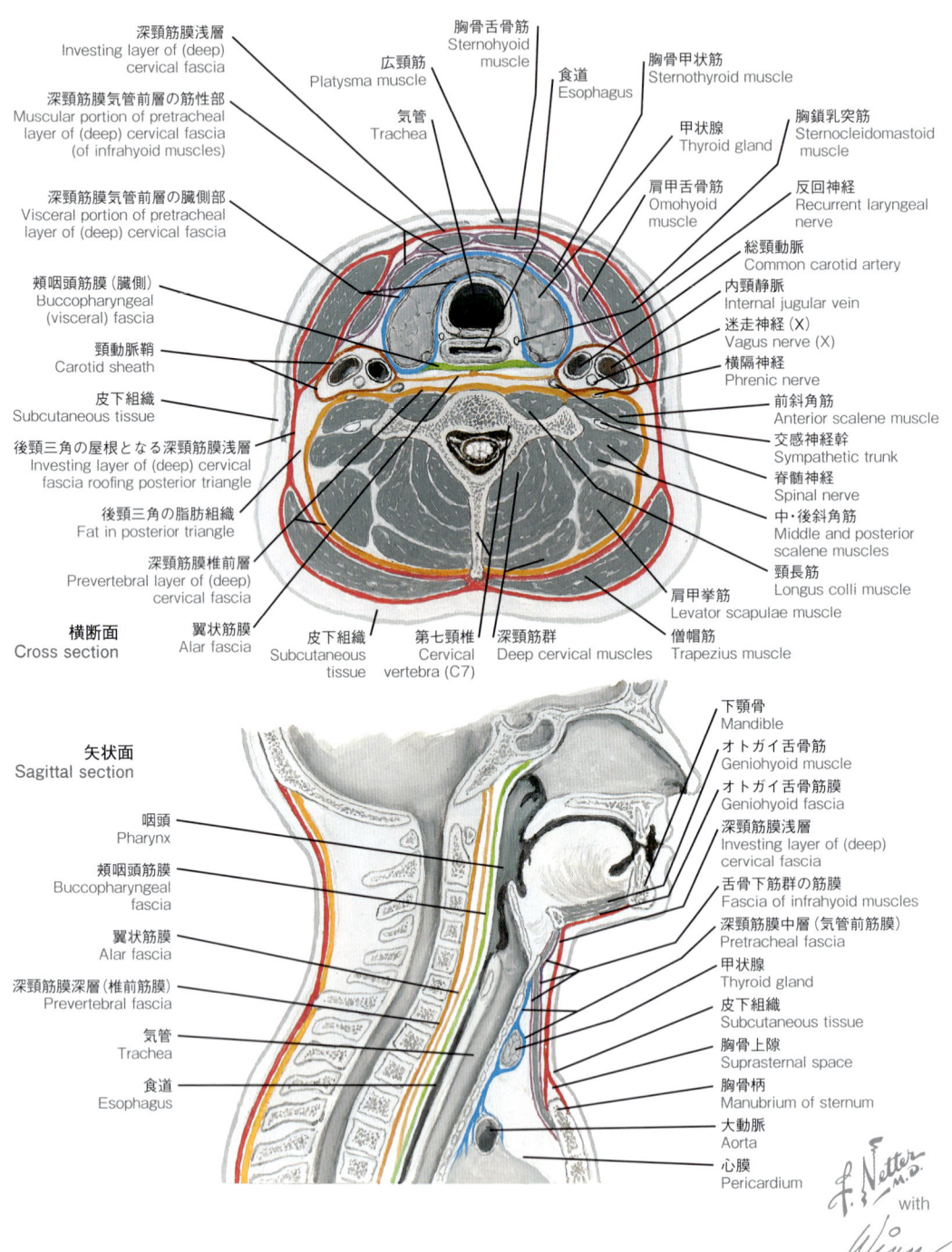

頸筋膜

深（頸）筋膜

深頸筋膜浅層			
層	位置	付着	備考
深頸筋膜浅層（深頸筋膜包囲層）	浅筋膜のすぐ深部で，頸部を完全に包囲している 胸鎖乳突筋，僧帽筋のところでは二分して筋の表層と深層を包む	前方…オトガイ，舌骨，胸骨 後方…頸椎の棘突起と項靱帯 上方…外後頭隆起，上項線，乳様突起，頬骨弓下縁，下顎角から正中までの下顎骨下縁 下方…胸骨（前部と後部に二分する），鎖骨，肩甲骨の肩峰	後頸三角の屋根を構成する 乳様突起と下顎角の間で分離して耳下腺を包み，耳下腺筋膜を形成する 乳様突起と下顎角の間では，耳下腺筋膜の深層をつくる〔浅層は広頸筋と連続し，表情筋と連続した表在性筋膜（SMAS）の一部として分類されている．しかし，浅層も深頸筋膜浅層に由来するという考えもある〕 咀嚼隙の構成に関与する
深頸筋膜中層（ときに，気管前筋膜ともよばれる）			
層	位置	付着	備考
筋性部（舌骨下筋膜）	頸部の舌骨下筋群を完全に包む	上方…舌骨と甲状軟骨 下方…胸骨	正中で左右が連続する
臓側部（気管前層）	深頸筋膜浅層の深部	上方…喉頭 下方…胸郭の縦隔上部の線維性心膜	咽頭，食道の後方で気管前層と連続する
臓側部（頬咽頭筋膜）	深頸筋膜浅層の深部で咽頭の後方	上方…頭蓋底 下方…縦隔上部，そこで深頸筋膜中層と翼状筋膜が結合する	咽頭と食道の後方で気管前層と連続する
深頸筋膜深層（ときに，椎前筋膜ともよばれる）			
層	位置	付着	備考
椎前層	椎前筋，椎後筋とともに頸部の脊柱を完全に取り囲む	上方…頭蓋底 下方…尾骨	後頸三角の床部を構成する 椎筋群を取り囲む 腋窩動脈鞘を形成する
翼状筋膜	深頸筋膜中層と椎前層の間にある椎前筋膜の前片	上方…頭蓋底 下方…第二胸椎の高さで頸筋膜中層の臓側部と癒合する	咽頭後隙を危険隙から隔離する

17 頸筋膜

深（頸）筋膜（つづき）

3層の組み合わせ			
層	位置	付着	備考
頸動脈鞘	頸部で深頸筋膜浅層，気管前層，椎前層に囲まれた領域	上方…頭蓋底 下方…大動脈周囲の結合組織と癒合する	内頸または総頸動脈，内頸静脈，迷走神経を容れる（頸神経ワナは頸動脈鞘とともに位置することが多い）

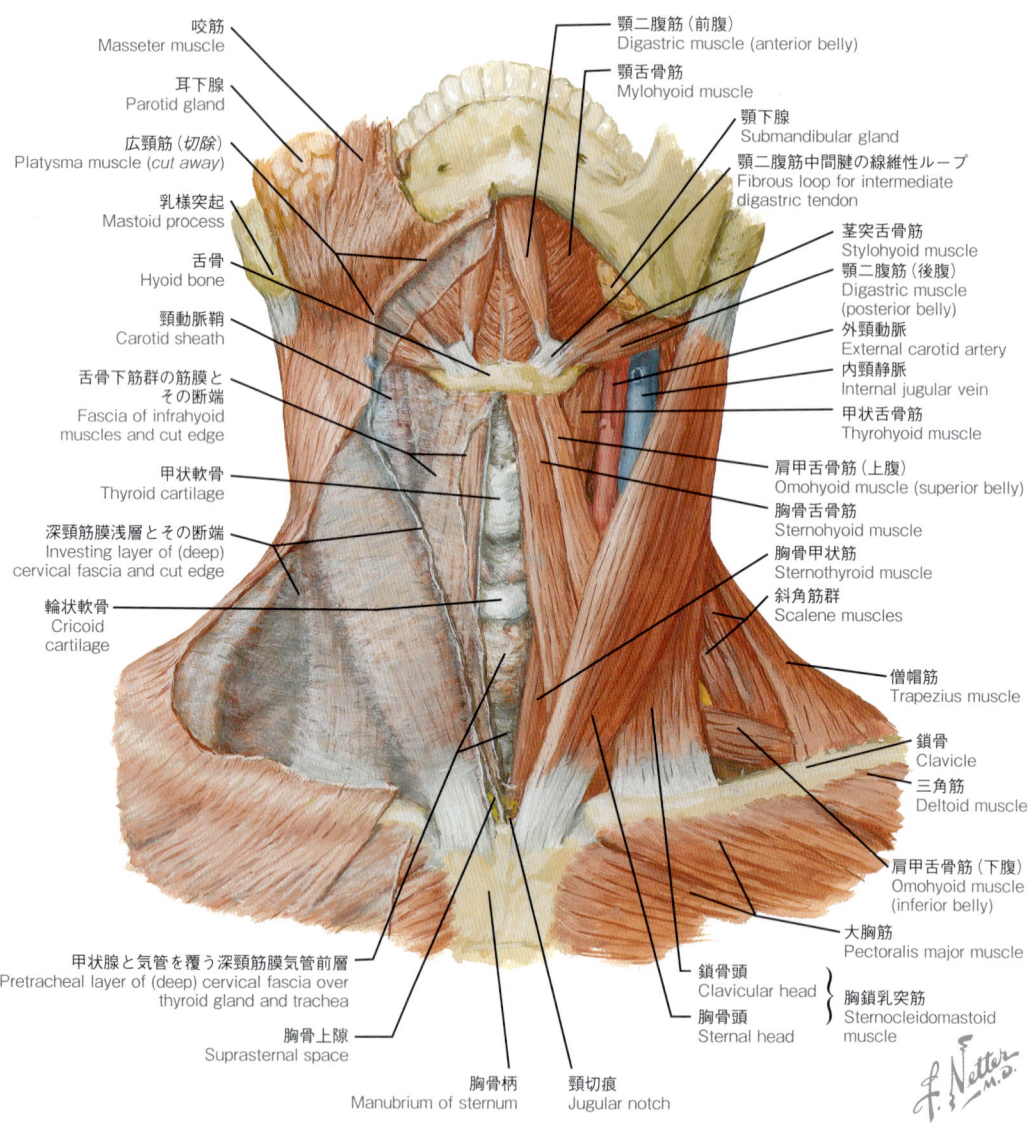

筋膜隙

一般的知識

筋膜は層をなしているので，筋膜隙ができる．
すべての隙は疎性結合組織によって満たされている．
感染やその他の炎症症状は最も抵抗力の低い通路を通って拡がり，筋膜隙に到達する．
ほとんどの歯原性の感染は内在性の細菌によって引き起こされる．
通常，感染は隣接する筋膜隙の間で拡がるが，細菌が細胞溶解を引き起こす酵素を放出するので，連続していない筋膜隙間にも拡がる．
感染の波及を抑えるという点においては，舌骨が最も重要な解剖学的構造物である．
大部分の隙は舌骨との位置関係によって分類される：

- 舌骨上筋膜隙
- 舌骨下筋膜隙
- 頸部全長にわたる筋膜隙

感染やその他の炎症症状は最も抵抗力の低い通路を通って拡がり，筋膜隙に到達する．
歯科では筋膜隙は歯原性感染の拡がり方により分類される．
筋膜隙は，組織から直接感染が拡がる一次筋膜隙，他の組織隙から継続して感染が拡がる二次筋膜隙に分けられる．
以下の分類である．

- 一次上顎隙
  - 犬歯隙
  - 頰隙（上顎と下顎にわたる）
  - 側頭下隙
- 一次下顎隙
  - 下顎下隙
  - オトガイ下隙
  - 舌下隙
  - 頰隙（上顎と下顎にわたる）
- 二次筋膜隙
  - 咀嚼筋隙（翼突下顎隙，咬筋下隙，側頭隙）
  - 咽頭側隙
  - 咽頭後隙
  - 耳下腺隙
  - 椎前隙

いくつかの筋膜隙は直接他の筋膜隙と交通するが，感染が隙の1つの壁を破って他の筋膜隙と交通する場合もある．

17 筋膜隙

一般的知識（つづき）

下顎小舌下方の水平断（上面観）により耳下腺隙と図示
Horizontal section below lingula of mandible (superior view) demonstrating bed of parotid gland

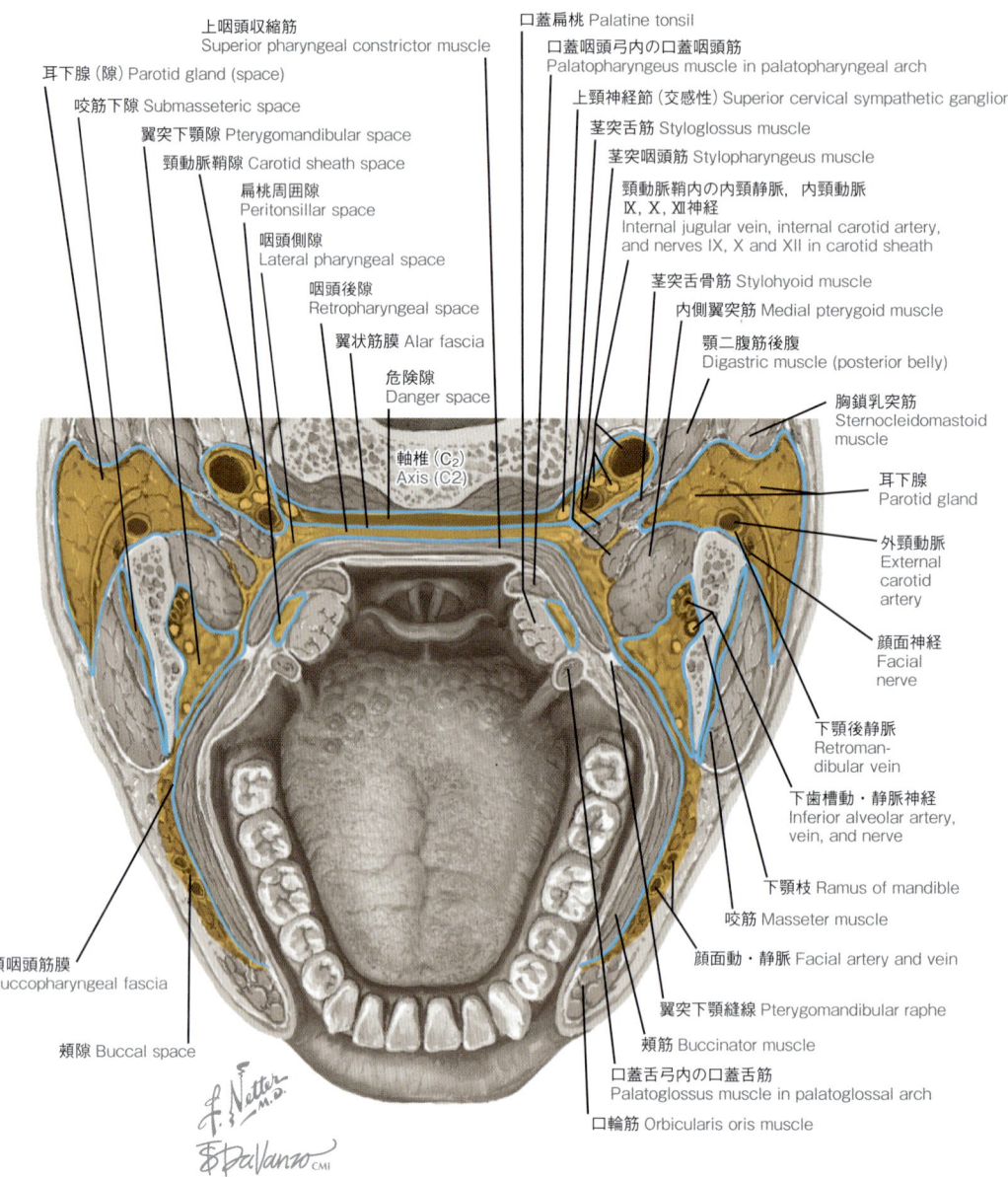

筋膜隙

舌骨上筋膜隙

隙	位置	直接の交通先	解説と感染の危険性
頬隙	外方…皮膚と浅頸筋膜 内方…頬筋 上方…頬骨弓 下方…下顎骨 前方…口 後方…咬筋	頬隙は以下と交通する： ・犬歯隙 ・翼突下顎隙 ・側頭下隙 ・咬筋下隙 ・咽頭側隙	上・下顎大臼歯の歯性感染
犬歯隙	上方…上唇挙筋 下方…口角挙筋	犬歯隙は以下と交通する： ・頬隙	上顎犬歯と上顎第一小臼歯の歯性感染 感染は眼窩に向かい上方に進展するが，この場合下眼静脈を経て海綿静脈洞に入る
側頭下隙	上方…蝶形骨大翼の側頭下面 下方…外側翼突筋 外方…側頭筋 内方…翼状突起外側板 前方…上顎骨 後方…外側翼突筋	側頭下隙は以下と交通する： ・頬隙 ・翼突下顎隙	側頭下隙の歯性感染はまれである 感染した場合，通常は上顎第三大臼歯の感染である この部位の感染は翼突筋静脈叢に近接しているので，海綿静脈洞に波及する
上顎下隙（下顎下隙ともよばれるが，本書でいう小部である「下顎下隙」と混同するため，この名称を採用する）	前方と外方…下顎骨 後方…舌骨 上方…口腔底粘膜と舌下粘膜 下方…深頸筋膜の浅層	上顎下隙は以下と交通する： ・咽頭側隙	咽頭周囲隙の前方部分であり，咽頭周囲に隙の輪をつくる（他の構成要素は咽頭後隙と咽頭側隙） 3部に分かれる： ・舌下隙 ・下顎下隙 ・オトガイ下隙
舌下隙	舌下粘膜と顎舌骨筋の間 前方と外方…下顎骨 後方…舌根部に沿う筋 上方…口腔底粘膜と舌下粘膜 下方…顎舌骨筋	舌下隙は以下と交通する： ・咽頭側隙 ・顎下隙	内在する構造物： ・舌下神経 ・舌神経 ・舌下腺 ・顎下腺の深部 ・顎下腺管 下顎小臼歯と大臼歯からの感染は舌下隙に波及する

（次のページに続く）

17 筋膜隙

舌骨上筋膜隙（つづき）

隙	位置	直接の交通先	解説と感染の危険性
下顎下隙*	顎舌骨筋と深頸筋膜浅層の間 顎二腹筋の前腹・後腹と下顎骨の間で，顎舌骨筋の表層	下顎下隙は以下と交通する： • 咽頭側隙 • 舌下隙 • オトガイ下隙	内在する構造物： • 顎下腺 • 顎二腹筋前腹 顎舌骨筋の後方自由縁に沿って舌下隙と連続している 第一大臼歯，第二大臼歯，第三大臼歯の歯根は下顎の顎舌骨筋の付着部より下方にあるため，これらの歯の感染は下顎下隙に波及し，下顎下隙はさらに咽頭側隙へ連絡している 顎下三角と一致
オトガイ下隙	顎舌骨筋と深頸筋膜浅層の間 外方の境界は顎二腹筋の前腹	オトガイ下隙は以下と交通する： • 下顎下隙	オトガイ下隙は下顎下隙が前方に拡がった部分である オトガイ下三角と一致 下顎前歯の感染はオトガイ下隙に波及する
咽頭側隙	咽頭の外側で後方は咽頭後隙，前方は下顎下隙と連続している 頭蓋底から舌骨まで拡がっている 前上方に拡がり，翼突下顎縫線に到達する 内側の境界：上咽頭収縮筋を覆っている深頸筋膜中層（頬咽頭筋膜） 外側の境界：内側翼突筋と耳下腺の深部を覆っている深頸筋膜浅層	咽頭側隙は以下と交通する： • 下顎下隙 • 咽頭後隙 • 翼突下顎隙 • 扁桃周囲隙	歯，顎，咽頭（咽頭鼻部，咽頭扁桃，口蓋扁桃を含む）からの感染波及を非常に受けやすい 下顎第三大臼歯の感染もこの隙に波及することがある 扁桃の感染もこの隙に波及することがある 咽頭側隙の腫瘍もこの隙を通って拡がる

＊訳注：日本では顎下隙とよぶことが多い．

（次のページに続く）

筋膜隙

舌骨上筋膜隙（つづき）

隙	位置	直接の交通先	解説と感染の危険性
咀嚼筋隙	深頸筋膜浅層が分離して下顎枝を取り囲め、外面では咬筋を覆い、内面では内側翼突筋と側頭筋下部を覆うときに形成される	咀嚼筋隙は以下と交通する： • 側頭下隙 • 翼突下顎隙 • 咬筋下隙 • 側頭隙	内在する構造物： • 咬筋 • 内側翼突筋 • 外側翼突筋 • 側頭筋の下部（停止部） • 翼突下顎隙の内容物 集合的な隙で以下のように細区分される． • 翼突下顎隙 • 咬筋下隙 • 側頭隙
翼突下顎隙	内方…内側翼突筋 外方…下顎骨 上方…外側翼突筋 後方…耳下腺 前方…頬隙	翼突下顎隙は以下と交通する： • 咬筋下隙 • 側頭隙 • 頬隙	内在する構造物： • 下歯槽神経，動脈，静脈 • 蝶下顎靱帯
咬筋下隙	前方…咬筋 後方…耳下腺 外方…咬筋 内方…下顎骨 上方…頬骨弓 下方…下顎骨（咬筋の付着部の下方）	咬筋下隙は以下と交通する： • 翼突下顎隙 • 頬隙	咬筋下隙への歯性感染はまれである 通常は埋伏下顎第三大臼歯の感染による
側頭隙	深頸筋膜浅層が側頭筋を取り囲むときに形成される	側頭隙は以下と交通する： • 側頭下隙 • 翼突下顎隙（咀嚼筋隙の一部）	さらに浅隙と深隙に分けることができる
扁桃周囲隙	前方…口蓋舌弓 後方…口蓋咽頭弓 内側…口蓋扁桃包 外側…上咽頭収縮筋	扁桃周囲隙は以下と交通する： • 咽頭側隙	咽頭壁の内部に位置する扁桃周囲筋膜の感染は咽頭側隙に拡がる可能性がある
耳下腺隙	深頸筋膜浅層が耳下腺をカプセル状に取り囲むときに形成される	なし	耳下腺筋膜は内面が脆弱なので，この隙の感染は容易に筋膜を破壊して，咽頭側隙に拡がる
顎下腺隙	深頸筋膜浅層が顎下腺をカプセル状に取り囲むときに形成される	なし	カプセルの内層は脆弱なので，この隙の感染は内層の筋膜を破壊する傾向がある

訳注：本書の分類では口腔底の隙全体をsubmaxillary space（上顎下隙）とし，さらにそれをsublingual space（舌下腺），submandibular space（下顎下隙），submental space（オトガイ下隙）に細区分している．一般的には本書でいうsubmaxillary spaceのことを単に顎下隙（submandibular space）として舌下隙と並列させる分類が多い．また，本書でいうsubmaxillary space全体を顎下隙とし，さらにそれを舌下隙（本書でいうsublingual space），顎下三角隙（本書でいうsubmandibular space），オトガイ下三角隙（本書でいうsubmental space）に細区分する分類法もある．

17 筋膜隙

舌骨上筋膜隙（つづき）

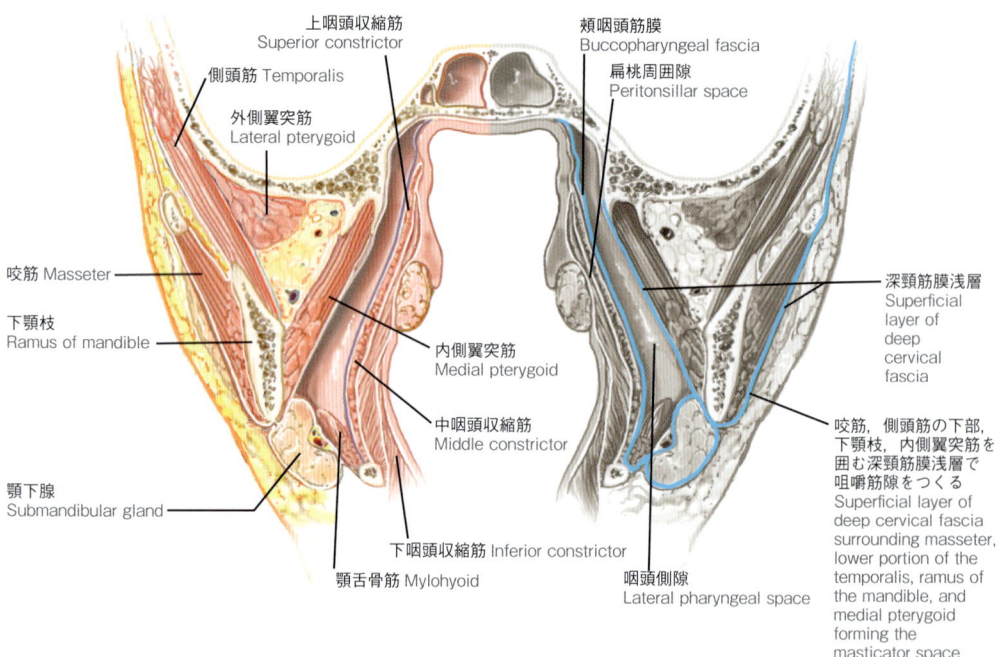

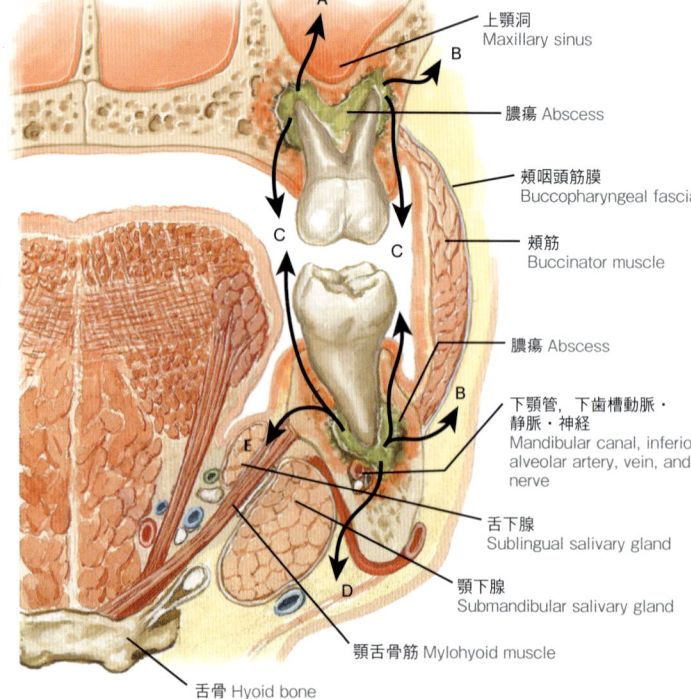

第一大臼歯後方を通る冠状断
（前面観）
Coronal section posterior
to 1st molar tooth
(anterior view)

矢印：膿瘍の波及経路
Arrows indicate
possible paths of infection

- A 上顎洞 Maxillary sinus
- B 頰隙 Buccal space
- C 口腔 Oral cavity
- D 顎下隙 Submandibular space
- E 舌下隙 Sublingual space

筋膜隙

舌骨下筋膜隙

隙	位置	交通部位	解説（感染の危険性）
気管前隙（前内臓隙）	上方…喉頭 下方…上縦隔 気管を完全に包囲し，甲状腺と食道も含む	なし	通常，感染が気管前隙に拡がるのは食道前方穿刺，または咽頭後隙穿孔の場合のみである

頸部全長を縦走する筋膜隙

隙	位置	交通部位	解説（感染の危険性）
表層隙	浅筋膜と深頸筋膜浅層の間 広頸筋と取り囲む	表層隙は以下と交通する：顔面の浅筋膜	表層感染で，しばしば早期にみられる
咽頭後隙	咽頭と食道を覆う深頸筋膜中層の頬咽頭膜の後方で，翼状筋膜の前方 頭蓋底からほぼ第二胸椎の高さまで存在し，そこで2層の筋膜が癒合する 咽頭後隙の下部（食道の後方）は後内臓隙とよばれることがある	咽頭後隙は以下と交通する： ・咽頭側隙	この隙の感染は，後咽頭リンパ節へ拡がるWaldyer（ワルダイエル）の咽桃輪の感染の結果として起こる場合が多い 他の鼻腔や咽頭の感染は咽頭後隙に拡がる 咽頭側隙に及ぶ歯性感染は咽頭後隙に波及する 蜂窩織炎や膿瘍が起こることがある 咽頭後隙の感染は後方の危険隙へ拡がることがある
"危険隙"	翼状筋膜（あるいは翼状筋膜と深頸筋膜中層が癒合した筋膜）の後方で，椎前筋膜の前方 頭蓋底から横隔膜で拡がる	直接，他の隙と交通しない 危険隙は縦隔と交通する	感染は上縦隔を経て胸郭内へ波及する
椎前隙	椎前筋膜と脊柱の間	直接，他の隙と交通しない	上方，側方，下方で閉じているので，炎症がこの隙に波及することはあまりない
頸動脈鞘隙	頸動脈鞘隙にも潜在的な隙が形成されうる 上方は頭蓋底に達し，下方は大動脈弓の結合組織と癒合する	直接，他の隙と交通しない しかし，周囲からの感染は頸動脈鞘を侵食する	内臓隙からの感染が頸動脈鞘隙に入り，ここを経由して他部位に及ぶ場合がある

17 筋膜隙

頸部全長を縦走する筋膜隙（つづき）

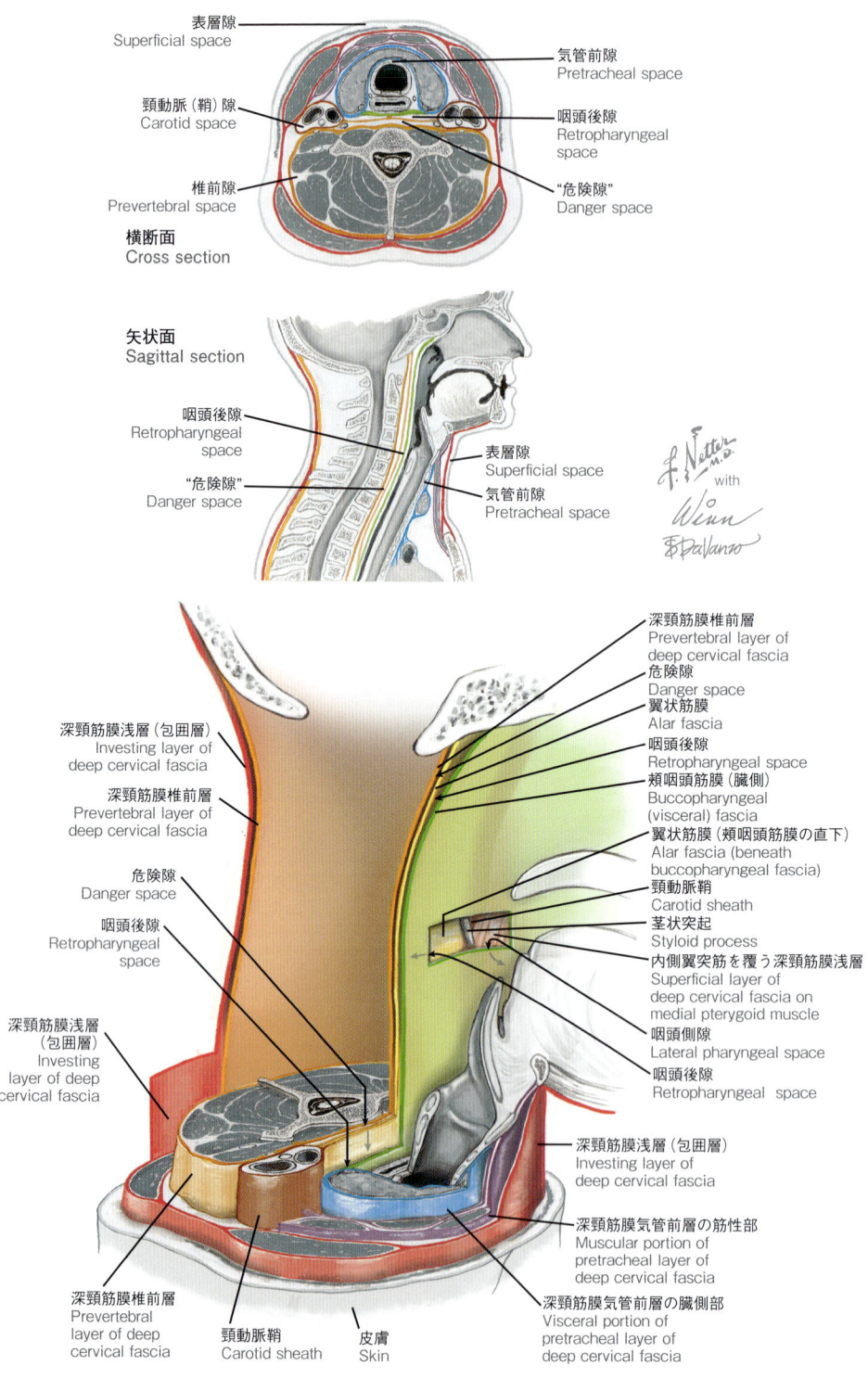

臨床との関連

口腔底蜂巣炎（ルードヴィッヒアンギーナ）

細菌（通常はレンサ球菌，放線菌，プレボテラ属，紡錘菌，ブドウ球菌）感染による舌下・口腔底の重篤な蜂窩織炎．

臼歯の歯根は下顎骨の顎舌骨筋線より下方に位置する関係で，小臼歯，あるいはより一般的には大臼歯の感染（下顎大臼歯膿瘍など）後，しばしば舌下隙，下顎下隙に始まる．

筋膜隙の面を伝って頸部に広がる可能性がある．

気道を閉塞するほどの頸部腫脹をきたすことがある．

小児に多い．

考えられる治療法としては，抗菌薬治療，頸部の切開，排膿，感染歯の抜去が挙げられる．

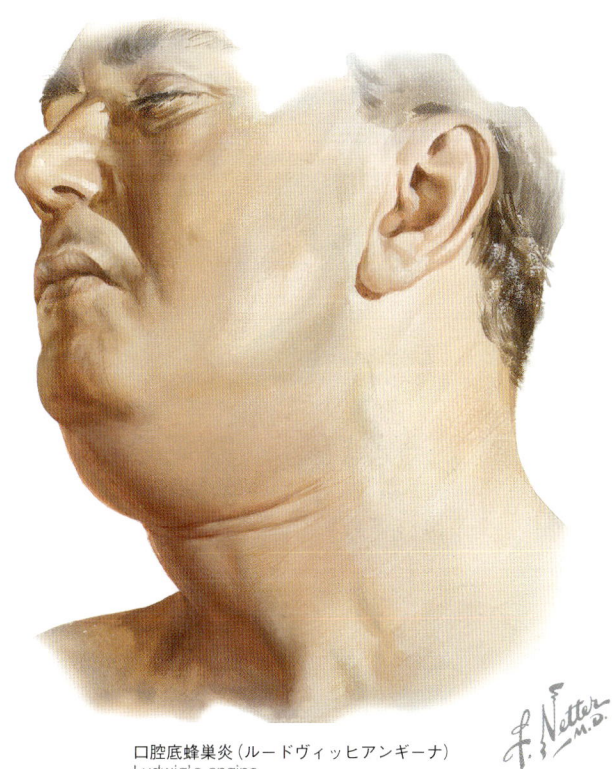

口腔底蜂巣炎（ルードヴィッヒアンギーナ）
Ludwig's angina

17 臨床との関連

膿瘍

頸部の筋膜隙に拡がって口腔底蜂巣炎のような重篤な感染を引き起こす可能性がある.

歯槽膿瘍 (根尖膿瘍)

根尖を取り囲む膿を特徴とする急性病変.

歯髄を原発巣とする一次感染の場合と，齲蝕による歯質の崩壊や外傷のために細菌が歯髄に侵入する二次感染の場合とがある.

結果として生じた歯髄炎から，細菌が周囲の歯槽骨へ侵入して壊死となり，局所膿瘍を形成する.

歯周膿瘍

典型的には歯根膜，歯槽骨のような歯の支持組織が侵され，局所膿瘍を形成する.

歯冠周囲炎

歯肉の感染によって歯冠周囲に炎症が生じ，膿瘍の形成を招く.
好発部位は半埋伏下顎第三大臼歯である.

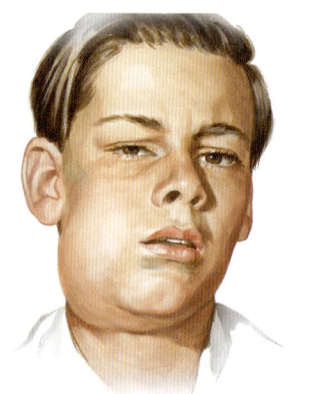

顎下部の膿瘍
Abscess of the submandibular region

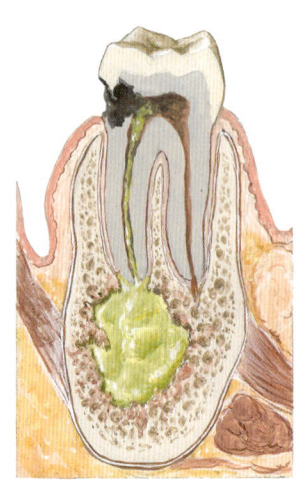

歯槽膿瘍
Dento alveolar abscess

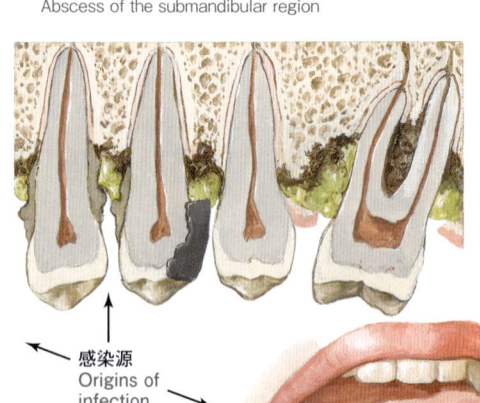

感染源
Origins of infection

第三大臼歯 (半埋伏) の
歯冠周囲膿瘍
Pericoronal abscess about partially erupted 3rd molar

歯周炎の原因
Periodontal infection related to:

歯肉縁下歯石
A. Subgingival calculus

修復物のオーバーハング
B. Overhanging filling margin

コンタクトの不足と歯の傾斜
C. Poor contact and "tipping" of tooth

臨床との関連

頸部の気腫

頸部の気腫：医原性（例えば手術）や，外傷や感染により二次的に生じたガスが皮膚深部に導入されることによって生じる．

頭頸部の骨折，歯科用の高速切削器具による空気の導入，根管治療や下顎第三大臼歯抜歯などの外科的処置によって生じる場合もある．

頭頸部の気腫は筋膜面に沿って拡がる．

予後が良好か致命的かは，病変の重症度や拡張範囲に左右される．

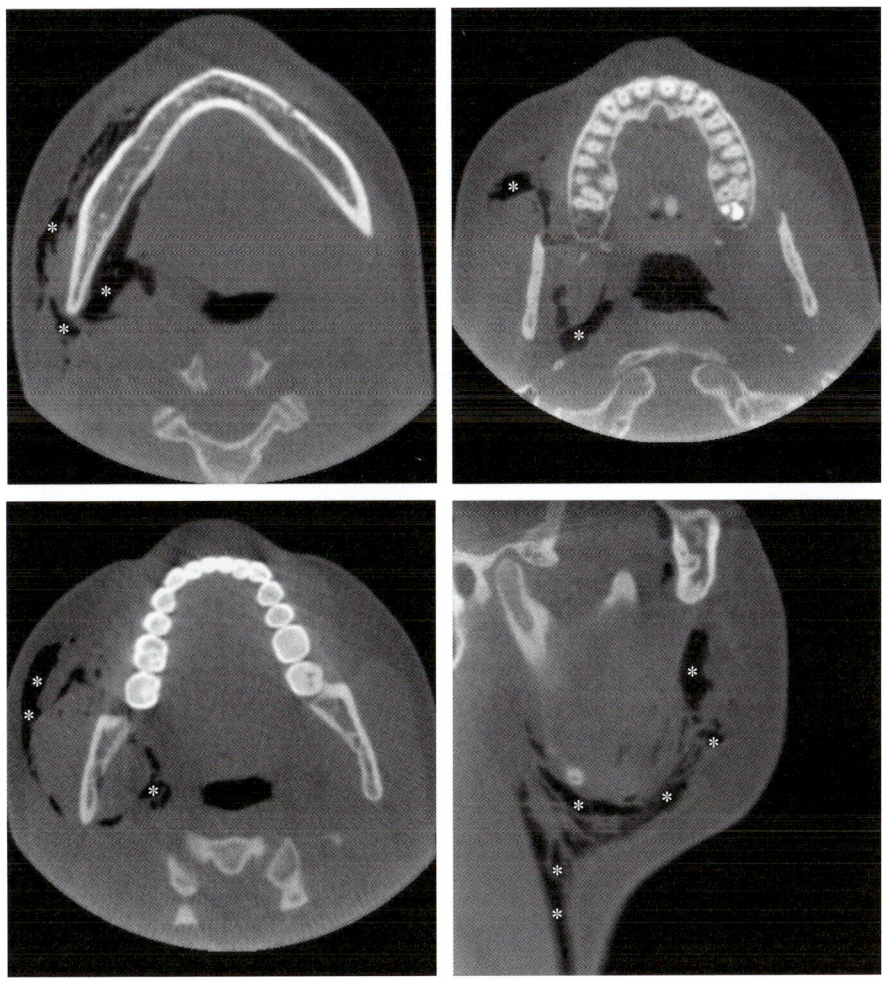

*頸部気腫の拡張を示す空気の存在
* Presence of air displaying extension of cervical emphysema

CHAPTER 18
耳

概観と局所解剖	482
構造と境界	485
筋	492
神経支配	493
血液供給	497
臨床との関連	504

18 概観と局所解剖

一般的知識

2つの機能：
- 身体のバランスを維持する（平衡覚）．
- 音を感じる（聴覚）．

3つの領域：
- 外耳
- 中耳
- 内耳

外耳
外耳は耳の最外側にあり，耳介，外耳道，鼓膜から構成される．
集音し，音を鼓膜に伝える．

中耳
耳小骨（ツチ骨，キヌタ骨，アブミ骨）を介し，鼓膜から内耳に音の振動を伝える．
主に側頭骨岩様部にある．
外形は両凹レンズに近似している．
鼓室の前方は耳管を介して咽頭鼻部と，後方は乳突蜂巣と連絡している．
鼓室には耳小骨（ツチ骨，キヌタ骨，アブミ骨），筋（鼓膜張筋，アブミ骨筋），神経〔鼓索神経，鼓室神経（舌咽神経の枝），小錐体神経〕と鼓室神経叢（舌咽神経からの副交感神経線維と，内頸動脈神経叢を介する上頸神経節からの交感神経線維からなる）がある．

内耳
前庭器と聴覚器からなり，これらは液体（リンパ液）で満たされている：
- 聴覚器（蝸牛）は液体の動きにより活性化する．
- 前庭器（卵形嚢，球形嚢，半規管）はこれらの腔内の液体の動きにより活性化する．

骨迷路内にある膜迷路からできている．
聴覚受容器と平衡覚受容器は膜迷路内にある．
膜迷路中の液体（内リンパ）と骨迷路中の液体（外リンパ）は聴覚受容器と平衡覚受容器を活性化する．
内耳神経は内耳道を経て内耳に入る．

概観と局所解剖

一般的知識（つづき）

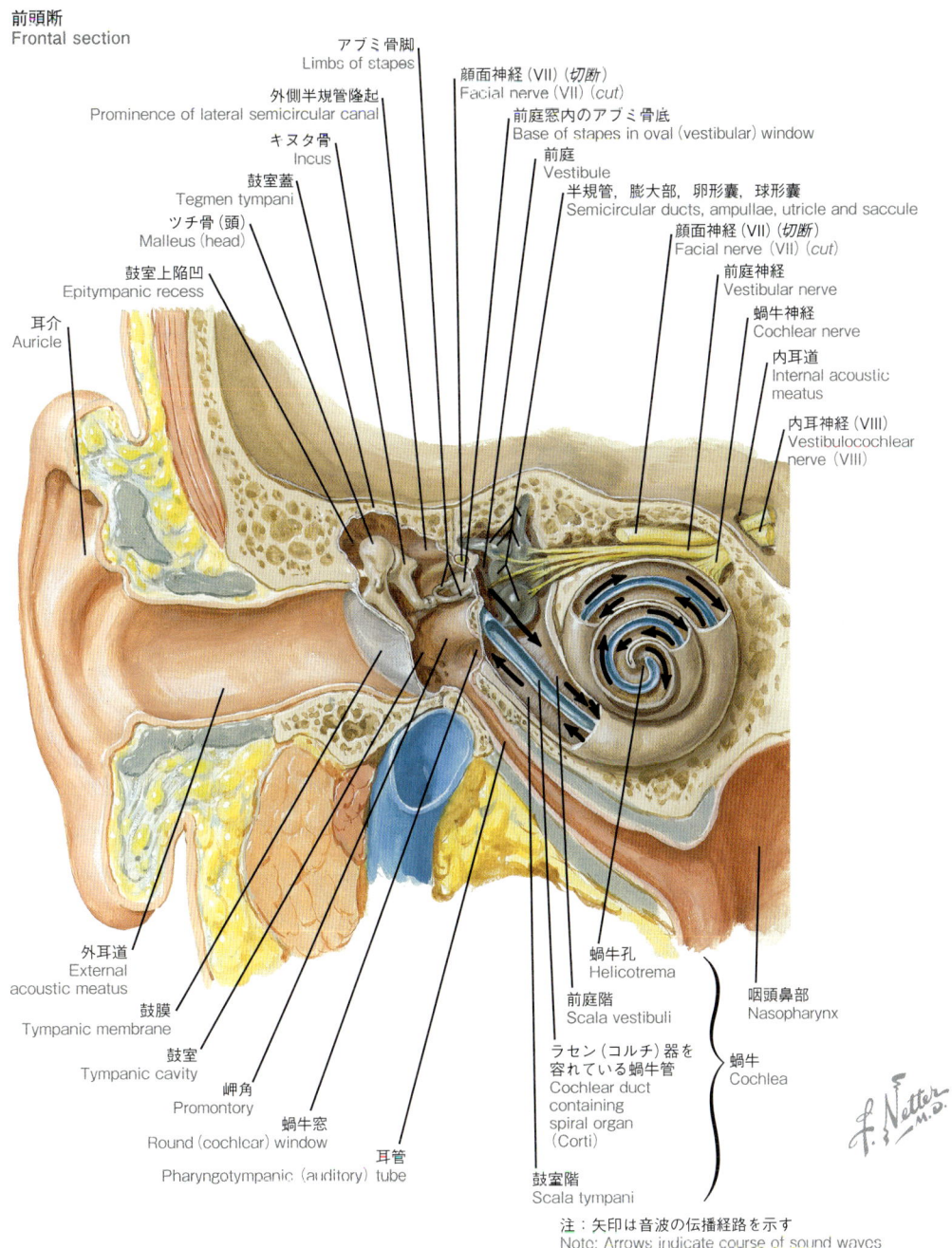

18 概観と局所解剖

一般的知識（つづき）

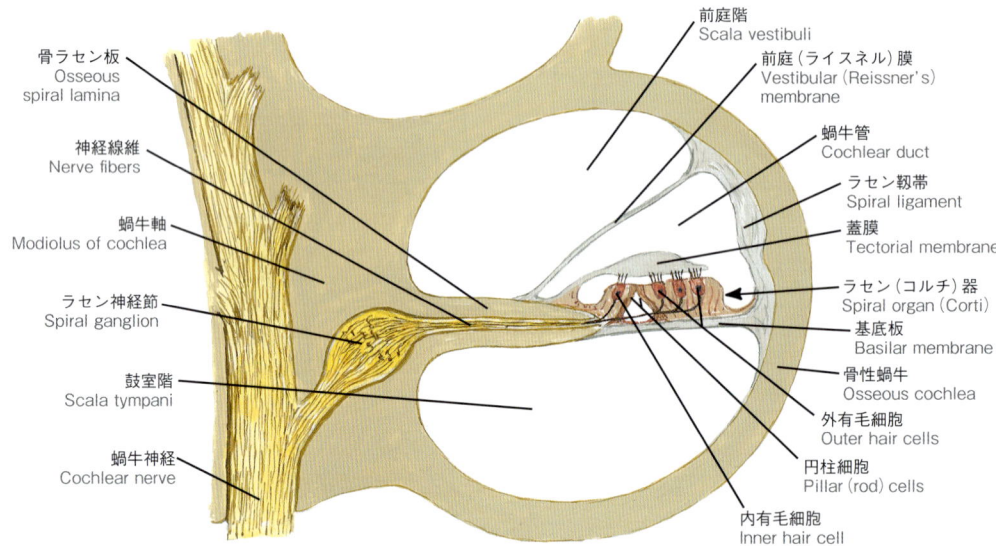

蝸牛の回転軸を通る切断面
Section through turn of cochlea

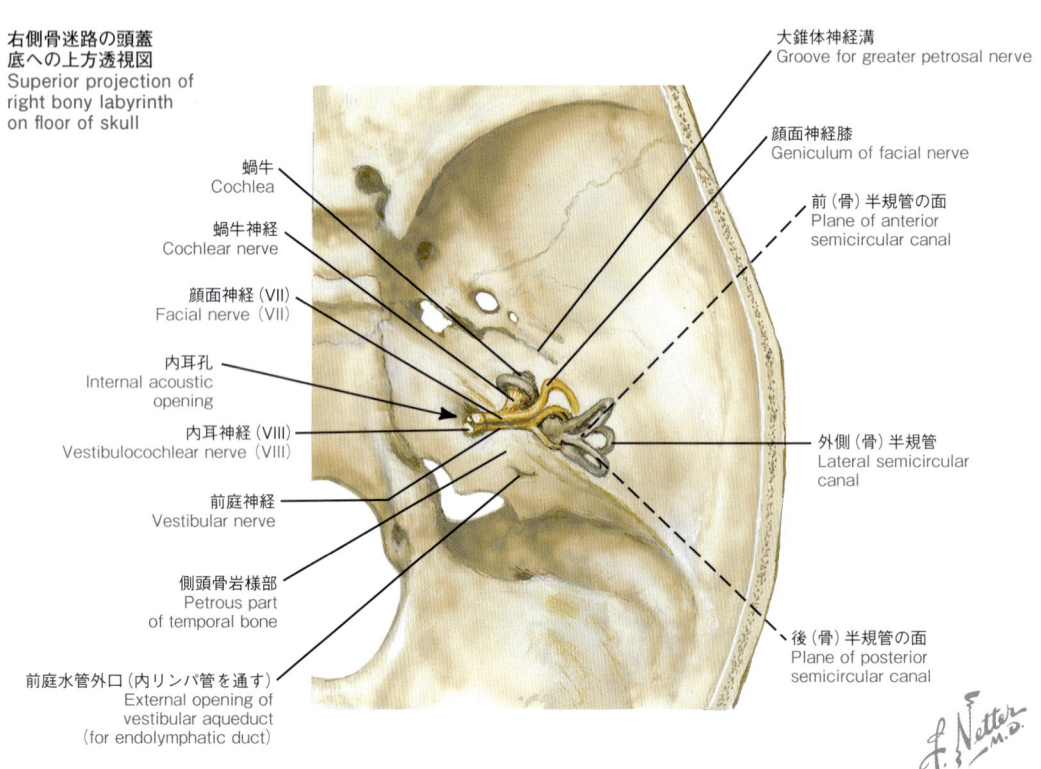

右側骨迷路の頭蓋底への上方透視図
Superior projection of right bony labyrinth on floor of skull

構造と境界

外耳の構造

構造物	解説
耳介	弾性軟骨と皮膚からなり，不規則な形をしている 上部には弾性軟骨でできたフレームがある 下部は耳垂とよばれ，軟骨を欠いている 耳輪：耳介の最外部にある彎曲した縁であるが，これは前方で耳輪脚となる 対輪：耳輪に沿ってその内側にある軟骨性の部分 舟状窩：耳輪と対輪の間にあるへこみ 耳甲介：対輪の内側にあり，外耳道に続くへこんだ部分 耳珠：顔面部から耳甲介に伸び出している 対珠：対輪の下部から耳甲介に伸び出る部分で，耳珠との間には珠間切痕がある
外耳道	耳甲介と鼓膜を結ぶ通路 脂腺と耳垢分泌腺（耳道腺）に富む皮膚で覆われる 約2.5cmの長さ 外側1/3：軟骨性で，側頭骨につながる 内側2/3：骨性で，側頭骨の鼓室部，鱗部，岩様部からなる
鼓膜	外耳の最内側にあり，中耳との境である 側頭骨の鼓室部の溝にはまっている 薄い半透明の膜で，3層構造である： ・外層：皮膚由来で，重層扁平上皮である ・中層：線維に富み，ツチ骨と連結している ・内層：中耳腔粘膜と連続し，線毛円柱上皮でできている 前・後ツチ骨ヒダは鼓膜の上部にある 緊張している部分と変形しやすい部分はそれぞれ緊張部と弛緩部とよばれる

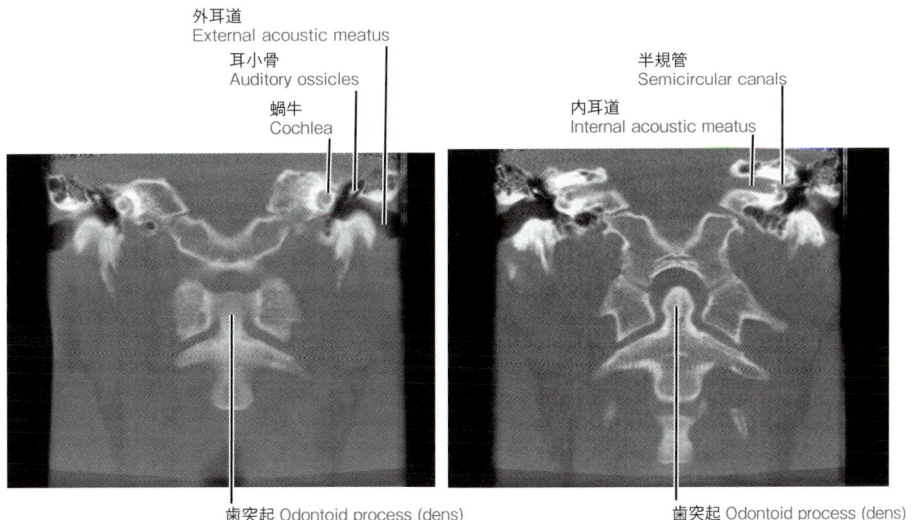

耳／EAR

18 構造と境界

外耳の構造（つづき）

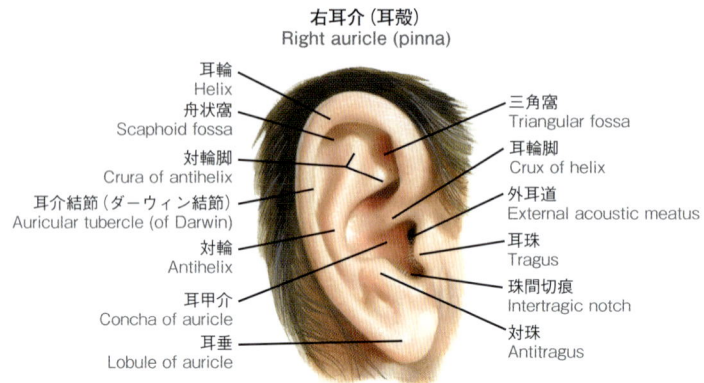

右耳介（耳殻）
Right auricle (pinna)

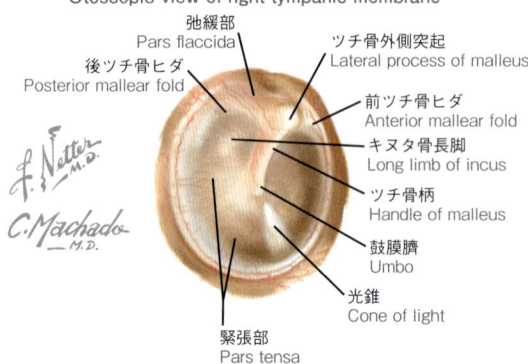

右鼓膜の耳鏡像
Otoscopic view of right tympanic membrane

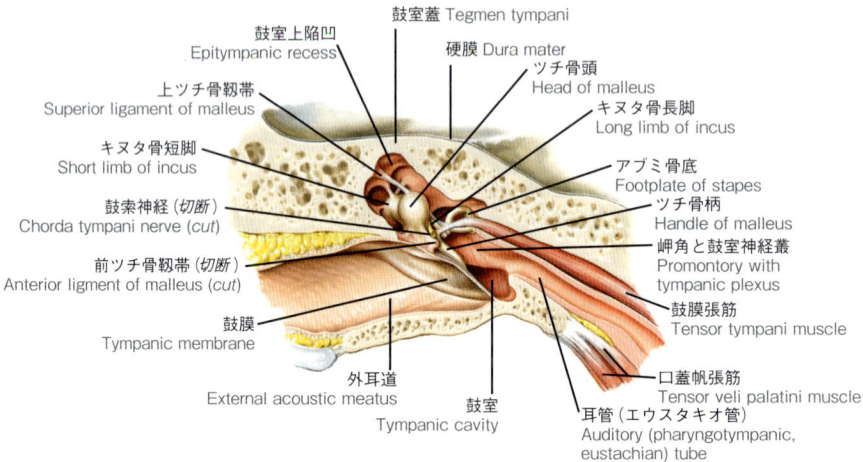

外耳道と中耳（鼓室）の冠状斜断面
Coronal oblique section of external acoustic meatus and middle ear (tympanic cavity)

構造と境界

中耳の境界

境界	解説
上壁	鼓室蓋で構成され，中頭蓋窩の側頭部と中耳を分けている
下壁	内頸静脈と中耳を薄い骨で分けている 鼓室の下壁には鼓室神経小管があり，ここから鼓室神経（舌咽神経の枝）が中耳に入る
前壁	耳管：鼓室の前壁にある；咽頭鼻部と中耳を結んでいる；鼓膜内外の気圧差を調整し，中耳の排液路である 小錐体神経が前壁を通り抜けて中耳から出る 内頸動脈神経叢からの交感神経節後線維は前壁を通り抜けて中耳に入る
後壁	顔面神経管：中耳のすぐ後方で茎乳突孔に至るまで上下方向に走る 乳突洞：中耳の上壁の近くの後壁上方にある 錐体隆起：後壁から出る中空の隆起で，アブミ骨筋の腱がある 後頭蓋窩とS状洞溝は後壁の後方にある
内側壁	内側壁は内耳と中耳を分ける 岬角：内耳の蝸牛によりつくられる大きな骨の隆起 内側壁の上部には外側半規管によりつくられる骨の隆起がある 内側壁の反対側の外側半規管の下方には顔面神経管の水平部がある 前庭窓（卵円形の窓で，ここにはアブミ骨底がはまる）と蝸牛窓（円形の窓で，開口部は膜でふさがれる）：内側壁の岬角の後方に上下に並んでいる 鼓膜張筋の腱は内側壁を通り抜けて中耳に入る
外側壁	外側壁は中耳と外耳を分ける；鼓膜が大部分を占め，鼓膜臍にツチ骨が付く 鼓室上陥凹：鼓膜の上部にあり，ツチ骨とキヌタ骨の一部を容れる 鼓索神経は鼓膜とツチ骨の間を走り，錐体鼓室裂から中耳を出る

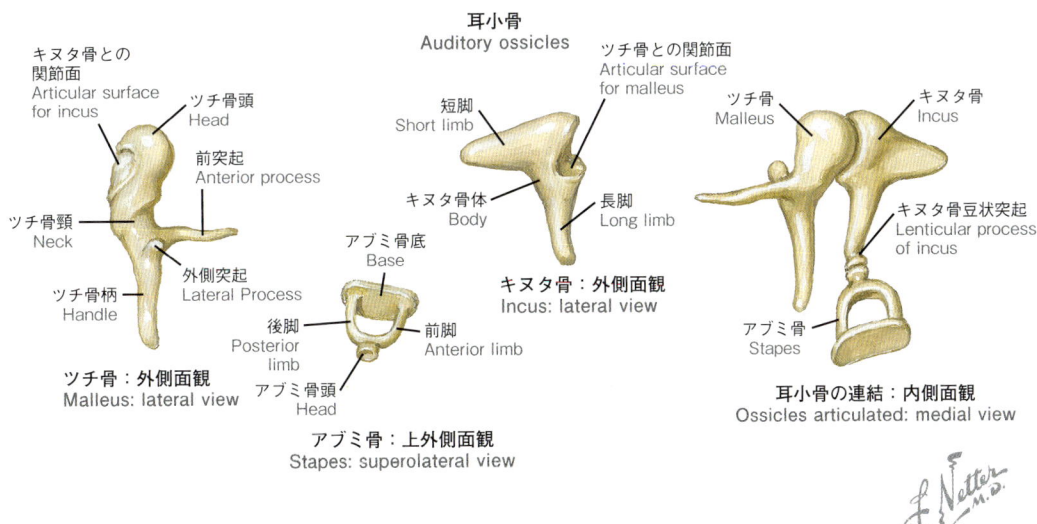

18 構造と境界

中耳の境界（つづき）

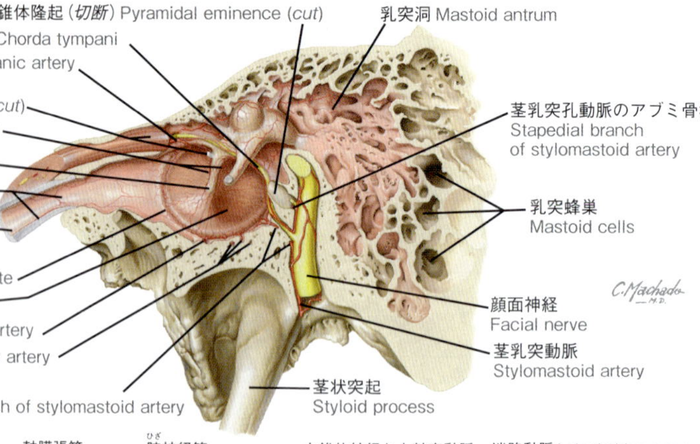

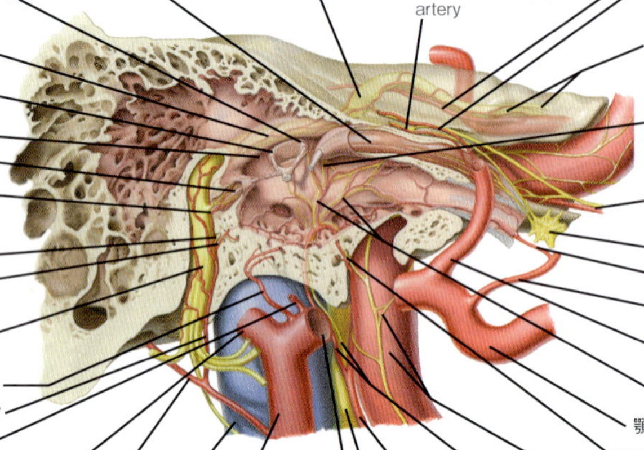

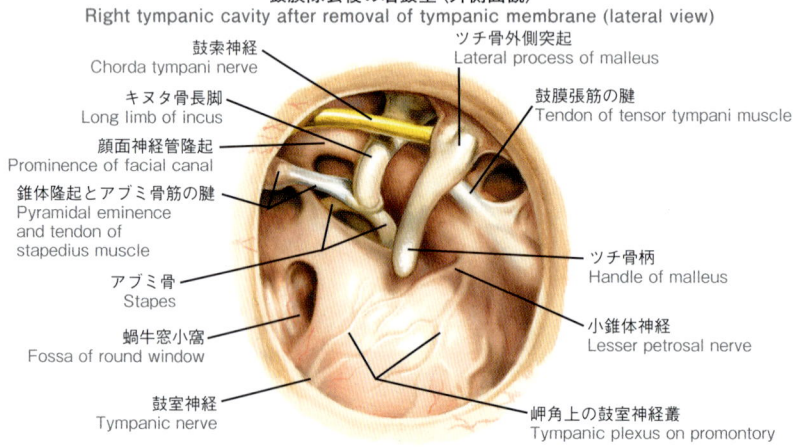

鼓膜除去後の右鼓室（外側面観）
Right tympanic cavity after removal of tympanic membrane (lateral view)

構造と境界

内耳の構造

構造物	解説
骨迷路	側頭骨の岩様部にある 膜迷路を囲み，外リンパで満たされている 前庭窓と蝸牛窓を介し，中耳と交通している 3部に分けられる：前庭，蝸牛，骨半規管
前庭	骨迷路の中間部に位置し，膜迷路の卵形嚢，球形嚢がある 内リンパ管を容れる前庭水管の開口部がある
蝸牛	骨迷路の前方部にあり，膜迷路の蝸牛管がある 貝殻のように中心（蝸牛軸）からラセン形を示し，蝸牛神経の枝を蝸牛管に送り，2・3/4回転し，頂に近づくにつれて小さくなる 蝸牛がラセン状になるに従い，ラセン板が蝸牛軸から伸びる ラセン板により蝸牛管は前庭階と鼓室階に分けられる 前庭階と鼓室階は蝸牛頂にある蝸牛孔で連絡する 蝸牛水管の開口部より外リンパは脳脊髄液中に排出される
骨半規管	骨迷路の後方部 3つの骨半規管：前・後・外側骨半規管 膨大部：これらの末端が拡張した部分 前骨半規管と後骨半規管は共通の脚をもつ
膜迷路	骨迷路内部にある；内リンパを容れる 4部に分けられる：蝸牛管，球形嚢，卵形嚢，膜半規管
蝸牛管	蝸牛の中にあるラセン状の構造物 蝸牛頂にある盲端から始まり，結合管を介し球形嚢と合するところに終わる 管の内膜（ラセン靱帯と血管条）を底辺とする三角形 上壁は前庭階と蝸牛管を分ける前庭膜により形成される 下壁は基底板で形成され，その上にはCorti（コルチ）器がある；鼓室階と蝸牛管を分ける
球形嚢	骨迷路の前庭にある小さな構造物 連嚢管と内リンパ管を介し卵形嚢に連絡する 感覚受容器〔平衡斑（球形嚢斑）〕は球形嚢にある
卵形嚢	骨迷路の前庭にある 感覚受容器〔平衡斑（卵形嚢斑）〕は卵形嚢にある
膜半規管	骨迷路の骨半規管（前・後・外側骨半規管）に相当する 5か所の開口部で卵形嚢に開口する （膨大部）稜とよばれる感覚受容器が膜半規管の膨大部にある

18 構造と境界

内耳の構造（つづき）

右側膜迷路と内耳神経：後内面観
Right membranous labyrinth with nerves: posteromedial view

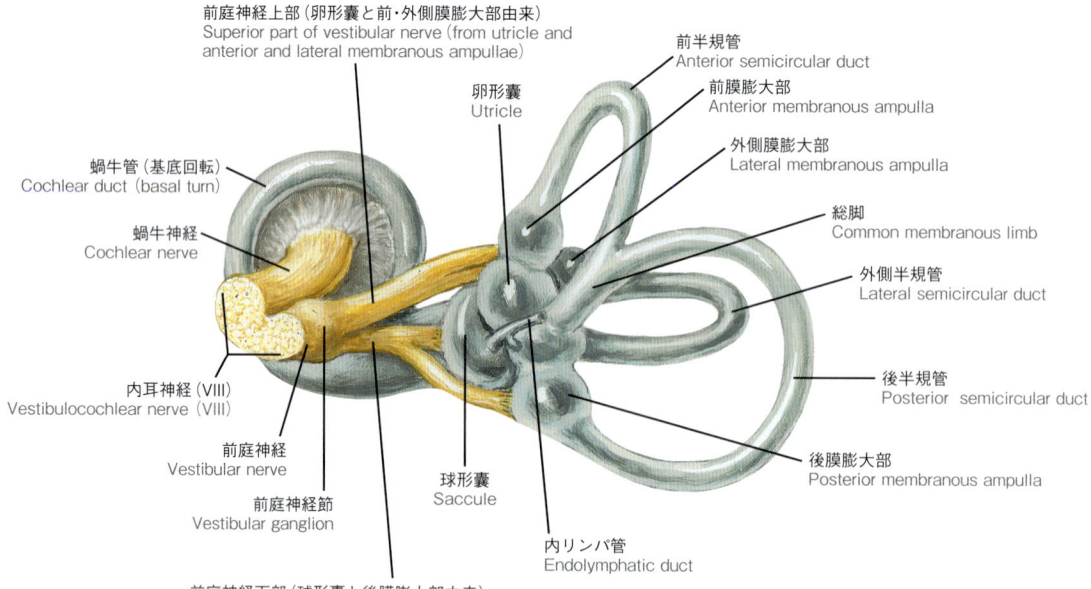

骨迷路と膜迷路：模式図
Bony and membranous labyrinths: schema

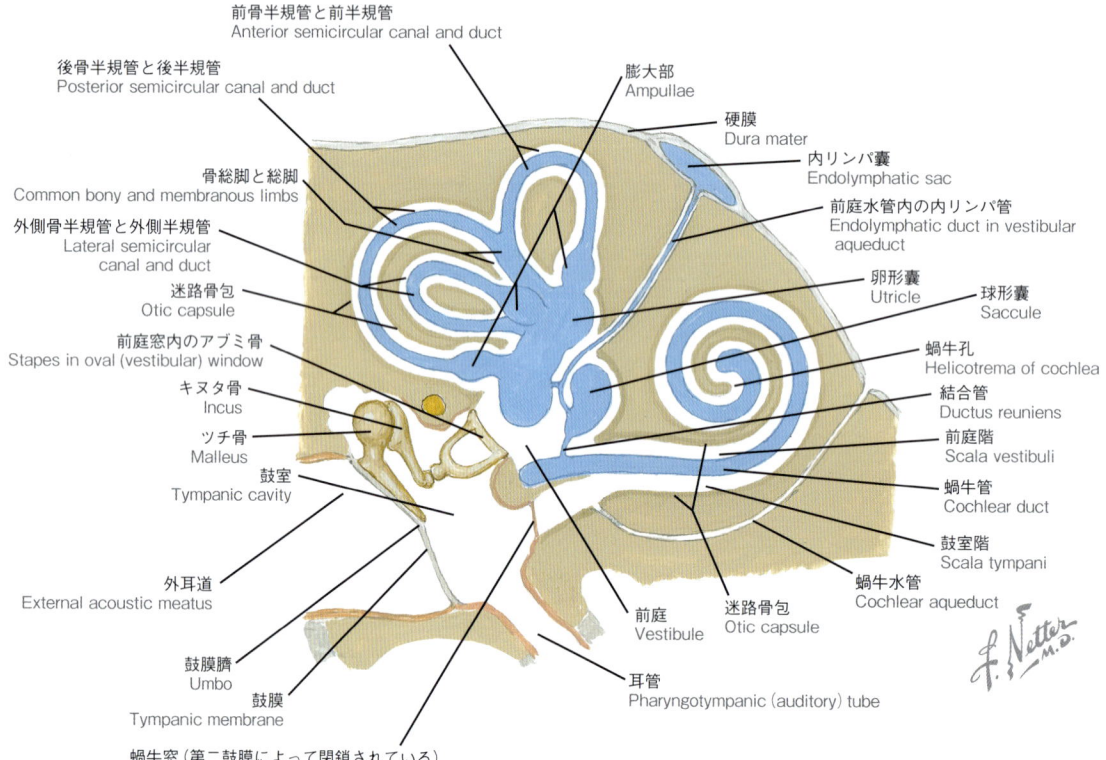

構造と境界

内耳の構造（つづき）

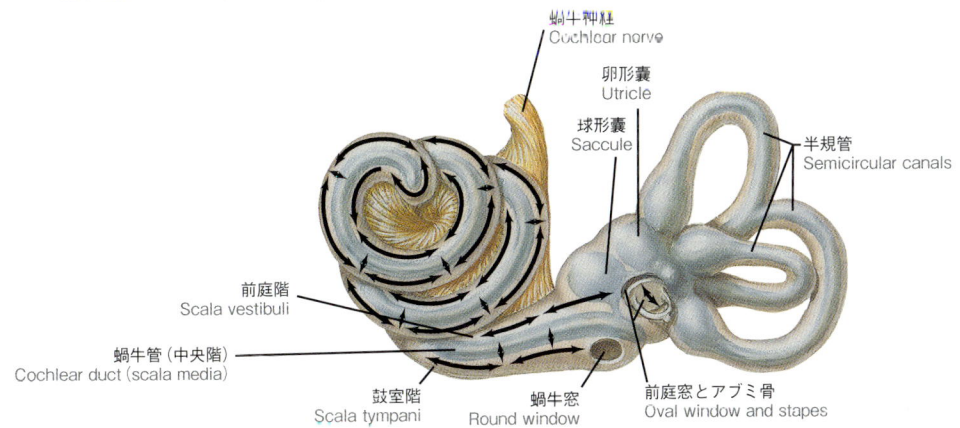

骨迷路内の膜迷路（音波の伝播経路）
Membranous labyrinth within bony labyrinth (path of sound waves)

蝸牛回転を通る断面
Section through turn of cochlea

コルチ器
Spiral organ of Corti

基底板が動くと，有毛細胞の不動毛が外方に移動し，その結果，有毛細胞が脱分極し，求心性神経線維の発火を惹起する．
As basilar membrane moves up, hairs are deflected outward, causing depolarization of hair cells and increased firing of afferent nerve fibers

18 筋

概説

筋	起始	停止	作用	神経支配
鼓膜張筋	耳管の骨部 耳管の軟骨部 蝶形骨大翼	ツチ骨柄	鼓膜を緊張させ，音の振動を弱める	下顎神経（V₃）
アブミ骨筋	鼓室後壁にある錐体隆起	アブミ骨頸	過剰な音の振動を弱める	アブミ骨筋神経（顔面神経の枝）

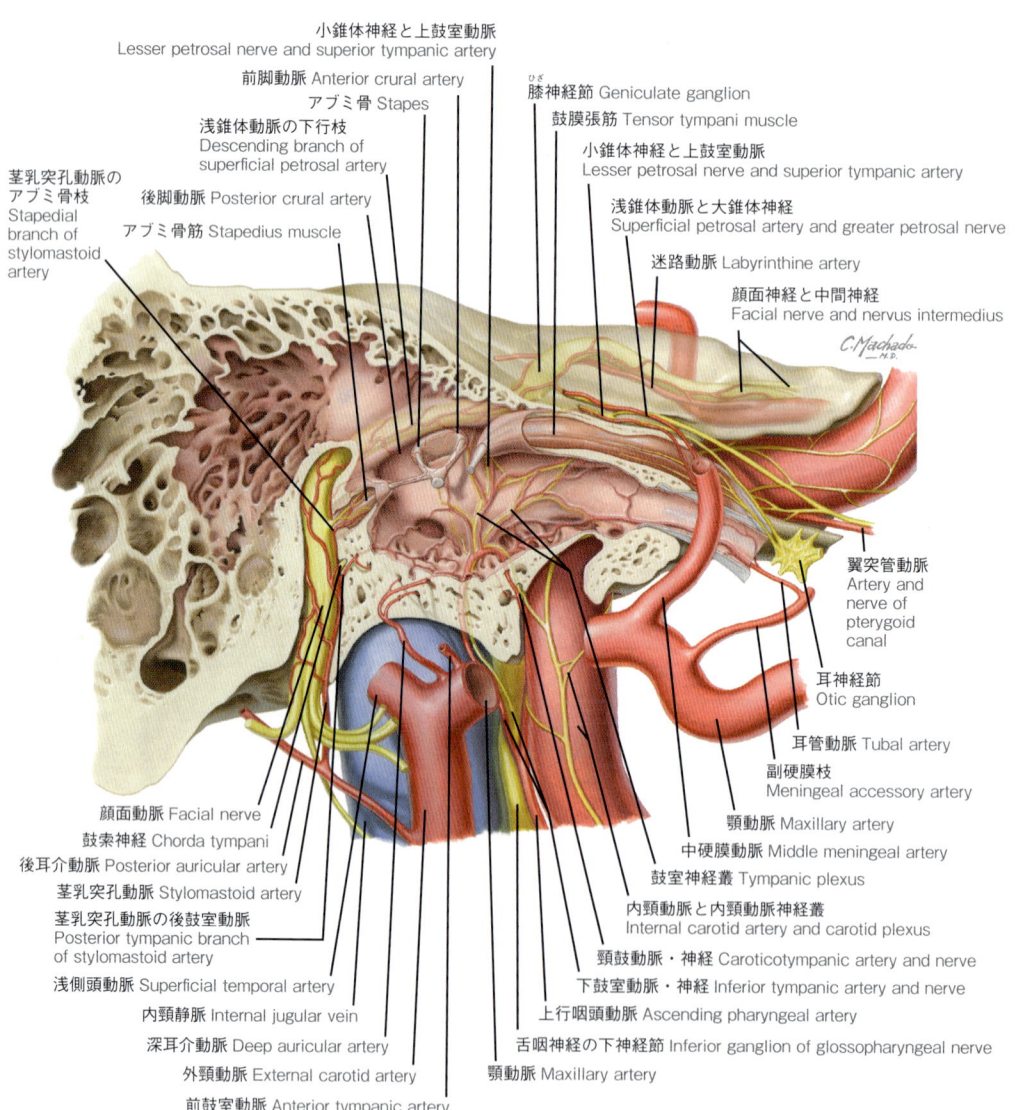

神経支配

外耳の感覚神経支配

神経	由来	走行
大耳介神経	頸神経叢，第二・第三頸神経の前枝でつくられる	Erb（エルブ）点（神経点）で胸鎖乳突筋の後方を走り，その筋に沿って上行し，前枝と後枝に分かれる 後枝は乳様突起部の皮膚，耳介後部，耳甲介，耳垂を支配する
小後頭神経	頸神経叢，第二頸神経の前枝でつくられる	Erb（エルブ）点（神経点）で胸鎖乳突筋の後方を走り，後頭部で胸鎖乳突筋の後方を上行する 耳介後方の頭部に分布する 耳介後方の皮膚を支配する
耳介側頭神経	下顎神経（V₃）の後枝	通常，2根あり，その間を中硬膜動脈が通る 外側翼突筋の直下を後方に走り，下顎頭の内側面につながる 浅側頭動・静脈とともに耳下腺深部で耳介と下顎頭の間を上方に向かう 耳下腺を出ると，頬骨弓を越える 耳珠部の皮膚，耳輪脚，外耳道の前方部，鼓膜の外面を支配する
迷走神経耳介枝	迷走神経の上神経節	内頸静脈の後方を走り，側頭骨に沿って分布する 茎乳突孔の上方で顔面神経管を横切る 乳様突起と側頭骨鼓室部の間で乳突小管に入り，2枝に分かれる： • 1番目の枝は顔面神経からの後耳介神経と合する • 2番目の枝は耳介後面の皮膚と外耳道の後方部を支配する
鼓室神経（舌咽神経の枝）	迷走神経の下神経節からの枝で，側頭骨の岩様部にある	鼓室神経小管を上行し，中耳に入る 中耳では，分枝して鼓室神経叢をつくる 鼓室神経叢は以下の枝を出す： • 耳下腺の副交感性節前線維 • 耳下腺の交感性節後線維 • 鼓膜，耳管を含む中耳腔の感覚神経（主として舌咽神経からの鼓室神経由来）

18 神経支配

外耳の感覚神経支配（つづき）

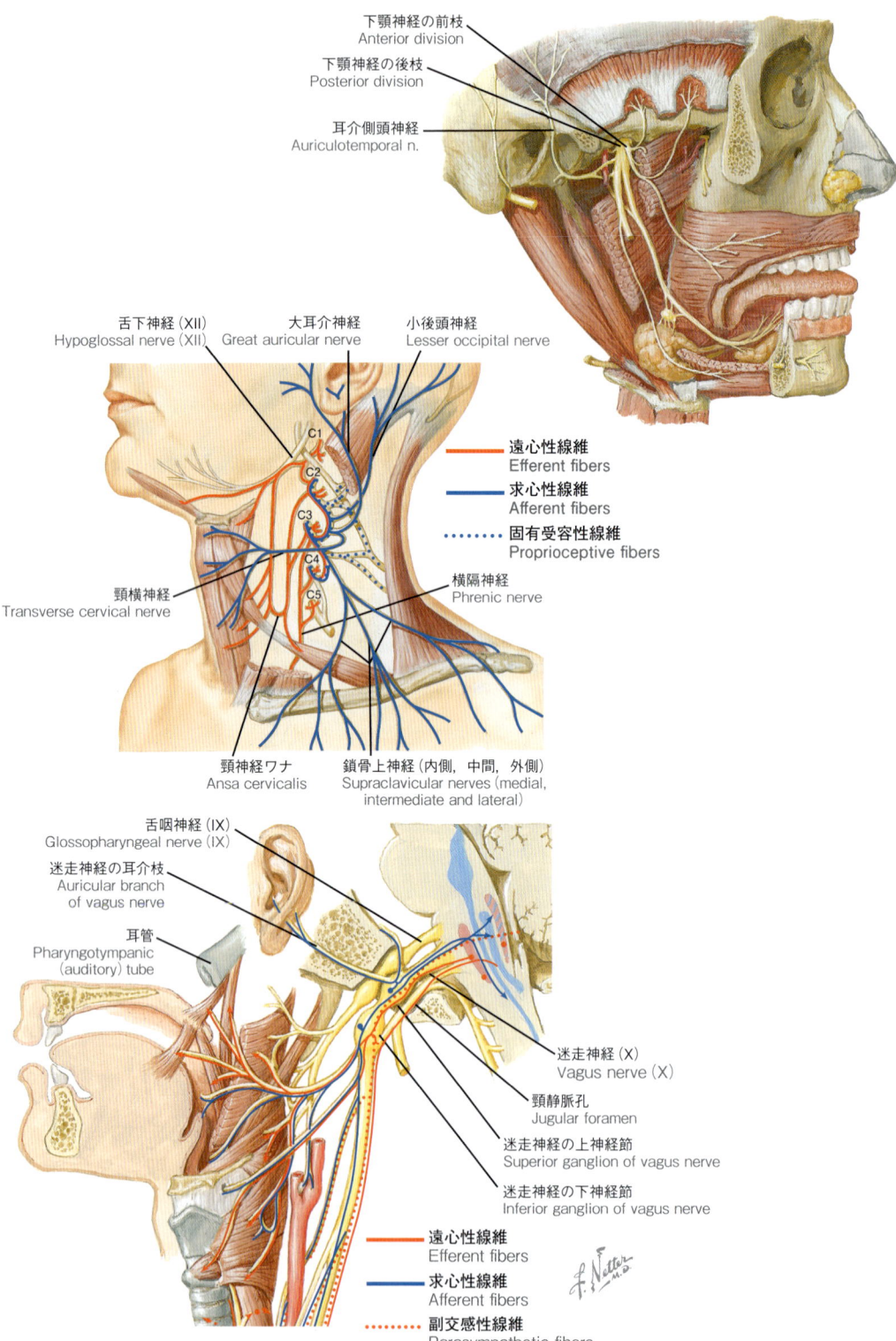

血液供給

中耳の動脈供給

動脈	由来	走行
後耳介動脈	耳下腺内の外頸動脈	乳様突起と耳軟骨の間を上行する 浅側頭動脈と後頭動脈に吻合する途中，耳介と外耳道を栄養する 後耳介動脈から茎乳突孔動脈が起こり，茎乳突孔に入り鼓膜の内面を栄養する
前鼓室動脈	顎動脈(外頸動脈の終枝の1つ)	深耳介動脈と同じ領域で顎動脈から分枝する 顎関節のすぐ後方を上行する 錐体鼓室裂を通り鼓室に入る 鼓膜の外面と鼓室の前方部を栄養する
下鼓室動脈	上行咽頭動脈(外頸動脈の枝)	外頸動脈の他の枝の深部と茎突咽頭筋のさらに上方を上行する 側頭骨岩様部を通り中耳内を走る 鼓室の内側壁を栄養する
上鼓室動脈	中硬膜動脈(顎動脈の枝)	中頭蓋窩の棘孔を通過直後の中硬膜動脈から起こる 鼓膜張筋半管内を走り，鼓膜張筋と半管の骨を栄養する
頸鼓動脈	内頸動脈	頸動脈管口を経て，鼓室の中を通る 中耳を栄養する

18 血液供給

中耳の動脈供給（つづき）

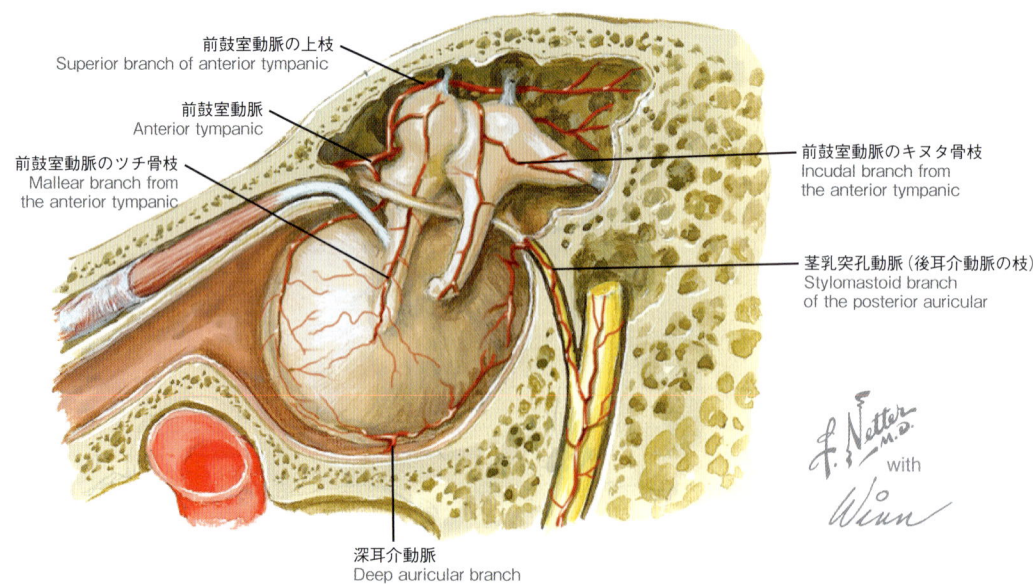

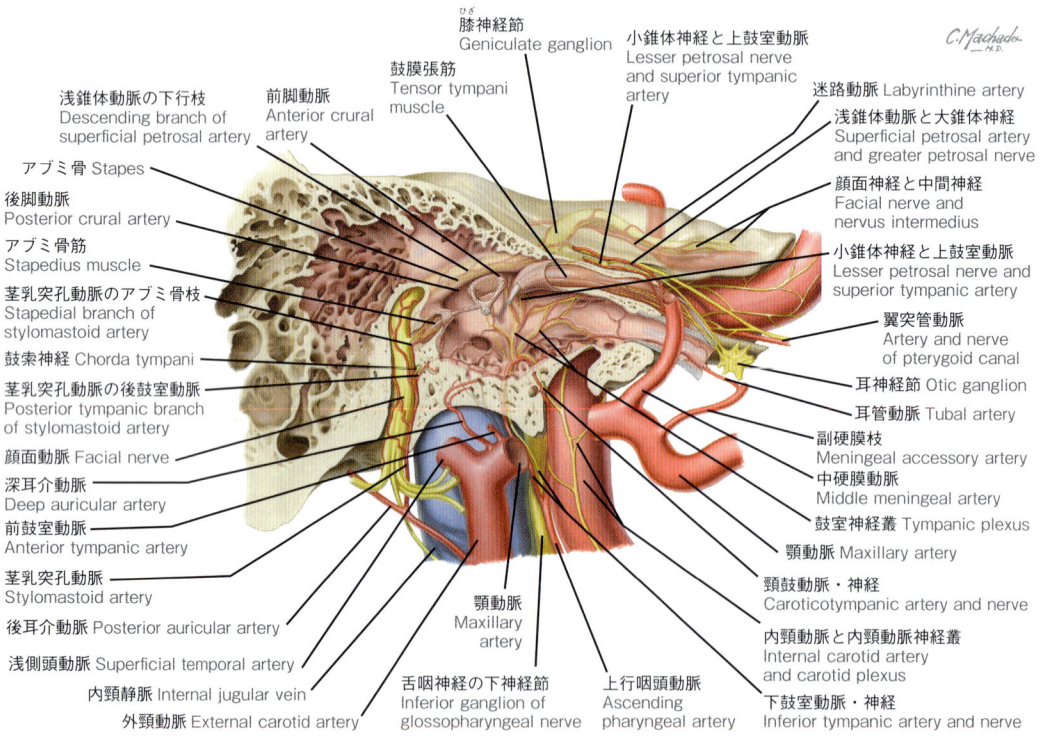

血液供給

内耳の動脈供給

動脈	由来	走行
迷路動脈	Willis（ウィリス）動脈輪をつくる脳底動脈	内耳道を走り，ここで蝸牛を栄養する総蝸牛動脈と前庭を栄養する前庭動脈に分かれる
後耳介動脈	耳下腺内の外頸動脈	乳様突起と耳軟骨の間を上行する 浅側頭動脈と後頭動脈と吻合する 後耳介動脈から茎乳突孔動脈が起こり，茎乳突孔に入り内耳に続く 浅側頭動脈と後頭動脈に吻合する途中，耳介と外耳道を栄養する 茎乳突孔動脈は鼓膜の内面と鼓室の後部を栄養する；内耳の栄養供給を補助する

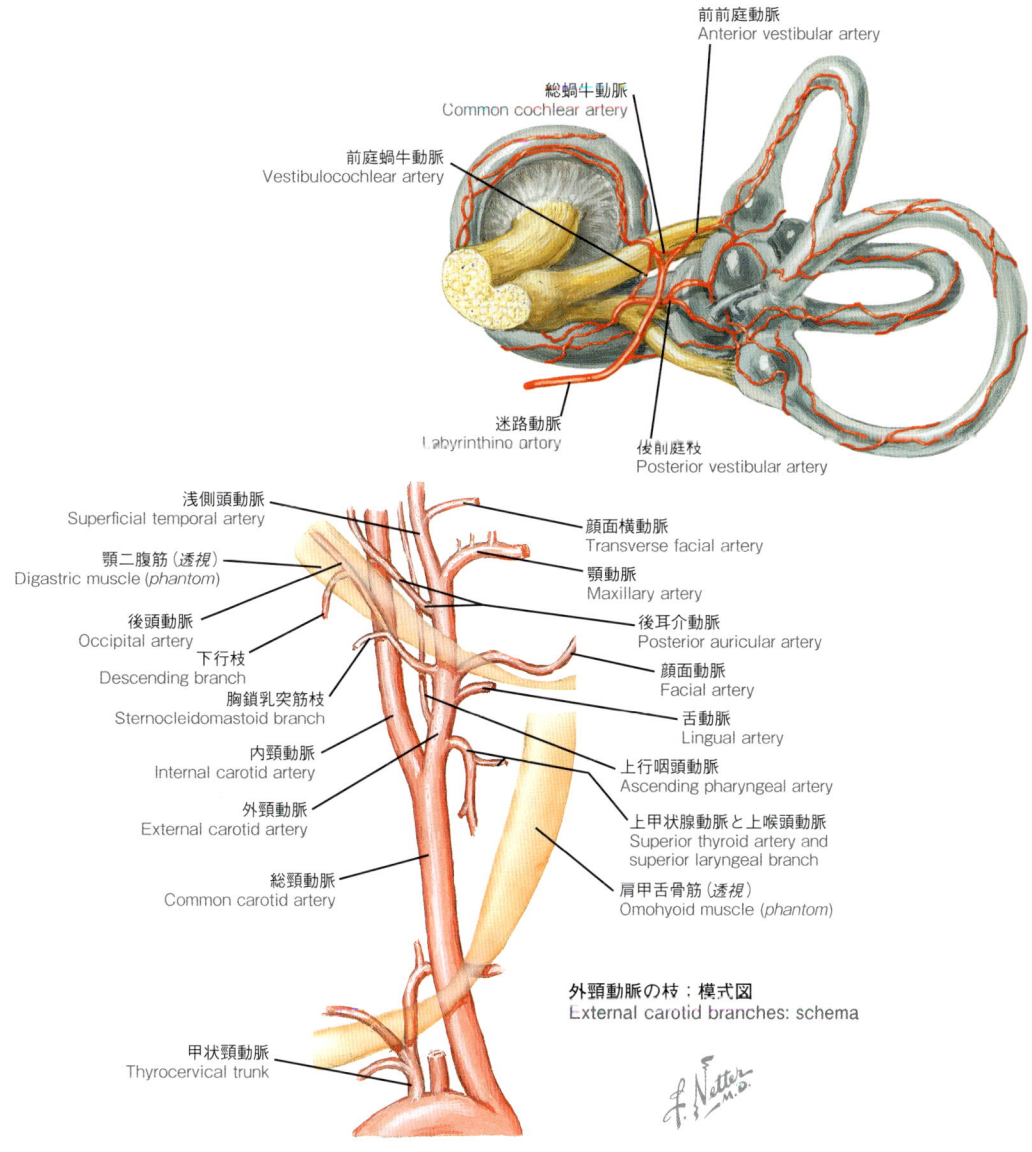

External carotid branches: schema
外頸動脈の枝：模式図

18 血液供給

外耳の静脈排出路

静脈	解説
浅側頭静脈	耳介側頭神経に沿って側頭骨の頬骨突起の後方を下行し，耳下腺の実質内に入る 顎静脈とつながり下顎後静脈となる その過程で耳介からの支流を受ける
後耳介静脈	後頭静脈と浅側頭静脈でつくられる静脈叢から起こる 耳介の後方を下行し，下顎後静脈の後部につながり，外頸静脈となる その過程で耳介，外耳道，鼓膜の血液を集める茎乳突孔静脈（後耳介静脈の枝）からの血液を受ける
顎静脈	対をなす場合もある短い静脈で，翼突筋静脈叢の支流を集める 耳下腺の実質内に入り，蝶下顎靱帯と下顎頸の間を後方に走る 浅側頭静脈とつながり，下顎後静脈となる 外耳道と鼓膜の血液排出を補助する
翼突筋静脈叢	顎動脈の第2区と第3区に相当する大きな静脈網 顎動脈と同名の静脈が流れ込む 支流が集まって最終的に短い顎静脈となる 海綿静脈洞，咽頭静脈叢，顔面静脈（深顔面静脈を介して），および眼静脈と交通する 外耳道の血液排出を補助する
横静脈洞	深部の静脈洞の1つで，脳からの血液排出を補助する 鼓膜からの血液を受ける

中耳の静脈排出路

静脈	解説
翼突筋静脈叢	顎動脈の第2区と第3区に相当する大きな静脈網 顎動脈と同名の静脈が流れ込む 支流が集まって最終的に短い顎静脈となる 海綿静脈洞，咽頭静脈叢，顔面静脈（深顔面静脈を介して），および眼静脈と交通する 鼓室の血液排出を補助する
上錐体静脈洞	深部の静脈洞の1つで，側頭骨岩様部の上縁を走り，脳からの血液排出を補助する 鼓室からの血液を受ける

内耳の静脈排出路

静脈	解説
迷路静脈	蝸牛と前庭から始まり，迷路動脈に沿って内耳道を内側に走る 上錐体静脈洞に注ぐ

血液供給

静脈排出路

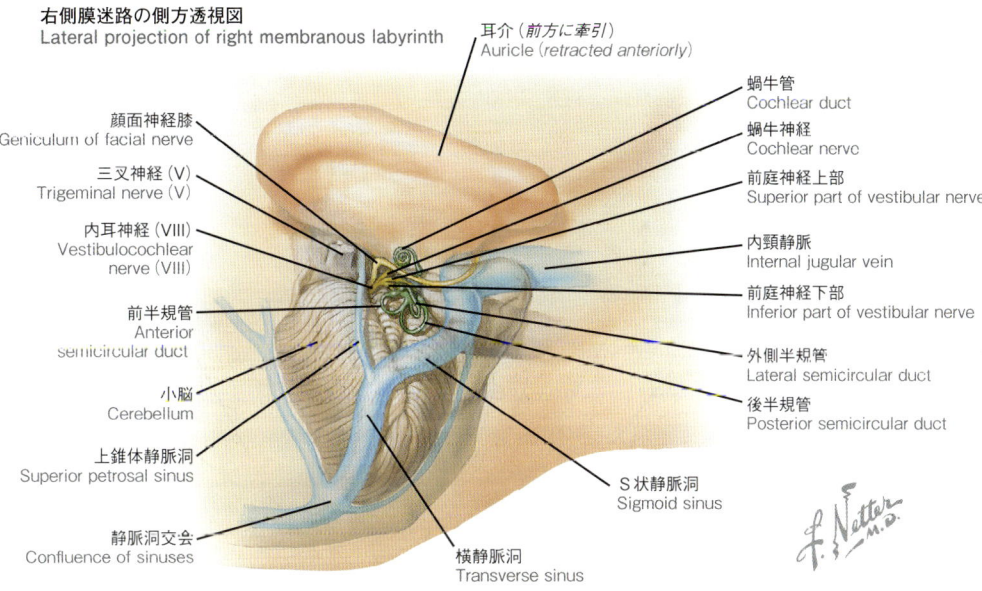

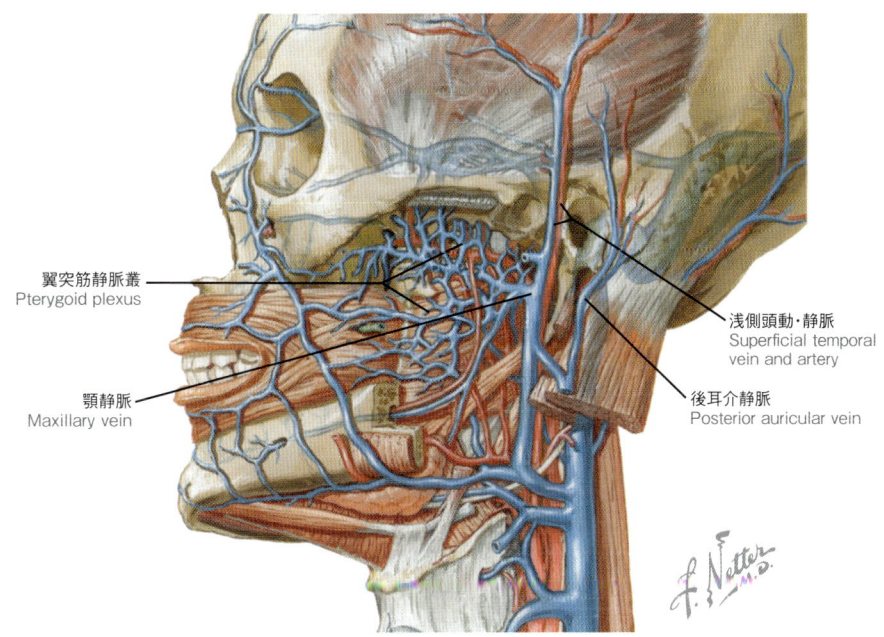

18 臨床との関連

急性外耳炎

外耳の耳介と外耳道に起こる感染または炎症で，耳痛 (otalgia) を引き起こす．
水泳耳ともよばれる．
黄色ブドウ球菌と緑膿菌の感染によって発症することが多い．

病因

水泳による過度の水分により外耳道の耳垢が除去されることによる．
耳垢は外耳道を健康的に保つのに役立っているので，耳垢がなくなると外耳道は細菌感染しやすくなる．

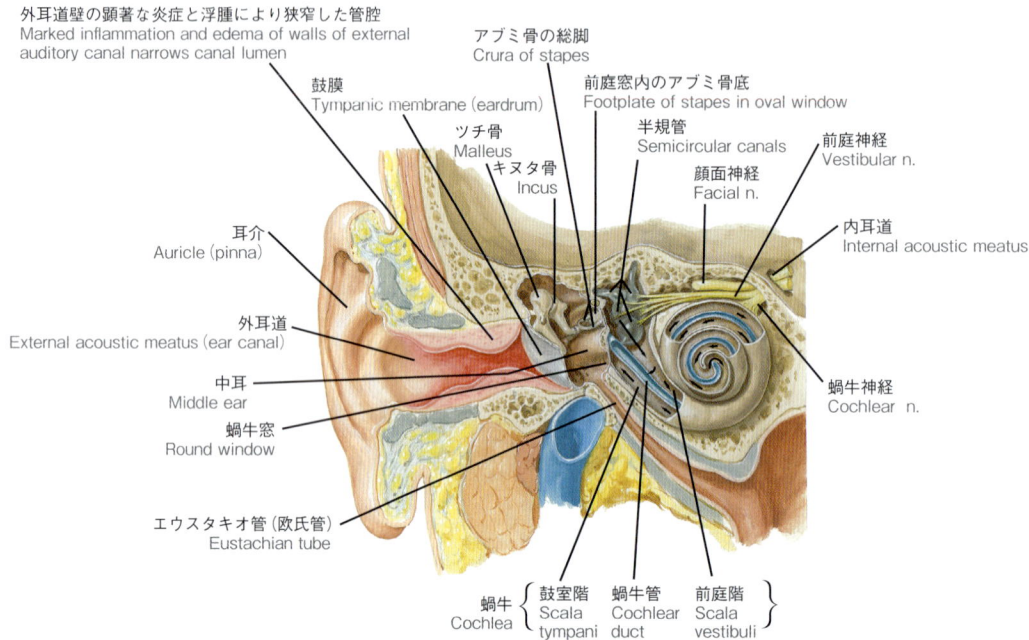

外耳炎では，炎症・浮腫・排膿は外耳道とその壁に限局する
In otitis externa, inflammation, edema, and discharge are limited to external auditory canal and its walls

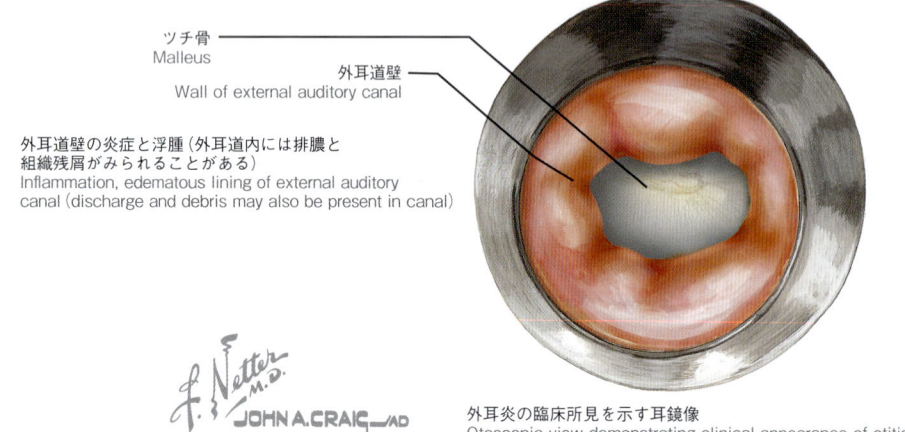

外耳炎の臨床所見を示す耳鏡像
Otoscopic view demonstrating clinical appearance of otitis externa

臨床との関連

急性中耳炎

中耳の炎症．

小児に多い．

肺炎レンサ球菌とインフルエンザ菌の感染によって発症することが多い．

病因

しばしば耳管の機能障害による．

耳管は鼓室から咽頭鼻部への排膿路であるので，耳管が詰まると鼓室の滲出液が貯留する．

鼓室に滲出液がたまると細菌感染を誘発する．

中耳炎は耳痛（otalgia）としばしば聴覚減退を引き起こす．

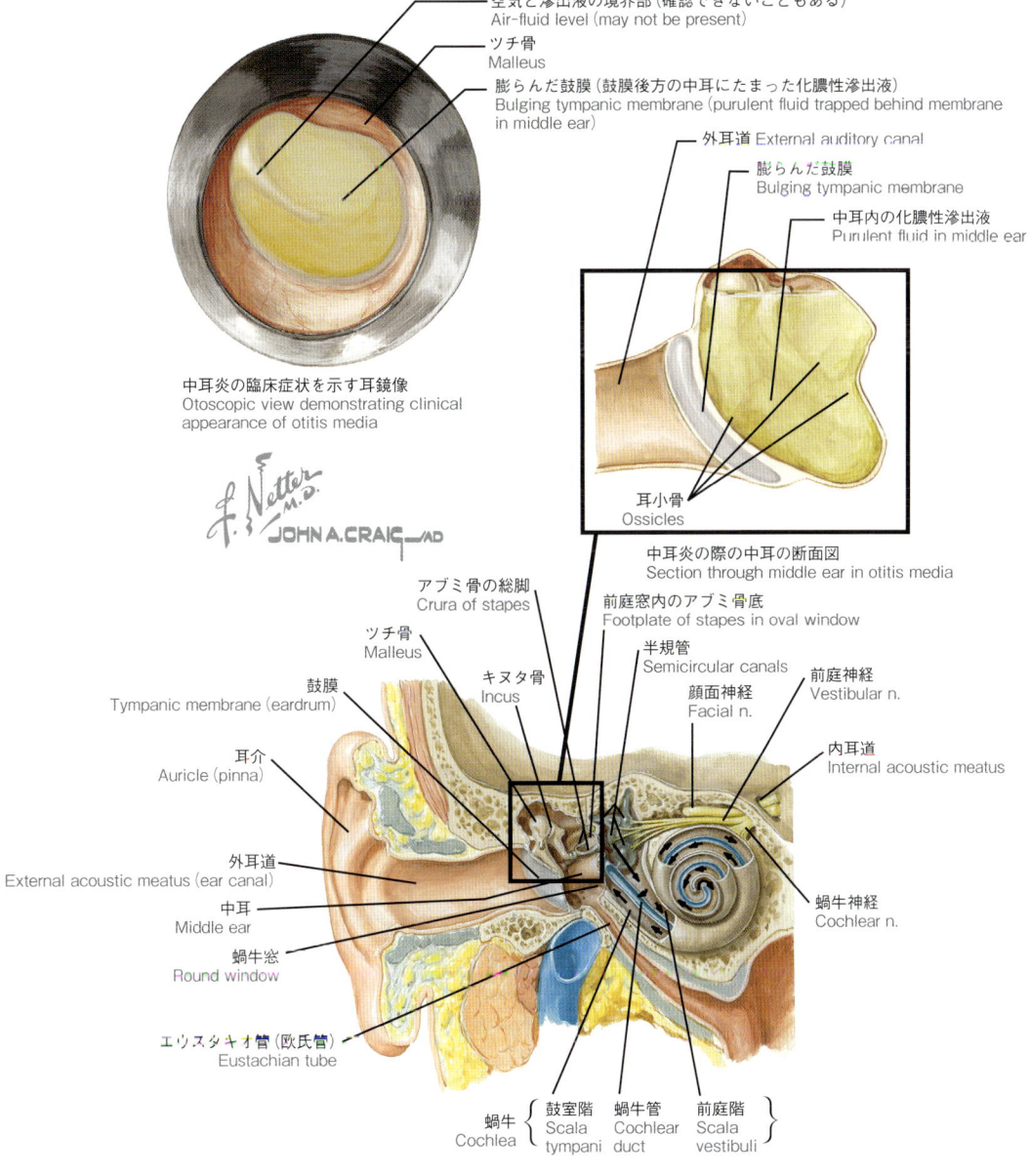

18

18 臨床との関連

乳様突起炎

乳突蜂巣の細菌感染．
成人より小児に多い．

病因
抗菌薬の適用により少なくなったが，以前は感染が中耳腔から乳突蜂巣に波及すると，中耳炎から進展して発症するケースが多く認められた．
乳突蜂巣に炎症が起こると，感染は乳様突起の炎症と骨の破壊を引き起こす．
感染の部位に応じて，聴覚減退（あるいは消失），乳様突起の傷害，硬膜上腔での膿瘍形成を引き起こし，ときには脳に波及する．

治療法
乳突蜂巣への薬剤到達性が低いので，治療は困難である．
抗菌薬が奏効しないときには，排膿路形成のため乳様突起切除術が行われる．
急性中耳炎の合併症のときには，鼓膜切開術（鼓膜切開による中耳腔開口部の形成）を行って排膿する．

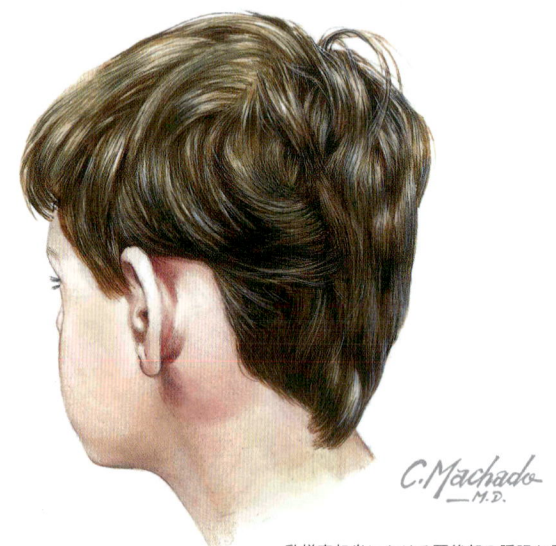

乳様突起炎における耳後部の腫脹と発赤
Swelling and redness posterior to the ear in mastoiditis

CHAPTER 19
眼と眼窩

眼窩の概観と局所解剖	508
眼窩の骨学	510
眼窩の内容	512
臨床との関連	535

19 眼窩の概観と局所解剖

一般的知識

眼窩：頭蓋骨の前方にある錐状の骨のくぼみであり，眼窩骨膜に覆われている．
内容：

- 眼球…視覚に関わる器官
- 外眼筋
- 視神経
- 動眼神経
- 毛様体神経節
- 滑車神経
- 眼神経（V_1）
- 外転神経
- 眼動脈とその枝
- 上・下眼静脈
- 涙器
- 眼窩脂肪体

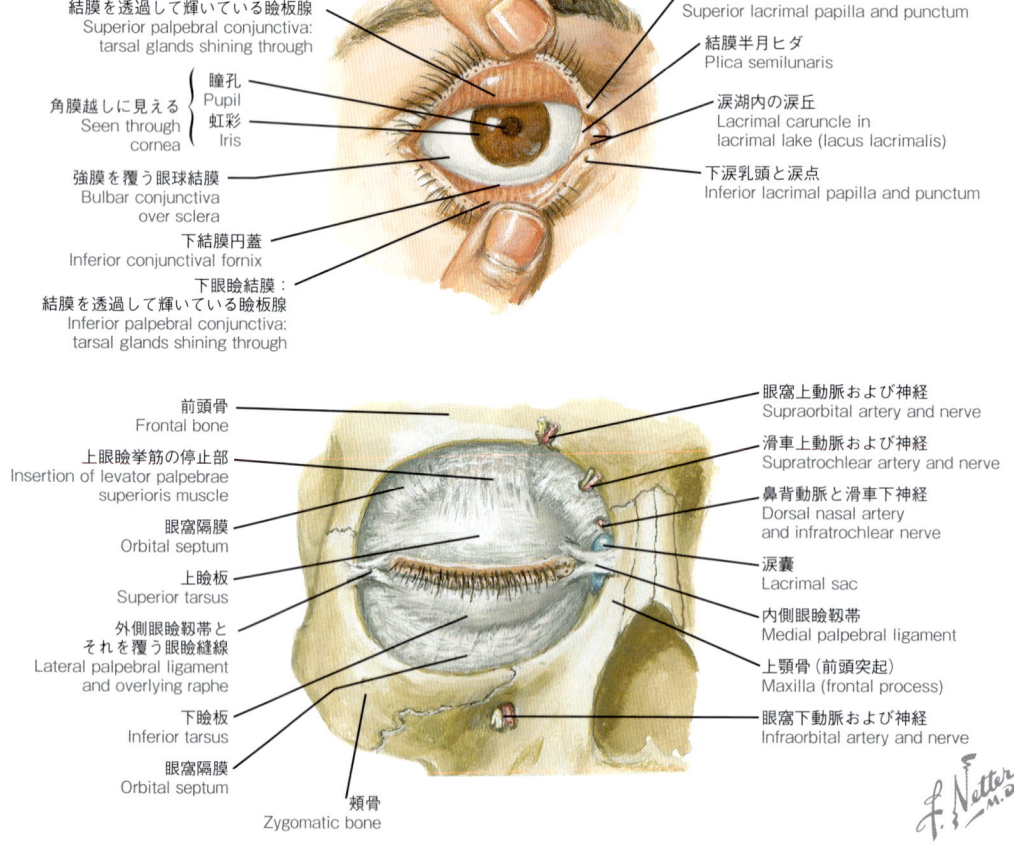

眼窩の概観と局所解剖

一般的知識（つづき）

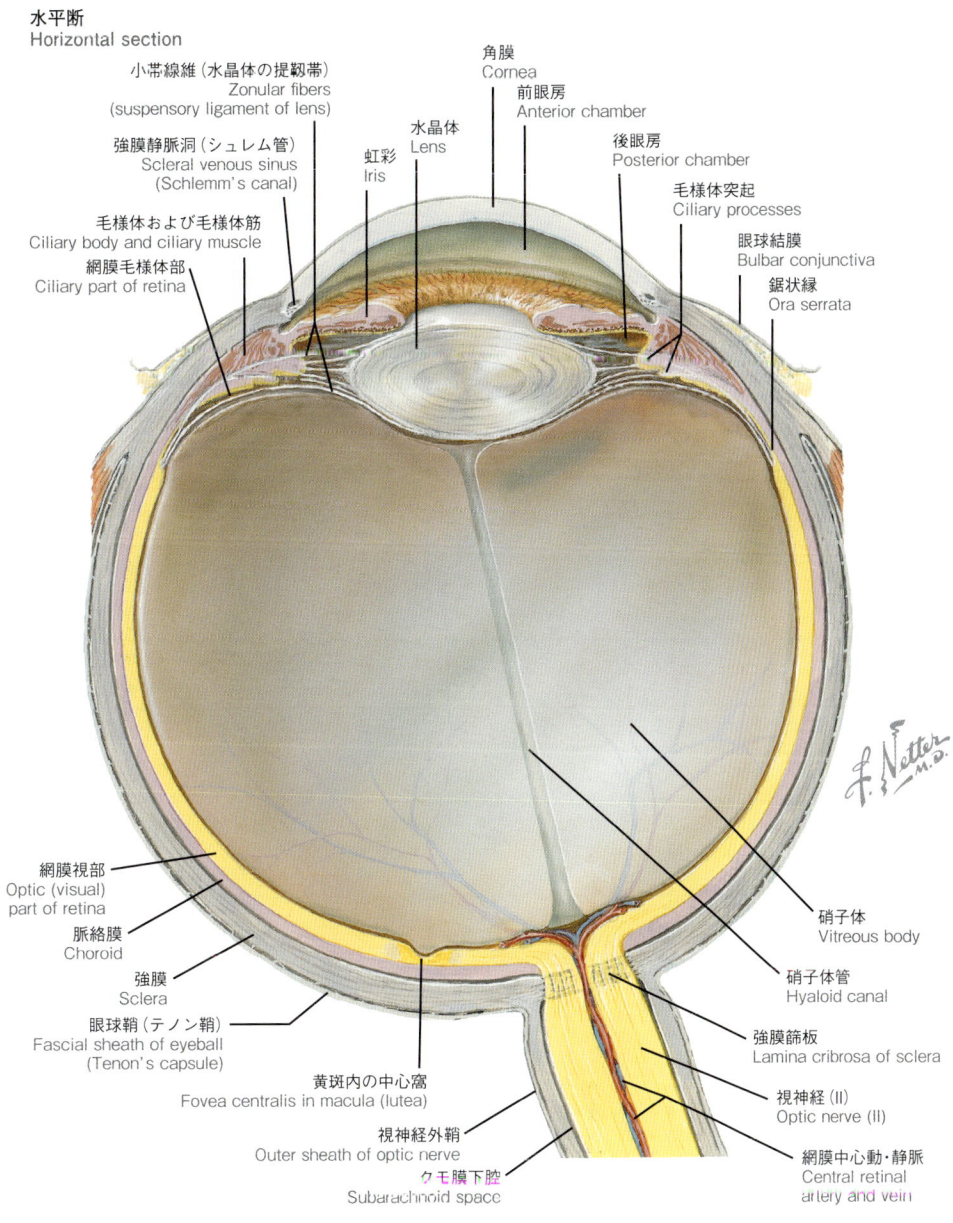

19 眼窩の骨学

眼窩内に開口するもの

開口部	骨壁の構成	通過する構造物
視神経管	蝶形骨小翼	視神経 眼動脈（内頸動脈の枝）
上眼窩裂	以下の間にある： • 蝶形骨大翼 • 蝶形骨小翼	三叉神経の眼神経の主な3つの枝 • 涙腺神経 • 前頭神経 • 鼻毛様体神経 外眼筋を支配する3つの脳神経 • 動眼神経 • 滑車神経 • 外転神経 上眼静脈（海綿静脈洞に注ぐ） 下眼静脈（時に存在…存在すれば海綿静脈洞に注ぐ）
下眼窩裂	以下の間にある： • 蝶形骨大翼 と • 上顎骨と口蓋骨の眼窩部	眼窩下神経（三叉神経の眼神経の枝） 眼窩下動脈（顎動脈の枝） 眼窩下静脈（翼突筋静脈叢に注ぐ） 頬骨神経（三叉神経の上顎神経の枝） 翼突筋静脈叢につながる下眼静脈の枝（存在すれば）
眼窩上孔（時に切痕としてみられる）	前頭骨	眼窩上神経（三叉神経の眼神経の枝） 眼窩上動脈（眼動脈の枝） 眼窩上静脈（眼角静脈に注ぐ）
眼窩下溝と眼窩下孔	上顎骨	眼窩下神経（三叉神経の上顎神経の枝） 眼窩下動脈（顎動脈の枝） 眼窩下静脈（翼突筋静脈叢に注ぐ）
頬骨孔（1～2つ）	頬骨	頬骨側頭枝（三叉神経の上顎神経の枝） 頬骨顔面枝（三叉神経の上顎神経の枝）
鼻涙管	涙骨	前篩骨神経（三叉神経の眼神経の枝） 前篩骨動脈（眼動脈の枝） 前篩骨静脈（上眼静脈に注ぐ）
前篩骨孔	以下の間にある： • 前頭骨と • 篩骨	前篩骨神経（三叉神経の眼神経の枝） 前篩骨動脈（眼動脈の枝） 前篩骨静脈（上眼静脈に注ぐ）
後篩骨孔	以下の間にある： • 前頭骨と • 篩骨	後篩骨神経（三叉神経の眼神経の枝） 後篩骨動脈（眼動脈の枝） 後篩骨静脈（上眼静脈に注ぐ）

眼窩の骨学

眼窩口を構成する骨

前頭骨
頬骨
上顎骨

眼窩を構成する壁面

上壁	前頭骨（眼窩面） 蝶形骨小翼
下壁	上顎骨 頬骨 口蓋骨（眼窩突起）
内側壁	篩骨（眼窩板） 涙骨 蝶形骨 上顎骨
外側壁	頬骨 蝶形骨大翼

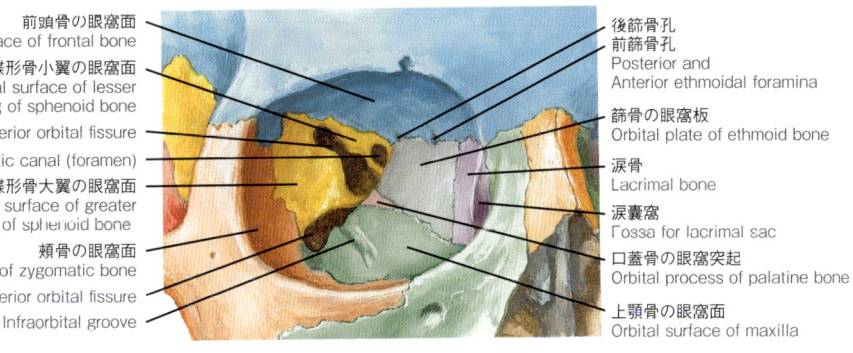

右の眼窩：やや外側より見た前方観
Right orbit: frontal and slightly lateral view

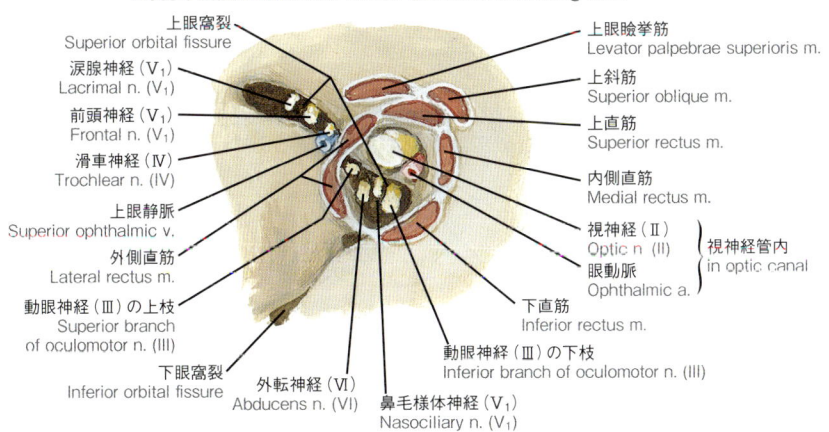

筋の付着部位と眼窩に入る神経血管
Muscle attachments and nerves and vessels entering orbit

眼と眼窩／EYE AND ORBIT

19 眼窩の内容

眼球

眼球：眼窩の前方部に存在している直径約2.5cmの丸い球体である．

眼球鞘〔Tenon（テノン）鞘〕とよばれる薄い膜に包まれている：

- 眼球を支持するためにある．
- 眼球運動できるようになっている．

眼球は3層より構成される：

- 強膜
- ブドウ膜
- 網膜

眼球前区と眼球後区に分けられる：

眼球前区

眼房水で満たされている．

虹彩により前眼房と後眼房に分けられる．

毛様体から分泌された眼房水は，小柱網を経てSchlemm（シュレム）管を通って，最終的には上眼静脈へと吸収される．

眼内圧は眼球前区で測定され，10～20mmHgである．

眼球後区

硝子体液で満たされている．

硝子体眼房とよばれている．

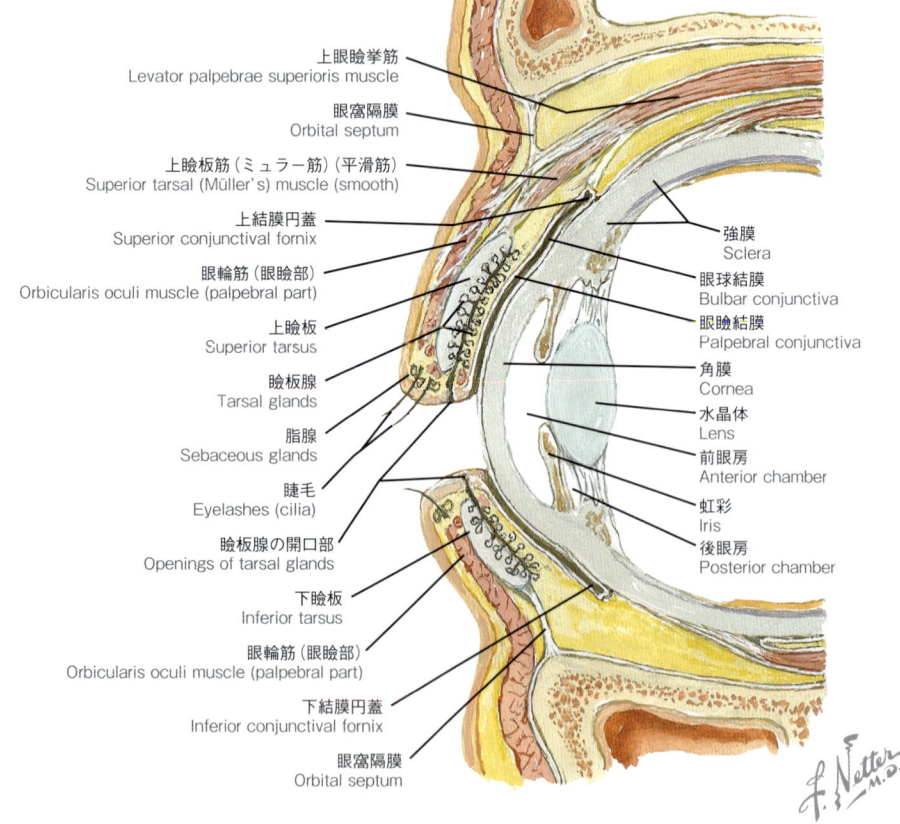

眼窩の内容

眼球（つづき）

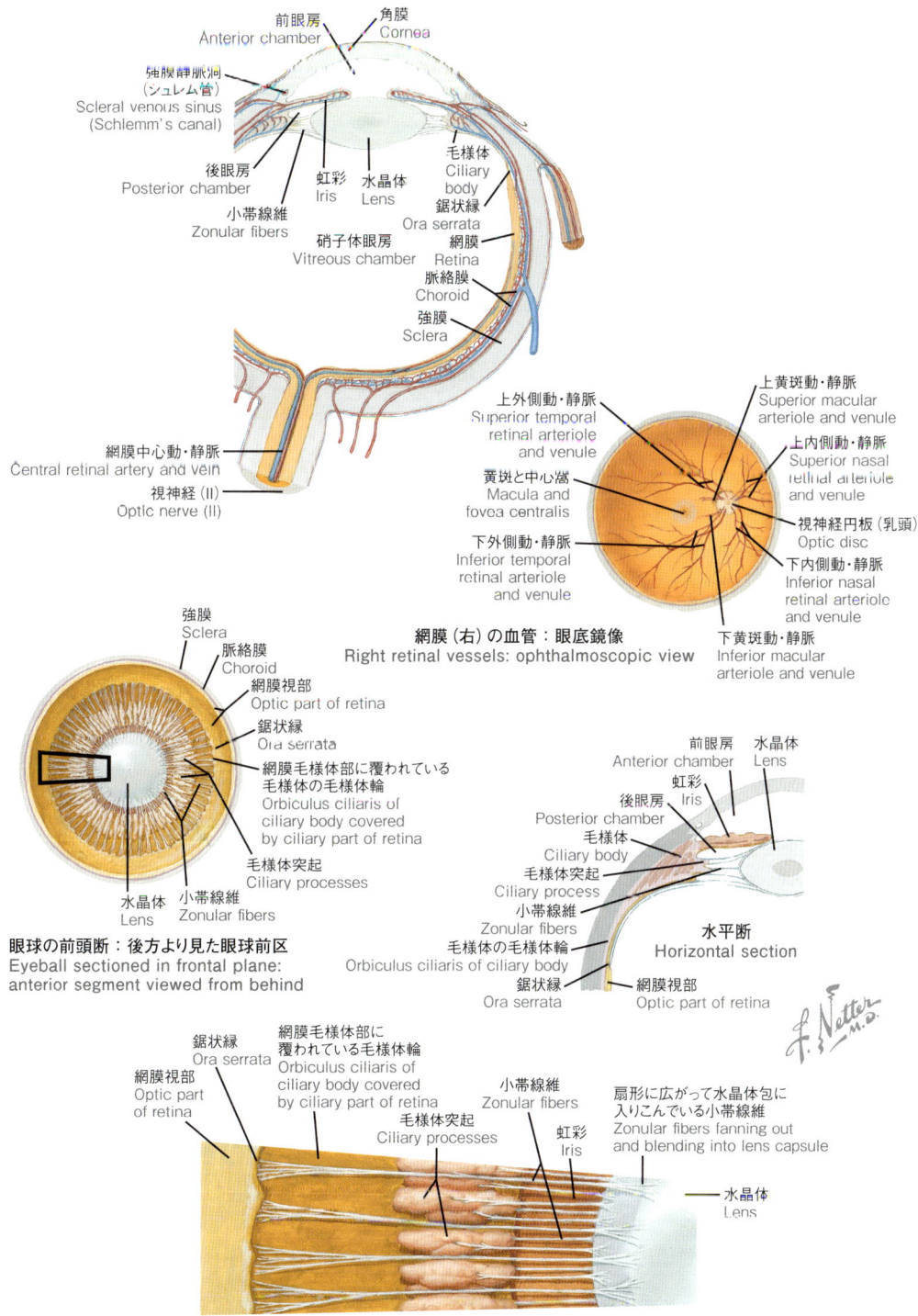

19 眼窩の内容

眼球の構成

強膜
最外層にあり，線維に富む．
前方部の透明な角膜を除いて，その周囲全体の白い部分．

ブドウ膜
脈絡膜，毛様体，虹彩よりなる．

脈絡膜
強膜と網膜の間にある血管に富む黒い膜．
視神経の領域から前方に鋸状縁（網膜視部の前方の境界）の近くの毛様体まで後ろ全体に広がっている．

毛様体
脈絡膜と虹彩の間に存在する．
輪状であり，透明な線維によって靱帯を形成し水晶体を支える．
内部に毛様体筋があり，水晶体の形を変える．

虹彩
中心に開口部（瞳孔）をもつ薄い円板状の構造．
眼房水を前眼房（虹彩よりも前方）と後眼房（虹彩と水晶体の間）に分けている．
瞳孔括約筋と瞳孔散大筋があり，対光反射により瞳孔の形を変える．

水晶体
虹彩の後方に存在する．
透明な両凸レンズ状の構造で，焦点調節の機能を担う．
毛様体と提靱帯（チン小帯）で連結している．

網膜
眼球の最内層を構成する．
薄く血管に富む．
網膜の後方には3つの領域がある：
- 視神経円板（乳頭）
- 黄斑
- 中心窩

視神経円板（乳頭）
視神経が網膜に入る場所で，盲点とよばれる．
網膜中心動脈は視神経円板を通って眼球に入り，上枝と下枝に分かれる．

黄斑と中心窩
黄斑…視神経円板の外側にある．
くぼんでおり，黄色味がかっている領域で，中心に中心窩がある．
中心窩…最も視力のよいところで，錐体視細胞が密に存在する．

眼窩の内容

筋

外眼筋に関連する眼窩の筋					
筋	起始	停止	作用	神経	備考
上眼瞼挙筋	蝶形骨（小翼）	上眼瞼の皮膚	上眼瞼の挙上	動眼神経の上枝 上瞼板筋（平滑筋）への交感神経	眼輪筋の眼瞼部と拮抗する 上瞼板に停止する平滑筋があり，これは交感神経線維により支配される 交感神経の障害により上眼瞼下垂が起こる

外眼筋					
筋	起始	停止	眼球の動き	神経	備考
上直筋	蝶形骨上の総腱輪	上部強膜	上転 内転 内旋	動眼神経の上枝	制動靭帯を介して上眼瞼挙筋に付き，上眼瞼の挙上を補助する
下直筋		下部強膜	下転 内転 外旋	動眼神経の下枝	制動靭帯を介して下瞼板に付き，下眼瞼の下制を補助する
内側直筋		内側部強膜	内転		外眼筋のなかで最も内側に位置する
外側直筋		外側部強膜	外転	外転神経	外転神経麻痺により障害を受ける
上斜筋	蝶形骨体および上直筋の腱の付着部	後外側部強膜の上部	下転 外転 内旋	滑車神経	腱が滑車（線維軟骨性）の中を通過する
下斜筋	上顎骨（涙嚢溝の外側）	後外側部強膜の下部	上転 外転 外旋	動眼神経の下枝	上顎骨に付く唯一の外眼筋

19 眼窩の内容

筋（つづき）

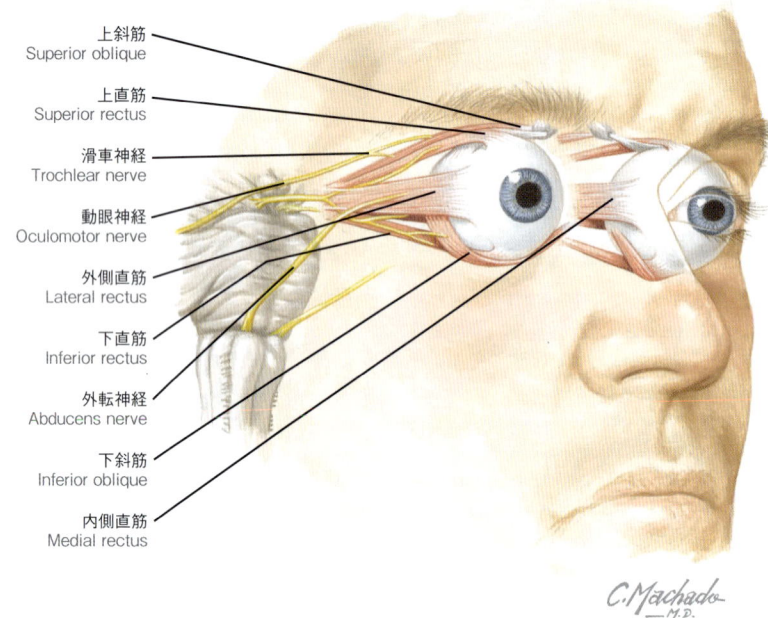

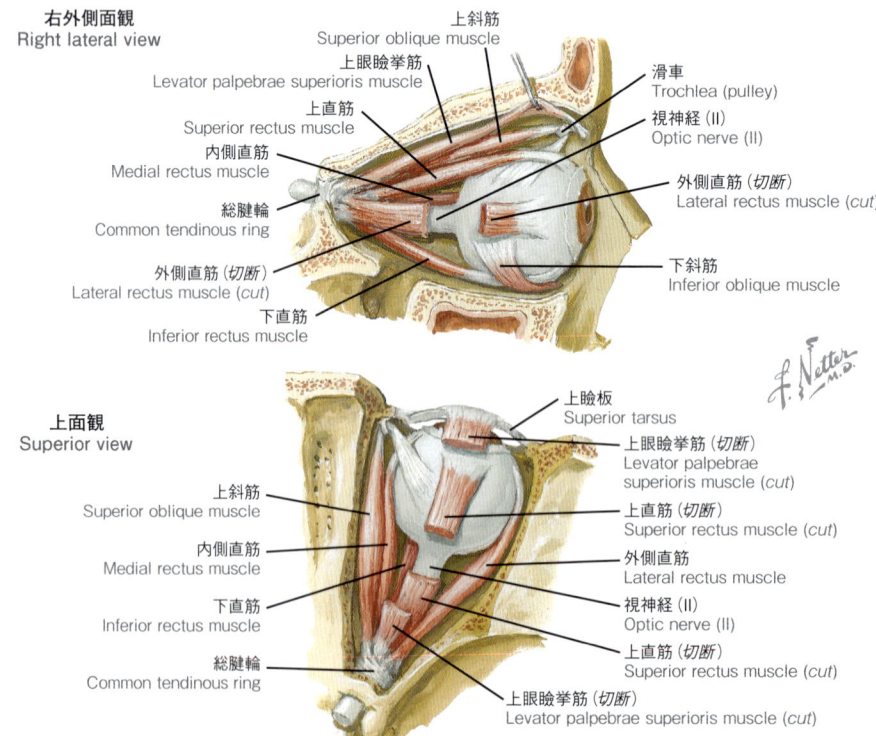

眼窩の内容

筋（つづき）

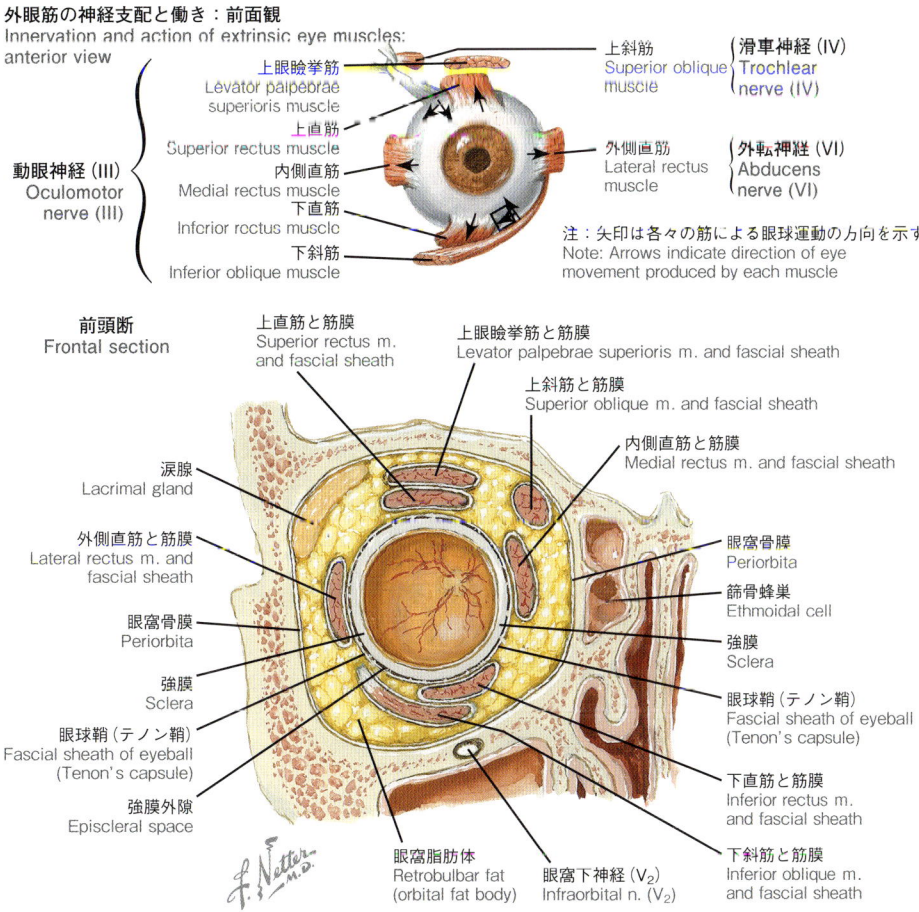

神経支配

眼窩の神経支配	
神経	解説
感覚神経	主な2つの種類 視神経を経由する視覚（特殊体性求心性，SSA） 眼神経（と上顎神経の一部）を経由する一般感覚（一般体性求心性，GSA）
運動神経	主な2つの種類 動眼神経，滑車神経，外転神経を経由する外眼筋への運動神経（一般体性遠心性，GSE） 内眼筋への自律神経（一般内臓性遠心性，GVE）： • 毛様体神経節に関連した副交感神経 • 上頸神経節に関連した交感神経
脳神経	以下の5つの脳神経が眼窩を支配する： • 視神経…視覚 • 動眼神経…外眼筋の運動と内眼筋の自律神経 • 滑車神経…外眼筋の運動 • 三叉神経…一般感覚 • 外転神経…外眼筋の運動

19 眼窩の内容

神経支配（つづき）

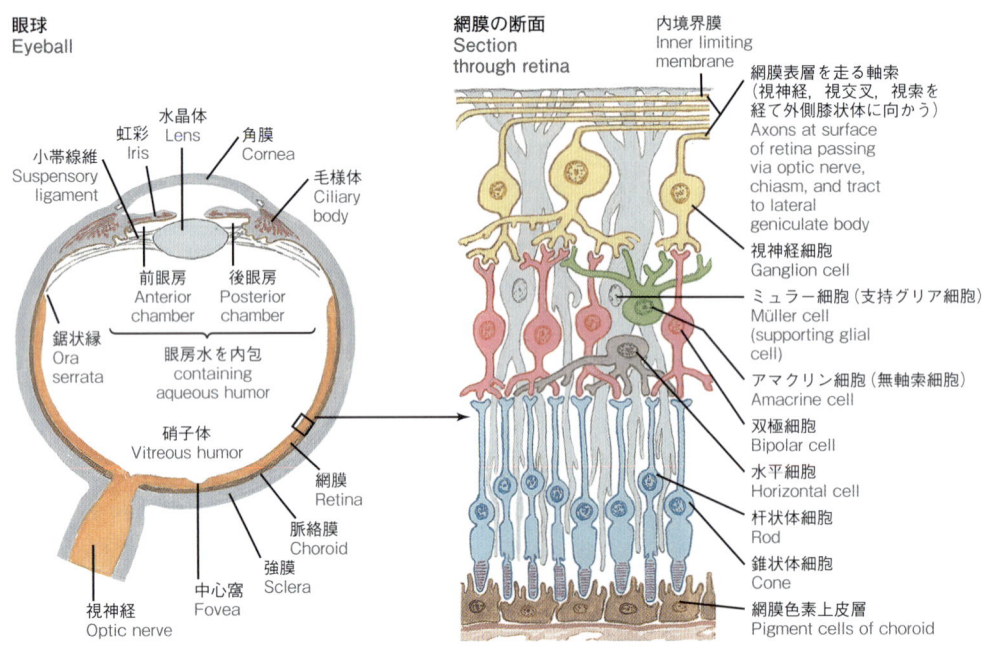

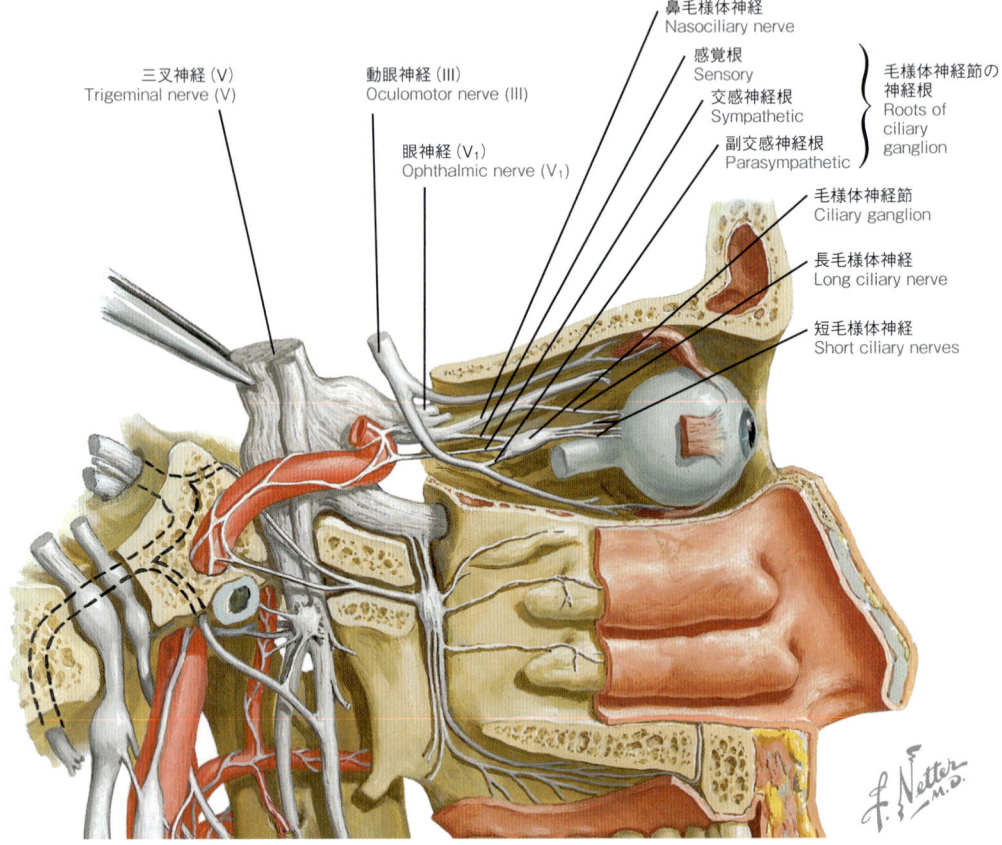

眼窩の内容

神経支配（つづき）

視神経（視覚）
約25mmの長さがあり，外眼筋による眼球運動を許容する．
硬膜の外層とクモ膜の内層で包まれており，前方は眼球に付き，そこで視神経は強膜に入る．後方においては，視神経管のところで眼窩を覆っている眼窩骨膜と融合する．
網膜中心動脈は眼球の後方で視神経に入る．

走行
網膜の視神経細胞からの軸索が視神経を構成し，視神経円板（乳頭）で集まる．
眼球から離れ，眼窩内を後内側方に視神経として走る．
後方で視神経は視神経管を通って頭蓋腔に入る．
2つの視神経は下垂体窩の上にある視交叉で合流する．
視交叉より視索が起こり，視索は視床の外側膝状体に終わるが，その後，後頭葉に終わる視放線を出す．

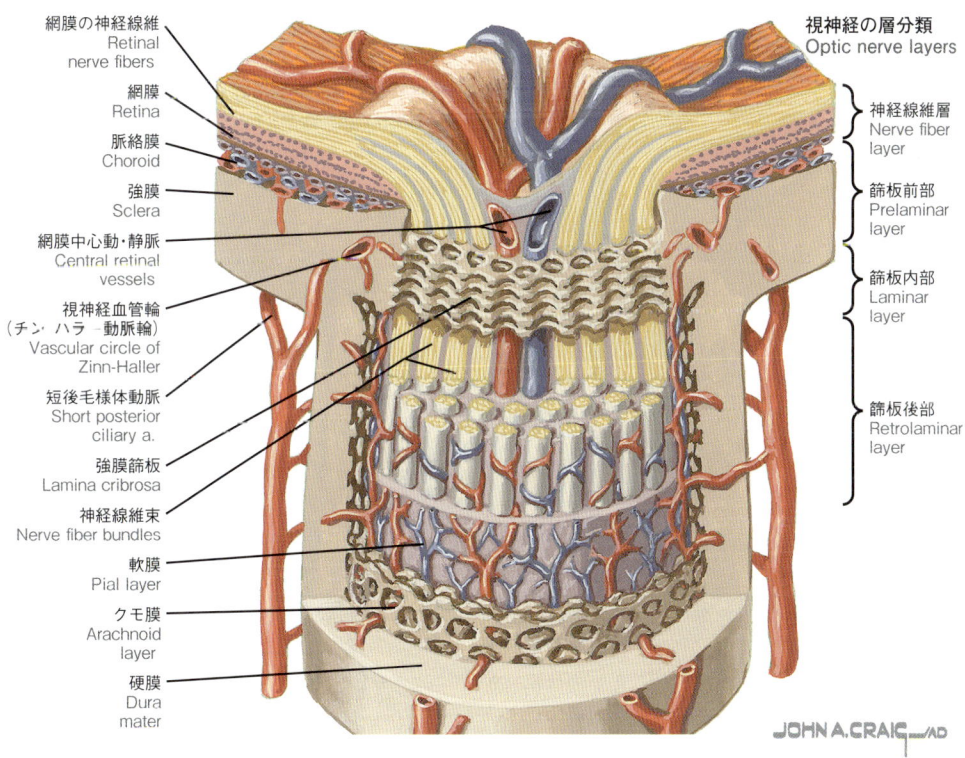

19 眼窩の内容

神経支配（つづき）

一般感覚
三叉神経の眼神経（V₁）
三叉神経の枝で，機能としては感覚を担う 中頭蓋窩で三叉神経より起こる 動眼神経と滑車神経の直下，上顎神経（V₂）の上で，海綿静脈洞の外側壁を前進する 眼窩に入る前に細いテント枝を出す 眼窩に入る直前に，上眼窩裂を通って，次の3つの主な枝に分かれる：涙腺神経，前頭神経，鼻毛様体神経

神経	由来	走行
涙腺神経	眼神経（V₁）	眼神経（V₁）の最も小さな枝 前方に進み，上眼窩裂を通って眼窩に入る 眼窩内では外側直筋の上縁を涙腺動脈とともに進む 涙腺にたどり着く前に，上顎神経（V₂）の枝の頬骨神経と交通し，自律神経線維を受ける 涙腺に入り涙腺と結膜を支配する．その後，眼窩隔膜を貫き，上眼瞼の皮膚を支配する
前頭神経		眼神経（V₁）の最大の枝 前方に進み，上眼窩裂を通って眼窩に入る 眼窩内では眼窩骨膜と上眼瞼挙筋の間を前方に進む 眼窩内のほぼ中央において，2つの終枝に分かれる： • 眼窩上神経 • 滑車上神経
眼窩上神経	前頭神経（三叉神経の眼神経の枝）	上眼瞼挙筋と眼窩骨膜の間を進む 眼窩上孔（切痕）まで前方に続く 眼窩上縁のレベルにおいて，前頭洞に枝を出し，頭皮に沿って上行する 内側枝と外側枝に分かれ，頭皮の頭頂まで上行する
滑車上神経		眼窩内で滑車上動脈と伴走し，滑車に向かって前進する 多くの場合，滑車付近で前頭洞へ枝を出し，眼窩から出ていく 頭皮に沿って上行する．最初，筋よりも深い位置を通り，その後，筋を貫いて頭皮の皮膚を支配する
鼻毛様体神経	眼神経（V₁）	前方に進み，上眼窩裂を通って眼窩に入る 視神経の外側で眼窩に入る 視神経を乗り越えて前内側方に進み，眼窩内側壁に沿って内側直筋と上斜筋の間に位置する 前篩骨孔付近で前篩骨神経と滑車下神経の終枝として終わるまでに，その経路に沿って，毛様体神経節の感覚根，長毛様体神経，後篩骨神経などの枝を出す
毛様体神経節の感覚根	鼻毛様体神経	視神経の外側面を前方に進み，毛様体神経節に入る 短毛様体神経によって眼球に分布する一般感覚性線維を運ぶ
短毛様体神経	毛様体神経節	毛様体神経節から起こり，眼球後面に到達する 眼球に感覚神経を，瞳孔括約筋と毛様体筋に副交感性の節後線維を送る
長毛様体神経	鼻毛様体神経	2～4本の枝があり，前方に進み，眼球の強膜の後部に入る

眼窩の内容

神経支配（つづき）

神経	由来	走行
後篩骨神経	鼻毛様体神経	上斜筋の深部を走り，後篩骨孔の中に入る 蝶形骨洞と後篩骨洞に分布する
前篩骨神経		眼窩内側壁で起こる 前篩骨孔に入り，前篩骨神経管を通って，前頭蓋窩に入る 前・中篩骨洞に分布し，さらに鼻腔に入って分布する 顔面で外鼻枝として終わる
滑車下神経		鼻毛様体神経の終枝の1つ 内側直筋の上縁を前進する 滑車の下方を通過し，内眼角に至る 眼瞼の皮膚，鼻柱，結膜と涙嚢に分布する

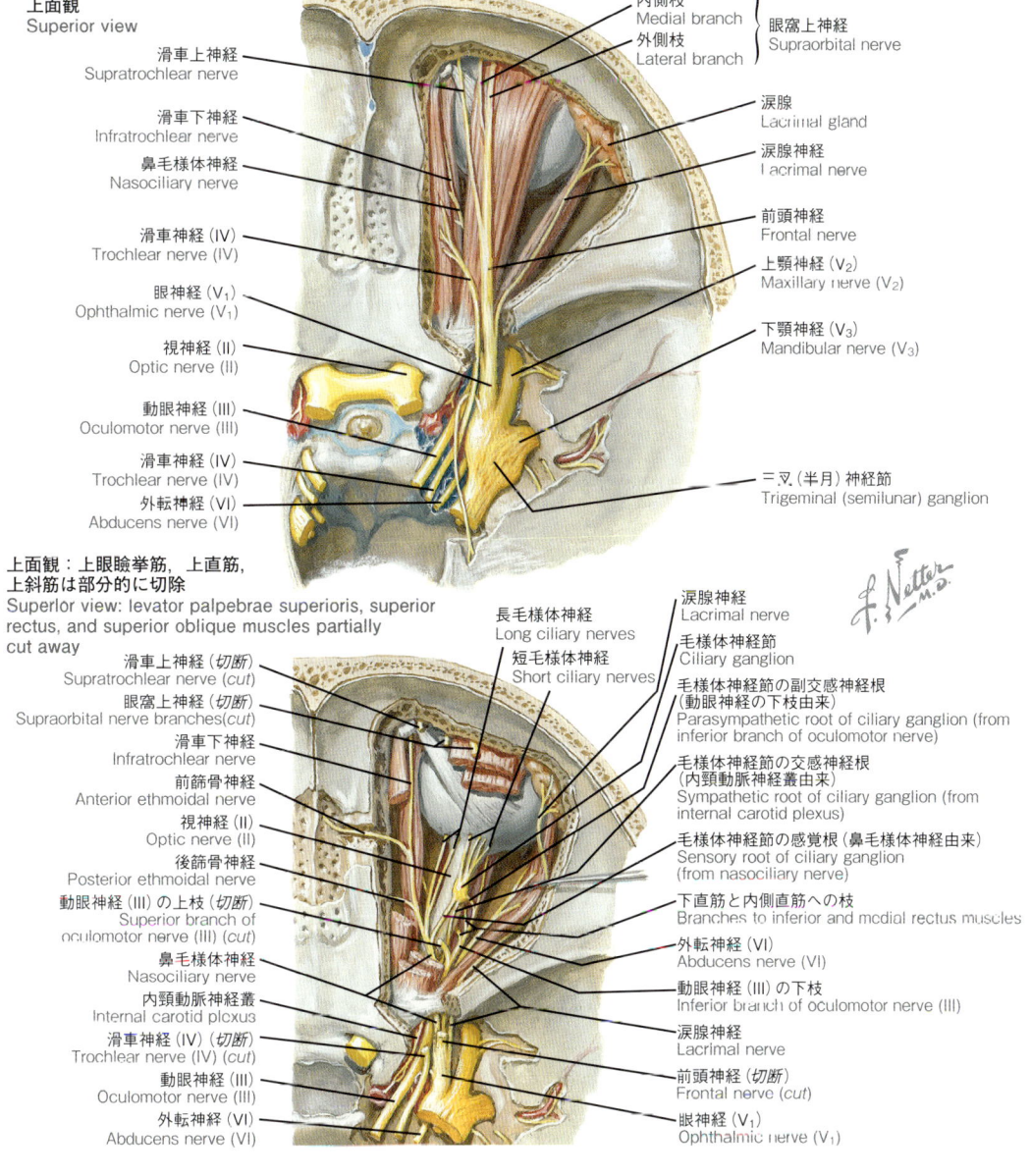

19 眼窩の内容

神経支配（つづき）

一般感覚
上顎神経（V₂）

- 海綿静脈洞の外側壁に沿って進む
- 中頭蓋窩から出る前に，硬膜を支配する硬膜枝を出す
- 中頭蓋窩から正円孔を経て翼口蓋窩に入る
- 翼口蓋窩内では，以下の4つの枝を出す：後上歯槽枝，頬骨神経，翼口蓋神経節への神経節枝，眼窩下神経
- 頬骨神経と眼窩下神経は眼窩内へと続く

神経	由来	走行
頬骨神経	上顎神経（V₂）	下眼窩裂を通って眼窩に入る 眼窩内で頬骨側頭枝と頬骨顔面枝に分かれ，外側壁に沿って進み1〜2個の頬骨孔を通って眼窩を出る
眼窩下神経		上顎神経（V₂）の延長であると考えられている 下眼窩裂を通って眼窩に入る 眼窩下溝と眼窩下管を通って前進し，眼窩下孔を通って顔面に出る 眼窩下管の中で，前上歯槽枝，中上歯槽枝を出す 眼窩下神経は顔面に出た後に，3つの終枝に分かれる： • 下眼瞼枝…下眼瞼の皮膚と結膜に分布 • 鼻枝…鼻翼に分布 • 上唇枝…上唇の皮膚に分布

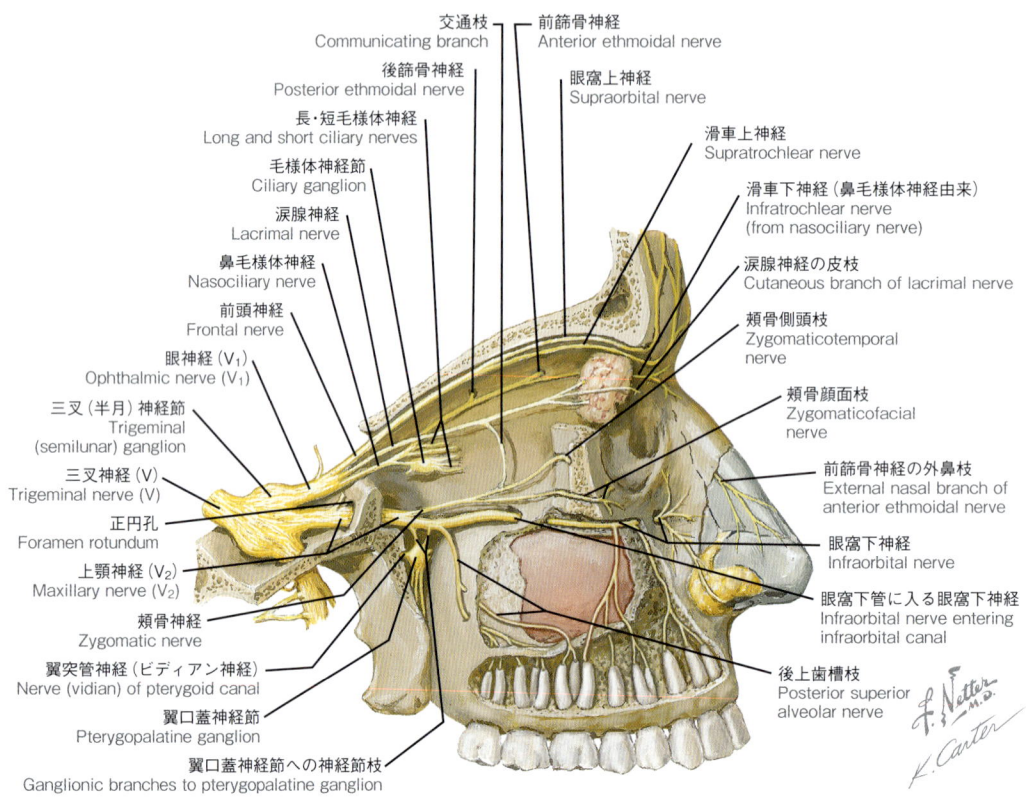

眼窩の内容

神経支配（つづき）

一般運動		
神経	由来	走行
動眼神経（第Ⅲ脳神経）	中脳の腹側面	上眼瞼挙筋の他に，4つの外眼筋（上直筋，下直筋，内側直筋，下斜筋）を支配する また，内眼筋を副交感神経支配する 滑車神経の直上で，海綿静脈洞の外側壁を前進する 眼窩に入る直前に上枝と下枝に分かれる．この2つは上眼窩裂を通って眼窩に入る
動眼神経の上枝	動眼神経	上眼窩裂を経て，眼窩に入る 視神経の上を通り，上直筋の下縁に入る 上直筋を貫き，上眼瞼挙筋の下面に入る枝を出す
動眼神経の下枝		上眼窩裂を経て，眼窩に入る すぐに3つの枝に分かれて，以下に入る： • 内側直筋の外側面 • 下斜筋の上面 • 下直筋の上面 毛様体神経節への副交感神経根を出す
滑車神経（第Ⅳ脳神経）	中脳の背側面	上斜筋を支配する 海綿静脈洞の外側壁に沿って，動眼神経の直下を前進する 上眼窩裂を通って眼窩に入り，すぐに上斜筋に入って支配する
外転神経（第Ⅵ脳神経）	橋の腹側面	海綿静脈洞の中を通り，内頸動脈の横を前進する 上眼窩裂を通って眼窩に入る 前進して外側直筋の内側面に入り支配する

19 眼窩の内容

神経支配（つづき）

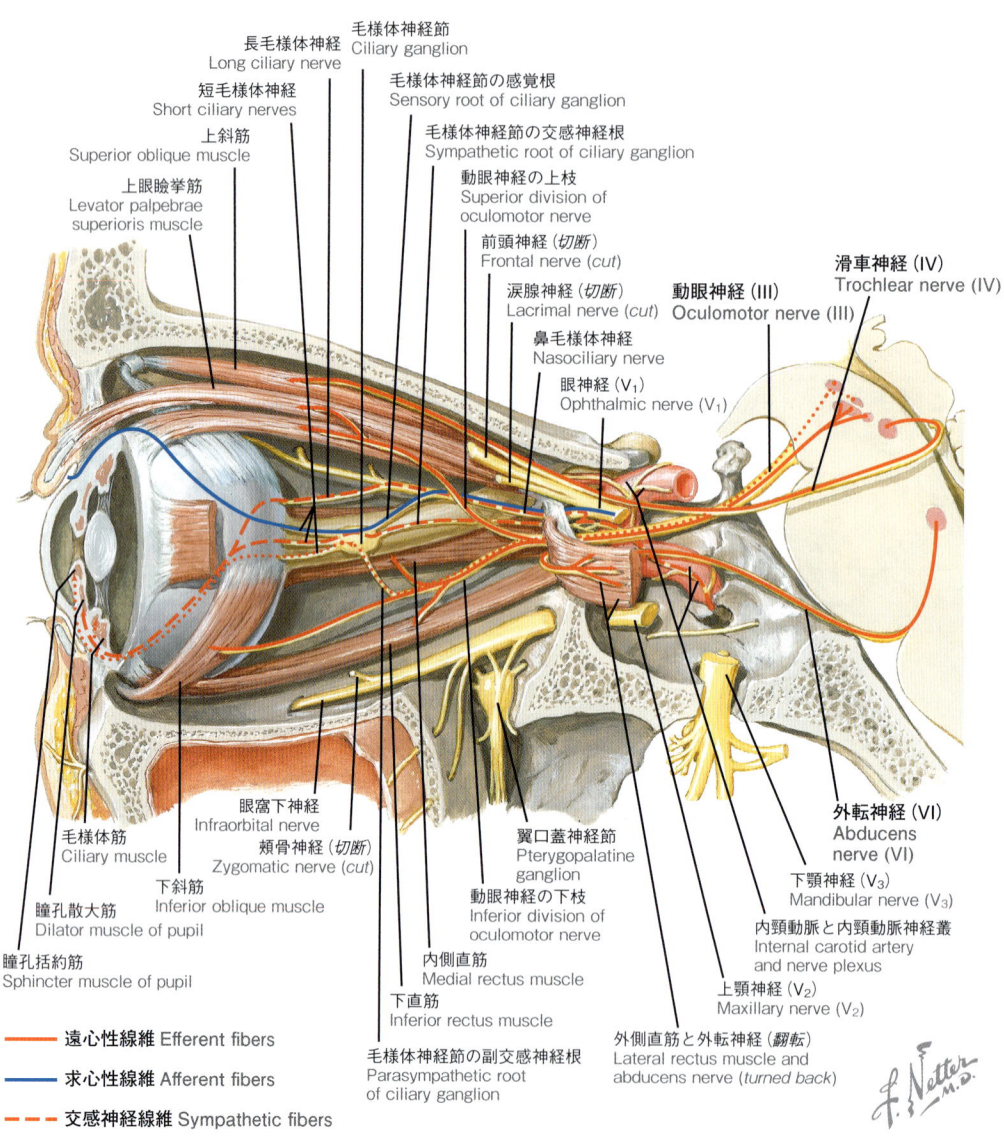

眼窩の内容

神経支配（つづき）

眼球の副交感神経			
ニューロンの種類	細胞体の位置	細胞体の特徴	神経線維の走行
節前ニューロン	動眼神経副核（エディンガー-ウェストファル核）	中脳にある神経細胞体の集団	中脳の動眼神経副核（エディンガー-ウェストファル核）より起こり，動眼神経へ 動眼神経は滑車神経の直上で海綿静脈洞の外側壁を前進する 眼窩に入る直前に，上枝と下枝に分かれる 動眼神経の上枝と下枝の両方とも，上眼窩裂を通って眼窩に入る 副交感神経節前線維は下枝の中を通る 動眼神経の下枝由来の細い副交感神経根は毛様体神経節に入り，副交感神経の節前線維を運ぶ
節後ニューロン	毛様体神経節	視神経と外側直筋の間で，視神経管の前方に位置する 3種の神経根が毛様体神経節につながる ・眼神経（V₁）からの感覚根は短毛様体神経を経由して，眼球へ一般感覚線維を運ぶ ・動眼神経下枝由来の副交感神経根は副交感神経の節前線維を神経節へ運んでいる ・交感神経節後線維から起こった交感神経根は内頸動脈に沿って走る 短毛様体神経は通常8本ある 短毛様体神経は毛様体神経節より起こり，眼球後区に入る すべての3種の神経根からの線維は毛様体神経節と短毛様体神経を通って眼球に入る 唯一，副交感神経線維のみが毛様体神経節の中でシナプスを形成する	毛様体神経節の中で起こり，副交感神経の節前線維とのシナプスに続く 短毛様体神経の中を通って眼球後区に入る 以下のものを支配する ・瞳孔括約筋 ・毛様体筋

19 眼窩の内容

神経支配（つづき）

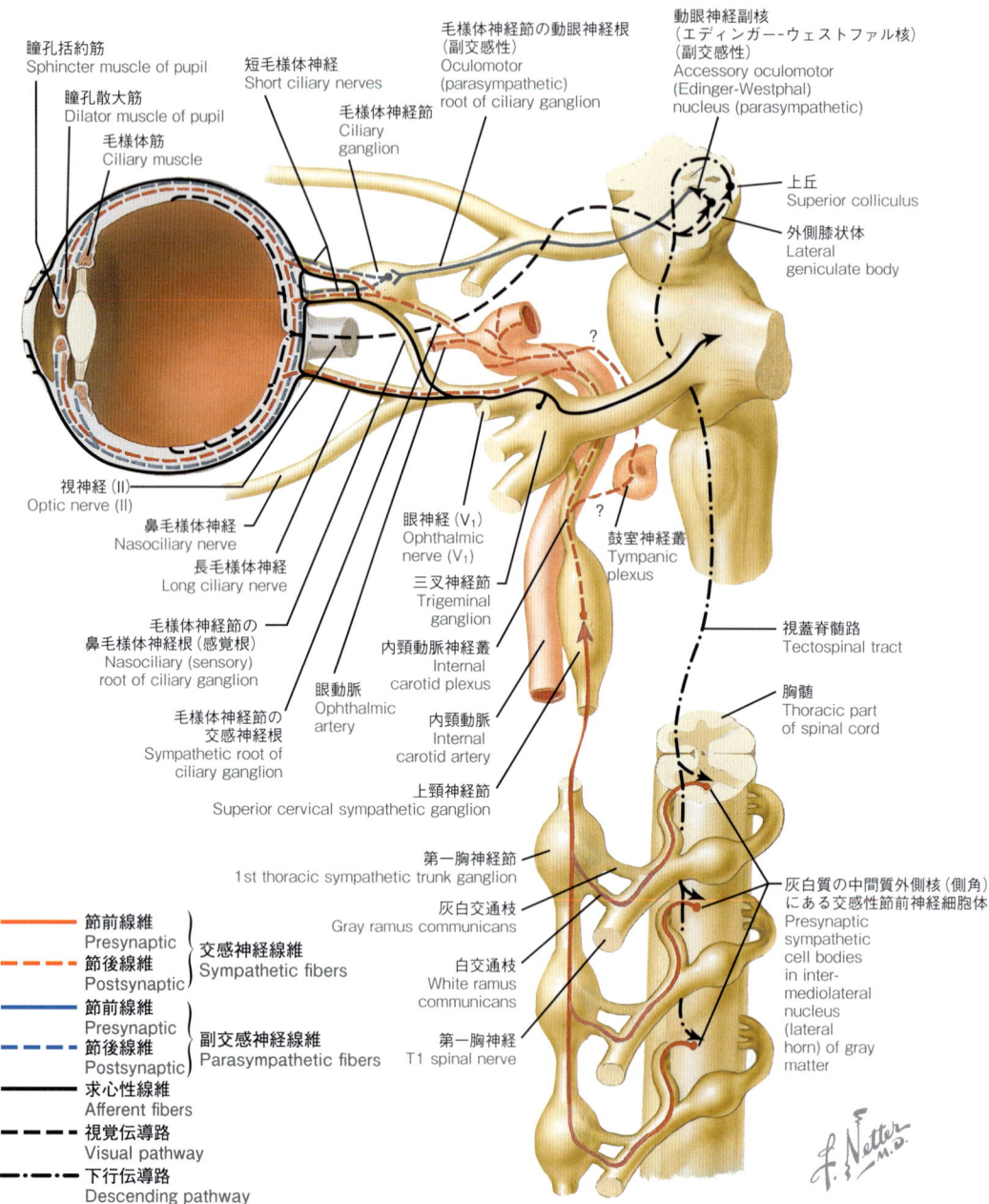

眼窩の内容

神経支配（つづき）

\<\<\<眼球の交感神経の解剖学的経路\>\>\>			
ニューロンの種類	細胞体の位置	細胞体の特徴	神経線維の走行
節前ニューロン	中間質外側核	第一～第三（あるいは第四）胸髄の側角にある神経細胞体の集団	第一～第三（四）胸髄の中間質外側核より起こる 前根を通って脊髄神経へ行く 白交通枝を経由して交感神経幹へ入る 交感神経幹に入った後，眼球へ行く節前線維は上行し，上頸神経節内の節後線維とシナプスを形成する
節後ニューロン	上頸神経節	上頸神経節（頭蓋底に存在する）内にある神経細胞体の集団	上頸神経節内で起こる 節後線維は内頸動脈神経叢の中を内頸動脈に沿って進む 内頸動脈が眼窩に近づくにつれて，節後線維は分枝し眼球につながる構造物（眼動脈とその枝，眼神経から起こっている長毛様体神経など）と伴走する 眼球内では節後線維は以下のものを支配する ・瞳孔散大筋

19 眼窩の内容

血液供給

動脈供給		
動脈	由来	走行
眼動脈	内頸動脈	視神経の直下から外側にかけて，視神経管を通って眼窩内に入る 視神経の上を乗り越えて，眼窩の内側部へ至る 眼窩内において分枝し，眼窩とその関連器官に分布する 眼動脈の終枝は頭皮，顔面に沿って走り，浅側頭動脈，顔面動脈，眼窩下動脈（顎動脈の枝）と吻合する
涙腺動脈	眼動脈	視神経管の近くで起こる 眼動脈の最も大きな枝の1つ 涙腺神経とともに外側直筋の上縁に沿って進み，涙腺に至り分布する 眼瞼と結膜に分布する外側眼瞼動脈などの終枝を分枝する 頬骨側頭枝，頬骨顔面枝を分枝する頬骨枝を分枝する 一部顔面にも分布する
滑車上動脈		滑車上神経とともに，内眼角で眼窩を出る 頭皮に沿って上行し，眼窩上動脈と反対側の滑車上動脈と吻合する
眼窩上動脈		眼動脈が視神経の上を通過するときに，眼動脈より分枝する 上眼瞼挙筋と上直筋の内側を通過して，眼窩上神経に伴行する 眼窩上孔（切痕）を通って，頭皮に沿って上行する 滑車上動脈，浅側頭動脈と吻合する
前篩骨動脈		前篩骨孔に前篩骨神経とともに入って前・中篩骨洞に分布する さらに，硬膜枝と鼻枝を出す（鼻枝は鼻腔の外側壁と鼻中隔に分布する） 最後に外鼻に分布する外鼻枝が起こる
• 外鼻枝*	前篩骨動脈の終枝	鼻骨と外側鼻軟骨の接合部の領域の外鼻に分布する
後篩骨動脈	眼動脈	後篩骨孔の中を通り，後篩骨洞に分布する 硬膜枝と鼻枝を出す（鼻枝は蝶口蓋動脈の枝と吻合する）
（上・下）内側眼瞼動脈	内頸動脈由来の眼動脈	滑車の近くから起こり，眼窩を出て，上眼瞼と下眼瞼に沿って進む これらの動脈は，顔面のこの領域に分布している他の動脈と吻合する
鼻背（滑車下）動脈	眼動脈の終枝の1つ	滑車下神経とともに上内側縁に沿って眼窩を出る 鼻柱に沿った領域に分布する
筋枝	内頸動脈由来の眼動脈	眼窩内の外眼筋に分布する

眼窩の内容

血液供給（つづき）

動脈	由来	走行
前毛様体動脈	眼動脈由来の筋枝	外眼筋の腱に沿って眼球の前面に向かって前進する
短後毛様体動脈	内頸動脈由来の眼動脈	通常6〜10本起こる 視神経のまわりを前進し眼球後区に入る
長後毛様体動脈		通常2本起こる 前進し視神経の近くの眼球後区に入る
網膜中心動脈		眼動脈が眼窩に入ってすぐに分枝する 視神経に沿って走り，眼窩を約半分通過したところで視神経に入る 網膜に分布する
顎動脈	外頸動脈の2終枝の1つ	一連の枝を出す 眼窩下動脈のみが眼窩に分布する
眼窩下動脈	顎動脈	眼窩下孔を出てからは，下眼瞼に分布する下眼瞼動脈の枝と吻合する 眼窩下管の近くの眼窩下壁に沿う筋に分布する

＊ 訳注：解剖学用語（第13版）では鼻背動脈の訳語として dorsal nasal artery と external nasal artery が並記されているが，本書では前篩骨動脈の終枝を external nasal artery，眼動脈の終枝の1つを dorsal nasal artery と区別して用いている．解剖学用語にはないが，前者を外鼻枝，後者を鼻背動脈と訳した．

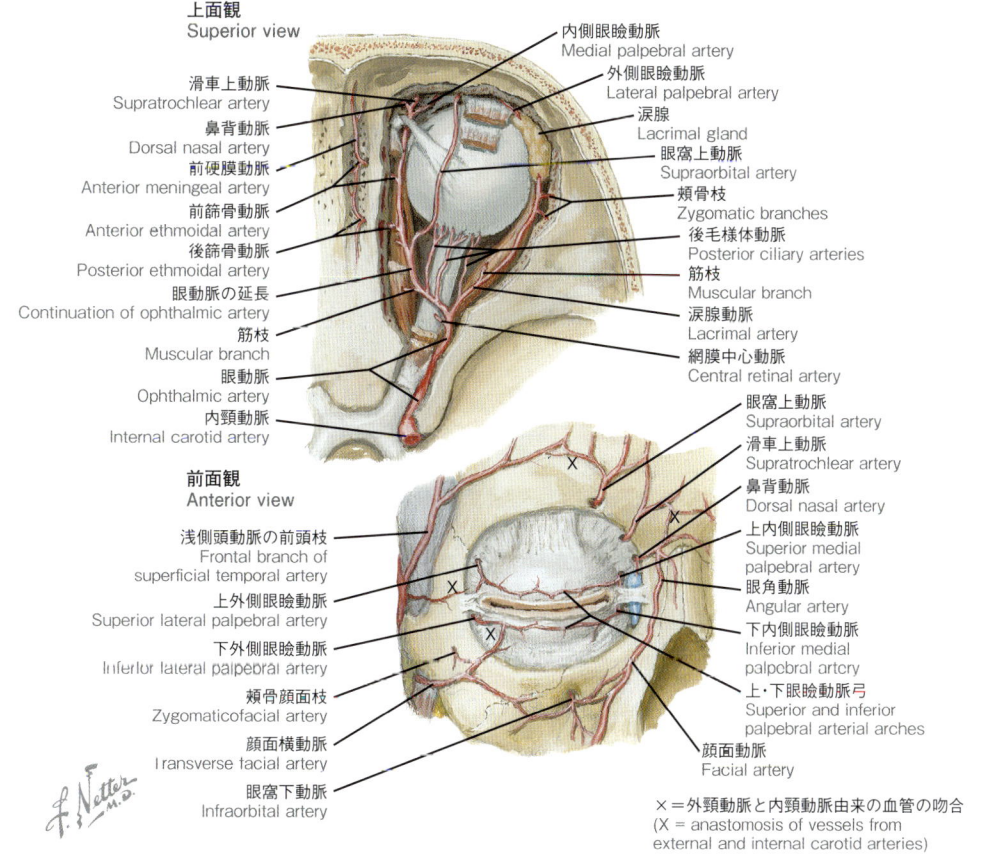

19 眼窩の内容

血液供給（つづき）

静脈	走行
静脈排出路	
浅静脈	
眼窩上静脈	前頭部より始まり，この部位で浅側頭静脈と交通する 前頭筋の表層を下行し，内眼角で滑車上静脈と合流し，眼角静脈を形成する
滑車上静脈	前頭部より始まり，この部位で浅側頭静脈と交通する 前頭部を下行し，反対側の同名静脈と並走する 内眼角で滑車上静脈は眼窩上静脈と合流し，眼角静脈を形成する
眼角静脈	眼球の内側部に沿って眼窩上静脈と滑車上静脈の合流によって形成される 鼻の外側面に沿って進み顔面静脈になる
顔面静脈	眼角静脈として始まる 外側鼻静脈を受けながら，鼻に沿って下行する 上唇静脈と下唇静脈を受けながら後下方に進み，口角を乗り越えて頬の方へ続く 下顎骨の方へ進んでいるあいだに，深顔面静脈がつながり，翼突筋静脈叢へと行く 顎下三角において，顔面静脈は下顎後静脈の前枝とつながり，総顔面静脈を形成する 顔面静脈は，逆流を防ぐための弁をもたない
深静脈	
海綿静脈洞	蝶形骨体の外側面にある静脈網 血液を後方の上錐体静脈洞と下錐体静脈洞に排出する 上眼静脈と下眼静脈からの血液を受ける 動眼神経，滑車神経，眼神経（V_1）と上顎神経（V_2）がこの静脈洞の外側面に沿って存在する 外転神経と内頸動脈は，この静脈洞の中にある
翼突筋静脈叢	静脈が網状に広がったもので，顎動脈の第2区，第3区に平行に存在する 顎動脈の枝に対当する同名静脈枝を受ける 翼突筋静脈叢の支流は最終的に集まって，短い顎静脈となる 海綿静脈洞，咽頭静脈叢，顔面静脈（深顔面静脈を介して），および眼静脈と交通する
交通静脈	
上眼静脈	眼窩上壁と頭皮よりの血液を受ける 後方に進み海綿静脈洞と交通する
下眼静脈	眼窩下壁よりの血液を受ける しばしば2本の枝に分かれる 1つの枝は後方に走り，下眼窩裂の中を通過する眼窩下静脈とともに走り，翼突筋静脈叢と交通する もう一方の枝は後方に走り，上眼窩裂内の上眼静脈と直接交通するか，上眼窩裂を通って海綿静脈洞と交通する
眼窩下静脈*	下眼瞼，鼻の外側，上唇を経由して顔面中部よりの血液を受ける 最終的には，翼突筋静脈叢と交通する

* 訳注：infraorbital vein（眼窩下静脈）は解剖学用語には記載されていない．

眼窩の内容

血液供給（つづき）

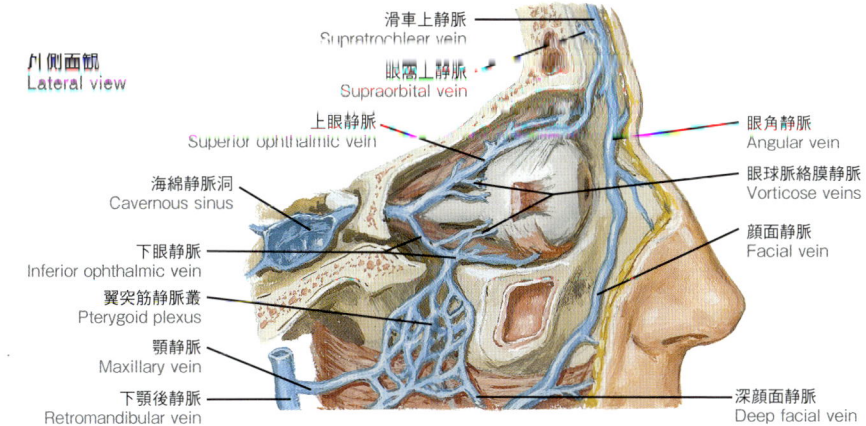

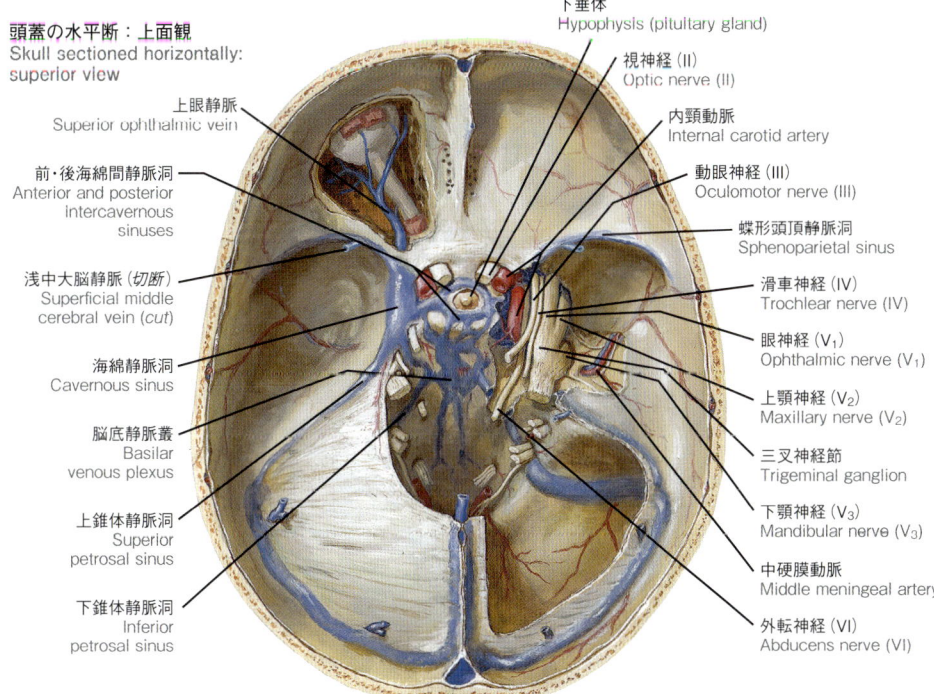

19 眼窩の内容

涙器

概観	
構造/機能	解説
涙器	以下より構成される： • 涙腺 • 涙小管 • 涙嚢 • 鼻涙管 すべての涙を分泌し排出する
涙腺	眼窩の前外側方に位置する 漿液性の液体を分泌する 上眼瞼挙筋の外側腱により，2つの部位に分けられる
涙の形成と吸収	涙は眼球表面を潤し，乾燥を防ぐ．また，潤滑液としても働き，殺菌作用のある酵素も含む まばたきにより，涙は眼球表面を通って内眼角の近くに集められる 涙は涙点を通って涙小管の中へ入っていく 涙小管は涙を涙嚢へ運ぶ 涙嚢は涙を鼻涙管を通して下方へと運ぶ．鼻涙管は下鼻道に終わる

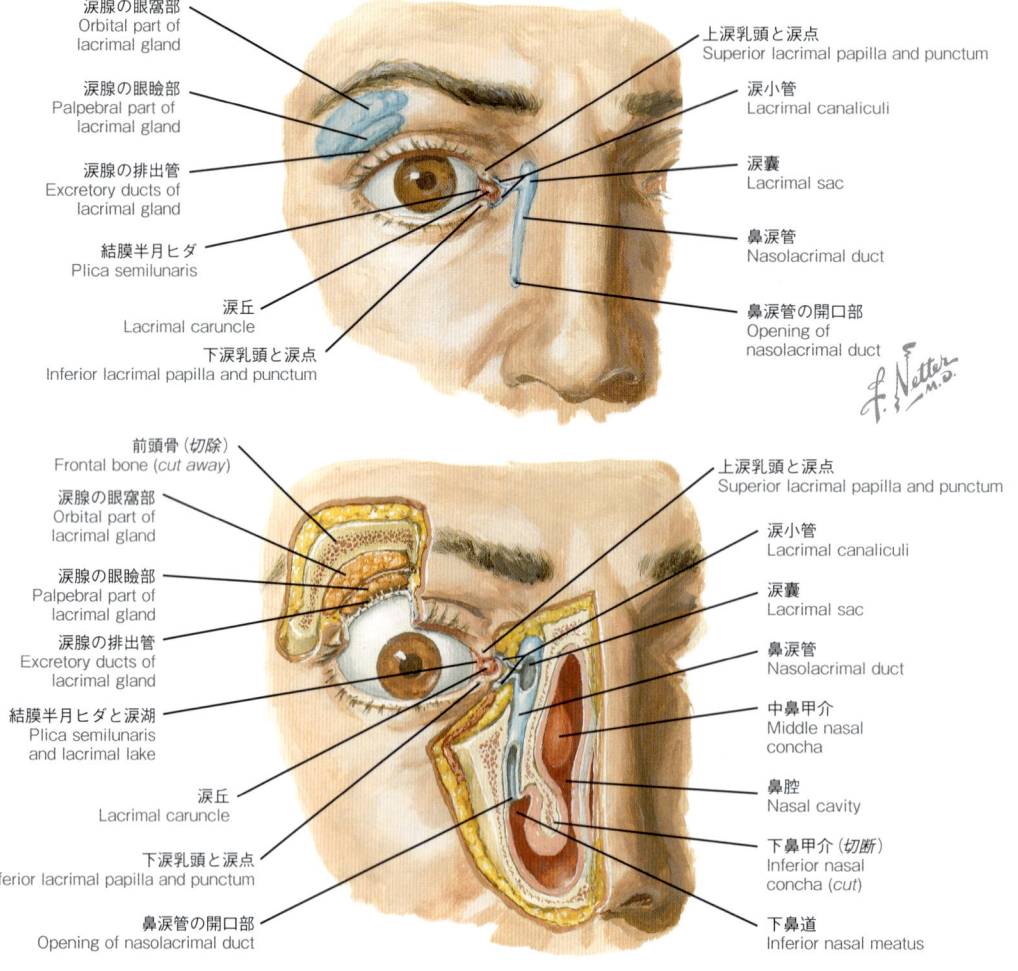

眼窩の内容

涙器（つづき）

		涙腺の副交感神経	
ニューロンの種類	細胞体の位置	細胞体の特徴	神経線維の走行
節前ニューロン	上唾液核	橋にある神経細胞体の集団 顔面神経の中間神経の中を通って内耳道へ入る 顔面神経管の中で顔面神経は次の2つの副交感神経の枝を出す： • 大錐体神経 • 鼓索神経	涙腺へは大錐体神経を経由する **大錐体神経** 大錐体神経管裂孔より出て破裂孔の方に進み、そこで深錐体神経（交感性）と合流し、翼突管神経〔Vidian（ビディアン）神経〕となる 翼突管神経〔Vidian（ビディアン）神経〕は翼突管を通って翼口蓋窩へ入り、翼口蓋神経節に入る
節後ニューロン	翼口蓋神経節	翼口蓋窩にある神経細胞体の集団 翼口蓋神経節から起こった副交感神経節後線維は眼神経（V_1）と上顎神経（V_2）に入り、以下に分布する： • 涙腺 • 鼻腺 • 口蓋腺 • 咽頭腺 • 副鼻腔の腺	涙腺へは眼神経と上顎神経を経由する **眼神経と上顎神経** 節後線維は頬骨神経（上顎神経の枝）の中を走り、すぐに眼窩に入る 短い交通枝が涙腺神経（眼神経の枝）に入る これらの神経線維は涙腺からの涙の分泌を支配する

19 眼窩の内容

涙器（つづき）

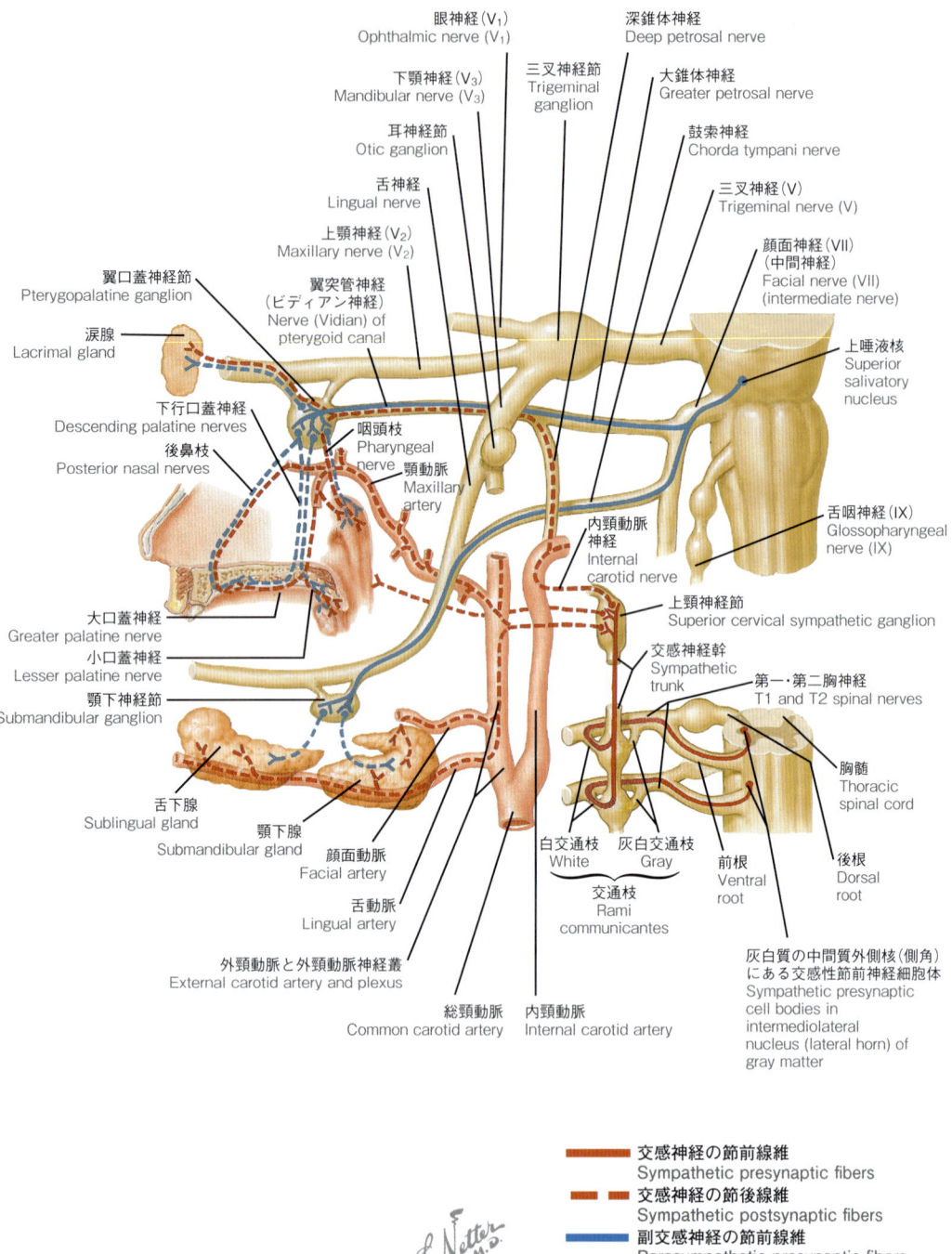

臨床との関連

外眼筋の検査

- 外眼筋の検査では6つの外眼筋の動きを調べる.
- 患者を座らせ（または立たせて）、目標を目から12から16インチに固定し、注視させる.
- 6つの基本位置を検査するために、頭を固定し、H字を描くように目標を上下または左右に動かす.
- 運動障害は外眼筋、神経、外眼筋を支配する脳の部位の障害により起こる.

SR : Superior rectus 上直筋　　MR : Medial rectus 内側直筋
IR : Inferior rectus 下直筋　　SO : Superior oblique 上斜筋
LR : Lateral rectus 外側直筋　　IO : Inferior oblique 下斜筋

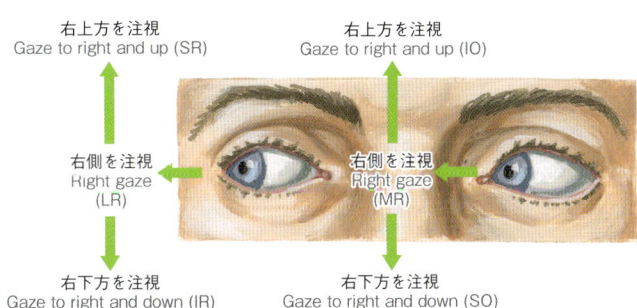

右目 RIGHT EYE
右側を注視：外側直筋（外転神経）
右上方を注視：上直筋（動眼神経）
右下方を注視：下直筋（動眼神経）

Right gaze:　　　Lateral rectus (CN VI)
Right gaze-up:　　Superior rectus (CN III)
Right gaze-down: Inferior rectus (CN III)

左目 LEFT EYE
右側を注視：内側直筋（動眼神経）
右上方を注視：下斜筋（動眼神経）
右下方を注視：上斜筋（滑車神経）

Right gaze:　　　Medial rectus (CN III)
Right gaze-up:　　Inferior oblique (CN III)
Right gaze-down: Superior oblique (CN IV)

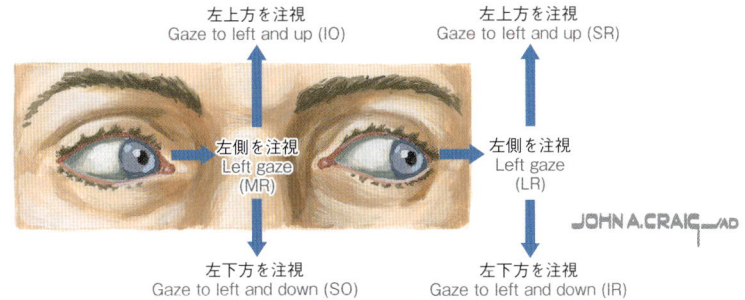

右目 RIGHT EYE
左側を注視：内側直筋（動眼神経）
左上方を注視：下斜筋（動眼神経）
左下方を注視：上斜筋（滑車神経）

Left gaze:　　　Medial rectus (CN III)
Left gaze-up:　　Inferior oblique (CN III)
Left gaze-down: Superior oblique (CN IV)

左目 LEFT EYE
左側を注視：外側直筋（外転神経）
左上方を注視：上直筋（動眼神経）
左下方を注視：下直筋（動眼神経）

Left gaze:　　　Lateral rectus (CN VI)
Left gaze-up:　　Superior rectus (CN III)
Left gaze-down: Inferior rectus (CN III)

19 臨床との関連

脳動脈瘤による眼筋麻痺

動眼神経，滑車神経，外転神経は脳を栄養する血管と非常に近接しているため，動脈瘤によりこれら神経が支配している筋の麻痺を起こす．

影響を与える血管は脳底動脈，後大脳動脈，後交通動脈である．

神経筋障害

外転神経麻痺

患側の眼球は内転する．

発症の原因の第1は海綿静脈洞内の内頸動脈動脈瘤である．

眼球や患側顔面の痛みは二次的なもので，三叉神経（V）が関与する．

動眼神経麻痺

眼瞼下垂が起こる；患側の眼球は外下方を向く；瞳孔は散大する．

大脳動脈瘤，特に内頸動脈動脈瘤，後交通動脈瘤によくみられる症状である．

神経筋障害
外転神経麻痺：患側の眼球は内側に回転する．海綿静脈洞内の内頸動脈動脈瘤の最初の徴候となりうる．三叉神経（V）にまで影響が及ぶと，眼の上や患側顔面に疼痛が生じることがある．

Neuromuscular disorders
Abducens palsy: Affected eye turns medially. May be 1st manifestation of intracavernous carotid aneurysm. Pain above eye or on side of face may be secondary to trigeminal (V) nerve involvement.

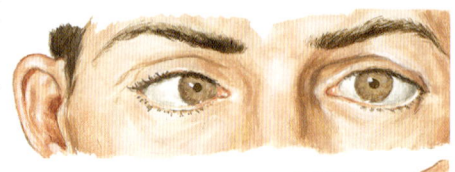

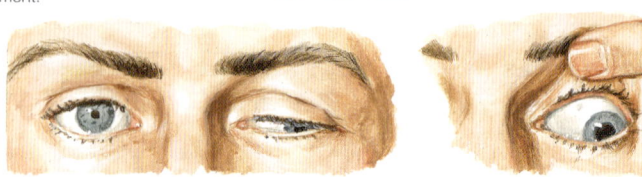

動眼神経麻痺：眼瞼下垂，外下方への眼球回転，瞳孔散大；脳動脈瘤，特に内頸動脈瘤，後交通動脈瘤に伴う一般所見
Oculomotor palsy: Ptosis, eye turns laterally and inferiorly, pupil dilated; common finding with cerebral aneurysms, especially carotid-posterior communicating artery aneurysms

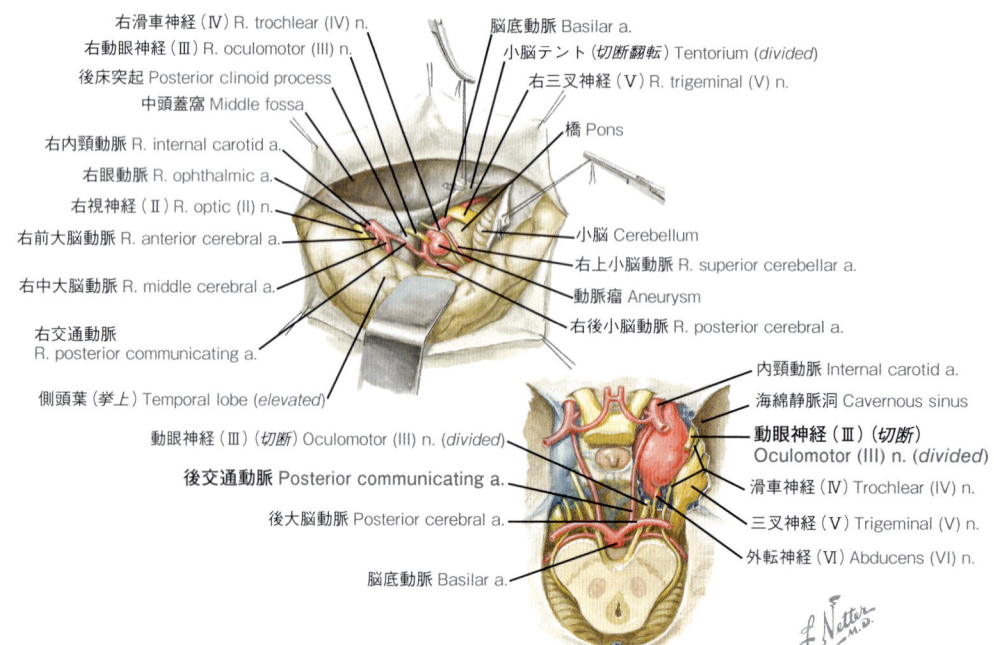

臨床との関連

緑内障

眼内圧の亢進により視神経が傷害を受ける．

開放隅角緑内障

最も多い病型である．

緩徐に進行し，徐々に視野を失うことになる．

眼球前区の前眼房隅角にある眼房水排出路から十分に眼房水が排出されないため，眼内圧が上昇する．

いろいろな薬がこの病型には奏効する．

閉塞隅角緑内障

眼球前区の前眼房隅角の眼房水排出機構が解剖学的に閉鎖した結果生じる．

例：瞳孔が散大して隅角を閉じたとき，閉塞が突発的に起こると眼圧は急速に上昇する．

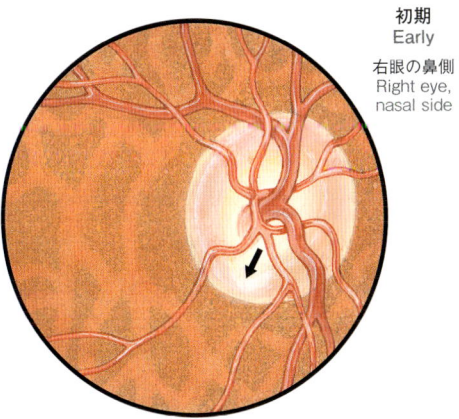

初期
Early

右眼の鼻側
Right eye, nasal side

眼底検査：視神経円板（乳頭）の中の生理的陥凹が局所的に拡大している．切痕の領域に一致して，わずかに蒼白の部位がある；これは常に上耳側または下耳側（図示）の四分円に起こる
Funduscopy: notching of contour of physiologic cup in optic disc with slight focal pallor in area of notching; occurs almost invariably in superotemporal or inferotemporal (as shown) quadrants

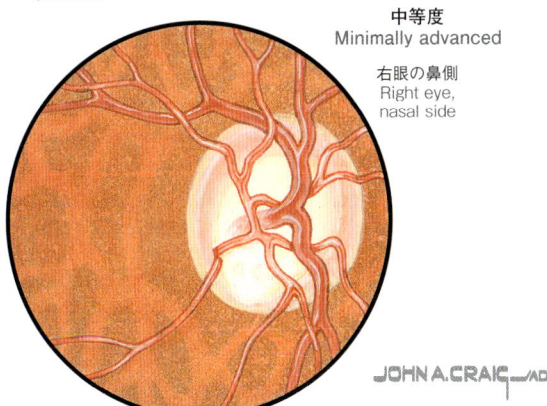

中等度
Minimally advanced

右眼の鼻側
Right eye, nasal side

眼底検査：乳頭縁の欠損が大きくなっている；乳頭縁が薄くなっている（生理的陥凹の拡大）；生理的陥凹の縦方向の拡大；深いところでは強膜篩板が見える
Funduscopy: increased notching of rim of cup; thinning of rim of cup (enlargement of cup); deepening of cup; lamina cribrosa visible in deepest areas.

19 臨床との関連

緑内障（つづき）

正常
Normal

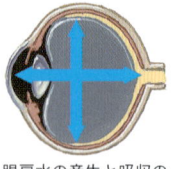

眼房水の産生と吸収の量的な平衡
Dynamic equilibrium between aqueous production and drainage

亢進
Increased

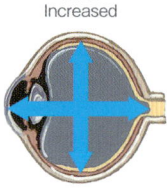

眼房水の産生と排出の不均衡
Imbalance in aqueous production and drainage

角膜浮腫
Corneal edema

瞳孔ブロック
Pupillary block

隅角の閉塞が二次的に生じる
Secondary block in angle

瞳孔ブロックが一次的に生じる
Primary block at pupil

前眼房の中心が浅い
Central anterior chamber shallow

結膜充血
Hyperemia

閉鎖された隅角
Closed angle

プラトー虹彩
Plateau iris

一次的な閉塞は隅角にある
Primary block in angle

前眼房の中心
Central anterior chamber

急性隅角閉塞は顕著な眼内圧の上昇を引き起こし，結膜充血，角膜浮腫，中等度の散瞳を伴う．対光反応はない．亜急性および慢性のものは無症状のこともある
Acute angle closure results in marked increase in intraocular pressure with conjunctival hyperemia, corneal edema, and fixed mid-dilated pupil. Subacute and chronic forms may be asymptomatic.

隅角閉塞は虹彩膨隆による一次的な瞳孔ブロックに起因するが，プラトー虹彩（虹彩周囲の一次的な閉鎖）によることもある
Angle closure may result from primary pupillary block with bulging iris or from less common plateau iris (primary occlusion at periphery of iris)

対光反応の喪失，中等度の散瞳
Fixed, mid-dilated pupil

間接対光反応
Consensual response

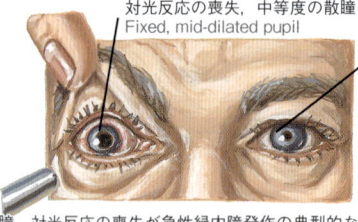

充血，中等度の散瞳，対光反応の喪失が急性緑内障発作の典型的な症状である
Inflamed eye with nonreactive, mid-dilated pupil typical of acute attack

角膜浮腫
Corneal edema

白色光
White light

角膜浮腫による光の回折のために，物体や光のまわりに虹色の光輪が見える（虹視症）
Corneal edema diffracts light, causing rainbow halos around objects and lights

線維柱帯の網状構造
Trabecular meshwork

癒着
Synechia

長期的な閉鎖による癒着
Synechial closure persists

癒着
Synechia

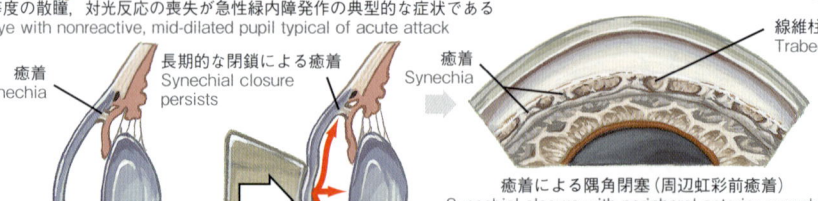

癒着による隅角閉塞（周辺虹彩前癒着）
Synechial closure with peripheral anterior synechiae

圧迫隅角検査
Compression gonioscopy

付着による閉鎖が開かれる
Appositional closure opened

隅角閉塞が長期間続くと，癒着が起こって隅角が不可逆的に閉鎖する状態になることもある．圧平眼圧計によって，閉鎖が付着によるものか癒着によるものかを鑑別することができる
Long-term angle closure may result in synechiae that can permanently close angle. Compression gonioscopy differentiates appositional closure from synechial closure

圧迫隅角検査で隅角の付着が外れる
Appositional closure opened by compression gonioscopy

JOHN A. CRAIG_AD

臨床との関連

糖尿病網膜症

糖尿病網膜症：糖尿病による網膜内の血管が傷害されると，網膜に病的変化が起こる．
病型（1型，2型）にかかわらず，糖尿病のすべての人に起こりうる．

病態生理学

網膜の血管障害のため，血管から滲出液が眼球内に漏出する．

滲出液が黄斑（錐状体を最も多く含み，視力にとって重要な部位）のまわりに集積されると黄斑浮腫が起こり，視力が低下する．

血管の透過性がさらに悪化すると，リポ蛋白が沈着し，網膜内に硬性白斑の形成を招く．

新生血管は脆弱であり，出血しやすい．眼球内で出血すると，硝子体は混濁し，網膜は傷害を受ける．

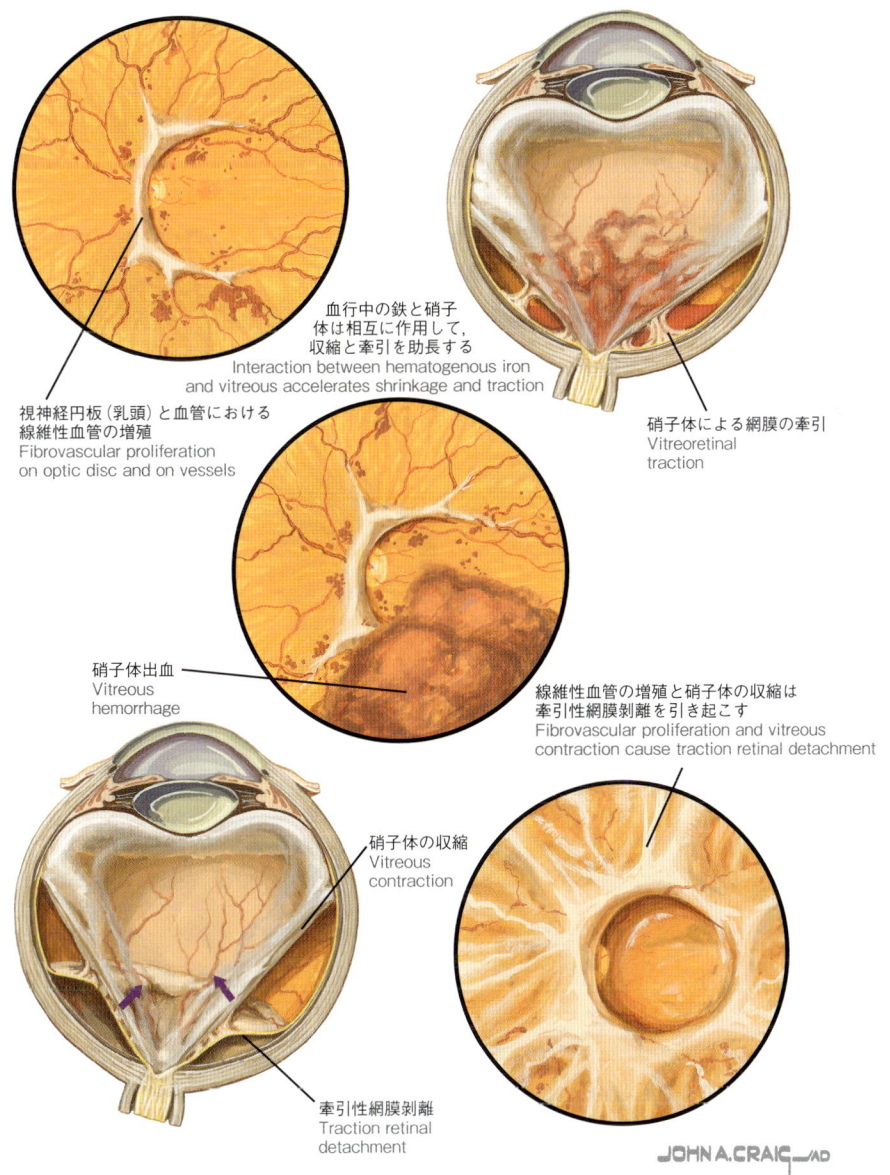

眼と眼窩／EYE AND ORBIT

19 臨床との関連

非正視

眼球の屈折異常により，網膜上の像が不鮮明になる状態．

種類

近視
像が網膜より前方に結像される．
一般的に近眼とよばれる．

遠視
像が網膜よりも後方に結像される．
一般的に遠眼とよばれる．

乱視
眼球が非球面のために，像を構成するものが1か所ではなく複数の位置において結像すること．

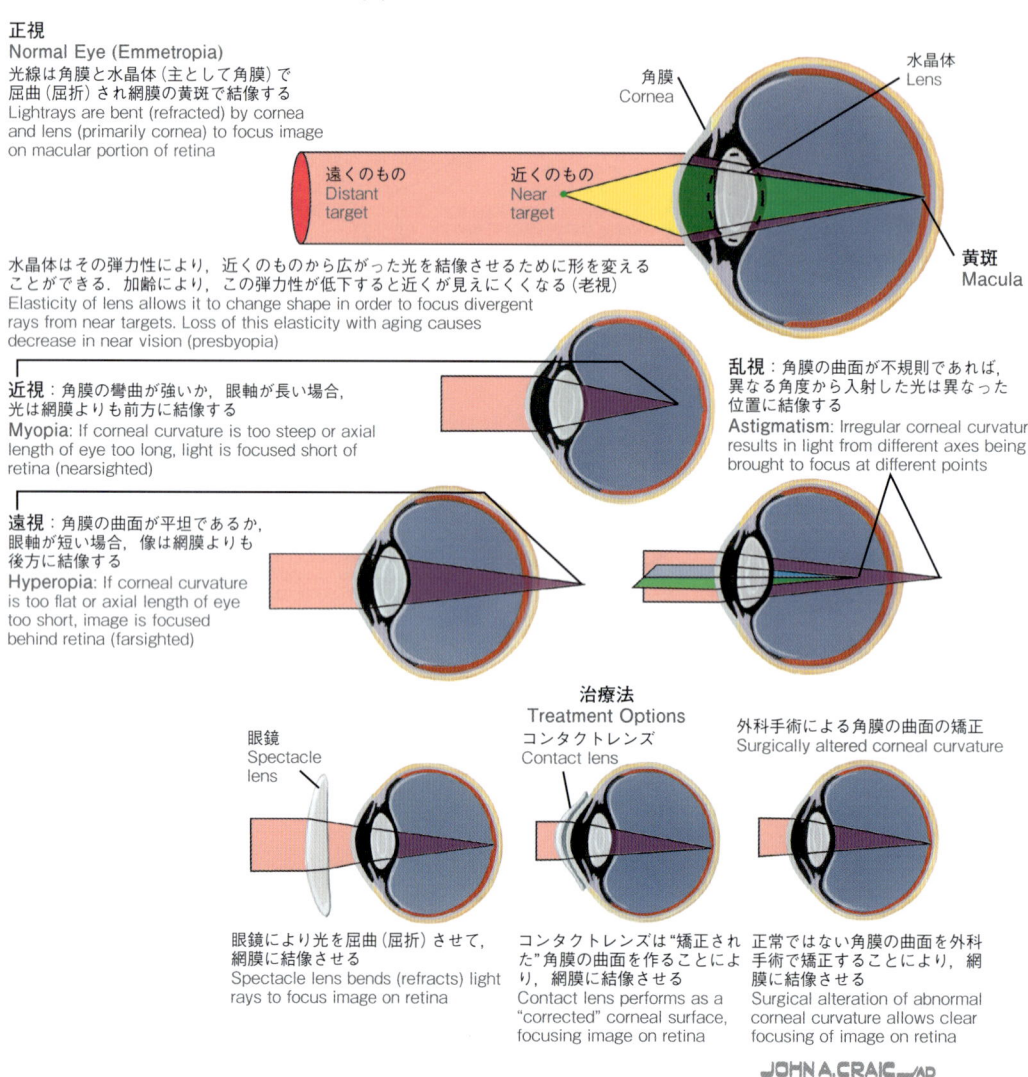

CHAPTER 20
頭頸部の自律神経

自律神経系の概観	542
頭頸部の交感神経	549
頭頸部の自律神経経路	551
臨床との関連	564

20 自律神経系の概観

一般的知識

自律神経系（autonomic nervous system：ANS）はさまざまな器官や組織の機能を調節している．以下の組織を支配している：

- 心筋
- 平滑筋
- 腺

また，免疫や代謝に関係する器官も支配している（主に交感神経を介する）．

視床下部はANSをコントロールし，身体の恒常性を保つ働きをしている．

ANSは2つのニューロンからなる神経系である：

- 節前ニューロン…細胞体は中枢神経系（central nervous system：CNS）（脳や脊髄）に存在し，自律神経節に有髄の軸索を送っている．
- 節後ニューロン…細胞体はCNSの外にある自律神経節に存在し，効果器に無髄の軸索を送っている．

ANSは2つに分類される：

- 副交感性…エネルギーを保存，回復させるためのもの
- 交感性…緊急事態へ身体を準備させるためのもの

器官は一般的に互いに拮抗作用をもつ2重の神経支配を受けているが，いくつかの例外もある．例えば，立毛筋（交感神経支配のみ）や男性の性反応（勃起は副交感神経性，射精は交感神経性）など．

アセチルコリンとノルアドレナリン*はANSのシナプスにおける2つの主要な神経伝達物質である．

---

*訳注：原著ではnorepinephrineだが，日本ではノルアドレナリンのほうが一般的である．米国ではノルエピネフリンを用いることが多い．

自律神経系の概観

一般的知識（つづき）

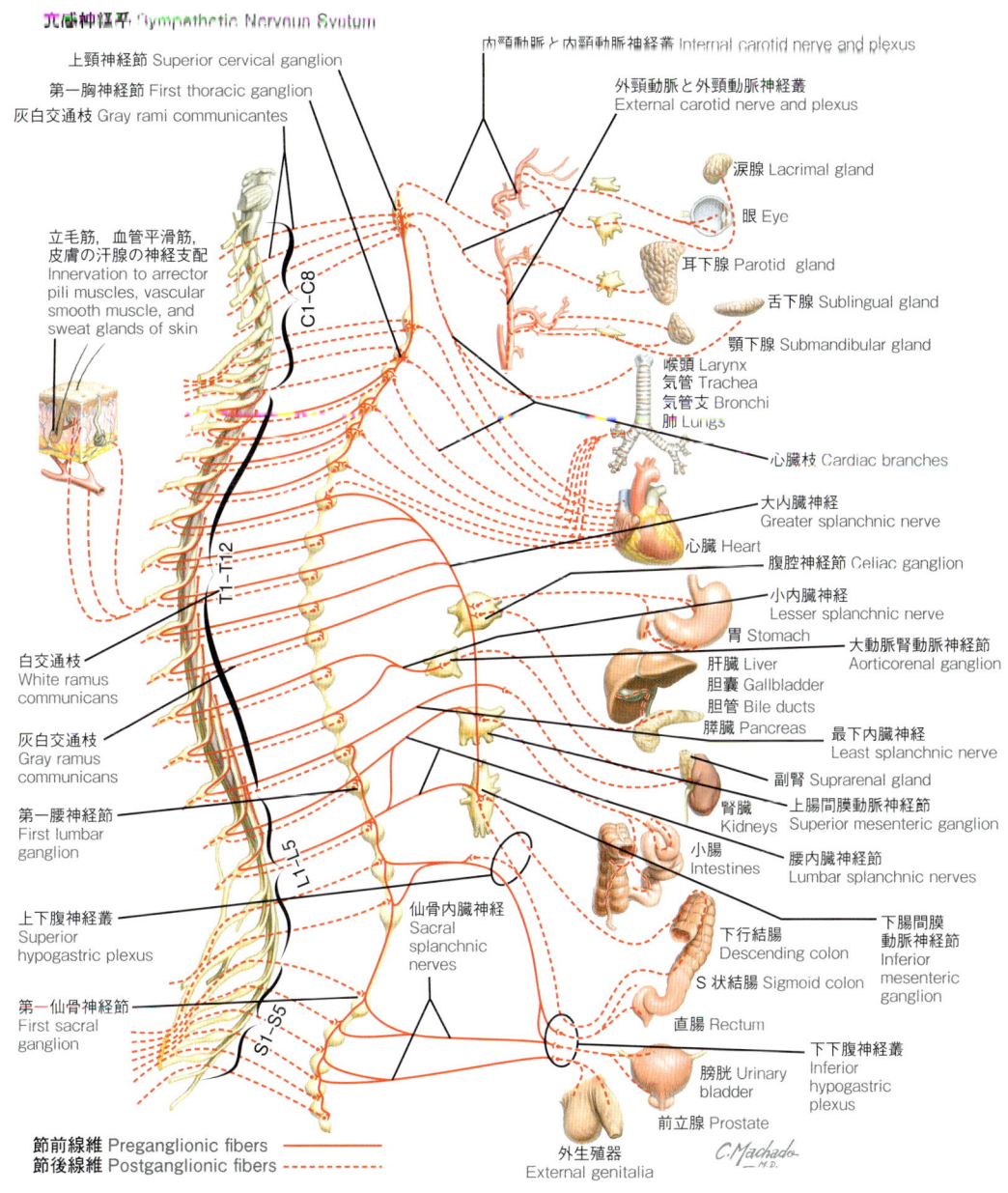

頭頸部の自律神経／AUTONOMICS OF THE HEAD AND NECK

20 自律神経系の概観

一般的知識（つづき）

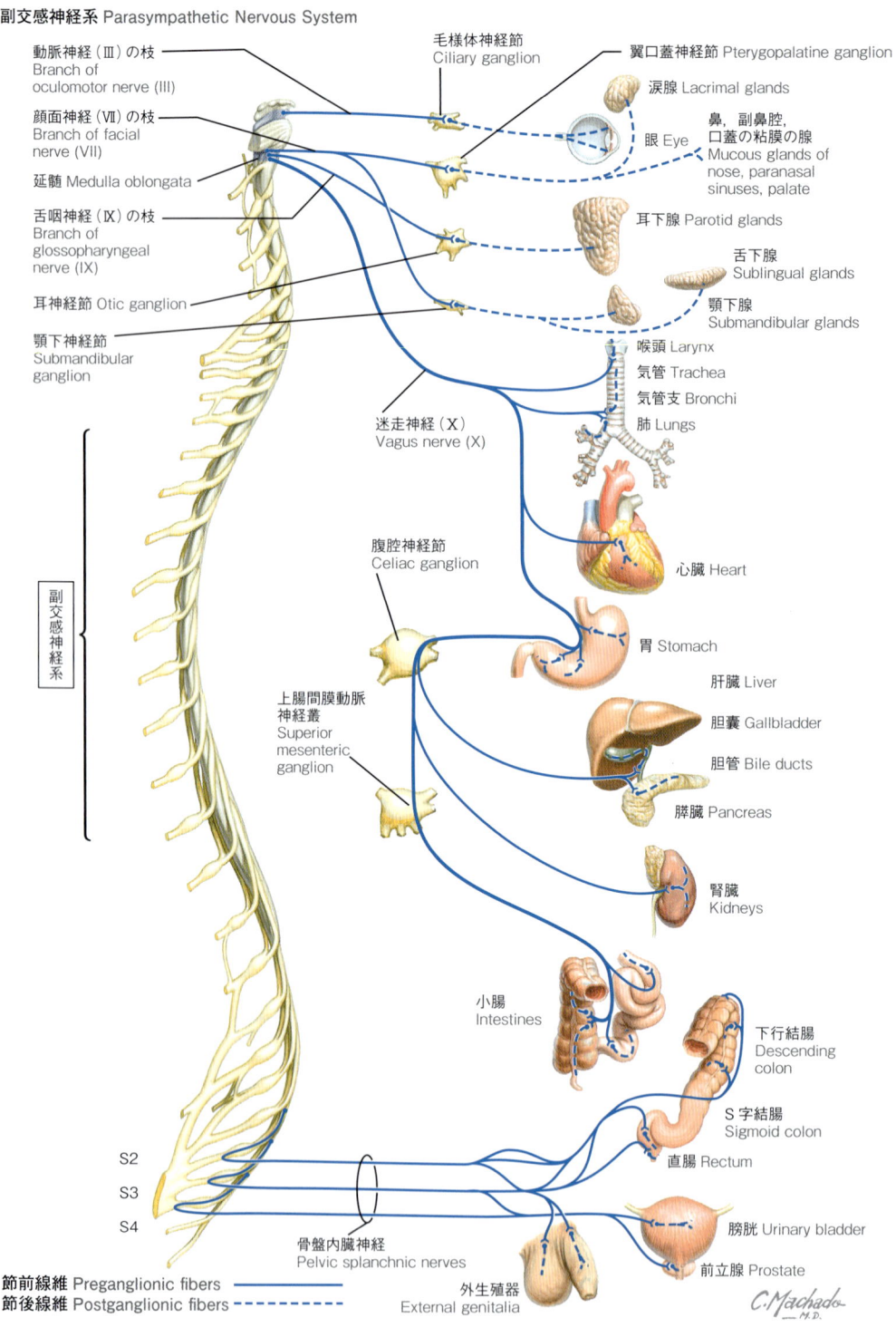

自律神経系の概観

自律神経系の分類

副交感性	交感性
頭仙神経とよばれる	胸腰神経とよばれる
由来： ・第Ⅲ，Ⅶ，Ⅸ，Ⅹ脳神経 ・第二〜第四仙骨神経	由来： ・第一〜第十二胸神経 ・第一〜第二腰神経または第三腰神経
節前線維は有髄で，CNSから自律神経節（頭頸部におけるそれぞれの効果器付近にある）に送られている．ニコチン受容体をもつシナプスにおいてアセチルコリンが神経伝達物質として作用する	節前線維は有髄で，CNSから自律神経節（頭頸部の交感神経幹にある）に送られている．ニコチン受容体をもつシナプスにおいてアセチルコリンが神経伝達物質として作用する
節後線維は無髄で，自律神経節から効果器に送られている．ムスカリン受容体をもつシナプスにおいてアセチルコリンが神経伝達物質として作用する	節後線維は無髄で，自律神経節から効果器に送られている．一般的にαあるいはβ受容体をもつシナプスにおいてノルアドレナリン*が神経伝達物質として作用する

＊副腎は例外で，クロム親和性細胞からアドレナリン*とノルアドレナリンが血管に分泌される．
＊訳注：原著ではepinephrineだが，日本ではアドレナリンのほうが一般的である．米国ではエピネフリンを用いることが多い．

自律神経系の機能

副交感性	交感性
エネルギーを保存，回復させる	緊急事態へ身体を準備させる
情報の発散は局所にとどまる	情報の発散は全身に及ぶ
身体の特異的な調節機能に応答して活性化する（蠕動，瞳孔応答）	ストレスの多い状況に応答して活性化する（心臓の機能を亢進し，筋肉への血流を増大し，皮膚や内臓への血流を低減する）

20 自律神経系の概観

自律神経系の機能（つづき）

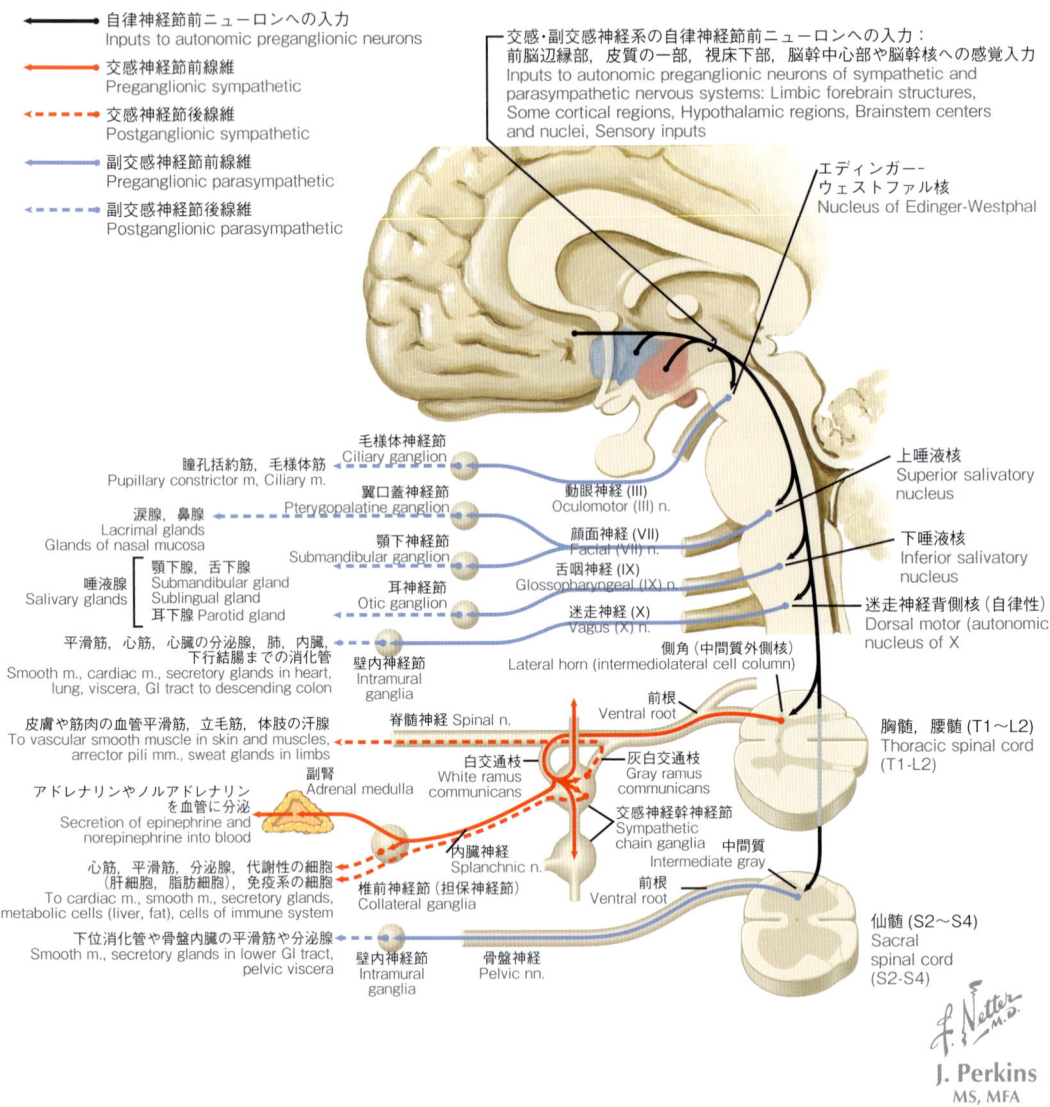

自律神経系の概観

自律神経系の機能（つづき）

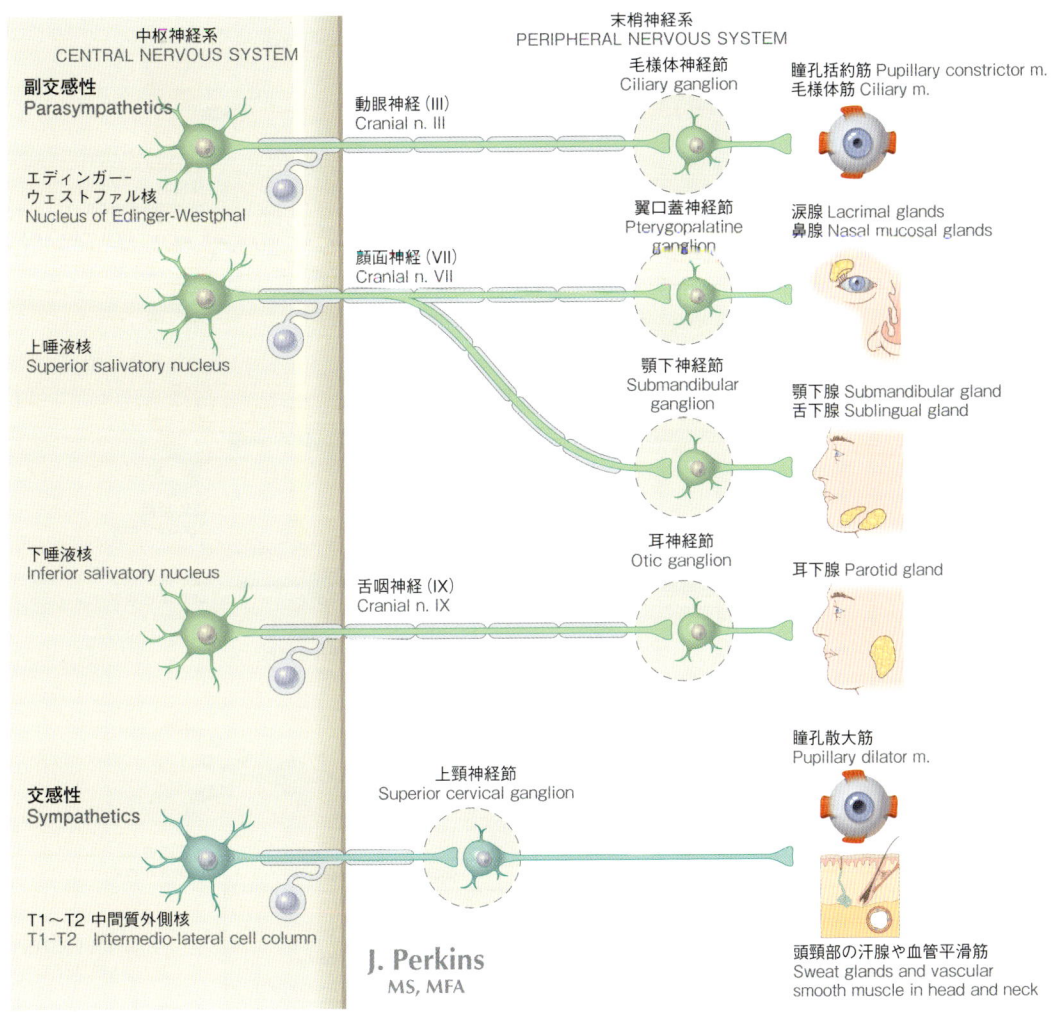

頭頸部の自律神経／AUTONOMICS OF THE HEAD AND NECK

20 自律神経系の概観

自律神経系の機能（つづき）

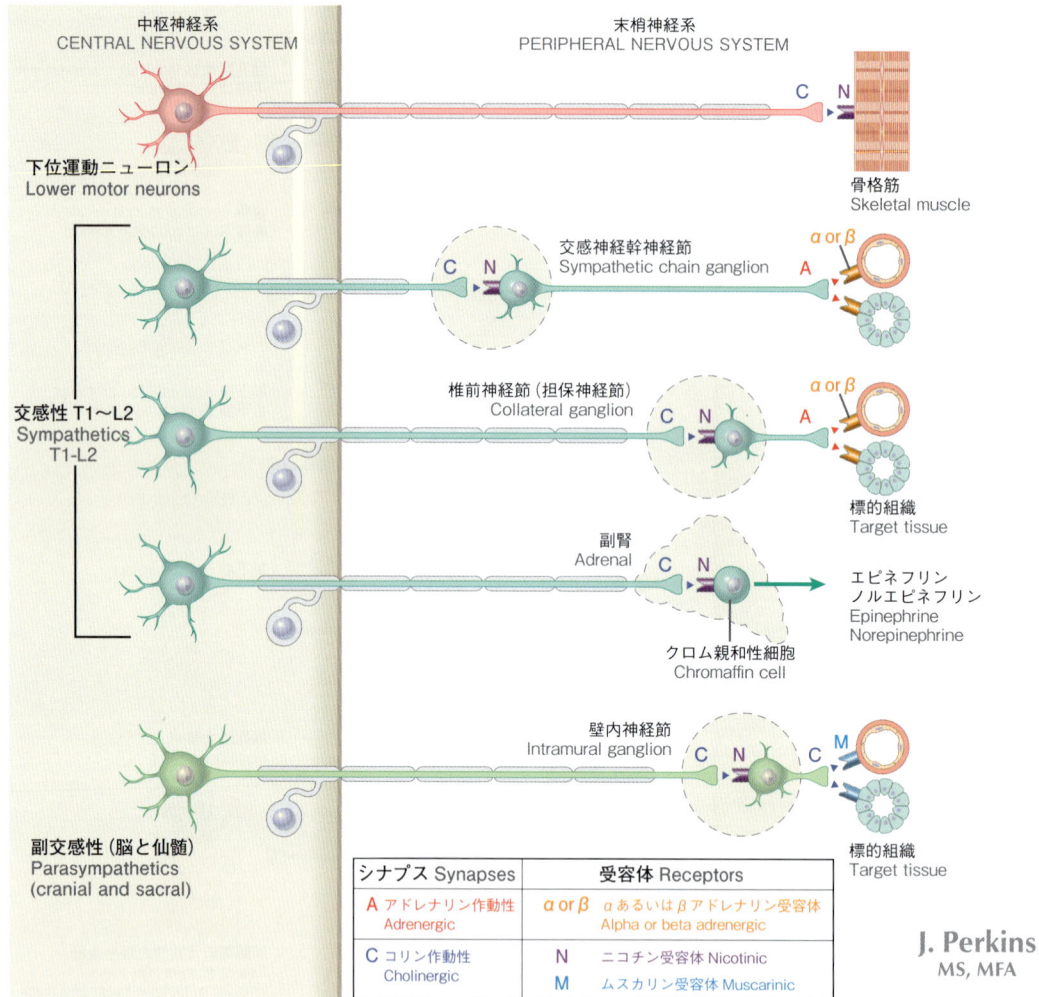

頭頸部の交感神経

一般的な解剖学的経路

ニューロンの種類	細胞体の位置	細胞体の特徴	神経線維の走行
節前ニューロン	中間質外側核	第一・第二(あるいは第四)胸髄の側角にある神経細胞体の集団	第一・第二(または四)胸髄の中間質外側核から生じる 脊髄前根を経由して脊髄神経に入る 白交通枝を経由して交感神経幹に入る 交感神経幹の中で節前線維は上行し,さまざまな交感神経幹神経節内の節後線維とシナプスを形成する 節前線維の大部分は頭蓋底にある上頸神経節内の節後線維とシナプスを形成する
節後ニューロン	上頸神経節＊(これは頭頸部の大部分に交感神経節後線維を送る部分である)	交感神経幹にある神経細胞体の集団 頭頸部に分布する大部分の節後ニューロンの細胞体は上頸神経節に存在する その他の交感神経節後ニューロンの細胞体は中頸神経節と下頸神経節にある	節後線維はそれぞれの交感神幹神経節(例えば上頸・中頸・下頸神経節)由来である 末梢(例えば頸部の皮膚,血管)への節後線維の一部は灰白交通枝を介して頸部の脊髄神経に合流し,血管とともに末梢神経に沿って分布する 節後線維の大部分は頭部の大血管(すなわち内頸動脈や外頸動脈,外頸動脈の枝)と合流し,血管に沿って走行し,効果器(例えば,眼の瞳孔散大筋)に達する

＊節後ニューロンの細胞体の位置は,その経路に応じて変化する.

20 頭頸部の交感神経

一般的な解剖学的経路（つづき）

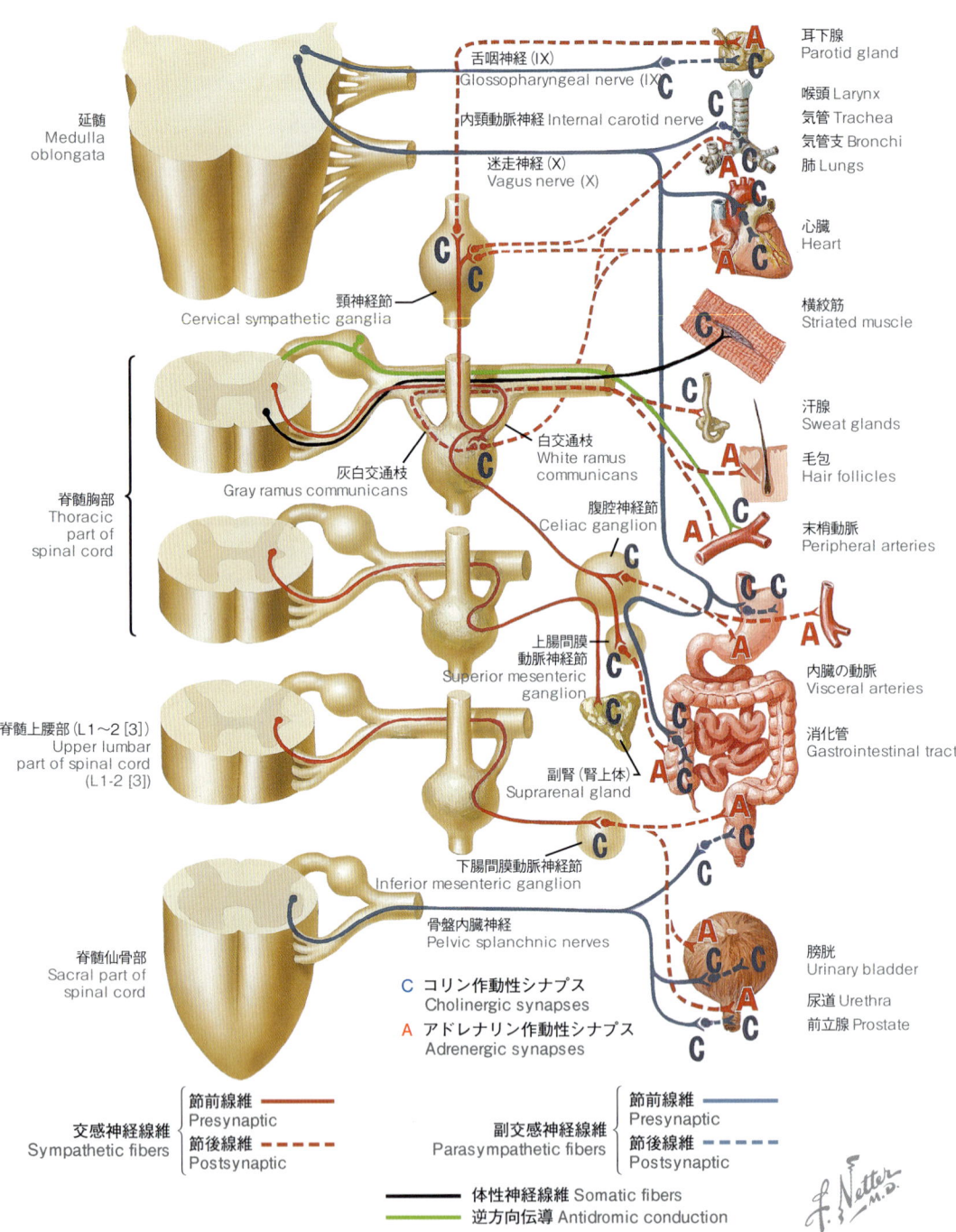

頭頸部の自律神経経路

第III脳神経（動眼神経）中の副交感神経および対応する交感神経

		眼の副交感神経の解剖学的経路	
ニューロンの種類	細胞体の位置	細胞体の特徴	神経線維の走行
節前ニューロン	エディンガー-ウェストファル核	中脳にある神経細胞体の集団 エディンガー-ウェストファル核は動眼神経核の内側で、中脳水道の外側にある	神経線維は中脳のエディンガー-ウェストファル核から出て、動眼神経の一部となる 動眼神経は海綿静脈洞の外側壁を前方に進み、滑車神経のすぐ上を走る 眼窩に入る直前に動眼神経は上枝と下枝に分かれる 動眼神経の上枝と下枝は、ともに上眼窩裂から眼窩に入る 副交感神経節前線維は下枝を経由する 細い副交感神経根が動眼神経の下枝から毛様体神経節に入り、節前線維となる
節後ニューロン	毛様体神経節	視神経孔の前、視神経と外側直筋の間にある 3本の神経根が毛様体神経節に入る： • 眼神経（V₁）由来の神経根で、短毛様体神経を経由して一般感覚神経線維を眼に送る • 動眼神経の下枝由来の副交感神経根は神経節に節前線維を送る • 交感神経節前線維由来の交感神経根は内頸動脈によって運ばれる 短毛様体神経は通常8本で、毛様体神経節から出て眼の後ろに入る 3本の神経根由来の神経線維はすべて毛様体神経節と短毛様体神経を経由して、眼に入る ただし、副交感性神経線維だけは毛様体神経節でシナプスを形成する	副交感神経節前線維がシナプスを形成する毛様体神経節由来である 短毛様体神経を経由して、眼の後方に入る 以下を支配する： • 瞳孔括約筋…瞳孔を収縮する • 毛様体筋…眼の焦点調節のために水晶体の形を変える

20 頭頸部の自律神経経路

第Ⅲ脳神経（動眼神経）中の副交感神経および対応する交感神経（つづき）

眼の交感神経の解剖学的経路			
ニューロンの種類	細胞体の位置	細胞体の特徴	神経線維の走行
節前ニューロン	中間質外側核	第一〜第三（あるいは第四）胸髄の側角にある神経細胞体の集団	第一〜第三（四）胸髄の中間質外側核から生じる 脊髄前根を経由して脊髄神経に入る 白交通枝を経由して交感神経幹に入る 眼への節前線維は，交感神経幹の中を上行し，上頸神経節内の節後線維とシナプスを形成する
節後ニューロン	上頸神経節	頭蓋底にある上頸神経節内の神経細胞体の集団	節後線維は上頸神経節由来である 節後線維は内頸動脈神経となり，内頸動脈に沿って走り，内頸動脈神経叢をつくる 内頸動脈が眼窩に近づくにつれ，節後線維は内頸動脈神経叢から分枝し，毛様体神経節と交通する交感神経とともに，眼につながっているさまざまな構造物（眼動脈とその枝，三叉神経の眼神経由来の長毛様体神経と短毛様体神経など）に分布する 眼では節後線維は瞳孔散大筋を支配する

頭頸部の自律神経経路

第Ⅲ脳神経（動眼神経）中の副交感神経および対応する交感神経（つづき）

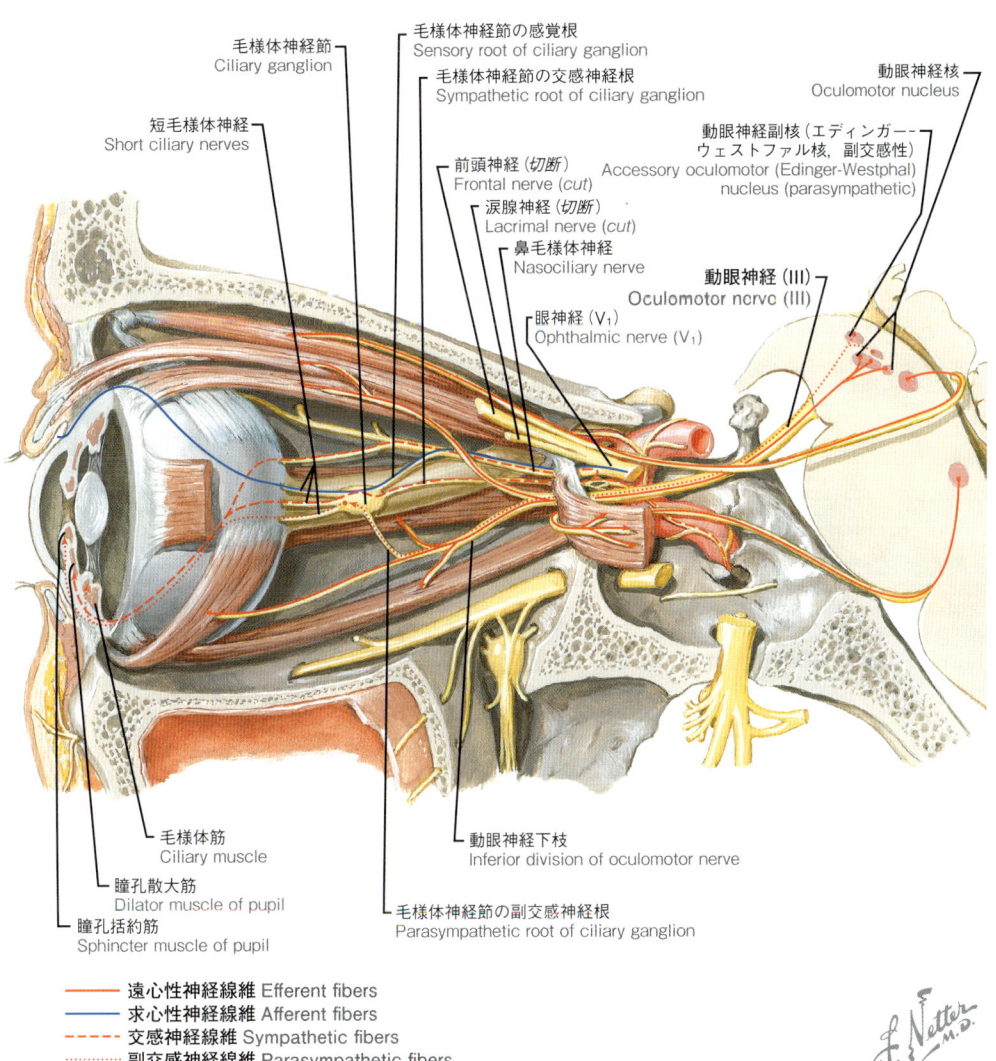

20 頭頸部の自律神経経路

第Ⅲ脳神経（動眼神経）中の副交感神経および対応する交感神経（つづき）

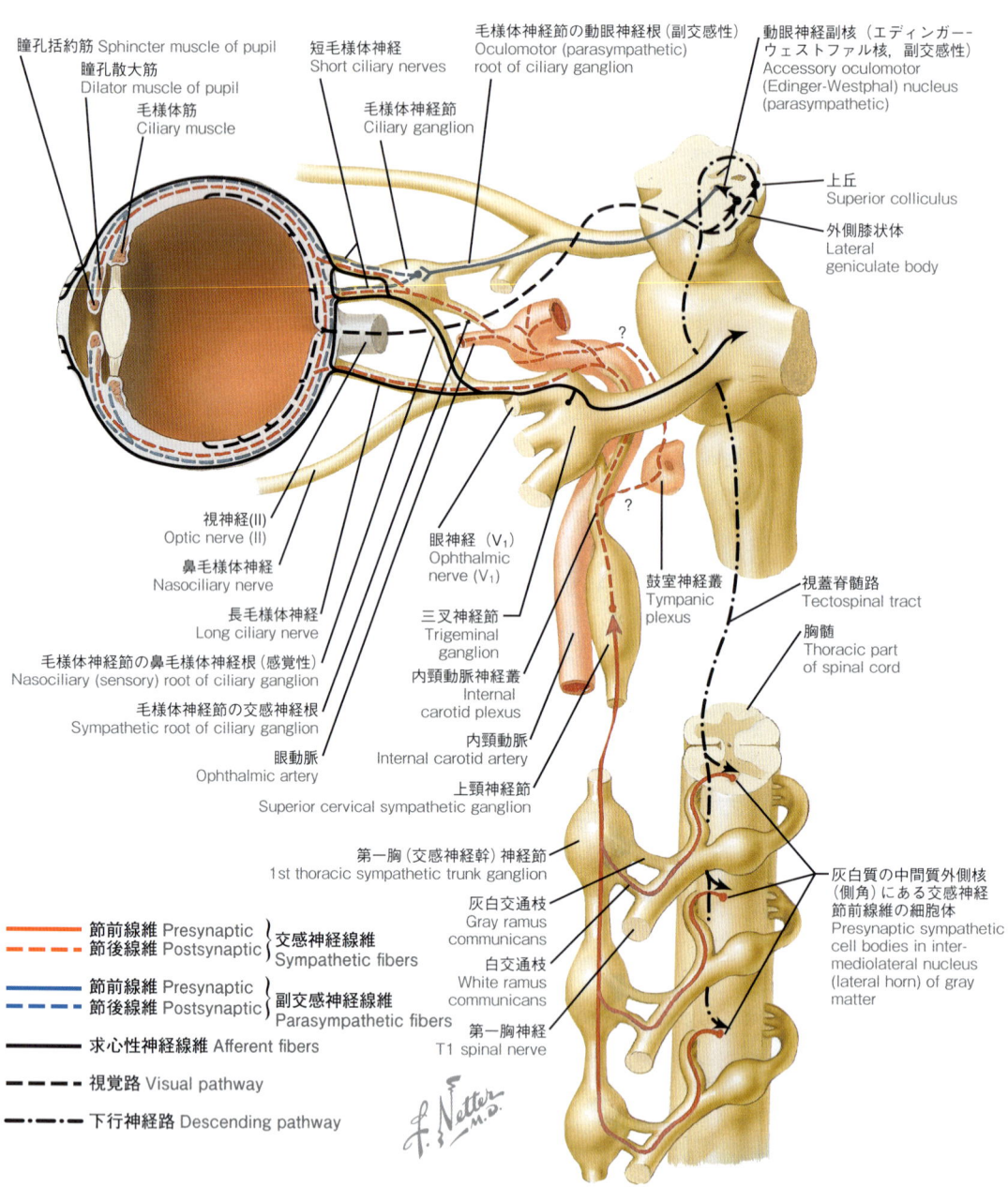

頭頸部の自律神経経路

第VII脳神経（顔面神経）中の副交感神経および対応する交感神経

		涙腺，鼻腺，口蓋腺，咽頭腺，顎下腺，舌下腺の副交感神経の解剖学的経路	
ニューロンの種類	細胞体の位置	細胞体の特徴	神経線維の走行
節前ニューロン	上唾液核	橋にある神経細胞体の集団 顔面神経の中間神経を経由して内耳道に入る 顔面神経管において顔面神経は2本の副交感神経の枝を出す： • 大錐体神経 • 鼓索神経	**大錐体神経** • 大錐体神経裂孔を出て破裂孔に入り，深錐体神経（交感神経）と合流して翼突管神経〔Vidian（ビディアン）神経〕となる • 翼突管神経は翼突管を通って翼口蓋窩に入り，翼口蓋神経節に達する **鼓索神経** • 錐体鼓室裂を出て側頭下窩に入り，舌神経に合流する • 節前線維は舌神経を経由して口腔底に入り，顎下神経節に達する
節後ニューロン	翼口蓋神経節	翼口蓋窩内にある神経細胞体の集団 翼口蓋神経節由来の副交感神経節後線維は眼神経（V₁）と上顎神経（V₂）を経由して以下に分布する： • 涙腺 • 鼻腺 • 口蓋腺 • 咽頭腺 • 副鼻腔の腺	**眼神経と上顎神経での分布** 節後線維は上顎神経の枝である頬骨神経を経由して，すぐに眼窩に入る 短い交通枝により，眼神経の枝である涙腺神経に合流する これらの神経線維は涙を分泌する涙腺を支配する **上顎神経での分布** 節後線維は上顎神経を経由し，その枝（例えば，鼻口蓋神経や大口蓋神経）により，鼻腔，口腔，咽頭に分布する これらの神経線維は以下を支配する： • 鼻腺 • 口蓋腺 • 咽頭腺 • 副鼻腔の腺
	顎下神経節	口腔にある神経細胞体の集団 顎下腺の深部の直上，顎舌骨筋の後端で舌神経に懸垂している	顎下神経節由来の副交感神経節後線維は以下に分布する： • 顎下腺 • 舌下腺

20 頭頸部の自律神経経路

第VII脳神経（顔面神経）中の副交感神経および対応する交感神経（つづき）

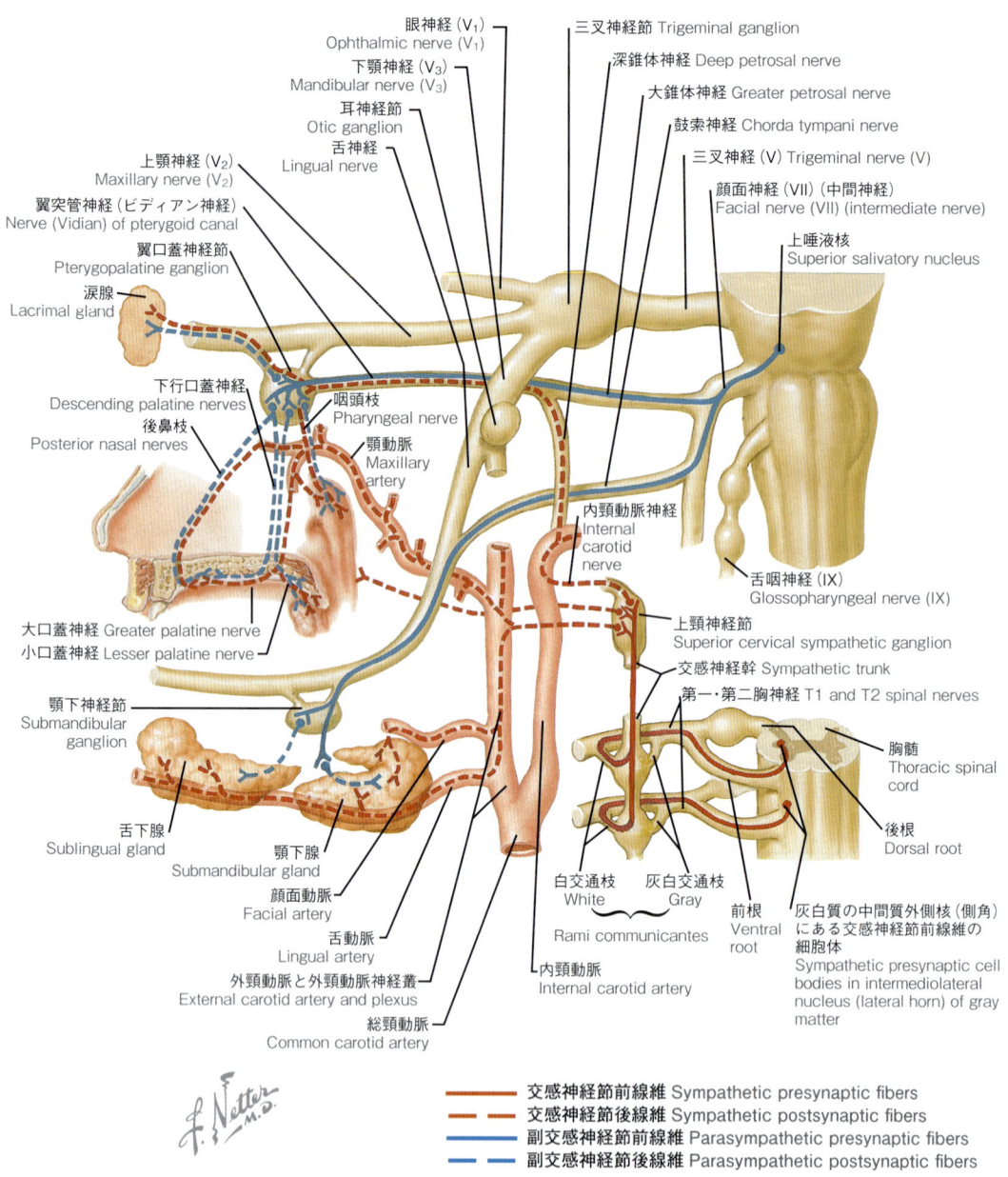

頭頸部の自律神経経路

第Ⅶ脳神経（顔面神経）中の副交感神経および対応する交感神経（つづき）

涙腺，鼻腺，口蓋腺，咽頭腺，顎下腺，舌下腺を支配する交感神経の解剖学的経路

ニューロンの種類	細胞体の位置	細胞体の特徴	神経線維の走行
節前ニューロン	中間質外側核	第一〜第三（あるいは第四）胸髄の側角にある神経細胞体の集団	第一〜第三（または四）胸髄の中間質外側核から生じる 脊髄前根を経由して脊髄神経に入る 白交通枝を経由して交感神経幹に入る 眼への節前線維は，交感神経幹の中を上行し，上頸神経節内の節後線維とシナプスを形成する
節後ニューロン	上頸神経節	頭蓋底にある上頸神経節内の神経細胞体の集団 交感神経節後線維は内頸動脈あるいは外頸動脈に沿って走り，それぞれの効果器に達する： ・鼻腔 ・副鼻腔の腺 ・口蓋 ・涙腺 ・顎下腺 ・舌下腺	**鼻腔，副鼻腔と口蓋** ・交感神経節後線維は内頸動脈と外頸動脈に沿って走る ・交感神経の節後線維は内頸動脈神経となり，内頸動脈に沿って走り，内頸動脈神経叢をつくる ・内頸動脈神経叢由来の交感神経節後線維は破裂孔で分枝して深錐体神経となる ・深錐体神経は大錐体神経（副交感性）と合流して，翼突管神経〔Vidian（ビディアン）神経〕となる ・交感神経節後線維は翼口蓋神経節とともに，上顎神経の枝を経由し，鼻腔，副鼻腔と口蓋に分布する ・外頸動脈神経叢由来の交感神経節後線維は，分枝して顎動脈に沿って走る ・これらの神経線維は顎動脈の枝に沿って進み，鼻腔，副鼻腔と口蓋に分布する **涙腺** ・交感神経節後線維は内頸動脈に沿って走る ・内頸動脈神経叢由来の交感神経節後線維は破裂孔で分枝し，深錐体神経となる ・深錐体神経は大錐体神経（副交感性）と合流して，翼突管神経〔Vidian（ビディアン）神経〕となる ・節後線維は上顎神経の枝である頬骨神経を経由して，すぐに眼窩に入る ・短い交通枝により，眼神経の枝である涙腺神経に合流する ・これらの神経線維は涙腺に分布する **顎下腺と舌下腺** ・交感神経節後線維は外頸動脈に沿って走る ・交感神経節後線維は外頸動脈を離れ，顎下腺や舌下腺に分布する動脈に沿って走る

20 頭頸部の自律神経経路

第VII脳神経（顔面神経）中の副交感神経および対応する交感神経（つづき）

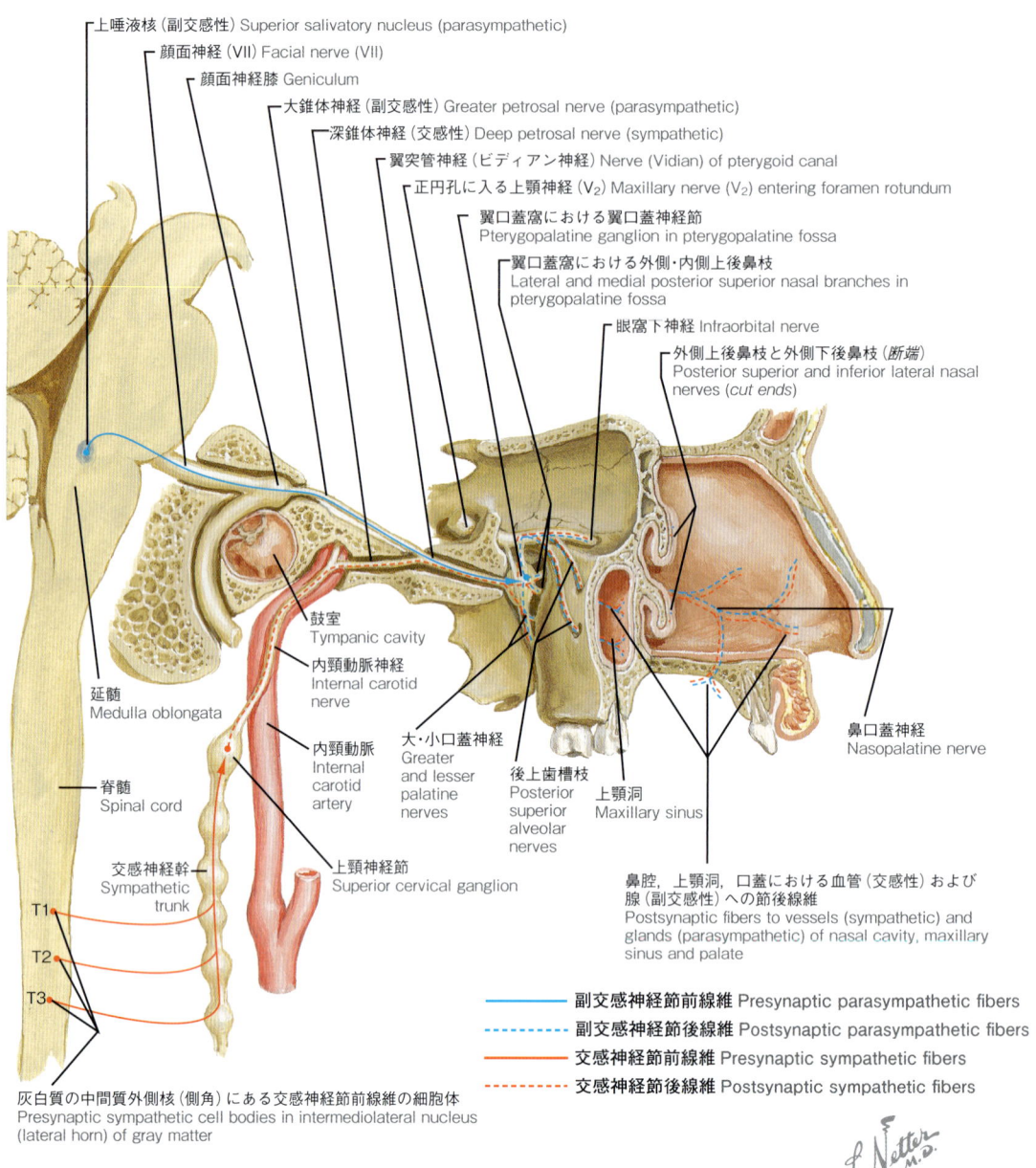

頭頸部の自律神経経路

第Ⅶ脳神経（顔面神経）中の副交感神経および対応する交感神経（つづき）

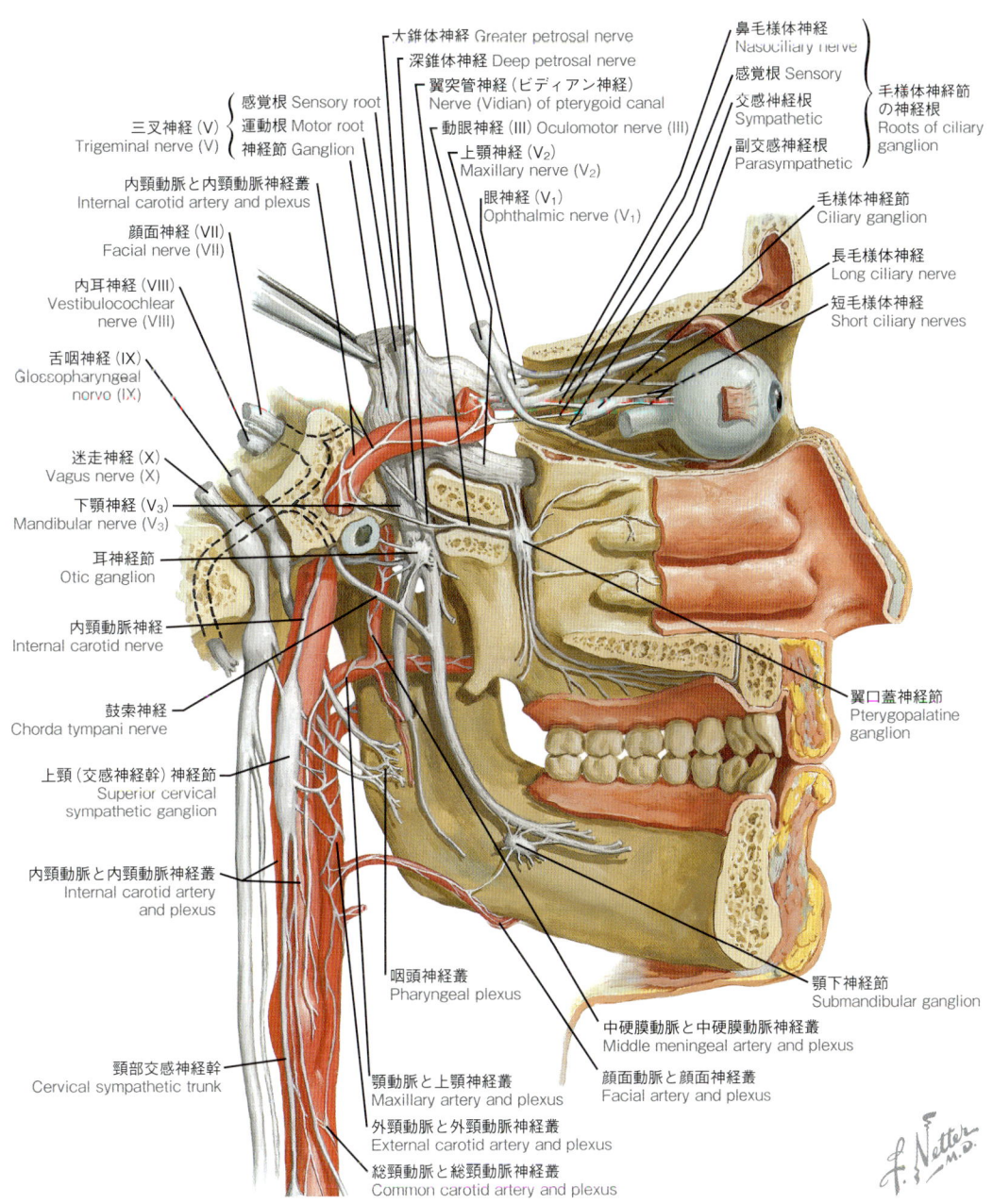

頭頸部の自律神経／AUTONOMICS OF THE HEAD AND NECK

20 頭頸部の自律神経経路

第Ⅸ脳神経（舌咽神経）中の副交感神経および対応する交感神経

耳下腺の副交感神経の解剖学的経路			
ニューロンの種類	細胞体の位置	細胞体の特徴	神経線維の走行
節前ニューロン	下唾液核	延髄にある神経細胞体の集団	副交感神経節前線維は延髄の下唾液核由来である 舌咽神経を経由して頸静脈孔を出る 舌咽神経の枝である鼓室神経となり，鼓室神経小管を通って再び頭蓋に入る 舌咽神経の枝である鼓室神経は鼓室岬角の上を走り，鼓室神経叢を形成する 鼓室神経叢は小錐体神経を再び形成し，一般的に卵円孔を出て側頭下窩に入る 小錐体神経は耳神経節に入る
節後ニューロン	耳神経節	卵円孔の下方，下顎神経（V₃）の内側にある神経細胞体の集団	副交感神経節後線維は耳神経節由来である これらの神経線維は三叉神経の枝である耳介側頭神経を経由する 耳介側頭神経は耳下腺に到達する 副交感神経節後線維は耳下腺を支配する

耳下腺の交感神経の解剖学的経路			
ニューロンの種類	細胞体の位置	細胞体の特徴	神経線維の走行
節前ニューロン	中間質外側核	第一～第三（あるいは第四）胸髄の側角にある神経細胞体の集団	第一～第三（または四）胸髄の中間質外側核から生じる 脊髄前根を経由して脊髄神経に入る 白交通枝を経由して交感神経幹に入る 耳下腺への節前線維は，交感神経幹中を上行し，上頸神経節内の節後線維とシナプスを形成する
節後ニューロン	上頸神経節	頭蓋底にある上頸神経節内の神経細胞体の集団	交感神経節後線維は上頸神経節由来である 節後線維は外頸動脈に沿って走る 節後線維は外頸動脈を離れ，耳下腺に分布する動脈に沿って走る

頭頸部の自律神経経路

第Ⅸ脳神経（舌咽神経）中の副交感神経および対応する交感神経（つづき）

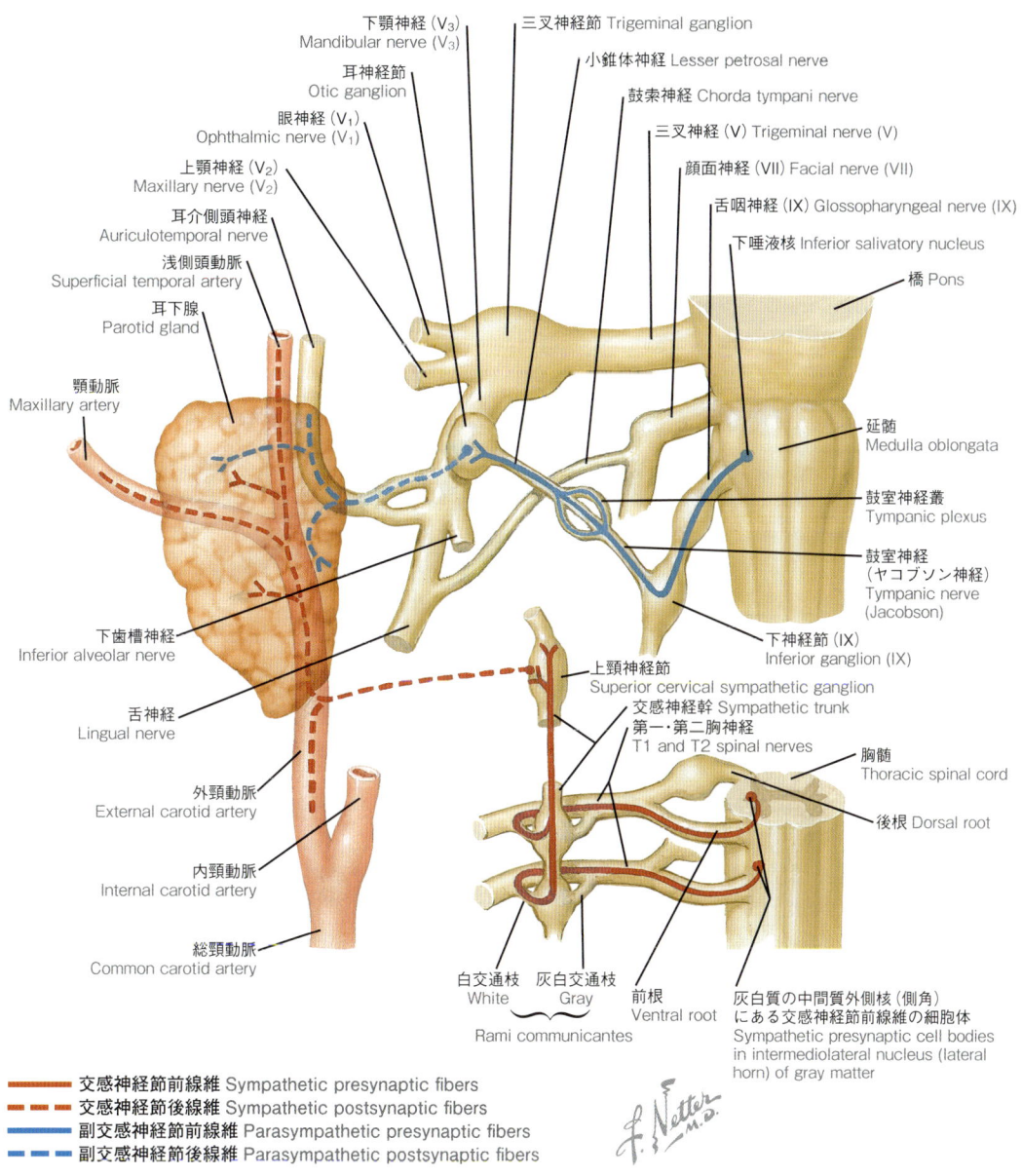

頭頸部の自律神経／AUTONOMICS OF THE HEAD AND NECK

20 頭頸部の自律神経経路

第Ⅸ脳神経（舌咽神経）中の副交感神経および対応する交感神経（つづき）

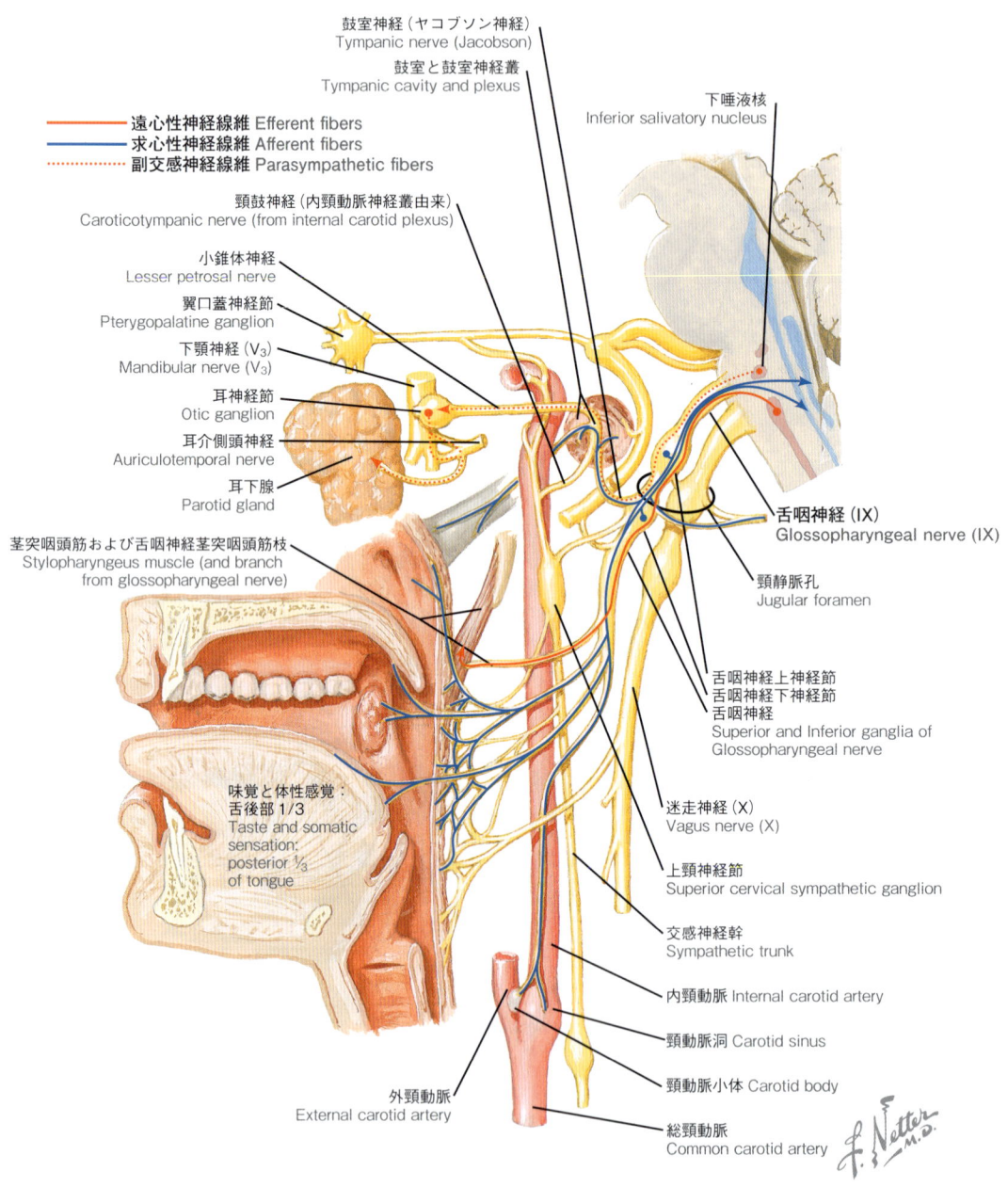

頭頸部の自律神経経路

第Ⅹ脳神経（迷走神経）中の副交感神経および対応する交感神経

		迷走神経*における副交感神経の解剖学的経路	
ニューロンの種類	細胞体の位置	細胞体の特徴	神経線維の走行
節前ニューロン	迷走神経背側核	延髄にある神経細胞体の集団	節前線維は延髄の迷走神経背側核由来である* 迷走神経を経由して頸静脈孔を出る さまざまな枝が胸部の壁内神経節に入り，腹腔内の前腸と中腸に分布する
節後ニューロン	壁内神経節	それぞれの器官の壁内にある神経細胞体の集団	節後線維は壁内神経節由来である これらの神経線維はさまざまな効果器に分布する： • 心筋 • 平滑筋 • 腺

*脳幹由来の迷走神経は頭頸部よりも，むしろ胸部や大部分の腹部の副交感神経を供給する．胸部や大部分の腹部の交感神経は迷走神経に沿って走るものと，副交感性の骨盤内臓神経に沿って走るもの（交感神経幹に関係したさまざまな脊椎傍神経節や椎前神経節由来）がある．

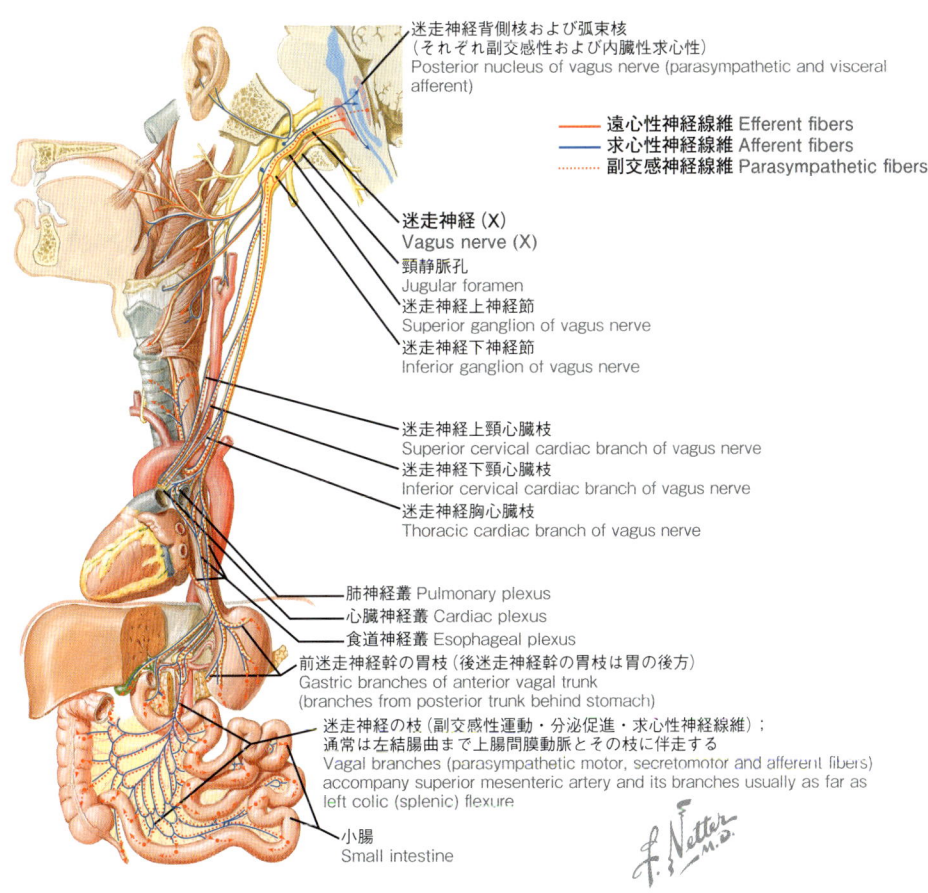

頭頸部の自律神経／AUTONOMICS OF THE HEAD AND NECK

20 臨床との関連

Horner（ホルネル）症候群

頭頸部の交感神経の損傷や過度の刺激によって生じる．

考えられる原因：

- 脳梗塞
- 頸部外傷
- 頸動脈損傷
- Pancost（パンコースト）腫瘍（肺尖部胸壁浸潤癌）
- 群発頭痛

薬物試験によって交感神経の障害部位を特定することができる．

治療はそれぞれの原因をなくすことが基本である（例えば腫瘍の除去など）．

主な臨床症状：

- 縮瞳（瞳孔が収縮する）
- 眼瞼下垂（まぶたが下がる）
- 無汗症（発汗が低下する）

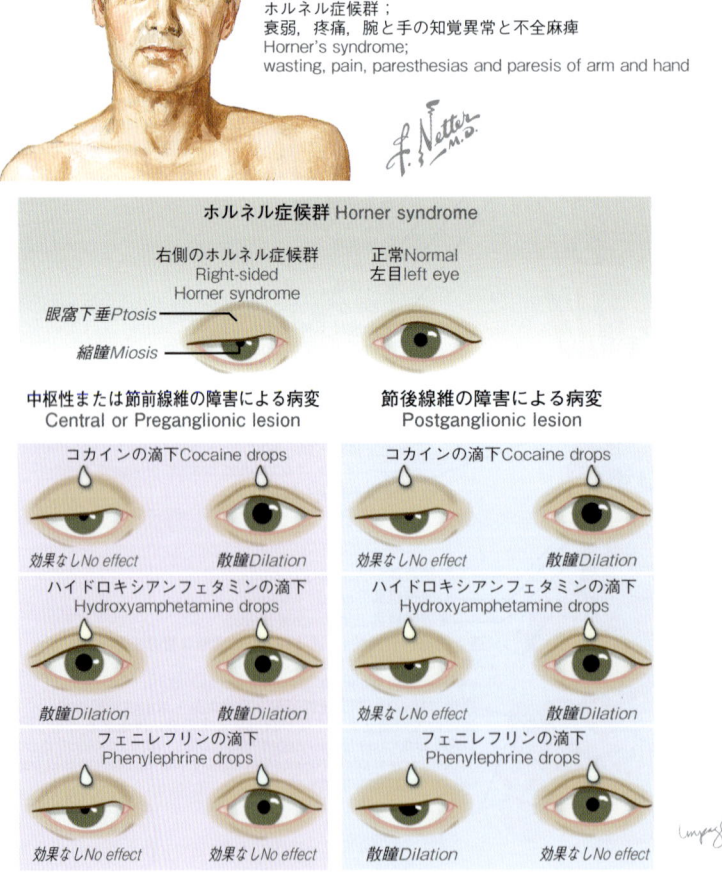

ホルネル症候群；
衰弱，疼痛，腕と手の知覚異常と不全麻痺
Horner's syndrome;
wasting, pain, paresthesias and paresis of arm and hand

CHAPTER 21
口腔内麻酔

概観と局所解剖	566
下顎の麻酔	567
上顎の麻酔	576
その他の麻酔	585

21 概観と局所解剖

一般的知識

口腔内麻酔によって，さまざまな歯科治療における疼痛管理が可能となる．
種々の手技が確立している．
適切な麻酔効果を得ながら合併症や副作用を抑えるためには，頭頸部の解剖を詳細に理解しておくことが必要である．
感染・炎症部位には注射針を刺入してはならない．
表面麻酔によって，注射針刺入部位の疼痛を緩和することができる．

分類

- 浸潤麻酔：局所麻酔薬を神経の終末部の代わりに末梢の神経線維の分岐部近く（例えば根尖部）に作用させる（1〜2本の歯，歯髄や周囲の軟組織を麻酔する）．
- 伝達麻酔：局所麻酔薬を神経の本幹近くに作用させる（例えば下歯槽神経ブロック）．

一般的な伝達麻酔

下顎：

- 下歯槽神経麻酔
- 頬神経麻酔
- オトガイ神経麻酔
- Gow-Gates（ゴオゲート）法麻酔
- Akinosi（アキノシ）法麻酔

上顎：

- 後上歯槽枝麻酔
- 鼻口蓋神経麻酔
- 大口蓋神経麻酔
- 眼窩下神経麻酔
- 上顎神経麻酔

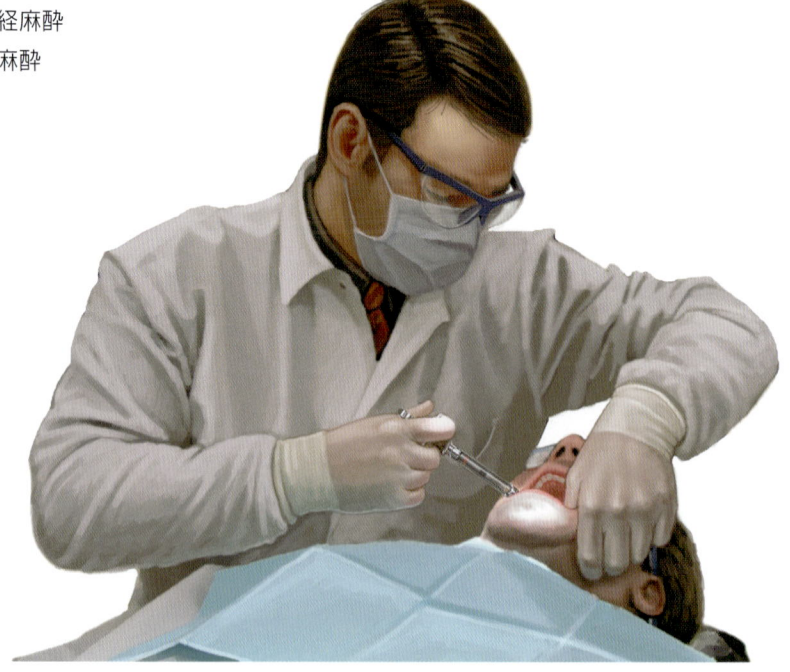

下顎の麻酔

神経支配と骨解剖学

下顎骨：一般的所見と特徴

顔面骨のなかで最も強固で大きい骨である．

2つの厚い皮質骨（舌側板と頬側板）から形成されている．

歯は馬蹄形の下顎体に植立している．

下顎枝は下顎角より上方に向かう．

コロノイドノッチ*は下顎枝前方のくぼみであり，咬合平面と同じ高さに位置する．下顎孔の高さを推測するのに使用される．

関連する神経

下顎孔から下顎に入り込む下歯槽神経

舌隆起を背にして，口腔内に進入する舌神経

頬棚上を走行する頬神経

＊訳注：日本語訳はない．

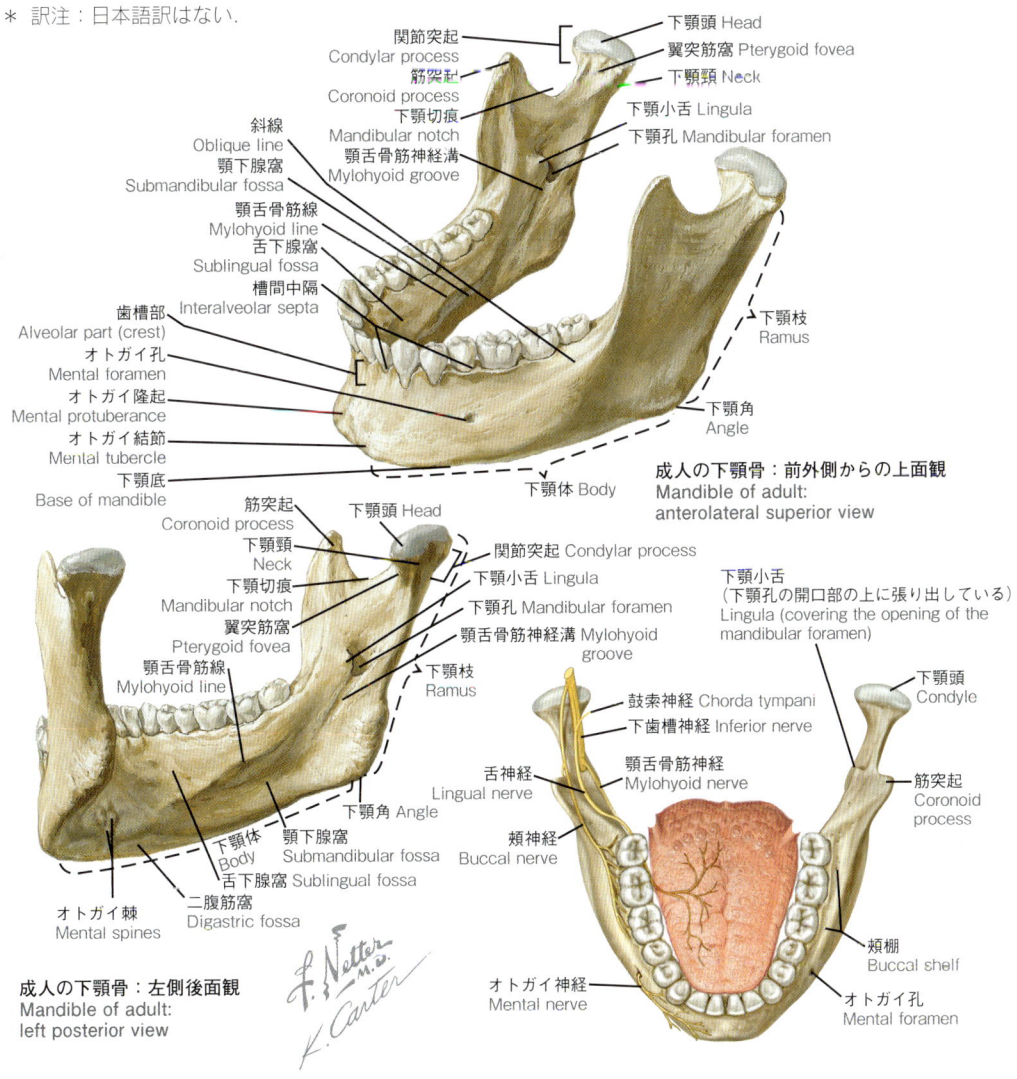

成人の下顎骨：前外側からの上面観
Mandible of adult: anterolateral superior view

成人の下顎骨：左側後面観
Mandible of adult: left posterior view

口腔内麻酔／INTRAORAL INJECTIONS

21 下顎の麻酔

下歯槽神経伝達麻酔

概要

下顎骨の皮質骨は上顎骨より厚いために，臨床的な麻酔効果を得るのは上顎より困難なため，下歯槽神経伝達麻酔法を修得することは重要である
蝶下顎靱帯の側方に位置する下顎孔周囲の翼突下顎隙に麻酔薬を注入する必要がある
翼突下顎隙に対しては，注射針の角度と深度を適正に保つ必要がある
適切な手技により，以下の2つの神経が麻酔される：
- 下歯槽神経（およびその枝である切歯枝とオトガイ神経）
- 舌神経

麻酔される部位：
- すべての下顎歯（下歯槽神経）
- 舌前部2/3の上皮（舌神経）
- すべての舌側歯肉および舌側歯槽粘膜（舌神経）
- 小臼歯から正中までの頰側歯肉と歯槽粘膜（オトガイ神経）
- 下口唇の皮膚（オトガイ神経）

一般的手技―手順

コロノイドノッチの最深部（下顎孔の高さ）と翼突下顎縫線側方部の間の歯槽粘膜に針を刺入する
針の刺入方向は，シリンジが反対側小臼歯の上にくるようにする．下顎の咬合平面に沿って針を進める
針は20～25 mm進入したところで下顎骨と接触する（粘膜刺入直後に骨と接触する場合は側頭稜と干渉しているので，刺入角度を変えて適切な深度まで針を進める）
針をわずかに引き戻して，針が血管（下歯槽動・静脈）に進入していないか，吸引を行って確認する
吸引によりシリンジに血液が混入していないことを確認したら，麻酔薬をゆっくりと翼突下顎隙に注入する
吸引により血液が認められた場合は，針の位置を変えてもう一度吸引操作を行ってから翼突下顎隙に麻酔薬を注入する

備考

小児の場合は骨の添加が十分ではないために，下顎孔が下顎骨後縁に近接している
無歯顎患者では歯槽骨が吸収しており，コロノイドノッチの最深部は通常よりも下方に位置している．そのため刺入部位が低くなる傾向が認められる
下顎骨が形成不全のII級患者では，下顎孔の位置は臨床家の予想よりも下方にあることが多い
下顎骨が過形成のIII級患者では，下顎孔の位置は臨床家の予想よりも上方にあることが多い
注射針を後方に進めすぎて耳下腺にまで達し，顔面神経の近辺で麻酔薬を注入した場合には，一過性の歯原性Bell（ベル）麻痺が起こりうる

下顎の麻酔

下歯槽神経伝達麻酔（つづき）

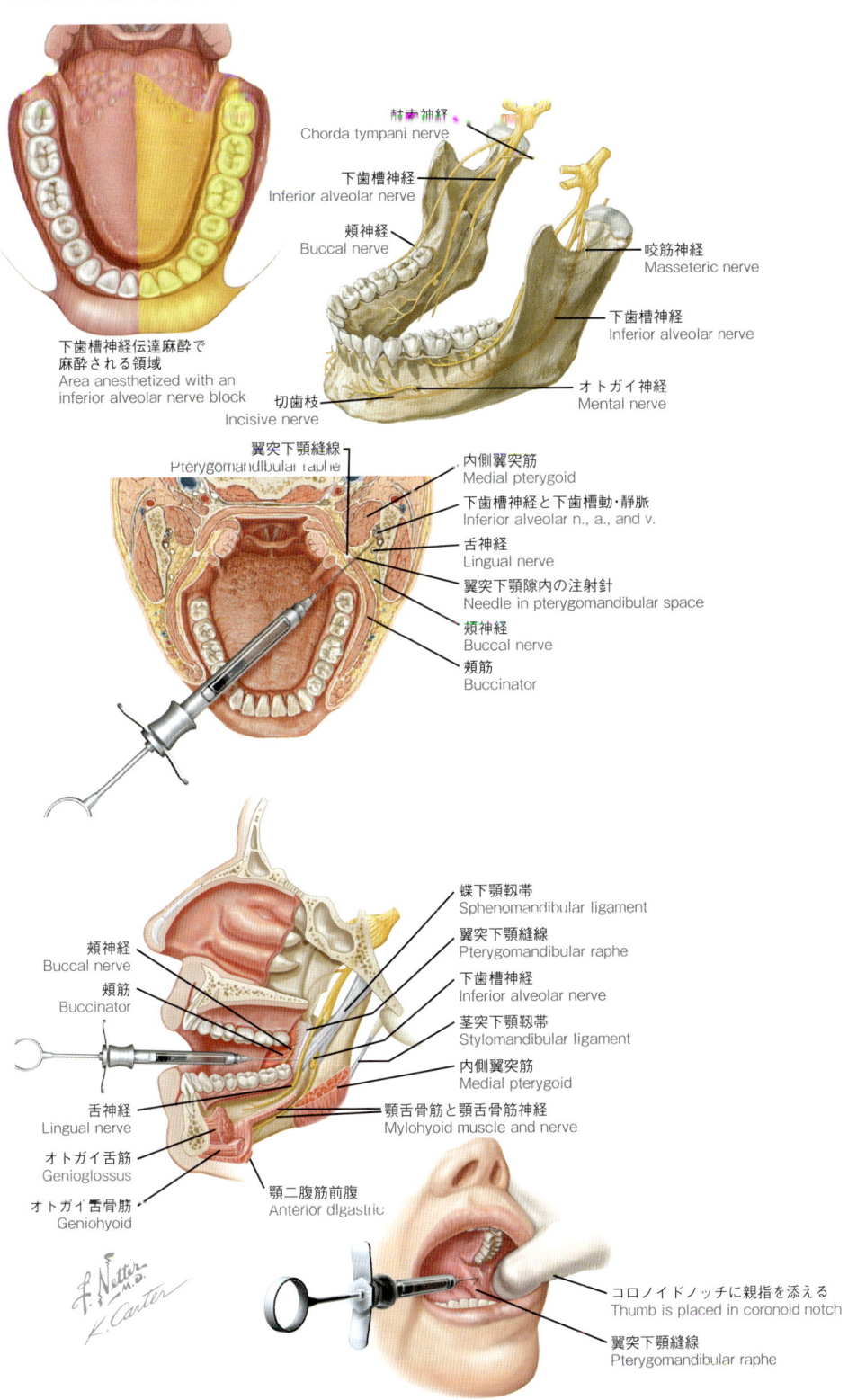

口腔内麻酔／INTRAORAL INJECTIONS

21 下顎の麻酔

頬神経伝達麻酔

概要
下顎神経の枝である頬神経は，下歯槽神経伝達麻酔では麻酔されない 頬神経麻酔により，下顎大臼歯の頬側歯肉（臼後三角を含む）が麻酔される
一般的手技―手順
針を最後臼歯の遠心頬側の歯槽粘膜に刺入する（針の刺入深度は2mm程度しかないはずである） 吸引による結果が良好であれば，麻酔薬を注入する
備考
血腫形成はまれである 成功率の高い麻酔法である

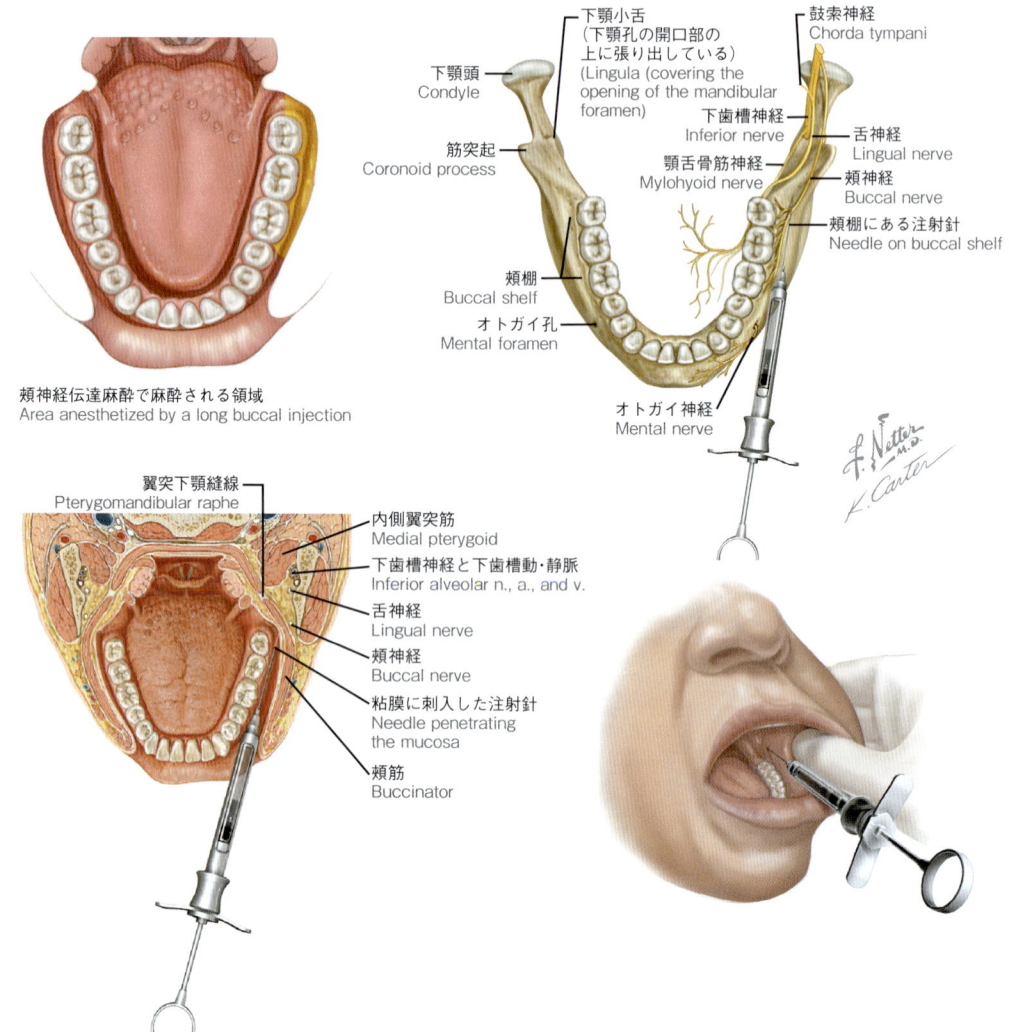

下顎の麻酔

オトガイ神経伝達麻酔

概要
下顎管の中に存在する下歯槽神経の枝の1つ 麻酔される部位： • 下顎小臼歯から正中までのすべての唇頬側歯肉と歯槽粘膜（オトガイ神経） • 下口唇の皮膚（オトガイ神経）
一般的手技—手順
触診によってオトガイ孔の位置を特定する オトガイ孔の位置の歯肉頬移行部の粘膜に注射針を刺入する（一般的に下顎第二小臼歯の部位）（オトガイ孔に向けて最短距離で刺入する） 吸引による結果が良好であれば，麻酔薬をゆっくり注入する
備考
触診によるオトガイ孔の位置特定が難しい場合は，X線診査によって位置を特定することが可能な場合もある この伝達麻酔の成功率は非常に高い 外科手術には向いていない 注射針をオトガイ孔内に刺入すると，神経損傷のリスクがある

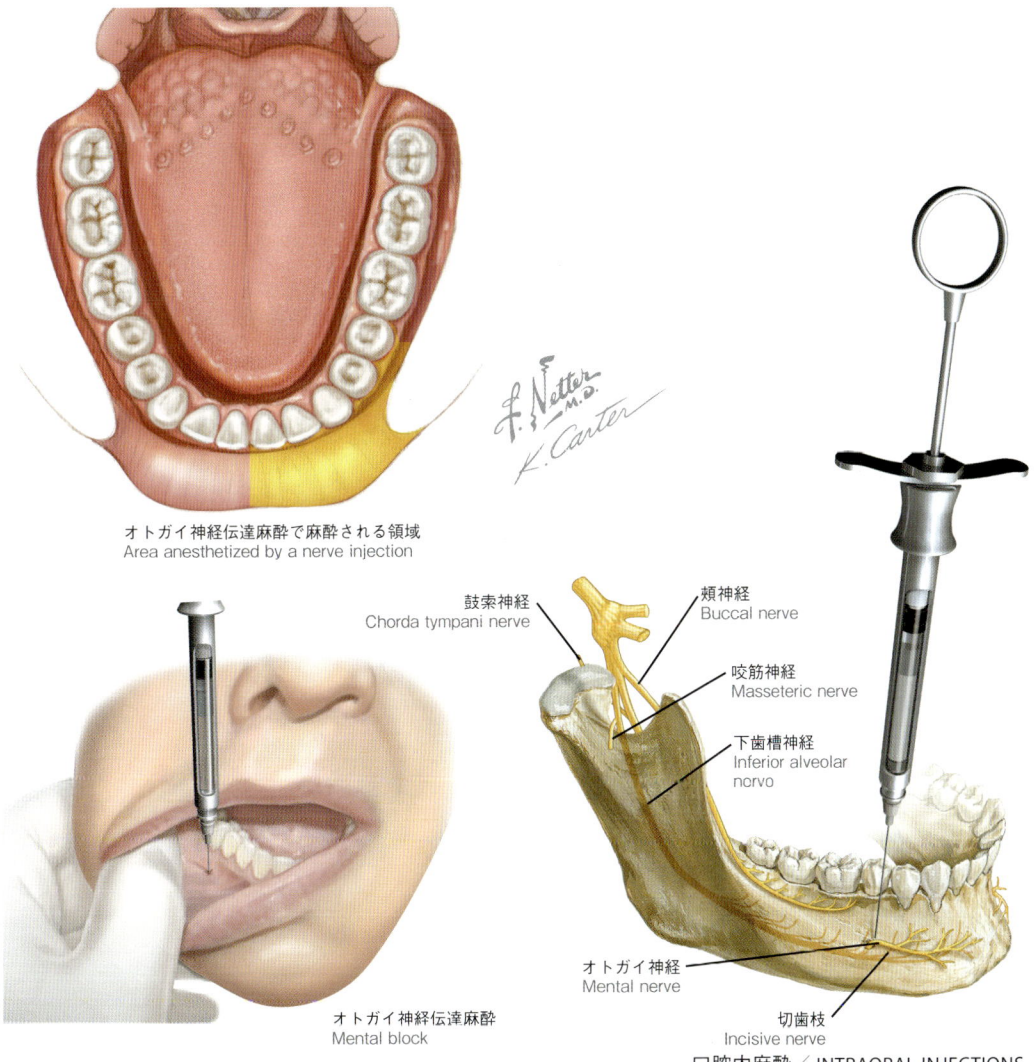

オトガイ神経伝達麻酔で麻酔される領域
Area anesthetized by a nerve injection

オトガイ神経伝達麻酔
Mental block

鼓索神経 Chorda tympani nerve
頬神経 Buccal nerve
咬筋神経 Masseteric nerve
下歯槽神経 Inferior alveolar nerve
オトガイ神経 Mental nerve
切歯枝 Incisive nerve

口腔内麻酔／INTRAORAL INJECTIONS

21　下顎の麻酔

Gow-Gates（ゴオゲート）法伝達麻酔

概要
下歯槽神経伝達麻酔の変法であり，下記の神経を麻酔する： • 下歯槽神経（およびその枝であるオトガイ神経と切歯枝） • 顎舌骨筋神経 • 舌神経 • 頬神経 • 耳介側頭神経 下歯槽神経伝達麻酔と比較して，吸引試験の結果は良好である場合が多い 注射が適切に行われた場合，針は下顎頸に接触する **麻酔される部位：** • すべての下顎歯（下歯槽神経） • 舌前部2/3の上皮（舌神経） • すべての舌側歯肉と舌側歯槽粘膜（舌神経） • すべての頬側歯肉と歯槽粘膜（頬神経とオトガイ神経） • 下口唇の皮膚（オトガイ神経） • 側頭部・耳介の前方・頬の後方の皮膚（耳介側頭神経と頬神経）

一般的手技—手順
最大開口位をとらせる 上顎第二大臼歯の近心舌側咬頭のすぐ遠心に位置する歯槽粘膜に針を刺入する 珠間切痕を口腔外のランドマークとして使用し，針を下顎頸まで導く 反対側の小臼歯にシリンジの位置を合わせて（この位置は各患者の下顎アーチの角度によって異なる）， 　口角から珠間切痕へ向かう平面に沿って針を進め，下顎頸まで到達する 針をわずかに引き戻して，吸引により針が血管内にないことを確認する 吸引の結果が良好であれば，麻酔薬をゆっくりと注入する 麻酔薬注入後数分間開口状態を続けることで，麻酔薬は神経に浸潤する

備考
下顎歯および頬側軟組織に対する複数同時手技の麻酔として適している 合併症が少ない 下歯槽神経が2本に分かれている症例に対して有効である

下顎の麻酔

Gow-Gates（ゴオゲート）法伝達麻酔（つづき）

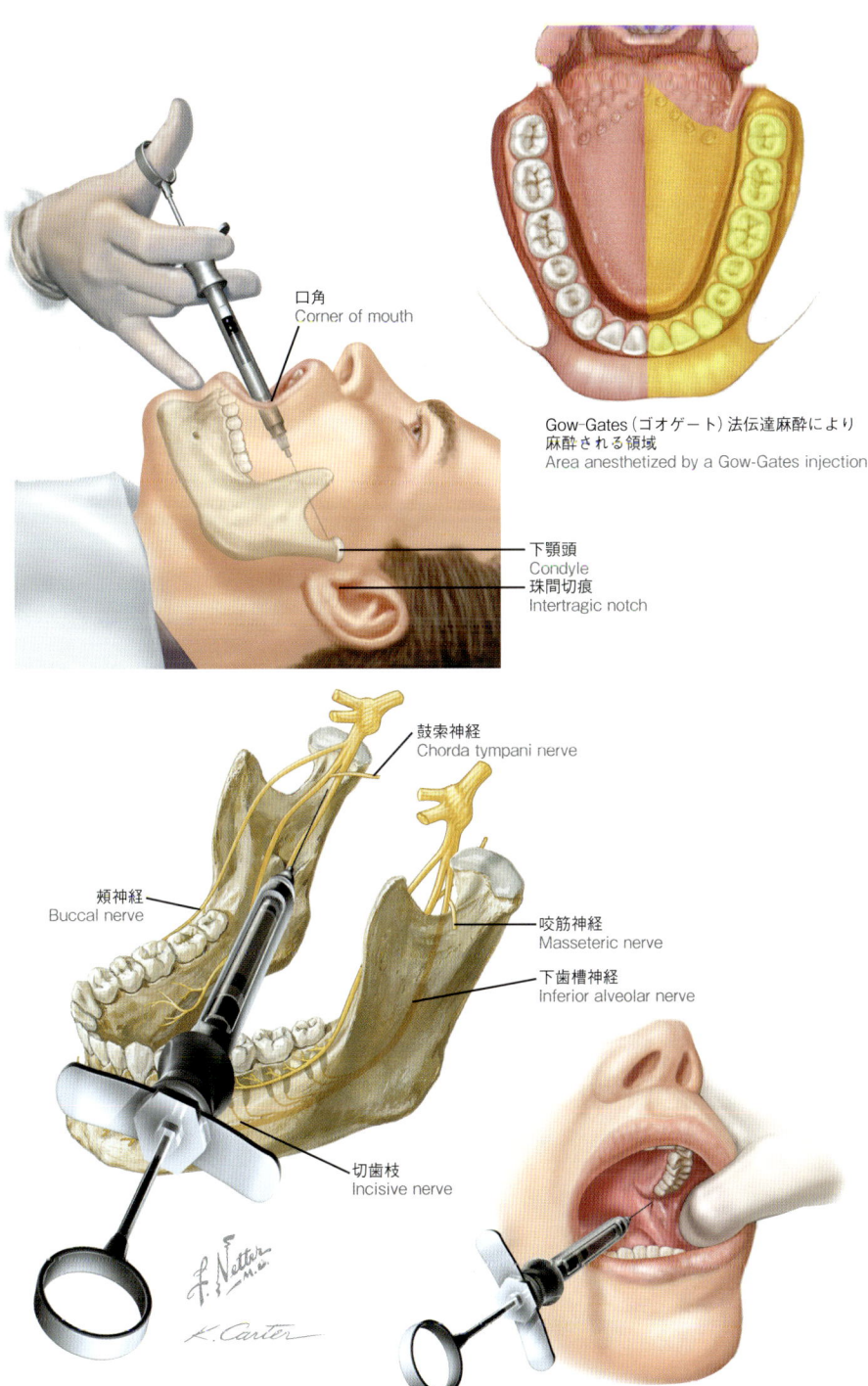

Gow-Gates（ゴオゲート）法伝達麻酔により麻酔される領域
Area anesthetized by a Gow-Gates injection

口角 / Corner of mouth
下顎頭 / Condyle
珠間切痕 / Intertragic notch
鼓索神経 / Chorda tympani nerve
頬神経 / Buccal nerve
咬筋神経 / Masseteric nerve
下歯槽神経 / Inferior alveolar nerve
切歯枝 / Incisive nerve

口腔内麻酔／INTRAORAL INJECTIONS

21 下顎の麻酔

Akinosi（アキノシ）法伝達麻酔

概要
閉口法を用いた下顎神経麻酔．下記の神経を麻酔する： • 下歯槽神経（およびその枝であるオトガイ神経と切歯枝） • 顎舌骨筋神経 • 舌神経 下顎運動（開口）が制限される場合（開口障害など）に有効 盲目的な注射手技となる 麻酔される部位： • すべての下顎歯（下歯槽神経） • 舌前部2/3の上皮（舌神経） • すべての舌側歯肉，歯槽粘膜（舌神経） • 小臼歯から正中までのすべての頬側歯肉と歯槽粘膜（オトガイ神経） • 下口唇の皮膚（オトガイ神経）
一般的手技―手順
患者に口を閉じてもらう 上顎大臼歯の歯頸線の高さで，下顎枝内側辺縁と上顎結節の中間の粘膜に向かって注射針を入れる 注射針を上顎咬合平面と平行に進める 注射針が約23〜25mm進入したところが，翼突下顎隙の中央（下歯槽神経と舌神経の近く）である 　（注：骨に注射針が当たることはない） 吸引による結果が良好であれば，少しずつ麻酔薬を注入する
備考
開口制限のある患者に対して使用されることが多い．また，下歯槽神経伝達麻酔を行うための指標となる口腔内構造物が明確ではないときにも使用される 注射針を後方に進めすぎて耳下腺にまで達し，顔面神経の近辺で麻酔薬を注入した場合には，一過性の歯原性ベル麻痺が起こりうる 巨舌症や強い嘔吐反射がある患者に適する

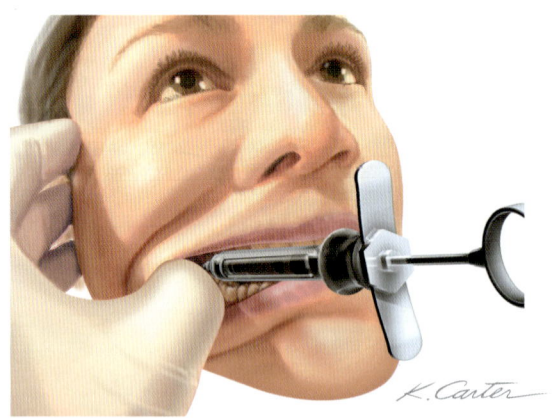

下顎の麻酔

Akinosi（アキノシ）法伝達麻酔（つづき）

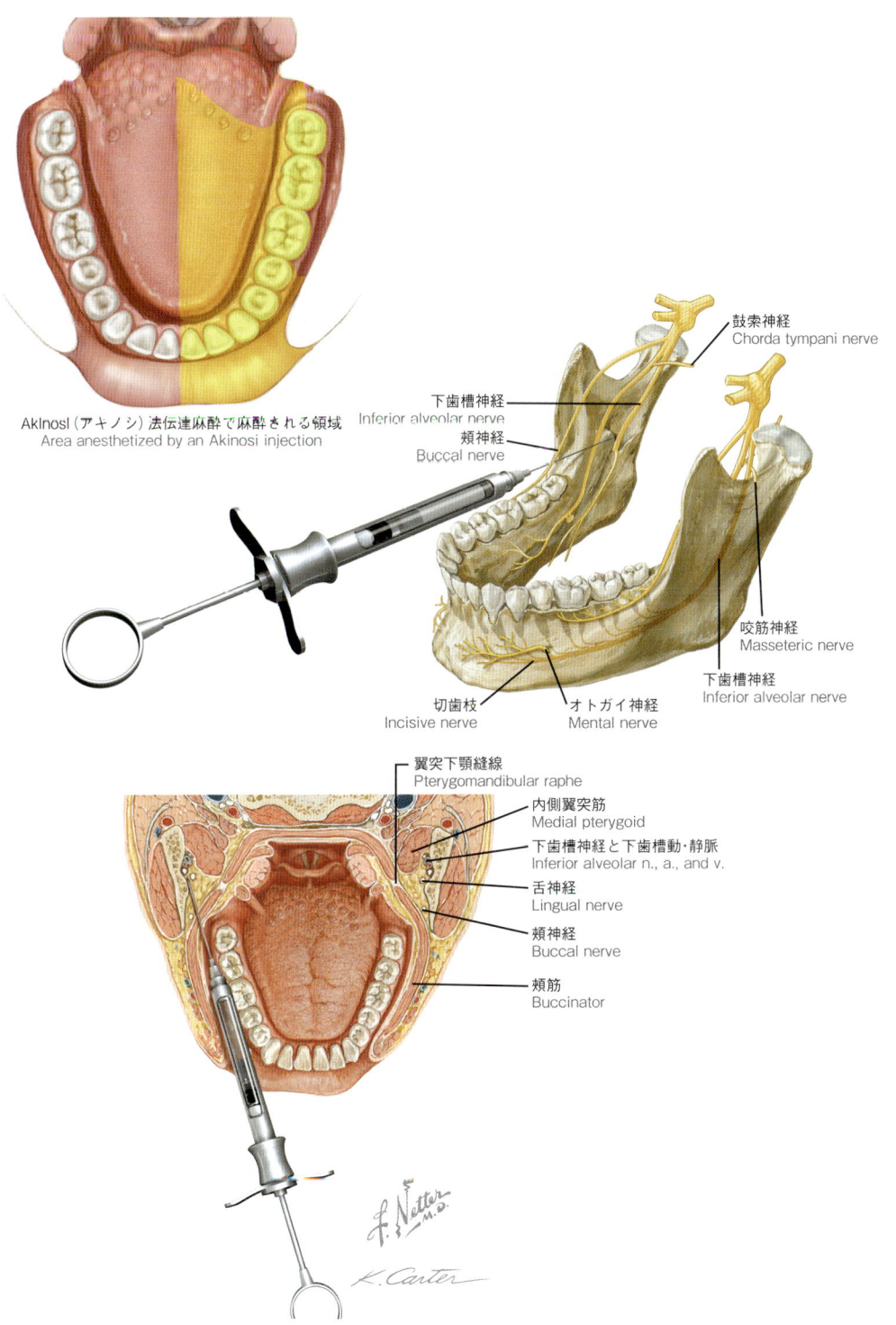

21 上顎の麻酔

神経支配と骨解剖学

上顎骨：一般的所見と特徴

最も大きい顔面骨の1つ．

多孔性の骨のために，上顎歯に対する麻酔効果が得やすい．

歯

歯槽骨内に保持されている．

上顎歯は前・中・後上歯槽枝に支配されている（中上歯槽枝が存在しない場合もある）．

硬口蓋

上顎骨口蓋突起と口蓋骨水平板からなる．

鼻口蓋神経と大口蓋神経に支配される．

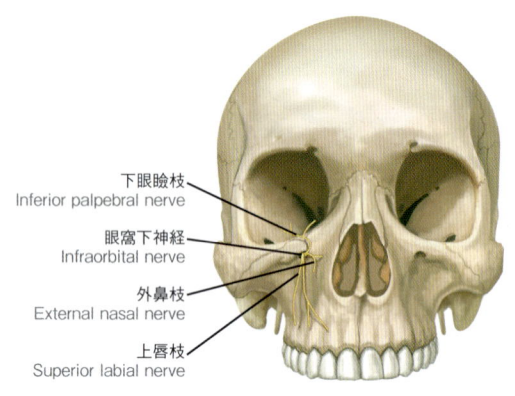

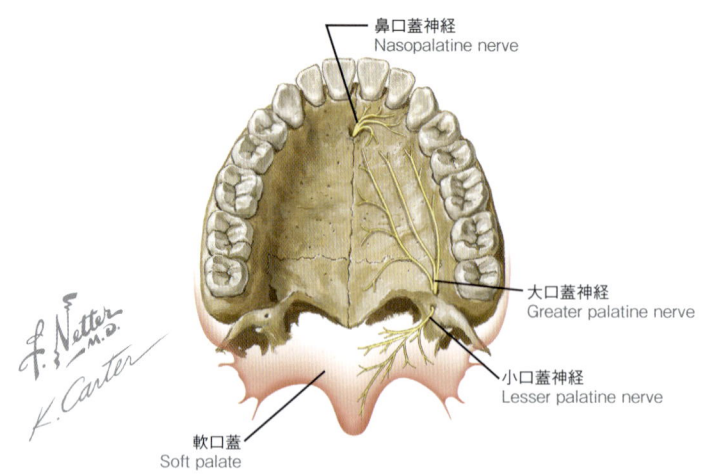

上顎の麻酔

神経支配と骨解剖学（つづき）

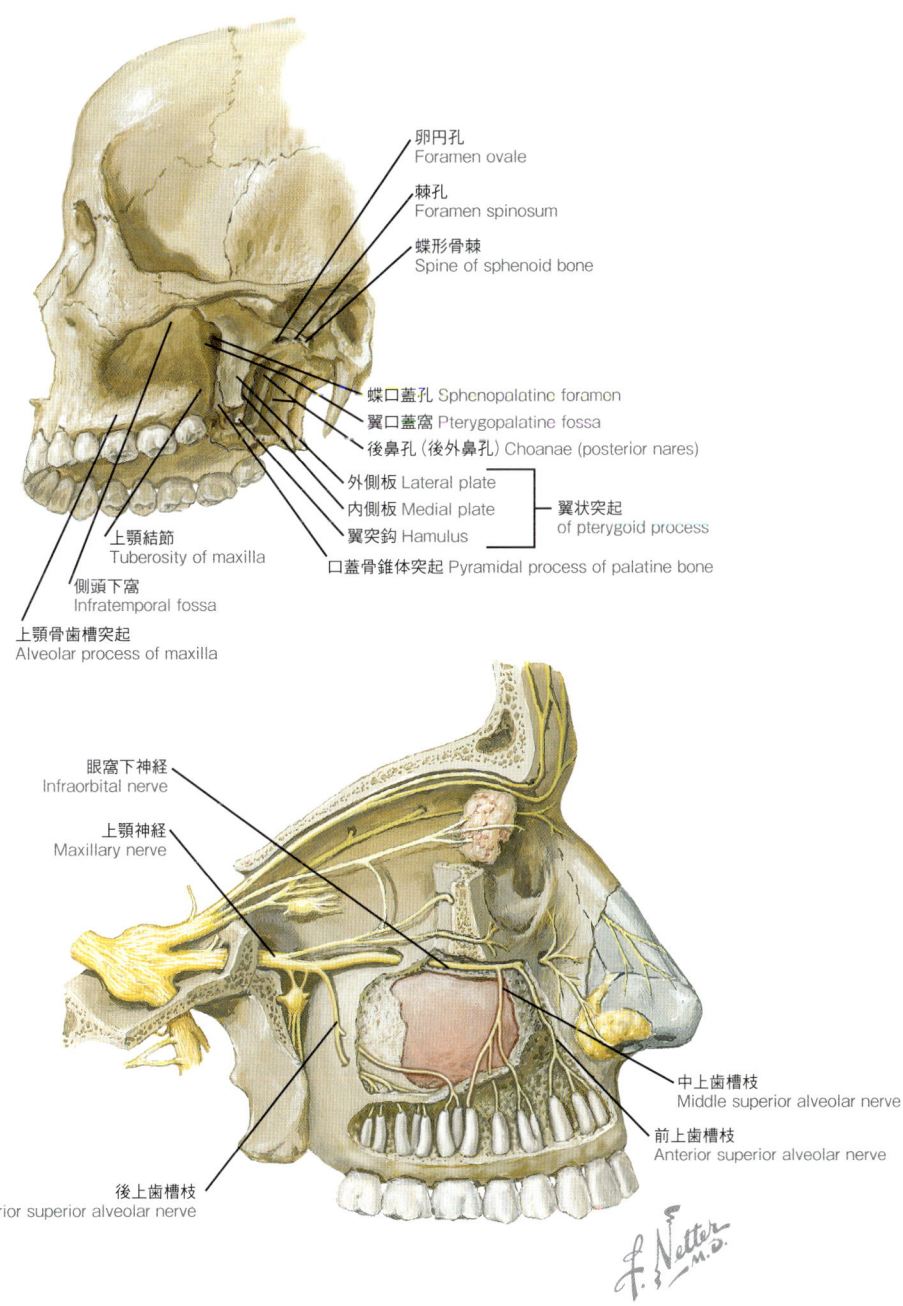

口腔内麻酔／INTRAORAL INJECTIONS

21 上顎の麻酔

後上歯槽枝伝達麻酔

概要
頻用される伝達麻酔 側頭下窩に注射する 麻酔される部位： ・すべての上顎大臼歯（第一大臼歯近心頬側根を除く） ・大臼歯の頬側歯肉
一般的手技―手順
開口後，注射側に下顎を側方運動させ，操作スペースを確保する 上顎第二大臼歯直上の歯肉頬移行部の粘膜（下顎枝の内縁と上顎結節の間）に針を刺入する ・針を約15mm真っ直ぐに進めて，上顎骨後面にある後上歯槽枝に到達する．その際，針の進む方向は以下の3方向を同時に満たすものとする： 　・上顎咬合面に対して45°内方 　・上顎咬合面に対して45°上方 　・上顎咬合面に対して45°後方 翼突筋静脈叢が近接しているため，吸引を行って確認する 吸引の結果が良好であれば，麻酔薬をゆっくり注入する
備考
翼突筋静脈叢損傷による血腫形成の危険性が高い 血腫形成のリスクを下げるために，短い針を使うのが望ましい しばしば血液を吸引することがある

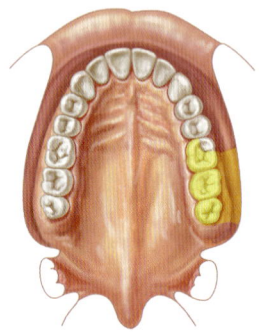

上顎第一大臼歯近心頬側根は常に麻酔されるとは限らない
May not always anesthetize the mesiobuccal root of the 1st maxillary molar

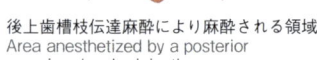

後上歯槽枝伝達麻酔により麻酔される領域
Area anesthetized by a posterior superior alveolar injection

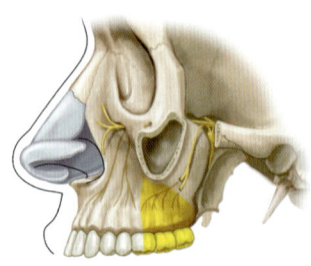

上顎第一大臼歯近心頬側根は常に麻酔されるとは限らない
May not always anesthetize the mesiobuccal root of the 1st maxillary molar

後上歯槽枝伝達麻酔により麻酔される領域
Area anesthetized by a posterior superior alveolar injection

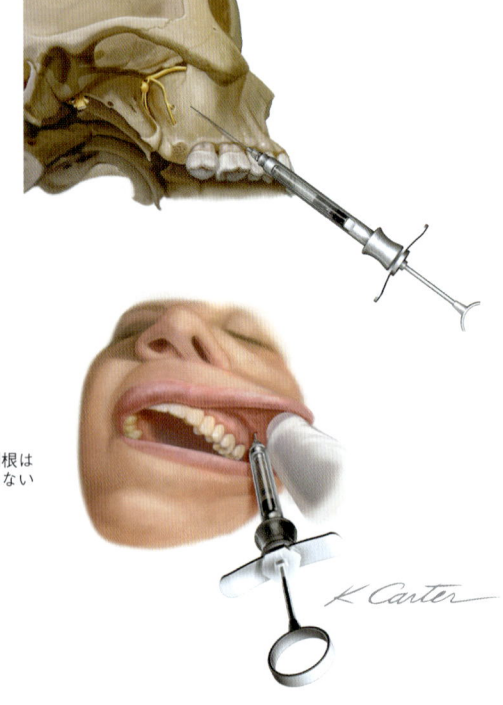

上顎の麻酔

鼻口蓋神経伝達麻酔

概要
歯科麻酔のなかで最も疼痛が激しい注射とみなされている 感皮が高い場所なので，綿棒などで刺入部を圧迫する圧力麻酔の使用が薦められる 麻酔される部位： • 上顎左右犬歯間の口蓋側歯肉と歯槽粘膜 • 右側鼻口蓋神経と左側鼻口蓋神経（これらは硬口蓋に隣接して開口するので両方を麻酔することができる） この領域の口腔粘膜は硬口蓋に強固に結合している；そのため麻酔薬の浸潤のためのスペースが限られている
一般的手技―手順
綿棒を使用して刺入部位に圧力をかける 切歯乳頭側方の口蓋粘膜をめがけて注射針を入れる 疼痛を緩和する目的で少量の麻酔薬を注入する．ノルアドレナリンの血管収縮作用により刺入部位の軟組織は白変する 注射針を硬口蓋に接触するまで挿入する 注射針を少し引き抜いてから吸引する 吸引による結果が良好であれば，ゆっくり麻酔薬を注入する
備考
圧力麻酔は疼痛を減らすために効果的である 周辺組織が非常に緻密で骨に付着しているため，この手法は緩徐な麻酔薬注入が必要とされる 外科手術では，鼻毛様体神経ブロックではしばしば口蓋側を十分に麻酔させることができない場合があるので，麻酔をよく効かせるために，手術部位の口蓋歯肉にさらなる浸潤麻酔を行うことが臨床上のぞましい

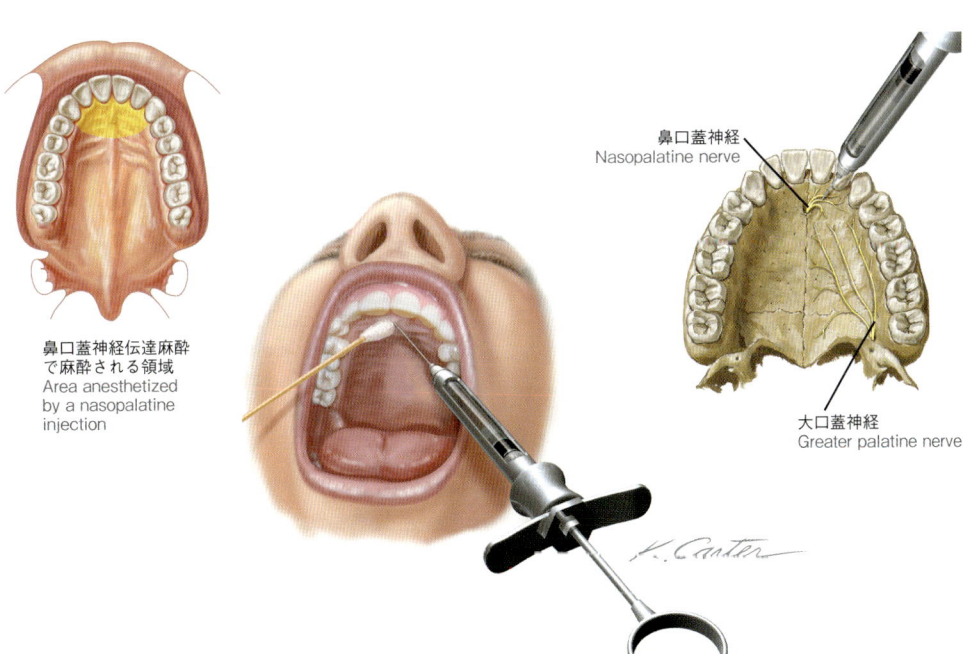

鼻口蓋神経伝達麻酔で麻酔される領域
Area anesthetized by a nasopalatine injection

鼻口蓋神経
Nasopalatine nerve

大口蓋神経
Greater palatine nerve

口腔内麻酔／INTRAORAL INJECTIONS

21 上顎の麻酔

大口蓋神経伝達麻酔

概要
硬口蓋を麻酔するための，一般的に使用されるもう1つの手法である 鼻口蓋神経伝達麻酔よりも侵襲が低い 感度が高い場所なので，綿棒などを用いた圧力麻酔が有効である 麻酔される部位： • 上顎第一小臼歯から硬口蓋後方部までの口蓋側歯肉と，口蓋縫線までの口蓋粘膜
一般的手技―手順
第一大臼歯部から後方に向かって綿棒を移動させ，綿棒が軟組織内に沈んだ位置（一般的に上顎第二大臼歯後方）が大口蓋孔である 注射針刺入部位の粘膜に綿棒を使用して圧力をかける 注射針を挿入して少量の麻酔薬を注入することにより患者の疼痛を軽減する．麻酔薬の効果により周辺組織が白変する 注射針をさらに硬口蓋に接触するまで進める 注射針を少し引き抜いてから吸引する 吸引による結果が良好であれば，少しずつ麻酔薬を注入する
備考
術者は注射針が骨に接触する感触を察知できなければならない．さもなければ注射針は後方の軟口蓋側に位置している可能性がある 外科手術の際，大口蓋神経ブロックはしばしば口蓋側を十分に麻酔させることができない場合がある．そのため，術野の口蓋側歯肉にさらなる浸潤麻酔を行うことが臨床上のぞましい．

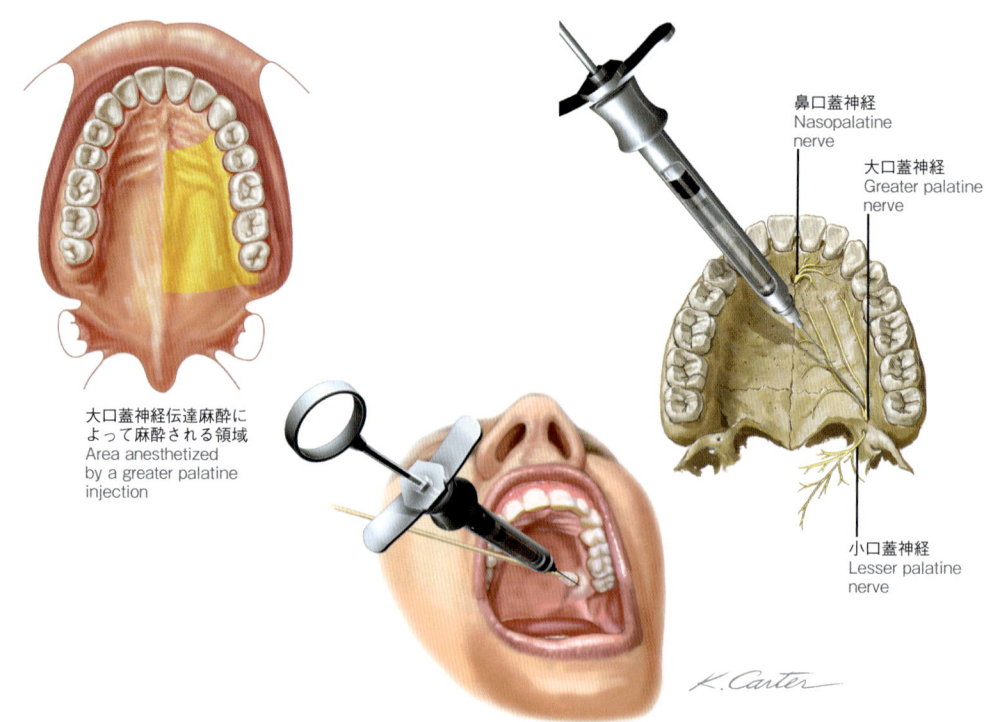

大口蓋神経伝達麻酔によって麻酔される領域
Area anesthetized by a greater palatine injection

鼻口蓋神経
Nasopalatine nerve

大口蓋神経
Greater palatine nerve

小口蓋神経
Lesser palatine nerve

上顎の麻酔

中上歯槽枝伝達麻酔

概要
中上歯槽枝は約30％の人に存在すると報告されている 麻酔される部位： • すべての上顎小臼歯と第一大臼歯近心頰側根 • 上記の歯の頰側歯肉
一般的手技―手順
注射針を上顎第二小臼歯直上の歯肉頰移行部の粘膜に刺入する 注射針を上顎第二小臼歯根尖部上方までさらに進める 吸引による結果が良好であれば，麻酔薬をゆっくり注入する
備考
一般的にはこの麻酔法ではなく，局所浸潤麻酔が行われることが多い この部位は血管が少ないので，血腫形成はまれである

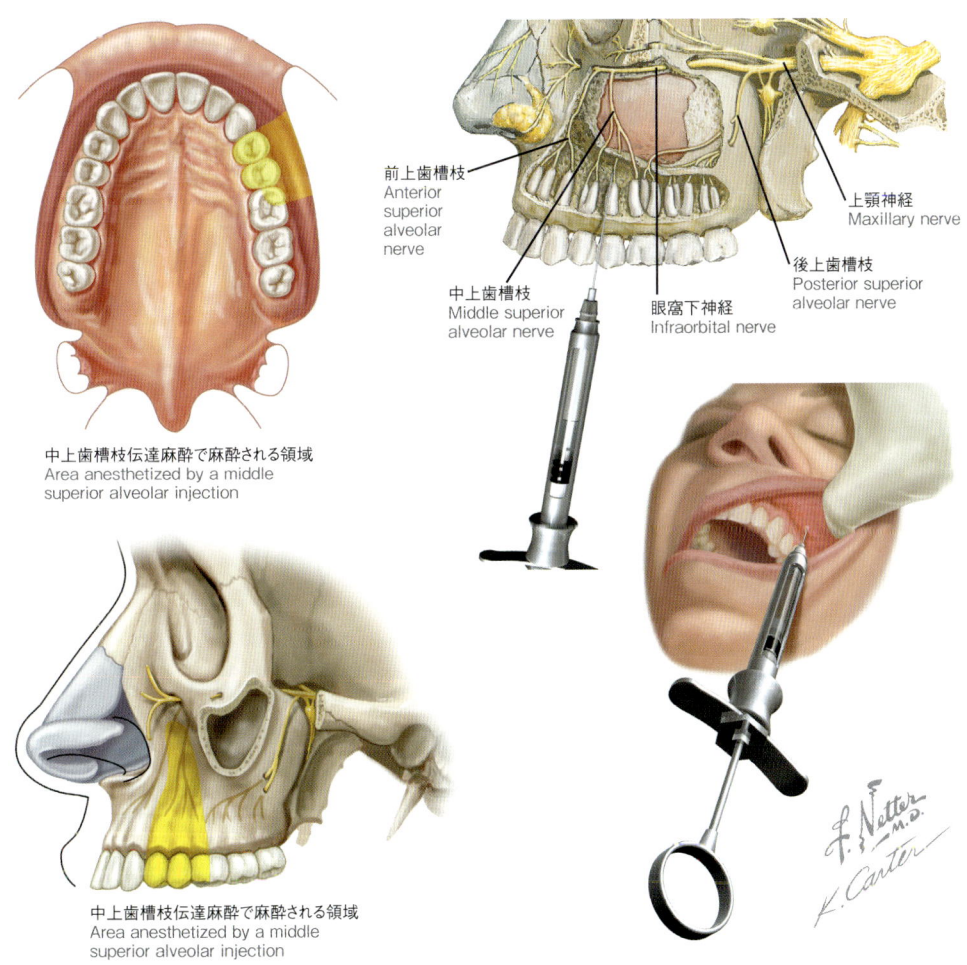

中上歯槽枝伝達麻酔で麻酔される領域
Area anesthetized by a middle superior alveolar injection

前上歯槽枝 Anterior superior alveolar nerve
中上歯槽枝 Middle superior alveolar nerve
上顎神経 Maxillary nerve
後上歯槽枝 Posterior superior alveolar nerve
眼窩下神経 Infraorbital nerve

中上歯槽枝伝達麻酔で麻酔される領域
Area anesthetized by a middle superior alveolar injection

口腔内麻酔／INTRAORAL INJECTIONS

21 上顎の麻酔

眼窩下神経/前上歯槽枝伝達麻酔

概要
患者の眼を損傷するリスクがあるため使用頻度は低い この伝達麻酔は下記の神経を麻酔する： • 前上歯槽枝 • 中上歯槽枝（存在すれば） • 眼窩下神経 **麻酔される部位：** • 中切歯から小臼歯までのすべての上顎歯（上顎第一大臼歯近心頬側根を含む場合もある） • これらの歯の頬側歯肉 • 鼻の側方部，下眼瞼，上口唇
一般的手技―手順
触診により眼窩下孔の位置を特定する 注射針を上顎第一小臼歯上方の歯肉頬移行部の粘膜に向けて刺入する 注射針が眼窩下孔の骨に接するまで歯軸に平行に注射針を進める 吸引による結果が良好であれば，麻酔薬を非常にゆっくり注入する
備考
血腫形成の可能性は著しく低い 骨が緻密で歯髄に対する局所浸潤麻酔が有効でない場合や，多数歯に対する複数回の麻酔注射が必要なときに有効である 感染を起こした歯/膿瘍の処置にも用いる

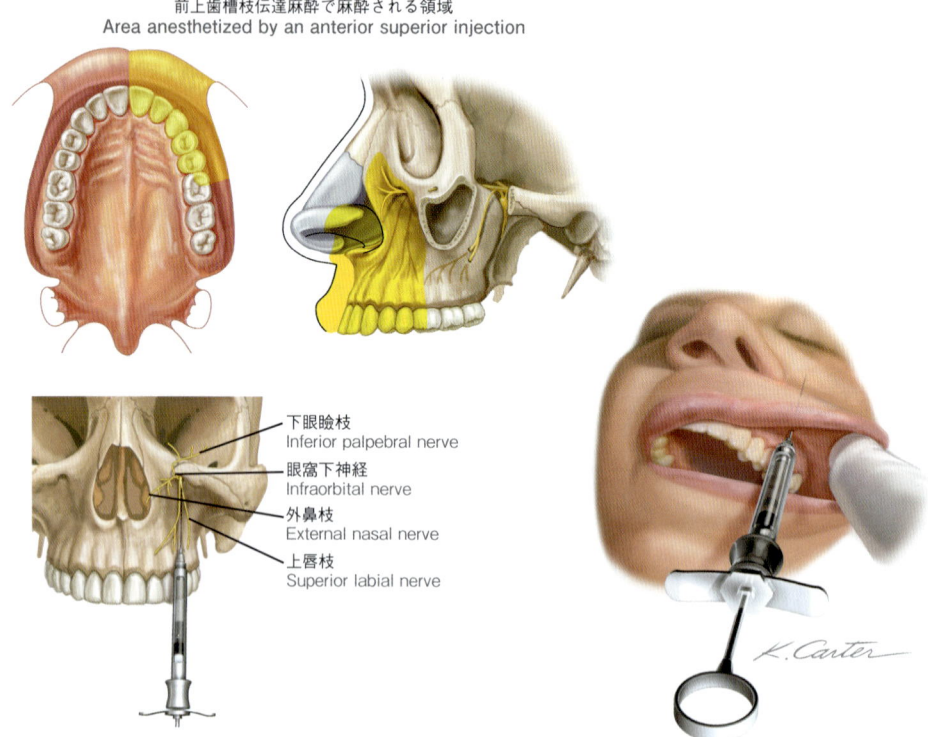

前上歯槽枝伝達麻酔で麻酔される領域
Area anesthetized by an anterior superior injection

下眼瞼枝 Inferior palpebral nerve
眼窩下神経 Infraorbital nerve
外鼻枝 External nasal nerve
上唇枝 Superior labial nerve

上顎の麻酔

上顎神経伝達麻酔

概要
上顎片側麻酔を行うための好適な手法 上顎神経（V_2）の枝すべてを麻酔する 広い麻酔範囲が必要な場合や外科手術に有用である すべての上顎神経枝をブロックするので，下記の神経が麻酔される： • 後上歯槽枝 • 中上歯槽枝 • 前上歯槽枝 • 鼻口蓋神経 • 大口蓋神経 • 眼窩下神経 麻酔される部位： • すべての上顎歯 • すべての頬側歯肉 • すべての口蓋側歯肉とその粘膜 • 鼻の側方部，下眼瞼，上口唇
一般的手技—手順
目的：大口蓋孔を通じて翼口蓋窩に麻酔薬を注入する 第一大臼歯部から後方に向かって綿棒を移動させ，綿棒が軟組織内に沈んだ位置（一般的に上顎第二大臼歯後方）が大口蓋孔である 注射針刺入部位の粘膜に綿棒を使用して圧力をかける 注射針を挿入して少量の麻酔薬を注入することにより患者の疼痛を軽減する．麻酔薬の効果により周辺組織が白変する 注射針をさらに進め，大口蓋孔の位置を注射針で特定する 大口蓋孔の位置を特定後，注射針を約28〜30mmさらに深く進める．この位置で注射針の先端は翼口蓋窩に入っているはずである 注射針挿入時に骨に当たる感覚があった場合は，注射針の角度を変える（注：注射針を無理に押し込んではいけない） 吸引の結果が良好であれば，麻酔薬を非常にゆっくり注入する
備考
注射針は絶対に無理に大口蓋孔に押し込んではいけない．なぜならば，時折大口蓋管が垂直ではなく骨折をまねくおそれがあるからである 眼窩が翼口蓋窩の上方に位置しているために，もし注射針が上方に入りすぎた場合は麻酔薬が付近に注入されて，眼に影響を及ぼす可能性がある 口蓋動・静脈が大口蓋管の中を走行してしているため，血腫形成を防ぐ方策が必要になる 感染を起こした歯/膿瘍の処置にも用いる

口腔内麻酔／INTRAORAL INJECTIONS

21 上顎の麻酔

上顎神経伝達麻酔（つづき）

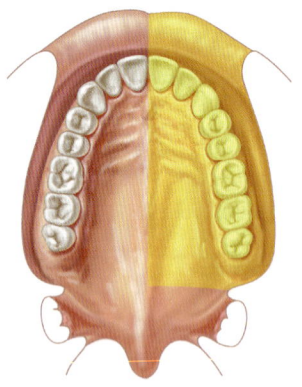

上顎神経伝達麻酔に
よって麻酔される領域
Area anesthetized by
a maxillary division injection

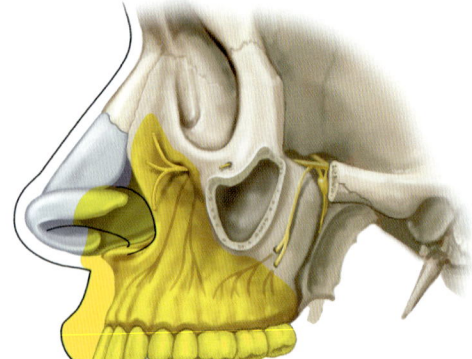

上顎神経伝達麻酔によって麻酔される領域
Area anesthetized by a maxillary division injection

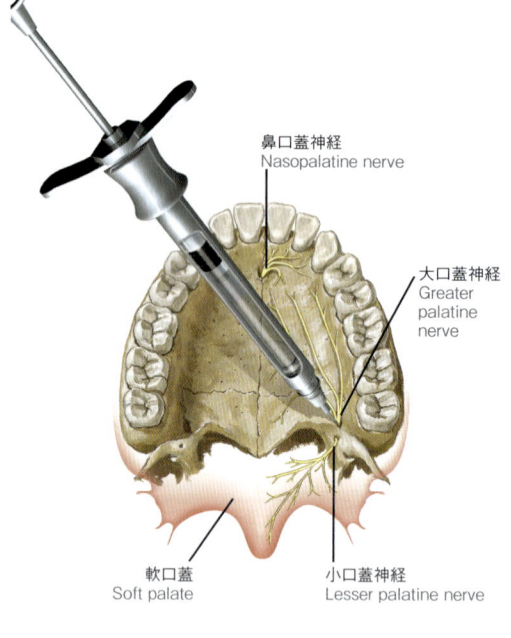

鼻口蓋神経
Nasopalatine nerve

大口蓋神経
Greater palatine nerve

軟口蓋
Soft palate

小口蓋神経
Lesser palatine nerve

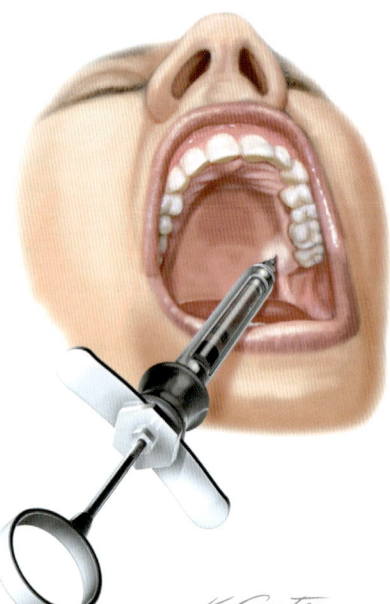

その他の麻酔

概説と目印

下顎の歯髄を十分に麻酔できない場合が多い理由はさまざまである．
通常の麻酔法でうまくできないときには，別な麻酔法を用いることができる．
反対側の下顎大臼歯の治療も必要な場合，両側への下歯槽神経伝達麻酔が必要で，この場合，軟組織深部の感覚が麻酔されるので，患者は不快感を訴える場合がある．
一般的に4つの麻酔法が用いられる．

- 歯根膜内注射…下顎の特定の歯の歯髄の麻酔によく効く．
- 槽間中隔注射法…歯周手術に有効
- 骨内注射法…槽間中隔の骨の穴が必要で，多くの臨床医がこの方法を用いる場合は特別な注射器を用いる．
- 歯髄腔内注射法…歯内療法に有効だが，注入の最初に痛みを伴う．

手技が簡単であり，また一般歯科によく用いられるので，本章では歯根膜内注射法のみ扱う．

21 その他の麻酔

歯根膜内注射法（PDL）

概要
歯根膜内注射法は単根歯の歯髄の麻酔に用いる 治療する歯が1/4顎にある時，有用である 軟組織の麻酔は弱い 通常のシリンジまたは特殊なシリンジを用いる 麻酔される領域： • 歯髄と根尖組織 • 注射部位の軟組織と骨
一般的手技—手順
歯の長軸に沿って注射針を歯間部に刺入する 各歯根を麻酔する必要があるため，刺入は以下の通り： • 単根歯…根の近心部または遠心部 • 多根歯…根の近心部と遠心部 歯肉溝の高さ，針先に抵抗を感じるまで注射針を進める 非常に麻酔薬を非常にゆっくり注入する
備考
歯根が麻酔される 注射による血液の吸引はない この方法で第二大臼歯と第三大臼歯に到達させるのは難しい

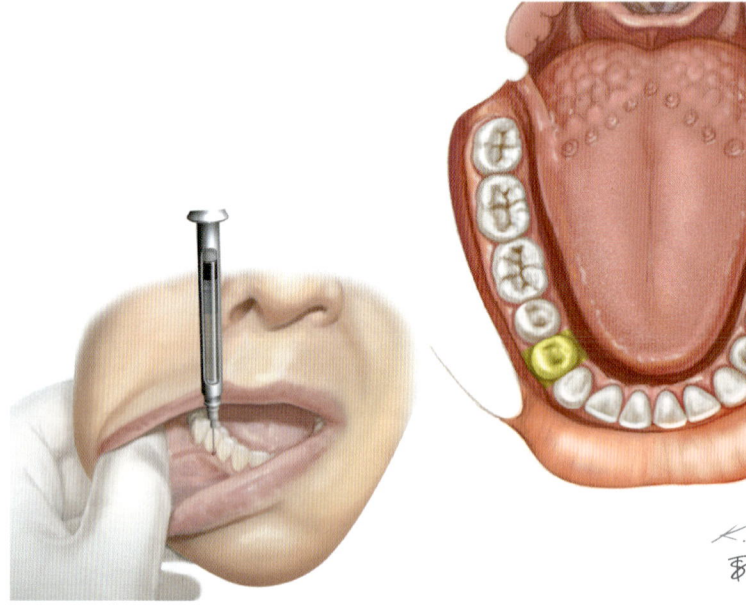

CHAPTER 22
上肢，背部，胸部，腹部の概説

概観と局所解剖	588
骨学	590
筋	600
胸郭の内容物	614
腹部の内容物	621
骨盤の内容物	632
血液供給	634
神経支配	647

22 概観と局所解剖

一般的知識

上肢
上肢は以下の部位からなる：
- 上肢帯
- 上腕
- 前腕
- 手根，中手，指（手首と手）

物を動かすのに適した可動性の高い構造である．
運動性神経と感覚性神経はすべて第五頸神経〜第一胸神経の前枝で構成される腕神経叢に由来する．
外傷を受けやすい．

背部と胸郭
胸郭は以下に分けられる：
- 左右2つの胸膜腔
- 縦隔

前・側腹壁
前・側腹壁を構成する層
- 皮膚
- 浅筋膜
  - Camperの筋膜（浅層：脂肪層）
  - Scarpaの筋膜（深層：線維層）
- 外腹斜筋
- 内腹斜筋
- 腹横筋
- 横筋筋膜
- 腹膜外脂肪
- 壁側腹膜

腹部
体幹の胸郭と骨盤の間にある部分で，以下の部位からなる：
- 腹膜腔
- 胃・腸（GI）・消化管
- 肝と胆管系
- 副腎
- 膵臓
- 腎臓と上部尿管
- 神経と血管

以下の平面がある：
- 剣状突起の上端を通る平面…第九胸椎の高さ
- 幽門平面…第一腰椎の高さ
- 肋下平面…第三腰椎の高さ
- 稜上平面…第四腰椎の高さ
- 結節間平面…第五腰椎の高さ
- 棘間平面…第二仙椎の高さ

概観と局所解剖

一般的知識（つづき）

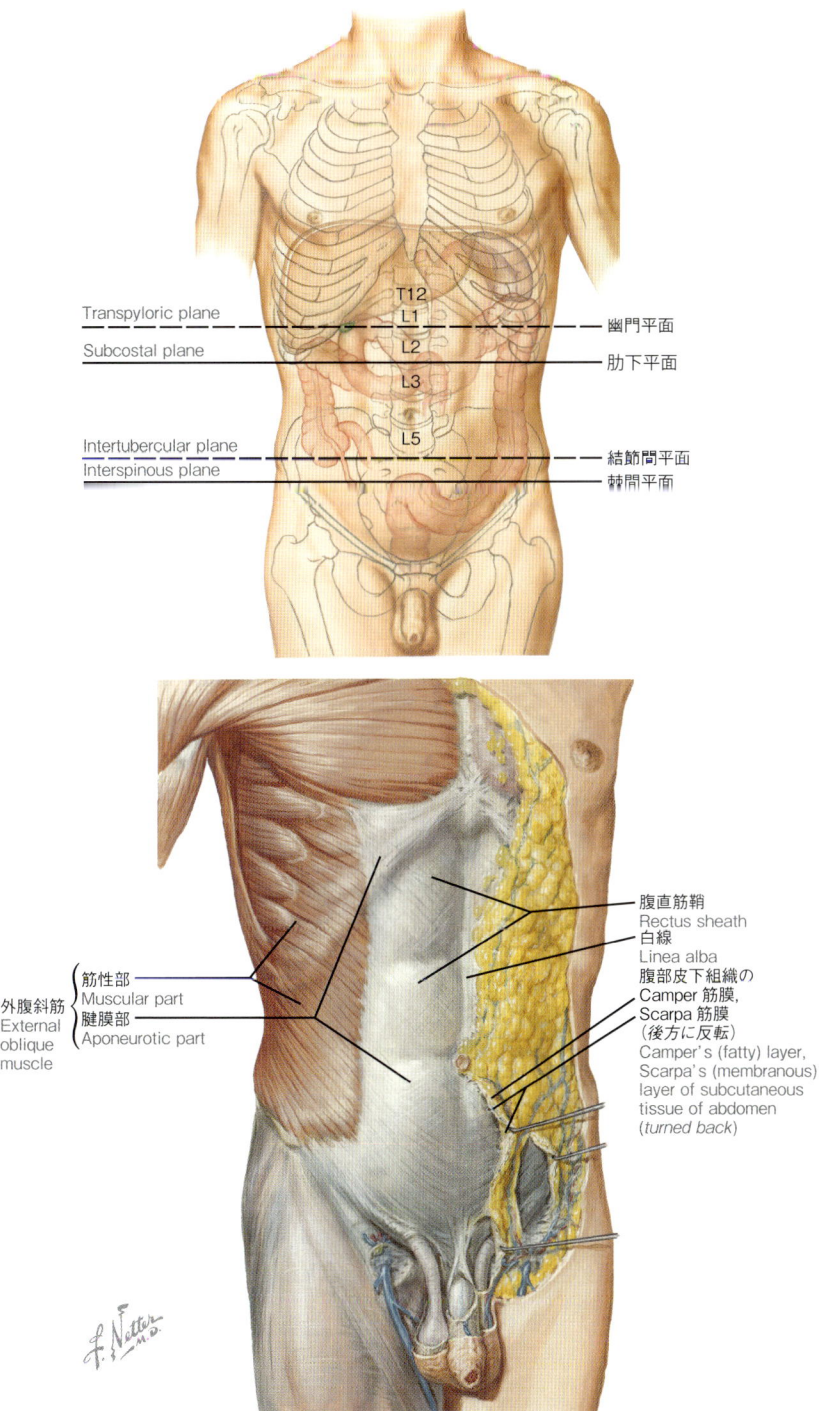

上肢，背部，胸部，腹部の概説／INTRODUCTION TO THE UPPER LIMB, BACK, THORAX, AND ABDOMEN

22 骨学

上肢

上肢帯の骨
鎖骨
胸骨端（内側2/3）の前面は凸で，肩峰端（外側1/3）の前面は凹である 以下の4つの筋が付着する： • 大胸筋 • 三角筋 • 僧帽筋 • 胸鎖乳突筋 上肢から軸骨格に力を伝達する 有対性 骨折しやすい
肩甲骨
扁平で三角形である 有対性 多くの構造が見られる： • 肋骨面…肩甲下筋の付着部位 • 肩甲棘…僧帽筋と三角筋の付着部位 • 肩峰…僧帽筋と三角筋が付着し，鎖骨と関節をつくる • 関節窩…上腕骨頭と関節をつくる • 関節上結節…上腕二頭筋長頭の付着部位 • 関節下結節…上腕三頭筋長頭の付着部位 • 肩甲切痕…上部を肩甲横靱帯が横切り，肩甲上神経が靱帯の下方を，肩甲上静脈が靱帯の上方を走る • 烏口突起…小胸筋，上腕二頭筋短頭と烏口腕筋の付着部位

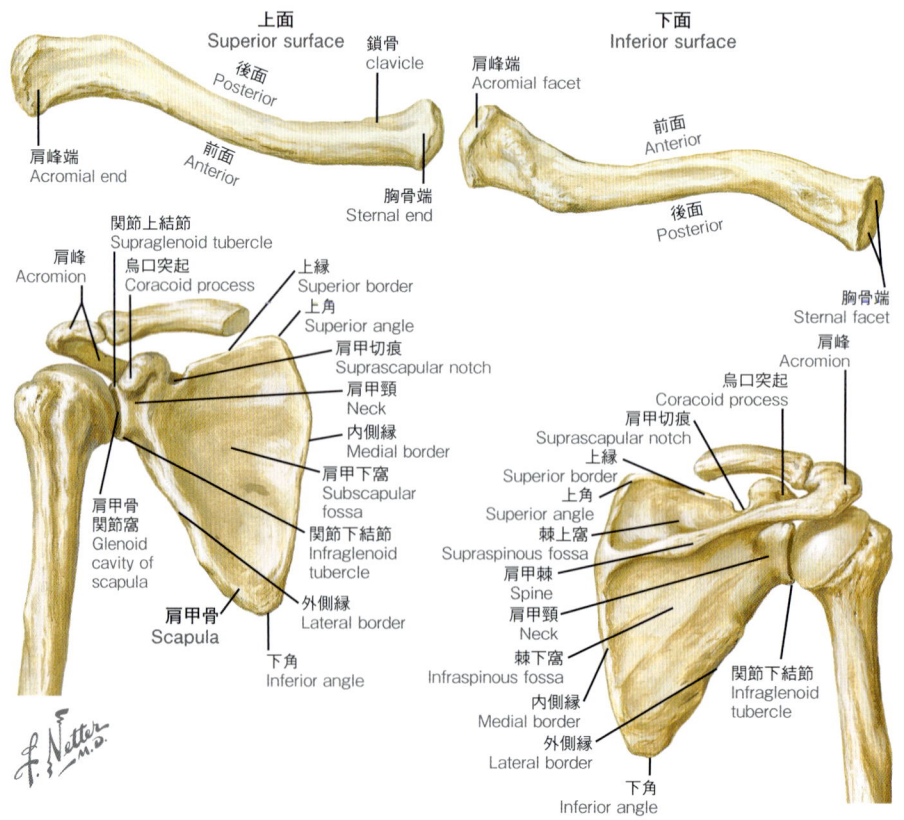

骨学

上肢（つづき）

上肢の骨
上腕骨
肩甲骨，尺骨，橈骨と関節をつくる 上肢骨で最長である 8個の骨化中心がある 主な構造が16ある： • 上腕骨頭…平滑な面で，肩甲骨の関節窩と関節をつくる • 解剖頸…斜めに走る溝で，関節包が付着する • 大結節…3つの回旋鍵板筋，すなわち棘上筋，棘下筋，小円筋が付着する • 小結節…1つの回旋鍵板筋，すなわち肩甲下筋が付着する • 結節間溝…大結節と小結節の間にある溝で，上腕二頭筋長頭が走る • 外科頸…内面で腋窩神経，後上腕回旋動・静脈が接する • 橈骨神経溝…上腕骨後面にあり，橈骨神経，上腕深動・静脈が走る • 三角筋粗面…三角筋が付着する • 上腕骨小頭…上腕骨の遠位端の外側にあり，丸く，橈骨（橈骨頭）と関節をつくる • 上腕骨滑車…上腕骨の遠位端の内側にあり，滑車の形をしている．尺骨（滑車切痕）と関節をつくる • 肘頭窩…上腕骨後面の上腕骨滑車の上方にあるへこみで，前腕の伸展の際，尺骨の肘頭がはまりこむ • 鈎突窩…上腕骨前面の上腕骨滑車の上方にあるへこみで，前腕の屈曲の際，尺骨の鈎状突起がはまりこむ • 橈骨窩…上腕骨前面の上腕骨小頭の上方にあるへこみで，前腕の屈曲の際，橈骨（頭）がはまりこむ • 外側顆上稜…上腕骨の遠位端の外側にある骨の鋭い隆起で，上腕筋膜が付着する • 内側上顆…内側顆上稜の遠位端の隆起で，後方には尺骨神経と上尺側側副動・静脈がある • 外側上顆…外側顆上稜の遠位端の隆起
橈骨
上端で上腕骨小頭と関節をつくる 下端で舟状骨および月状骨と関節をつくる 尺骨より短い 骨折は遠位端で多い（コーレス骨折） 大きな解剖学的構造が3つある： • 橈骨頭…橈骨の近位端で，上腕骨小頭と関節をつくる • 橈骨粗面…上腕二頭筋が付着する • 茎状突起…腕橈骨筋が付着する
尺骨
上腕骨滑車と関節をつくる 大きな解剖学的構造が6つある： • 肘頭…尺骨の近位端で，上腕三頭筋が付着する • 鈎状突起…上腕筋が付着する • 滑車切痕…上腕骨滑車と関節をつくるへこみ • 橈骨切痕…橈骨（頭）が入るへこみ • 尺骨頭…尺骨の遠位端 • 茎状突起…後内側に突出する

22 骨学

上肢（つづき）

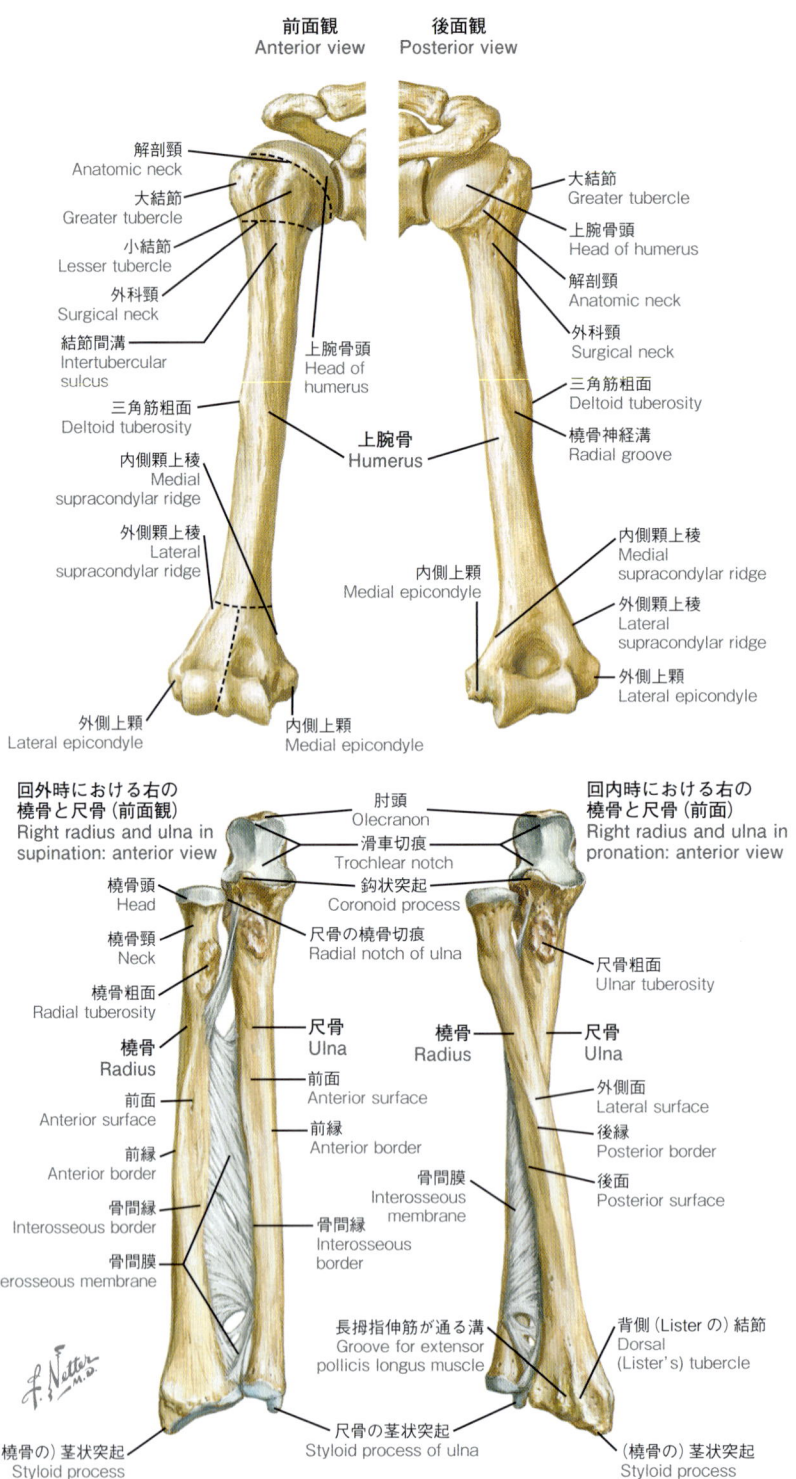

骨学

上肢（つづき）

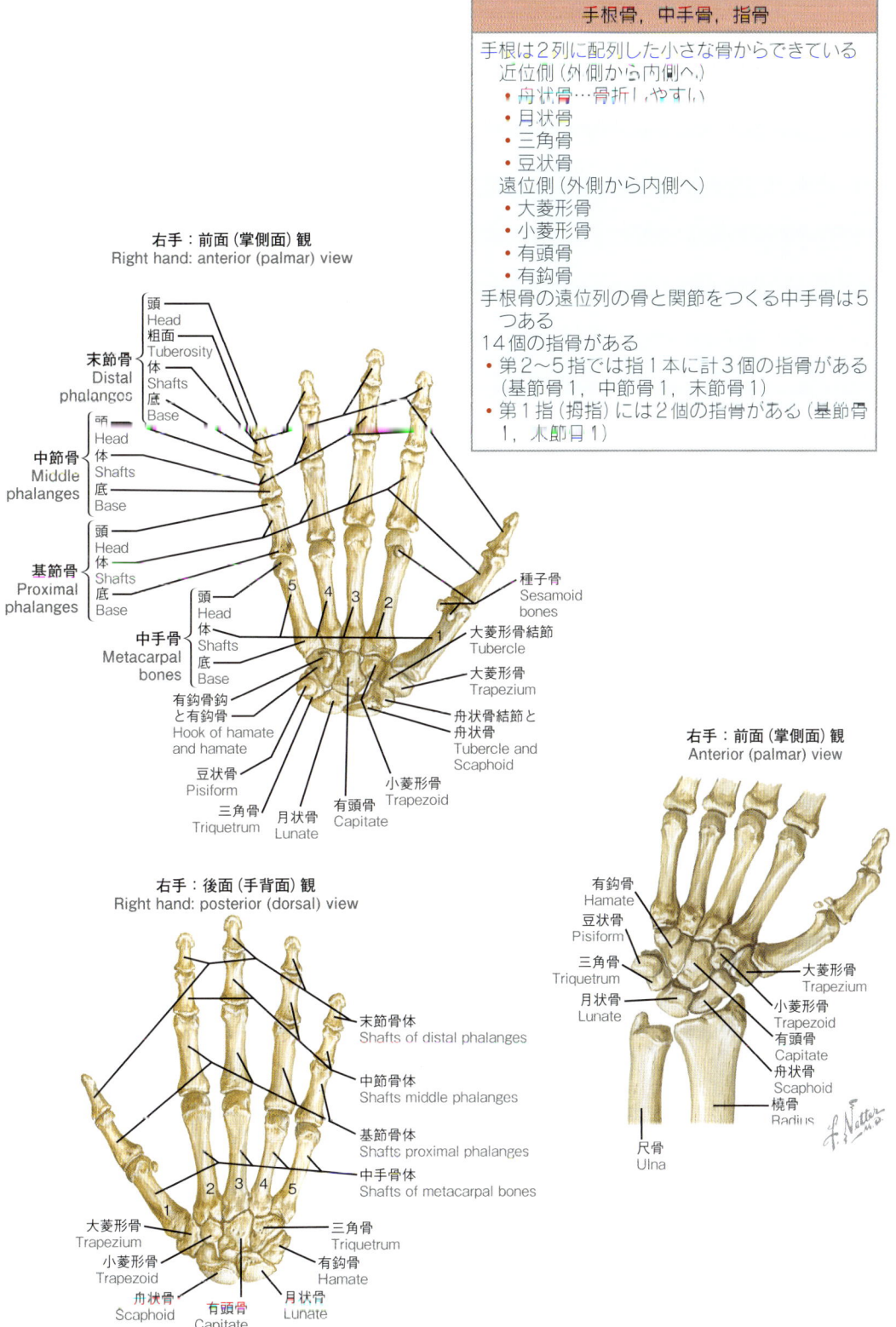

手根骨，中手骨，指骨

手根は2列に配列した小さな骨からできている
近位側（外側から内側へ）
- 舟状骨…骨折しやすい
- 月状骨
- 三角骨
- 豆状骨

遠位側（外側から内側へ）
- 大菱形骨
- 小菱形骨
- 有頭骨
- 有鈎骨

手根骨の遠位列の骨と関節をつくる中手骨は5つある

14個の指骨がある
- 第2～5指では指1本に計3個の指骨がある（基節骨1，中節骨1，末節骨1）
- 第1指（拇指）には2個の指骨がある（基節骨1，末節骨1）

上肢，背部，胸部，腹部の概説／INTRODUCTION TO THE UPPER LIMB, BACK, THORAX, AND ABDOMEN

22 骨学

背部

背部の骨
概説
脊柱は33個の椎骨からなる： • 7個の頸椎 • 12個の胸椎 • 5個の腰椎 • 5個の仙椎…癒合して仙骨をつくる • 4個の尾椎…癒合して尾骨をつくる 脊柱の機能として以下が挙げられる： • 体重の支持 • 姿勢の維持 • 運動 • 脊髄と脊髄根の保護 脊椎の重要な高さ • 第二胸椎…頸切痕 • 第三胸椎…肩甲棘 • 第七胸椎…肩甲下角 • 第九胸椎…剣状突起 • 第一腰椎…幽門平面 • 第三腰椎…肋下平面 • 第四腰椎…稜上平面 • 第五腰椎…結節間平面 • 第二仙椎…棘間平面
典型的な椎骨の部位
椎体 椎弓 椎弓根 上関節面と下関節面 横突起 椎弓板 棘突起 上椎切痕と下椎切痕 椎間孔

椎骨の種類	特徴
頸椎	7個ある（第一頸椎C1～第七頸椎C7） 第一頸椎は環椎（椎体と棘突起を欠く） 第二頸椎は軸椎（歯突起をもつ） 第三～第六頸椎は小さな椎体と棘突起をもつ 第七頸椎は長い棘突起をもつ
胸椎	12個（第一胸椎T1～第十二胸椎T12） 椎体と横突起の肋骨窩（上肋骨窩と横突肋骨窩） 長い棘突起 心臓形の椎体
腰椎	5個（第一腰椎L1～第五腰椎L5） 厚い椎体 肋骨窩はない
仙椎	5個（第一仙椎S1～第五仙椎S5） 癒合して仙骨をつくる 4対の仙骨孔 仙骨裂孔
尾椎	3～5個（4個が典型） 癒合して仙骨をつくる 主に筋と靱帯の付着部位となる

骨学

背部（つづき）

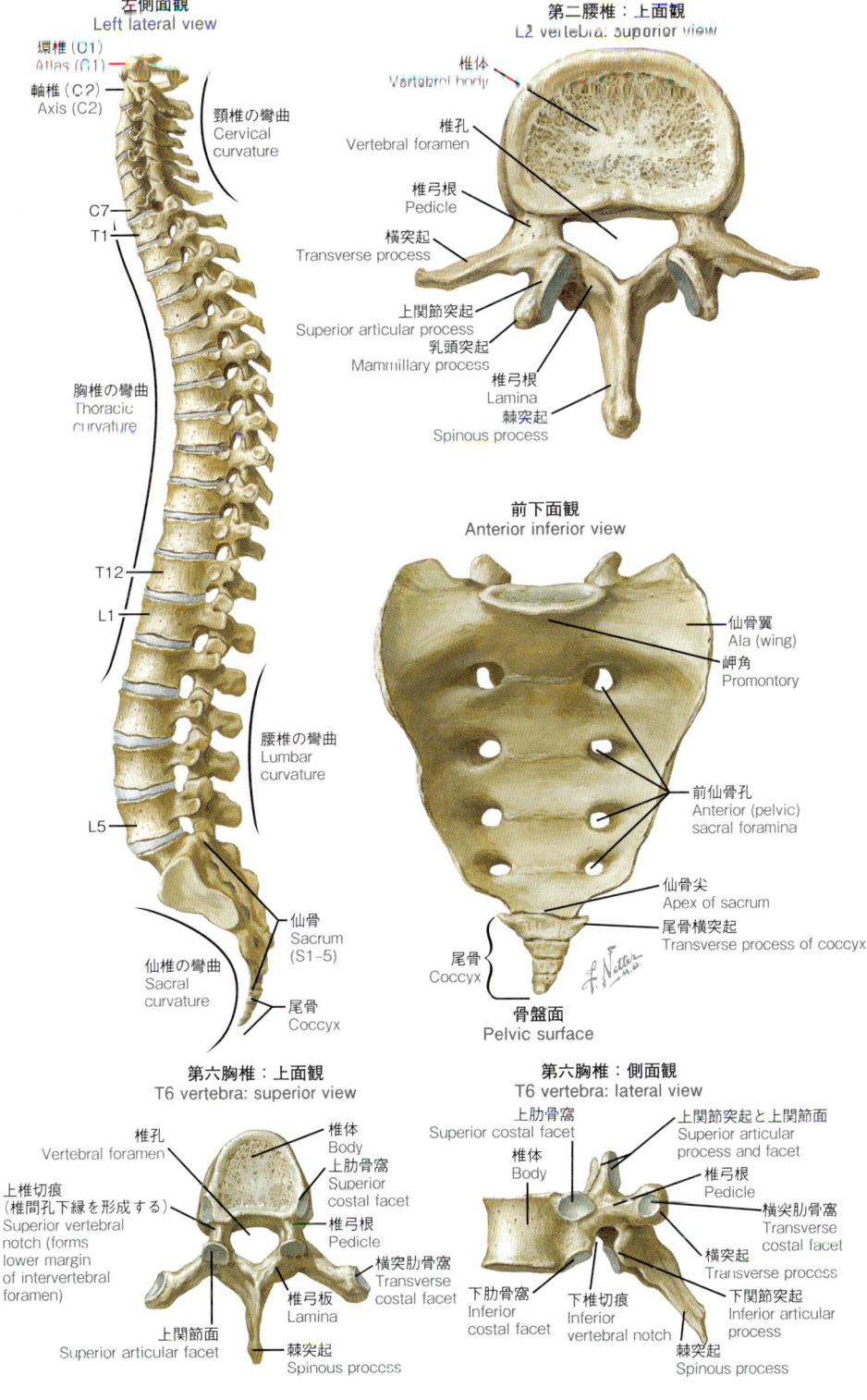

22 骨学

胸郭

胸郭をつくる骨	
概説	
目印として以下のようなものがある： • 鎖骨中線…鎖骨の中点を通る垂直線 • (中)腋窩線…腋窩の中点を通る垂直線 • 肩甲線…肩甲下角を通る垂直線 • 頸切痕…第二胸椎 • 胸骨角…第四胸椎 胸郭口 • 胸郭上口 　• 境界 　　• 第一胸椎の椎体 　　• 第一肋骨と肋軟骨 　　• 胸骨柄（上部） 　• 主な内容物 　　• 気管 　　• 食道 　　• 大静脈と神経 　　• 胸管 　　• 肺 • 胸郭下口 　• 境界 　　• 第十二胸椎の椎体 　　• 第十二肋骨 　　• 肋骨弓 　　• 剣状突起	
胸骨	
部位	特徴
胸骨柄	胸骨の上部 四角形 上縁は頸切痕として知られる（第二胸椎の高さ） 以下と関節をつくる： • 鎖骨 • 第一肋軟骨 • 第二肋軟骨 • 胸骨体
胸骨体	胸骨で最長 第二〜第七肋骨と関節をつくる 以下と関節をつくる： • 胸骨柄結合により胸骨柄（第四胸椎の高さ） • 剣状突起（第九胸椎の高さ）
剣状突起	軟骨性の突起，後に石灰化する
肋骨	
種類	特徴
胸椎-胸骨	第一〜第七肋骨 肋軟骨を介して胸骨と関節をつくるので，"真肋"という 肋軟骨を介して胸骨と関節をつくる
胸椎-軟骨	第八〜第十肋骨 胸骨と直接関節をつくらないので，"仮肋"という これらの肋骨は共通の軟骨を介して胸骨と関節をつくる
胸椎	第十一と第十二肋骨 "浮遊肋"として知られる 胸骨と直接関節をつくらないので，仮肋である 胸骨とは関節をつくらず，後腹壁中に終わる

骨学

胸郭（つづき）

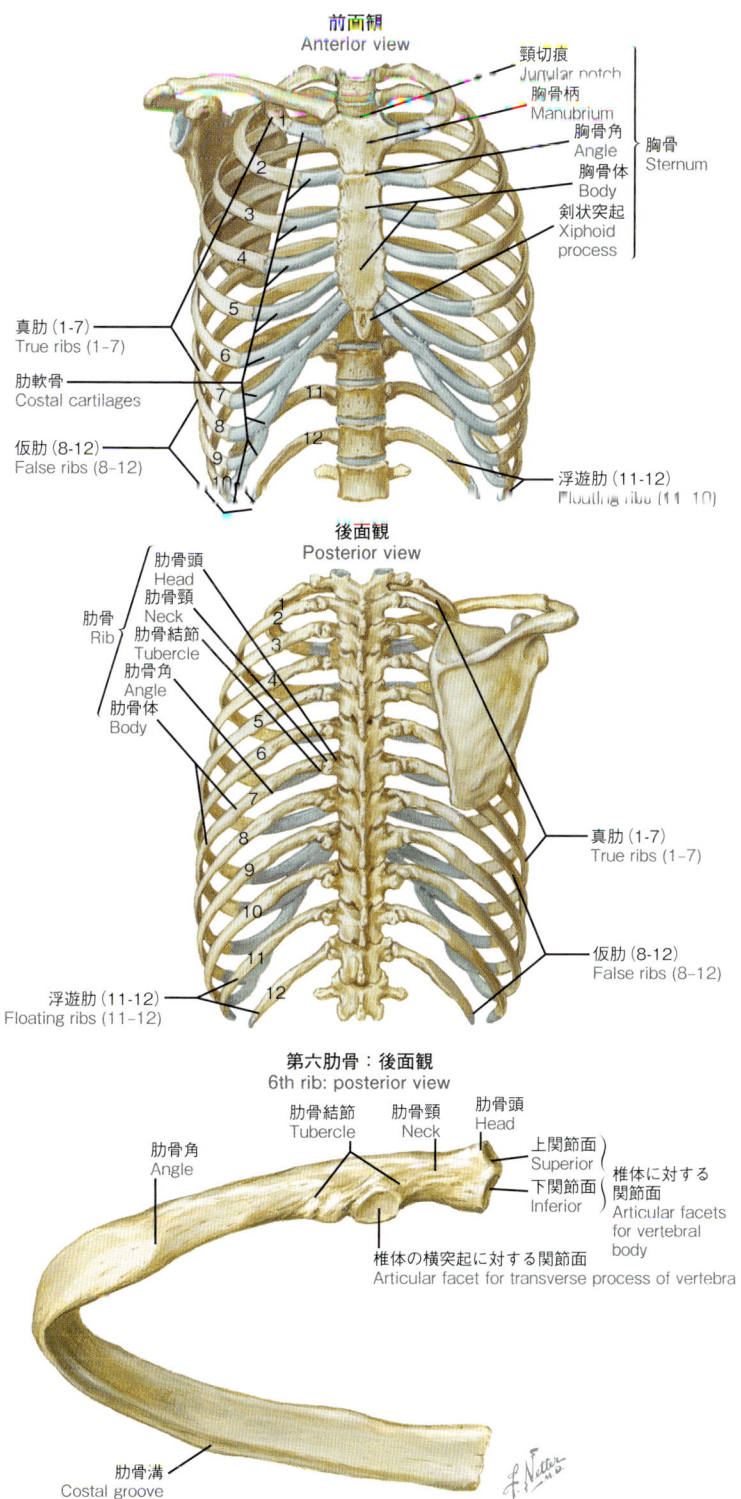

22 骨学

腹部

腹部と骨盤の骨
概説

5つの腰椎は腹部にある
骨盤の骨は3つからなる：
• 仙椎
• 尾椎
• 寛骨
  • 腸骨
  • 坐骨
  • 恥骨
骨盤は腹部の下部にあり，脊柱と大腿骨をつないでいる
多様な機能をもつ：
• 体重の支持
• 運動
• 姿勢の保持
• 筋と靱帯の付着部位の提供
骨盤腔は分界線により以下に分けられる：
• 大骨盤…分界線より上方で，腹腔の下部を含む
• 小骨盤…分界線より下方で，以下のものを含む：
  • 膀胱
  • 結腸と直腸
  • 生殖器の一部：
    • 前立腺
    • 精嚢
    • 精管
    • 子宮，卵管，卵巣
    • 膣

寛骨	
部位	特徴
腸骨	寛骨の中で最大 以下のものから構成されている： • 腸骨（翼） • 腸骨体 筋と靱帯が付着する
坐骨	寛骨の最後下方 以下のものから構成されている： • 坐骨体 • 上坐骨枝 • 下坐骨枝 筋と靱帯が付着する
恥骨	寛骨の最前方 以下のものから構成されている： • 恥骨上枝 • 恥骨下枝 筋と靱帯が付着する 左右の寛骨は恥骨結合で関節をつくる

骨学

腹部（つづき）

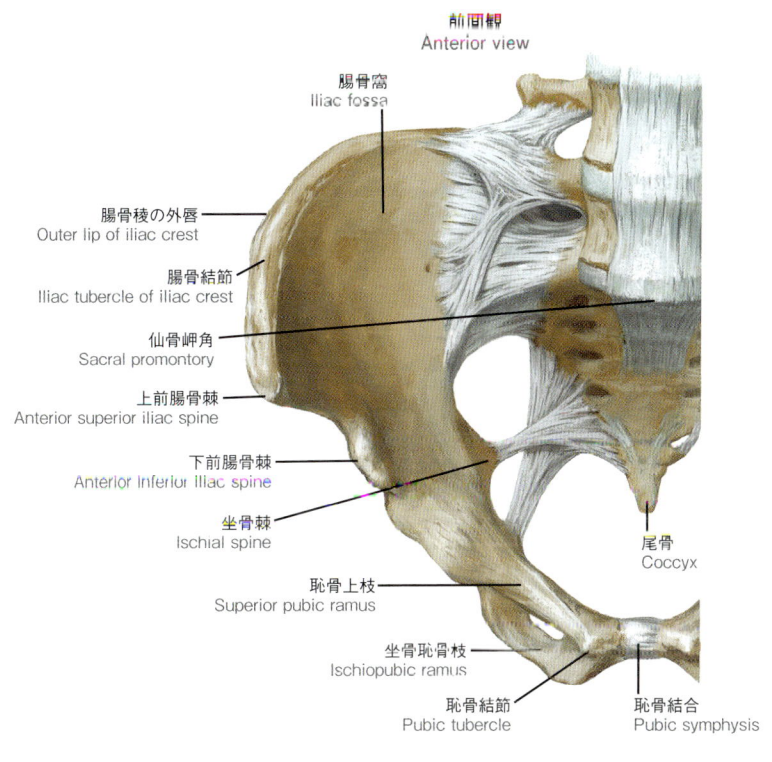

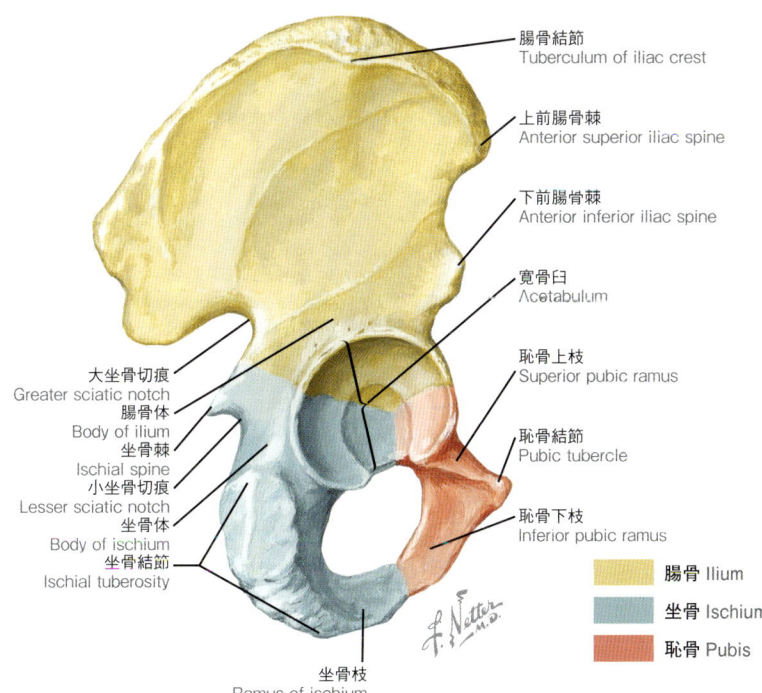

22 筋

上肢

胸部の筋				
筋	起始	停止	作用	神経支配
大胸筋	鎖骨部 • 鎖骨（内側1/2） 胸肋部 • 胸骨前面 • 上位6個の肋軟骨	結節間溝の外側唇 （大結節稜）	上腕骨の屈曲 上腕骨の内転 上腕骨の内側への回旋	内側胸筋神経 外側胸筋神経
小胸筋	第三～第五肋骨	烏口突起	肩甲骨を前下方に引く 肩甲骨の固定	内側胸筋神経
前鋸筋	第一～第八肋骨	肩甲骨内側縁	肩甲骨を前下方に引く 肩甲骨の回転 肩甲骨の固定	長胸神経
鎖骨下筋	第一肋骨と第一肋軟骨	鎖骨下面	鎖骨外側部を内下方に押しつける	鎖骨下筋神経

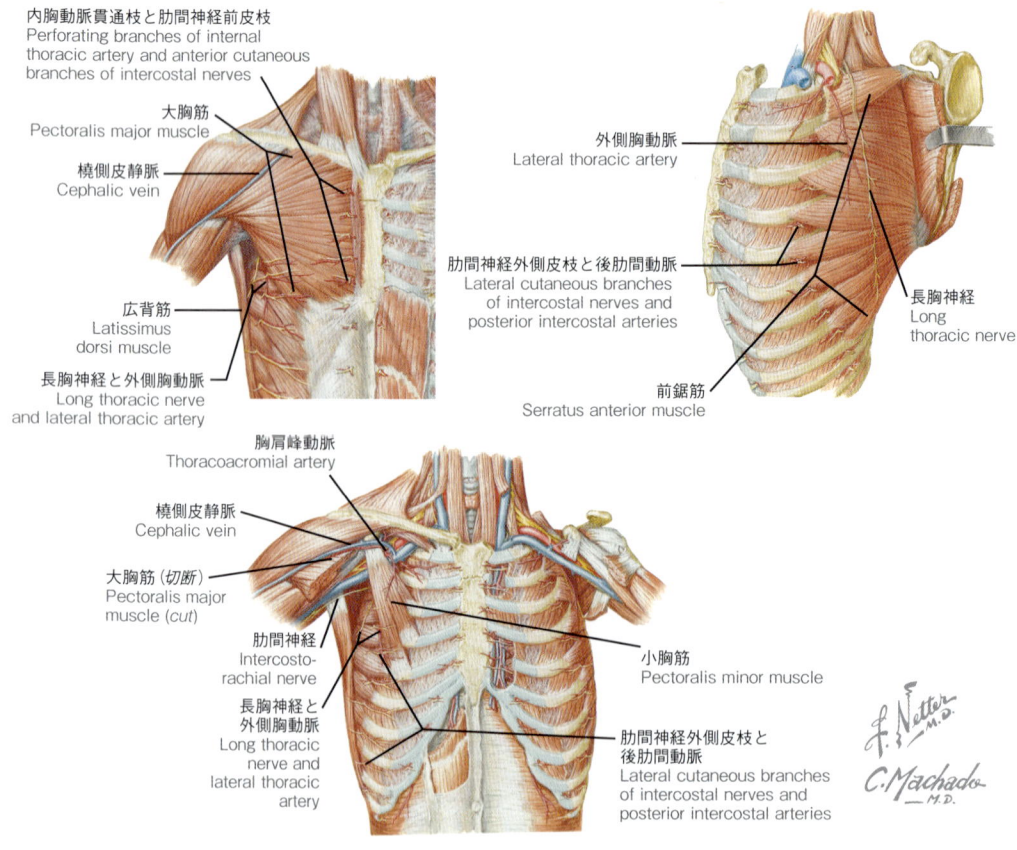

筋

上肢（つづき）

肩の筋				
筋	起始	停止	作用	神経支配
三角筋	鎖骨外側1/3 肩峰 肩甲棘	三角筋粗面	上腕骨の外転 前部は上腕骨の屈曲と内旋 後部は上腕骨の伸展と外旋	腋窩神経
大円筋	肩甲骨後面の肩甲下角	結節間溝の内側唇 （小結節稜）	上腕骨の外転 上腕骨の内旋	肩甲下神経（下位）
棘上筋	棘上窩	大結節の上部 （上面）	上腕骨の外転（10〜15°） 上腕骨を関節窩に保持	肩甲上神経
棘下筋	棘下窩	大結節の後縁 （中面）	上腕骨の外旋 上腕骨を関節窩に保持 内転	肩甲上神経
小円筋	肩甲骨の外側縁	大結節の下部 （下面）	上腕骨の外旋 上腕骨を関節窩に保持 内転	腋窩神経
肩甲下筋	肩甲下窩	小結節	上腕骨の内旋 上腕骨を関節窩に保持 内転	肩甲下神経（上位） 肩甲下神経（下位）

22 筋

上肢（つづき）

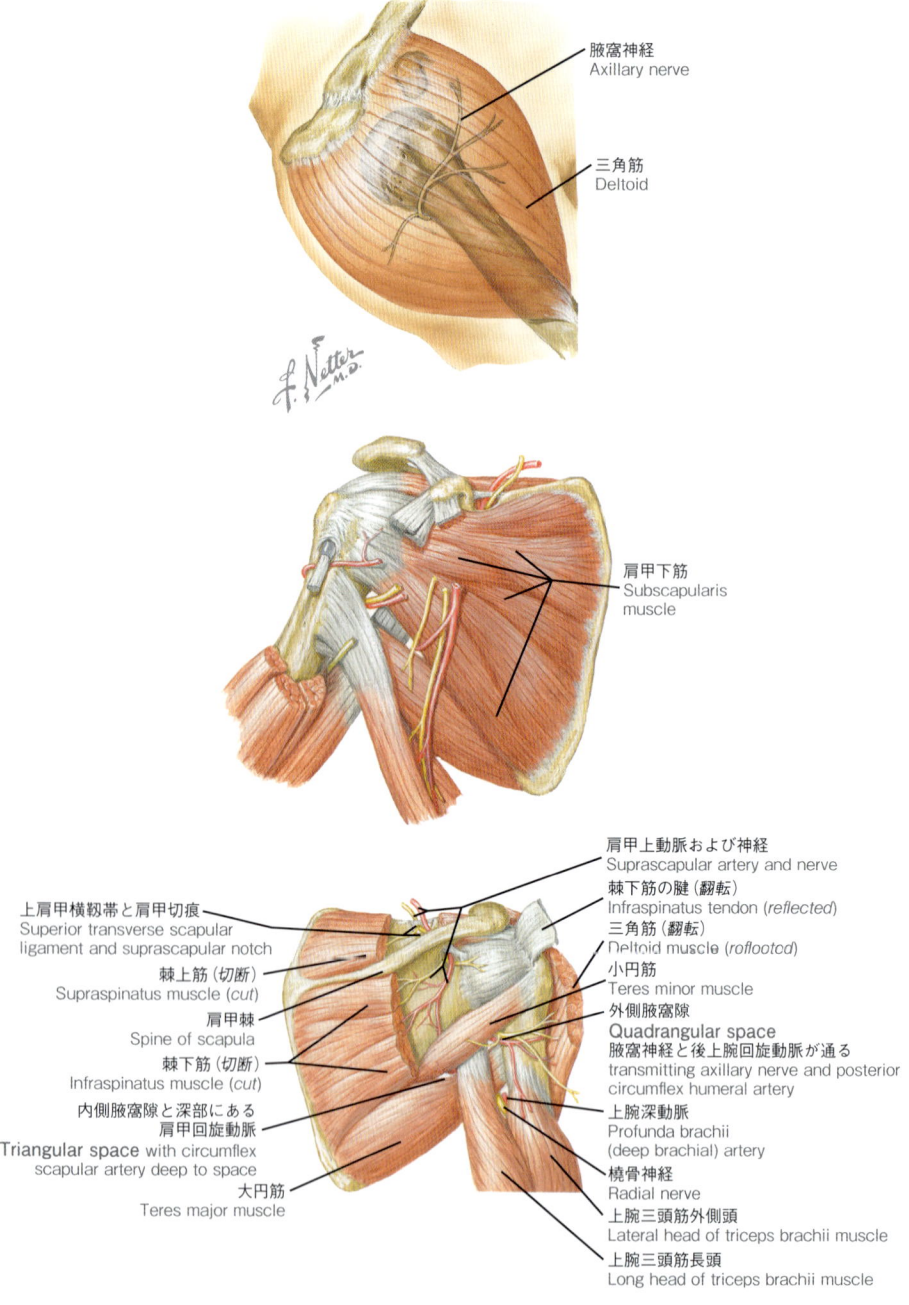

筋

上肢（つづき）

上腕の筋				
筋	起始	停止	作用	神経支配
屈筋群				
上腕二頭筋	長頭 • 関節上結節 短頭 • 烏口突起	橈骨粗面	前腕の屈曲 前腕の回外 上腕の屈曲	筋皮神経
上腕筋	上腕骨の遠位部の前面	• 尺骨の鈎状突起 • 尺骨粗面	前腕の屈曲	筋皮神経
烏口腕筋	烏口突起	上腕骨内側1/3	上腕の屈曲 上腕の内転	筋皮神経
伸筋群				
上腕三頭筋	長頭 • 関節下結節 外側頭 • 橈骨神経溝の上部 内側頭 • 橈骨神経溝の下部	尺骨の肘頭	前腕の伸展 長頭は上腕を少し内転	橈骨神経
肘筋	上腕骨の外側上顆	尺骨の肘頭	前腕の伸展	橈骨神経

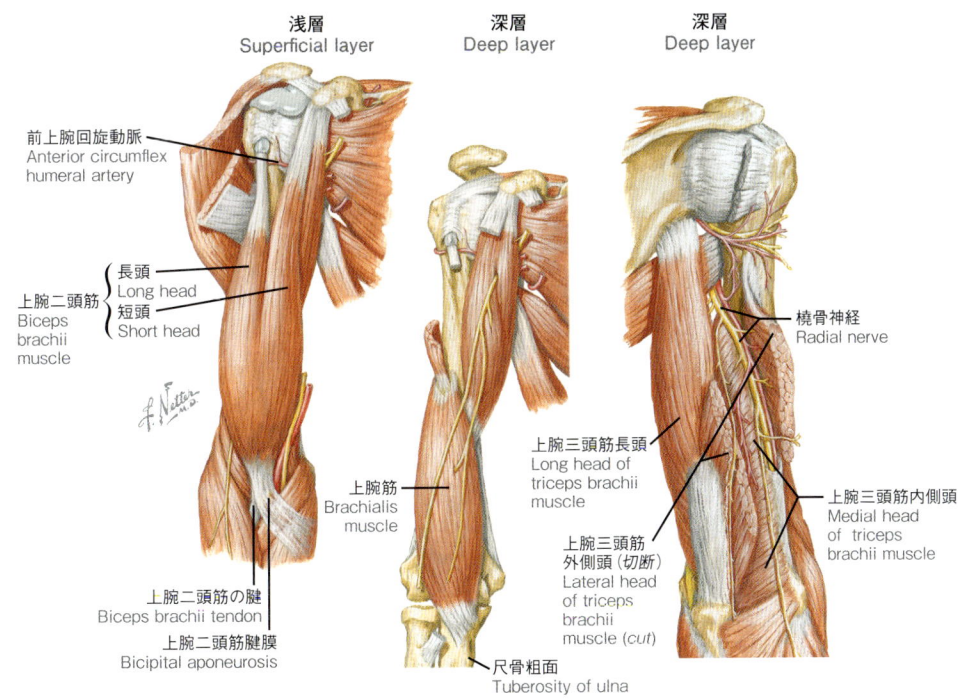

上肢，背部，胸部，腹部の概説／INTRODUCTION TO THE UPPER LIMB, BACK, THORAX, AND ABDOMEN

22 筋

上肢（つづき）

前腕の筋				
浅層筋				
筋	起始	停止	作用	神経支配
円回内筋	上腕骨の内側上顆 尺骨の鉤状突起	橈骨の外側面（中部）	前腕の回内 前腕の弱い屈曲	正中神経
橈側手根屈筋	上腕骨の内側上顆	第二および第三中手骨底	前腕の屈曲（少し） 手首の屈曲 手首の内転	正中神経
長掌筋	上腕骨の内側上顆	手掌腱膜	前腕の弱い屈曲 手首の屈曲	正中神経
尺側手根屈筋	上腕骨の内側上顆 尺骨後縁	豆状骨 有鉤骨 (hook) 第五中手骨底	前腕の弱い屈曲 手首の屈曲 手首の内転	尺骨神経
中層筋				
浅指屈筋	上腕骨の内側上顆 鉤状突起 橈骨（斜線）	第二〜第五指の中節骨	前腕の弱い屈曲 手の屈曲 第二〜第五指の近位指節間関節の屈曲	正中神経
深層筋				
深指屈筋	尺骨の前面と内側面 骨間膜	第二〜第五指の末節骨底	手の屈曲 第二〜第五指の遠位指節間関節の屈曲	正中神経の前骨間神経（外側1/2） 尺骨神経（内側1/2）
長拇指屈筋	橈骨の前面 骨間膜	拇指末節骨底	拇指の屈曲	正中神経の前骨間神経
方形回内筋	尺骨下部の前面	橈骨下部の前面	前腕の回内	正中神経の前骨間神経

筋

上肢（つづき）

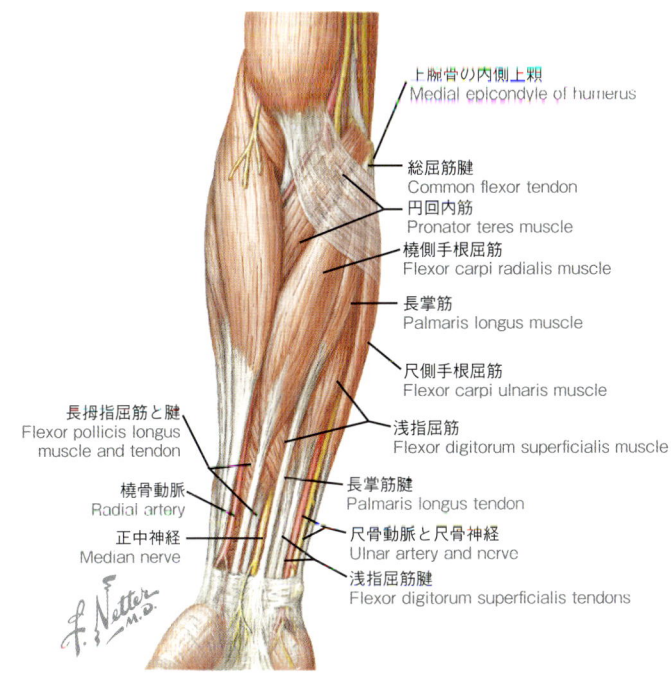

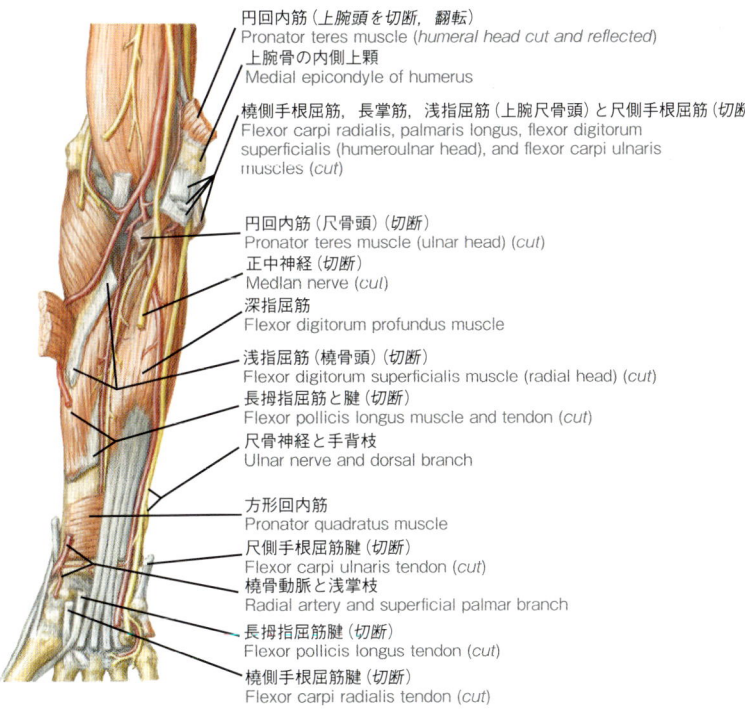

22 筋

上肢（つづき）

前腕の伸筋				
筋	起始	停止	作用	神経支配
腕橈骨筋	上腕骨の外側顆上稜	橈骨遠位側の茎状突起	前腕の屈曲	橈骨神経
長橈側手根伸筋	上腕骨の外側上顆	第二中手骨底	手首の伸展 手首の外転 前腕のわずかな屈曲	橈骨神経
短橈側手根伸筋		第三中手骨底	手首の伸展 手首の外転 前腕のわずかな屈曲	橈骨神経深枝
（総）指伸筋		第二〜第五指の指背腱膜に合流	手首の伸展 第二〜第五指の伸展	橈骨神経の枝の後骨間神経
小指伸筋		第五基節骨の指背腱膜に合流	第五指（小指）の伸展	橈骨神経の枝の後骨間神経
尺側手根伸筋	上腕骨の外側上顆 尺骨後面	第五中手骨底	手首の伸展 手の内転	橈骨神経の枝の後骨間神経
回外筋	上腕骨の外側上顆 尺骨	橈骨結節 橈骨斜線	回外	橈骨神経深枝
示指伸筋	尺骨後面 骨間膜	第二指の指背腱膜に合流	第二指（示指）の伸展	橈骨神経の枝の後骨間神経
長拇指外転筋	尺骨後外側面 骨間膜 橈骨後面	第一中手骨底（外側面）	第一指の外転 手首の内転	橈骨神経の枝の後骨間神経
長拇指伸筋	尺骨後面 骨間膜	第一末節骨底	第一末節骨の伸展 手首の伸展と外転の補助	橈骨神経の枝の後骨間神経
短拇指伸筋	尺骨後面 骨間膜 橈骨後面	第一基節骨底	第一指の伸展と外転	橈骨神経の枝の後骨間神経

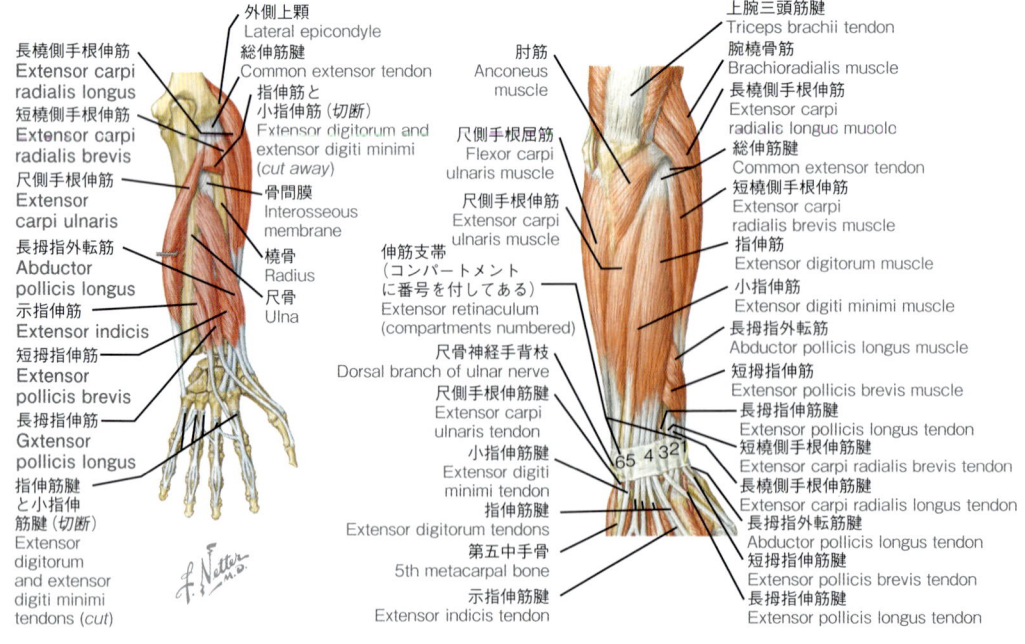

筋

上肢（つづき）

手の筋				
筋	起始	停止	作用	神経支配
短拇指外転筋	屈筋支帯 舟状骨結節 大菱形骨結節	拇指基節骨底（橈側）	拇指の外転 拇指の対立補助 拇指の伸展補助	正中神経（の反回枝*1）
拇指対立筋	屈筋支帯 大菱形骨結節	第一中手骨（橈側）	拇指の対立	
短拇指屈筋		拇指基節骨底（橈側）	拇指の中手指節関節の屈曲	
小指外転筋	屈筋支帯 豆状骨	第五基節骨底	第五指（小指）の外転	尺骨神経深枝
小指対立筋	屈筋支帯 有鈎骨鈎	第五中手骨体	第五中手骨の屈曲 第五中手骨の外旋	
短小指屈筋	屈筋支帯 有鈎骨鈎	第五基節骨底	第五指の中手指節関節の屈曲	
短掌筋	屈筋支帯 手掌腱膜	手掌の皮膚	小指球の挙上	尺骨神経浅枝
拇指内転筋 • 斜頭 • 横頭	有頭骨, 第二・第三中手骨 第三中手骨体	拇指基節骨底	拇指の内転	尺骨神経深枝
虫様筋 • 第一, 第二は半羽状筋 • 第三, 第四は羽状筋	第一, 第二…示指と中指の深指屈筋腱の橈側 第三…中指と薬指の深指屈筋腱の側面 第四…薬指と小指の深指屈筋腱の側面	指背腱膜	基節骨の屈曲 中節骨, 末節骨の伸展	第一・第二虫様筋は正中神経 第三・第四虫様筋は尺側神経深枝
背側骨間筋 （羽状筋）	第一…第二中手骨の橈側；第一中手骨の尺側 第二…第三中手骨の橈側；第二中手骨の尺側 第三…第四中手骨の橈側；第三中手骨の尺側 第四…第五中手骨の橈側；第四中手骨の尺側	第一…第二基節骨の橈側；指背腱膜 第二…第三基節骨の橈側；指背腱膜 第三…第三基節骨の尺側；指背腱膜 第四…第四基節骨の尺側；指背腱膜	指を中指から外転*1 中手指節関節の屈曲補助 指節間関節の伸展補助	尺骨神経深枝
掌側骨間筋 （半羽状筋）	第一…第二中手骨の尺側 第二…第四中手骨の橈側 第三…第五中手骨の橈側	第一…第二指の基節骨の尺側 第二…第四指の基節骨の橈側 第三…第五指の基節骨の橈側	指を中指方向へ内転*2 中手指節関節の屈曲補助 指節間関節の伸展補助	

*1 訳注：第三指を中軸として第二・第四・第五指を開く.
*2 訳注：第三指を中軸として第二・第四・第五指を閉じる.

22 筋

上肢（つづき）

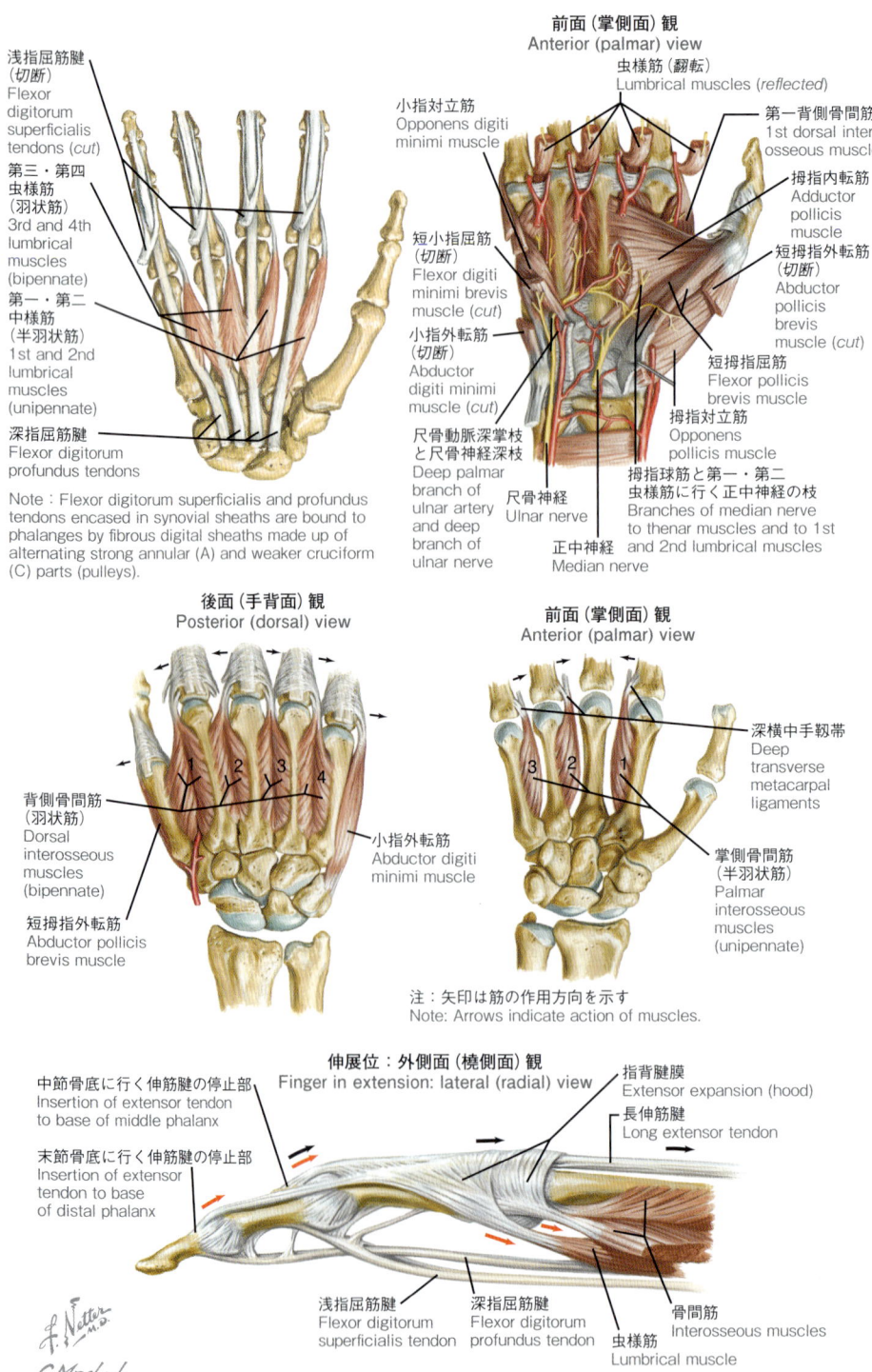

筋

背部

背部の筋の概説			
上肢筋	浅層	上肢と背部を連結	
	中層	後鋸筋のような浅層にある呼吸筋	
固有背筋	浅層	板状筋	
	中層	棘筋 • 胸棘筋 • 頸棘筋 • 頭棘筋 最長筋 • 胸最長筋 • 頸最長筋 • 頭最長筋 • 腸肋筋 • 腰腸肋筋 • 胸腸肋筋 • 頸腸肋筋	
	深層（横突棘筋）	半棘筋 • 胸半棘筋 • 頸半棘筋 • 頭半棘筋 多裂筋 回旋筋	
その他	• 棘間筋 • 横突間筋		

背部の主な上肢筋				
筋	起始	停止	作用	神経支配
僧帽筋	外後頭隆起 項靱帯 第七頸椎〜第十二胸椎の棘突起	鎖骨の外側1/3と肩峰，肩甲棘	上肢帯の挙上 上肢帯の内側への後退 上肢帯の下制 肩甲骨の回旋	副神経*
広背筋	第七〜第十二胸椎の棘突起 胸腰筋膜 腸骨稜 第三・第四肋骨	結節間溝の底	上腕骨の伸展 上腕骨の内転 上腕骨の内旋	胸背神経
肩甲挙筋	第一〜第四頸椎の横突起	肩甲骨の上角	肩甲骨の挙上	肩甲背神経
大菱形筋	第二〜第五胸椎の棘突起	肩甲棘下方の肩甲骨内側縁	肩甲骨の後退 肩甲骨の回旋の補助	肩甲背神経
小菱形筋	項靱帯 第七頸椎〜第一胸椎の棘突起	肩甲棘の高さの肩甲骨内側縁	肩甲骨の後退 肩甲骨の回旋の補助	肩甲背神経

＊訳注：副神経と頸神経叢の筋枝

22 筋

背部（つづき）

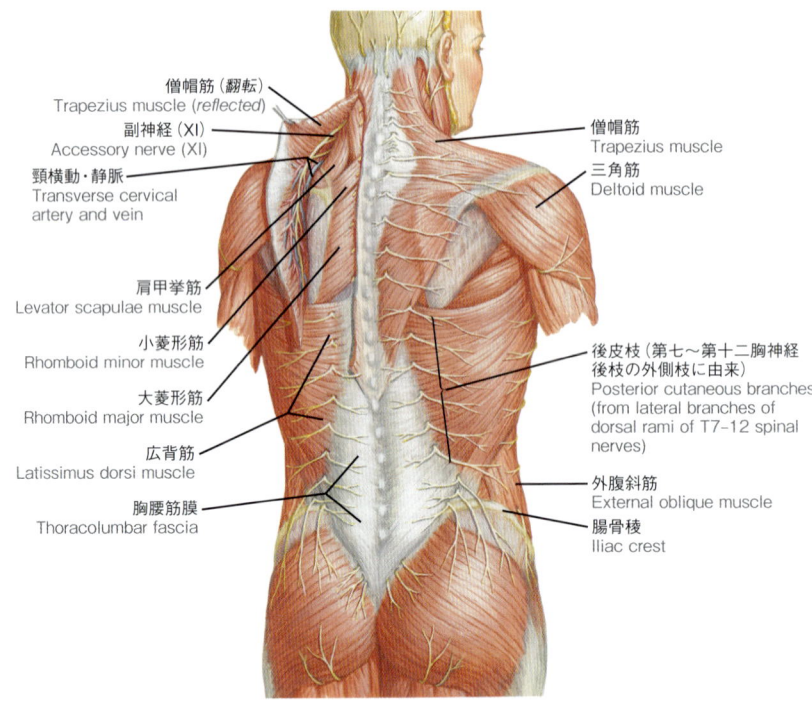

筋

胸部

筋	起始	停止	作用	神経支配
外肋間筋	肋骨下縁	肋骨上縁	肋骨結節から肋骨角まで伸展 吸息のために肋骨を挙上して呼吸を補助	肋間隙の肋間神経
内肋間筋	肋骨下縁	肋骨上縁	胸骨から肋軟骨まで伸展 呼息のために肋骨を下制して呼吸を補助	肋間隙の肋間神経
胸横筋	胸骨体後面と剣状突起	第二〜第六肋軟骨の下縁	肋骨の下制	肋間隙の肋間神経
最内肋間筋	肋骨下縁	肋骨上縁	呼息のために肋骨を下制して呼吸を補助	肋間隙の肋間神経
肋下筋	胸郭下部の肋骨角付近	第二または第三肋骨の下部	肋骨挙上の補助	肋間隙の肋間神経

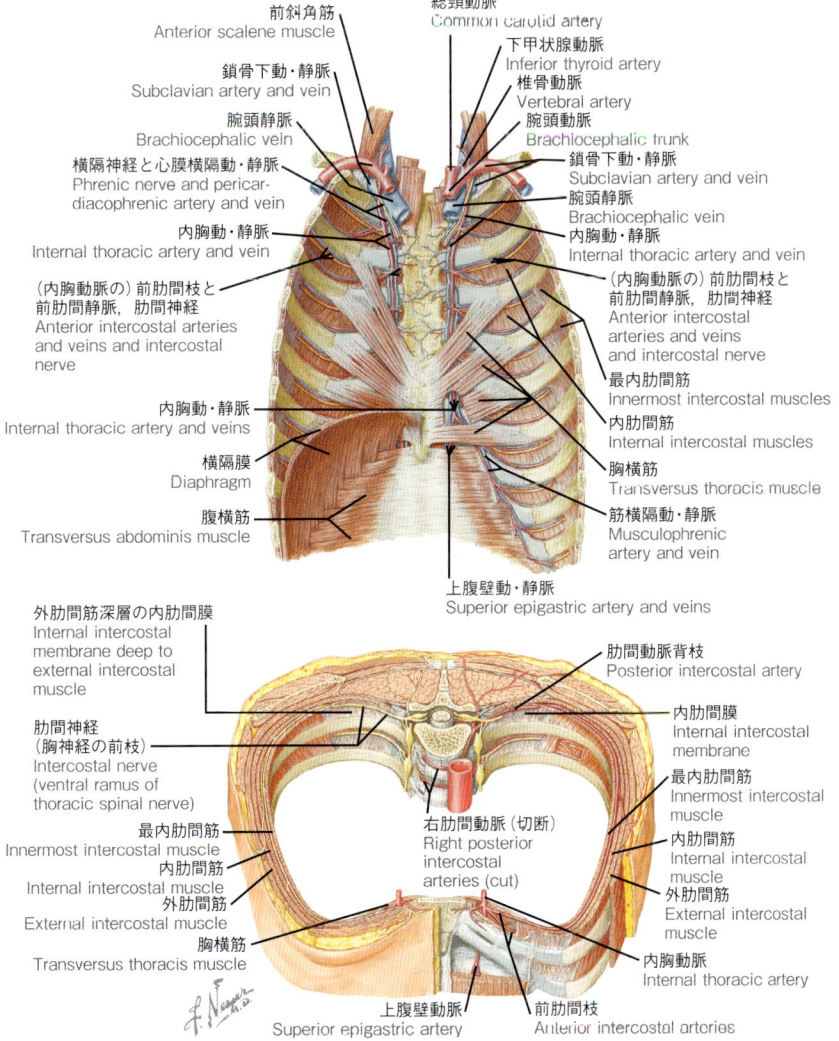

上肢，背部，胸部，腹部の概説／INTRODUCTION TO THE UPPER LIMB, BACK, THORAX, AND ABDOMEN

22 筋

腹部

筋	起始	停止	作用	神経支配
外腹斜筋	第五〜第十二肋骨	筋肉部 • 腸骨稜の前部1/2 腱膜部 • 剣状突起 • 白線 • 恥骨結合，恥骨稜，恥骨結節 • 上前腸骨棘	腹部の圧迫 腹部の屈曲 体幹の対側への回転	第七〜第十二胸神経の前枝

内腹斜筋	胸腰筋膜，腸骨稜の前部2/3，鼠径靱帯の外側2/3	筋肉部
		• 第十〜第十二肋骨
		腱膜部
		• 弓状線の上…分かれて腹直筋鞘をつくる
		  • 腹直筋鞘前葉
		  • 腹直筋鞘後葉
		• 弓状線の下
		  • 鼠径鎌をつくる
		  • 腹直筋鞘前葉
			腹部の圧迫
			腹部の屈曲
			体幹の同側への回転
				第七胸神経から第一腰神経の前枝

腹横筋	胸腰筋膜，腸骨稜の前部2/3，鼠径靱帯の外側1/3，下位6個の肋軟骨	腱膜部 弓状線の上： • 腹直筋鞘後葉をつくる 弓状線の下： • 鼠径鎌をつくる • 腹直筋鞘前葉をつくる	腹部の圧迫	第七胸神経から第一腰神経の前枝
腹直筋	恥骨結合，恥骨稜，恥骨結節	第五〜第七肋骨の肋軟骨	腹部の圧迫 腹部の屈曲	第七〜第十二胸神経の前枝

横隔膜	胸骨部
	• 剣状突起
	肋骨部
	• 肋軟骨と第七〜第十二肋骨
	腰椎部
	• 外側弓状靱帯
	• 内側弓状靱帯
	• 脚
	  • 右脚…第一〜第三腰椎
	  • 左脚…第一・第二腰椎
		腱中心	収縮により腱中心を引き下げることで胸腔が陰圧になり，吸息させる	横隔神経
				（第三頸椎〜第五頸椎）

大腰筋	第一〜第五腰椎横突起 第十二胸椎から第五腰椎の椎体側面	大腿骨小転子	大腿骨の屈曲 脊柱の屈曲の補助 外側への屈曲の補助	第二・第三神経の前枝
腸骨筋	腸骨窩	大腿骨小転子	大腿骨の屈曲	大腿神経
腰方形筋	腸骨稜	第十二肋骨 第一〜第四腰椎横突起	外側への屈曲	第十二胸神経から第四腰神経の前枝

筋

腹部（つづき）

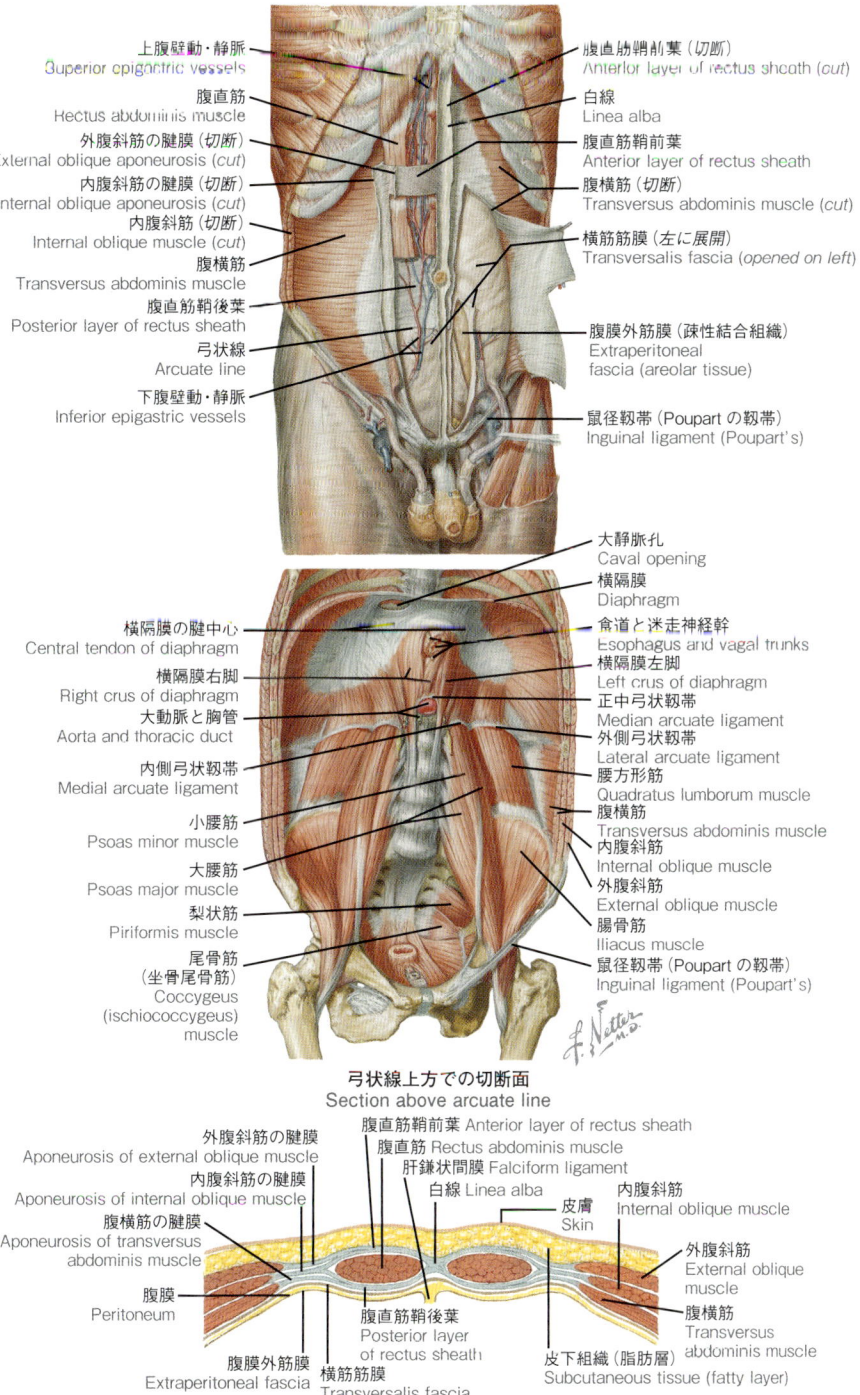

22 胸郭の内容物

胸膜腔

各胸膜腔は2層の胸膜の袋からなり，左右1個で計2つある．
胸膜腔は2層の胸膜の袋であり，ここに漿液*が薄膜状に分泌される．

- 臓側胸膜…肺と肺の裂を覆う．
- 壁側胸膜…胸膜腔の壁を裏打ちする．
  - 肋骨部…肋骨に沿って胸膜腔を裏打ちする．
  - 縦隔部…縦隔に沿って胸膜腔を裏打ちする．
  - 横隔膜部…横隔膜に沿って胸膜腔を裏打ちする．
  - 胸膜頂…肺尖に対してドームを覆いながら胸膜腔を裏打ちする．

胸膜の折り返し（反転線）…壁側胸膜が折れ返って臓側胸膜へと移行する線

- 椎骨部（後方）…肋骨胸膜は脊柱で縦隔胸膜とつながる．
- 肋骨部（下方）…肋骨胸膜は横隔胸膜とつながる．
- 胸骨部（前方）…ここで肋骨胸膜は胸骨後面の縦隔胸膜とつながる．

境界

- 前部における正中線…第六肋骨（右側），第四肋骨（左側）
- 鎖骨中線…第八肋骨
- （中）腋窩線…第十肋骨
- 肩甲線…第十二肋骨

安静時の肺の下縁

- 前部における正中線…第六肋骨（右側），第四肋骨（左側）
- 鎖骨中線…第六肋骨
- （中）腋窩線…第八肋骨
- 肩甲線…第十肋骨

胸膜洞…胸膜腔の潜在的な腔で，壁側胸膜の一部どうしが安静時に接触する．

- 肋骨縦隔洞…肋骨胸膜と縦隔胸膜が合してできる潜在的な腔
- 肋骨横隔洞…肋骨胸膜と横隔胸膜が合してできる潜在的な腔

肺間膜…肺門部で縦隔胸膜が合し，下方に延びてつくられるヒダ．

＊訳注：胸膜液

胸郭の内容物

肺

表面解剖	肺尖…頚部に1インチ突出する 肺底…横隔膜の凸面に接する凹面 肋骨面…胸壁に接する大きな凸面 縦隔面…縦隔胸膜に接する領域 肺門…肺根を構成する構造物が出入りする部分
葉	右肺 　• 上葉 　• 中葉 　• 下葉 左肺 　• 上葉 　• 下葉
空気の通路	一次気管支…肺に至る 　• 右気管支…分岐の角度が小さく，太く，短い 　• 左気管支…分岐の角度が大きく，細く，長い 二次気管支…肺葉に至る 三次気管支…肺区域に至る
裂	斜裂 　• 右肺…上葉，中葉を下葉と分ける 　• 左肺…上葉と下葉を分ける 水平裂…右肺の上葉と中葉の間にあり，斜裂から起こり，前方では第四肋骨と平行に走る
境界	前 後 下
肺根に存在する構造	肺静脈 気管支 気管支静脈 肺神経叢 リンパ管

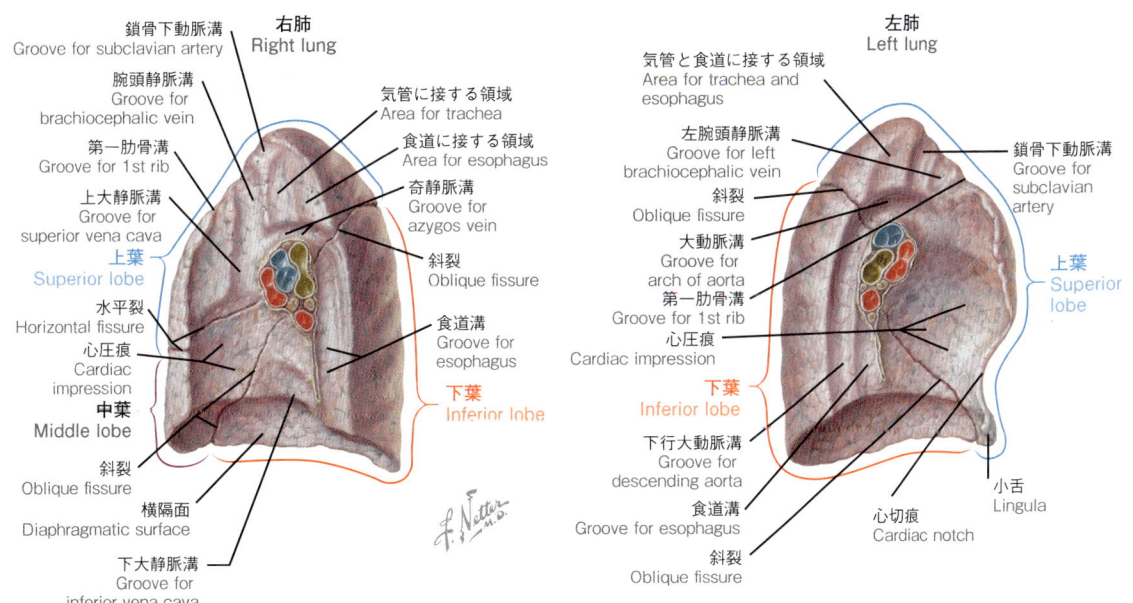

22 胸郭の内容物

> 縦隔

2つの胸膜腔で挟まれる胸腔の中央部．
大きく上縦隔と下縦隔に分けられる．

上縦隔	
境界： • 上方…胸腔上口 • 下方…胸骨角（第四胸椎）の高さの水平面 • 前方…胸骨柄 • 後方…第一～第四胸椎の椎体 • 外方…胸膜	
主な内容物	
血管	上大静脈 腕頭静脈 大動脈弓：腕頭動脈，左総頸動脈，左鎖骨下動脈 胸管
神経	横隔神経 迷走神経 左半回神経 神経叢： • 心臓神経叢の枝（交感神経と副交感神経の枝） • 肺神経叢の枝（交感神経と副交感神経の枝）
内臓	食道 気管 胸腺（遺残）

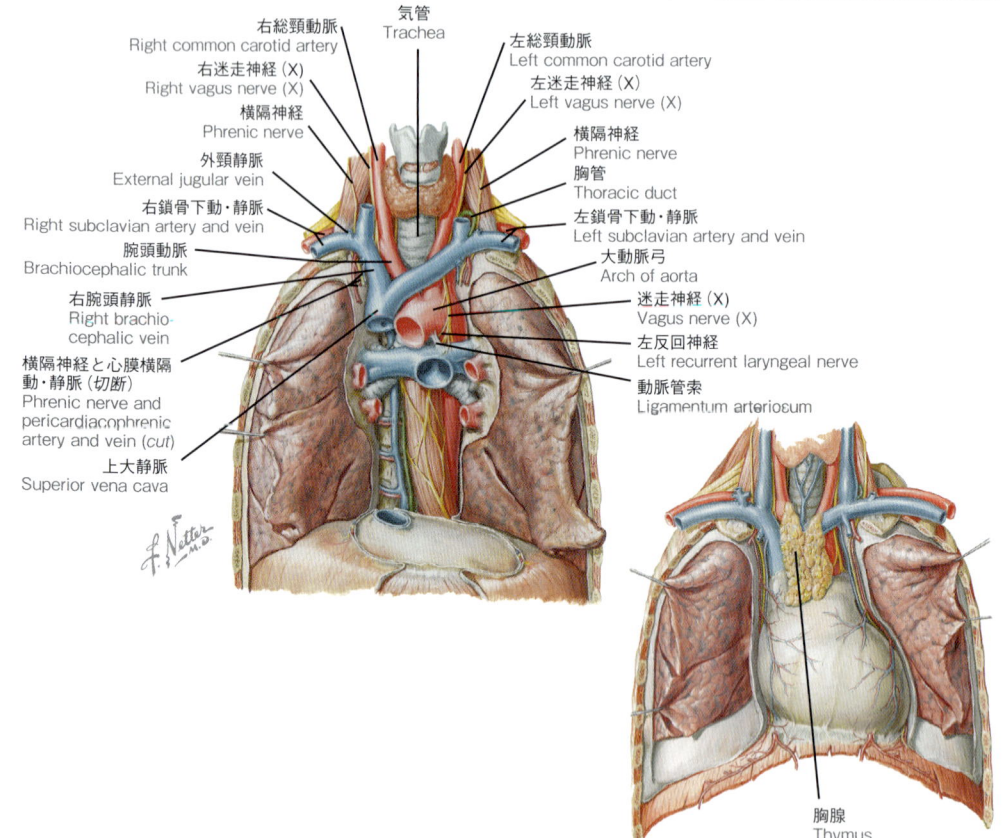

616 NETTER'S HEAD AND NECK ANATOMY FOR DENTISTRY

胸郭の内容物

縦隔（つづき）

下縦隔	
前縦隔	
境界	上縦隔の下端から横隔膜の高さまで（第九胸椎）の高さまで 胸骨体と胸横筋から線維性心膜まで
内容物	主要な構造物はない 胸腺遺残 リンパ節
中縦隔	
境界	上縦隔の下端から横隔膜の高さまで（第九または第十胸椎）の高さまで 前後の境界は線維性心膜
内容物	心臓と心膜 血管（大きな血管の起始部） ・上行大動脈 ・肺動脈（肺動脈の起始部も含む） ・上大静脈 ・心膜横隔静脈 横隔神経
後縦隔	
境界	上縦隔の下端（第四胸椎）から横隔膜（第十二胸椎）の高さまで 線維性心膜から脊柱まで
内容物	食道 胸大動脈（とその枝） ・後肋間動脈 ・気管支動脈 ・食道動脈 奇静脈系 半奇静脈と副半奇静脈 胸管 乳ビ槽 迷走神経 食道神経叢 交感神経幹 ・大内臓神経（第五～第九胸神経） ・小内臓神経（第十～第十一胸神経） ・最下内臓神経（第十二胸神経）

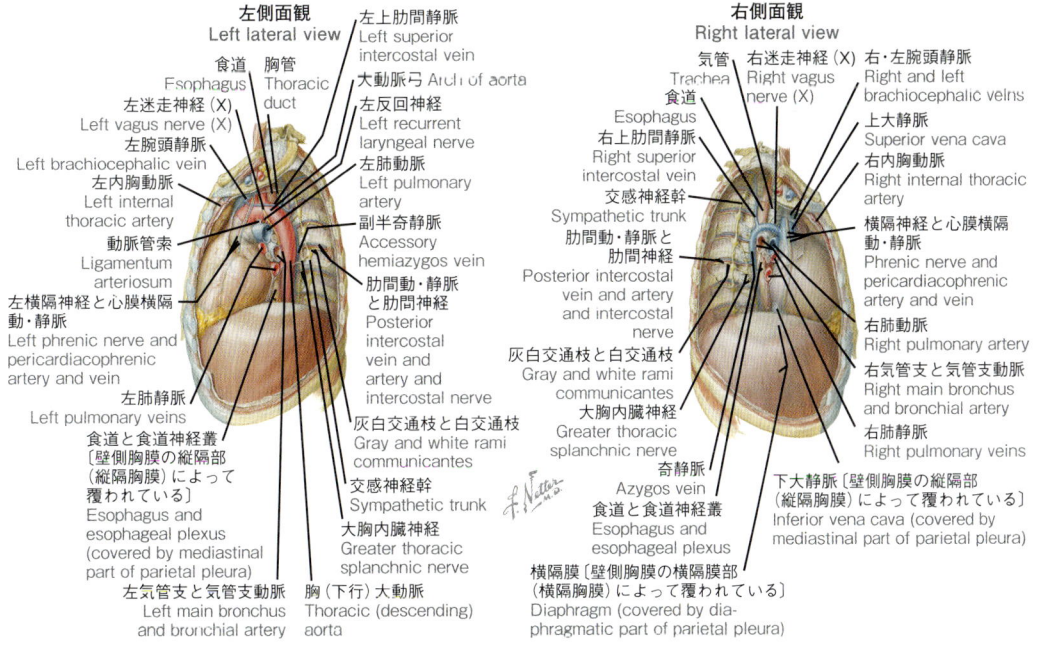

22 胸郭の内容物

心臓

心膜
心臓と大血管の基部を包む2層の線維性の袋 以下の2つに分けられる： • 線維性心膜…外層 • 漿膜性心膜…漿液を分泌する 　• 壁側板…心膜壁を裏打ちする 　• 臓側板…心臓を覆う

心臓の表面	
下面（横隔面）	形状…凹面 位置…第八・第九胸椎の下縁 • ほとんどが左心室で，一部，右心室からなる
後面	形状…四辺形 位置…第五〜第八胸椎に面する • ほとんどが左心房で，一部，右心房からなる
前面（胸肋面）	形状…平坦 位置…胸骨と第三〜第六肋軟骨の後面 • 心房部…ほとんどが右心房と左心耳からなる • 心室部…ほとんどが右心室で，一部，左心室からなる
右肺面	形状…凸面 位置…胸骨の右側縁 • 右心房からなる
左肺面	形状…凸面 位置…胸骨柄結合の左端，心尖から1/2インチ • ほとんどが左心室で，一部，左心耳からなる

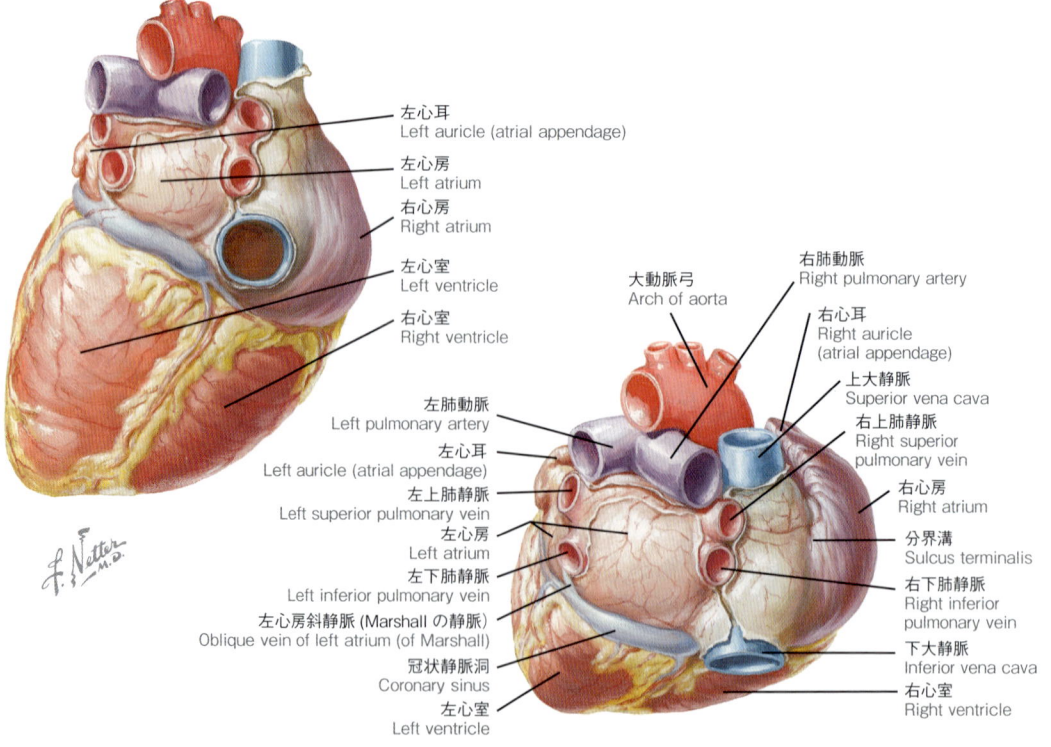

胸郭の内容物

心臓（つづき）

心室，心房	
右心房	櫛状筋 卵円窩 冠状静脈口 上・下大静脈口 冠状静脈弁と下大静脈弁
右心室	三尖弁の弁葉 肉柱 乳頭筋（前乳頭筋，後乳頭筋，中隔乳頭筋） 腱索 中隔縁柱 動脈円錐
左心房	左心耳の櫛状筋
左心室	二尖弁（僧帽弁）の弁葉 肉柱 乳頭筋（前乳頭筋，後乳頭筋） 腱索 心室中隔の膜性部

心臓の弁
房室弁…収縮期に閉じることで心房への血液逆流を防止する • 三尖弁…右心房と右心室の間 • 二尖弁（僧帽弁）…左心房と左心室の間 半月弁…拡張期に閉じることで心室への血液逆流を防止する • 肺動脈弁…肺動脈と右心室の間 • 大動脈弁…大動脈と左心室の間

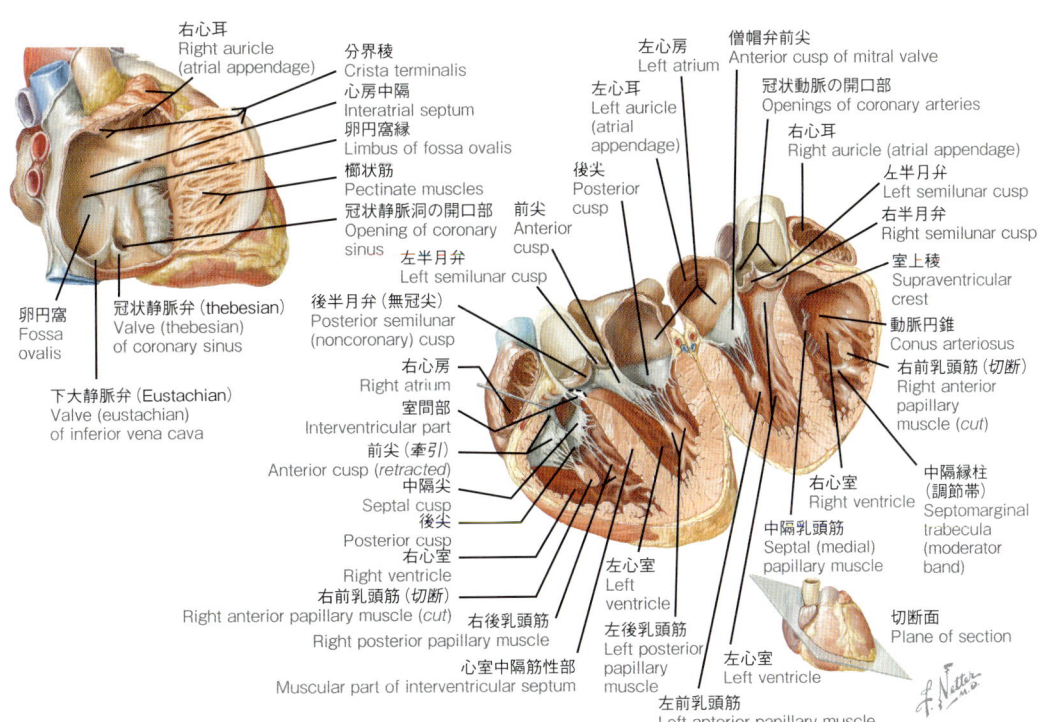

22 胸郭の内容物

心臓（つづき）

心臓の血液供給		
動脈路	右冠状動脈 　• 主な枝： 　　• 円錐枝 　　• 右縁枝 　　• 洞房結節枝 　　• 後室間枝（後下行枝） 　　• 房室結節枝 左冠状動脈 　• 主な枝： 　　• 前室間枝（前下行枝） 　　• 対角枝 　　• 回旋枝 　　• 左縁枝	
静脈路	冠状静脈 　• 冠状静脈洞 　　• 大心（臓）静脈 　　• 中心（臓）静脈 　　• 左心室後静脈 　　• 左心房後静脈 　　• 小心（臓）静脈 　• 前心（臓）静脈 　細小心（臓）静脈	

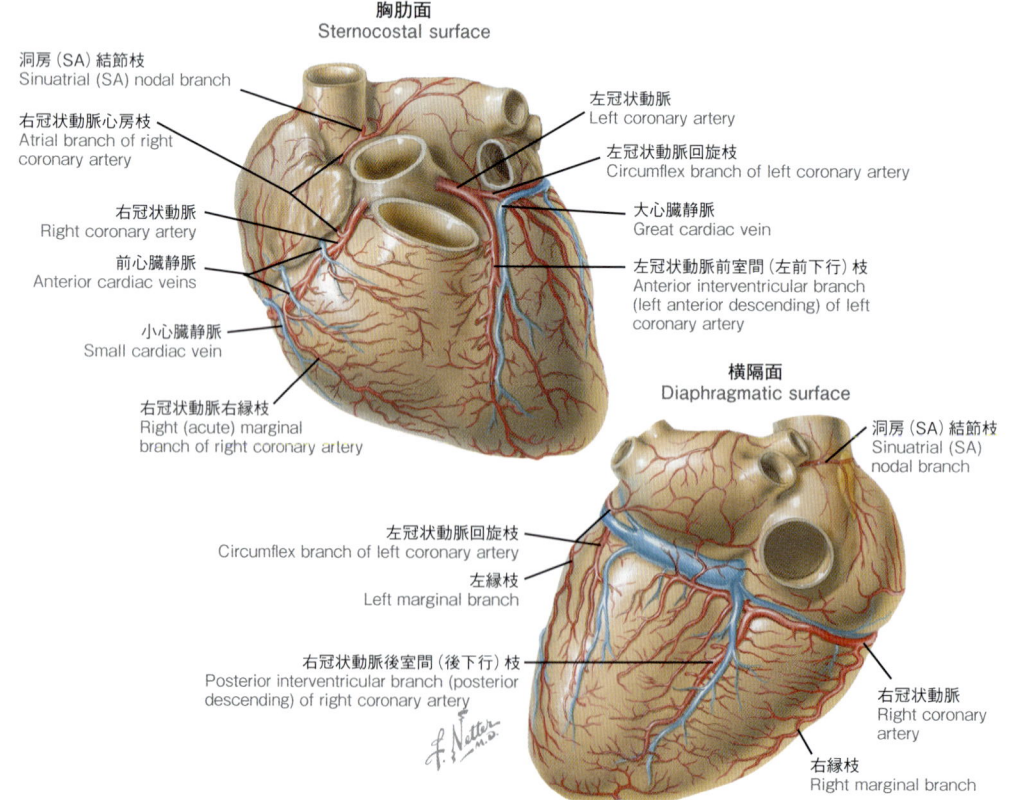

胸肋面
Sternocostal surface

洞房（SA）結節枝
Sinuatrial (SA) nodal branch

右冠状動脈心房枝
Atrial branch of right coronary artery

右冠状動脈
Right coronary artery

前心臓静脈
Anterior cardiac veins

小心臓静脈
Small cardiac vein

右冠状動脈右縁枝
Right (acute) marginal branch of right coronary artery

左冠状動脈
Left coronary artery

左冠状動脈回旋枝
Circumflex branch of left coronary artery

大心臓静脈
Great cardiac vein

左冠状動脈前室間（左前下行）枝
Anterior interventricular branch (left anterior descending) of left coronary artery

横隔面
Diaphragmatic surface

左冠状動脈回旋枝
Circumflex branch of left coronary artery

左縁枝
Left marginal branch

右冠状動脈後室間（後下行）枝
Posterior interventricular branch (posterior descending) of right coronary artery

洞房（SA）結節枝
Sinuatrial (SA) nodal branch

右冠状動脈
Right coronary artery

右縁枝
Right marginal branch

腹部の内容物

胃

前腸の一部

胃は解剖学的に4部に分けられる：

- 噴門…食道が胃に入る部分
- 胃底…大弯の上部
- 胃体…中央部
- 幽門…幽門括約筋に至るまでの胃の終わりの狭い部分

胃の表面の粘膜は盛り上がっており，これは胃粘膜ヒダとして知られる．

彎曲が2つある：

- 大彎…後（背側）胃間膜が付着する：
  - 胃横隔間膜
  - 胃脾間膜
  - 大網
- 小彎…前（腹側）胃間膜が付着する：
  - 小網
    - 肝胃間膜部（肝十二指腸間膜は胃に付着しない）

胃には2種類の括約筋がある：

- 食道部…解剖学的な括約筋ではない
- 幽門部…括約筋が発達している

密な自律神経支配を受ける．

腹腔動脈の枝で栄養される．

消化のためにペプシンと塩酸が分泌される．

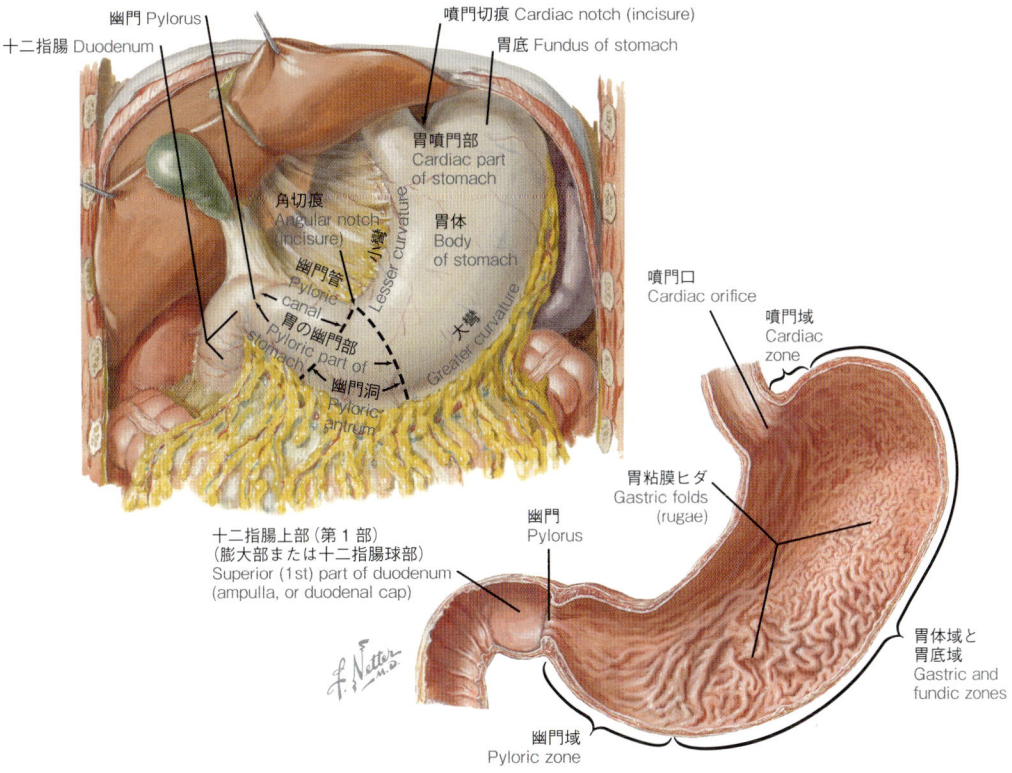

上肢，背部，胸部，腹部の概説／INTRODUCTION TO THE UPPER LIMB, BACK, THORAX, AND ABDOMEN

22 腹部の内容物

十二指腸

十二指腸は3部からなる小腸の最初の部分である：
- 十二指腸
- 空腸
- 回腸

前腸と中腸に由来する．

十二指腸は解剖学的に4部に分けられる：
- 第1部…前腸に由来し，腹膜内にある
- 第2部…前腸に由来し，腹膜の後部にある
  - 小十二指腸乳頭…副膵管が存在する場合の開口部
  - 大十二指腸乳頭…主膵管と総胆管の開口部
- 第3部…中腸に由来し，腹膜の後部にある
- 第4部…中腸に由来し，腹膜の後部にある

十二指腸の粘膜は盛り上がり，輪状ヒダとして知られる．
密な自律神経支配を受ける．
腹腔動脈，上腸間膜動脈の枝から血液供給される．
ほとんどの化学的消化が行われる小腸の一部である．
主な組織学的な特徴として粘液産生細胞，Brunner（ブルンネル）腺がある．

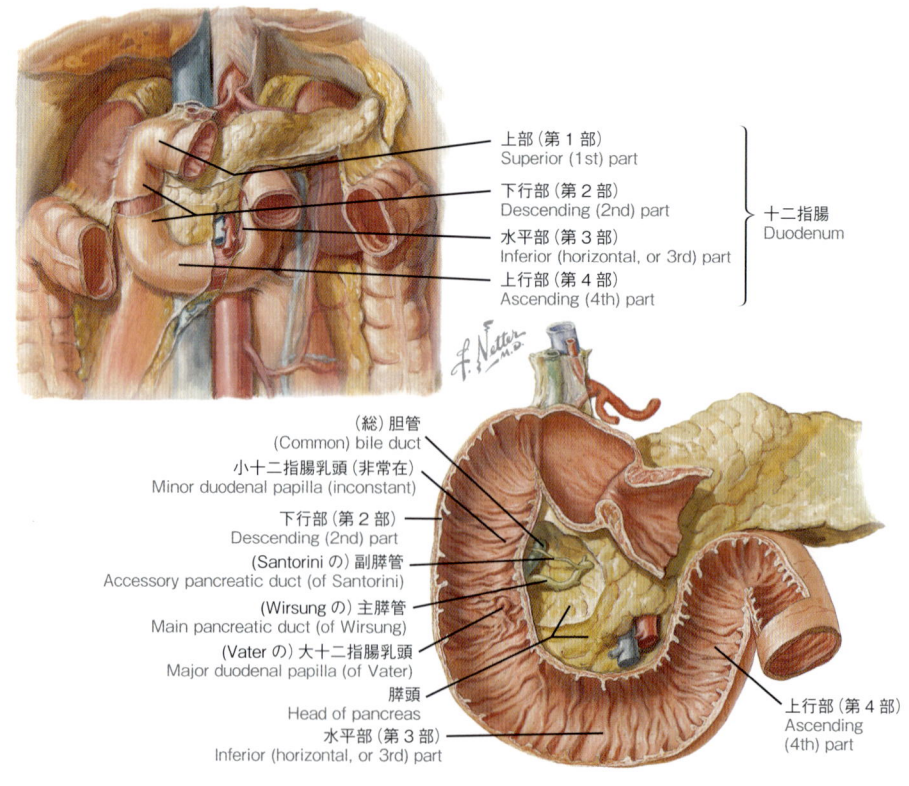

腹部の内容物

空腸と回腸

小腸の後半を構成する2つの部位である：
- 十二指腸
- 空腸
- 回腸

中腸に由来する．
腹膜腔内にある．
腸間膜で吊り下げられている．
粘膜は盛り上がり，輪状ヒダとして知られる．
密な自律神経支配を受ける．
上腸間膜動脈の枝から血液供給される．

空腸

長さ7～8フィート．
リンパ小節が散在するが，Brunner（ブルンネル）腺はほとんどない．
輪状ヒダが発達している．
血液供給は大きな動脈アーケード（動脈網）で行われ，これは長い直動脈として終わる．

回腸

長さ6～12フィート．
リンパ小節であるPeyer（パイエル）板がよく発達している．
輪状ヒダは空腸より少ない．
血液供給はやや小さな動脈アーケード（動脈網）で行われ，これは短い直動脈として終わる．
空腸は大腸の回盲弁のところで終わる．
回腸は胎生期には卵黄腸管を経て臍帯につながる；成人でみられるMeckel（メッケル）憩室はこの管の遺残である．

22 腹部の内容物

空腸と回腸（つづき）

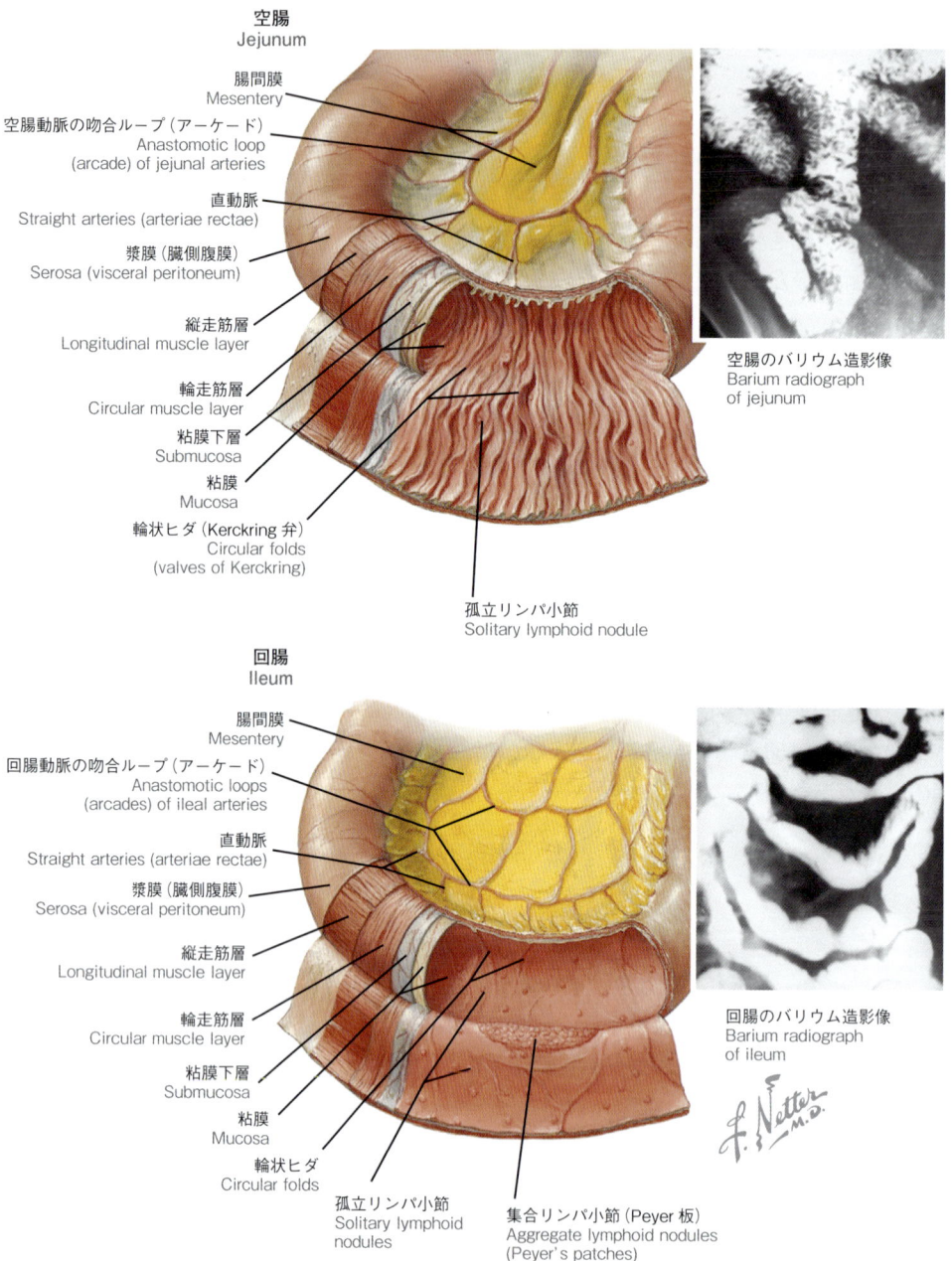

腹部の内容物

大腸

大腸は以下に分けられる：
- 虫垂と盲腸
- 上行結腸
- 横行結腸
- 下行結腸
- S状結腸
- 直腸

大腸には以下のような特徴的な構造がある：
- 結腸ヒモ…縦走筋の３本の独立した帯
- 結腸膨起…結腸ヒモの収縮による袋状の構造
- 腹膜垂…腹膜に沿って存在する脂肪の詰まった小さな袋

中腸と後腸に由来する．
腹膜腔内の部分と腹膜の後部の部分がある．
粘膜は盛り上がり，半月ヒダとして知られる．
密な自律神経支配を受ける．
上・下腸間膜動脈の枝で血液供給を受ける．
主な機能は未消化物からの水分吸収と体外への排泄である．

盲腸
盲腸は腹膜腔内にある．
回腸と大腸は回盲弁のところで連続する．
盲端の袋状である．
虫垂は盲腸に連続する小さな（通常は約４インチ）盲端の管で，腹膜腔内に存在する．

上行結腸
腹膜後器官である．
回盲弁から始まり，上行する．
肝臓に結腸圧痕をつくり，上行して右結腸曲として知られるところで，急角度で左に曲がり，横行結腸となる．

横行結腸
腹膜腔内に存在し，横行結腸間膜で吊り下げられる．
大腸の中で最長である．
脾臓のところ（左結腸曲として知られる）で下方に急角度で曲がり，下行結腸となる．

下行結腸
腹膜後器官である．
S状結腸のところまで下行する．
下行結腸の最後の部分は腸骨窩にあるので，しばしば腸骨部結腸とよばれる．
上行結腸よりその径は小さい．

22 腹部の内容物

大腸（つづき）

S状結腸

腹膜腔内にあり，S状結腸間膜で吊り下げられる．

骨盤分界線の高さで始まる．

正中に向かい，直腸となる．

直腸

腹膜腔内で起こり，骨盤底を通過後，腹膜後器官となる．

約4〜5インチの長さである．

独立した帯である結腸ヒモはもたず，直腸で3本の結腸ヒモは集まり，1本の縦走筋の帯となる．

肛門で終わる．

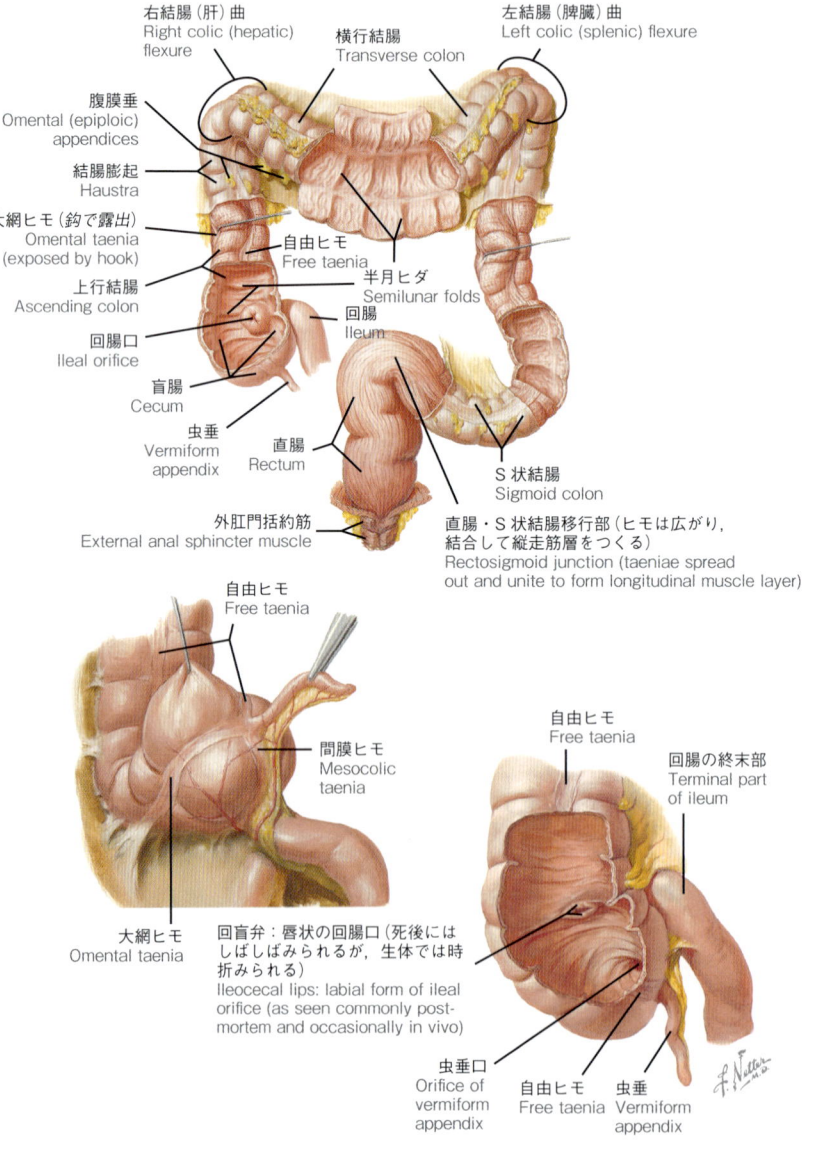

626　NETTER'S HEAD AND NECK ANATOMY FOR DENTISTRY

腹部の内容物

肝臓

さまざまな機能をもつ大きな臓器で，以下のような働きがある．

- 解毒
- グリコーゲンの貯蔵
- ホルモンの産生
- 血漿タンパクの合成
- 胆汁の産生

解剖学的に4つの葉に分けられる：

- 右葉…最大の葉
- 尾状葉…静脈管索裂と下大静脈の間に存在
- 方形葉…肝円索裂と胆嚢の間に存在
- 左葉…平坦な葉

肝臓はさらに支配血管により機能単位に分けられる．

肝臓は横隔膜と接触する部分（無漿膜野とよばれる）を除き，完全に臓側腹膜で覆われる．

肝門は肝臓の中央に位置し，以下の構造が出入りする：

- (肝)門脈…肝臓の血液の75％を供給
- 固有肝動脈…肝臓の血液の25％を供給
- 総胆管

腹膜腔内にある．

腹腔動脈の枝で血液供給される．

腹側腸間膜のすべての遺残物が肝臓に付着する：

- 肝鎌状間膜
- 冠状間膜
- 三角間膜
- 小網
  - 肝胃間膜
  - 肝十二指腸間膜

肝臓は下記のような多くの病気に罹患する：

- 肝炎
- 肝硬変
- 肝癌

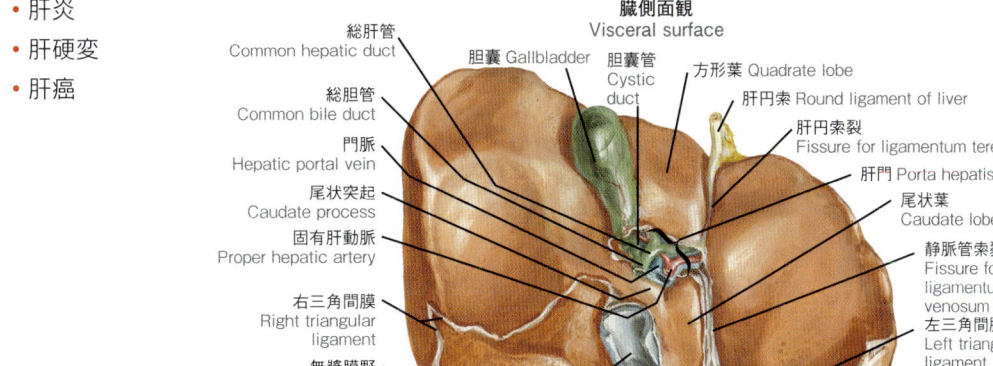

臓側面観
Visceral surface

22 腹部の内容物

膵臓

膵臓は2つのタイプの腺（外分泌腺と内分泌腺）として働く：
- 内分泌…ホルモンを産生するランゲルハンス島
- 外分泌…消化酵素を産生する管状胞状の複合腺房

4つの部分からなる：
- 膵頭…十二指腸がつくるC状の部位にある；腹膜の後部にある
  - 鈎状突起…上腸間膜静脈が横切る膵頭の延長部
- 膵頸…膵頭と膵体を結ぶ細くなった部分；腹膜の後部にある
- 膵体…網嚢によって胃と隔てられた膵臓の最大の部分；腹膜の後部にある
- 膵尾…脾静脈ともに脾腎ヒダ内に入り，脾臓に延びる

前腸由来である．

十二指腸第2部から2か所の伸び出しとして発生する：
- 腹側膵芽…肝芽の伸び出し
  - 膵頭と膵頸になる
- 背側膵芽…十二指腸第2部本体の伸び出し
  - 膵体と膵尾になる

十二指腸第2部に開口する：
- 主膵管…総胆管と合流し，胆膵管膨大部をつくり，大十二指腸乳頭に注ぐ
- 副膵管…（存在する場合には）小十二指腸乳頭に注ぐ

腹腔動脈と上腸間膜動脈の枝で血液供給される．

密な自律神経支配を受ける．

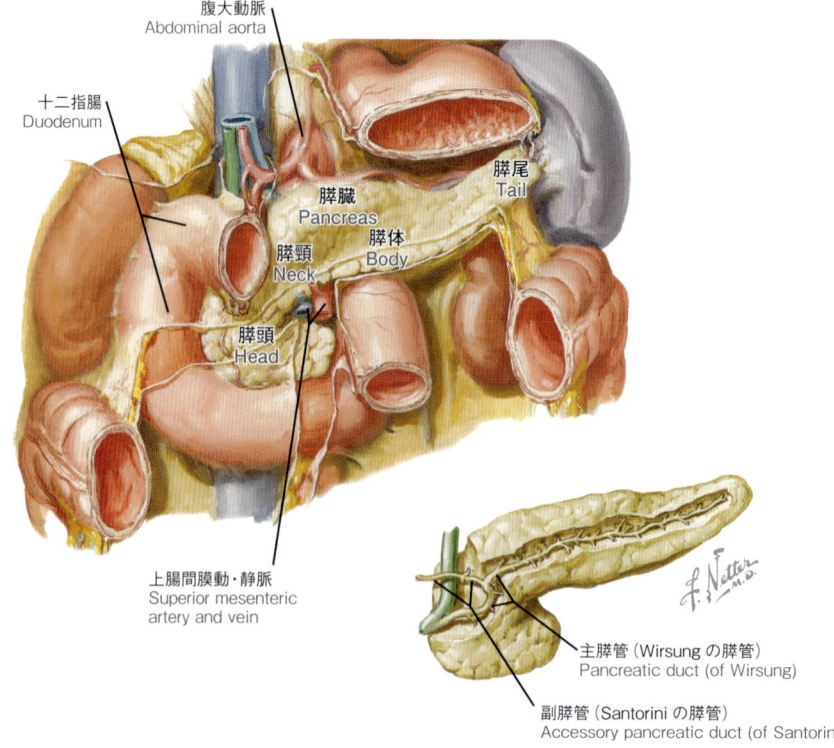

腹部の内容物

胆嚢と胆管系

胆嚢

小さな腹膜内器官.

前腸に由来する.

消化の際，脂肪を乳化する胆汁を貯蔵し，濃縮する.

胆嚢は肝臓の窩（胆嚢窩）に存在し，そこは半月線が第九肋軟骨の高さで胸郭に付着する.

3部に分けられる：

- 胆嚢底
- 胆嚢体
- 胆嚢頸

腹腔動脈の枝で血液供給される.

密な自律神経支配を受ける.

胆管系

胆嚢管は総肝管と合し，総胆管となる.

総胆管は膵臓内で主膵管と合し，胆膵管膨大部をつくり，十二指腸第2部の壁を貫き，大十二指腸乳頭に開口する.

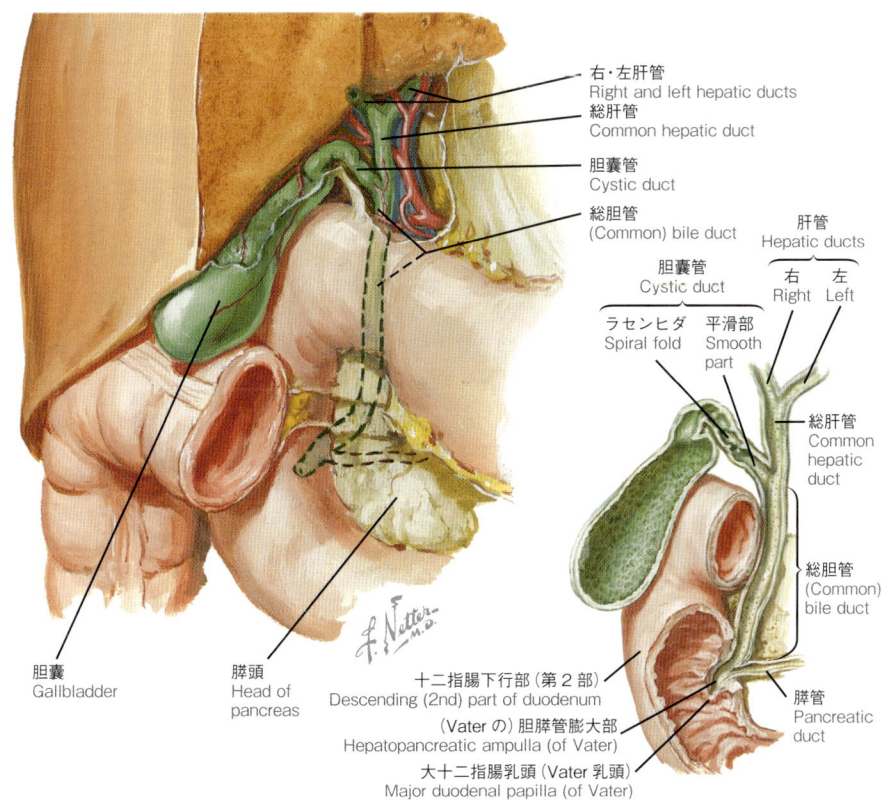

22 腹部の内容物

脾臓

脾臓は体の左側にあるリンパ性器官で，以下に分けられる：
- 赤脾髄
- 白脾髄

脾臓は腹膜腔内にある．

主な機能：
- 赤血球の貯蔵
- 赤血球の濾過
- 古い赤血球の除去
- 単球の貯蔵

脾臓は腹腔動脈の枝で血液供給されるが，前腸由来ではない．

脾臓は第九肋骨と第十一肋骨の間，ほぼ第十肋骨の高さにある．

以下の4つの臓器と接する：
- 胃
- 大腸
- 左の腎臓
- 膵尾

脾臓は前腸の背側腸間膜で吊り下げられている：
- 脾腎ヒダ…膵尾と脾静脈を含む
- 胃脾間膜…短胃静脈と左胃大網静脈を含む

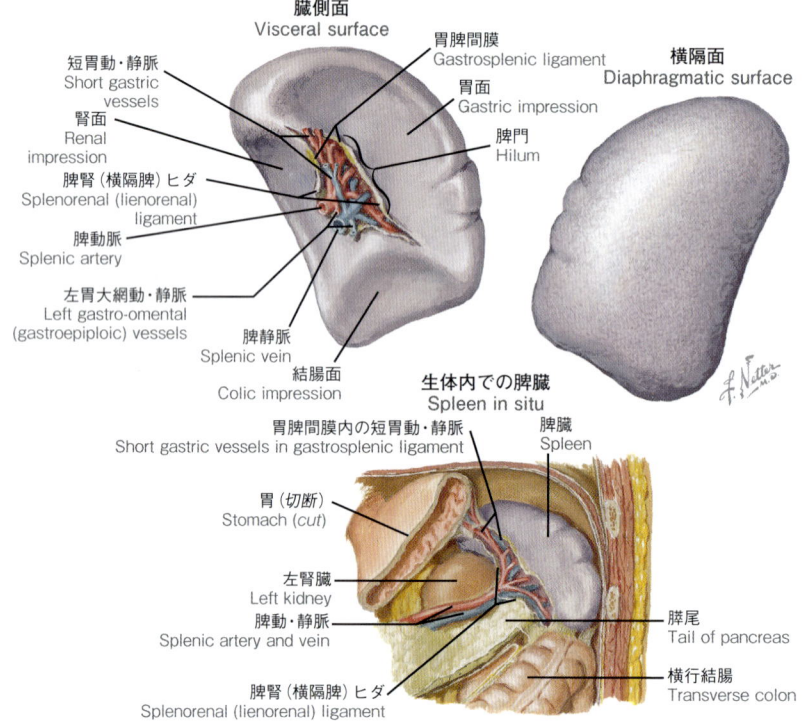

腹部の内容物

腎臓，尿管および副腎

腎臓

腎臓は有対性である．

腹膜後器官である．

以下のような多くの機能をもつ：

- 血液の濾過
- 電解質の調整
- 血圧の調整
- ホルモンの産生

ネフロンは機能単位である．

第十一胸椎と第三腰椎の高さに位置し，腎門は第一腰椎の高さにある．

左の腎臓のほうが右の腎臓より若干大きい．

肝臓があるため，右の腎臓のほうが左の腎臓より低位にある．

強靱な被膜で覆われている．

以下の2つに分けられる：

- 皮質
- 髄質

腎動脈から動脈血が供給される．

密な自律神経支配を受けている．

尿管

腹膜後器官である．

尿を腎臓から膀胱に運ぶ．

腎門（第一腰椎の高さ）から始まり，下行して膀胱に至る．

尿管（腎）結石の好発部位：

- 腎盂尿管移行部
- 骨盤部での尿管と総腸骨静脈の交差部
- 膀胱壁を貫く部

副腎

腎上体ともいう．

有対性の内分泌器官．

以下の2部に分けられる：

- 皮質…ミネラル（電解質）コルチコイド，グルコ（糖質）コルチコイド，アンドロゲンの産生
- 髄質…交感神経刺激（闘争・逃走反応）によるカテコールアミンの産生

3系統の動脈血供給がある：

- 上副腎動脈…下横隔動脈の枝
- 中副腎動脈…腹大動脈の枝
- 下副腎動脈…腎動脈の枝

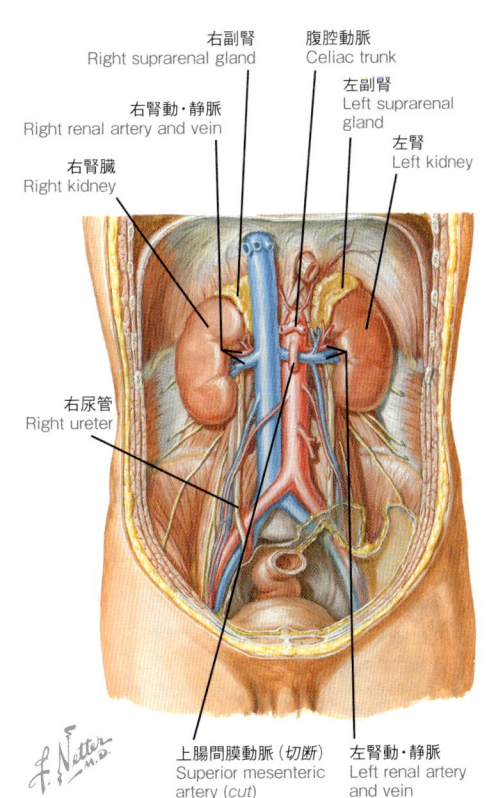

22 骨盤の内容物

男性

膀胱
前立腺
精嚢
精管
直腸

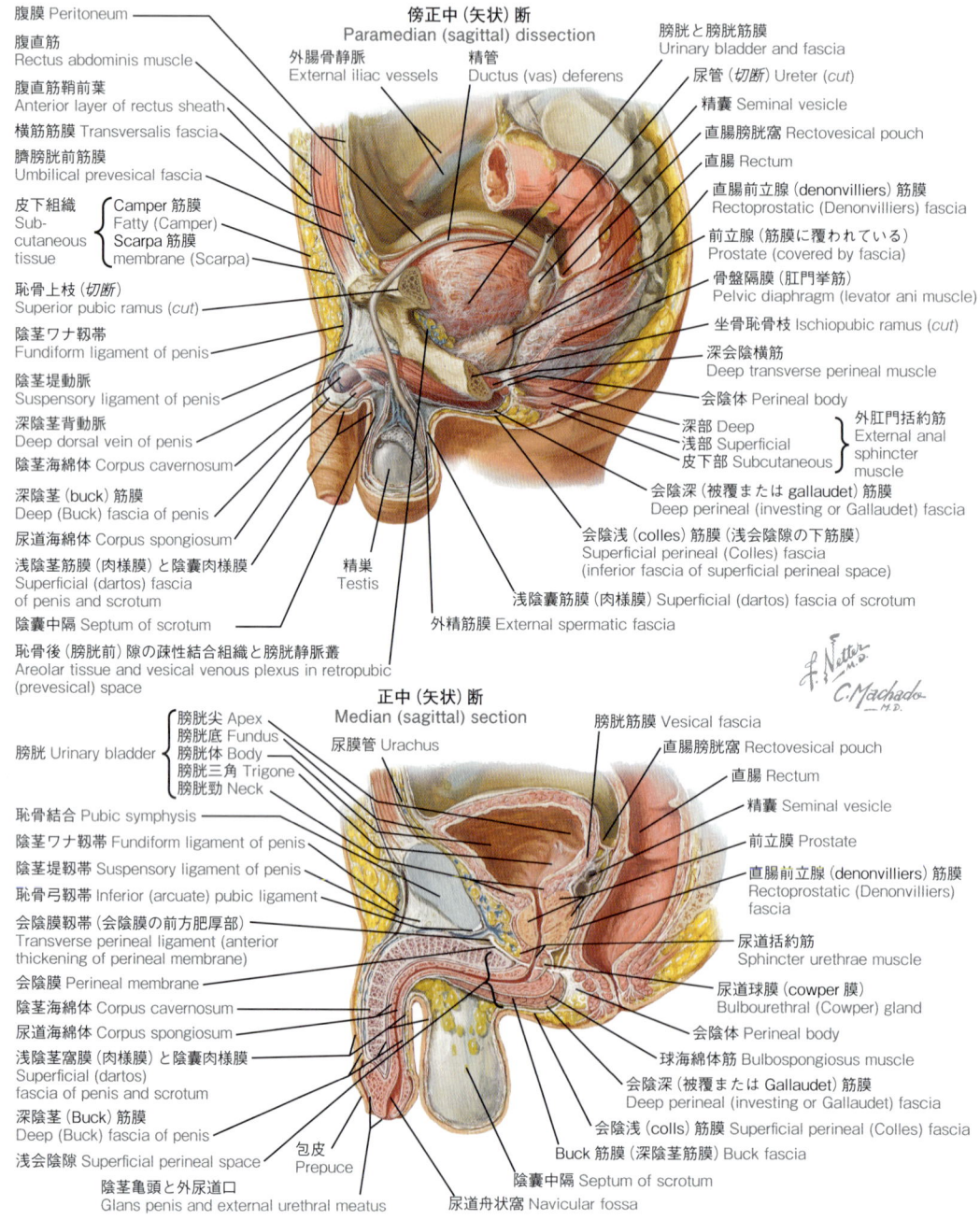

骨盤の内容物

女性

膀胱
子宮（子宮管）と膣
卵巣
直腸

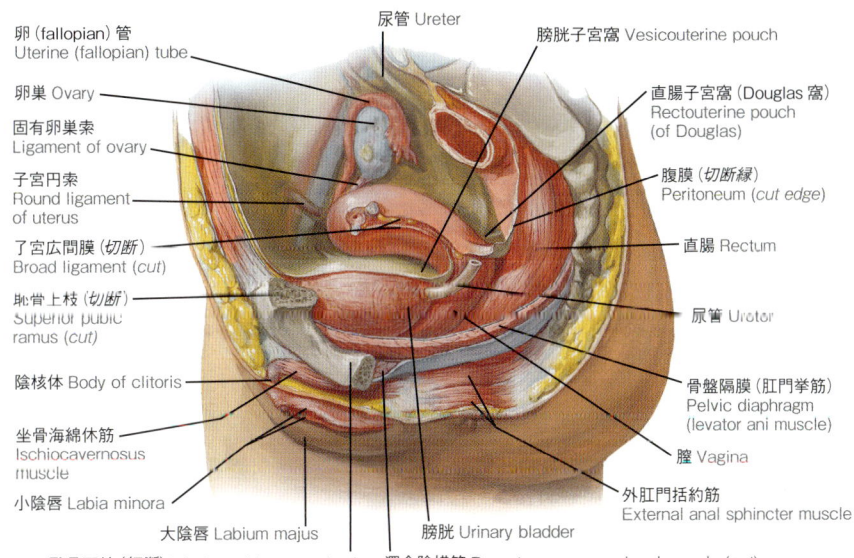

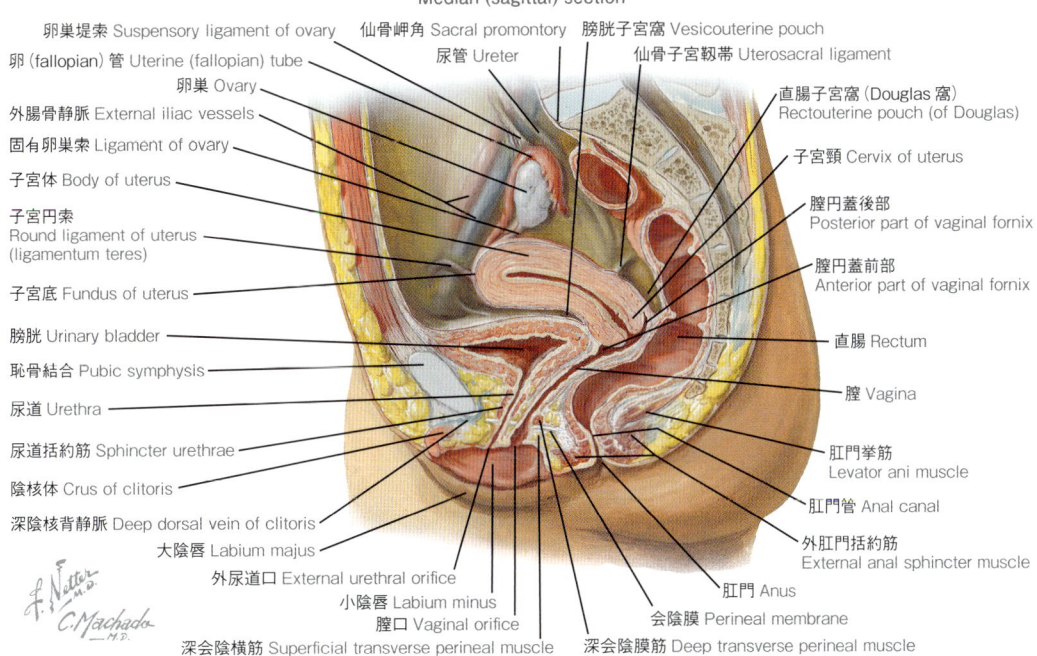

上肢，背部，胸部，腹部の概説／INTRODUCTION TO THE UPPER LIMB, BACK, THORAX, AND ABDOMEN

22 血液供給

上肢

腋窩の動脈血供給

腋窩動脈は小胸筋との位置関係により3部に分けられる：

第1区
- 最上胸動脈…2つの第一肋間隙を栄養する．

第2区
- 胸肩峰動脈
  - 胸筋枝
  - 肩峰枝
  - 三角筋枝…橈側皮静脈に伴行
  - 鎖骨枝…肩鎖関節の栄養の補助
- 外側胸動脈…小胸筋の下縁を通り，胸郭へ向かう．

第3区
- 肩甲下動脈
  - 肩甲回旋動脈…内側腋窩隙に存在
  - 胸背動脈…胸背神経と伴行し，広背筋へ向かう．
- 後上腕回旋動脈…腋窩神経とともに外側腋窩隙内を走る．
- 前上腕回旋動脈

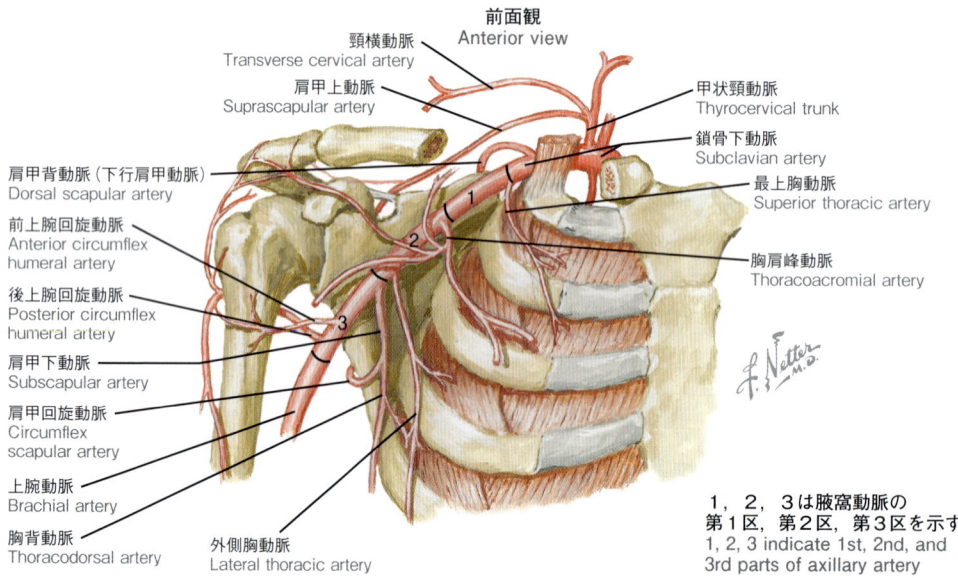

1，2，3は腋窩動脈の第1区，第2区，第3区を示す
1, 2, 3 indicate 1st, 2nd, and 3rd parts of axillary artery

血液供給

上肢（つづき）

上腕の動脈血供給
上腕動脈…大円筋の下端から起こる • 上腕深動脈 　• 中側副動脈 　• 橈側側副動脈 • 上尺側側副動脈…尺骨神経とともに内側上顆の後方に向かう • 下尺側側副動脈 • 筋枝
前腕の動脈血供給
上腕動脈…以下の2枝に分かれる • 橈骨動脈 　• 橈側反回動脈 　• 掌側手根枝 　• 浅掌枝 • 尺骨動脈 　• 尺側反回動脈前枝 　• 尺側反回動脈後枝 　• 総骨間動脈 　• 掌側手根枝

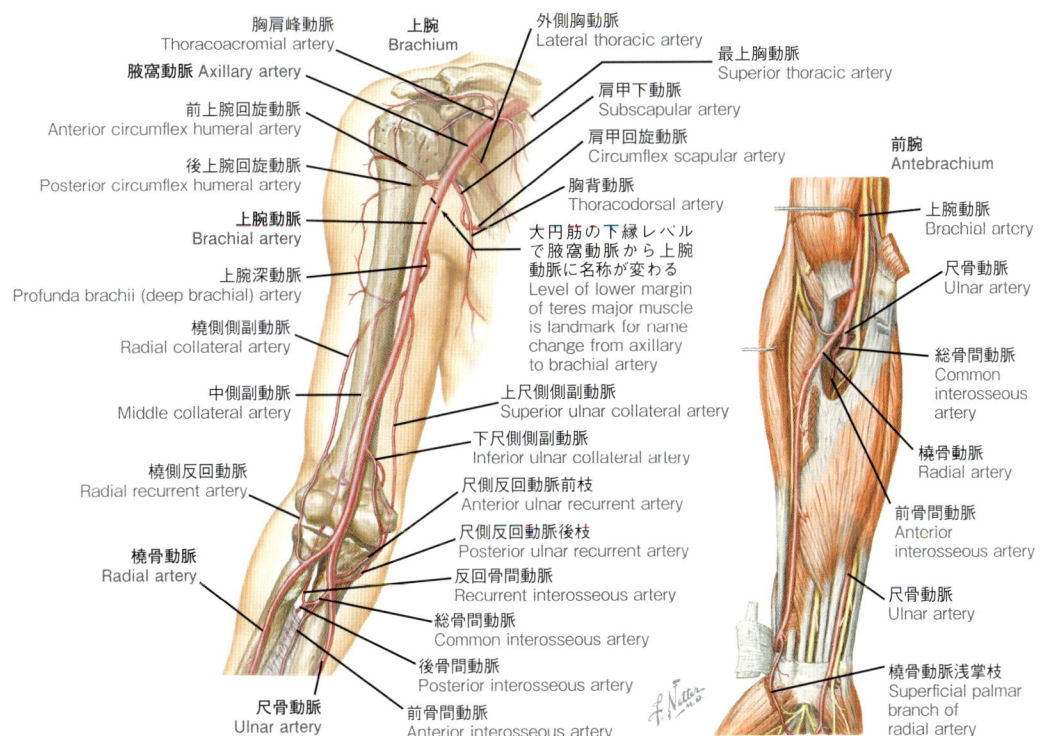

上肢，背部，胸部，腹部の概説／INTRODUCTION TO THE UPPER LIMB, BACK, THORAX, AND ABDOMEN

22 血液供給

上肢（つづき）

手根，中手と指骨

尺側
背側手根枝
深掌枝
掌側手根枝
浅掌動脈弓
- 総掌側指動脈
- 固有掌側指動脈

橈側
拇指主動脈
示指橈側動脈
深掌動脈弓

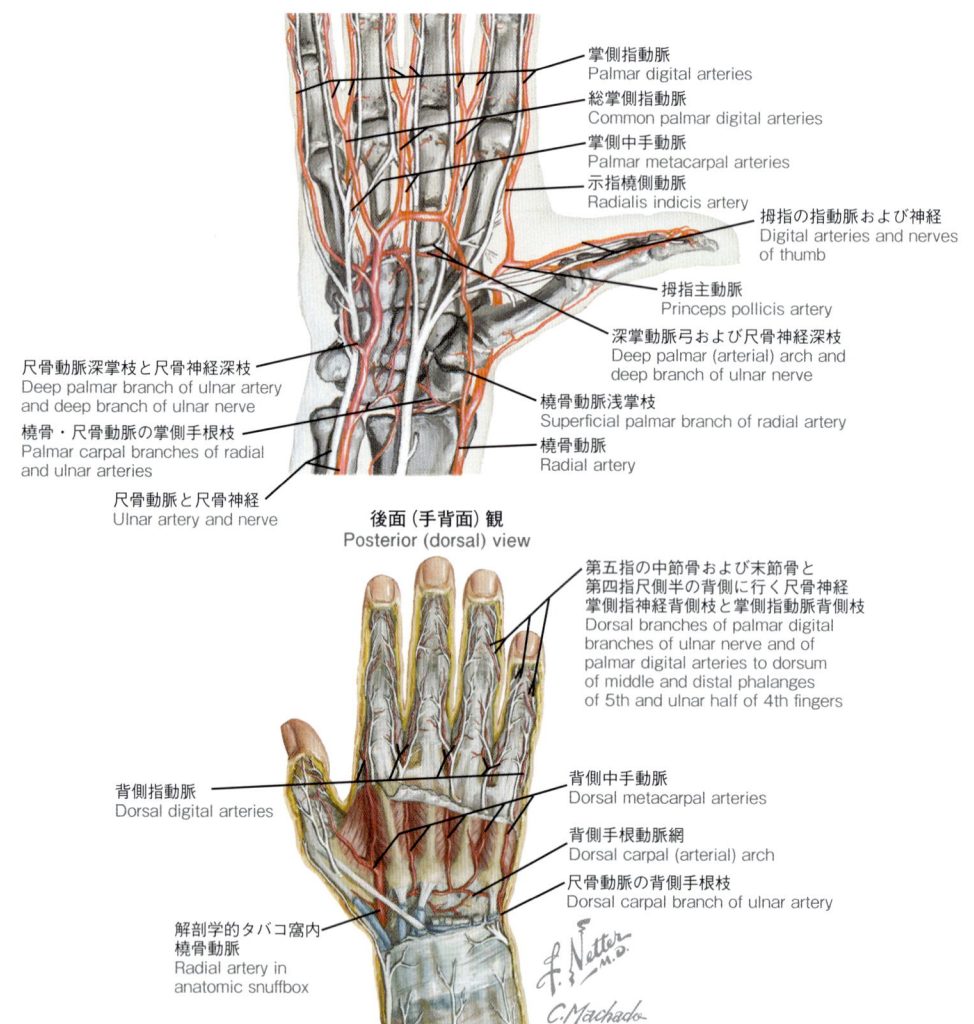

血液供給

上肢（つづき）

静脈

2種類の静脈がある：

浅静脈…浅筋膜の中にある．
- 橈側皮静脈
- 尺側皮静脈

深静脈（有対性か無対性のどちらか）
- 上肢の動脈に伴って走る同じ太さの無対性の静脈（鎖骨下静脈や腋窩静脈）
- 伴行静脈
  - 動脈を取り囲むように走る有対性の静脈
  - 腋窩静脈に入る典型的なものを伴行静脈（上腕静脈，尺骨静脈や橈骨静脈）といい，有対性の静脈が同名の動脈を取り囲む．

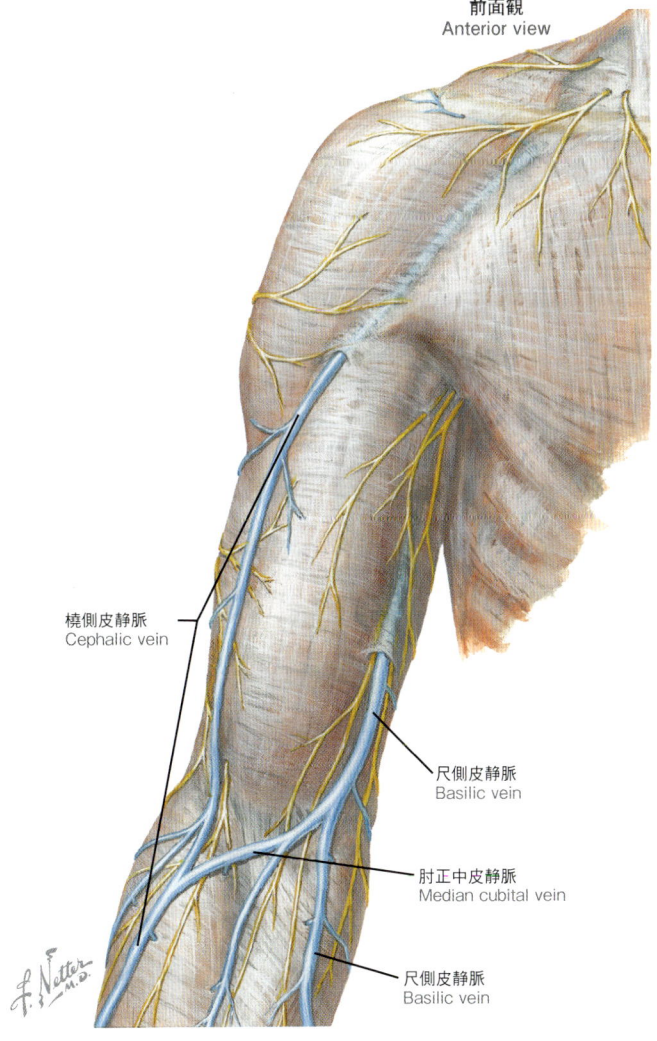

前面観 Anterior view

橈側皮静脈 Cephalic vein
尺側皮静脈 Basilic vein
肘正中皮静脈 Median cubital vein
尺側皮静脈 Basilic vein

22 血液供給

胸部

胸部の動脈
胸壁（壁側枝）

内胸動脈…鎖骨下動脈から起こる．
- 心膜横隔動脈（胸壁を栄養しない）
- 最終的には以下の動脈となる：
  - 筋横隔動脈
  - 上腹壁動脈

肋間動脈
- （後）肋間動脈
  - 肋頸動脈から2本
  - 胸大動脈から9本
  - 胸大動脈から1本の肋下動脈
- 前肋間枝
  - 内胸動脈から6本
  - 筋横隔動脈から3本

胸部内臓（臓側枝）

食道（胸部）
- 食道動脈（胸大動脈）

肺
- 気管支動脈
- 右側…第三肋間動脈から1本
- 左側…胸大動脈から2本

横隔膜
- 上横隔動脈（胸大動脈）
- 心膜横隔動脈（内胸動脈）
- 筋横隔動脈（内胸動脈）
- 下横隔動脈（腹大動脈）

静脈

奇静脈系
- （後）肋間静脈
- 食道静脈
- 気管支静脈
- 右の胸郭
  - 右最上肋間静脈
  - 右上肋間静脈
- 左の胸郭
  - 左最上肋間静脈
  - 左上肋間静脈
  - 副半奇静脈
  - 半奇静脈

血液供給

胸部（つづき）

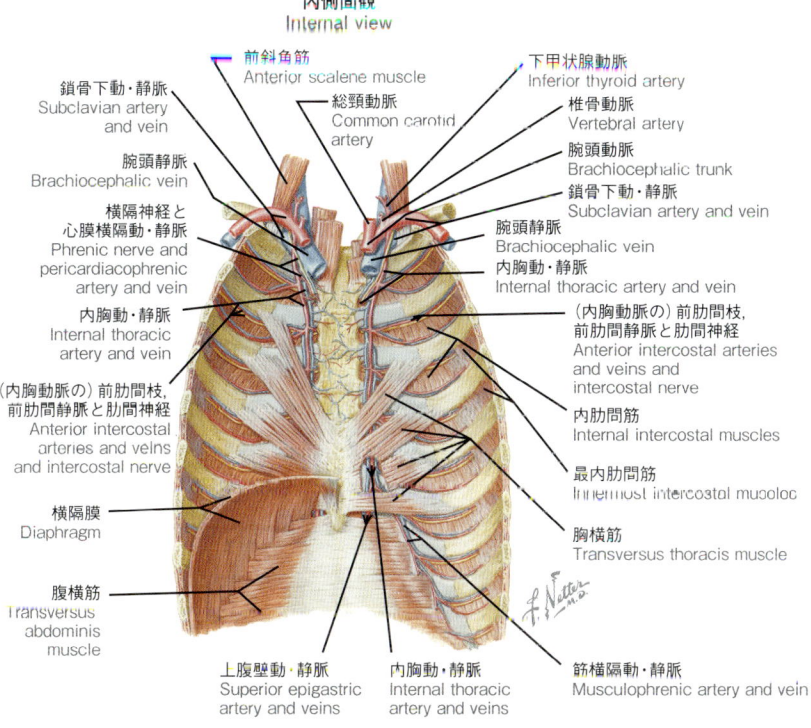

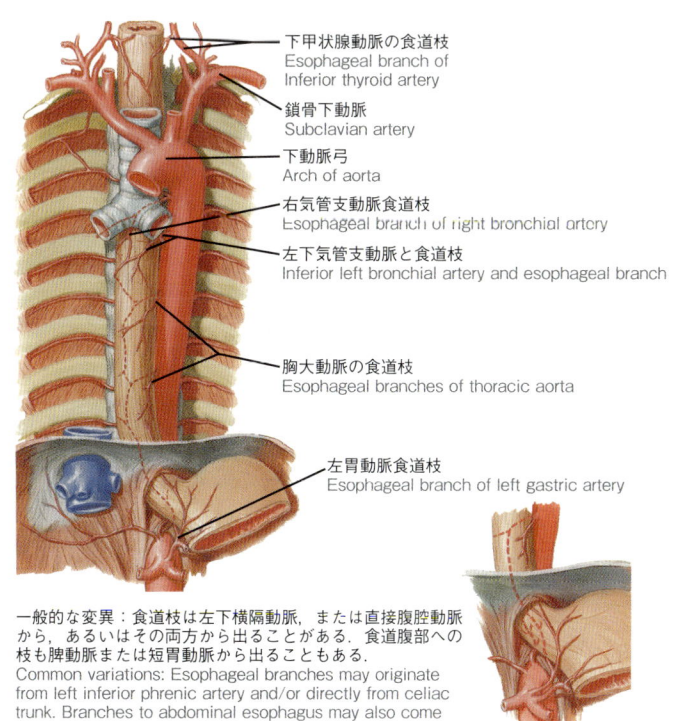

一般的な変異：食道枝は左下横隔腹動脈，または直接腹腔動脈から，あるいはその両方から出ることがある．食道腹部への枝も脾動脈または短胃動脈から出ることもある．
Common variations: Esophageal branches may originate from left inferior phrenic artery and/or directly from celiac trunk. Branches to abdominal esophagus may also come from splenic or short gastric arteries.

22 血液供給

腹部

無対性の動脈（壁側枝）
左胃動脈 総肝動脈 　• 固有肝動脈 　　• 右胃動脈 　　• 左枝 　　• 右枝 　　　• 胆嚢動脈 　胃十二指腸動脈 　　• 十二指腸上動脈 　　• 右胃大網動脈 　　• 前・後上膵十二指腸動脈 脾動脈 　• 膵枝 　• 短胃動脈 　• 左胃大網動脈

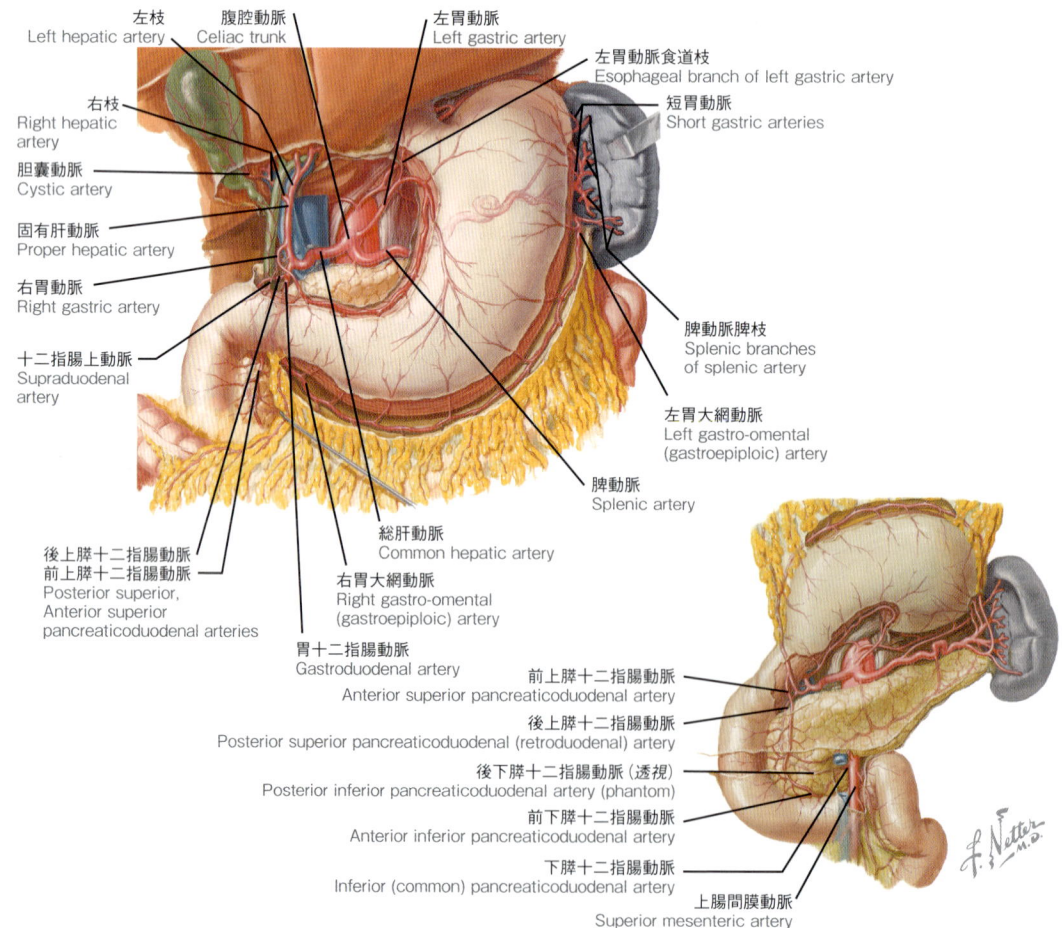

血液供給

腹部（つづき）

上腸間膜動脈（中腸に分布する動脈）…第一腰椎の高さで起こる
前・後下膵十二指腸動脈 空腸動脈 ・動脈アーケード（動脈網）と直動脈 回腸動脈 ・動脈アーケード（動脈網）と直動脈 回結腸動脈 ・虫垂動脈 右結腸動脈 中結腸動脈
下腸間膜動脈（後腸に分布する動脈）…第三腰椎の高さで起こる
左結腸動脈 S状結腸動脈 上直腸動脈

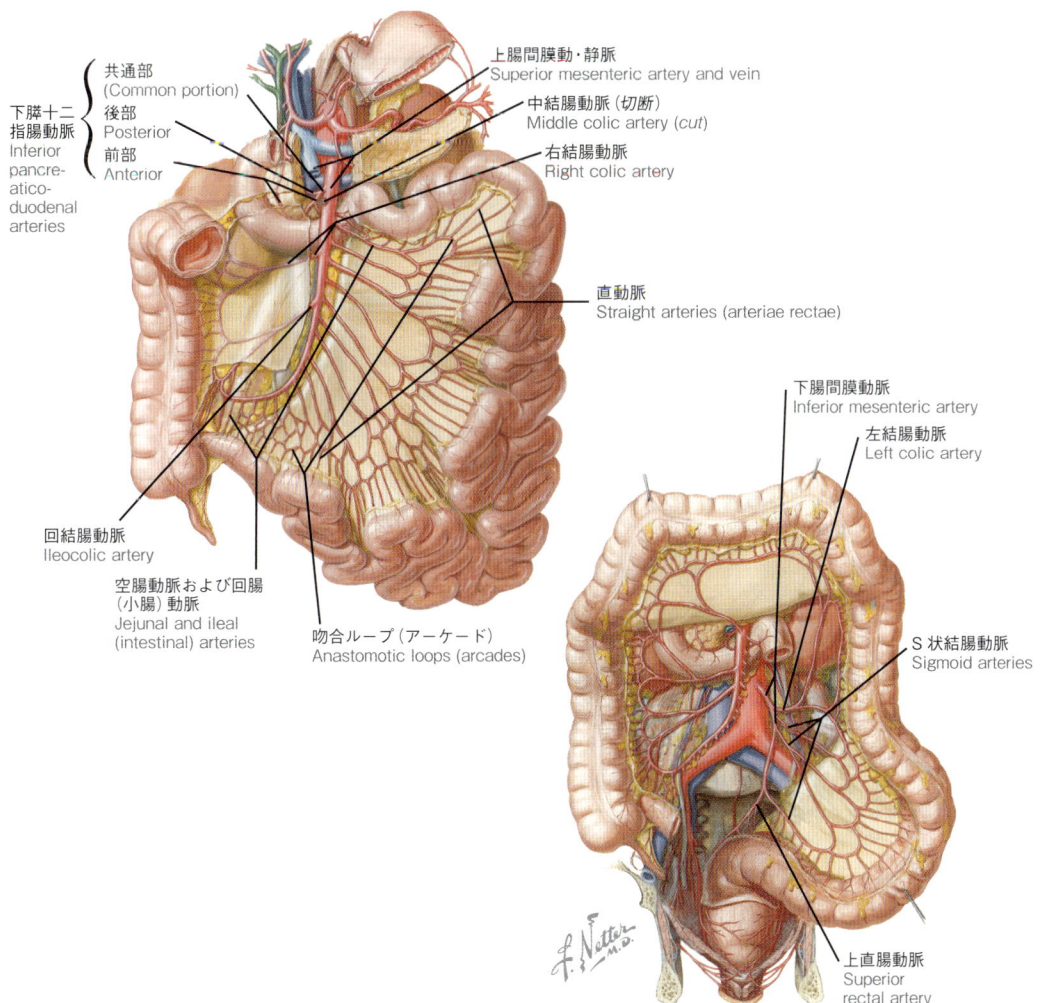

22 血液供給

後腹壁

有対性の動脈（臓側枝と壁側枝）

有対性の臓側枝…有対性で臓器を栄養する．

- 腎動脈…第二腰椎の高さで起こる．
- 生殖腺への動脈…第二腰椎と第三腰椎の間で起こる．
  - 精巣動脈
  - 卵巣動脈
- 副腎動脈
  - 上副腎動脈…下横隔動脈から起こる．
  - 中副腎動脈…腹大動脈から起こる．
  - 下副腎動脈…腎動脈から起こる．

有対性の壁側枝（体壁に分布）…有対性で体壁を栄養する．

- 下横隔動脈
- 腰動脈…腹大動脈から4本起こる．

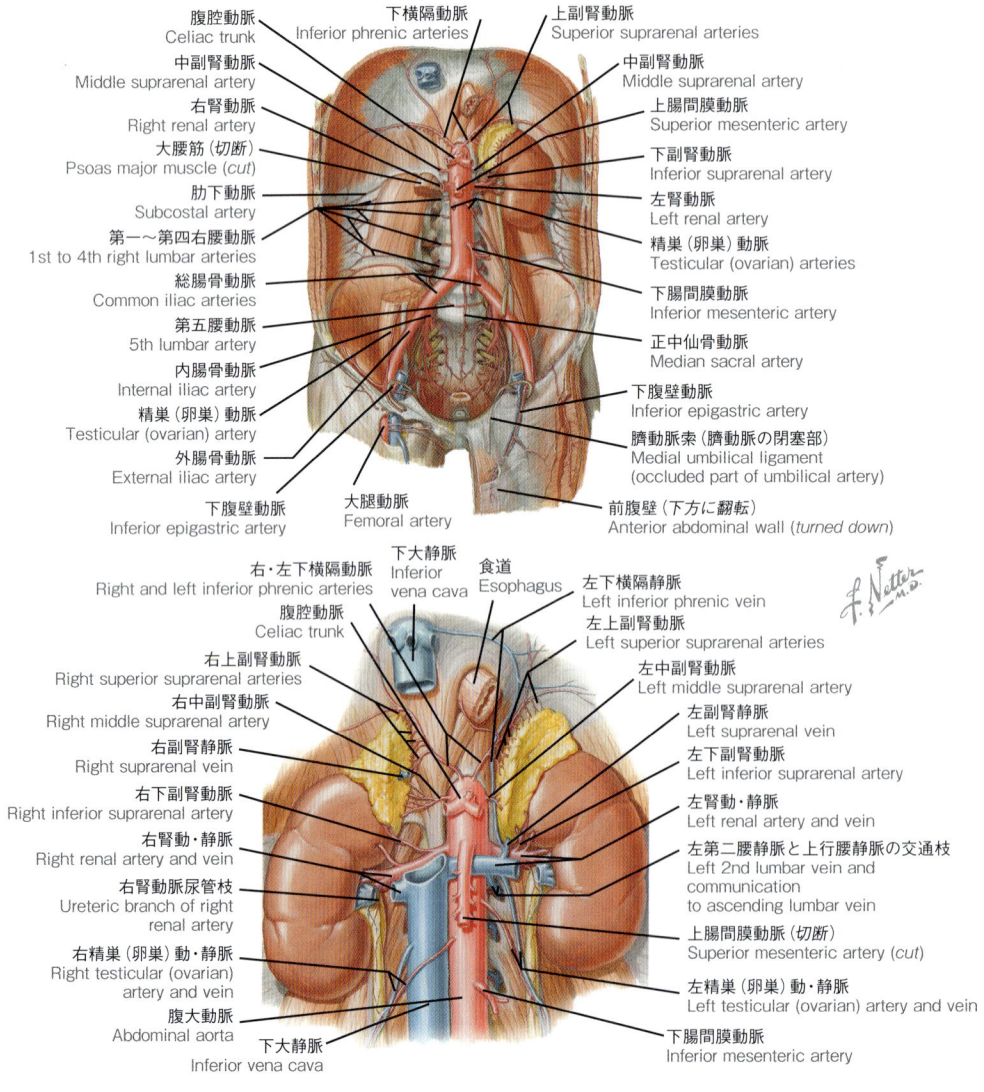

血液供給

腹部

内臓からの静脈排出路

腹部内臓からの静脈は，腹腔動脈，上腸間膜動脈，下腸間膜動脈と近接しく走行する．これらの静脈はすべて肝門脈に注ぎ，門脈は肝臓に入り，肝臓で血液の老廃物の浄化と栄養物の貯蔵を行う．

肝門脈は以下で構成される：
- 上腸間膜静脈
- 脾静脈

肝臓を通過した後，血液は肝静脈を経て，大循環系に戻ることとなり，下大静脈に入る．

この部位の静脈は弁を欠くので，血液は最も抵抗の少ないところを通る．

もし肝門脈の経路が障害されると，血液は障害部位を避け，門脈系と大循環系（大静脈系）との吻合を利用し，心臓に戻ることとなる．

以下の4つの静脈には門脈系と大循環系をつなぐ側副路がある：
- 食道静脈
- 臍傍静脈
- 直腸静脈
- 後腹膜の静脈

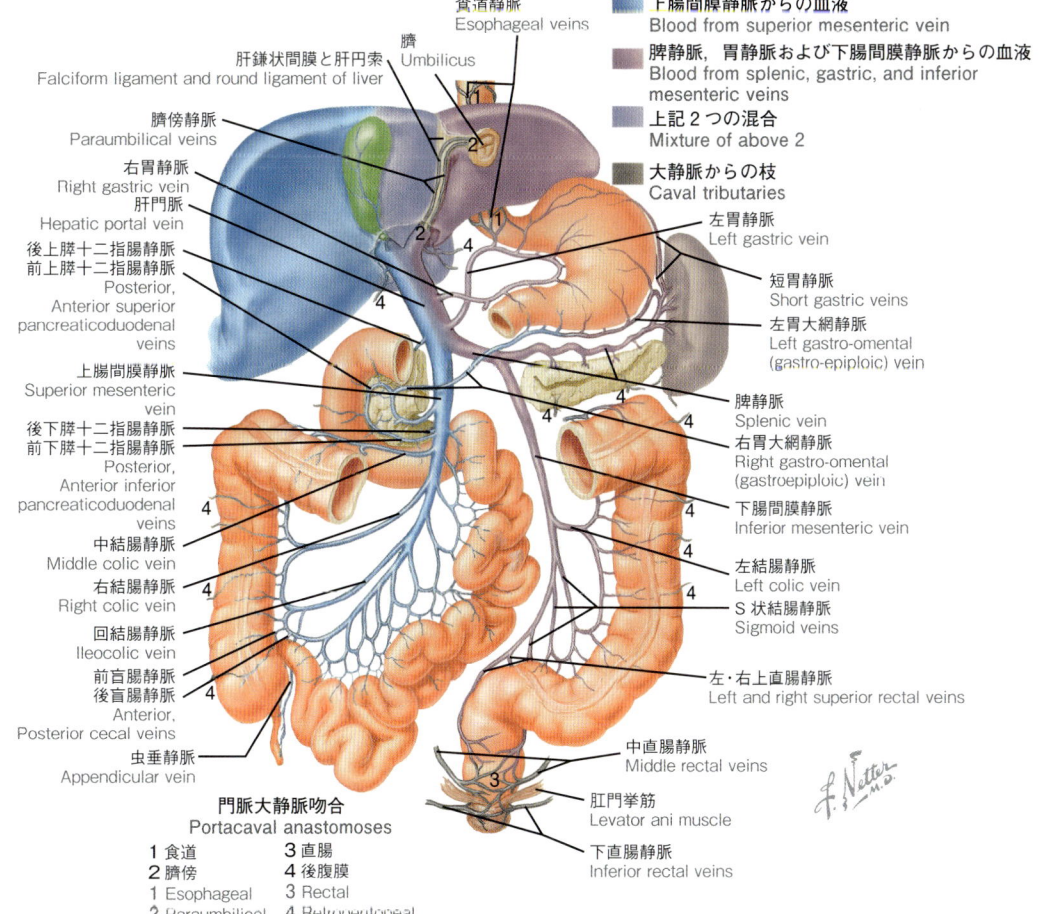

22 血液供給

腹部（つづき）

肝門脈

直接入る小さな枝：
- 胆嚢静脈
- 右胃静脈
- 左胃静脈
  - 食道静脈
- 後上膵十二指腸静脈

大きな枝：
- 上腸間膜静脈
  - 右胃大網静脈
    - 前上膵十二指腸静脈
    - 前下膵十二指腸静脈
  - 後下膵十二指腸静脈
  - 中結腸静脈
  - 空腸静脈
    - 静脈吻合ループ
    - 直静脈
  - 回腸静脈
    - 静脈吻合ループ
    - 直静脈
  - 回結腸静脈
  - 右結腸静脈
- 脾静脈
  - 膵静脈
  - 短胃静脈
  - 左胃大網静脈
  - 下腸間膜静脈…時折，合流して肝門脈を形成する．
    - 左結腸静脈
    - S状結腸静脈
    - 上直腸静脈

血液供給

後腹壁

後腹壁の静脈排出路

後腹壁の静脈血は下大静脈に注ぐ．
枝は以下のとおりである：

- 肝静脈
  - 右肝静脈
  - 中肝静脈
  - 左肝静脈
- 下横隔静脈
- 副腎静脈
- 腎静脈
- 左生殖腺静脈
  - 精巣
  - 卵巣
- 右生殖腺静脈
  - 精巣
  - 卵巣
- 肋下静脈
- 腰静脈

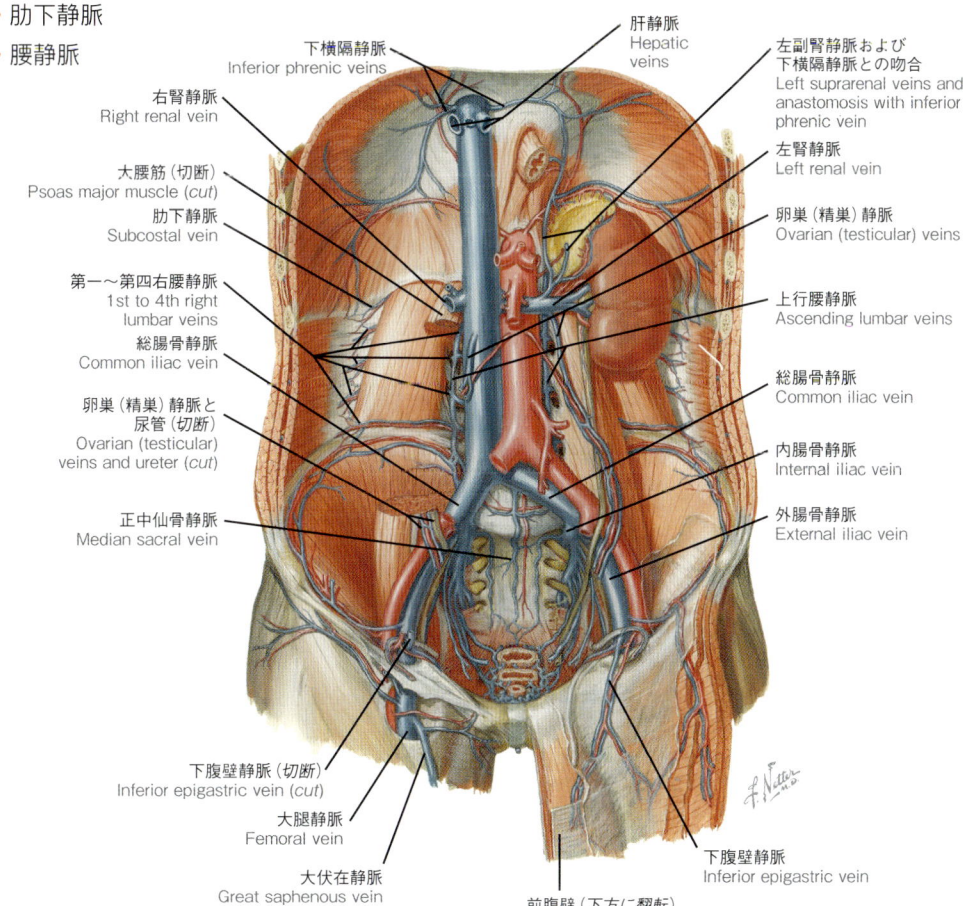

22 血液供給

骨盤

骨盤の動脈

外腸骨動脈
- 下腹壁動脈
- 深腸骨回旋動脈

内腸骨動脈
- 後枝
  - 腸腰動脈
  - 外側仙骨動脈
  - 上殿動脈
- 前枝
  - 臍動脈
    - 上膀胱動脈
  - 閉鎖動脈
  - 子宮動脈（女性）
  - 膣動脈（女性）
  - 下膀胱動脈
  - 中直腸動脈
  - 内陰部動脈
  - 下殿動脈

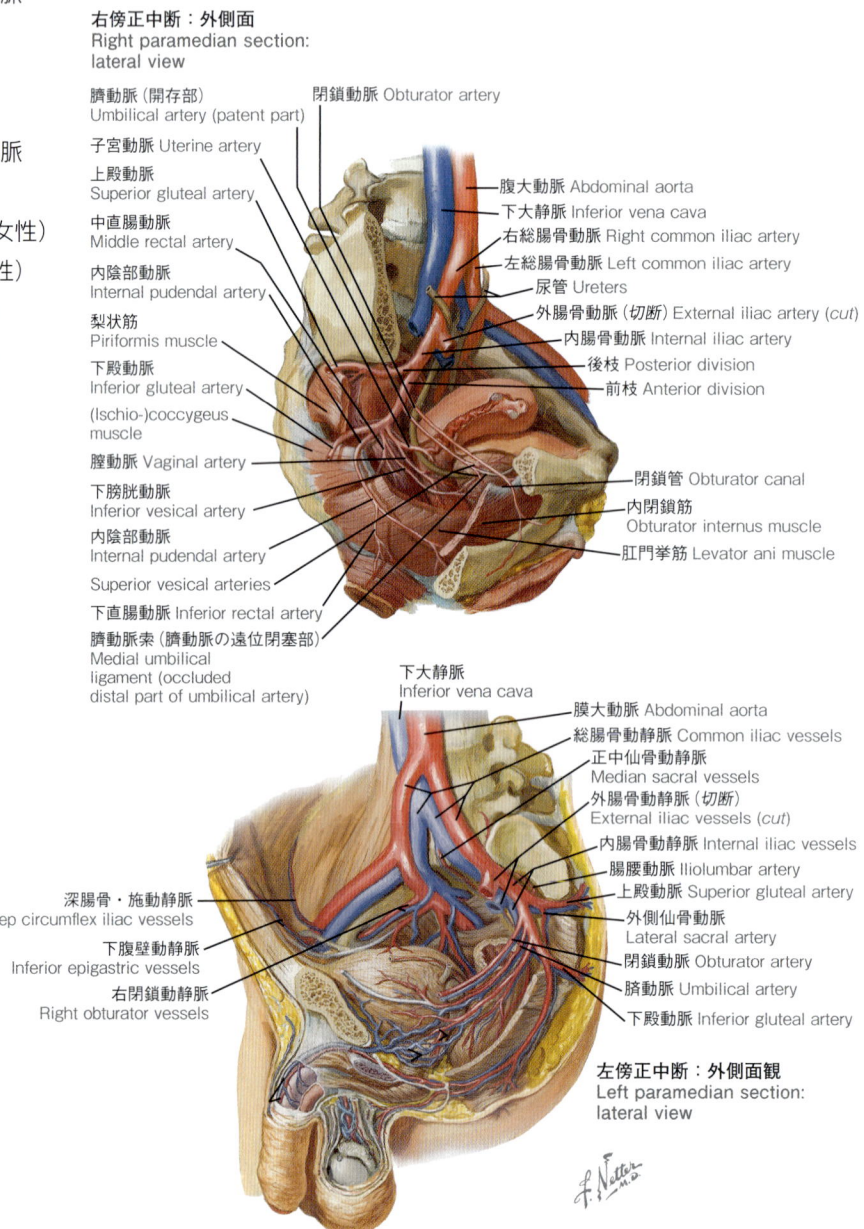

神経支配

上肢

さまざまな脊髄の高さからの神経が吻合し，分枝することで終枝が形成される．
第五～第八頸神経と第一胸神経の前枝から起こる．

基本的構成：
- 5本の脊髄神経前枝（根）
- 3本の神経幹
- 6つの部
- 3つの神経束
- 6本の終枝

上肢の前面にある筋肉への神経は腕神経叢の前部に由来し，後面にある筋肉への神経は腕神経叢の後部に由来する．

位置と動脈との関係：
- 根と神経幹…後頸三角…鎖骨下動脈
- 部…鎖骨の後部…鎖骨下動脈と腋窩動脈の第1区
- 神経束…腋窩…腋窩動脈の第2区
- 終枝…腋窩…腋窩動脈の第3区

内側神経束と外側神経束と終枝でつくられるM字形は重要な目印となる．

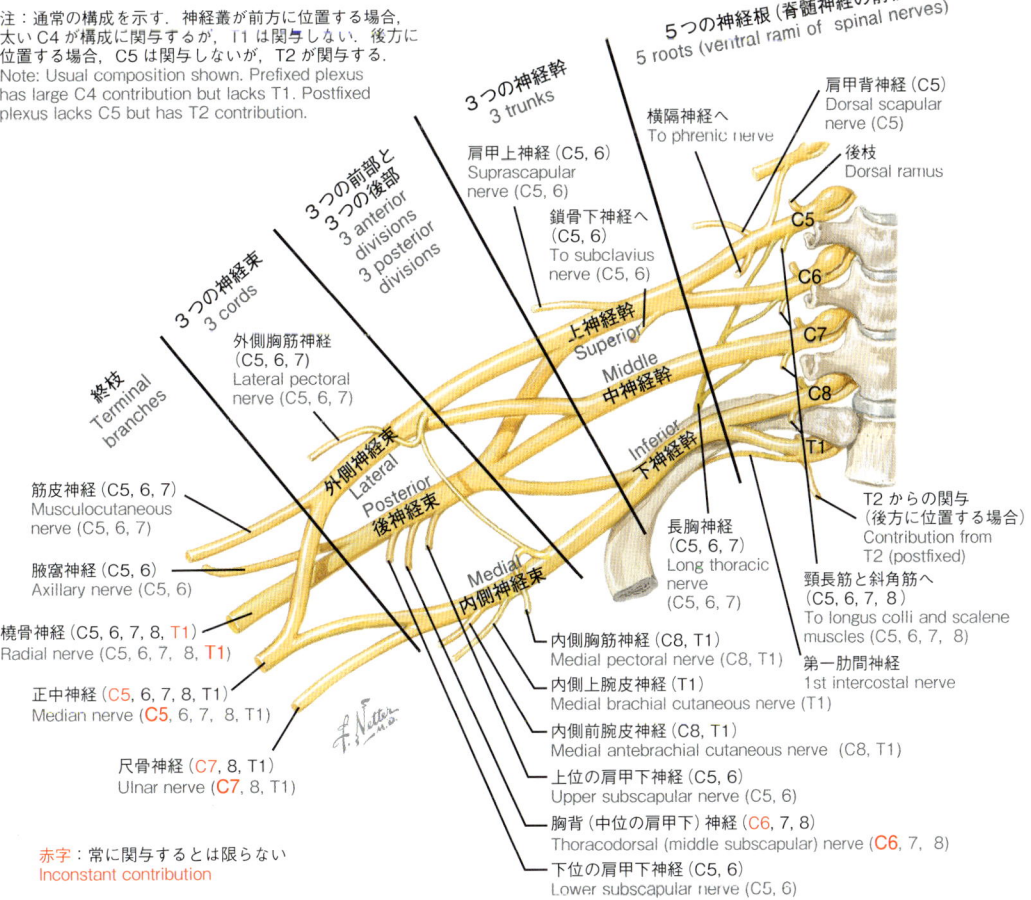

注：通常の構成を示す．神経叢が前方に位置する場合，太いC4が構成に関与するが，T1は関与しない．後方に位置する場合，C5は関与しないが，T2が関与する．
Note: Usual composition shown. Prefixed plexus has large C4 contribution but lacks T1. Postfixed plexus lacks C5 but has T2 contribution.

赤字：常に関与するとは限らない
Inconstant contribution

上肢，背部，胸部，腹部の概説／INTRODUCTION TO THE UPPER LIMB, BACK, THORAX, AND ABDOMEN

22 神経支配

上肢（つづき）

腕神経叢		
神経	由来	備考
肩甲背神経（C5）	脊髄神経前枝	後方に向かい，肩甲骨内側縁に沿って走行する 以下を支配する： • 肩甲挙筋 • 大菱形筋 • 小菱形筋
長胸神経（C5，C6，C7）	脊髄神経前枝	前鋸筋に沿って下行する 前鋸筋を支配する
筋枝	脊髄神経前枝	斜角筋と頸長筋を支配する
鎖骨下神経（C5，C6）	上神経幹	鎖骨下筋を支配する
肩甲上神経（C5，C6）	上神経幹	以下を支配する： • 棘上筋 • 棘下筋
外側胸神経（C5，C6，C7）	外側神経束	大胸筋の鎖骨部を支配する
筋皮神経（C5，C6，C7）	外側神経束	烏口腕筋を貫き，上腕の屈筋区画に入る 烏口腕筋を通過後，上腕二頭筋と上腕筋の間を末梢側に走る 以下を支配する： • 烏口腕筋 • 上腕二頭筋 • 上腕筋 遠位区画を出た直後に，外側前腕皮神経として終わる
外側根（C5，C6，C7）からと内側根（C8，T1）からの正中神経	外側神経束と内側神経束	**上腕：** 上腕には運動神経も感覚神経も出さない **前腕：** 前腕では感覚神経はない 以下を支配する： • 円回内筋 • 長橈側手根屈筋 • 長掌筋 • 浅指屈筋 深部の屈筋を支配する大きな運動神経がある： • 長拇指屈筋 • 深指屈筋 • 方形回内筋 **手根，中手，指** 感覚神経： • 掌枝…手掌の外側部 • 総掌側指神経…手掌の外側部 • 固有掌側指神経…第一指，第二指，第三指の掌側と第四指の外側1/2 運動神経： 正中神経の反回枝 • 拇指対立筋 • 短拇指外転筋 • 短拇指屈筋 第一・第二虫様筋に運動神経を出す
内側上腕皮神経（T1）	内側神経束	前腕上部の内側面に感覚神経を出す

神経支配

上肢（つづき）

腕神経叢		
神経	由来	備考
内側前腕皮神経（C8，T1）	内側神経束	前腕下部の内側面に感覚神経を出す
内側胸筋神経（C8，T1）	内側神経束	以下を支配する • 小胸筋 • 大胸筋の胸肋部
尺骨神経（C7，C8，T1）	内側神経束	上腕： 上腕には運動神経も感覚神経も出さない 前腕： 前腕では感覚神経はない 以下を支配する： • 尺側手根屈筋 • 深指屈筋（内側1/2） **手根，中手，指** 感覚神経： • 手背枝…手の内側半の後面 • 背側指神経…第五指の背側と第四指の内側1/2 • 総掌側皮神経…手掌内側の末梢側 • 固有掌側指神経…第五指の掌側と第四指の内側1/2 運動神経： 浅枝 • 短掌筋 深枝 • 小指外転筋 • 短小指屈筋 • 小指対立筋 • 拇指外転筋 • 背側骨間筋 • 掌側骨間筋 • 第三・第四虫様筋
肩甲下神経（上位） （C5，C6）	後神経束	肩甲下筋の上部を支配する
胸背神経（C6，C7，C8）	後神経束	広背筋を支配する
肩甲下神経（下位） （C5，C6）	後神経束	以下を支配する： • 肩甲下筋の下部 • 大円筋
腋窩神経（C5，C6）	後神経束	以下を支配する： • 三角筋 • 小円筋 上腕上部の外側面に感覚神経を出す： • 上外側上腕皮神経

22 神経支配

上肢（つづき）

腕神経叢		
神経	由来	備考
橈骨神経（C5, C6, C7, C8, T1）	後神経束	上腕： 以下を支配する： • 上腕三頭筋 • 肘筋 感覚神経が2本ある： • 下外側上腕皮神経…上腕下部の外側面の感覚 • 後上腕皮神経…上腕の後面の感覚 前腕： 感覚神経が1本ある： • 後前腕皮神経 以下を支配する： • 腕橈骨筋 • 長橈側手根伸筋 以下の枝に分かれる： • 浅枝（手の感覚） • 深枝（前腕の運動） 深枝は以下を支配する： • 短橈側手根伸筋 • 回外筋 深枝は回外筋の中を通り後面に出て後骨間神経となる 後骨間神経は以下を支配する： • 総指伸筋（指伸筋） • 尺側手根伸筋 • 示指伸筋 • 小指伸筋 • 長拇指伸筋 • 長拇指外転筋 • 短拇指伸筋 手根，中手，指 感覚神経： • 浅枝…手の背側 • 背側指神経…第一指の背側 手には運動神経を送らない

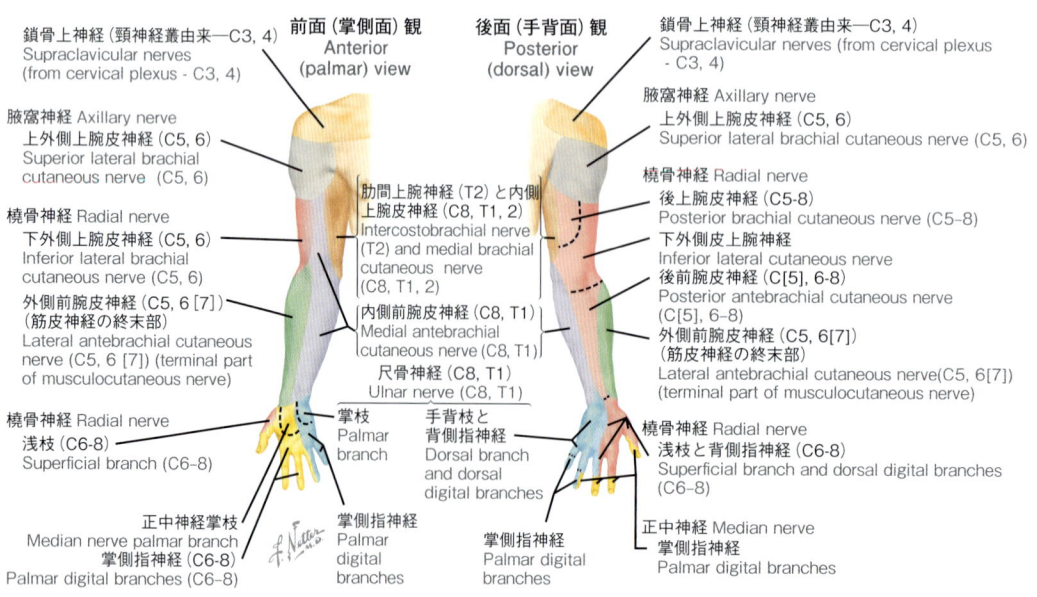

神経支配

後腹壁

神経

肋下神経…第十二胸神経
腸骨下腹神経…第一腰神経
腸骨鼠径神経…第一腰神経
外側大腿皮神経…第二・第三腰神経
- 陰部大腿神経…第一・第二腰神経
- 陰部枝…精巣挙筋
- 大腿枝…太腿の感覚

大腿神経…第二・第三・第四腰神経
閉鎖神経…第二・第三・第四腰神経

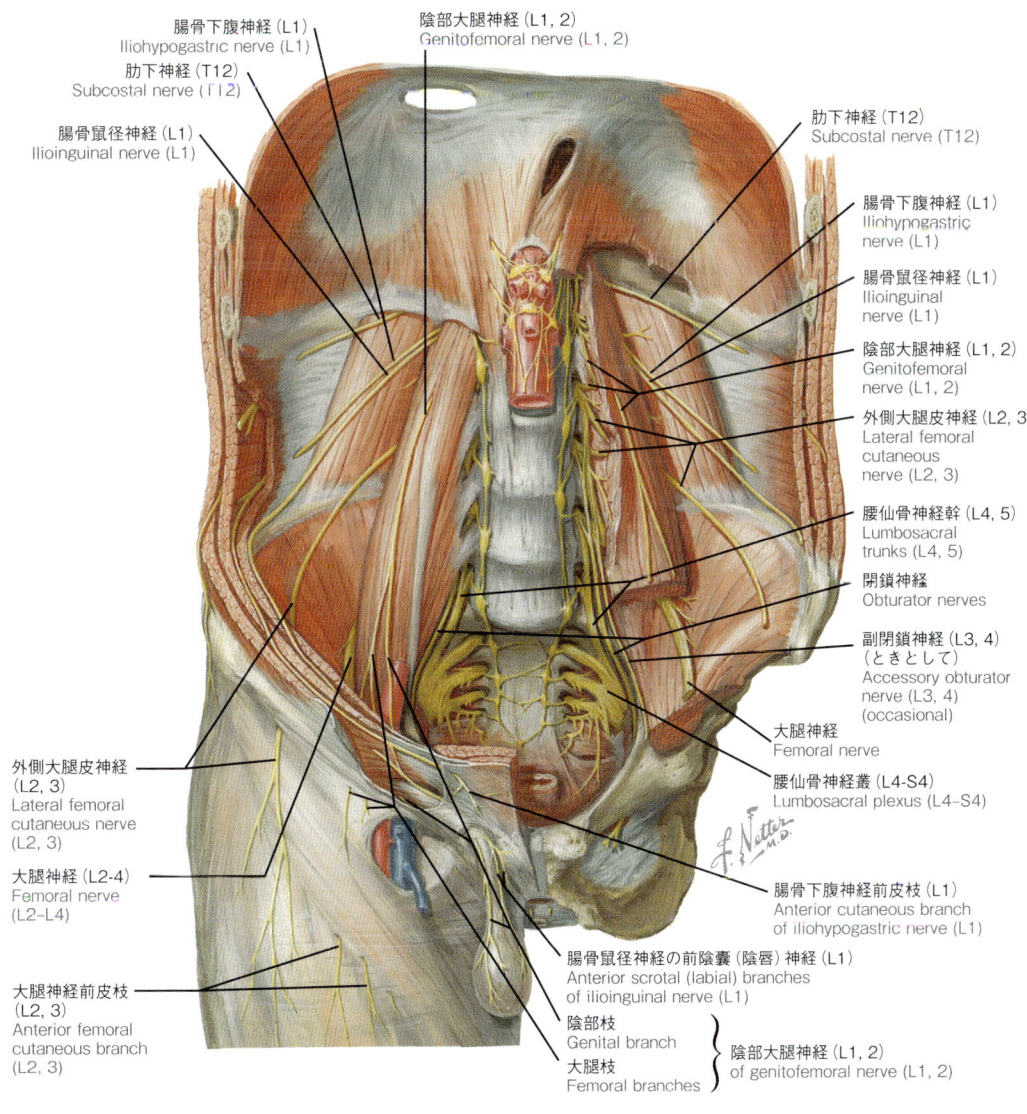

付録 A
リンパ系

リンパ系は生体の免疫系の主要な部分で，以下の機能をもつ．
- リンパを集め，濾過し，過剰な間質液を静脈系に回収させる．
- （小腸の絨毛で）脂肪や脂溶性のビタミンを吸収する．
- 微生物に対する防御に関わる．

リンパ系の各部

リンパ
リンパは余剰な組織液に由来する透明な液体である．
組織液は動脈端の毛細血管から漏出し，細胞を潤す．
浸透圧により組織液は毛細血管の静脈端に戻る．
（老廃物や細菌のような微生物を含む）余剰な間質液はリンパ管に入り，（狭義の）リンパとよばれる．
リンパはリンパ節で濾過され，静脈系に戻る．
リンパはリンパ球や他の白血球が豊富である．
小腸の絨毛のリンパは脂肪や脂溶性のビタミンを吸収する．
吸収された脂肪によりこの部位のリンパは乳白色に見え，乳糜(にゅうび)とよばれる．

リンパ管
リンパ管はリンパを組織から一方向のみに運ぶ．
毛細リンパ管は心血管毛細血管床内の組織の間隙に存在する．
毛細リンパ管は内皮細胞からなり，内皮細胞は弁をつくり，弁により，余剰な間質液を毛細リンパ管内に送り込むが，リンパは組織から血管に運ばれる．

リンパ節
リンパ管はリンパ節と連続し，リンパを濾過する．
リンパ管は一方向性なので，リンパは輸入リンパ管を通ってリンパ節に入り，リンパはリンパ節で濾過される．
濾過機能に加え，リンパ節はリンパ球や他の白血球に富み，（外界の）微生物に対する防御機能をもつ．

リンパ本幹*
リンパ管はリンパを心臓のほうに運び，圧力の低い静脈系に連続する．
内頸静脈と鎖骨下静脈の合流部で静脈系に入る系統は2系統ある．
- 右リンパ本幹は右側の上肢，右側胸部と右側頭部のからのリンパを運ぶ．
- 胸管は体の残りの部分のリンパを運ぶ．

*訳注：解剖学用語集（改訂13版）では lymphatic vessels と lymphatic ducts はともにリンパ管として用いられているが，ここでは区別するためにリンパ本幹と訳した．

リンパ系

扁桃

扁桃はリンパ組織で，生体の防御にあたる免疫機能に関わる．

扁桃はリンパ組織の粘膜付属リンパ組織（mucosa-associated lymphatic tissue：MALT）の一部である．

Waldeyer（ワルダイエル）の咽頭輪として知られる4組の扁桃は咽頭鼻部と咽頭口部に位置し，外界からの微生物に対する防御機能をもつ．

- 咽頭扁桃（アデノイド）
- 耳管扁桃（非常に小さなもので，咽頭鼻部の耳管の開口部にある）
- 口蓋扁桃（口蓋舌弓と口蓋咽頭弓の間にある）
- 舌扁桃（舌の後ろ1/3にある）

他のリンパ性器官

- 胸腺
- 脾臓

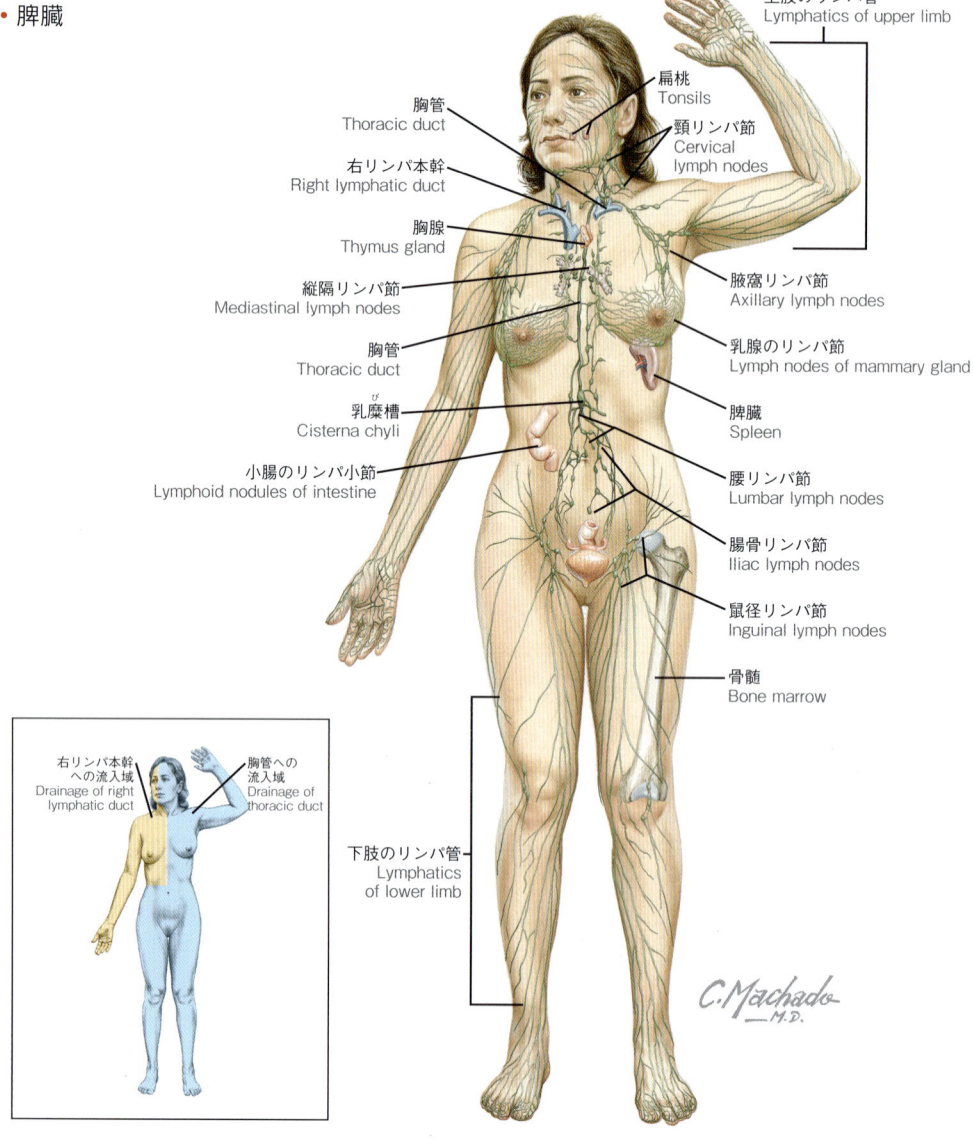

頭頸部のリンパ管の分類法には複数の方法がある；1つの分類法にリンパ節を以下に分類する
- 浅リンパ節
- 深リンパ節

この分類法ではリンパ節を4柱に分ける．
- 頭部浅リンパ節
- 頭部深リンパ節
- 浅頸リンパ節
- 深頸リンパ節
  - 上深（頸）リンパ節
  - 下深（頸）リンパ節

リンパがリンパ節（一次リンパ節）で濾過されると，次のリンパ節（二次リンパ節）に注ぎ，再度，リンパが濾過される．

最終的にすべてのリンパは頸部の上深リンパ節に注ぎ込み，頸リンパ本幹に合流し，このリンパ本幹は（右側では）右リンパ本幹に，（左側では）胸管をつくり，内頸静脈と腕頭静脈の合流部位で静脈系に回収される．

頭部浅リンパ節		
名称	存在部位	回収部位
顔面リンパ節	頬に沿う	顔面表層 頬
耳下腺リンパ節 （浅耳下腺リンパ節）	耳下腺浅葉に沿った耳の前方	上顔面 顔面の側方部 頭皮の前方 頭皮の側方 外耳（前方部）
乳突リンパ節（耳介後リンパ節）	胸鎖乳突筋付着部位の浅層で乳様突起に沿う	頭皮の側方 外耳（後方部）
後頭リンパ節	上項線近くの僧帽筋と胸鎖乳突筋で覆われる後頭三角の頂部に沿う	頭皮の後方 上頸部
オトガイ下リンパ節	オトガイ下三角内の顎二腹筋の間	舌尖 下唇正中部 下顎前歯と下顎歯肉 口腔底の前方部 オトガイ
顎下リンパ節	下顎骨の下方で，顎下三角内の顎二腹筋の前腹と後腹間の下顎骨下部	上唇 下唇の外側部 頬 硬口蓋 軟口蓋 歯と歯肉（下顎前歯部を除く） 舌（前方2/3，ただし舌尖と中央1/3は除く） 口腔底 舌下腺 顎下腺 鼻と鼻前庭 鼻腔（前方部） 瞼の内側部 前頭洞 前および中篩骨洞 上顎洞 オトガイ下リンパ節

頸部浅リンパ節		
名称	存在部位	回収部位
後頸リンパ節	外頸静脈に沿う	下顎角の皮膚 外耳（下部） 耳下腺部
前頸リンパ節	前頸三角の気管前葉に沿う	前頸部の舌骨下方部の皮膚

頭部深リンパ節		
名称	存在部位	回収部位
深耳下腺リンパ節	耳下腺深葉	鼓室 耳下腺 耳管 外耳道
咽頭後リンパ節	環椎のすぐ前方の頭蓋底にある後上咽頭収縮筋	蝶形骨洞 後篩骨洞 鼻腔（大部分） 軟口蓋 咽頭鼻部 耳管 咽頭口部 咽頭扁桃 耳管扁桃

頸部深リンパ節		
名称	存在部位	回収部位
上深（頸）リンパ節	肩甲舌骨筋より上部で内頸静脈の上部に沿う	後頭リンパ節 乳突リンパ節 浅耳下腺リンパ節と深耳下腺リンパ節 顎下リンパ節 後咽頭リンパ節 口蓋扁桃
頸静脈二腹筋リンパ節〔上深（頸）リンパ節の一部〕	内頸静脈の下部に沿う	舌（後方1/3） 口蓋扁桃 時折，下顎大臼歯
頸静脈肩甲舌骨筋リンパ節（喉頭前リンパ節，気管前リンパ節，気管傍リンパ節を含む）	正中にあるリンパ節で解剖領域とよばれる部位に沿う	喉頭 甲状腺 気管 食道
下深（頸）リンパ節	肩甲舌骨筋の中間腱近くで，内頸静脈の下部に沿う	上深頸リンパ節 頸静脈二腹筋リンパ節 舌（前方2/3，ただし舌尖部と外側縁を除く） 浅頸リンパ節 横頸リンパ節

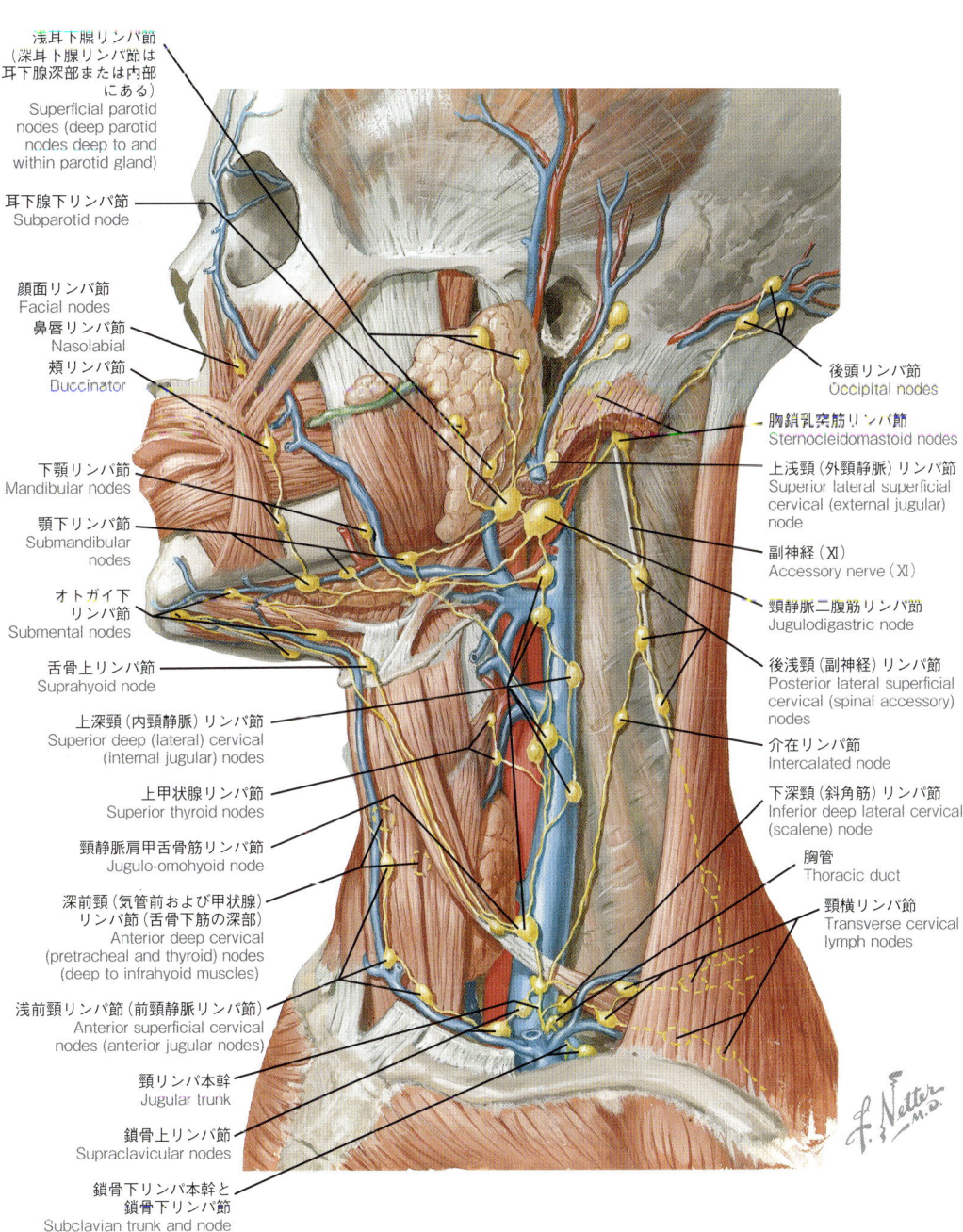

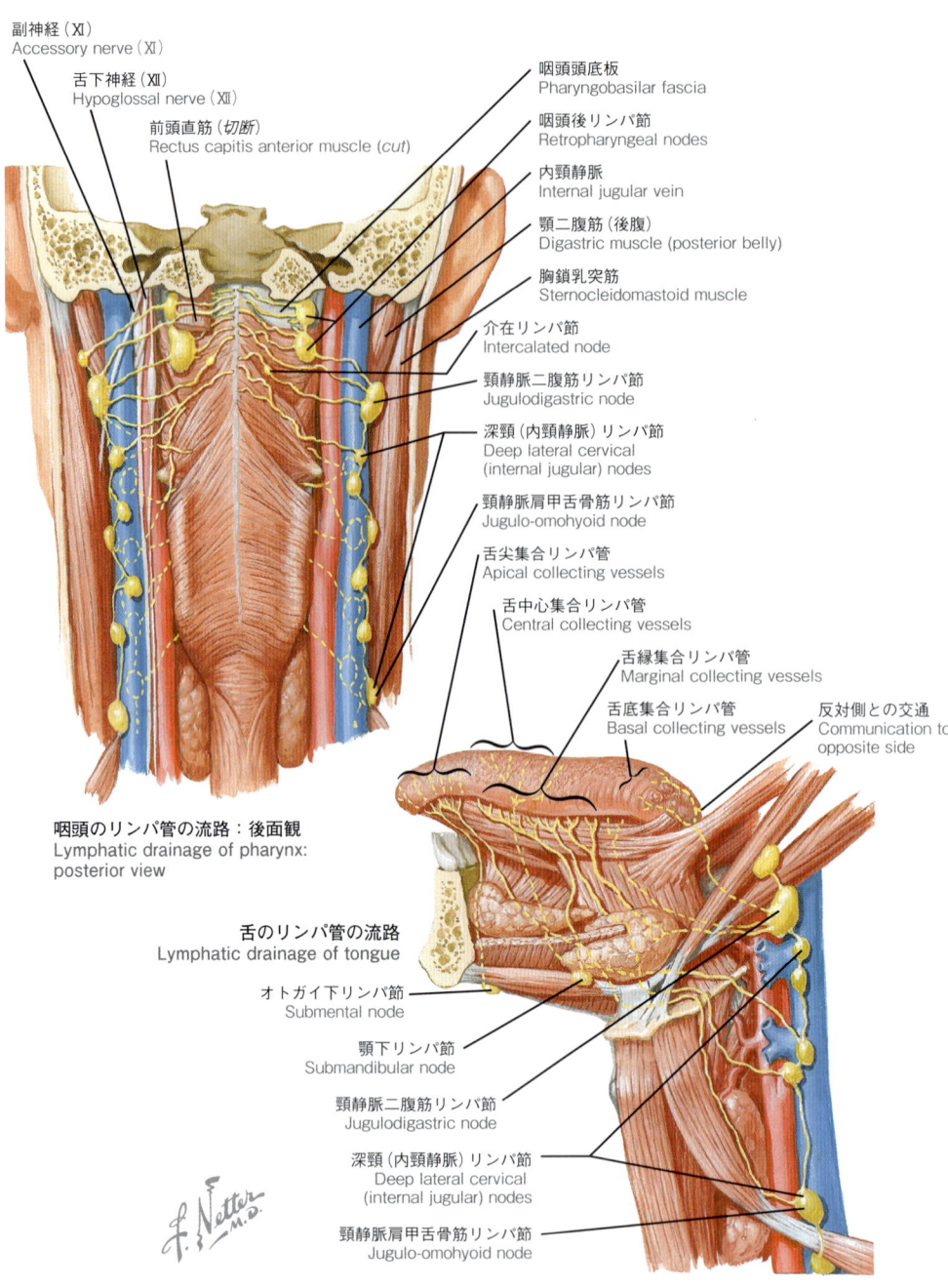

付録 B

問題と解答（Q&A）

Q CHAPTER 1　頭頸部の発生

1. 次の構造物のうち，神経堤に由来しないのはどれか？
    A. ツチ骨
    B. 前ツチ骨靱帯
    C. 甲状軟骨
    D. 舌骨小角
    E. 茎状突起
2. 第一鰓弓由来の成体の構造物はどれか？
    A. 鼓室
    B. 胸腺
    C. 上上皮小体（上副甲状腺）
    D. 鰓後体
    E. 扁桃窩
3. 次の脳神経のうち，舌上皮に一般体性求心性（GSA）線維を送らないのはどれか？
    A. 舌咽神経
    B. 顔面神経
    C. 迷走神経
    D. 三叉神経
    E. C と D

Q CHAPTER 2　骨学

4. 眼動脈が通過するのはどこか？
    A. 視神経管
    B. 下眼窩裂
    C. 上眼窩裂
    D. 顆管
    E. 蝶口蓋孔

ANSWERS
1C
2A
3B
4A

5. 前鼓室動脈が通過するのはどこか？
   A. 鼓索神経小管
   B. 頸静脈孔
   C. 大錐体神経裂溝
   D. 卵円孔
   E. 錐体鼓室裂

6. 梨状口外側縁から根尖の上部の翼状突起に至る中顔面の水平骨折をなんとよぶか？
   A. Le Fort Ⅰ型骨折
   B. Le Fort Ⅱ型骨折
   C. Le Fort Ⅲ型骨折
   D. Jefferson 骨折
   E. Hangman の骨折

Q CHAPTER 3　神経解剖学の基礎と脳神経

7. 末梢神経に存在する神経細胞体の集合はどれか？
   A. 上唾液核
   B. 動眼神経核
   C. 弧束
   D. 三叉神経節
   E. 三叉神経視床路

8. 三叉神経の固有感覚に関係するのはどれか？
   A. 三叉神経主感覚核
   B. 三叉神経運動核
   C. 三叉神経脊髄路核
   D. 疑核
   E. 三叉神経中脳路核

9. 鰓弓筋を支配する機能柱はどれか？
   A. GSE
   B. SVE
   C. GVE
   D. SSA
   E. SVA

Q CHAPTER 4　頸部

10. 頸動脈三角と顎下三角の境界をつくる筋はどれか？
    A. 顎二腹筋前腹
    B. 顎二腹筋後腹
    C. 肩甲舌骨筋上腹
    D. 肩甲舌骨筋下腹
    E. 胸鎖乳突筋

11. C1の腹側枝に支配される筋はどれか？
    A. 顎二腹筋前腹
    B. 茎突舌骨筋
    C. 顎舌骨筋
    D. 胸骨舌骨筋
    E. 舌骨舌筋
12. オトガイ下動脈の本幹はどれか？
    A. 舌動脈
    B. 顔面動脈
    C. 顎動脈
    D. 上喉頭動脈
    E. 上行咽頭動脈
13. 下記の構造物のうち，胸鎖乳突筋を横断しないのはどれか？
    A. 外頸静脈
    B. 大耳介神経
    C. 深筋膜浅葉（被包葉）
    D. 肩甲上神経
    E. 頸横神経

Q CHAPTER 5　頭皮と表情筋

14. 顔面の解剖に関する記述で誤っているのはどれか？
    A. 皮膚は顔面の定位置にある保持靱帯によって骨に付着している
    B. 顔面の浅筋膜にはかなりの量の脂肪組織が含まれる
    C. SMAS (superficial muscular aponeurotic system；表情筋と連続した表在性筋膜) は浅筋膜の深部にあり，顔面の手術の際，手術の基準面となる
    D. 表情筋は顔面筋ともいう
    E. 顔面には深筋膜がある
15. 次の筋のうち，下外側に口角を引くのはどれか？
    A. 下唇下制筋
    B. オトガイ筋
    C. 口角下制筋
    D. 笑筋
    E. 眼輪筋
16. 顔面の危険三角隙で　浅静脈と深静脈が連絡しないのはどれか？
    A. 上眼静脈
    B. 深顔面静脈
    C. 顔面横静脈
    D. 眼窩下静脈
    E. 下眼窩静脈

ANSWERS
11 D
12 B
13 D
14 E
15 C
16 C

17. 眼輪筋を支配する顔面神経の枝はどれか？
    A. 側頭枝のみ
    B. 頬骨枝のみ
    C. 側頭枝と頬骨枝
    D. 頬筋枝のみ
    E. 頬骨枝と頬筋枝

Q CHAPTER 6　耳下腺隙と耳下腺

18. 耳下腺に関する記述で正しくないのはどれか？
    A. 耳下腺は舌咽神経に由来する副交感神経支配を受けている
    B. 耳下腺は上顎第二小臼歯に対向する部位で口腔に開口する
    C. 深葉は咽頭側隙にある
    D. 耳下腺の約25％は下顎後部にある
    E. ほとんどの耳下腺腫瘍は良性である

19. （総）顔面静脈をつくる2つの静脈はどれか？
    A. 下顎後静脈の後枝と後耳介静脈
    B. 下顎後静脈の前枝と後部
    C. 下顎後静脈の前枝と顔面静脈
    D. 浅側頭静脈と顔面横静脈
    E. 浅側頭静脈と顎静脈

20. 耳下腺に関する記述で正しくないのはどれか？
    A. 耳下腺は大唾液腺である
    B. 耳下腺は唾液腺でつくられる80％の唾液を産生する
    C. 耳下腺は純漿液性である
    D. 外頸動脈は耳下腺内を走る
    E. 下顎後静脈は耳下腺内を走る

Q CHAPTER 7　側頭窩と側頭下窩

21. 耳介側頭神経が取り囲む動脈はどれか？
    A. 後深側頭動脈
    B. 下歯槽動脈
    C. 中硬膜動脈
    D. 咬筋動脈
    E. 前鼓室動脈

22. 顎動脈の第3区から起こり，側頭下窩に位置する動脈はどれか？
    A. 後上歯槽動脈
    B. 中硬膜動脈
    C. 下行口蓋動脈
    D. 翼突管動脈
    E. 頬動脈

23. 側頭下窩内に分布する下顎神経の後枝でないのはどれか？
    A. 耳介側頭神経
    B. 顎舌骨筋神経
    C. 舌神経
    D. 下歯槽神経
    E. 咬筋神経

Q CHAPTER 8　咀嚼筋群

24. 表層を耳下腺管が通る筋はどれか？
    A. 側頭筋
    B. 咬筋
    C. 内側翼突筋
    D. 口蓋帆張筋
    E. 外側翼突筋

25. 下顎枝内側面と下顎角につく筋はどれか？
    A. 外側翼突筋
    B. 側頭筋
    C. 口蓋帆張筋
    D. 内側翼突筋
    E. 咬筋

Q CHAPTER 9　顎関節

26. 関節窩の前方境界部はどれか？
    A. 関節結節
    B. 関節後結節
    C. 鼓膜板
    D. 錐体鼓室裂
    E. 鼓室鱗裂

27. 顎関節を支配する下顎神経後枝に由来する感覚神経はどれか？
    A. 後深側頭神経
    B. 前深側頭神経
    C. 舌神経
    D. 耳介側頭神経
    E. 咬筋神経

28. 下顎小舌に付着する靱帯はどれか？
    A. 茎突下顎靱帯
    B. 側頭下顎靱帯
    C. 蝶下顎靱帯
    D. 内側側副靱帯
    E. 外側側副靱帯

ANSWERS
23 E
24 B
25 D
26 A
27 D
28 C

Q CHAPTER 10 　翼口蓋窩

29. 翼口蓋窩の開口部を経て翼口蓋窩と直接交通しないのはどれか？
    A. 側頭下窩
    B. 口腔
    C. 中頭蓋窩
    D. 咽頭鼻部
    E. 側頭窩

30. 下眼窩裂を介して翼口蓋窩と交通するのはどれか？
    A. 中頭蓋窩
    B. 眼窩
    C. 側頭下窩
    D. 鼻腔
    E. 咽頭鼻部

Q CHAPTER 11 　鼻および鼻腔

31. Kiesselbach 毛細血管網に関与しないのはどれか？
    A. 蝶口蓋動脈
    B. 大口蓋動脈
    C. 後篩骨動脈
    D. 前篩骨動脈
    E. 上唇動脈中隔枝

32. 蝶口蓋孔を介して鼻腔と交通するのはどれか？
    A. 中頭蓋窩
    B. 翼口蓋窩
    C. 側頭下窩
    D. 咽頭口部
    E. 上顎洞

Q CHAPTER 12 　副鼻腔

33. 鼻涙管が注ぐ部位はどこか？
    A. 蝶篩陥凹
    B. 上鼻道
    C. 中鼻道
    D. 半月裂孔
    E. 下鼻道

ANSWERS
29 E
30 B
31 C
32 B
33 E

34. 副鼻腔炎を起こしやすいのはどれか？
    A. 前篩骨洞
    B. 後篩骨洞
    C. 上顎洞
    D. 前頭洞
    E. 蝶形骨洞

Q CHAPTER 13　口腔

35. 鼻の基底部と上唇の赤唇縁の陥凹した部位はどれか？
    A. 人中
    B. 前庭
    C. 唇交連
    D. 下顎後部
    E. 歯肉頬移行部
36. 舌下小丘のみに開口するのはどれか？
    A. 舌下腺
    B. 耳下腺
    C. 頬腺
    D. 口蓋腺
    E. 顎下腺

Q CHAPTER 14　舌

37. 舌咽神経によって支配される味蕾があるのはどれか？
    A. 舌下小丘
    B. 葉状乳頭
    C. 茸状乳頭
    D. 糸状乳頭
    E. 有郭乳頭
38. 舌骨舌筋の深部にあるのはどれか？
    A. 舌神経
    B. 舌動脈
    C. 舌下神経
    D. 顎下腺管
    E. 舌下腺

ANSWERS
34 C
35 A
36 E
37 E
38 B

Q CHAPTER 15　咽頭

39. 中咽頭の上部の境界はどれか？
    A. 喉頭蓋
    B. 口蓋舌弓
    C. 口蓋咽頭弓
    D. 鼻咽頭
    E. 咽頭喉頭部

40. 中咽頭の前方の境界はどれか？
    A. 口蓋舌弓
    B. 口蓋咽頭弓
    C. 喉頭蓋
    D. 輪状軟骨の下縁
    E. 軟口蓋

Q CHAPTER 16　喉頭

41. 舌の咽頭部と喉頭蓋前方部の間にある粘膜の陥凹部はどれか？
    A. 梨状陥凹
    B. 咽頭陥凹
    C. 喉頭蓋谷
    D. 前庭
    E. 扁桃洞

42. 喉頭蓋後面の粘膜の上皮はどれか？
    A. 多列線毛円柱上皮
    B. 重層扁平上皮
    C. 非角化重層扁平上皮
    D. 単層円柱上皮
    E. 単層扁平上皮

Q CHAPTER 17　頸筋膜

43. 犬歯窩隙の前方の境界はどれか？
    A. 口角挙筋
    B. 上唇挙筋
    C. 大頬骨筋
    D. 鼻筋
    E. 鼻根筋

ANSWERS
39 D　40 A　41 C　42 A　43 B

Q CHAPTER 18　耳

44. 中耳の上壁はどれか？
    A. 鼓索神経小管
    B. 耳管
    C. 顔面神経管
    D. 鼓室蓋
    E. 乳突洞

Q CHAPTER 19　眼と眼窩

45. 強膜と網膜の間の血管と色素に富んだ層はどれか？
    A. 脈絡膜
    B. 毛様体
    C. 虹彩
    D. 眼房水
    E. 後眼房

Q CHAPTER 20　頭頸部の自律神経

46. 副交感神経成分を含まない脳神経はどれか？
    A. 動眼神経
    B. 三叉神経
    C. 顔面神経
    D. 舌咽神経
    E. 迷走神経

47. 大錐体神経に含まれるのはどれか？
    A. 副交感性節前線維
    B. 副交感性節後線維
    C. 交感性節前線維
    D. 交感性節後線維
    E. 舌前方 2/3 の味覚を伝える線維

Q CHAPTER 21　口腔内麻酔

48. 上顎神経ブロックで麻酔されないのはどれか？
    A. すべての上顎歯
    B. すべての上顎頬側歯肉
    C. すべての上顎口蓋側歯肉
    D. 上唇
    E. 下唇

ANSWERS
44 D
45 A
46 B
47 A
48 E

Q CHAPTER 22　上肢，背部，胸部，腹部の概説

49. 肋骨に沿って，胸腔内面を覆う壁側胸膜の層はどれか？
    A. 胸膜頂
    B. 肋骨胸膜
    C. 横隔胸膜
    D. 縦隔胸膜
    E. 臓側胸膜

50. 中隔縁柱があるのはどれか？
    A. 右心室
    B. 右心房
    C. 左心室
    D. 左心房
    E. 卵円窩

ANSWERS
49 B
50 B

Index

和文索引

あ
アイスラーの下顎角路　187
アキノシ法伝達麻酔　574, 575
アストロサイト　67
アデノイド　391
アデノウイルス　442
アブミ骨　482, 483, 486, 487, 488, 492
アブミ骨筋　482, 492
アレルギー性鼻炎　305
アンキローシス　253

い
インフルエンザウイルス　442
インプラント　336, 337
胃　621
胃体　621
胃底　621
異所性甲状腺　19
一次ニューロン　93
一次口蓋　15
一般体性求心性　408
咽頭　423, 424, 425, 429, 431, 432, 433, 442
咽頭炎　442
咽頭管　257
咽頭口部　426, 427, 441
咽頭後リンパ節　327
咽頭後隙　475, 476
咽頭喉頭部　426, 427
咽頭枝　137, 260, 265, 412, 437, 438
咽頭収縮筋　428, 432
咽頭周囲隙　471
咽頭静脈　134, 262
咽頭静脈叢　136, 370, 436
咽頭神経叢　437, 438
咽頭側隙　471
咽頭嚢　7, 8
咽頭鼻部　426, 427
咽頭壁の5層　424
咽頭扁桃　391, 656
咽頭膜　9
咽頭裂　9

う
ウェルニッケ中枢　69
右心室　619
右心房　619
烏口腕筋　603
齲蝕　387, 478
運動神経　517

え
エディンガー‒ウェストファル核　551
エナメル質　357
エプスタイン‒バーウイルス　421, 442
エルブ点　493
永久歯　355, 356
腋窩動脈　634
円回内筋　604, 605
円板二層部　243
沿軸中胚葉　2, 12

延髄　69
遠視　540
遠心　355
嚥下　237, 238, 440, 441

お
オトガイ下三角　111, 113
オトガイ下静脈　370, 417
オトガイ下動脈　368, 414
オトガイ筋　162
オトガイ静脈　173, 343
オトガイ神経　178, 345, 373
オトガイ神経伝達麻酔　571
オトガイ舌筋　404
オトガイ舌骨筋　127, 353, 354
オトガイ動脈　169, 342, 369
オリゴデンドロサイト　67
黄斑　514
黄斑浮腫　539
横隔神経　144
横隔膜　612, 613
横行結腸　625, 626
横静脈洞　502, 503
横舌筋　406

か
カラベリー結節　361
下顎の脱臼　250
下顎の麻酔　567
下顎縁枝　180
下顎卜隙　472
下顎窩　241
下顎犬歯　362
下顎後静脈　191, 192
下顎骨　44, 45
下顎骨骨折　63
下顎骨低形成　20
下顎小臼歯　364
下顎神経　218, 219, 373
下顎切歯　363
下顎側切歯　363
下顎大臼歯　365
下顎中切歯　363
下顎頭　241
下顎隆起　388
下眼窩裂　257, 258, 259, 510, 511
下眼静脈　262, 280, 530, 531
下頸神経節　145
下鼓室動脈　499, 500
下甲状腺静脈　134, 135
下甲状腺動脈　433, 435
下行結腸　625
下行口蓋静脈　262
下喉頭静脈　457
下喉頭動脈　456
下歯槽神経　90, 219, 220, 373
下歯槽神経伝達麻酔　568, 569
下歯槽動脈　214, 369
下唇静脈　173, 343
下唇動脈　169, 342

Index

下唾液核　224, 560
下頭斜筋　129
下鼻甲介　41, 42
花粉　305
蝸牛　482, 484, 489, 490, 491
蝸牛神経　496
回　69
回外筋　606
回帰発症　390
回旋筋　609
回腸　623, 624
灰白質　70
海綿静脈洞　174, 530, 531
海綿静脈洞症候群　183, 184
開口運動　251, 252
開放隅角緑内障　537
外リンパ　482, 491
外眼筋の検査　535
外頸動脈　130, 131, 132, 133, 169, 190
外耳　482, 485, 486
外耳炎　504
外耳道　482, 483, 485, 486
外舌筋　404, 405
外側下後鼻枝　295, 321
外側後鼻枝　320, 328
外側上後鼻枝　296, 321
外側頭直筋　128
外側翼突筋　229, 230, 231
外側翼突筋神経　218, 220
外転神経　74, 80, 517, 523, 524
外転神経麻痺　536
外頭蓋底　49, 54, 55
外胚葉　2
外鼻枝　171, 176, 281, 282, 283, 528
外鼻静脈　173
外腹斜筋　612, 613
外肋間筋　611
蓋膜　59, 60
顎下三角　111, 114, 115
顎下腺　379, 380, 385
顎下腺隙　473
顎関節　240
顎関節の脱臼　250
顎静脈　191, 247, 502, 503
顎舌骨筋　127, 353, 354
顎舌骨筋神経　90, 220
顎動脈　169, 190, 214, 215, 216, 232, 233, 260, 261, 278, 289, 366, 369, 529
顎二腹筋　126, 127
顎下神経節　555
顎下腺管　380
滑車下神経　521
滑車上静脈　155, 156, 173, 530, 531
滑車上神経　157, 158, 176, 316, 520
滑車上動脈　155, 171, 315, 528
滑車神経　74, 80, 523, 524
肝臓　627
肝門脈　644
冠状静脈　620
冠状動脈　620
間隙　432
間脳　69
感覚神経　517
感覚神経支配　345

寛骨　598, 599
関節円板　240, 243
関節炎　253
関節腔　244
関節包　244
環椎　56
環椎十字靱帯　59, 60
眼圧　538
眼窩　508
眼窩の神経支配　517
眼窩下静脈　262, 530
眼窩下神経　87, 177, 263, 264, 281, 282, 283, 293, 295, 372, 522
眼窩下神経伝達麻酔　582
眼窩下動脈　169, 260, 261, 278, 529
眼窩枝　329
眼窩上孔　510
眼窩上静脈　155, 156, 173, 530, 531
眼窩上神経　157, 158, 176, 316, 520
眼窩上動脈　155, 171, 315, 528
眼角静脈　280, 530, 531
眼球　512, 513, 514, 518
眼球後区　512
眼球鞘　512
眼球前区　512, 513
眼神経　176, 281, 282, 293, 295, 297
眼動脈　171, 289, 290, 528
眼内圧　537, 538
眼房水　512
眼輪筋　164
顔面　13, 14, 152, 159
顔面の血液供給　168
顔面横動脈　190, 232
顔面静脈　134, 135, 136, 173, 191, 234, 280, 530, 531
顔面神経　74, 92, 94, 95, 175, 180, 188, 189, 344, 495, 555, 556, 557, 558, 559
顔面動脈　132, 169, 278, 290, 366, 368

き

キーゼルバッハの静脈叢　289
キーゼルバッハの毛細血管網　302, 303
キヌタ骨　482, 483, 486, 487
気管前隙　475
気管前層　467
気腫　479
危険隙　475, 476
基底結節　357
稀突起膠細胞　67
機能的細胞柱　75
機能的内視鏡下副鼻腔手術　338
急性外耳炎　504
急性中耳炎　505, 506
急性副鼻腔炎　331
球形嚢　482, 489, 490, 491
嗅球　76, 77
嗅上皮　294
嗅神経　74, 76, 77, 293, 294, 296, 297
胸横筋　611
胸郭　596, 597
胸棘筋　609, 610
胸骨　596, 597
胸骨舌骨筋　127
胸鎖乳突筋　108, 126
胸最長筋　609, 610

Index

胸腺　656
胸腸肋筋　609, 610
胸椎　594, 595
胸半棘筋　609
胸膜腔　614
胸腰神経　545
強直症　253
強膜　512, 513, 514
橋　69
頬　341, 352
頬咽頭筋膜　467
頬筋　162, 344
頬筋枝　180, 344
頬骨　37, 61
頬骨顔面枝　177
頬骨筋　161
頬骨孔　510
頬骨骨折　61
頬骨枝　180
頬骨神経　87, 257, 522
頬骨側頭枝　158, 176, 177
頬静脈　173, 343
頬神経　90, 178, 217, 218, 220
頬神経伝達麻酔　570
頬側　355
頬動脈　169, 214, 215, 232, 233, 342
棘上筋　601, 602
棘下筋　601, 602
近視　540
近心　355
筋三角　111, 118, 119
筋枝　528
筋膜隙　469
緊急気道確保　460
楔状軟骨　451

く

クリック音　249
クレチン症　148
クレピタス音　249
グリア細胞　66, 67
空腸　623, 624
屈折異常　540
群発頭痛　564

け

茎突咽頭筋　428
茎突下顎靭帯　244
茎突舌筋　404
茎突舌骨筋　127
頸　108
頸横神経　179
頸棘筋　609, 610
頸鼓動脈　499, 500
頸最長筋　609, 610
頸枝　180
頸静脈　134
頸神経の前枝　144
頸神経前枝　142
頸神経叢　142, 143, 179
頸長筋　128
頸腸肋筋　609, 610
頸椎　56, 594
頸椎骨折　64

頸動脈三角　111, 116, 117
頸動脈鞘　468
頸動脈鞘隙　475
頸半棘筋　609
血管傷害　539
犬歯　360, 362
肩甲下筋　601, 602
肩甲挙筋　609, 610
肩甲骨　590
肩甲舌骨筋　126, 127
肩甲背動脈　130, 131
腱膜　154

こ

コールドウェル-リューク法　335
コルチ器　496
コロノイドノッチ　567
ゴオゲート法伝達麻酔　572, 573
呼吸上皮　274
固有背筋　609
鼓索神経　222, 376, 410
鼓室　482, 483, 486
鼓室神経叢　495
鼓膜　482, 483, 485, 486
鼓膜切開術　506
鼓膜張筋　482, 492
口蓋咽頭筋　349, 350, 428
口蓋骨　41
口蓋垂筋　349, 350
口蓋舌筋　349, 350, 403
口蓋帆挙筋　349, 350
口蓋帆張筋　349, 350
口蓋扁桃　391, 656
口蓋隆起　388
口蓋裂　23, 24
口角下制筋　161
口角挙筋　161
口腔　340
口腔乾燥症　202
口腔癌　421
口腔前庭　341
口腔底　346, 353, 354
口腔底蜂巣炎　477
口腔内麻酔　566
口唇　341
口唇・口蓋裂　23, 24
口唇裂　23, 24
口輪筋　161, 344
甲状頸動脈　130, 131
甲状喉頭蓋筋　454
甲状舌骨筋　127
甲状舌骨靭帯　452
甲状腺　123, 124
甲状腺機能亢進症　149
甲状腺機能低下症　148
甲状腺腫　148
甲状腺中毒症　149
甲状軟骨　446
甲状披裂筋　454
広背筋　609, 610
交感神経系　543
交通静脈　174
咬筋　228, 229, 230
咬筋静脈　234

Index

咬筋神経　90
咬筋動脈　214, 215, 232, 233
咬頭　357
虹彩　508, 509, 512, 513, 514
後頸三角　120
後篩骨神経　293, 297, 321, 329, 521
後篩骨動脈　289, 290, 320, 328, 528
後耳介静脈　155, 156, 502, 503
後耳介動脈　155, 156, 190, 214, 497, 498, 499, 500, 501
後縦靭帯　59, 60
後上歯槽枝　87, 219, 220, 263, 325, 372
後上歯槽枝伝達麻酔　578
後上歯槽静脈　262
後上歯槽動脈　215, 324, 369
後頭下三角　122, 129
後頭筋　166
後頭骨　30, 31
後頭静脈　155, 156
後頭動脈　132, 155, 156
紅板症　420
後腹壁　642, 645
硬口蓋　346, 347, 348
硬性白斑　539
硬膜枝　87
喉頭　123, 124, 444
喉頭炎　461
喉頭蓋軟骨　450
溝　69
溝状舌　398, 399
黒毛舌　398, 399
骨性結合　337
骨半規管　489
骨膜　154
骨迷路　482, 489, 490, 491
骨隆起　388
根尖　357
根尖膿瘍　478

さ

サイナスリフト法　337
左心室　619
左心房　619
嗄声　462
鎖骨　590
鎖骨下筋　600
鎖骨下動脈　130, 131
坐骨　598, 599
再発性ヘルペス口内炎　390
采状ヒダ　353, 402
砕石　392
細胞内小器官　66
最内肋間筋　611
鰓弓　4, 5, 6
鰓嚢　7, 8
鰓膜　7, 9
鰓裂　7, 9
三角筋　601, 602
三叉神経　74, 82, 83, 84, 85, 86, 87, 88, 89, 90, 91, 92, 93, 176, 177, 178, 235, 236
三叉神経節　390
三叉神経痛　181, 182
三次ニューロン　92

し

シュナイダー膜　323
シュレム管　512
シュワン細胞　67
シルビウス溝　69
シェーグレン症候群　201
ジェファーソン骨折　64
子宮　633
四角膜　452
指骨　593
指伸筋　606
視覚　78, 508, 519
視床　69
視床下部　69
視床上部　69
視神経　74, 78, 79, 517, 519
視神経管　510, 511
視力低下　539
歯冠　357
歯冠周囲炎　478
歯冠周囲膿瘍　478
歯頸線　357
歯根　357
歯周膿瘍　478
歯髄　357
歯髄腔　357
歯尖靭帯　59, 60
歯槽膿瘍　478
歯突起　56
歯突起骨折　64
歯肉炎　386
歯面　355, 356
篩骨　38, 39
篩骨孔　510, 511
篩骨洞　310, 318
篩骨動脈　289
示指伸筋　606
耳下腺　186, 221, 222, 379, 380, 381, 382, 383
耳下腺炎　201
耳下腺管　188, 380
耳下腺隙　186, 473
耳下腺腫瘍　200
耳下腺瘻孔　203
耳介　482, 483, 486
耳介筋　166
耳介枝　137
耳介側頭神経　90, 157, 158, 178, 193, 210, 211, 218, 219, 220, 248, 493
耳管　505
耳管咽頭ヒダ　426, 427
耳管咽頭筋　428
耳管扁桃　656
耳管隆起　426, 427
耳小骨　482, 487
耳神経節　195, 196, 560
耳痛　504, 505
自律神経　517
自律神経系　72, 542
軸索　66, 67
軸椎　56
軸椎骨折　64
尺骨　591, 592
尺側手根屈筋　604, 605
尺側手根伸筋　606

Index

斜角筋　130, 131
斜筋　515, 516, 517
斜頭　146, 147
下根骨　603
樹状突起　66
周核体　66
皺眉筋　164
十二指腸　622
重層扁平上皮　341
縦隔　616, 617
縦舌筋　406
鋤骨　40
小円筋　601, 602
小胸筋　600
小口蓋静脈　370
小口蓋神経　265, 266, 378
小口蓋動脈　366
小後頭神経　157, 158
小膠細胞　67
小指外転筋　607, 608
小指伸筋　606
小指対立筋　607, 608
小錐体神経　222, 224, 225
小脳　69
小鼻翼軟骨　276, 277
小菱形筋　609, 610
小彎　621
笑筋　162, 163
硝子体液　512
掌側骨間筋　607, 608
上顎の麻酔　576
上顎下隙　471
上顎犬歯　359
上顎小臼歯　360
上顎神経　219, 263, 264, 281, 282, 293, 295, 372, 377, 378
上顎神経伝達麻酔　583, 584
上顎切歯　358
上顎側切歯　359
上顎大臼歯　361
上顎中切歯　359
上顎洞　310, 311, 312, 313
上顎洞篩骨洞根治手術　335
上顎骨　42, 43, 153
上眼窩裂　510, 511
上眼瞼挙筋　515, 516, 517
上眼静脈　280, 530, 531
上顎神経節　145, 549, 552, 557, 560
上鼓室動脈　499, 500
上甲状腺静脈　134, 135, 136
上甲状腺動脈　132, 433, 435
上行咽頭動脈　132, 366, 433, 435
上行結腸　625, 626
上行口蓋動脈　366, 368, 433, 435
上後鼻枝　265, 296
上喉頭静脈　457
上喉頭神経　137, 375, 409, 410, 458, 459
上喉頭動脈　456
上肢　588
上肢筋　609
上肢帯　590
上唇挙筋　162
上唇静脈　173, 343
上唇動脈　169, 290, 342

上唾液核　558
上頭斜筋　129
上皮小体　123, 124
上肋筋　609
上腕骨　591, 592
上腕三頭筋　603
上腕動脈　634, 635
上腕二頭筋　603
静脈排出路　173, 530
食塊　238, 440, 441
心臓　618, 619, 620
心膜　618
神経節　66, 222, 223, 224
神経組織　66, 67
神経堤　2, 10, 12
神経伝達物質　542, 545
浸潤麻酔　566
唇側　355
深リンパ節　657
深頸筋膜　100, 467, 468
深指屈筋　604, 605
深耳介動脈　214, 215, 216, 246, 497, 498, 500
深静脈　174
深側頭静脈　209, 234
深側頭神経　210, 211, 218, 220, 248
深側頭動脈　208, 214, 215, 232, 233
人中　340, 341
靭帯　244
腎臓　631

す
スカルパの神経節　496
ステンセン管　188, 380
水泳耳　504
水晶体　509, 513, 514
垂直舌筋　406
膵臓　628
錐状体細胞　78, 79, 518

せ
セメント質　357
正円孔　257, 258, 259
正視　540
声帯　455, 461
声帯靭帯　452
星状膠細胞　67
精管　632
精嚢　632
赤唇部　341
脊髄　70, 71
脊髄神経　72, 73
切縁結節　358
切縁側　355
切歯枝　369, 373
節後ニューロン　542
節後線維　543, 544, 545, 546
節前ニューロン　542
節前線維　543, 544, 545, 546
舌咽神経　74, 98, 99, 137, 139, 375, 376, 377, 378, 408, 409, 410, 437, 439, 494, 495, 560, 561, 562
舌下隙　471
舌下神経　74, 103, 105, 137, 138, 412
舌下神経麻痺　105, 419
舌下腺　379, 380, 381, 384

Index

舌甲状腺　19
舌骨下筋膜　467
舌骨下筋膜隙　469
舌骨上筋群　127
舌骨上筋膜隙　469
舌骨舌筋　404
舌小帯　353, 402, 418
舌小帯短縮症　418
舌静脈　134, 135, 370, 417
舌神経　90, 218, 219, 220, 375, 407, 409
舌側　355
舌動脈　132, 368, 414, 415
舌背　400, 401
舌扁桃　391, 656
仙椎　594
浅リンパ節　657
浅筋膜　464, 466
浅頸筋膜　108, 466
浅指屈筋　604, 605
浅側頭静脈　155, 156, 173, 209, 247, 502, 503
浅側頭動脈　155, 190, 208, 246, 497, 498
前癌病変　421
前鋸筋　600
前頸三角　111, 112
前鼓室動脈　214, 215, 216, 246, 497, 498, 499, 500
前篩骨神経　293, 295, 296, 297, 321, 521
前篩骨動脈　289, 290, 315, 320, 528
前上歯槽枝　88, 325, 372
前上歯槽枝伝達麻酔　582
前上歯槽動脈　324, 369
前庭　482, 489, 490, 491
前庭神経　503
前庭靭帯　452
前頭筋　166
前頭骨　28
前頭神経　84, 520
前頭直筋　128
前頭洞　310, 314, 315, 316
前頭洞切除術　334
前毛様体動脈　529
前立腺　632

そ

咀嚼　228, 237, 238
咀嚼筋群　229, 230, 231
咀嚼筋隙　469
双極性　66
僧帽筋　108, 126, 609, 610
総頸動脈　132, 133, 135
象牙細管　357
象牙質　357
側切歯　363
側頭下窩　206
側頭窩　206
側頭筋　211, 212, 229
側頭骨　32, 33
側頭枝　180

た

多極性　66
多裂筋　609
唾液核　224, 560
唾液腺　379
唾液腺腫瘍　203

唾液分泌　238
唾石　392
唾石症　392
大円筋　601, 602
大臼歯　361, 365
大胸筋　600
大口蓋静脈　370
大口蓋神経　257, 259, 293, 295, 296, 377, 378
大口蓋神経伝達麻酔　580
大口蓋動脈　289, 291, 366
大後頭神経　157, 158
大耳介神経　142, 143, 144, 179, 193, 194, 493, 494
大腸　625, 626
大脳　69
大鼻翼軟骨　276, 277
大腰筋　612, 613
大菱形筋　609, 610
大臀　621
第一鰓弓　5, 17
第一小臼歯　360, 364
第一大臼歯　361, 365
第三後頭神経　157, 158
第三鰓弓　5, 17
第三大臼歯　361, 365
第二鰓弓　5, 17
第二小臼歯　360, 364
第二大臼歯　361, 365
第四鰓弓　5, 17
第六鰓弓　5
第I脳神経　76, 77
第II脳神経　78, 79
第III脳神経　80, 81, 551, 552, 553, 554
第IV脳神経　80, 81
第IX脳神経　98, 99, 560, 561, 562
第V脳神経　82, 83, 84, 85, 86, 87, 88, 89, 90, 91, 92, 93
第VI脳神経　80, 81
第VII脳神経　94, 95, 555, 556, 557, 558, 559
第VIII脳神経　96, 97
第X脳神経　100, 101, 563
第XI脳神経　102
第XII脳神経　103
胆管系　629
胆嚢　629
単極性　66
単純ヘルペス　390
単純ヘルペスウイルス　442
短後毛様体動脈　529
短小指屈筋　607, 608
短掌筋　607
短橈側手根伸筋　606
短拇指外転筋　607, 608
短拇指屈筋　607, 608
短拇指伸筋　606
弾性円錐　452

ち

地図状舌　398, 399
恥骨　598, 599
膣　633
中間質外側核　560
中頸神経節　145
中甲状腺静脈　134, 135
中耳　482, 487, 488
中耳炎　505, 506

Index

中手骨 593
中心歯槽枝 88, 325, 372
中上歯槽枝伝達麻酔 581
中上歯槽動脈 324, 369
中枢神経系 68, 69, 70, 71
中切歯 363
中側頭静脈 209, 234
中側頭動脈 208, 232, 233
中脳 69
中胚葉 2
虫様筋 607, 608
肘筋 603, 606
長後毛様体動脈 529
長掌筋 604, 605
長橈側手根伸筋 606
長拇指外転筋 606
長拇指屈筋 604, 605
長拇指伸筋 606
長毛様体神経 520
腸骨 598, 599
腸骨筋 612, 613
蝶下顎靱帯 244
蝶形骨 34, 35
蝶形骨洞 310, 327, 328, 329
蝶口蓋孔 257, 258, 259
蝶口蓋静脈 262, 292
蝶口蓋動脈 260, 261, 289, 291, 366
聴覚 482
聴覚減退 505, 506
直筋 515, 516, 517
直腸 626, 632, 633

つ

ツチ骨 482, 483, 486, 487
椎骨 594
椎骨静脈 134, 135
椎骨動脈 130, 131
椎前筋 128
椎前隙 475, 476
椎前層 467

て

テノン鞘 512
ディジョージ症候群 22
伝達麻酔 566

と

トリーチャー－コリンズ症候群 21
疼痛性チック 181
頭蓋 10, 11, 12
頭蓋骨 26
頭棘筋 609
頭仙神経 545
頭頂骨 29
頭半棘筋 609, 610
頭皮 152
糖尿病 539
糖尿病網膜症 539
橈骨 591, 592
橈側手根屈筋 604, 605
洞瘻孔形成術 335
動眼神経 74, 80, 81, 517, 518, 523, 524, 551, 552, 553, 554
動眼神経麻痺 536
動脈供給 169, 170, 171, 172, 528
導出静脈 292
特殊内臓性求心性 408

な

内リンパ 482, 490
内顎動脈 132, 133
内視鏡トレーザー砕石術 392
内耳 482, 489, 490
内耳神経 74, 96, 97, 496
内耳道 482, 483
内舌筋 406, 407
内臓頭蓋 10, 11
内側眼瞼動脈 528
内側上後鼻枝 296
内側翼突筋 229, 231
内側翼突筋神経 218, 220
内頭蓋底 51, 52, 53
内胚葉 2
内鼻枝 281, 282, 283
内腹斜筋 612, 613
内肋間筋 611
軟口蓋 346, 349, 350, 351
軟骨性神経頭蓋 12

に

ニューロン 66, 67
二次ニューロン 92
二次癌 420
二次口蓋 15
乳歯 355, 356
乳様突起炎 506
乳様突起切除術 506
尿管 631, 632

ね

粘液嚢胞 389
粘液瘤 389
粘膜嚢胞 338
粘膜付属リンパ組織 656
捻髪音 249

の

脳 68, 69
脳幹 69
脳神経 73, 517
膿瘍 478

は

ハイモア洞 323
ハングマンの骨折 64
バセドウ病 149
パーキンソン病 462
パイエル板 623
パッサバント隆起 349, 440
パンコースト腫瘍 564
肺 615
肺尖部胸壁浸潤癌 564
背側骨間筋 607, 608
胚葉 2, 10, 12
白質 70
白斑 421
白板症 420, 421
橋本病 148

Index

鼻　274
半規管　482, 484, 489, 490, 491
半月弁　619

ひ
ヒト免疫不全ウイルス　421
ビディアン神経　257, 260, 263, 265, 267, 298, 384, 433
ピエール-ロバン症候群　20
ピロゴフ三角　114
皮静脈　173
非正視　540
肥満細胞　305
披裂筋　454, 455
披裂喉頭蓋筋　454
披裂軟骨　446, 449
脾臓　630
尾椎　594
鼻炎　305
鼻外側枝　169, 278
鼻筋　164, 165
鼻腔　274
鼻口蓋神経　257, 259, 293, 295, 378
鼻口蓋神経伝達麻酔　579
鼻甲介　287, 288
鼻骨　36, 276, 277
鼻根筋　164
鼻枝　281
鼻出血　302, 303
鼻中隔　284
鼻中隔枝　278
鼻中隔下制筋　164
鼻中隔軟骨　276, 277
鼻中隔彎曲症　304
鼻背動脈　171, 528
鼻毛様体神経　520, 521
鼻翼枝　278
鼻涙管　510
表情筋　152, 159, 160, 161, 162, 163, 164, 165, 166, 167

ふ
フォーダイス顆粒　341, 352
フライ症候群　199
ブドウ膜　512, 514
ブラキシズム　249
ブルンネル腺　622, 623
ブローカ中枢　69
不全脱臼　250
副交感神経　73, 525, 526, 544
副神経　74, 102, 104, 138, 139, 438
副腎　631
副鼻腔　310
副鼻腔を経由した感染　333
副鼻腔炎　331, 332
腹横筋　612, 613
腹側視床　69
腹直筋　612, 613
腹部　588
噴門　621

へ
ベクラール三角　114
ベル麻痺　197, 198
閉塞隅角緑内障　537
壁内神経節　563

扁桃　656
扁桃炎　391, 442
扁桃枝　433
扁桃切除術　391
扁平上皮癌　420

ほ
ホルネル症候群　564
ポリープ　305, 338
拇指対立筋　607, 608
拇指内転筋　607, 608
方形回内筋　604, 605
放射線治療　420
疱疹　390
蜂窩織炎　477
房室弁　619
帽状腱膜　154, 156
膀胱　632, 633

ま
膜性神経頭蓋　12
膜半規管　489
膜迷路　482, 489, 490, 491
末梢神経系　72, 73
慢性副鼻腔炎　331

み
ミクログリア　67
味蕾　400, 401
脈絡膜　509, 513, 514

め
メッケルの神経節　256
メッケル軟骨　5
迷走神経　74, 99, 100, 101, 139, 437, 438, 458, 459, 493, 494, 563
迷走神経背側核　563
迷路静脈　502
迷路動脈　501

も
毛細血管拡張症　303
毛状白板症　421
毛様体　509, 514
毛様体神経節　551
盲腸　625, 626
網膜　78, 79, 509, 513, 514, 518
網膜中心動脈　529

ゆ
ユニバーサル方式　358
幽門　621

よ
葉　69
腰腸肋筋　609, 610
腰椎　594, 595
腰方形筋　612, 613
翼口蓋窩　256
翼口蓋神経節　267, 268, 270, 555, 556
翼上顎裂　257, 259
翼状筋膜　467
翼状肩甲骨　104
翼状靭帯　59, 60

Index

翼状骨　257, 259
翼突管静脈　262
翼突管神経　264, 265, 266, 488
翼突管動脈　260, 261
翼突筋枝　214, 215, 232, 233
翼突筋静脈叢　173, 217, 234, 262, 502, 503, 530, 531

ら
ライヘルト軟骨　5
卵形嚢　482, 489, 490, 491
卵巣　633
乱視　540

り
リンパ　655
リンパ管　655
リンパ系　655
リンパ性器官　656
リンパ節　655
リンパ組織　656
リンパ本幹　655
梨状口　284
緑内障　537, 538
輪状甲状筋　454, 455
輪状甲状靱帯　453
輪状甲状切開　460
輪状軟骨　446, 448
輪状披裂筋　454, 455

る
ルードヴィッヒアンギーナ　477
涙器　532, 533, 534
涙骨　36
涙腺　532
涙腺神経　84, 176, 520
涙腺動脈　171, 528

れ
レッサー三角　114

ろ
ローランド溝　69
ロバン顔貌　20
瘻孔　203
肋頸動脈　130, 131
肋下筋　611
肋骨　596, 597

わ
ワーラー変性　197
ワルダイエルの咽頭輪　340, 391
ワルトン管　380
腕神経叢　144
腕橈骨筋　606

A
Akinosi 法伝達麻酔　574, 575

B
Basedow 病　149
Beclard 三角　114
Bell 麻痺　197
Broca 中枢　69
Brunner 腺　622, 623

C
Cidwell Luhn 法　335
Carabelli 結節　361
Corti 器　496

D
DiGeorge 症候群　22

E
Edinger-Westphal 核　551
Eisler の下顎角路　187
Epstein-barr ウイルス　421, 442
Erb 点　493

F
FDI 方式　358
Fordyce 顆粒　352
Frey 症候群　199

G
Gow-Gates 法伝達麻酔　572, 573
GSA　75, 83, 408
GSE　75
GVA　75
GVE　75

H
Hangman の骨折　64
HIV　421
Horner 症候群　564

J
Jefferson 骨折　64

K
Kiesselbach の静脈叢　289
Kiesselbach の毛細血管網　302

L
Le Fort 型骨折　62
Lesser 三角　114

M
Meckel の神経節　256
Meckel 軟骨　5

O
otalgia　504

P
Pancost 腫瘍　564
Parkinson 病　462
Passavant 隆起　349, 440
Peyer 板　623
Pierre Robin 症候群　20
Pirogov 三角　114

R
Reichert 軟骨　5
Rolando 溝　69

S
Scarpa の神経節　496
Schlemm 管　512

Index

Schneider 膜　323
Sjögren 症候群　201
SSA　75
Stensen 管　188, 380
SVA　75, 408
SVE　75, 83
Sylvius 溝　69
S 状結腸　626

T
Tenon 鞘　512

Treacher Collins 症候群　21

V
Vidian 神経　257, 260, 263, 265, 267, 298, 384, 433

W
Waldeyer の咽頭輪　340, 391
Waller 変性　197
Wernicke 中枢　69
Wharton 管　380

Index

欧文索引

A

Abdomen. See also Abdominal wall.
    arterial supply to, 642-644, 642f-644f
    bones of, 600, 601f
    duodenum in, 624, 624f
    gallbladder and duct system in, 631, 631f
    general information about, 590, 591f
    ileum in, 625, 626f
    jejunum in, 625, 626f
    kidneys in, 633, 633f
    large intestine in, 627-628, 628f
    liver in, 629, 629f
    muscles of, 614, 615f
    pancreas in, 630, 630f
    spleen in, 632, 632f
    stomach in, 623-633, 623f
    suprarenal glands in, 633, 633f
    ureters in, 633, 633f
    venous drainage from, 645, 645f
Abdominal wall
    anterolateral, 590, 591f
    posterior
        nerve supply to, 653, 653f
        venous drainage from, 647, 647f
Abducens (VI) nerve
    eye and orbit innervation by, 525, 526f
    fibers and functional column type of, 80, 80f
    palsy, 538
    in peripheral nervous system, 74, 74f
Abductor digiti minimi muscle, 609, 610f
Abductor pollicis brevis muscle, 609, 610f
Abductor pollicis longus muscle, 608f
Abscesses, 480, 480f
Accessory meningeal artery, 216-220, 217f
Accessory (XI) nerve
    carotid triangle and, 116, 117f
    fibers and functional column type of, 102, 102f
    lesions affecting, 104, 104f
    neck innervation by, 139, 660f
    neck muscles and, 126
    in peripheral nervous system, 74, 74f
    posterior triangle and, 120, 121f
Acetylcholine, 544
Acute otitis externa, 506, 506f
Acute otitis media, 507, 507f
Acute sinusitis, 333, 333f-334f
Acyclovir, 392
Adam's apple, 449
Adenocarcinoma of parotid gland, 202, 202f
Adenoids, 393, 428, 429f
Adenoma of parotid gland, 202
Adrenal glands, 633, 633f
Afferent general or special functional columns of cranial nerves, 75, 75f
Akinosi nerve block, 576, 576f-577f
Ala of nose, 278
Alar, deep layer of deep fascia and, 108
Alar branches of facial artery, 280-282
Alar cartilage, 279f, 288f
Alar fascia, 468f, 469-470

Alar fibrofatty tissue, 279f
Alar ligament, 59-60, 60f
Allergic rhinitis, 307-308, 307f
Alveolar process
    of mandible, 44
    of maxilla, 26, 43f
Amacrine cell, 520f
Ametropias, 542, 542f
Ampulla of semicircular canals, 491
Anatomic crown, 359, 359f
Anatomic root, 359, 359f
Anconeus muscle, 605
Aneurysms
    cavernous sinus syndrome and, 185, 185f
    cerebral, causing ophthalmoplegia, 538
Angular artery, 170f, 172, 172f, 174f
Angular tract of Eisler, 189
Angular vein
    from eye and orbit, 530-532, 533f
    from face, 170f, 175, 176f
    from nose, 280-282, 282f
Ankyloglossia, 420-423, 420f
Ankylosis of TMJ, 255, 255f
ANS. See Autonomic nervous system (ANS).
Ansa cervicalis
    carotid triangle and, 116, 117f
    infrahyoid muscles and, 127
    muscular triangle and, 118, 119f
    neck innervation by, 144, 145f-146f
    omohyoid muscle and, 126
    posterior triangle and, 121f
Antebrachium
    arterial supply of, 637, 637f
    muscles of, 607f-608f
    sensory innervation by, 650-652
Anterior auricular artery, 170f
Anterior auricular muscle, 168, 169f
Anterior cervical lymph nodes, 657-658, 659f
Anterior ciliary artery, 530-532
Anterior cranial fossa, 26, 287
Anterior deep temporal artery
    to infratemporal fossa, 216-220, 217f
    to masticatory muscles, 234, 235f
    to temporal fossa, 210-211, 210f
Anterior deep temporal nerve, 212, 213f
Anterior deep temporal vein, 210-211, 236
Anterior digastric muscle, 113, 115f
Anterior division of anterior deep temporal branch of mandibular nerve, course of
    infratemporal fossa, 220-226, 222f-223f
    masticatory muscles, 231, 232f, 237, 238f
    temporal fossa, 212
Anterior division of buccal branches of mandibular nerve, course of
    face, 180f
    infratemporal fossa, 220-226, 222f-223f
    parotid bed, 191f
Anterior division of lateral pterygoid branch of mandibular nerve, 220-226, 222f

INDEX 679

Index

Anterior division of medial pterygoid branch of mandibular nerve, 220–226, 222f
Anterior division of posterior deep temporal branch of mandibular nerve, course of
    infratemporal fossa, 220–226, 222f–223f
    masticatory muscles, 237, 238f
    temporal fossa, 212
    temporomandibular joint, 250
Anterior division of the retromandibular vein, 192–193
Anterior ethmoidal artery
    to ethmoid sinuses, 322, 322f
    to eye and orbit, 530–532, 531f
    to frontal sinuses, 317, 317f
    to nasal cavity, 291–294, 292f–293f
Anterior ethmoidal foramen
    anterior view, 50, 50f
    in orbit, 512
    in superior view of cranial base, 51, 53f
Anterior ethmoidal nerve
    course of
        ethmoid sinuses, 323–324, 323f
        eye and orbit, 521–529, 523f
    internal and external nasal branches of, 295f, 298f–299f
    in nasociliary branch of trigeminal nerve ophthalmic division, 86f
Anterior jugular vein, 118, 135, 138f, 291–294
Anterior mallear fold, 487, 490f
Anterior nares, 278f
Anterior nasal spine, 279f
Anterior scalene muscle, 128, 128f
Anterior superior alveolar artery, 326, 326f, 371, 371f
Anterior superior alveolar nerve
    course of, 89f
        maxillary sinus, 327, 327f
        teeth, 374
    intraoral injections and, 578
    nasal branch of, 298f
Anterior superior alveolar nerve block, 584, 584f
Anterior superior alveolar vein, 372
Anterior triangle
    general information about, 111, 111f–112f
    subdivisions of
        carotid, 116, 117f
        muscular, 109f, 111, 118, 119f
        submandibular, 114, 115f
        submental, 113–118, 113f
Anterior tympanic artery
    to external ear, 499, 500f
    to infratemporal fossa, 216–220, 217f–218f
    to middle ear, 501, 502f
    to temporomandibular joint, 248, 248f
Anterior wall of middle ear, 489
Anterolateral abdominal wall, 590, 591f
Antihelix of auricle, 487
Antitragus, 487, 488f
Antrostomy, 337
Antrum of Highmore. See Maxillary sinus.
Apex of nose, 278
Apex of root of tooth, 359
Apex process of arytenoid cartilage, 451, 451f
Apical foramina, 359f
Apical ligament of dens, 59–60, 60f
Aponeurosis, 156, 156f, 158f
Appendix, 627, 628f

Arachnoid foveae, 28
Arthritis of TMJ, 255, 255f
Articular disc, 242–246, 242f
    perforations of, 251–255, 251f
Articular eminence, 243–246
Articular tubercle, 243–246
Aryepiglottic fold, 427f, 429f, 442f–443f
Aryepiglottic muscle, 456–457, 456f
Arytenoid cartilages, 433f, 448, 448f, 451, 451f, 453f
Ascending colon, 627, 628f
Ascending palatine artery
    to oral cavity floor, 368–371, 370f
    to palate, 368–371, 369f
    to pharynx, 435, 437f
Ascending pharyngeal artery
    carotid triangle and, 116, 117f
    to neck, 130, 134f
    to palate, 368–371, 369f
    to pharynx, 435, 437f
    tongue and, 416
Astigmatism, 542, 542f
Astrocytes, 67, 67f
Atlantoaxial joint, major internal ligaments for, 60f
Atlanto-occipital membrane, 58, 58f, 122
Atlas (C1)
    as cervical vertebrae, 56, 56f
    Jefferson fracture of, 64, 64f
    rotary subluxation of, torticollis and, 149f
    suboccipital triangle and, 122, 122f
Atrium of nose, 278
Atrophy of tongue, 105f, 421, 421f
Auricle, 487, 488f
Auricular branch of vagus (X) nerve, 139, 495, 496f
Auricular group of muscles of facial expression, 168, 169f
Auricular muscle, 168
Auricular tubercle (of Darwin), 488f
Auriculotemporal nerve, 159, 160f, 180f, 195–197, 195f
    external ear and, 495, 496f
    infratemporal fossa and, 220–226
    temporal fossa and, 159, 160f, 180f, 195–197, 195f, 212, 213f
    temporomandibular joint and, 250, 250f
Autonomic nervous system (ANS), 72. See also Parasympathetic nervous system; Sympathetic nervous system.
    clinical correlate for, 566, 566f
    divisions of, 544, 547–548
    functions of, 547–548, 548f–550f
    general information about, 544, 545f–546f
    salivary glands in, 384–386, 385f, 387f
    two-neuron chain system of, 544
    vagus nerve in, 565, 565f
Axillary artery, 636, 636f
Axillary nerve, 651, 652f
Axis (C2), 56, 56f, 64, 64f
    fractures of, 64, 64f
Axons, 66, 66f
Azygos system, 640

B

Back
    bones of, 596, 597f
    muscles of, 611, 612f
Bacterial infections, 199, 203

Index

Basilar membrane, 486f, 493f
Beclard's triangle, 114
Bell's palsy, 94, 199–205, 200f, 570, 576
Biceps brachii muscle, 605, 605f
Bilaminar zone, 243–246, 245f
Bipolar neurons, 66, 66f
Bitemporal hemianopsia, 78
Black hairy tongue, 400, 401f
Bladder, urinary
    female, 635, 635f
    male, 634, 634f
Blepharoplasty, 166
Blind spot, 516
Bones, 25–64
    abdominal, 600, 601f
    articulations of, 27–28, 27f
    back, 596, 597f
    cervical vertebrae
        major external ligaments of, 58, 58f
        major internal ligaments of, 59–60, 60f
        parts and characteristics of, 56, 56f–57f
    derived from pharyngeal arches, 6f
    facial, 154, 155f
    fractures of, 61–64, 61f–64f
    general information about, 26
    intraoral injections and
        mandibular, 569, 569f
        maxillary, 578, 578f–579f
    questions/answers about, 656
    skull. See Skull.
    thoracic, 598, 599f
    upper limb, 592–595, 592f, 594f–595f
Botox injections, 166
Brachial artery, 637, 637f
Brachial plexus
    neck innervation by, 146, 146f
    posterior triangle and, 120, 121f
    in root of neck, 125
    upper limb innervation by, 650–652, 652f
Brachialis muscle, 605, 605f
Brachiocephalic vein
    from neck, 135
    in root of neck, 125
Brachioradialis muscle, 608f
Brachium, 605, 605f, 650
    arterial supply of, 637, 637f
    sensory innervation by, 652
Brain, 68f–69f, 69
Brainstem, 69
Buccal artery
    to face, 172, 172f
    to infratemporal fossa, 216–220, 217f
    to lips and cheeks, 344–345, 344f
    to masticatory muscles, 234, 235f
Buccal branches of facial nerve, 164, 166, 188, 188f, 190, 346, 346f
Buccal branches of mandibular nerve, 347, 347f
Buccal fascial space, 473, 476f
Buccal nerve, 180f, 182, 220–226, 569, 571f–572f
Buccal surface of teeth, 357, 358f
Buccal vein, 175, 236, 344–345, 345f
Buccinator lymph nodes, 659f
Buccinator muscle, 346, 346f
    cheeks and, 343

    facial expression and, 164, 165f
    long buccal nerve block and, 572f
    mastication and, 230f, 232f–233f, 239
    oral cavity floor and, 356f
    pharyngeal muscles and, 433f–434f
    soft palate and, 353f
Buccopharyngeal fascia, 426, 426f, 433f, 468f, 469–470, 476f

C

C cells, 123
Caldwell-Luc procedure, 337, 337f
Camper's layer of abdominal wall, 590, 591f
Canine fascial space, 473
Canines (cuspids), 358f, 360–367, 361f, 364f, 396f–397f
Capsule
    of inner ear, 492f
    of parotid gland, 189, 202
    of temporomandibular joint, 243–246, 247f–248f, 250f
Carbamazepine, 183
Carcinomas
    parotid gland, 202, 202f
    squamous cell, 422, 422f
Cardiac vagal branches of vagus nerve, 139
Caries, 389, 389f
Caroticotympanic branch of internal carotid artery, 501, 502f
Carotid arteries. See Common carotid arteries; External carotid artery; Internal carotid artery.
Carotid canal
    in superior view of cranial base, 51, 53f
    temporal bone and, 32, 33f
Carotid sheath, 108, 469–470, 470f, 477–478, 478f
Carotid triangle, 111, 116, 117f
Carpal bones, 595, 595f
Carpus, 638, 638f
Cartilage derived from pharyngeal arches, 5, 6f, 11f
Cartilaginous neurocranium, 10, 12, 12f
Cavernous sinus
    eye and orbit drained by, 530–532, 533f
    face drained by, 176f
    sphenoid bone and, 34
    sphenoidal sinus and, 329, 329f
Cavernous sinus syndrome, 185, 185f
Cecum, 627, 628f
Celiac artery, 642–643, 642f
Cellulitis, 333, 477–479
Cementum, 359, 359f
Central incisors, 358f, 360–367, 361f, 365f, 397f
Central nervous system, 549f
    brain and, 68f–69f, 69
    general information about, 68, 68f
    spinal cord and, 70, 70f–71f
Central retinal artery, 515f, 530–532, 531f
Central retinal vein, 515f
Central sulcus (of Rolando), 68f, 69
Cerebellum, 69, 69f
Cerebral aneurysms, 538
Cerebral cortex, 68f, 69
Cerebral nerves. See Cranial nerves.
Cerebrum, 68f, 69
Cervical branch of facial nerve, 168, 182, 190, 191f
Cervical emphysema, 481, 481f
Cervical enlargement of spinal cord, 70, 70f

Index

Cervical fascia
    clinical correlates for, 479–481, 479f–481f
    deep. See Deep cervical fascia.
    fascial spaces of, 471–478, 472f
        infrahyoid, 477–478, 478f
        suprahyoid, 473–475, 476f
        traversing length of neck, 477–478, 478f
    general information about, 466, 466f–467f
    superficial, 466, 468, 468f
Cervical line of tooth, 359
Cervical lymph nodes, 657–658, 659f
Cervical plexus
    facial innervation by, 177, 177f, 181f
    neck innervation by, 142, 143f, 144, 145f
    posterior triangle and, 120
    scalp innervation by, 159, 160f
Cervical spinal nerves, 70, 70f
Cervical vertebrae
    fractures of, 64, 64f
    major ligaments of
        external, 58, 58f
        internal, 59–60, 60f
    parts and characteristics of, 56, 56f–57f
Cheeks. See also Face.
    arterial supply to, 344–345, 344f
    development of, 13
    as oral cavity boundary, 354, 354f
    sensory innervation of, 347, 347f
    structural features of, 164, 343
    venous drainage from, 344–345, 345f
Children, inferior alveolar nerve block in, 570
Choanae (posterior nares), 286, 286f
Chorda tympani branch of facial nerve, course of
    infratemporal fossa, 214, 220–226, 223f, 225f–226f
    oral cavity floor, 377–378, 378f
    salivary glands, 386
    sublingual glands and, 557
    tongue, 410–412, 413f
Chorda tympani nerve, 488f, 489, 490f, 571f
Choroid, 515f, 516, 520f
Chromosome 22, DiGeorge syndrome and, 22
Chronic sinusitis, 333, 333f–334f
Ciliary body, 515f, 516, 520f
Ciliary ganglion, 4
    characteristics of, 553
    nerve roots connected to, 528f
    nerve supply to nasal cavity and, 299f
    in orbit, 520f, 523f
Ciliary muscle, 80, 81f
Ciliary processes, 515f
Cingulum, 359
Circular esophageal muscle, 427f, 433f
Circumvallate papillae, 402
Class II malocclusion, inferior alveolar nerve block in, 570
Class III malocclusion, inferior alveolar nerve block in, 570
Clavicle, 120, 592, 592f
Cleft lip and palate, 23, 23f–24f
Clinical crown, 359
Clinical root, 359
Clivus, 34, 35f
Closed angle glaucoma, 539
Coccygeal spinal nerves, 70, 70f, 73f
Coccyx, 596, 597f
Cochlea, 486f–487f, 491

Cochlear duct, 491, 492f–493f
Cochlear nerve, 498, 498f
Collateral ligaments, 243–246, 247f
Commissure of lips, 278f, 343, 343f
Common carotid arteries, 116, 125, 134f, 158f, 170f. See also External carotid artery; Internal carotid artery.
Common facial vein, 135, 137f–138f
Common tendinous ring, 517, 518f
Communicating veins, 176f
Complete cleft of lip and palate, 23, 24f
Compressor naris muscle, 166
Concha bullosa, 308f
Conchae, nasal
    of auricle, 487, 488f
    in facial skeleton, 155f
    inferior, 27–28, 41, 41f, 289, 289f–290f, 308f–309f
    on lateral walls, 286f
    middle, 289, 289f–290f, 308f–309f
    as nasal cavity boundary, 287, 288f
    structures drained by, 289, 289f–290f
    superior, 289, 289f, 309f
Condylar canal, 51, 53f
Condylar process, 44, 45f, 214
Cone of light, 488f
Cones, retinal, 72–73, 78, 520f
Connective tissue
    of the scalp, 156, 156f, 159
    structures, derived from pharyngeal arches, 5
Conus elasticus, 454, 455f
Conus medullaris, 70f
Coracobrachialis muscle, 605
Corniculate cartilage, 448, 448f, 453, 453f
Corniculate tubercle, 427f
Coronoid notch, 570, 571f
Coronoid process, 44, 45f
Corrugator supercilii muscle, 166, 167f
Corti, spiral organ of, 96, 96f, 493f
Costocervical artery, 130, 131f
Cranial nerves. See also Neuroanatomy.
    I (olfactory). See Olfactory (I) nerves.
    II (optic). See Optic (II) nerve.
    III (oculomotor). See Oculomotor (III) nerve.
    IV (trochlear). See Trochlear (IV) nerve.
    V (trigeminal). See Trigeminal (V) nerve.
    VI (abducens). See Abducens (VI) nerve.
    VII (facial). See Facial (VII) nerve.
    VIII (vestibulocochlear). See Vestibulocochlear (VIII) nerve.
    IX (glossopharyngeal). See Glossopharyngeal (IX) nerve.
    X (vagus), see vagus (X) nerve
    XI (accessory). See Accessory (XI) nerve.
    XII (hypoglossal). See Hypoglossal (XII) nerve.
    clinical correlates for, 104–105, 104f–105f
    derived from pharyngeal arches, 4–5, 4f
    functional components (columns) of, 75, 75f
    general information about, 74, 74f
    orbit innervation by, 519, 520f–521f, 521–529, 523f–524f
    peripheral nervous system and, 72
    questions/answers about, 655–656
    spinal nerves and, 73f
Cranial part of accessory nerve, 414
Craniosacral fibers, 547–548
Cranium, 26
Cretinism, 150

Index

Cribriform plate
   of ethmoid bone, 38, 39f, 77f
   foramina of, 51, 53f
   as nasal cavity boundary, 287, 287f
   nerve supply to nasal cavity and, 299f
Cricoarytenoid joint, 451, 454
Cricoid cartilage
   of larynx, 448, 448f, 450, 450f
   pharynx and, 433f
Cricopharyngeal portion of inferior constrictor muscle, 442, 442f–443f
Cricopharyngeus muscle, 427f, 433f–434f
Cricothyroid joint, 449–450, 449f–450f, 454
Cricothyroid ligament, 449f
Cricothyroid membrane, 462–464, 462f
Cricothyroid muscles, 456–457, 456f–457f
Cricothyrotomy, 462–464, 462f
Cricotracheal ligament, 454
Crista galli, 38, 308f
Cristae of semicircular canals, 96, 96f–97f
Crown of tooth, 359, 359f
Cruciate ligament, 59–60, 60f
Crura of antihelix, 488f
Crus helix, 487, 491
Crux of helix, 488f
Cuneiform cartilage, 448, 453, 453f
Cuneiform tubercle, 427f
Cuspids. *See* Canines (cuspids).
Cusps, 359, 359f
Cytoplasm, 66

D

Danger space, 477–478, 478f
Deep auricular artery
   to external ear, 499, 500f
   to infratemporal fossa, 216–220, 217f–218f
   to temporomandibular joint, 248, 248f
Deep cervical artery, 130, 131f
Deep cervical fascia. *See also* Carotid sheath.
   carotid triangle and, 116
   deep layer of, 108, 109f, 469–470
   general information about, 466, 466f–467f
   investing layer of. *See* Superficial layer of deep cervical fascia.
   middle layer of, 108, 469–470
   superficial layer of. *See* Superficial layer of deep cervical fascia.
Deep facial vein, 176f, 282f
   infratemporal fossa and, 216–220, 219f
Deep lateral cervical lymph nodes, 657–658
Deep layer of deep cervical fascia, 108, 109f, 469–470
Deep lingual artery, 342f, 404f, 416, 417f
Deep lingual nerves, 342f
Deep lingual veins, 342f, 404
Deep lymph nodes, 657–658, 659f
Deep petrosal nerve, 301, 302f
Deep temporal arteries, 172f, 210–211, 210f, 216–220, 217f
   to masticatory muscles, 234, 235f
Deep temporal nerves, 212, 213f
Deep temporal veins, 210–211, 236
Deglutition
   mastication and, 230, 239, 240f
   process of, 442, 442f–443f
   soft palate and, 351

Deltoid muscle, 603, 604f
Dendrites, 66, 66f
Dens
   apical ligament of, 59–60, 60f
   of axis, 56, 56f
Dental caries, 204, 389, 389f
Dental implants, 338–339, 338f–339f
Dental notation systems, 360
Dentin, 359, 359f
Dentoalveolar abscesses, 480, 480f
Depressor anguli oris muscle, 164, 165f
Depressor labii inferioris muscle, 164, 165f
Depressor septi (nasi) muscle, 166, 167f
Descending colon, 627, 628f
Descending palatine artery, 261f, 262–264, 263f
Descending palatine vein, 262–264
Deviated septum, 306, 306f, 308f
Diabetic retinopathy, 541, 541f
Diaphragm, 614, 615f, 641f
Diencephalon, 69
Digastric fossa, 44, 45f
Digastric muscle
   parotid gland and, 188–189
   pharyngeal muscles and, 434f
   subdividing triangles by, 126, 126f
   in suprahyoid region, 111, 127
Digastric triangle. *See* Submandibular triangle.
DiGeorge syndrome, 22, 22f
Digestion, mastication and, 239, 240f
Dilator naris muscle, 166
Diplopia, 80
Discriminative touch (sensation), 82, 92f, 410–412
Dislocations, mandibular, 252, 252f
Distal surface of teeth, 357, 358f
Dorsal interosseus muscles, 609, 610f
Dorsal lingual arteries, 416, 417f
Dorsal motor nucleus, 565
Dorsal nasal artery
   to eye and orbit, 530–532, 531f
   to face, 172f
   to nose, 280–282, 281f
Dorsal rami
   scalp innervation by, 159, 160f
   sensory innervation of neck by, 142, 143f
Dorsal scapular artery, 120, 121f, 130, 131f
Dorsal scapular nerve, 120, 650
Dorsum of nose, 278
Dorsum sellae, 34, 35f
Dry mouth, 204, 204f
Duct system of abdomen, 631, 631f
Ductus deferens, 634, 634f
Ductus reuniens, 492f
Duodenum, 624, 624f
Dystonia, 148

E

Ears
   arterial supply to
      external, 499, 500f
      inner, 503, 503f
      middle, 501, 502f
   clinical correlates for, 506–508, 506f–508f
   general information about, 484, 485f–486f
   glossopharyngeal nerve to, 98, 99f

Index

muscles of, 494, 494f
sensory innervation of
    external, 495, 496f
    inner, 498, 498f
    middle, 497, 497f
structures and boundaries of
    external, 487, 487f–488f
    inner, 491, 492f–493f
    middle, 489, 489f–490f
venous drainage from, 504, 505f
Ectoderm, 2, 4
Ectopic thyroid, 19, 19f
Edema, periorbital, 185, 185f
Edentulous patients, 570
Edinger-Westphal nucleus
    characteristics of, 553
    GVE fibers and, 80, 80f–81f
    parasympathetics of the eye and, 527, 528f
Embryonic development
    clinical correlates for, 19–23, 19f–24f
    of face, 13, 13f–14f
    general information about, 2, 2f–3f
    of palate, 15, 15f–16f
    of pharyngeal arches, 2, 4–5, 4f
        anomalies of, 20–22, 20f–22f
        derivatives of, 5, 6f
    of pharyngeal clefts, 7–9
    of pharyngeal membranes, 7–8, 7f
    of pharyngeal pouches, 4, 7–9, 7f–9f
        anomalies of, 19, 19f
    of skull, 10–12, 11f–12f
    of thyroid gland, 18, 18f
    of tongue, 17, 17f
Emissary veins, 291–294
Enamel, tooth, 359, 359f
Endoderm, 2, 3f, 4
Endolymphatic duct, 491, 492f
Endolymphatic sac, 492f
Endoscopic sinus surgery, functional, 340, 340f
Epicranius muscle, 167f
Epiglottic vallecula, 428, 442, 442f–443f
Epiglottis
    cartilage, 448, 448f, 452, 452f
    laryngopharynx and, 429, 429f
    swallowing and, 442, 442f–443f
    tongue and, 409f
Epistaxis, 304–308, 305f
Epithalamus, 69
Epitympanic recess, 489, 490f
Erythroplasia of tongue, 422
Esophagus, 118, 125
Ethmoid bone
    anatomy of, 38, 39f
    in facial skeleton, 155f
    nasal cavity and, 287, 287f–288f
    orbital plate of, 513f
    paranasal sinuses and, 315
    structures articulating with, 27–28, 27f
Ethmoid bulla, 38
Ethmoid labyrinth, 38
Ethmoid sinuses
    arterial supply to, 322, 322f
    Caldwell-Luc procedure in, 337, 337f
    conchae and, 289

drainage of, 315
features of, 313, 313f–314f
general information about, 320, 320f–321f
imaging of, 324f
nasal cavity and, 287
nerve supply to, 323–324, 323f
sinusitis in, 333
Ethmoidal branches of venous plexus, 291–294
Exophthalmos, 185
Extensor carpi radialis brevis muscle, 608f
Extensor carpi radialis longus muscle, 608f
Extensor carpi ulnaris muscle, 608f
Extensor digiti minimi muscle, 608f
Extensor digitorum muscle, 608f
Extensor indicis muscle, 608f
Extensor pollicis brevis muscle, 608f
Extensor pollicis longus muscle, 608f
External acoustic meatus, 487, 487f–488f. See also External ears.
    parotid gland and, 189, 487, 487f–488f
External carotid artery
    branches of, to ear, 503f
    carotid triangle and, 116, 117f
    to external ear, 499, 500f
    to face, 158f, 170, 170f, 172, 172f
    to masticatory muscles, 234
    to neck, 130, 134f
    to nose, 279f, 281f
    to parotid bed, 190, 191f–192f, 192–193
    to scalp, 157, 158f
    to tongue, 416, 418f
External ears
    arterial supply to, 499, 500f
    clinical correlate for, 506, 506f
    general information about, 484
    sensory innervation of, 495, 496f
    structures of, 487, 487f–488f
    venous drainage from, 504, 505f
External intercostal muscle, 613, 613f
External jugular veins, 120, 121f, 135, 137f–138f
External laryngeal nerve, 116, 440, 460, 461f
External nasal artery, 174f, 280–282, 281f, 530–532
External nasal nerve, 86f, 178, 283–286, 284f
External oblique muscle, 590, 591f, 614, 615f
Extraocular muscle testing, 537, 537f
Eyeballs, 79
Eyes. See also Orbit.
    anatomy of, 510, 510f–511f
    clinical correlates for, 537–539, 537f, 539f–542f, 541–542
    components of, 514, 514f–515f, 516
    general information about, 510, 510f
    muscles of, 517, 518f–519f
    parasympathetics of, 527, 528f, 553–554, 555f–556f
    sympathetics of, 528f, 553–554

F

Face. See also Cheeks; Facial expression, muscles of; Lips; Scalp.
    adult structures of, 13
    arterial supply to, 158f, 170, 170f, 279f
        external carotid artery and branches in, 158f, 170, 170f, 172, 172f

Index

ophthalmic artery and branches in, 177–178, 177f, 179f
bones of, 154, 155f
clinical correlates for, 182f, 183–185, 184f–185f
embryotic development of, 13t–14t
fascia of, 466
general information about, 13, 154, 155f
maxilla and, 42
nerve supply to
    cervical plexus in, 177, 177f, 181f
    general information about, 177–182, 177f
    mandibular division of trigeminal nerve in, 177, 177f, 179f–180f
    maxillary division of trigeminal nerve in, 177, 177f, 179f
    motor innervation in, 182
    ophthalmic division of trigeminal nerve in, 177–178, 177f, 179f
    sensory innervation in, 178, 179f–181f
venous drainage from, 175, 175f
    communicating veins, 176f
    deep veins, 176f
    superficial veins, 175, 175f–176f
Facial artery
  carotid triangle and, 116
  to face, 170f, 172, 172f, 174f, 176f
  to lips and cheeks, 344–345, 344f
  to nasal cavity, 291–294, 293f, 302f
  to neck, 130, 134f
  to nose, 279f, 280–282
  to oral cavity floor, 368–371, 370f
  to palate, 368–371, 369f
  submandibular triangle and, 114, 115f
Facial expression, muscles of
  auricular group, 168, 169f
  general information about, 154, 161–169, 161f–162f
  nasal group, 166, 167f
  neck group, 168, 169f
  oral group, 164, 165f
  orbital group, 166, 167f
  questions/answers about, 655
  scalp group, 168, 169f
Facial lymph nodes, 657–658, 659f
Facial (VII) nerve
  Bell's palsy and, 199–205, 200f
  buccal branches of, 164, 166, 188, 188f, 190, 346f
  cervical branch of, 168, 182, 190, 191f
  chorda tympani branch of, 214, 220–226, 223f, 225f–226f
  course of
    face, 182
    middle ear, 497, 497f
    nasal cavity, 303f
    oral cavity, 346, 346f
  digastric muscle and, 126–127
  fibers and functional column types of, 94, 95f
  mandibular branch of, 164, 182, 190, 191f, 346, 346f
  as middle ear boundary, 490f
  parasympathetics of, with corresponding sympathetics, 557–559, 558f, 560f–561f
  within parotid bed, 189f, 190, 191f
  parotid gland and, 188
  in peripheral nervous system, 73f–74f, 74
  pharyngeal arches and, 4–5
  salivary gland innervation by, 381–382
  sensory facial innervation by, 154, 177–182, 177f, 347, 347f
  stylohyoid muscle and, 127
  temporal branches of. See Temporal branches of facial nerve.
  tongue innervated by, 411f
  zygomatic branches of, 164, 166, 188, 188f, 190, 191f
Facial surface of teeth, 357, 358f
Facial vein
  from eye and orbit, 530–532, 533f
  from face, 170f, 175, 175f–176f
  from neck, 135, 137f
  from nose, 280–282, 282f
  submandibular triangle and, 114, 115f
Farsightedness, 542, 542f
Fascial spaces, 471–478, 472f
  infrahyoid, 477–478, 478f
  suprahyoid, 473–475, 476f
  traversing length of neck, 477–478, 478f
Female pelvis, 635, 635f
Field blocks, 568
Filiform papillae, 402, 403f
Fimbriated fold, 342f, 404f
Fissured tongue, 400, 401f
Fistulas
  cavernous sinus syndrome and, 185, 185f
  of parotid gland, 205, 205f
Flexor carpi radialis muscle, 607f
Flexor carpi ulnaris muscle, 607f
Flexor digiti minimi brevis muscle, 609, 610f
Flexor digitorum profundus muscle, 607f
Flexor digitorum superficialis muscle, 607f
Flexor pollicis brevis muscle, 609, 610f
Flexor pollicis longus muscle, 607f
Floor of oral cavity, 355, 356f
  arterial supply to, 368–371, 370f
  of middle ear, 489
  sensory innervation of, 377–378, 378f
  venous drainage from, 372
Fold of Passavant, 351
Foliate papillae, 402, 410f
Fontanelles, 11–12
Foramen cecum
  in superior view of cranial base, 51, 53f
  of tongue, 402, 403f, 409f
Foramen lacerum, 51, 53f
Foramen magnum, 30, 51, 53f
Foramen ovale
  in cranial base, 51, 53f
  sphenoid bone and, 34, 35f
Foramen rotundum
  pterygoid canal and, 273f–274f
  pterygopalatine fossa and, 259, 260f–261f
  sphenoid bone and, 34, 35f
  in superior view of cranial base, 51, 53f
Foramen spinosum
  in cranial base, 51, 53f
  sphenoid bone and, 34, 35f
Foramen transversarium, 56, 56f
Fordyce spots, 343
Fovea centralis, 516
Fractures
  of cervical vertebrae, 64, 64f

Index

Le Fort, 62, 62f
mandibular, 63, 63f
zygomatic, 61–64, 61f
Frenula
  labial, 343
  lingual, 355
Frey's syndrome, 201, 201f
Frontal bone
  anatomy of, 28, 28f
  in facial skeleton, 155f
  orbital margin and, 512, 513f
  root of nose and, 278, 279f
  structures articulating with, 27–28, 27f
  temporal fossa and, 209f
Frontal lobe, 68f
Frontal nerve, 521–529, 523f
Frontal process, 26, 43f
Frontal sinuses
  arterial supply to, 317, 317f
  conchae and, 289, 289f
  drainage of, 315
  features of, 313, 313f–314f
  general information about, 316, 316f
  imaging of, 319f
  nasal cavity and, 287, 287f–288f
  nerve supply to, 318, 318f
  sinusitis in, 333
  surgical obliteration of, 336–340, 336f
Frontalis muscle, 168
Functional endoscopic sinus surgery, 340, 340f
Funduscopy, 539f
Fungiform papillae, 402, 403f

G

Galea aponeurosis, 156, 156f, 160f, 168
Gallbladder, 631, 631f
Ganglion, 66
General functional columns of cranial nerves, 75
General somatic afferent (GSA) function. See GSA (general somatic afferent) function.
Geniculate ganglion, 200f
Geniculum of facial nerve, 486f, 490f
Genioglossus muscle
  hypoglossal nerve paralysis and, 105
  hypoglossal nerve to, 103, 103f
  oral cavity floor and, 356f
  tongue and, 406, 407f
Geniohyoid fascia, 468f
Geniohyoid muscle
  oral cavity floor and, 355, 356f
  in suprahyoid region, 111, 111f, 127, 127f
Geographic tongue, 400, 401f
Gingiva
  Akinosi block and, 576
  Gow-Gates block and, 574
  greater palatine nerve block and, 582
  inferior alveolar nerve block and, 570
  long buccal nerve block and, 572
  maxillary division nerve block and, 585
  mental block and, 573
  middle superior alveolar nerve block and, 583
  nasopalatine nerve block and, 581
  posterior superior alveolar nerve block and, 580
  teeth and, 359f, 388, 388f

Gingival groove, 359f
Gingivitis, 388, 388f
Glaucoma, 539, 539f–540f
Glenoid fossa, 243–246
Glossitis, xerostomia and, 204f
Glossoepiglottic folds, 402, 403f, 405
Glossopharyngeal (IX) nerve, 139, 141f
  course of
    floor of oral cavity, 377–378, 378f
    palate, 379, 380f
    pharynx, 439, 441f
    tongue, 410–412, 411f, 413f
  fibers and functional column types of, 98, 99f
  parasympathetics of, with corresponding sympathetics, 562, 563f–564f
  in peripheral nervous system, 73f–74f, 74
  pharyngeal arches and, 4–5
  salivary gland innervation by, 381–382
Glycopyrrolate, 201
Golgi apparatus, 66, 66f
Gow-Gates nerve block, 574, 575f
Graves' disease, 151
Gray matter of spinal cord, 70, 70f
Great auricular nerve, course of
  external ear, 495, 496f
  face, 181f
  neck, 142, 143f
  parotid bed, 195–197, 195f–196f
  scalp, 160f
Greater occipital nerve, 122, 142, 159, 160f
Greater palatine arteries
  to nasal cavity, 291–294, 293f
  to palate, 368–371, 369f
  to pterygopalatine fossa, 261f, 263f
Greater palatine canal, 259, 273f–274f
Greater palatine foramen
  hard palate and, 349, 350f
  imaging of, 395f
  nasal cavity and, 288f
Greater palatine nerve
  course of, 89f
    ethmoid sinuses, 323–324
    nose, 285f, 298f, 303f
    palate, 379, 380f
    pterygopalatine fossa, 261f, 265–271, 266f
  intraoral injections and, 578, 578f
  pterygopalatine ganglion and, 265–271, 268f, 272f
Greater palatine nerve block, 582, 582f
Greater palatine vein, 372
Greater petrosal nerve, parasympathetics associated with, 557
  for lacrimal gland, 535
  for nasal cavity, 300, 302f–303f
  for pterygopalatine fossa, 265–271, 270f
  for salivary glands, 386, 387f
Greater petrosal nerve groove, 486f
Greater wing of sphenoid bone
  anatomy of, 34, 35f
  infratemporal fossa and, 214, 214f
  orbital surface of, 513f
  temporal fossa and, 209, 209f
GSA (general somatic afferent) function
  characteristics of, 75
  facial nerve and, 94

Index

glossopharyngeal nerve and, 98, 139
tongue and, 410–412
trigeminal nerve and, 82, 82f
vagus nerve and, 100
GSE, 75, 80, 103, 103f
GVA, 75
   facial nerve and, 94
   glossopharyngeal nerve and, 98
   vagus nerve and, 100
GVE, 75, 80
   facial nerve and, 94
   glossopharyngeal nerve and, 98
   vagus nerve and, 100
Gyri, 68f, 69

H

Haemophilus influenzae, 507
Hair cells, inner and outer, 493f
Hairy leukoplakia of tongue, 423, 423f
Hairy tongue, 400, 401f
Hand
   arterial supply to, 638, 638f
   muscles of, 609, 610f
Hangman's fracture, 64, 64f
Hard palate, 342, 349, 350f
   nerve blocks to, 578, 582
Hashimoto's thyroiditis, 150
Head and neck. *See also* Neck.
   development of. *See also* Embryonic development.
      overview of, 2, 2f
      pharyngeal arches, 4–5, 4f
      questions/answers about, 656–658
   lymphatics of, 657–658, 659f
   parasympathetic pathways of
      cranial nerve III with corresponding sympathetics, 553–554, 555f–556f
      cranial nerve IX with corresponding sympathetics, 562, 563f–564f
      cranial nerve VII with corresponding sympathetics, 557–559, 558f, 560f–561f
      cranial nerve X with corresponding sympathetics, 565, 565f
   sympathetics of, 551, 552f
Heart, 620–622, 620f–622f
Helicotrema, 492f
Helix of auricle, 487, 488f
Hemianopsia, homonymous or bilateral, 78
Hepatic portal vein, 645–646
Herpes simplex virus (HSV-1), 199, 392, 392f
Hiatus for greater petrosal nerve, 51, 53f
Hiatus for lesser petrosal nerve, 51, 53f
Hiatus semilunaris, 38, 39f
Hip bone, 600, 601f
HIV (human immunodeficiency virus) infection, 203
Homonymous hemianopsia, 78
Horizontal cell, 520f
Horizontal plate of palatine bone, 41, 41f, 43f
Horner's syndrome, 566, 566f
HSV-1. *See* Herpes simplex virus (HSV-1).
Human immunodeficiency virus (HIV) infection, 203
Humerus, 593, 594f
Hyoepiglottic ligament, 454
Hyoglossus muscle, 406, 407f, 434f
Hyoid bone

fascial spaces and, 471
in neck, 110f
   anterior triangle and, 111, 111f
   submandibular triangle and, 115f
   submental triangle and, 113
in oral cavity, 356f
pharynx and, 433f
swallowing and, 442, 442f–443f
Hyperacusis in Bell's palsy, 200f
Hyperopia, 542, 542f
Hyperthyroidism, 151, 151f
Hypoglossal canal
   in lateral portion of occipital bone, 30, 31f
   in superior view of cranial base, 51, 53f
Hypoglossal (XII) nerve, 139, 141f, 660f
   carotid triangle and, 116, 117f
   fibers and functional column type of, 103, 103f
   infrahyoid muscle and, 127
   lesions affecting, 105, 105f
   paralysis of, 421, 421f
   in peripheral nervous system, 74, 74f
   submandibular triangle and, 114, 115f
   tongue innervation by, 414, 415f
Hypoglossus muscle, 115f, 356f
Hypophyseal fossa, 34, 35f
Hypothalamus, 69
Hypothyroidism, 150, 150f

I

Ileum, 625, 626f
Iliacus muscle, 614, 615f
Iliocostalis cervicis muscle, 611, 612f
Iliocostalis lumborum muscle, 611, 612f
Iliocostalis thoracis muscle, 611, 612f
Ilium, 600, 601f
Incisal surface of teeth, 357, 358f
Incisive artery, 371, 371f
Incisive canal, 299f
Incisive foramen, 15, 349
Incisive fossa, 350f, 395f
Incisive nerve, 375
Incisive papilla, 349, 350f
Incisors
   incus, 488f, 489, 490f
   mandibular, 360–367, 365f
   maxillary, 360–367, 361f
Infections
   abscesses, 480, 480f
   Bell's palsy and, 199
   fascial spaces and, 471
      in infrahyoid region, 477–478, 478f
      in suprahyoid region, 473–475, 476f
      traversing length of neck, 477–478, 478f
   Ludwig's angina, 479–481, 479f
   of paranasal sinuses, 312f, 335f
   parotitis and, 203
   sinusitis, 333–340, 333f–334f
Inferior alveolar artery, 216–220, 217f, 371, 371f
Inferior alveolar nerve, 574, 575f–577f, 576
   infratemporal fossa and, 220–226, 222f–223f
   teeth and, 375
Inferior alveolar nerve block, 570, 571f, 587
   improper administration of, temporary Bell's palsy from, 199

Index

Inferior alveolar vein, 372, 372f
Inferior cervical ganglion, 147
Inferior compartment of temporomandibular joint, 242f, 243–246, 247f
Inferior constrictor muscle, 407f, 427f, 430, 431f, 434f
    carotid triangle and, 116
Inferior deep cervical lymph nodes, 657–658, 659f
Inferior division of the oculomotor nerve, 525, 526f
Inferior horn of thyroid cartilage, 449, 449f
Inferior labial artery, 172, 172f, 344–345, 344f
Inferior labial vein, 175, 176f, 344–345, 345f
Inferior lamina of TMJ, 242f, 243–246
Inferior laryngeal arteries, 458, 458f
Inferior laryngeal nerve, 461f
Inferior laryngeal vein, 459
Inferior lateral palpebral artery, 531f
Inferior longitudinal band, 59–60
Inferior longitudinal muscle, 408, 409f
Inferior mediastinum, 619, 619f
Inferior mesenteric artery, 643, 643f
Inferior nasal conchae, 27–28, 41, 41f, 289, 289f–290f, 308f–309f
Inferior nasal meatus, 289, 289f–290f, 315
Inferior oblique muscle, 517, 518f–519f
Inferior ophthalmic vein
    from eye and orbit, 530–532
    from face, 176f
    from nose, 280–282
    from pterygopalatine fossa, 262–264, 264f
Inferior orbital fissure
    anterior view, 50, 50f
    as orbital opening, 512
    pterygopalatine fossa and, 259, 260f
Inferior palpebral artery, 530–532
Inferior pharyngeal constrictor muscle
    of pharynx, 407f, 427f, 430, 431f, 434f
Inferior rectus muscle, 517, 518f–519f
Inferior salivatory nucleus, parasympathetics of parotid gland and, 384–386, 385f
    anatomic pathway for, 195–197, 220–226, 227f, 562, 563f–564f
Inferior temporal line, 209, 209f
Inferior thyroid artery, 130
    to pharynx, 435, 437f
    thyroid gland and, 123, 124f
Inferior thyroid vein, 118, 123, 124f, 125, 135, 137f
Inferior tubercle of thyroid cartilage, 449
Inferior tympanic artery, 501, 502f
Inferior wall of orbit, 512–513
Infrahyoid fascia, 469–470
Infrahyoid fascial spaces, 471, 477–478, 478f
Infrahyoid muscles, 127
Infrahyoid region of neck, 111
Infraorbital artery
    to eye and orbit, 524, 524f
    to face, 170f, 172, 172f, 174f
    to pterygopalatine fossa, 262–264, 263f
Infraorbital canal, maxillary division nerve branches within, 89f
Infraorbital fissure, 273f–274f
Infraorbital foramen, 50, 50f
Infraorbital groove and canal, 512
Infraorbital nerve
    course of
        eye and orbit, 524, 524f
        face, 179f
        lips and cheeks, 344–345, 344f
        maxillary sinus, 327, 327f
        nasal cavity, 303f
        nose, 283–286, 284f
        pterygopalatine fossa, 265–271, 266f
        teeth, 374
    pterygopalatine fossa and, 261f
Infraorbital nerve block, 584, 584f
Infraorbital vein, 170f, 176f, 262–264, 530–532
Infraspinatus muscle, 603, 604f
Infratemporal fascial space, 473
Infratemporal fossa
    anatomy of, 208, 208f
    arterial supply to, 216–220, 217f–218f
    bordering structures of, 214, 214f–215f
    maxilla and, 26
    nervous structures of, 220–226, 222f–223f, 225f–227f
    pterygopalatine fossa and, 258, 258f, 260f
    questions/answers about, 655
    venous drainage from, 216–220, 219f
Infratrochlear artery, 530–532, 531f
Infratrochlear nerve
    course of
        eye and orbit, 521–529
        face, 178, 179f
        nose, 283–286, 284f, 299f
Injections
    intraoral. See Intraoral injections.
    intraosseous, 587
    intrapulpal, 587
    intraseptal, 587
    periodontal ligament, 587–588, 588f
Inner ears
    arterial supply to, 503, 503f
    general information about, 484
    sensory innervation of, 498, 498f
    structures of, 491, 492f–493f
    venous drainage from, 504
Inner hair cells, 486f
Inner horizontal part of lateral ligaments, 243–246
Inner limiting membrane, 520f
Innermost intercostal muscle, 613, 613f
Insula, 68f, 69
Intercalated lymph nodes, 659f–660f
Intermaxillary segment, 15
Intermaxillary suture, 279f, 395f
Intermediolateral horn nucleus, characteristics of
    for eye, 528f, 553–554
    general, 551
    for lacrimal, submandibular, and sublingual gland, 557–559
    for nasal cavity, 300, 557–559
    for parotid gland, 195–197, 562
    for pterygopalatine fossa, 265–271
Internal acoustic meatus. See also Inner ears.
    in superior view of cranial base, 51, 53f
    in temporal bones, 32
Internal auditory meatus, 200f
Internal branch of superior laryngeal nerve, 378f, 433f
Internal carotid artery
    caroticotympanic branch of, 501, 502f
    carotid triangle and, 116, 117f

Index

to face, 158f, 170, 170f
   as middle ear boundary, 490f
   to neck, 130, 134f
   to nose, 279f, 302f
Internal intercostal muscle, 613, 613f
Internal jugular lymph nodes, 660f
Internal jugular veins
   carotid triangle and, 116, 117f
   from neck, 135, 137f–138f
   pharyngeal plexus and, 438f
   in root of neck, 125
   submandibular triangle and, 115f
Internal laryngeal nerve, course of
   floor of oral cavity, 377–378, 378f
   larynx, 460, 460f–461f
   tongue, 410–412
Internal nasal nerve, 283–286, 284f
Internal oblique muscle, 614, 615f
Internal superior laryngeal nerve, 433f
Interspinous plane, 590, 591f
Intertragic notch, 487
Intracranial auditory meatus, 200f
Intramural ganglion, 565
Intraoral injections
   general information about, 568, 568f
   mandibular, 568–576
      Akinosi, 576, 576f–577f
      Gow-Gates, 574, 575f
      inferior alveolar, 570, 571f, 587
      landmarks for, 569, 569f
      long buccal, 572, 572f
      mental, 573, 573f
   maxillary, 568
      anterior superior alveolar, 584, 584f
      general information about, 578, 578f
      greater palatine, 582, 582f
      infraorbital, 584, 584f
      landmarks for, 578, 578f–579f
      maxillary division, 585, 586f
      middle superior alveolar, 583, 583f
      nasopalatine, 581, 581f
      posterior superior alveolar, 580, 580f
Intraosseous injections, 587
Intrapulpal injections, 587
Intraseptal injections, 587
Investing layer of deep cervical fascia
   of neck, 468f, 469–470, 470f
   parotid gland and, 189, 189f
   posterior triangle and, 120
   sternocleidomastoid muscle and, 108
   trapezius muscle and, 108, 109f
Iris, 514f–515f, 516
Ischium, 600, 601f

J

Jefferson fracture, 64, 64f
Jejunum, 625, 626f
Jugular foramen, 30, 51
Jugular fossa, 32, 33f, 490f, 494f
Jugular veins. See Anterior jugular vein; External jugular veins; Internal jugular veins.
Jugulodigastric lymph nodes, 657–658, 659f–660f
Jugulo-omohyoid lymph nodes, 659f–660f
Juxtavisceral lymph nodes, 657–658

K

Keratinized stratified squamous epithelium, 278
Kidneys, 633, 633f
Kiesselbach's plexus, 291

L

Labial surface of teeth, 357, 358f
Labiomental groove, 343, 343f
Labyrinthine artery, 503, 503f
Labyrinthine vein, 504
Lacrimal apparatus, 534–535, 534f, 536f
Lacrimal artery, 292f, 530–532, 531f
Lacrimal bones
   anatomy of, 36, 36f
   in facial skeleton, 155f
   nasal cavity and, 287
   orbit walls and, 513f
   structures articulating with, 27–28, 27f
Lacrimal canaliculi, 290f, 534, 534f
Lacrimal caruncle, 290f, 534
Lacrimal fossa, 36
Lacrimal glands
   GVE fibers of facial nerve and, 94
   in lacrimal apparatus, 534, 534f
   orbital and palpebral parts of, 290f
   parasympathetics of, 535, 536f, 557–559, 558f
   sympathetics of
      anatomic pathway for, 536f, 559, 560f–561f
      traversing pterygopalatine fossa, 265–271
Lacrimal nerve
   course of, 89f
   eye and orbit, 521–529, 523f
   face, 178, 179f
   nasal cavity, 299f
Lacrimal part of orbicularis oculi muscle, 166
Lacrimal sac, 290f, 534, 534f
Lamina propria of gingiva, 359f
Large intestine, 627–628, 628f
Laryngeal aditus, 442, 442f–443f
Laryngeal nerve, 115f, 140
Laryngeal prominence, 449, 449f
Laryngeal vein, 115f
Laryngitis, 463, 463f
Laryngopharynx, 429, 429f
Larynx
   anatomy of, 123, 124f, 446f–447f
   arterial supply to, 458, 458f
   carotid triangle and, 116
   cartilages of, 446f, 448, 448f
      arytenoid, 451, 451f
      cricoid, 450, 450f
      epiglottis, 452, 452f
      minor, 453, 453f
      thyroid, 449, 449f
   clinical correlates for, 462–464, 462f–464f
   general information about, 446, 446f
   joints, membranes, and ligaments of, 454, 455f
   motor and sensory branches from vagus nerve to, 460, 460f–461f
   muscles of, 456–457, 456f–457f
   muscular triangle and, 118
   swallowing and, 442, 442f–443f
   venous drainage from, 459, 459f
Lateral collateral ligament, 243–246, 247f

Index

Lateral cricoarytenoid muscle, 456–457, 456f–457f
Lateral crus, 279f
Lateral incisors, 358f, 360–367, 361f, 365f
    imaging of, 396f–397f
Lateral ligaments, 243–246, 247f
Lateral nasal artery, 172, 172f, 174f, 280–282, 281f
Lateral nasal cartilage, 278, 279f
Lateral nasal vein, 175
Lateral palpebral artery, 531f
Lateral pectoral nerve, 650
Lateral pharyngeal fascial space, 474
Lateral plate mesoderm, 2, 3f, 4
Lateral pterygoid muscle
    infratemporal fossa and, 214, 215f
    mastication and, 230f, 231, 232f–233f, 239
    in opening the mandible, 253, 254f
    pharyngeal muscles and, 434f
Lateral pterygoid nerve, 237, 238f
Lateral rectus muscle, 517, 518f–519f
Lateral semicircular canal, 486f
Lateral sulcus (of Sylvius), 69
Lateral thyrohyoid ligaments, 454
Lateral walls
    of middle ear, 489
    of nasal cavity, 286
    of orbit, 512–513
Latissimus dorsi muscle, 611, 612f
Le Fort fractures, 62, 62f
Lens, 514f–515f, 516
Lesser occipital nerve, 142, 159, 160f, 495, 496f
Lesser palatine arteries
    to nasal cavity, 293f
    to nose, 281f
    to palate, 368–371, 369f
    to pharynx, 435
    to pterygopalatine fossa, 261f, 263f
Lesser palatine foramen
    hard palate and, 349, 350f
    imaging of, 395f
    nasal cavity and, 288f
Lesser palatine nerve
    course of, 89f
        nose, 285f, 298f, 303f
        palate, 379, 380f
        pterygopalatine ganglion and, 261f, 265–271, 266f, 268f, 272f
Lesser palatine vein, 372
Lesser petrosal nerve, 214, 220–226, 223f, 226f, 490f
Lesser wing of sphenoid bone, 34, 35f, 513f
Lesser's triangle, 114
Leukoplakia, 422–423, 423f
Levator anguli oris muscle, 164, 165f
Levator labii superioris alaeque nasi muscle, 164, 165f
Levator labii superioris muscle, 164, 165f
Levator palpebrae superioris muscle, 517, 518f–519f
Levator scapulae muscle, 120, 121f, 611, 612f
Levator veli palatini muscle
    mastication and, 233f
    pharyngeal muscles and, 407f, 434f
    pharyngotympanic tube and, 353f, 432f, 490f
    in soft palate, 351–352, 351f–353f
Ligamenta flava, 58, 58f
Ligamentum nuchae, 58, 58f, 126
Light touch (sensation), 92f

Lingual artery
    carotid triangle and, 116, 117f
    to neck, 130, 134f
    to oral cavity floor, 368–371, 370f
    submandibular triangle and, 114, 115f
    to tongue, 416, 417f–418f
Lingual foramen, 27f, 51, 397f
Lingual frenulum, 355, 356f, 404, 404f, 420–423, 420f
Lingual minor salivary gland, 404f
Lingual nerve
    course of
        floor of oral cavity, 377–378, 378f
        tongue, 410–412, 413f
    Gow-Gates block and, 574
    inferior alveolar nerve block and, 570, 571f
    infratemporal fossa and, 220–226, 222f
    intraoral injections and, 569
    as oral cavity floor border, 355, 356f
    submandibular triangle and, 114
Lingual surface of teeth, 357, 358f
Lingual tonsils, 393, 402, 403f, 405
Lingual vein
    carotid triangle and, 116
    from neck, 135, 137f
    from oral cavity, 372
    submandibular triangle and, 114
    from tongue, 419, 419f
Lips. See also Face.
    arterial supply to, 344–345, 344f
    clefting of, 23, 23f–24f
    embryotic development of, 13
    frenulum of, 342f
    infraorbital nerve block and, 584
    maxillary division nerve block and, 585
    sensory innervation of, 347, 347f
    structural features of, 343, 343f
    venous drainage from, 344–345, 345f
Liver, 629, 629f
Lobule of auricle, 487, 488f
Long buccal nerve, Gow-Gates block and, 574
Long buccal nerve block, 572, 572f
Long ciliary nerves, 86f
Long thoracic nerve, 120, 650
Longissimus capitis muscle, 611, 612f
Longissimus cervicis muscle, 611, 612f
Longissimus thoracis muscle, 611, 612f
Longus capitis muscle, 128, 128f
Longus colli muscle, 128, 128f
Loose areolar connective tissue, 156, 156f
Lower motor neurons, 550f
Lower subscapular nerve, 651
Ludwig's angina, 479–481, 479f
Lumbar spinal nerves, 70, 70f
Lumbar splanchnic nerves, 73f
Lumbar vertebrae, 596, 597f
Lumbosacral enlargement, of spinal cord, 70, 70f
Lumbrical muscles, 609, 610f
Lungs, 617, 617f
Lymph, 655, 657
Lymph nodes, 655, 656f
    carotid triangle and, 116
    types of, 657–658, 659f
Lymphatic ducts, 655, 656f
Lymphatic system

Index

drainage, 657, 660f
functions of, 655
parts of, 655–658, 656f, 659f
Lymphatic vessels, 655
Lymphosarcoma, 202f
Lysosomes, 66, 66f

M

Macroglossia, 576
Macula lutea, 516
Maculae of utricle and saccule, 96, 96f–97f
Male pelvis, 634, 634f
Malleus, 489, 489f–490f
Mamelons, 360–367
Mandible
  anatomy of, 44, 45f, 51, 51f
  dislocation of, 252, 252f
  in facial skeleton, 110f
  fractures of, 63, 63f
  oblique line of, 434f
  opening the, 253, 253f–254f
  structures articulating with, 27–28, 27f
  TMJ and opening of, 251–255, 251f
Mandibular arch, 5, 357
Mandibular branch of facial nerve, 164, 182, 190, 191f, 346, 346f
Mandibular condyles, 243–246, 574
Mandibular division (V_3) of trigeminal (V) nerve
  branches within, 91f
  course of
    face, 177, 177f, 179f–180f
    infratemporal fossa, 214, 220–226, 222f–223f
    in masticatory muscles, 237, 238f, 239
    scalp, 160f
    teeth, 375, 376f
    temporal fossa, 212, 212f–213f
  GSA fibers and, 82, 82f
  oral cavity innervation by, 373–379, 373f
  pharyngeal arches and, 4
  sensory innervation of neck by, 143f
  temporal fossa innervation by, 213f
Mandibular foramen, 27f, 51
Mandibular injections, 568–576
  Akinosi, 576, 576f–577f
  Gow-Gates, 574, 575f
  inferior alveolar, 570, 571f, 587
  landmarks for, 569, 569f
  long buccal, 572, 572f
  mental, 573, 573f
Mandibular lymph nodes, 659f
Mandibular mucosa, 570
Mandibular processes, 4–5, 11
Mandibular ramus, 189, 189f, 191f, 569, 569f
Mandibular teeth. *See* Teeth: mandibular.
Mandibular torus, 390
Manubrium, 125, 598, 599f
Manus, 638, 638f, 650–652
Marginal mandibular branch of facial nerve, 191f, 212f
Masseter muscle
  mastication and, 230f, 231, 232f, 239
  parotid gland and, 188–189
Masseteric artery, 216–220, 217f, 234, 235f
Masseteric branch of mandibular nerve, 220–226, 223f, 231
Masseteric nerve, 235f, 237, 238f, 571f

temporomandibular joint and, 250, 250f
Masseteric vein, 236
Mastication, muscles of
  anatomy of, 230–231, 230f, 232f–233f
  arterial supply to, 234, 235f
  clinical correlate for, 239, 240f
  motor branches of trigeminal nerve in, 237, 238f
  questions/answers about, 656
  venous drainage from, 236, 236f
Masticator fascial space, 475, 476f
Mastoid air cells, 32
Mastoid antrum, 489, 490f
Mastoid foramen, 51, 53f
Mastoid lymph nodes, 657–658, 659f
Mastoiditis, 508, 508f
Maxillae
  anatomy of, 42, 42f–43f
  anterior nasal spine of, 279f
  in facial skeleton, 155f
  infratemporal fossa and, 214, 214f–215f
  nasal cavity and, 287, 288f
  orbital margin and, 512, 513f
  palatine process of, 349, 350f
  pterygopalatine fossa and, 259
  root of nose and, 278
  structures articulating with, 27–28, 27f
Maxillary arch, 357
Maxillary artery
  to external ear, 499, 500f
  to face, 172, 172f
  to infratemporal fossa, 214, 216–220, 217f–218f
  ligation of, for severe posterior epistaxis, 304, 305f
  to masticatory muscles, 231, 232f, 234, 235f
  to nasal cavity, 291–294, 293f
  to nose, 280–282, 281f
  to palate, 368–371, 369f
  to parotid bed, 192–193, 192f
  to pterygopalatine fossa, 261f, 262–264, 263f
  to teeth, 371, 371f
Maxillary division (V_2) of trigeminal (V) nerve
  across pterygopalatine fossa, 265–271, 270f
  branches within, 89f
    associated with pterygopalatine ganglia, 265–271, 268f
  course of
    eye and orbit, 519, 524, 524f
    face, 177, 177f, 179f
    infratemporal fossa, 220–226, 222f
    maxillary sinus, 327, 327f
    nasal cavity, 295, 295f, 300, 302f–303f
    nose, 283–286, 284f–285f
    oral cavity, 373–379, 373f
    palate, 379, 380f
    pterygopalatine fossa, 265–271, 266f
    scalp, 159, 160f
    teeth, 374
  GSA fibers and, 82, 82f
  nerve blocks to, 585, 586f
  parasympathetics associated with, 557
  pharyngeal arches and, 4
Maxillary injections
  anterior superior alveolar, 584, 584f
  general information about, 578, 578f
  greater palatine, 582, 582f

Index

infraorbital, 584, 584f
landmarks for, 578, 578f–579f
maxillary division, 585, 586f
middle superior alveolar, 583, 583f
nasopalatine, 581, 581f
posterior superior alveolar, 580, 580f
Maxillary processes, 4–5, 11
Maxillary prominence, 15
Maxillary sinus
arterial supply to, 326, 326f
boundaries and relations of, 287
Caldwell-Luc procedure in, 337, 337f
conchae and, 289, 289f
drainage of, 315
features of, 313, 313f–314f
general information about, 325–328, 325f
imaging of, 308f, 328f, 395f–396f
nerve supply to, 303f, 327, 327f
sinusitis in, 333, 334f
Maxillary teeth. See Teeth: maxillary.
Maxillary vein
from ears, 504
from face, 176f
from infratemporal fossa, 216–220, 219f
from masticatory muscles, 236
from parotid bed, 192–193
from pterygopalatine fossa, 264f
from temporal fossa, 210–211, 211f
from temporomandibular joint, 249, 249f
Meckel's cartilage, 44
Medial antebrachial cutaneous nerve, 651
Medial brachial cutaneous nerve, 650
Medial collateral ligament, 243–246, 247f
Medial crus, 279f
Medial palpebral artery, 530–532, 531f
Medial pectoral nerve, 651
Medial pterygoid muscle
infratemporal fossa and, 214, 215f
mastication and, 230f, 231, 233f, 239
parotid gland and, 189, 189f
Medial pterygoid nerve, 220–226, 237, 238f
Medial rectus muscle, 517, 518f–519f
Medial wall
of middle ear, 489
of orbit, 512–513
Median cricothyroid ligament, 449f, 454
Median sulcus, 402, 403f
Median thyrohyoid ligament, 454
Mediastinum, 618–619, 618f–619f
Medulla, 69
Medulla oblongata, 139
Membranous labyrinth, 96, 96f–97f, 491, 492f, 505f
Membranous neurocranium, 10
Membranous superficial layer of abdominal wall, 590, 591f
Meningeal nerve, 89f, 220–226
Meningitis, 333
Mental artery, 172, 172f, 344–345, 344f, 371
Mental branch of inferior alveolar artery, 372
Mental branch of inferior alveolar nerve, 180f, 347f, 375
Mental foramen, 27f, 44, 45f, 50–51, 50f, 573
Mental nerve, 180f, 347, 347f, 571f, 573f
teeth and, 375
Mental nerve block, 573, 573f
Mental protuberance, 343f

Mental vein, 175, 176f, 344–345, 345f
Mentalis muscle, 164, 165f
Mesial surface of teeth, 357, 358f
Mesoderm, 2, 3f
Microglia, 67, 67f
Microvascular decompression, 184f
Midbrain, 69, 69f, 92f
Middle cervical ganglion, 147, 147f
Middle constrictor muscle, 430, 432f–434f, 434
carotid triangle and, 116
Middle cranial fossa, 26, 89f
Middle ears, 488f
arterial supply to, 501, 502f
clinical correlate for, 507, 507f
general information about, 484
sensory innervation of, 497, 497f
structures of, 489, 489f–490f
venous drainage from, 504, 505f
Middle layer of deep cervical fascia, 108, 469–470
Middle meningeal artery, 216–220, 217f
Middle nasal conchae, 289, 289f–290f, 308f–309f
Middle nasal meatus
anatomy of, 289, 289f
drainage of, 315
ethmoid sinuses and, 320
frontal sinuses and, 316
maxillary sinus and, 325
Middle pharyngeal constrictor muscle, 430, 432f–434f, 434
Middle scalene muscle, 128, 128f
Middle superior alveolar artery, 326, 326f, 371, 371f
Middle superior alveolar nerve
course of, 89f
maxillary sinus, 327, 327f
nasal cavity, 299f
teeth, 374
intraoral injections and, 578, 579f
Middle superior alveolar nerve block, 583, 583f
Middle superior alveolar vein, 372
Middle temporal artery, 210–211, 210f, 234, 235f
Middle temporal vein, 210–211, 211f, 236, 236f
Middle thyroid vein, 116, 135, 137f
Midline groove of tongue, 403f
Midline septum of tongue, 402
Mimetic muscles, 154
Minor's starch iodine test, 201
Mitochondria, 66, 66f
Mixed dentition, 357
Modiolus of cochleas, 486f, 491
Molar glands, cheeks and, 343
Molars
deciduous vs. permanent, 358f
imaging of, 396f–397f
mandibular, 367, 367f
maxillary, 363, 363f
posterior superior alveolar nerve block and, 580, 580f
Mucobuccal fold, 343
Mucocele, 391, 391f
Mucous membrane of oral cavity floor, 355
Müller cell, 520f
Multipolar neurons, 66, 66f
Mumps, 203, 203f
Muscular branch of ophthalmic artery, 530–532, 531f
Muscular process of arytenoid cartilage, 451, 451f
Muscular triangle, 109f, 111, 118, 119f

Index

Musculocutaneous nerve, 650
Musculoskeletal region of cervical fascia, 468f, 469–470
Musculus uvulae, 351–352
Mydriasis, 80
Mylohyoid line, 44, 45f
Mylohyoid muscle
    oral cavity floor and, 355, 356f
    submandibular triangle and, 114, 115f
    in suprahyoid region, 111, 111f, 127, 127f
Mylohyoid nerve, 114, 356f, 574, 576
    infratemporal fossa and, 220–226, 222f
Myopia, 542, 542f

N

Nasal bones
    anatomy of, 36, 36f
    anterolateral view, 279f
    in facial skeleton, 155f, 278, 278f
    nasal cavity and, 287f–288f
    structures articulating with, 27–28, 27f
Nasal branch of infraorbital artery, 279f, 280–282
Nasal branch of infraorbital nerve, 283–286, 284f–285f
Nasal cavity
    anatomy of, 286–301, 286f, 315f
    arterial supply to, 291–294, 292f–293f
    autonomics traversing pterygopalatine fossa and, 265–271
    bones of, 315f
    boundaries and relations of, 287, 287f–288f
    clinical correlates for, 304–308, 305f–307f
    conchae of. See Conchae, nasal.
    general information about, 276, 276f–277f
    imaging of, 308, 308f–309f
    maxilla and, 26
    parasympathetics of, 300, 303f, 557–559, 558f
    sensory innervation of, 295–301, 295f–296f, 298f–299f, 302f–303f
    sympathetics of, 300–301, 303f
        anatomic pathway for, 559, 560f–561f
    venous drainage from, 291–294, 294f
Nasal group of muscles of facial expression, 166, 167f
Nasal polyp, imaging of, 309f
Nasal septum
    deviated, 306, 306f, 308f
    ethmoid bone and, 38
    nasal cavity and, 286, 287f
    vomer and, 40
Nasal sinuses. See Paranasal sinuses.
Nasal venous plexus, 286, 291–294, 294f
Nasal vestibule, 278f, 286f–287f
Nasalis muscle, 166, 167f, 174f
Nasociliary branch of trigeminal nerve ophthalmic division, 86f, 178
Nasociliary nerve
    course of, 323–324, 521–529, 523f
    ophthalmic division (V1) and, 86f
Nasofrontal vein, 170f
Nasolabial groove, 343
Nasolabial lymph nodes, 659f
Nasolabial sulcus, 278f, 343f
Nasolacrimal canal, 512
Nasolacrimal duct
    drainage of, 315
    imaging of, 309f

nasal cavity and, 286, 289, 289f
opening of, 288f–290f, 534f
orbit and, 512, 534
Nasopalatine nerve
    course of
        nasal cavity, 303f
        nose, 285f, 298f–299f
        palate, 379, 380f
    intraoral injections and, 578
    nasopalatine nerve block and, 581
    pterygopalatine fossa and, 261f, 265–271
    pterygopalatine ganglion and, 265–271, 268f
Nasopalatine nerve block, 581, 581f
Nasopharynx, 428, 429f
Nearsightedness, 542, 542f
Neck, 107–151. See also Cervical vertebrae; Head and neck.
    arterial supply to
        carotid, 130, 134f
        subclavian, 130, 131f
    cervical plexus of, 144, 145f
    clinical correlates for, 148, 148f–151f, 150–151
    cranial nerves of, 139, 141f
    deep fascia of, 469–470, 470f
    facial expression muscles and, 168, 169f
    fascial spaces traversing length of, 471, 477–478, 478f
    general information about, 108, 109f–110f
    infrahyoid muscle of, 127
    prevertebral muscles of, 128, 128f
    questions/answers about, 655
    root of, 125, 125f
    sensory innervation of, 142, 143f
    superficial fascia of, 468, 468f
    suprahyoid muscle of, 127, 127f
    sympathetics in, 147, 147f
    triangles of
        anterior, 111, 111f–113f, 113–118, 115f, 117f, 119f
        muscles bordering, 126, 126f
        muscles subdividing, 126, 126f
        posterior, 120, 121f
        suboccipital, 122, 122f, 129, 129f
    venous drainage from, 135, 137f–138f
    ventral rami nerves of, 146, 146f
    visceral contents of, 123, 124f
Neck tumors, voice effects from, 105, 105f
Nerve blocks, 568. See also Intraoral injections.
Nervous system
    central
        brain and, 68f–69f, 69
        general information about, 68, 68f
        spinal cord and, 70, 70f–71f
    peripheral. See Peripheral nervous system.
Nervous tissue, 66–67, 66f–67f
Neural crest, 2, 4–5, 12–13
Neural plate, 3f
Neurapraxia, facial nerve, 199
Neuroanatomy. See also Cranial nerves; Nervous system.
    nervous tissue, 66–67, 66f–67f
    questions/answers about, 655–656
Neurocranium, 10, 12, 12f, 26
Neuroectoderm, 2
Neuroglia, 67, 67f
Neurons, 66, 66f
    postganglionic. See Postganglionic neurons.

INDEX   693

Index

preganglionic. *See* Preganglionic neurons.
    for trigeminal nerve sensory system, 92f
Neurotubules, 66, 66f
Nissl substance, 66, 66f
Norepinephrine, 544
Norma basalis, 26, 49, 49f
Norma frontalis, 26, 46, 46f
Norma lateralis, 26, 48, 48f
Norma occipitalis, 26, 46, 46f
Norma verticalis, 26, 47, 47f
Nose. *See also* Nasal cavity.
    anatomy of, 278–279, 278f–279f, 315f
    arterial supply to, 279–282, 279f, 281f
    clinical correlates for, 304–308, 305f–307f
    embryotic development of, 13, 13f–14f
    general information about, 276, 276f–277f
    imaging of, 308, 308f–309f
    infraorbital nerve block and, 584
    maxillary division nerve block and, 585
    nerve supply to, 283–286, 284f–285f
    venous drainage from, 280–282, 282f
Nosebleeds, 279, 304–308, 305f
Nostrils, 278f
Nucleus, 66, 66f
Nucleus solitarius, 94, 98, 100

O

Oblique arytenoid muscles, 456–457
Oblique cricoarytenoid muscle, 456–457, 456f
Oblique head of adductor pollicis muscle, 609, 610f
Oblique line
    mandibular, 434f
    of thyroid cartilage, 449, 449f
Obliquus capitis inferior muscle, 122, 122f, 129, 129f
Obliquus capitis superior muscle, 122, 122f, 129, 129f
Occipital artery
    carotid triangle and, 116, 117f
    to neck, 130, 134f
    posterior triangle and, 120
    to scalp, 157, 158f, 160f
Occipital bone, 27–28, 30, 31f
Occipital condyles, 30
Occipital lobe, 68f, 69
Occipital lymph nodes, 657–658, 659f
Occipital triangle, 120
Occipital vein
    from neck, 135, 137f
    posterior triangle and, 120
    from scalp, 158f
Occipitalis muscle, 168, 169f
Occlusal surface of teeth, 357, 358f
Oculomotor (III) nerve
    as cranial nerve, 73f
    eye and orbit innervation by, 519, 520f, 525, 526f
    eye muscles and, 518f
    fibers and functional column types of, 80, 80f–81f
    ophthalmoplegia and, 185f
    palsy, 538
    parasympathetics of, with corresponding sympathetics, 553–554, 555f–556f
    in peripheral nervous system, 74, 74f
Odontoid process, 56, 56f
    fractures of, 64, 64f
Olfactory bulb, 76f–77f, 296f, 299f

Olfactory epithelium, 286, 296, 296f
Olfactory mucosa, 77f, 296f
Olfactory (I) nerves
    nasal cavity innervation by, 285f, 295, 295f, 298f
    in peripheral nervous system, 74, 74f
    SVA and, 76, 76f–77f
Olfactory tract, 299f
Oligodendrocytes, 67, 67f
Omoclavicular triangle, 120
Omohyoid muscle
    in infrahyoid region, 111, 111f, 127
    posterior triangle and, 120
    subdividing triangles, 126, 126f
Open angle glaucoma, 539
Ophthalmic artery
    to ethmoid sinuses, 322
    to eye, 528f, 530–532, 531f
    to face, 172f, 174f
    to frontal sinuses, 317, 317f
    to nasal cavity, 291–294, 292f
    to nose, 279–282
    to sphenoid sinus, 330
Ophthalmic division (V_1) of trigeminal (V) nerve
    branches of, 85f–86f
    course of
        eye and orbit, 520f, 521–529, 523f, 535
        face, 177–178, 177f, 179f
        nasal cavity, 295, 295f, 302f
        nose, 283–286, 284f
        pterygopalatine fossa, 265–271, 270f
        scalp, 159, 160f
    frontal sinuses innervation by, 316, 318, 318f
    GSA fibers and, 82f
    parasympathetics associated with, 557
    pharyngeal arches and, 4f
    sensory innervation of neck by, 143f
Ophthalmoplegia, 185, 185f, 538
Opponens digiti minim muscle, 609, 610f
Opponens pollicis muscle, 609, 610f
Optic canal (foramen)
    anterior view, 50, 50f
    as orbital opening, 512, 513f
    sphenoid bone and, 34, 35f
    superior view, 51, 53f
Optic disc, 515f, 516
Optic (II) nerve
    eye and orbit innervation by, 520f–521f, 521–529
    in peripheral nervous system, 74, 74f
    SSA fibers and, 78, 79f
Ora serrata, 515f, 520f
Oral cavity
    boundaries of
        general information about, 348, 348f
        inferior (floor), 355, 356f
        lateral (cheeks), 354, 354f
        posterosuperior (soft palate), 351–352, 351f–353f
        superior (hard palate), 349, 350f
    clinical correlates for, 388–394, 388f–394f
    external features of
        arterial supply to, 344–345, 344f
        lips and cheeks, 343, 343f
        muscles, 346, 346f
        sensory innervation of, 347, 347f
        venous drainage from, 344–345, 345f

Index

floor of. *See* Floor of oral cavity.
general information about, 342, 342f
imaging of, 395f–397f
nasal cavity and, 287, 287f
palate of. *See* Palate.
salivary glands and. *See* Salivary glands.
sensory innervation of, 373–379, 373t
teeth in. *See* Teeth.
venous drainage from, 372, 372f
Oral group of muscles of facial expression, 164, 165f
Oral mucosa, 343
　Akinosi block and, 576
　Gow-Gates block and, 574
　maxillary division nerve block and, 585
　nasopalatine nerve block and, 581
Oral vestibule, 342–343, 342f–343f
Orbicularis ciliaris of ciliary body, 515f
Orbicularis oculi muscle, 166, 167f
Orbicularis oris muscle, 164, 165f, 230f, 232f, 343, 346, 346f
Orbit
　arterial supply to, 530–532, 531f
　bones creating margins of, 513, 513f
　cranial nerve supply to, 519, 520f–521f, 521–529, 523f–524f
　extrinsic muscle of, 517, 518f–519f
　eye, 514, 514f–515f, 516
　general information about, 510, 510f
　lacrimal apparatus of, 534–535, 534f, 536f
　lacrimal bones and, 36
　maxilla and, 26, 43f
　maxillary division nerve block and, 585
　motor innervation of, 519, 520f, 525, 526f
　nasal cavity and, 287
　openings in, 512, 513f
　sensory innervation of, 519, 520f–521f, 521–529, 523f–524f
　venous drainage from, 530–532, 533f
　walls of, 513, 513f
　zygomatic bones and, 37
Orbital branch of pterygopalatine ganglion, 331, 331f
Orbital group of muscles of facial expression, 166, 167f
Orbital part of lacrimal gland, 290f
Orbital part of orbicularis oculi muscle, 166, 167f
Organ of Corti, 96, 96f
Oropharynx, 428, 429f
Os coxae, 600, 601f
Osseous cochlea, 486f
Osseous labyrinth, 491
Osseous spiral lamina, 486f
Ossicles, 487f, 489f
Osteoarthritis of TMJ, 255, 255f
Osteology. *See* Bones.
Osteomyelitis, 333, 335f, 336
Ostium, 316, 320, 325, 329, 428
Otalgia, 507
Otic ganglion, 4
　characteristics of, for parotid gland, 195–197, 226f, 384–386, 562
　course of, 220–226, 223f, 225f, 227f, 385f, 563f–564f
　GVE fibers and, 98, 99f
　to infratemporal fossa, 214
Otitis externa, acute, 506, 506f
Otitis media, acute, 507, 507f
Outer hair cells, 486f

Ovary, 635, 635f
Oxyphil cells, 123

P

Pain
　facial nerve and, 94
　glossopharyngeal nerve and, 98
　in middle ear, 507
　nasopalatine nerve block and, 581
　parotitis and, 203
　tongue and, 410–412
　trigeminal nerve and, 82, 92f
　trigeminal neuralgia and, 182f, 183–185
　vagus nerve and, 100
Palatal (palatine) glands, 350f, 351
　parasympathetics of, 557–559, 558f
Palate
　arterial supply to, 368–371, 369f
　clefting of, 23, 23f–24f
　embryotic development of, 15, 15f–16f
　hard, 342, 349, 350f
　nasal cavity and, 287
　sensory innervation of, 379, 380f
　soft, 342, 342f, 351
　sympathetics of, 559, 560f–561f
　venous drainage from, 372, 372f
Palatine aponeurosis, 406, 433f
Palatine bones
　anatomy of, 41, 41f
　horizontal process of, 349
　nasal cavity and, 287, 287f–288f
　orbital process of, 513f
　pterygopalatine fossa and, 258f, 259
　structures articulating with, 27–28
Palatine canal, 259, 261f
Palatine (palatal) glands, 349, 350f
　parasympathetics of, 557–559, 558f
Palatine process
　hard palate and, 349, 350f
　imaging of, 395f
　of maxilla, 26
　nasal cavity and, 287
Palatine raphe, 350f
Palatine tonsils
　hard palate and, 350f
　in oral cavity, 342f
　oropharynx and, 428
　soft palate and, 351f
　tongue and, 409f
　tonsillitis and, 393
Palatine torus, 390, 390f
Palatoglossal arches, 342f, 351f, 402
Palatoglossal fold, 428
Palatoglossus muscles, 351–352, 351f, 406, 407f
Palatopharyngeal arch, 342f, 351f
Palatopharyngeal fold, 428
Palatopharyngeus muscles
　oral cavity and, 351–352, 351f–353f
　pharynx and, 430, 433f
　swallowing and, 442, 442f–443f
Palatopharyngeus sphincter, 433f
Palatovaginal canal. *See* Pharyngeal canal.
Palmar interosseus muscles, 609, 610f
Palmaris brevis muscle, 609, 610f

INDEX　695

Index

Palmaris longus muscle, 607f
Palmer Numbering System, 360
Palpebral part of lacrimal gland, 290f
Palpebral part of orbicularis oculi muscle, 166, 167f
Pancreas, 630, 630f
Papillae, 402, 403f
Parafollicular cells, 123
Paramyxovirus, 203
Paranasal sinuses
    anatomy of, 315f
    clinical correlates for, 333–340, 333f–340f
    drainage regions of, 315
    ethmoid. See Ethmoid sinuses.
    features of, 312f–314f, 313
    frontal. See Frontal sinuses.
    general information about, 312–313
    imaging of, 319f, 324f, 328f, 332f
    maxillary. See Maxillary sinus.
    nasal cavity and, 286
    nerve supply to, 303f
    sphenoid. See Sphenoid sinus.
Parasympathetic nervous system, 544, 547–548
    cranial nerve III with corresponding sympathetics, 553–554, 555f–556f
    cranial nerve IX with corresponding sympathetics, 562, 563f–564f
    cranial nerve VII with corresponding sympathetics, 557–559, 558f, 560f–561f
    cranial nerve X with corresponding sympathetics, 565, 565f
    eyes and, 527, 528f
    functions of, 547–548, 548f–550f
    lacrimal gland and, 535, 536f
    nasal cavity and, 300, 303f
    parotid bed in, 195–197, 198f
    parotid gland and, 220–226, 227f, 384–386, 385f, 387f
Parathyroid glands, 118, 123, 124f
Parathyroid hormone, 123
Paratracheal lymph nodes, 657–658
Paraxial mesoderm, 2, 3f, 12
Parietal bones, 27–29, 27f, 29f, 155f
    temporal fossa and, 209f
Parietal emissary vein, 170f
Parietal lobe, 68f, 69
Parieto-occipital sulcus, 69
Parotid bed
    arterial supply to, 192–193, 192f
    major structures of, 190, 191f
    parasympathetics of, 195–197
    questions/answers about, 655
    recess of, 189, 189f
    sensory nerves of, 195–197, 195f–196f
    sympathetics of, 195–197
    venous drainage from, 192–193, 194f
Parotid duct, 188, 190, 191f, 203f, 343, 381–382
Parotid fossa, 182
Parotid gland
    borders and structures of, 189, 189f
    clinical correlates for, 199–205, 200f–205f
    features of, 190, 381–382
    general information about, 188, 188f, 381, 381f
    glossopharyngeal nerve to, 98
    inferior portion of, 114
    parasympathetics of, 220–226, 227f, 384–386, 385f, 387f
    anatomic pathway for, 195–197, 562, 563f–564f
    as parotid bed structure, 191f
    questions/answers about, 655
    submandibular triangle and, 115f
    sympathetics of, 195–197, 562, 563f–564f
    tumors of, 202, 202f, 205
Parotid gland fascial space, 475
Parotid lymph nodes, 657–658, 659f
Parotid papilla, 354, 354f
Parotidectomy, 201
Parotitis, 203, 203f
Pars flaccida, 487, 488f
Pars tensa, 487, 488f, 490f
Passavant's ridge, 433f, 442, 442f–443f
PDL injections. See Periodontal ligament (PDL) injections.
Pectoral girdle, bones of, 592–593, 592f
Pectoral region muscles, 602, 602f
Pectoralis major muscle, 602, 602f
Pectoralis minor muscle, 602, 602f
Pedicles, 596, 597f
Pelvic splanchnic nerves, 73f
Pelvis, 597f, 600, 601f
    arterial supply to, 648, 648f
    female, 635, 635f
    male, 634, 634f
Periapical abscesses, 480, 480f
Pericardium, 620
Pericoronitis, 480, 480f
Pericranium, 156, 156f
Periodontal abscesses, 480, 480f
Periodontal ligament (PDL) injections, 587–588, 588f
Periodontium, 359f
Periorbita, 321f
Periorbital edema, 185, 185f
Peripheral nervous system
    autonomic nervous system of. See Autonomic nervous system (ANS).
    cranial nerves. See Cranial nerves.
    functions of, 549f–550f
    general information about, 72, 72f
    spinal nerves, 70, 70f, 72, 73f
Peritonsillar fascial space, 475, 476f
Perpendicular plate
    of ethmoid bone, 38, 39f, 40, 308f
    of palatine bone, 41, 41f
Petrotympanic fissure, 32, 33f
Petrous part of temporal bone, 33f, 486f
Pharyngeal aponeurosis, 427f, 433f
Pharyngeal arches
    abnormalities related to, 20–22, 20f–22f
    cranial nerves of, 4, 4f
    derivatives of, 5, 6f
    embryotic development of, 2, 4
    skull development from, 11
Pharyngeal artery, 261f, 262–264, 435
Pharyngeal branch of glossopharyngeal (IX) nerve, 439, 441f
Pharyngeal branch of vagus (X) nerve, 139, 414, 439, 441f
Pharyngeal canal, 34, 35f, 259, 260f–261f
Pharyngeal clefts, 4, 7–9
Pharyngeal constrictor muscles, 434, 434f
Pharyngeal glands, parasympathetics of, 557–559, 558f
Pharyngeal membranes, 7–8, 7f
Pharyngeal nerve, 261f, 265–271, 268f, 440

Index

Pharyngeal plexus
  pharynx innervation by, 439, 441f
  tongue innervation by, 414
  venous drainage
    from oral cavity and, 372
    from pharynx, 438, 438f
Pharyngeal pouches
  abnormalities related to, 19, 19f
  embryotic development of, 4, 7–9, 7f–9f
Pharyngeal raphe, 427f, 433f
Pharyngeal recess, 286f, 428, 429f
Pharyngeal tonsil, 393, 428, 429f
Pharyngeal tubercle, 30, 31f, 427f, 433f
Pharyngeal vein, 135, 262–264
Pharyngeal venous plexus, 216–220, 236
Pharyngitis, 444, 444f
Pharyngobasilar fascia, 426, 427f
Pharyngoepiglottic fold, 427f
Pharyngotympanic tube
  cartilaginous part of, 427f, 432f
  middle ear's anterior wall and, 489
  nasal cavity and, 286f
  pharyngeal opening of, 429f
  soft palate and, 353f
Pharynx
  arterial supply to, 435, 436f–437f
  clinical correlates for, 442, 442f–444f, 444
  general information about, 426–427, 426f–427f
  lymphatic drainage of, 660f
  muscles of, 430, 431f–433f
  parasympathetics of, 557–559
  parts of, 428–429, 429f
  potential apertures in wall of, 434, 434f
  sensory innervation of, 439–440, 441f
  trachea and, 123
  venous drainage from, 438, 438f
Philtrum, 13, 342f–343f, 343
Phonation, 123
Phrenic nerve
  in root of neck, 125
  ventral rami and, 146, 146f
Pierre Robin sequence, 20–22, 20f
Piriform aperture, 286
Piriform fossa, 429f
Piriform recess, 429
Pirogov's triangle, 114
Pituitary gland, 329, 329f
Platysma muscle
  deep fascia and, 470f
  facial expression and, 168, 169f
  superficial fascia and, 108, 109f, 468, 468f
Pleomorphic adenoma of parotid gland, 202
Pleural cavity, 616, 616f
Plica fimbriata, 355, 404
Pons, 69, 69f, 92f
Posterior auricular artery
  to external ear, 499, 500f
  to inner ear, 503, 503f
  to middle ear, 501
  to parotid bed, 192–193, 192f
  to scalp, 157, 158f
Posterior auricular muscle, 168, 169f
Posterior auricular nerve, 182, 182f
Posterior auricular vein, 194f, 504

Posterior cervical lymph nodes, 657–658, 659f
Posterior ciliary arteries, 531f
Posterior communicating artery, 185f
Posterior cricoarytenoid muscle, 456–457, 456f–457f
Posterior deep temporal artery
  to infratemporal fossa, 216–220, 217f–218f
  to masticatory muscles, 234, 235f
  to temporal fossa, 210–211, 210f
Posterior deep temporal nerve, 212, 213f, 250, 250f
Posterior deep temporal vein, 210–211, 236
Posterior digastric muscle, 114, 116
Posterior division of auriculotemporal branch of mandibular nerve
  course of
    external ear, 495, 496f
    face, 180f
    infratemporal fossa, 220–226, 222f–223f
    masticatory muscles, 231
    parotid bed, 192–193, 194f
    temporal fossa, 212, 213f
    temporomandibular joint, 250, 250f
  Gow-Gates block and, 574
Posterior division of inferior alveolar branch of mandibular nerve, 220–226, 222f–223f
Posterior division of lingual branch of mandibular nerve, 220–226, 222f–223f, 225f
Posterior division of mylohyoid branch of mandibular nerve, 220–226, 222f
Posterior division of the retromandibular vein, 192–193
Posterior ethmoidal artery
  to ethmoid sinuses, 322, 322f
  to eye and orbit, 512, 530–532, 531f
  to nasal cavity, 291–294, 292f
  to sphenoid sinus, 330, 330f
Posterior ethmoidal foramen, 50–51, 50f, 53f, 512
Posterior ethmoidal nerve
  course of
    ethmoid sinuses, 323–324, 323f
    eye and orbit, 521–529, 523f
    sphenoid sinus, 331, 331f
  nasal branches of, 295f, 299f
  in nasociliary branch of trigeminal nerve ophthalmic division, 86f
Posterior ethmoidal vein, 291–294, 294f
Posterior inferior nasal branch of the greater palatine nerve, 89f, 298f
Posterior lateral inferior nasal nerve, 302f, 323–324
Posterior lateral nasal artery branches, 322, 322f–323f, 330, 330f
Posterior lateral nasal branch of sphenopalatine artery, 281f, 293f
Posterior lateral septal branch of sphenopalatine artery, 281f, 293f
Posterior lateral superior nasal nerve, course of
  ethmoid sinuses, 323–324, 323f
  nasal cavity, 298f, 302f
Posterior longitudinal ligament, 59–60, 60f
Posterior mallear fold, 487, 490f
Posterior medial superior nasal nerve, 298f
Posterior nasal apertures. See Choanae (posterior nares).
Posterior scalene muscle, 128, 128f
Posterior superior alveolar artery
  to infratemporal fossa, 216–220, 217f
  to maxillary sinus, 326, 326f

Index

to teeth, 371, 371f
Posterior superior alveolar branch of maxillary nerve, course of, 89f
  infratemporal fossa, 220–226, 223f
  pterygopalatine fossa, 261f, 265–271, 266f
Posterior superior alveolar nerve
  course of
    maxillary sinus, 327, 327f
    nasal cavity, 299f
    teeth, 374
  intraoral injections and, 578, 579f
Posterior superior alveolar nerve block, 580, 580f
Posterior superior alveolar vein, 262–264, 372, 372f
Posterior superior nasal nerve, 298f, 302f
  pterygopalatine fossa and, 265–271
Posterior triangle, 109f
  anatomy of, 120, 121f
  superficial fascia and, 468f
Posterior wall of middle ear, 489
Postganglionic neurons
  autonomic nervous system, 544
  course of
    across pterygopalatine fossa, 265–271
    general anatomic pathway, 551
    glossopharyngeal nerve correspondence, 562
    maxillary division distribution, 265–271, 300, 386, 557
    oculomotor nerve correspondence, 553–554
    ophthalmic and maxillary division distribution, 386, 557
    ophthalmic division distribution, 265–271
    parotid gland, 195–197, 220–226, 227f, 384–386, 385f, 387f
    sympathetics of eye, 528f
    sympathetics of nasal cavity, 301
  in parasympathetic nervous system, 548f
    eyes and, 527, 528f
    glossopharyngeal nerve and, 562, 563f–564f
    lacrimal gland and, 535, 536f
    nasal cavity and, 300–301
    vagus nerve and, 565, 565f
Postglenoid tubercle, 243–246
Pouting, muscles for, 164
Preganglionic neurons
  autonomic nervous system, 544
  course of
    across pterygopalatine fossa, 265–271
    chorda tympani nerve correspondence, 557
    general anatomic pathway, 551
    glossopharyngeal nerve correspondence, 562, 563f–564f
    greater petrosal nerve correspondence, 265–271, 535, 557
    oculomotor nerve correspondence, 553–554
    ophthalmic and maxillary division distribution, 386, 535
    sympathetics of eye, 528f
    sympathetics of nasal cavity, 300
    sympathetics of parotid gland, 195–197, 198f
  in parasympathetic nervous system, 548f
    eyes and, 527, 528f
    glossopharyngeal nerve and, 562, 563f–564f
    lacrimal gland and, 535, 536f
    nasal cavity and, 300

    parotid gland and, 195–197, 198f, 220–226, 227f, 384–386, 385f, 387f
    vagus nerve and, 565, 565f
Prelaryngeal lymph nodes, 657–658
Premolars, 358f
  imaging of, 397f
  mandibular, 366, 366f
  maxillary, 362f
  nerve blocks to, 583
Pressure. See Touch (sensation).
Pretracheal fascial space, 477–478, 478f
Pretracheal layer of fascia, 469–470, 470f
Pretracheal lymph nodes, 657–658
Prevertebral deep layer of deep fascia, 108, 468f, 469–470
Prevertebral fascial space, 477–478, 478f
Prevertebral muscles, 128, 128f
Primary cleft of lip and palate, 23, 24f
Primary palate, 15, 15f
Procerus muscle, 166, 167f
Promontory, 488f, 489, 490f, 494f
Pronator quadratus muscle, 607f
Pronator teres muscle, 607f
Proprioception, 82, 92f
Prostate, 634, 634f
Pseudomonas aeruginosa, 506
Psoas major muscle, 614, 615f
Pterion, 209f
Pterygoid arteries, 216–220, 217f, 234, 235f
Pterygoid canal
  artery of
    to pharynx, 435
    to pterygopalatine fossa, 261f, 262–264, 263f
  nerve of, to pterygopalatine fossa, 261f, 265–271, 266f, 268f
  pterygopalatine fossa and, 259, 260f, 273f–274f
  sphenoid bone and, 34, 35f
  vein of, from pterygopalatine fossa, 262–264
Pterygoid fovea, 44, 45f
Pterygoid hamulus, 34, 35f, 350f, 433f
Pterygoid plexus
  ears drained by, 504, 505f
  eye and orbit drained by, 530–532, 533f
  face drained by, 175, 176f
  hematomas in, posterior superior alveolar nerve block and, 580
  infratemporal fossa drained by, 214, 216–220, 219f
  masticatory muscles drained by, 236, 236f
  nasal cavity drained by, 294f
  pterygopalatine fossa drained by, 262–264, 264f
Pterygoid processes, 34, 35f, 110f, 259
Pterygoid vein, 236
Pterygomandibular fascial space, 475, 571f
Pterygomandibular raphe
  hard palate and, 350f
  inferior alveolar nerve block and, 571f
  mandible and, 44
  pharynx and, 407f, 434f
  soft palate and, 353f, 354
Pterygomaxillary fissure, 259, 261f
Pterygopalatine fossa
  arterial supply to, 262–264, 263f
  bordering structures of, 259
  general information about, 258, 258f
  imaging of, 273f–274f

Index

maxillary division nerve block and, 585
maxillary division nerve branches associated with, 265–271, 266f
nasal cavity and, 286–287
nerve supply to, 265–271, 266f, 268f, 270f, 272f
openings for, 259, 260f–261f
palatine bone and, 41
parasympathetics associated with, 265–271, 270f
questions/answers about, 657–658
sympathetics associated with, 265–271, 272f
venous drainage from, 262–264, 264f
Pterygopalatine ganglion, 4
branches of maxillary division of trigeminal nerve and, 89f, 265–271, 268f
characteristics of, 557
for nasal cavity, 298f, 302f
for pterygopalatine fossa, 303f
for salivary glands, 386, 387f
ethmoid sinuses and, 323–324
orbital branch of, 331, 331f
parasympathetics associated with, 265–271
pterygopalatine fossa and, 258, 265–271, 268f, 272f
Ptosis, 80
Pubis, 600, 601f
Pulp cavity, 359
Pylorus of stomach, 623, 623f
Pyramid, middle ear's posterior wall and, 489
Pyramidal process, 41, 258f, 259

Q

Quadrangular membrane, 454
Quadratus lumborum muscle, 614, 615f

R

Radial artery, 637–638, 637f–638f
Radial nerve, 652, 652f
Radius, 593, 594f
Rami communicantes. See Dorsal rami; Ventral rami.
Rectum, 627–628, 628f, 634, 634f
Rectus abdominis muscle, 614, 615f
Rectus capitis lateralis muscle, 128, 128f
Rectus capitis posterior major muscle, 122, 122f, 129, 129f
Rectus capitis posterior minor muscle, 122, 122f, 129, 129f
Recurrent laryngeal nerve (branch of vagus)
to larynx, 460, 461f
lesions of, 464
to neck, 139, 141f
to pharynx, 440, 441f
in root of neck, 125
Reissner's membrane, 486f, 493f
Renal vein, 647, 647f
Respiratory epithelium, 276, 312
Retina, 78, 79f, 515f, 516
Retinopathy, diabetic, 541, 541f
Retrodiscal pad of TMJ, 242f, 243–246, 245f
Retromandibular vein, 115f, 138f, 170f, 190, 192–193, 194f, 294f
Retromolar region, 343
Retromolar trigone, 572
Retropharyngeal fascial space, 477–478, 478f
Retropharyngeal lymph nodes, 320, 657–658, 659f
Retropharyngeal space, 433f
Rheumatoid arthritis, 255
Rhinitis, 307–308, 307f
Rhomboid major muscle, 611, 612f
Rhomboid minor muscle, 611, 612f
Rhytidectomy, 166
Ribosomes, 66, 66f
Ribs, 125, 125f, 598, 599f
Right lymphatic duct, 125
Rima glottidis, 442, 456–457
Risorius muscle, 164, 165f
Robinul. See Glycopyrrolate.
Rods, retinal, 72–73, 78, 520f
Roof of middle ear, 489
Root canals of teeth, 359f, 396f
Root of neck, 125, 125f
Root of tongue, 409f
Roots of teeth, 359, 359f, 396f
Rotational movement in opening the mandible, 253, 253f–254f
Round window (fenestra cochleae), 489, 490f, 492f–493f

S

Saccule, 491, 492f–493f
Sacral spinal nerves, 70, 70f
Sacrum, 596, 597f
Saliva, 188, 381
Salivary glands
clinical correlates for, 391, 391f, 394, 394f
features of, 381–382, 383f
general information about, 381–386, 381f, 383f
oral cavity and, 342, 342f, 356f
parasympathetics of, 384–386, 385f, 387f
parotid. See Parotid gland.
sublingual. See Sublingual gland.
submandibular. See Submandibular gland.
Salivation, mastication and, 239, 240f, 381–382, 385f
Salpingopharyngeal fold, 428, 429f
Salpingopharyngeus muscle, 353f, 427f, 430, 431f, 433f
Satellite cells, 67, 67f
Scala tympani, 486f, 492f–493f
Scala vestibuli, 486f, 492f–493f
Scalene muscles
in neck, 109f, 128, 128f
posterior triangle and, 120, 121f
Scalp
arterial supply to, 157, 158f
general information about, 154
group of facial muscles, 168, 169f
questions/answers about, 655
sensory nerves of, 159, 160f
venous drainage from, 157, 158f
Scaphoid fossa, 487, 488f
Scapula, 592, 592f
Scarpa's layer of abdominal wall, 590, 591f
Schlemm's canal, 515f
Schwann cells, 67, 67f
Sclera, 514f–515f, 516
Scleral venous sinus, 515f
Secondary cleft of lip and palate, 23, 24f
Secondary palate, 15, 15f
Sella turcica, 34, 35f
Semicircular canals
cristae of, 96, 96f–97f
as inner ear boundaries, 491, 492f–493f
Semicircular ducts, 491, 492f
Seminal vesicle, 634, 634f

Index

Semispinalis capitis muscle, 120, 611, 612f
Sensory root of ciliary ganglion, 86f, 521–529, 523f
Septal artery, 280–282
Septal cartilage
    anatomy of, 279f
    boundaries and relations of, 287, 287f–288f
    imaging of, 308f
Septal dermoplasty for recurrent severe anterior epistaxis, 304, 305f
Septic thrombosis in cavernous sinus syndrome and, 185, 185f
Septum. See Nasal septum.
Serratus anterior muscle, 602, 602f
Short ciliary nerves, 86f, 520f, 523f
Shoulder
    accessory nerve lesions affecting, 104, 104f
    muscles of, 603, 604f
Sialoceles of parotid gland, 205, 205f
Sialolithiasis, 394, 394f
Sialoliths, 204
Sigmoid colon, 627–628, 628f
Sigmoid sulcus, 28
Sinus lift procedure, 339, 339f
Sinuses. See Paranasal sinuses.
Sinusitis, 333–340, 333f–334f
Sjögren's syndrome, 203
Skin
    Akinosi block and, 576
    Gow-Gates block and, 574
    over the scalp, 156, 156f, 158f
Skull
    bones of
        articulations of, 27–28, 27f
        divisions of, 26
        ethmoid bone. See Ethmoid bone.
        fractures of, 61–64, 61f–62f
        frontal bone. See Frontal bone.
        inferior nasal conchae, 27–28, 41, 41f, 289, 308f–309f
        lacrimal bones. See Lacrimal bones.
        mandible. See Mandible.
        maxillae. See Maxillae.
        nasal bones. See Nasal bones.
        occipital bone, 27–28, 30, 31f
        palatine bones. See Palatine bones.
        parietal bones, 27–29, 27f, 29f, 155f
        sphenoid bone. See Sphenoid bone.
        temporal bones. See Temporal bones.
        vomer. See Vomer.
        zygomatic bones. See Zygomatic bones (zygoma).
    development of, 10–12, 11f–12f
    general information about, 10, 26
    major foramina and fissures in
        anterior view, 50, 50f
        mandible, 51, 51f
        superior view of cranial base, 51, 53f
    of newborn, 12f
    views and sutures
        norma basalis, 49, 49f
        norma frontalis, 46, 46f
        norma lateralis, 48, 48f
        norma occipitalis, 46, 46f
        norma verticalis, 47, 47f
SMAS (Superficial Muscular Aponeurotic System), 154, 188
Soft palate
    muscles of, 433f
    as oral cavity border, 351–352, 351f–353f
    as oral cavity boundary, 342, 342f
    pharynx and, 429f
    swallowing and, 442, 442f–443f
Somatic general or special functional columns of cranial nerves, 75
Somatic nervous system, 72, 72f
Special visceral afferent (SVA) function. See SVA (special visceral afferent) function.
Sphenoethmoidal recess
    drainage of, 289, 315
    nasal cavity and, 288f–289f
    sphenoidal sinus and, 329
Sphenoid bone
    anatomy of, 34, 35f
    in facial skeleton, 155f
    infratemporal fossa and, 214, 214f–215f
    nasal cavity and, 287, 287f–288f
    structures articulating with, 27–28, 27f
    temporal fossa and, 209f
Sphenoid foramen, 51
Sphenoid sinus
    arterial supply to, 330, 330f
    boundaries and relations of, 287, 287f–288f
    conchae and, 289, 289f
    drainage of, 315
    features of, 313, 314f
    general information about, 329–331, 329f
    imaging of, 308f, 324f, 332f
    nerve supply to, 331, 331f
    sinusitis in, 333
Sphenomandibular ligament, 243–246, 247f
Sphenopalatine artery
    to ethmoid sinuses, 322, 322f
    to nasal cavity, 291–294, 293f
    to palate, 368–371, 369f
    posterior lateral nasal and septal branches of, 281f, 293f
    to pterygopalatine fossa, 261f, 262–264, 263f
    to sphenoid sinus, 330, 330f
Sphenopalatine foramen
    nasal cavity and, 286, 288f
    palatine bone and, 41, 41f
    pterygopalatine fossa and, 258f, 259
        diagram of, 261f
        imaging of, 273f–274f
        infratemporal fossa and, 260f
        vascular supply and, 263f
Sphenopalatine vein, 262–264, 291–294, 294f, 372
Spinal cord, 70, 70f–71f
Spinal nerves, 70, 70f, 72, 73f
Spinal part of spinal accessory nerve, 140
Spinalis cervicis muscle, 611, 612f
Spinalis thoracis muscle, 611, 612f
Spinous processes, 56, 56f, 60f, 596, 597f
Spiral ganglion, 486f, 493f
Spiral lamina, 493f
Spiral ligament, 486f, 493f
Spleen, 632, 632f
Splenius capitis muscle, 120, 611, 612f
Splenius cervicis muscle, 611, 612f
Squamous cell carcinoma, 422, 422f
Squamous portion
    of frontal bone, 28

Index

of occipital bone, 30
of temporal bone, 32
temporal fossa and, 209, 209f
temporomandibular joint and, 242, 246
SSA (special somatic afferent) function, 75, 78, 96
Stapedius muscle, 94, 490f, 494, 494f
Stapes, 489, 490f, 492f
Staphylococcus aureus, 506
Stellate ganglion, 147
Stensen's duct. *See* Parotid duct.
Stereocilia, 493f
Sternocleidomastoid lymph nodes, 659f
Sternocleidomastoid muscle
    accessory nerve to, 102, 102f
        lesions affecting, 104, 104f
    carotid triangle and, 116
    investing layer of deep cervical fascia around, 108, 109f
    muscular triangle and, 118
    as neck triangles' border, 126
    parotid gland and, 189, 189f
    posterior triangle and, 120
    torticollis and, 148, 148f
Sternohyoid muscle
    in infrahyoid region, 111, 112f, 127
    muscular triangle and, 118, 119f
Sternothyroid muscle
    in infrahyoid region, 111, 127
    muscular triangle and, 118, 119f
Sternum, 598, 599f
Stomach, 623–633, 623f
Stomatitis, viral, 393
Strap muscles, 118
Stratified squamous epithelium
    of cheek, 354
        nonkeratinized, 343, 404
        oral cavity floor and, 355
        taste buds and, 403f
Streptococcus pneumoniae, 507
Stripping wave in swallowing, 442, 442f–443f
Styloglossus muscle
    nerve supply to, 103, 103f
    pharynx and, 407f, 434f
    tongue and, 406, 407f
Stylohyoid ligament, 407f, 434f
Stylohyoid muscle
    facial nerve and, 94, 182
    parotid gland and, 188–189, 189f
    in suprahyoid region, 111, 112f, 127
Styloid process, 127, 214, 214f–215f
Stylomandibular fascia, 189
Stylomandibular ligament, 243–246, 247f
Stylomastoid foramen, 32, 33f, 182
Stylopharyngeus muscle, 98, 353f, 430, 432f
Subclavian artery
    to neck, 130, 131f
    posterior triangle and, 120, 121f
    in root of neck, 125, 125f
Subclavian lymph nodes, 659f
Subclavian vein, 125, 135, 137f
Subclavius muscle, 602, 602f
Subclavius nerve, 650
Subcostal muscle, 613
Subcostal plane, 590, 591f
Sublingual artery, 416, 417f

Sublingual caruncle, 342f, 381f, 404f
Sublingual ducts, 342f, 381f
Sublingual fascial space, 473
Sublingual fold, 342f, 381–382, 381f, 404f
Sublingual gland
    facial nerve and, 94, 95f
    features of, 381–382
    general information about, 381, 381f
    oral cavity floor and, 342f, 356f, 404f
    parasympathetics of, 386, 387f, 557–559, 558f
    sympathetics of, anatomic pathway for, 559, 560f–561f
Sublingual papilla, 355, 404
Submandibular duct
    oral cavity and, 342f, 355, 356f
    salivary glands and, 381–382, 381f
    tongue and, 404f
Submandibular fascial spaces, 474
Submandibular ganglion, 4, 386, 387f, 557
Submandibular gland
    facial nerve and, 94, 95f
    features of, 381–382
    general information about, 381, 381f
    oral cavity floor and, 356f
    parasympathetics of, 386, 387f, 557–559, 558f
    submandibular triangle and, 114
    sympathetics of, anatomic pathway for, 559, 560f–561f
Submandibular gland fascial space, 475
Submandibular lymph nodes, 114, 316, 320, 325, 657–658, 659f
Submandibular triangle, 109f, 111, 114, 115f
Submasseteric fascial space, 475
Submaxillary fascial space, 473
Submental artery
    to face, 172f
    to oral cavity floor, 368–371, 370f
    submandibular triangle and, 114, 115f
    to tongue, 416, 418f
Submental fascial space, 474
Submental lymph nodes, 657–658, 659f
Submental triangle, 109f, 111, 113–118, 113f
Submental vein, 114, 115f, 372, 372f
    from tongue, 419, 419f
Suboccipital nerve, 122, 122f, 129, 160f
Suboccipital triangle, 122, 122f, 129, 129f
Subparotid lymph nodes, 659f
Subscapularis muscle, 603, 604f
Subthalamus, 69
Succedaneous teeth, 357
Sulci, 68f, 69
Sulcus terminalis, 402
Superficial cervical fascia, 466, 468, 468f
Superficial fascial space, 477–478, 478f
Superficial layer of deep cervical fascia, 469–470, 470f
    general information about, 466, 467f
    parotid gland and, 189, 189f
    trapezius muscle and, 108, 109f
Superficial lymph nodes, 657–658, 659f
Superficial Muscular Aponeurotic System (SMAS), 154, 188
Superficial temporal artery
    to external ear, 499, 500f, 505f
    to face, 170, 170f, 172, 172f
    to parotid bed, 192–193, 192f
    to scalp, 157, 158f
    to temporal fossa, 210–211, 210f

Index

to temporomandibular joint, 248, 248f
Superficial temporal vein
    from ears, 504, 505f
    from face, 175
    from parotid bed, 192–193, 194f
    from scalp, 157, 158f
    from temporal fossa, 210–211, 211f
    from temporomandibular joint, 249, 249f
Superficial veins, 175, 175f–176f
Superior auricular muscle, 168, 169f
Superior cervical ganglion, 147, 147f
    anatomic pathway for sympathetics of, 562, 563f–564f
    characteristics of
        for eye, 528f, 553–554
        general, 551
        for lacrimal, submandibular, and sublingual glands, 557–559
        for nasal cavity, 301, 302f
        for parotid gland, 195–197, 198f, 562
        for pterygopalatine fossa, 265–271
Superior compartment of temporomandibular joint, 242f, 243–246, 247f
Superior constrictor muscle, 430, 431f, 434, 434f
Superior deep lateral cervical lymph nodes, 659f
Superior division of the oculomotor nerve, 525, 526f
Superior horn of thyroid cartilage, 449
Superior labial artery
    to face, 172, 172f
    to lips and cheeks, 344–345, 344f
    to nasal cavity, 291–294, 293f
    nasal septal branch of, 281f
    trauma to septal branch of, 279
Superior labial branch of infraorbital artery, 344–345, 344f
Superior labial branch of infraorbital nerve, 347, 347f
Superior labial vein, 175, 176f
    nasal cavity and, 282f, 291–294, 294f
    oral cavity and, 344–345, 345f
Superior lamina of TMJ, 242f, 243–246
Superior laryngeal artery, 437f, 458, 458f
Superior laryngeal nerve
    internal branch of, 433f
    to larynx, 460, 461f
    vagus nerve and, 139, 141f
Superior laryngeal vein, 459, 459f
Superior lateral palpebral artery, 531f
Superior ligament of malleus, 488f
Superior longitudinal band, 59–60, 60f
Superior longitudinal muscle, 408, 409f
Superior macular arteriole and venule, 515f
Superior mediastinum, 618, 618f
Superior mesenteric artery, 643, 643f
Superior nasal conchae, 289, 289f, 309f
Superior nasal meatus, 289, 289f, 315, 320
Superior oblique muscle, 517, 518f–519f
Superior omohyoid muscle, 116, 118
Superior ophthalmic vein
    from eye and orbit, 530–532, 533f
    from face, 176f
    from nose, 280–282, 282f
Superior orbital fissure, 50, 50f, 512
Superior palpebral artery, 530–532
Superior petrosal sinus, 504, 505f
Superior pharyngeal constrictor muscle, 427f, 430, 432f–434f, 434

Superior rectus muscle, 517, 518f–519f
Superior salivatory nucleus
    nasal cavity innervation and, 300, 303f
    parasympathetic nervous system and, 386, 387f, 557, 558f
    in pterygopalatine fossa, 265–271, 270f, 272f
Superior temporal line, 209, 209f
Superior thyroid artery
    carotid triangle and, 116
    muscular triangle and, 118
    to neck, 130, 134f
    to pharynx, 435
    superior parathyroid glands and, 123, 124f
    thyroid gland and, 123, 124f
Superior thyroid lymph nodes, 659f
Superior thyroid veins
    carotid triangle and, 116
    muscular triangle and, 118
    from neck, 135, 137f–138f
Superior tubercle of thyroid cartilage, 449
Superior tympanic artery, 501, 502f
Superior wall of orbit, 512–513
Supinator muscle, 608f
Supraclavicular lymph nodes, 659f
Supraclavicular nerves, 120, 142, 143f, 652f
Suprahyoid fascial spaces, 471, 473–475, 476f
Suprahyoid lymph nodes, 659f
Suprahyoid muscles, 127, 127f
Suprahyoid region of neck, 111
Supraorbital artery
    to eye and orbit, 530–532, 531f
    to face, 170f, 172f, 174f
    to frontal sinuses, 317, 317f
    to scalp, 157, 158f
Supraorbital foramen, 512
Supraorbital nerve
    course of
        eye and orbit, 521–529
        face, 178, 179f
        frontal sinuses, 318, 318f
        scalp, 159, 160f
        as frontal branch of trigeminal nerve ophthalmic division, 85f
Supraorbital vein
    from eye and orbit, 530–532
    from face, 170f, 175, 176f
    from scalp, 158f
Suprarenal glands, 633, 633f
Suprascapular artery, 120, 121f, 130, 437f
Suprascapular nerve, 120, 650
Suprascapular vein, 120, 135, 137f–138f
Supraspinatus muscle, 603, 604f
Suprasternal space, 468f, 470f
Supratrochlear artery
    to eye and orbit, 530–532, 531f
    to face, 172f, 174f
    to scalp, 157, 158f
Supratrochlear nerve
    course of
        eye and orbit, 521–529, 523f
        face, 178, 179f
        scalp, 159, 160f
        as frontal branch of trigeminal nerve ophthalmic division, 85f

Index

Supratrochlear vein, 157, 158f, 175, 176f, 530–532, 533f
Supreme intercostal artery, 130, 131f
Suspensory ligament, 520f
Sustentacular cells, 403f
Sutural bones, 26
Sutures, views and
    norma basalis, 49, 49f
    norma frontalis, 46, 46f
    norma lateralis, 48, 48f
    norma occipitalis, 46, 46f
    norma verticalis, 47, 47f
SVA (special visceral afferent) function
    of cranial nerves, 75
    facial nerve and, 94, 95f
    glossopharyngeal nerve and, 98
    olfactory nerve and, 76
    tongue and, 410–412
    vagus nerve and, 100
SVE (special visceral efferent) function
    accessory nerve and, 102
    of cranial nerves, 75
    facial nerve and, 94
    glossopharyngeal nerve and, 98
    trigeminal nerve and, 82f
    vagus nerve and, 100
Swallowing
    mastication and, 230, 239, 240f
    process of, 442, 442f–443f
Swimmer's ear, 506, 506f
Sympathetic nervous system, 544, 547–548
    clinical correlate for, 566, 566f
    eyes and, 528f
    functions of, 547–548, 548f–550f
    general anatomic pathway of, 551, 552f
    nasal cavity and, 300–301, 303f
    parotid bed in, 195–197, 198f
    T1-L2, 550f
Sympathetic trunk, 116, 125, 147, 147f
Synovial fluid, 243–246

T

Taste (sensation), 98, 99f, 410–412
Taste buds, 402, 403f, 410f
Tear formation and absorption, 534, 534f
Tectorial membrane, 59–60, 60f, 486f, 493f
Teeth
    anatomy of, 359, 359f
    arterial supply to, 371, 371f
    deciduous vs. permanent, 357–367, 358f
    dental caries and, 389, 389f
    dental notation systems for, 360
    general information about, 357–367
    imaging of, 395f–397f
    mandibular
        Akinosi block and, 576
        canines (cuspids), 360–367, 364f
        Gow-Gates block and, 574
        incisors, 360–367, 365f
        inferior alveolar nerve block and, 570, 571f
        intraoral injections and, 569
        molars, 367, 367f
        premolars, 366, 366f
        sensory innervation of, 375, 376f
    maxillary
        canines (cuspids), 360–367, 361f
        implants of, 338–339, 338f–339f
        incisors, 360–367, 361f
        intraoral injections and, 578, 584
        maxillary division nerve block, 583
        molars, 363, 363f
        permanent, 350f
        premolars, 362f
        sensory innervation of, 374–375, 376f
    permanent types of, 357, 358f, 360–367
    surfaces of, 357, 358f
    venous drainage from, 372
Tegmen tympani, 488f, 490f
Tegretol. *See* Carbamazepine.
Temperature (sensation)
    facial nerve and, 94
    glossopharyngeal nerve and, 98
    tongue and, 410–412
    trigeminal nerve and, 82, 92f
    vagus nerve and, 100
Temporal bones
    anatomy of, 32, 33f
    in facial skeleton, 133f
    infratemporal fossa and, 214, 214f–215f
    parotid gland and, 189, 189f
    structures articulating with, 27–28, 27f
    temporal fossa and, 209, 209f
Temporal branches of facial nerve
    course of, 166, 168, 182
    within parotid bed, 190, 191f
    to temporal fossa, 212, 212f–213f
Temporal fascial space, 475
Temporal fossa
    anatomy of, 208, 208f
    arterial supply to, 210–211, 210f
    bordering structures of, 209, 209f
    nerve supply to, 212, 212f–213f
    questions/answers about, 655
    venous drainage from, 210–211, 211f
Temporal lobe, 68f, 69
Temporalis muscle
    infratemporal fossa and, 214
    mastication and, 230f, 231, 232f, 239
Temporomandibular joint (TMJ)
    anatomic features of, 243–246, 244f–245f, 247f
    arterial supply to, 218f, 248, 248f
    clinical correlates for, 251–255, 251f–255f
    dysfunction of, 242
    general information about, 242, 242f
    questions/answers about, 656
    sensory innervation of, 250, 250f
    venous drainage from, 249, 249f
Temporomandibular ligament, 243–246, 247f
Tensor tympani muscle
    general information about, 494, 494f
    as middle ear boundary, 489, 490f
    in tympanic cavity, 488f
Tensor veli palatini muscle
    external acoustic meatus and, 488f
    mastication and, 233f
    pharyngeal muscles and, 433f–434f
    pharyngotympanic tube and, 353f, 432f
    of soft palate, 351–352, 351f–353f
    tendon of, 433f

Index

Teres major muscle, 603, 604f
Teres minor muscle, 603, 604f
Terminal sulcus, 403f
Thalamus, 69, 69f
Third occipital nerve, 159, 160f
Thoracic cavity, root of neck and, 125
Thoracic duct, 125, 659f
Thoracic spinal nerves, 70, 70f
Thoracic vertebrae, 125, 596, 597f
Thoracic wall, 640, 641f
Thoracodorsal nerve, 651
Thoracolumbar fibers, 547–548
Thorax
    bones of, 598, 599f
    general information about, 590
    heart in, 620–622, 620f–622f
    lungs in, 617, 617f
    mediastinum in, 618–619, 618f–619f
    muscles of, 613, 613f
    pleural cavity in, 616, 616f
    vascular supply of, 640, 641f
Thrombosis, cavernous sinus syndrome and, 185, 185f
Thyroarytenoid muscle, 456–457, 456f–457f
Thyrocervical artery, 130, 131f
Thyroepiglottic ligament, 452f, 454
Thyroepiglottic muscle, 456–457, 456f
Thyrohyoid membrane, 112f, 449, 449f, 454, 455f
Thyrohyoid muscle
    carotid triangle and, 116
    in infrahyoid region, 111, 112f, 127
    muscular triangle and, 118, 119f
Thyroid cartilage lamina, 449, 449f
Thyroid cartilage of larynx, 433f, 448–449, 448f–449f
Thyroid gland
    anatomy of, 123, 124f–125f
    carotid triangle and, 116, 117f
    ectopic, 19, 19f
    embryotic development of, 18, 18f
    hyperthyroidism and, 151, 151f
    hypothyroidism and, 150, 150f
    muscular triangle and, 118, 119f
Thyroid notch, 449
Thyroiditis, 151
Thyrotoxicosis, 151
Thyroxine, 123, 150
Tic douloureux, 182f, 183–185, 184f
TMJ. See Temporomandibular joint (TMJ).
Tongue, 355
    Akinosi block and, 576
    arterial supply to, 416, 417f–418f
    clinical correlates for, 420–423, 420f–423f
    dorsal surface structures of, 402–405, 403f
    embryotic development of, 17, 17f
    general information about, 400, 400f–401f
    glossopharyngeal nerve and, 98, 99f
    Gow-Gates block and, 574
    hypoglossal nerve lesions affecting, 105, 105f
    hypoglossal nerve's GSE fibers and, 103
    lymphatic drainage of, 660f
    mastication and, 230f
    motor innervation of, 414, 415f
    muscles of, 17, 17f, 406, 407f, 408, 409f
    oral cavity and, 342
    oral cavity floor and, 355, 356f
    as part of lymphatic system, 656, 656f
    sensory innervation of, 410–412, 410f–411f, 413f
    venous drainage from, 419, 419f
    ventral surface structures of, 404, 404f
Tongue-tie, 420–423, 420f
Tonsillar artery, 435, 437f
Tonsillitis, 393, 393f
Torticollis, 148, 148f–149f
Torus, 390, 390f
Torus levatorius, 429f
Torus tubarius, 428, 429f
Touch (sensation), 82, 92f, 410–412
Trachea, 118, 125
Tractus solitarius, 94, 98, 100
Tragus, 487, 488f
Translational movement in opening the mandible, 253, 253f–254f
Transpyloric plane, 590, 591f
Transtubercular plane, 590, 591f
Transverse arytenoid muscles, 456–457, 457f
Transverse cervical artery, 120, 121f, 125, 125f, 130, 437f
Transverse cervical chain of lymph nodes, 659f
Transverse cervical nerves, 142, 143f, 181f
Transverse cervical vein, 120, 135, 137f–138f
Transverse colon, 627, 628f
Transverse cricoarytenoid muscle, 456–457, 456f
Transverse facial artery
    to face, 170f, 172, 172f, 174f
    to masticatory muscles, 234, 235f
    to nose, 281f
    to parotid bed, 192–193, 192f
    parotid gland and, 188
Transverse facial vein
    from face, 170f, 175
    from masticatory muscles, 236, 236f
    from parotid bed, 192–193, 194f
Transverse head of adductor pollicis muscle, 609, 610f
Transverse ligament of atlas, 59–60, 60f
Transverse muscle of tongue, 408, 409f
Transverse palatine suture, imaging of, 395f
Transverse processes, 56, 56f, 597f
Transverse rugae (plicae), 349
Transverse sinus vein, 504
Transversus abdominis muscle, 614, 615f
Transversus thoracis muscle, 613, 613f
Trapezius muscle
    of back, 611, 612f
    investing layer of deep cervical fascia around, 108, 109f
    as neck triangles' border, 126, 126f
    nerve supply to, 102, 102f
    posterior triangle and, 120
    spinal accessory nerve lesions affecting, 104, 104f
Trauma
    cavernous sinus syndrome and, 185, 185f
    to septal branch of superior labial artery, 279
    surgical procedures on frontal sinus due to, 336, 336f
Treacher Collins syndrome, 21f
Triangles of the neck
    anterior
        carotid, 116, 117f
        general information about, 111, 111f–112f
        muscular, 118, 119f
        submandibular, 114, 115f
        submental, 113–118, 113f

Index

muscles bordering, 126, 126f
muscles subdividing, 126, 126f
posterior, 109f, 120, 121f
suboccipital, 122, 122f, 129, 129f
Triangular fossa, 100f
Triceps brachii muscle, 605
Trigeminal (V) nerve
   digastric muscle and, 126–127
   fibers and functional column types of, 82f–83f
   infraorbital canal branches of, 89f
   mandibular division (V_3) of. *See* Mandibular division (V_3) of trigeminal (V) nerve.
   maxillary division (V_2) of. *See* Maxillary division (V_2) of trigeminal (V) nerve.
   middle cranial fossa branches of, 85f–86f, 89f
   mylohyoid muscle and, 127
   ophthalmic division (V_1) of. *See* Ophthalmic division (V_1) of trigeminal (V) nerve.
   overview of, 82, 82f
   pathways of, 92f
   in peripheral nervous system, 74, 74f
   pharyngeal arches and, 5
   proprioception of, 92f
   to tongue, 411f
Trigeminal neuralgia, 182f, 183–185, 184f
Trigeminothalamic lemniscus, 98
Triiodothyronine, 123, 150
Trismus, Akinosi block and, 576
Triticeal cartilage, 453
Trochlear (IV) nerve
   eye and orbit innervation by, 525, 526f
   eye muscles and, 518f
   fibers and functional column type of, 80, 80f
   in peripheral nervous system, 74, 74f
True pelvis, 600
True ribs, 598, 599f
Tubercle of superior lip, 278f, 343f
Tuberculosis, parotitis and, 203
Tympanic branch of glossopharyngeal nerve, 495
Tympanic canaliculus, 32, 33f, 489
Tympanic cavity, 492f
Tympanic cells, 490f
Tympanic membrane, 487, 488f
Tympanic neurectomy, 201
Tympanic plate, 243–246
Tympanic plexus, 488f, 490f, 497

U

Ulna, 593, 594f
Ulnar artery, 637–638, 637f–638f
Ulnar nerve, 651
Umbo, 488f, 492f
Uncinate process, 38, 39f, 288f, 308f
Unipolar neurons, 66, 66f
Universal Numbering System, 360
Upper deep cervical lymph nodes, 657–658, 659f
Upper limbs
   arterial supply to, 636–638, 636f–638f
   bones of, 592–595, 592f, 594f–595f
   general information about, 590
   muscles of
      brachium, 605, 605f
         extensor surface of antebrachium, 608f
         flexor surface of antebrachium, 607f
         hand, 609, 610f
         pectoral region, 602, 602f
         shoulder, 603, 604f
   nerve supply to, 649–653, 649f, 652f
   venous drainage from, 639, 639f
Upper subscapular nerve, 651
Ureters, 633, 633f
Uterus, 635, 635f
Utricle, 491, 492f
Utriculosaccular duct, 491
Uveal tract, 516
Uvula, 342f, 427f
Uvular muscle, 334, 335t, 350f

V

Vagina, 635, 635f
Vagus (X) nerve, 139, 141f
   carotid triangle and, 116, 117f
   fibers and functional column types of, 100, 101f
   in mastication, 240f
   parasympathetics of, with corresponding sympathetics, 565, 565f
   in peripheral nervous system, 73f–74f, 74
   pharyngeal arches and, 4–5
   pharyngeal branch of, 139, 414, 439, 441f
   in root of neck, 125
   tongue innervation by, 411f
Vallate papillae, 402, 403f, 410f
Ventral rami
   infrahyoid muscle and, 127
   of neck, 146, 146f
   prevertebral muscles and, 128
   scalp and, 159
   sensory innervation
      of face by, 181f
      of neck by, 142, 144
      of upper limbs by, 650
Ventral trigeminothalamic tract, 92f
Vermilion zone, 343, 343f
Vertebral arteries
   to neck, 130, 131f
   in root of neck, 125, 125f
   suboccipital triangle and, 122, 122f
Vertebral column, 596, 597f
Vertebral foramina, 56, 56f, 597f
Vertebral ribs, 598, 599f
Vertebral veins, 122, 125, 135
Vertebrochondral ribs, 598, 599f
Vertebrosternal ribs, 598, 599f
Vertical muscle of tongue, 408, 409f
Vestibular aqueduct, opening of, 51, 53f
Vestibular fold, 343
Vestibular ligament, 454, 455f
Vestibular membrane, 454, 486f, 493f
Vestibular nerve, 486f, 498, 498f
Vestibule
   of inner ear, 491, 492f
   of larynx, 442, 442f–443f, 446
   of nose, 278, 286f–287f
   of oral cavity, 342–343, 342f–343f
Vestibulocochlear (VIII) nerve
   course of, to inner ear, 498, 498f
   fibers and functional column types of, 96, 96f–97f, 486f
   in peripheral nervous system, 74, 74f

Index

Vibrissae, 278
Vidian nerve of pterygoid canal
  nasal cavity and, 302f–303f
  to pterygopalatine fossa, 265–271, 266f
  pterygopalatine ganglion and, 265–271, 268f, 272f
Viral infections, parotitis and, 203
Visceral general or special functional columns of cranial nerves, 75
Visceral region of cervical fascia, 468f, 469–470
Viscerocranium, 10–11, 11f, 26
Vision, 519, 521–529, 521f
Vocal cords, muscles altering, 456–457
Vocal ligaments, 454, 455f, 457f
Vocal process of arytenoid cartilage, 451, 451f
Vocalis, 456–457
Voice, lesions affecting, 464, 464f
Vomer
  anatomy of, 40, 40f
  in facial skeleton, 155f
  nasal cavity and, 287, 287f, 308f
  structures articulating with, 27–28, 27f

W

Waldeyer's ring, 393
Wallerian degeneration, 199
Wharton's duct, 204f, 381–382
White matter of spinal cord, 70, 70f
White ramus communicans, 72f
Wormian bones, 26
Wrist, arterial supply to, 638, 638f
Wryneck, 148, 148f–149f

X

Xerostomia, 204, 204f

Xiphoid process, 598, 599f

Z

Zonular fibers, 515f
Zygomatic arch, 32, 37, 37f, 209, 209f
Zygomatic bones (zygoma)
  anatomy of, 37, 37f
  fractures of, 61–64, 61f
  orbital margin and, 512, 513f
  structures articulating with, 27–28, 27f
  temporal fossa and, 209, 209f
Zygomatic branches of facial nerve, 164, 166, 188, 188f, 190, 191f
Zygomatic foramen, 512
Zygomatic nerve, course of, 89f
  eye and orbit, 524, 524f
  face, 179f, 182
  pterygopalatine fossa, 261f, 265–271, 266f
Zygomatic process
  of frontal bone, 28
  maxilla and, 26, 43f
  in temporal bones, 32, 33f
  temporal fossa and, 209, 209f
Zygomaticofacial artery, 170f, 174f
Zygomaticofacial foramen, 50, 50f
Zygomaticofacial nerve, 179f
Zygomaticofacial vein, 170f
Zygomaticoorbital artery, 170f
Zygomaticoorbital vein, 170f
Zygomaticotemporal artery, 170f
Zygomaticotemporal nerve, 159, 160f, 179f
Zygomaticotemporal vein, 170f
Zygomaticus major muscle, 164, 165f
Zygomaticus minor muscle, 164, 165f

【監訳者略歴】

前田 健康
1984年　新潟大学歯学部卒業
1996年　新潟大学歯学部教授
2001年　新潟大学大学院医歯学総合研究科口腔解剖学分野教授
2008年　新潟大学歯学部長（～2023年）
2015年　新潟大学大学院医歯学総合研究科教授

ネッター頭頸部・口腔顎顔面の
臨床解剖学アトラス　原著第3版

ISBN978-4-263-45826-6

2012年 2月10日	第1版第1刷発行
2013年 8月 5日	第1版第3刷発行
2014年 4月10日	第2版第1刷発行
2016年 9月10日	第2版第3刷発行
2018年 9月20日	第3版第1刷発行
2024年 1月10日	第3版第3刷発行

日本語版翻訳出版権所有

著　者　Neil S. Norton
監訳者　前　田　健　康
発行者　布　川　　治
　　　　白　石　泰　夫

発行所　エルゼビア・ジャパン株式会社
編集・発売元　医歯薬出版株式会社
〒113-8612　東京都文京区本駒込1-7-10
TEL.(03)5395-7638（編集）・7630（販売）
FAX.(03)5395-7639（編集）・7633（販売）
https://www.ishiyaku.co.jp/
郵便振替番号 00190-5-13816

乱丁，落丁の際はお取り替えいたします．

印刷・製本／アイワード

© Elsevier Japan KK, Ishiyaku Publishers, Inc., 2018. Printed in Japan

本書の複製権・翻案権・上映権・譲渡権・貸与権・公衆送信権（送信可能化権を含む）・口述権は，エルゼビア・ジャパン株式会社および医歯薬出版株式会社が保有します．
本書のコピー，スキャン，デジタル化等の無断複製は著作権法上の例外を除き禁じられています．違法ダウンロードはもとより，代行業者等の第三者によるスキャンやデジタル化はたとえ個人や家庭内での利用でも一切認められていません．著作権者の承諾を得ないで無断で複製した場合や違法ダウンロードした場合は，著作権侵害として刑事告発，損害賠償請求などの法的措置をとることがあります．＜発行所：エルゼビア・ジャパン株式会社＞

JCOPY ＜出版者著作権管理機構　委託出版物＞
本書をコピーやスキャン等により複製される場合は，そのつど事前に出版者著作権管理機構（電話03-5244-5088, FAX 03-5244-5089, e-mail：info@jcopy.or.jp）の許諾を得てください．